U0232636

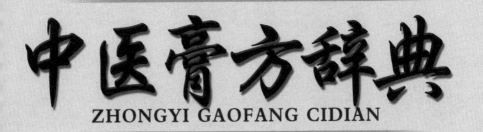

中医膏方辞典

ZHONGYI GAOFANG CIDIAN

主审　孙玉信　　主编　艾进伟　杨军

山西出版传媒集团

山西科学技术出版社

编委名单

前　言

膏药，是中医药五大剂型丸、散、膏、丹、汤之一。膏剂是中国传统医学的一种古老剂型，其历史悠久，早在《山海经》中就记载了豨羊脂，用于涂搽皮肤以防皲裂。魏晋时期炼丹术盛行，黑膏药开始出现。唐宋时期黑膏药的制备逐渐完善。明清时期膏方治疗已经得到广泛应用。到了近代，由于汤药的发展，膏药的使用大大减少。

古人曰："膏药能治病，无殊汤药，用之得法，其响立应。"中国膏药是从民间发展起来的，人们在长期医疗实践中，在总结经验的基础上，得到许多宝贵的膏药方剂，为后人在膏药方的应用上提供了极大帮助。综合古今膏剂大致可分为四类：煎膏、软膏、硬膏、敷药。

《黄帝内经》《神农本草经》《难经》《理瀹骈文》《寿世保元》等几十部古今中医著作，在临床治疗中都运用了膏方。鉴于此，我们查阅诸多医籍，从大量的经典膏方中去粗取精，选录这些经典膏药方，编纂成册。

该书按疾病分类，介绍内科、外科、妇科、儿科、骨伤科、耳鼻喉科、皮肤科疾病的临床膏药方。书中病名多采用现代医学术语描述，确有不易定名者，按中医病名纳入，以便查阅。

本书内容丰富，适于临床医师、在校学生及中医爱好者使用。

编　者

2013 年 10 月

编写说明

　　本书以膏药治疗的常见病、多发病为重点，尽可能采用现代医学病名或症状名，并包括一部分中医病名，适当参考中西医对疾病的分类方法，按科分类。

　　本书所载常用中药，除处方规定用"生"的、"鲜"的以外，均以采用加工炮制品为宜，特别是毒性较大的药物，如乌头、附子、南星、半夏等，必须进行加工炮制，以减少毒性，保证安全。

　　本书选方中有的需要临时加工的，说明如下：

　　1. 焙：是将药物置锅内、瓦罐内或瓦片上，用文火加热缓缓烘干，焙时火力宜小，避免将药烘焦。

　　2. 烧存性（煅存性）：是将植物或动物药加热至焦化呈黑褐色，中心部分尚存留一点深黄色叫作"存性"，千万不能将药烧成白灰，以致失去药效。

　　3. 煅：如将石膏、硼砂、明矾等药置于锅内或瓦罐中加热，使药物所含结晶水挥发尽，呈乳白色，取出研细。

　　4. 醋淬：如花蕊石置炭火上烧至通红，立即投入醋中，花蕊石即很快裂成小块，醋淬之后，比较容易研成粉末。

单位换算率

　　由于历代度量衡制度的改变和地区的不同，所以古今用量差别很大，计量单位的名称亦不一致。古秤（汉制）以铢、分、两、斤计算，即六铢为一分，四分为一两，十六两为一斤。及至宋代，遂为两、钱、分、厘之目，即十厘为一分，十分为一钱，十钱为一两，十六两为一斤。元、明以及清代，沿用宋制，很少变易。故宋、明、清之方，凡言分者，均是厘之分，不同于古之二钱半为一分之分。李时珍的《本草纲目》中说："今古异制，古之一两，今用一钱可也。"现在从其说，汉之一两，可用3g。

古方容量,有斛,斗、升、合、勺之名,均以十进制,即十勺为一合,十合为一升,十升为一斗,十斗为一斛。如何折算重量,宋《重修政和经史证类备用本草》记载:"凡方云半夏一升者,洗毕称五两为正;蜀椒一升者,三两为正;吴茱一升者,五两为正。"依据药物质地的轻重,一升为三至九两。至于量散剂尚有刀圭、方寸匕、一字等名称,所谓方寸匕者,即作匕正方一寸,抄散取不落为度。刀圭,即方寸匕的十分之一。钱匕者,取以汉五铢钱抄取药末,亦以不落为度。一字,即紧开元通宝钱币(币上有开元通宝4字分列四周)抄取药末填去一字之量。其中一方寸匕药散合五至八分(今用2~3g);一钱匕药散合三至五分(今用1~2g)。另外,丸剂的大小、数量,有弹丸大、梧桐子大,以至麻子大等,如1鸡蛋黄=1弹丸=40梧桐子=80粒大豆=160粒小豆=480粒大麻子=1 440粒小麻子(古称细麻,即胡麻)。

古今医家对古代方剂用量虽曾作了很多考证,但至今仍未做出结论。但汉、晋时期的衡量肯定比现在为小,且用法亦不相同。仲景之方每剂只作一煎,多数分3次服用,今则每剂作两煎,分2~3次服,所以其用量差别较大。本书对古方仍录其原来的用量,主要是作为理解古方的配伍意义、组方特点,以及临证用药配伍比例的参考。在临床应用时,须参考《中药学》和近代各家医案所用剂量,并随地区、气候、年龄、体质及病情需要来决定。

根据国务院的指示,从1979年1月1日起,全国中医处方用药剂量的单位一律采用以"g(克)"为单位的公制。兹附十六进制与公制计量单位换算率如下:

一斤(16两)=0.5kg=500g;

一两=31.25g;

一钱=3.125g;

一分=0.3125g;

一厘=0.03125g。

(注:换算时尾数可以舍去)

根据国家药品管理条例规定,禁用犀角、虎骨等保护动物材料,现临床应用中多以水牛角代犀角、牛胫骨代虎骨，量宜大。本书大多选录自古代经典医籍，故仍保留犀角、虎骨等中药。

古汉语注释

1. 铫子：一种有柄的小铁锅。

2. 爁：古时的一种炮制方法，包含炙与烧的意思。

3. 熬：炒。

4. 脬：猪尿胞。

5. 苦酒：醋。

6. 鏊：铁制的一种平圆、中心稍凸、下有三足的烙饼器。

7. 炮：《广韵》释“炮”字：“裹物烧也”。是指将药物裹物埋在灰火中炮熟。现代是指高温将药物炮起、炮脆，如炮姜、炮甲珠等。

8. 煨：将药物埋在余烬的炭灰中慢慢煨热，如煨天麻、煨姜。古方还用面裹煨、黄泥裹煨。

9. 铛：古时一种平底铁锅。

10. 泡：将药物置热汤，泡去烈性或毒性，如吴萸等。

11. 炙：将药置于微火中烤至变色或香熟，后来发展有涂抹辅料再炙的。如蜜炙、酥炙、姜汁炙等。

12. 泔：淘米水。

13. 杨柳上大乌壳硬虫：系指蜣螂与独角仙，两者均可入药。

14. 钱匕：古代量药器具。匕，即匙。一钱匕约合五分六厘。

15. 煿：为使火烧物，烤干的意思。包括火烧石煿干、新瓦上煿得通赤等。

16. 一字：称一字者，即以开元通宝钱币（币上有“开元通宝”四字）抄取药末，填去一字之量。

17. 一伏时：泛指一昼夜。

18. 百合病：张仲景用百合知母等四个方剂治百合病。

19. 浆水：《炮炙大法》释之曰：“浆酢也，炊粟米熟投冷水中浸五六日，味酢生白花色类浆，故名。”

20. 腊水：腊月雪水。《本草衍义》曰：“用腊水制药，协理热毒，并可久藏不败不蛀。”

21. 鎚钾：蒸饼。鎚（音"堆"），蒸饼的别称；钾（音"甲"），饼也。

22. 镒：一镒等于二十两（十六两为一斤）。

23. 枔：《纲目》作"枝"。

24. 六一泥：蚯蚓粪。

25. 砂铫：砂锅。

26. 分：古制一分为二钱半。

27. 升：古代量药器具。凡方云半夏一升者，洗净称五两为正。

28. 半天河水：一名上池水。系指竹籬头水及空树穴中水。

29. 井华水：《儒门事亲》释之曰："将旦首汲日井华。"即清晨最先汲取的井泉水。

30. 东流水：《本草衍义》曰："东流水取其性顺、疾速通膈下关也。"

31. 㕮咀：中药饮片无铁器时代，用口将药物咬成豆粒许大，称"㕮咀。"

32. 合：古时容器。十合为一升。

33. 酢浆洎：用酢浆科植物酢浆草同置于容器中浸。此草清热利湿，凉血散瘀，消肿解毒。

34. 馈水：蒸饭之水。

35. 脴香：《药性解》作"脐香，乃捕得杀取者"。

36. 酢酒：米醋。

37. 算：蒸饭甑底的席垫子，蒸饭甑底有孔，用算垫之，则米不漏。

膏药的制法

一、歌诀

一丹二油，膏药呈稠，三上三下，熬枯去渣，滴水成珠，离火下丹，丹熟造化，冷水地下，其形黑似漆，热则软，凉则硬，贴之即黏，拔之即起。

二、传统黑膏药的制作工艺

1. 药料的提取

植物油：以质地纯净的麻油为好。且制成的膏药色泽光亮，性黏，质量好。亦可以采用棉籽油、菜籽油、花生油等，不宜用豆油。取植物油置锅中，微热后将药料投入，加热并不断搅拌，直至药料炸至表面深褐色内部焦黄为度。炸好后可用铁丝筛捞去药渣，去渣后的油为药油。最好用铜锅，控制温度可用专用高温温度计。

2. 炼油

取上述药油继续熬炼，待油温度上升到320度（一定要达到温度，很关键），改用中火。炼油的火候：一是看温度计，达到规定温度；二是看油烟，开始为浅青色，渐为黑而浓，进而为白色浓烟，无风时白烟直上；三是看油花，沸腾开始时，油花多在锅壁周边附近，当油花向锅中央聚集时为度；四是看滴水成珠，取少许药油滴于水中，不散开成珠状为度。注意：一定要炼油到滴水成珠，一定要注意防火，防止温度过高。

3. 下丹成膏

黄丹：又称章丹、铅丹、红丹、陶丹，橘黄色，质重，粉末状，主要成为为四氧化三铅，纯度要求在95%以上。药油炼成后，离火下丹，一般500克油可加250克左右丹，黄丹在下前先干燥并过100目筛。少量加丹，边加边搅动，一定要向同方向搅拌。搅成黏稠的膏体，膏药不黏手，拉丝不断为好，过硬则老，过黏则嫩。

4. 去火毒

膏药制成后放入冷水，浸泡，每一日换一次水，七日后膏成。

5. 成膏

取膏药团置于容器中，在水浴或文火上熔化，将细料兑入，搅匀，用竹签取一定量的膏药在牛皮纸或膏药布上即可，麝香等特别贵重的药可最后撒上。

三、注意事项

1. 炸药勿太过或不及，如不及则功效难求，太过则影响膏药黏度。

2. 下丹注意掌握火候和剂量大小，温度低影响丹油化合，其色不泽。大火易燃。丹量小则膏嫩，易流失，起不到固定作用；丹量大则膏老，质脆而不黏，贴敷易脱落。

3. 膏药之黑功在熬，亮之功在搅，下丹后要不停地搅，并用扇子或风扇煽动，尽量使油丹化合时产生的气体跑掉，则膏药光亮，黏腻。

4. 挥发性药物、矿物药及贵重药应研成细粉，于摊涂前加入，温度应不超过70℃。

5. 膏药应该是乌黑光亮、油润细腻、老嫩适度、摊涂均匀，无红斑、无飞边缺口，加温后能黏贴于皮肤上且不移动。

6. 局部有破损者，不可将膏药直接贴在破损处，以免发生化脓性感染。凡是含有麝香、乳香、红花、没药、桃仁等活血化瘀成分的膏药，孕妇均应禁用。如果贴膏药后局部皮肤出现丘疹、水疱，自觉瘙痒剧烈，说明对此膏药过敏，应立即停止贴敷，进行抗过敏治疗。

7. 膏药应密闭，置阴凉处贮藏。

四、膏药临床应用的特点

1. 疗效显著，见效迅速。膏药疗法作用于局部，局部组织内的药物发挥作用充分，迅速。在治疗某些疾病时局部疗效明显优于口服用药，非常适合不便服药者或不愿服药者使用。

2. 适应证广，使用方便。只要了解膏药的作用及适用证，禁忌证，病人就可根据疾病，按贴敷方法和要求自行治疗。

3. 使用安全，无毒副作用。膏药治疗是针对患病部位局部施药的，注意膏药的适应证及禁忌证。可以避免药物对肝脏及其他器官的毒副作用，因此非常安全可靠。

五、膏药的作用原理

膏药多用于肌表薄贴，所以一般都取气味俱厚的药物，并加以引药率领群药。因此，可透入皮肤产生消炎、止痛、去腐、生肌、收敛、活血化瘀、通经走络、开窍透骨、去风散寒等作用。

六、膏药的分类

古今膏剂大致可分为四类：煎膏、软膏、硬膏、敷药。

1. 煎膏：一般是药物经过煎煮、去渣、浓缩，再加蜜或糖制成的稠厚半流体状供内服的制品，具有药物浓度高、体积小、稳定性好、便于服用等优点。煎膏剂的效用以滋补为主，兼有缓和的治疗作用，药性滋润，故又称"膏"或"膏滋"。也有将加糖的称为"糖膏"，加蜜的称为"蜜膏"。近年风靡全国的膏方，即为此类。单纯的煎膏根据稠度分干浸膏、浸膏、流浸膏。

2. 软膏：古时称"贴"。是用植物油、蜡腊、凡士林或动物脂脂等作基质，加入药物加热后，提取有效成分；或不经加热，研粉掺入所制成的供皮肤或黏膜应用的半固体剂型。习称"药膏"，又称"油膏"。具有保护、湿润、润滑或局部治疗作用。某些软膏剂中的药物亦可透皮吸收而发挥全身治疗作用。

3. 硬膏：通称为"膏药"，系将药物溶解或混匀于适当基质中，摊涂于裱褙材料上，供贴敷使用的一类近似固体的外用剂型，具有局部治疗作用或全身治疗作用。根据基质组成不同可分为以下几种：

①铅膏药：指药料用植物油炸取成分后，与铅丹化合而成半固体或固体状制品。主要为油酸铅，在加工中由于铅丹的应用比例及加热时的温度和时间不同，可以得到色泽和硬度不同的制品，色泽为白色、黄色乃至黑色，通常黑色者多。用章丹（四氧化三铅）制成的称"黑膏药"，加铅粉（碱式碳酸铅）者称"白膏药"。最早铅膏载于晋葛洪《肘后备急方》卷八——成膏："清麻油十三两，菜油亦得；黄丹七两。二物铁铛文火煎滤，湿柳批篦搅不停，至色黑加武火，仍以扇扇之，搅不停，烟断绝尽，看渐稠膏成……"由此可见，南北朝时的铅膏，就是今天所称的基质；后世逐渐发展，在基质上加入主要药物，疗效更为提高。此剂型亦为现时常用剂型之一。

②松香膏：这是一类无铅膏药，系用松香和油脂类为基质，与药物合成的硬膏剂。制作有类似铅膏药的方法，也有捣碾而成的。

③橡胶硬膏：又称"橡皮膏"，以橡胶为基质，制作而成的一类含药或不含药的外用制剂。

④巴布膏剂：这是以亲水性高分子聚合物为骨架材料，添加充填剂、增黏剂、保湿剂、交联剂及交联调节剂制成基质，加入中药提取物后，经摊涂、切割、包装而成的现代外用膏剂。

⑤透皮贴剂：以高分子聚合物及高分子控释材料制成，药物可透过皮肤起局部及全身治疗作用的一类新型制剂。

4. 敷药：古时称"薄"，是将药物粉末，用各种液体调制后，使成糊状及软膏状，敷贴于人体局部或穴位上的一种制剂。又称"薄药"

"敷贴""糊剂"。根据敷剂的不同，可分为水性敷药和油性敷药两类。包括临时调剂和制剂制备两个内容：

①临时调剂：多采用新鲜药材或药材饮片，捣黏或添加溶剂混匀，外敷。

②制剂：经加工后的药物粉末包装，或将药物粉末与适宜基质混合制成外用糊状制剂成品。一般固体粉末含量达25%以上，稠度较高。外观类似软膏剂，但其硬度高、吸水性大，不妨碍皮肤的正常功能。

另外，现代的"涂膜剂"亦应列在此范畴。涂膜剂是将药物及高分子成膜材料溶解于有机溶剂中制成的一种外用液体涂剂。涂于患处，溶剂挥发后形成薄膜，可保护创面，而且可逐渐释放药物而发挥治疗作用。

附：熬膏药法《理瀹骈文》

膏药大不过三十味，小不过十余味，重其分两，拣道地之材而合之。油可老、丹不可老。每干药一斤约用油三斤或二斤半，鲜药一斤约用油斤半或一斤。先浸后熬、熬枯后去渣，将油再炼至滴水成珠，秤之、视前油约七折上下。每净油一斤下炒黄丹六两收。盖膏蒸一回则老一回，嫩则尚可加丹，老则枯而无力，且不能黏也。膏成和之以胶。膏成后，将膏取起，俟稍温，以皮胶一二两醋酒炖化，乘热加入，则膏黏。勿炒珠，炒珠无力也。先以一滴试之，不爆方下，须搅千余遍令匀，愈多愈好。浸水中出火毒。瓦钵分贮，勿使见风。

附：合软膏法《太平圣惠方》

凡合膏药，初以酒或醋渍令淹浃，不用多汁，密覆勿泄。从今旦至明旦，亦有止一宿者。微火煎之，令三上三下，以泄其热势，令药味得出，上之使币币沸，乃下之使沸静，良久乃上，宁欲小泡生其中，有薤白者以两头微焦黄为度，有白芷、附子者亦令小黄色也。猪脂皆勿令经水，腊月者弥佳。绞膏以新布绞之。若是可服之膏，膏滓亦可酒煮饮之。可摩之膏，膏滓即宜以敷病上，此盖欲兼尽其药力故也。

膏中用雄黄、朱砂、麝香之辈，皆别研如粉，候绞毕，乃可投中，以物急搅至于凝，强搅勿使沉聚在下不调，有水银、胡粉者，于凝膏中研令消散。

目　　录

第一篇　煎膏篇

第一章　各科通治 … 1

千捶膏 …………………… 1

万病无忧膏 ……………… 1

万应膏 …………………… 1

万应膏 …………………… 2

万应膏 …………………… 2

万应紫金膏 ……………… 3

万应紫金膏 ……………… 3

万安膏 …………………… 3

万春膏 …………………… 4

万应灵膏 ………………… 4

万灵膏 …………………… 4

万金膏 …………………… 6

太乙膏 …………………… 6

太乙保安膏 ……………… 7

云母膏 …………………… 7

云母膏 …………………… 8

无比神应膏 ……………… 9

内府绀珠膏 ……………… 9

风热膏 …………………… 10

天竺膏 …………………… 10

加味太乙膏 ……………… 11

加味太乙膏 ……………… 11

仙方膏经验方 …………… 12

玄玄膏 …………………… 13

百病效应膏 ……………… 14

百草膏 …………………… 14

西圣膏 …………………… 14

如圣膏 …………………… 16

芙蓉膏 …………………… 16

灵感膏 …………………… 16

不换神膏 ………………… 16

红缎膏 …………………… 18

金不换膏 ………………… 18

金不换膏 ………………… 19

金不换神仙膏 …………… 20

金仙膏 …………………… 21

金仙膏 …………………… 22

附　掺药方 ……………… 23

乳香善应膏 ……………… 24

绀珠膏 …………………… 24

附　制油法 ……………… 25

附　制松香法 …………… 25

膏内细药方 ……………… 25

魏香散方 ………………… 25

生肌散方 ………………… 25

治脏腑热膏 ……………… 25

赵府神应比天膏 ………… 25

神效万灵膏 ……………… 27

神异膏 …………………… 28

保安膏 …………………… 29

海犀膏 …………………… 29

通治实火膏 ……………… 29

造化争雄膏 ……………… 29

清肝膏 …………………… 31

附　掺药方 ……………… 32

清阳膏 …………………… 32

乾坤一气膏 ……………… 34

散阴膏 …………………… 34

琥珀膏 …………………… 36

御验膏 …………………… 37

感应膏 …………………… 38

麒麟竭膏 ………………… 40

虾蟆膏药方 ……………… 41

益寿比天膏 ……………… 41

霏云神膏 ………………… 42

第二章　内科 ……… 43

太极膏 …………………… 43

行水膏 …………………… 43

吕祖救世普渡膏 ………… 44

离济膏 …………………… 45

健脾膏 …………………… 46

清胃膏 …………………… 46

金丝万应膏 ……………… 47

三品膏 …………………… 47

千捶万应化痞膏 ………… 48

千金贴痞膏 ……………… 48

万槌膏云膏 ……………… 48

乌龙德生膏 ……………… 49

巴公膏 …………………… 49

化痞膏 …………………… 49

化痞膏 …………………… 50

化痞膏 …………………… 50

化痞膏 …………………… 50

化痞膏 …………………… 51

化痞膏 …………………… 51

化痞膏 …………………… 51

化痞膏 …………………… 51

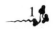

化痞膏 …………… 52
化痞膏 …………… 52
化痞膏 …………… 53
化痞膏 …………… 53
化郁膏 …………… 53
化癖膏 …………… 54
红花膏 …………… 54
克坚膏 …………… 54
妙应膏 …………… 54
阿魏膏 …………… 54
治痞膏药 ………… 55
阿魏膏 …………… 55
阿魏保生膏 ……… 55
攻积膏 …………… 55
攻坚败毒膏 ……… 56
抓癖膏 …………… 56
狗皮膏 …………… 56
贴积块方 ………… 57
贴癖膏 …………… 57
虾蟆膏 …………… 57
将军百战百胜膏 …… 57
治积聚痞块膏 …… 57
神异膏 …………… 58
消痞膏 …………… 58
消痞膏 …………… 58
消痞膏 …………… 59
附方：臭椿树皮膏 … 59
消痞神膏 ………… 59
消痞狗皮膏 ……… 59
秘方消痞膏药 …… 59
附 化痞丸 ……… 60
乾坤一气膏 ……… 60
附 内服阿魏化痞散
…………………… 60
痞块神效膏 ……… 60
紫金膏 …………… 60

遇仙膏 …………… 61
癥瘕膏 …………… 61
水臌膏 …………… 61
又方一 …………… 62
又方二 …………… 62
附 五鼓糁剂琥珀散
…………………… 62
风气痛膏 ………… 62
十香膏 …………… 62
温胃膏 …………… 62
温中膏 …………… 62
十香暖脐膏验方 …… 63
宁和堂暖脐膏 …… 63
附 红药丸方 …… 63
又方 …………… 63
回春泻痢膏 ……… 63
狗皮膏 …………… 63
泻痢膏 …………… 64
水泻痢疾神膏 …… 64
胃寒呕吐黄水方 …… 64
暖肚封脐膏 ……… 64
暖脐膏 …………… 64
固精益肾暖脐膏 …… 65
封脐膏 …………… 65
热痢膏 …………… 65
通治泻痢膏 ……… 65
猪毛膏 …………… 66
温胃膏 …………… 66
暖胃膏 …………… 66
膏药方 …………… 67
化积膏 …………… 67
杀虫膏 …………… 67
攻积膏 …………… 67
又方 攻积丸 …… 68
食伤膏 …………… 68
便秘膏 …………… 68

通便膏 …………… 68
健脾膏 …………… 68
暖胃膏 …………… 68
开解六郁膏 ……… 68
舒肝利肺和脉膏 …… 69
解郁舒肺和脉膏 …… 69
开膈膏 …………… 69
平肝顺气和中膏 …… 70
理气膏 …………… 70
补肺膏 …………… 70
补肺膏 …………… 71
周天生精再造固本还
真膏 …………… 71
神效万应膏方 …… 71
保真膏 …………… 72
太乙膏 …………… 72
五神膏 …………… 72
附方 …………… 73
神异膏 …………… 73
消渴膏 …………… 73
脚气膏 …………… 73
千金不易比天助阳
补精膏 ………… 73
大补膏 …………… 74
无价宝膏 ………… 74
心肾双补膏 ……… 74
阴虚火动梦遗膏 …… 74
阳虚精脱不禁膏 …… 75
肾虚腰痛膏 ……… 75
补肾固精膏 ……… 75
补火膏（又名涌泉膏）
…………………… 75
又方 …………… 75
补肝膏 …………… 75
助阳补精膏 ……… 76
附子膏 …………… 76

金锁固阳膏 ……… 76
宝珠膏 ……… 76
附 擦久易丹 77
保养元气膏 77
附 煮松香法 77
附 收油之法 77
保精膏 77
贴脐膏 ……… 78
贴腰膏 ……… 78
洞府保养灵龟神方
……… 78
封脐膏 ……… 79
种子膏 ……… 79
骨蒸劳热膏 79
续气养荣膏 80
滋肾膏 ……… 80
脾肾双补膏 80
暖脐膏 ……… 81
暖脐膏 ……… 81
附 五养膏 81
暖脐膏 ……… 82
煨脐种子膏 82
毓真膏 ……… 82
怔忡惊悸膏 83
养神膏 ……… 83
养心安神膏 83
头风膏 ……… 84
神效头风膏 84
偏正头风膏 84
桂麝太阳膏 84
摩风膏 ……… 84
活血去风膏 85
预防中风膏 85
舒筋活络膏 85
风瘫贴法 ……… 86
红膏药 ……… 86

灵验凤仙膏 ……… 86
泰山石刻治风疾膏方
……… 87
混元膏 ……… 87
熊油虎骨膏 87
七制松香膏 87
三阴疟疾膏 88
万灵膏 ……… 88
去湿膏 ……… 88
敷贴湿气方 88
冬疫五仙膏 88
回阳救急膏 88
阳和解凝膏 89
阴痧急救膏 89
沥青膏 ……… 89
劳疟膏 ……… 90
治疟膏 ……… 90
疟母膏 ……… 90
除湿膏 ……… 90
春疫五仙膏 90
清凉膏 ……… 90
又方 清凉膏 91
湿热膏 ……… 91
三建膏 ……… 91
风寒咳喘膏 91
肺热咳血膏 92
清肺膏 ……… 92
哮喘膏 ……… 92
附方 ……… 92
哮喘奇方 ……… 93
清肺膏 ……… 93
附 糁药方 ……… 93
温肺膏 ……… 94
控涎丸膏 94
清心化痰膏 ……… 95
附方 抱胆丸 ……… 95

痰注膏 ……… 95
外感风邪自汗膏 …… 95
五汁膏 ……… 96
风痛立效膏 96
治风损如神膏 96
痛风除湿固本膏 96
痛风膏 ……… 96
风湿骨痛膏 97
风气膏药方 97
见睨膏 ……… 97
去湿膏 ……… 98
白膏药 ……… 98
肉桂膏 ……… 98
伤湿止痛膏 98
神效膏 ……… 99
熊油虎骨膏 99
一笑膏 ……… 99
万应膏 ……… 100
风寒骨痛膏 100
风湿诸般疼痛膏 … 100
风湿气膏 ……… 100
风湿痛膏 ……… 100
风气膏药方 101
风气痛膏 101
内伤膏 101
火龙膏 101
附方 五积散 …… 101
附方 大防风汤 … 102
去湿膏 ……… 102
白膏药 ……… 102
肉桂膏 ……… 102
附桂膏 ……… 102
治痹血竭膏 103
拈痛膏 ……… 103
追风逐湿膏 103
神应膏 ……… 103

姜胶膏 …………… 104
除湿固本膏 ……… 104
骨节痛膏 ………… 104
野大黄膏 ………… 104
救苦膏 …………… 104
琼花膏 …………… 105
御寒膏 …………… 105
集宝疗痹膏 ……… 105
紫金膏 …………… 105
痹症膏 …………… 106
髅痛神异膏 ……… 106
补心膏 …………… 106
通淋膏 …………… 106
理血膏 …………… 106
清胃膏 …………… 107
阳痿救急膏 ……… 107
治痢膏 …………… 107
赤白浊膏 ………… 108

第三章　外科 …… 109
万应膏 …………… 109
附方　生肌散 …… 109
龙虎卫生膏 ……… 109
百应神膏 ………… 110
万应熏膏药 ……… 110
化骨膏 …………… 110
丁香膏 …………… 111
十香膏 …………… 111
二黄膏 …………… 111
二黄膏 …………… 111
八仙红玉膏 ……… 111
千里光膏 ………… 112
千捶膏 …………… 112
千捶红玉膏 ……… 112
千槌膏 …………… 112
千槌膏 …………… 112
千槌膏 …………… 113

千金不易膏 ……… 113
千金疗痈肿松脂贴方
　………………… 113
万金膏 …………… 113
万灵膏 …………… 114
万灵膏 …………… 114
万灵膏 …………… 114
万应膏 …………… 114
万应膏 …………… 115
万应膏 …………… 115
万应膏 …………… 115
大万应膏 ………… 116
万应清凉膏 ……… 116
万应红玉膏 ……… 116
大鳖膏 …………… 117
大士膏 …………… 117
大垂云膏 ………… 117
大紫金膏 ………… 118
大圣膏 …………… 118
大黄膏方 ………… 118
大黄膏 …………… 118
广济疗疔肿毒气敷
　药瘢方 ………… 119
三建膏 …………… 119
三仙膏 …………… 119
三妙膏 …………… 119
小金丝膏 ………… 120
小紫金膏 ………… 120
久痈疽敷膏 ……… 120
马齿苋膏方 ……… 120
牛皮胶膏 ………… 120
太乙膏 …………… 120
附方　仙方活命饮 120
太乙膏 …………… 121
太乙膏 …………… 121
太乙膏 …………… 122

太乙万应膏 ……… 122
太乙神应膏 ……… 122
太乙灵应膏 ……… 123
太白膏 …………… 123
乌麻膏 …………… 123
乌麻膏 …………… 123
乌蛇膏 …………… 124
乌蛇膏 …………… 124
乌蛇膏 …………… 124
乌金膏 …………… 124
乌龙膏 …………… 125
又方 ……………… 125
乌龙膏 …………… 125
乌膏 ……………… 125
乌金膏 …………… 126
乌犀膏 …………… 126
乌贼骨膏 ………… 126
乌膏方 …………… 126
乌蛇膏方 ………… 127
水粉膏 …………… 127
水胶膏 …………… 127
水火既济膏 ……… 127
水沉金丝膏 ……… 127
水杨膏 …………… 128
水银膏方 ………… 128
云台膏 …………… 128
附方　糁药方 …… 129
云母膏 …………… 130
云母膏 …………… 130
巴豆油膏 ………… 130
巴膏 ……………… 131
五毒膏方 ………… 131
五神膏 …………… 131
五虎膏 …………… 131
五毒膏 …………… 132
五枝膏 …………… 132

五香膏 …………… 132
五白膏 …………… 132
五蹄膏药方 …………… 132
化毒膏 …………… 133
贝叶膏 …………… 133
止痛拔毒膏 …………… 133
止痛生肌膏 …………… 134
止痛排脓生肌神秘方
　　…………… 134
木通膏 …………… 134
木通膏 …………… 134
木通膏 …………… 135
木兰皮膏方 …………… 135
六一膏 …………… 135
司马温公解毒膏 … 135
丹油膏 …………… 136
附方　制黄丹法 … 136
丹参膏 …………… 136
丹砂膏 …………… 136
升麻膏 …………… 136
升麻膏方 …………… 137
升麻膏方 …………… 137
升麻膏方 …………… 137
无名异膏 …………… 137
内消止痛黄丹膏 … 138
内府玉红膏 …………… 138
长肉膏 …………… 138
长肌膏 …………… 138
天麻膏方 …………… 139
风气膏 …………… 139
仙传三妙膏 …………… 139
仙灵膏 …………… 140
白云膏 …………… 140
白玉膏 …………… 140
白玉膏 …………… 140
白玉膏 …………… 140

附方　圣效散 …… 141
白膏药 …………… 141
白膏药 …………… 141
白龙膏 …………… 141
白龙膏 …………… 141
白薇膏 …………… 142
白胶油膏 …………… 142
白花膏 …………… 142
白蜡膏 …………… 142
白芷摩膏 …………… 142
白花蛇煎方 …………… 142
白膏方 …………… 143
白牙涂敷方 …………… 143
加味太乙膏 …………… 143
东垣贴热疮膏方 … 143
永江膏 …………… 143
玉容膏 …………… 144
玉露膏 …………… 144
玉液膏 …………… 144
生肌玉红膏 …………… 144
玉红膏 …………… 144
玉红膏 …………… 145
玉龙膏 …………… 145
玉金膏 …………… 145
生肌膏 …………… 145
生肌膏 …………… 146
生肌膏 …………… 146
生肌长肉膏 …………… 146
生肌太乙膏 …………… 146
附方 …………… 146
生肌膏方 …………… 146
生肉膏 …………… 147
生肉膏 …………… 147
必效膏 …………… 147
发背膏 …………… 147
发背膏药方 …………… 147

发背对口膏（杨廷陲）
五金膏 …………… 148
石室神效膏 …………… 148
甘家脂膏 …………… 148
四圣丹 …………… 149
红膏子药 …………… 149
红膏药 …………… 149
红膏药 …………… 149
红玉膏 …………… 150
红玉膏 …………… 150
红玉膏 …………… 150
红玉膏 …………… 150
红玉膏 …………… 150
吸铁石膏 …………… 151
会遁灵应膏 …………… 151
夺命膏 …………… 151
华佗治痈疽神方及膏方
　　…………… 151
红花膏 …………… 152
红毛坠金膏 …………… 152
百应膏 …………… 153
百灵膏 …………… 153
百顺膏 …………… 153
百灵膏方 …………… 154
朱砂膏 …………… 154
朱砂膏 …………… 154
亚圣膏 …………… 154
吸毒仙膏 …………… 154
回生膏 …………… 154
冰粉生肌膏 …………… 155
阴阳至圣膏 …………… 155
附方　生肌末药方 … 155
附方　阳症痈疽内消方
　　…………… 155
阴疮膏 …………… 156
血竭膏 …………… 156

血竭膏 …………… 156
至圣膏 …………… 156
至宝玉莲膏 ……… 156
吕祖奇灵膏 ……… 157
竹茹膏 …………… 157
当归膏 …………… 157
当归膏 …………… 158
羊髓膏方 ………… 158
应痛膏 …………… 158
鸡黄膏（又名外科膏子）
………………… 158
陀僧膏 …………… 159
疔毒诸疮膏 ……… 159
疔疮膏 …………… 159
疔毒膏 …………… 160
沥椿油膏 ………… 160
灵异膏 …………… 160
灵应膏 …………… 160
极效膏 …………… 161
陈氏太乙膏 ……… 161
佛手膏 …………… 161
连翘膏 …………… 161
苁蓉膏方 ………… 162
张涣升麻膏 ……… 162
皂荚膏 …………… 162
苍耳膏方 ………… 162
单膏 ……………… 162
单油膏（妙空膏）… 163
松香膏 …………… 163
松脂贴 …………… 163
附一方　炼松脂法
………………… 163
附二方　采松脂法
………………… 163
松脂膏 …………… 164
松脂帖方 ………… 164

治阴证诸毒膏 …… 164
治阳证肿毒膏 …… 164
治毒膏 …………… 164
治诸肿贴膏方 …… 164
治发背痈肿一切恶疮膏
………………… 165
治痈疽发背已溃生肉膏
………………… 165
治赤游丹白玉散 … 165
治诸毒肿膏方 …… 165
治恶疮方 ………… 165
治湿毒方 ………… 165
治阴疮方 ………… 166
拔疔膏 …………… 166
拔疔膏 …………… 166
拔疔膏 …………… 166
拔疔黑膏 ………… 167
拔疔红膏方 ……… 167
拔毒膏 …………… 167
拔毒膏 …………… 167
拔毒膏 …………… 168
奇效膏 …………… 168
乳香膏 …………… 168
乳香膏 …………… 169
乳香膏 …………… 169
乳香善应膏 ……… 169
垂柳膏 …………… 169
具叶膏 …………… 169
附方　麻药方 …… 170
呼脓长肉膏 ……… 170
败毒膏 …………… 170
泥珠膏 …………… 171
抵圣雄黄膏 ……… 171
抵圣膏 …………… 171
育红膏 …………… 171
肿毒疮疖膏 ……… 171

青金九龙膏 ……… 172
青龙五生膏 ……… 172
定痛净脓生肌膏 … 172
治痈疽生肉膏方 … 173
茅胆膏方 ………… 173
又方 ……………… 173
苦参膏 …………… 173
神效回生膏 ……… 173
神效疗膏方 ……… 173
神效乌膏 ………… 174
神效血竭膏 ……… 174
神效太乙膏 ……… 175
神效当归膏 ……… 175
神效膏 …………… 175
神效膏 …………… 175
神异膏 …………… 176
神异膏 …………… 176
附方　麦饭石膏方
（又名鹿角膏）… 177
神授膏 …………… 177
神应万验膏 ……… 177
神应膏 …………… 178
神应膏 …………… 178
神应膏 …………… 178
神圣膏 …………… 178
神圣膏药 ………… 179
附方 ……………… 179
神膏方 …………… 179
附方　阳毒末药方 … 180
附方　阴疽末药方 … 180
神黄膏 …………… 180
神水膏方 ………… 180
活络内炙膏 ……… 180
独蒜膏 …………… 180
指甲膏 …………… 181
洞天鲜草膏 ……… 181
胡粉膏 …………… 181

胡粉膏 ·········· 181

金锁比天膏 ····· 181

疮肿风湿筋骨膏药 ·· 182

疮毒软膏 ·········· 182

绛珠膏 ·········· 182

珍珠膏 ·········· 182

珍珠象牙膏 ····· 182

栀子膏方 ·········· 183

枯骨散 ·········· 183

应用膏 ·········· 183

沥青膏 ·········· 184

灵应膏 ·········· 184

纸糊膏 ·········· 184

纸膏方 ·········· 184

没药膏 ·········· 184

芜荑膏 ·········· 185

金丝万应膏 ····· 185

拔疔散膏方 ····· 186

拔毒膏 ·········· 186

乳香膏 ·········· 186

乳香长肉膏 ····· 187

青叶膏 ·········· 187

夜于膏 ·········· 187

苦楝膏 ·········· 187

神效千捶膏 ····· 187

神膏 ·········· 187

神明膏 ·········· 188

赵府膏 ·········· 188

咬头膏 ·········· 188

珊瑚聚宝膏（朱砂膏）
·········· 188

秘制鲫鱼黑膏药 ·· 189

热疖神效膏 ····· 189

恶疮膏 ·········· 189

浸淫疮膏 ·········· 189

硇沙膏验方 ····· 189

清凉膏 ·········· 190

清凉膏 ·········· 190

清明膏 ·········· 190

黄芪膏 ·········· 190

商陆膏 ·········· 190

排脓止痛膏 ····· 191

惊毒掩 ·········· 191

敛疮膏 ·········· 191

蛇蜕膏 ·········· 191

蛇床子散方 ····· 192

蛇床子膏 ·········· 192

豉黄膏方 ·········· 192

豉心散方 ·········· 192

鹿角散涂敷方 ····· 192

紫霞膏 ·········· 192

紫金膏 ·········· 193

紫金梃 ·········· 193

紫微膏 ·········· 193

善应白膏 ·········· 193

黑龙膏 ·········· 194

黑虎膏 ·········· 194

黑云膏 ·········· 194

犀角膏方 ·········· 194

葱荠尼涂方 ····· 194

隔纸膏 ·········· 194

隔纸膏 ·········· 195

蜂香膏 ·········· 195

解毒散 ·········· 195

鼠粘草膏 ·········· 195

膏药方 ·········· 195

膏药方 ·········· 195

膏药方 ·········· 196

膏药方 ·········· 196

膏药方 ·········· 196

膏药方 ·········· 196

膏药方 ·········· 196

膏药方 ·········· 196

鲫鱼膏 ·········· 196

藜芦膏 ·········· 197

麟鳞膏 ·········· 197

秘制朱砂膏 ····· 197

秘传白玉膏 ····· 197

透骨金丝万应膏 ·· 198

消毒膏 ·········· 198

热疮寒膏 ·········· 198

附方 寒疮热膏 ·· 198

桑榆散 ·········· 198

海仙膏 ·········· 198

通神膏 ·········· 199

梃子膏 ·········· 199

铅丹膏 ·········· 199

铅丹膏方 ·········· 199

莨菪膏 ·········· 200

唇肿膏 ·········· 200

附方 麻药 ····· 200

润沧生肌膏 ····· 200

莽草膏方 ·········· 200

栝楼散 ·········· 200

恶疮膏 ·········· 201

涂药 ·········· 201

绿膏药 ·········· 201

绿蜡膏 ·········· 201

绿云膏 ·········· 201

猪脂膏方 ·········· 201

猪骨膏 ·········· 202

清凉膏 ·········· 202

清凉拔毒膏 ····· 202

清和膏 ·········· 202

黄丹膏 ·········· 202

黄连膏 ·········· 203

黄连膏 ·········· 203

黄连膏 ·········· 203

黄连饼子方 ········· 203
黄连水银膏 ········· 203
黄连膏方 ········· 204
黄连散方 ········· 204
黄芪膏 ········· 204
黄芪膏方 ········· 204
黄芩膏方 ········· 204
黄金膏 ········· 205
黄柏膏方 ········· 205
商陆膏 ········· 205
排脓生肌膏 ········· 205
排脓生肌膏 ········· 205
救苦膏 ········· 206
敛疮口膏 ········· 206
甜菜膏方 ········· 206
蛇床子涂敷方 ········· 206
羚羊角膏 ········· 206
又方 ········· 206
豉心散方 ········· 206
野葛膏方 ········· 207
麻黄膏 ········· 207
紫霞膏 ········· 207
紫金膏 ········· 207
紫金膏 ········· 208
紫玉膏方 ········· 208
紫雪膏方 ········· 208
善应膏 ········· 209
善应膏 ········· 209
琥珀膏 ········· 209
琥珀膏 ········· 210
琥珀膏 ········· 210
琥珀膏 ········· 210
琥珀膏 ········· 210
琥珀膏 ········· 211
景岳会通膏 ········· 211
普济五蹄膏 ········· 211

寒疮熟膏药 ········· 212
硝石膏 ········· 212
登州孙医白膏 ········· 212
黑金膏 ········· 212
雄黄膏 ········· 212
雄黄膏 ········· 213
雄黄散 ········· 213
雄黄膏方 ········· 213
犀角膏方 ········· 213
犀角膏方 ········· 213
㿉肿膏 ········· 214
硫黄膏方 ········· 214
蜈蚣膏 ········· 214
槐枝膏 ········· 214
新制加味太乙膏 ··· 214
简易玉红膏 ········· 215
解毒膏 ········· 215
腻粉膏 ········· 215
膏药方 ········· 215
膏药方 ········· 215
膏莲膏 ········· 216
嫩膏 ········· 216
端午五毒膏 ········· 216
碧玉膏 ········· 216
碧云膏 ········· 217
碧洛神膏 ········· 217
蔷薇膏 ········· 217
翠玉膏 ········· 218
蔓菁子膏 ········· 218
槟榔散 ········· 218
黎洞膏 ········· 218
鲫鱼膏 ········· 218
鲫鱼膏 ········· 218
摩风膏 ········· 219
薤白膏方 ········· 219
藜芦膏 ········· 219

蟾酥膏 ········· 219
麒麟竭膏 ········· 219
麝香摩膏方 ········· 220
麝香膏 ········· 220
麝苏膏 ········· 220
附方 洞天嫩膏
（全生集）········· 220
对口疮方 ········· 221
地胆膏 ········· 221
清凉膏 ········· 221
黄明胶敷膏 ········· 221
普济五毒膏 ········· 221
观音大师救苦膏 ········· 222
琥珀膏 ········· 222
万应疮科膏 ········· 223
万应拔毒生肌膏 ··· 223
红膏子药 ········· 223
成膏 ········· 223
治脚上诸般疮毒膏药
········· 223
黄蜡膏 ········· 224
千捶膏 ········· 224
治毒膏 ········· 224
治毒膏 ········· 224
蟾冰膏 ········· 224
黎洞膏 ········· 225
万应损伤膏 ········· 225
太乙膏 ········· 225
双龙膏 ········· 225
水火既济膏 ········· 226
立应金丝膏 ········· 226
玉龙膏（胜玉膏）········· 226
打扑损肿膏 ········· 226
金丝膏药 ········· 226
附方 茄种散 ········· 226
经验跌打膏 ········· 227

姜胶膏 ………… 227
损伤膏 ………… 227
诸伤膏药 ………… 227
理伤膏 ………… 227
跌打损伤膏验方 … 227
跌打膏 ………… 228
万应灵膏 ………… 228
抵圣太白膏 ……… 228
锦囊风气跌扑膏药神方
　　………… 228
火龙膏 ………… 229
百应神膏 ………… 229
鹤膝风膏 ………… 229
鹤膝风膏 ………… 229
附方 敷药 ……… 229
醒肌膏 ………… 230
七珍膏 ………… 230
血风疮膏 ………… 230
隔纸膏 ………… 230
千捶膏 ………… 230
千捶膏 ………… 231
千捶膏 ………… 231
千捶绿云膏 ……… 231
千槌膏 ………… 231
五毒膏 ………… 231
消痰消核膏 ……… 231
消核膏 ………… 232
消痰膏 ………… 233
银黝膏 ………… 233
瘰疬敛口膏药 …… 233
天香膏 ………… 233
五云膏 ………… 233
不二膏 ………… 234
化核膏 ………… 234
化核膏 ………… 234
附方 子龙丸 …… 235

化坚膏 ………… 235
白龙膏 ………… 235
生肌丁香膏 ……… 235
回燕膏 ………… 235
回燕膏 ………… 236
附方 夏枯草汤 … 236
吕祖紫金夺命膏 … 236
红膏子即万应膏 … 236
应艾膏 ………… 237
妙应膏 ………… 237
佛手膏 ………… 237
附方 去毒丹 …… 237
金凤化痰膏 ……… 238
金星膏 ………… 238
奇效膏 ………… 238
神品膏 ………… 238
复全膏 ………… 238
贴洋子膏 ………… 238
消瘰膏 ………… 239
铜青膏 ………… 239
蛇蜕膏 ………… 239
紫金膏 ………… 239
紫霞膏 ………… 240
紫金膏方 ………… 240
湿痰流注膏 ……… 240
槐条膏 ………… 240
蜂房膏 ………… 240
痰核瘰疬膏 ……… 240
鼠疮膏药方 ……… 241
蓖麻膏 ………… 241
膏药方 ………… 241
碧螺膏 ………… 241
翠玉膏 ………… 241
瘰疬膏 ………… 242
瘰疬膏 ………… 242
瘰疬膏 ………… 242

瘰疬膏 ………… 242
瘰疬神膏 ………… 242
燕鼠膏 ………… 242
乳香散 ………… 243
神应膏 ………… 243
黄蜡膏 ………… 243
漏疮顽疮膏 ……… 244
露蜂房膏 ………… 244
五汁膏 ………… 244
神应膏 ………… 244
锦囊风气跌扑膏药神方
　　………… 244
内伤膏 ………… 245
败龟膏 ………… 245
换骨膏 ………… 245
葱蒜椒姜膏 ……… 246
治瘤子膏 ………… 246
飞龙阿魏化坚膏 … 246
附方 外科大成蟾酥丸
　　………… 246
会通膏 ………… 246
消瘤膏 ………… 247
单油膏 ………… 247
结毒膏药 ………… 247
广疮膏 ………… 247
亚圣膏 ………… 247
清凉拔毒膏 ……… 248
紫霞膏 ………… 248
奇灵膏 ………… 248
沈氏二蜡膏 ……… 248
商陆膏 ………… 248
碧螺膏 ………… 249
蟾酥丸 ………… 249
附方 太乙膏 …… 249
当归续断膏 ……… 249
解骨丸 ………… 250

白花膏 …………… 250
黄蜡膏 …………… 250
鸡眼膏 …………… 250
鸡眼膏 …………… 250
鸡眼膏 …………… 250
神效鲫鱼膏 ……… 251
小鲫鱼膏 ………… 251
脚针膏 …………… 251
紫玉簪膏 ………… 251
水柳膏 …………… 251
生肌膏 …………… 252
灸疮膏 …………… 252
吮脓膏方 ………… 252
碧油膏 …………… 253
薤白膏 …………… 253
乙赤膏 …………… 253
五灵膏煎方 ……… 253
玉带膏 …………… 253
玉带膏 …………… 254
玉带膏 …………… 254
宣牙膏 …………… 254
砒霜散方 ………… 254
蔷薇根膏方 ……… 254

第四章 骨伤科 … 256
一见消 …………… 256
万灵膏 …………… 256
大黑虎膏 ………… 256
内府万灵膏 ……… 257
全体神膏 ………… 257
岐天师全体神膏 … 258
抵圣膏 …………… 258
附方 接骨散 …… 259
少林白衣菩萨膏 … 259
象皮膏 …………… 259
象皮膏 …………… 259
附方 麻药方 …… 260

接骨膏 …………… 260
接骨神异膏 ……… 260
续骨丸 …………… 261
跌打损伤骨折膏方
 ………………… 261
集灵接骨膏 ……… 261
紫金膏 …………… 261
雄黄暖膏药 ……… 262
琥珀膏 …………… 262
腽肭脐膏 ………… 262
太乙膏 …………… 263
木鳖裹方 ………… 263
六真膏 …………… 263
生肌保肤膏 ……… 263
白金膏 …………… 264
白膏 ……………… 264
仙花散 …………… 264
打伤方 …………… 264
行血救骨膏 ……… 264
刑杖外伤膏 ……… 265
杖疮膏 …………… 265
杖疮膏药方 ……… 265
金龙膏 …………… 266
金枪至宝膏 ……… 266
乳香暖膏 ………… 266
治伤折槐子膏 …… 266
神验摩风麝香膏方 … 266
秘传杖疮膏方 …… 267
梃子膏 …………… 268
理伤膏 …………… 268
黄芪膏方 ………… 268
跌打损伤膏药 …… 269
摩风膏方 ………… 269
摩膏方 …………… 269
摩痛膏方 ………… 269
薤白膏 …………… 270

第五章 皮肤科 … 271
膏药方 …………… 271
解毒珍珠金膏 …… 271
小金丝膏 ………… 271
双黄膏 …………… 271
圣如膏 …………… 272
泥金膏 …………… 272
虾蟆膏 …………… 272
麻黄膏 …………… 272
千捶绿云膏 ……… 272
头膏 ……………… 273
秃疮膏 …………… 273
冻疮膏 …………… 273
拖纸膏 …………… 273
肥疮膏 …………… 273
翡翠膏 …………… 273
加味太乙膏 ……… 273
去身臂雕青膏 …… 274
仙授神效药纸 …… 274
良姜膏 …………… 274
蝎蛰蜈蚣咬膏 …… 274
润飘膏 …………… 274
黄蜡膏 …………… 275
夹纸膏 …………… 275
密陀膏 …………… 275
湿毒臁疮膏 ……… 275
臁疮膏 …………… 276
臁疮神效膏 ……… 276
一切臁疮膏方 …… 276
十层膏 …………… 276
三白膏 …………… 277
大全黄蜡膏 ……… 277
久远臁疮膏 ……… 277
白玉膏 …………… 277
红膏药 …………… 277
红玉膏 …………… 277

治臁疮膏 ………… 278

治臁疮膏 ………… 278

神效膏 ………… 278

疮隔纸膏 ………… 278

贴臁疮方 ………… 278

桐油膏 ………… 279

秘传隔纸膏 ………… 279

黄香膏 ………… 279

黄蜡膏 ………… 279

隔纸膏 ………… 279

隔纸膏 ………… 280

腿疮膏 ………… 280

翠玉膏 ………… 280

臁疮膏 ………… 280

臁疮膏 ………… 280

臁疮膏 ………… 281

臁疮顽疮膏 ………… 281

臁疮膏药方 ………… 281

第六章 妇产科 … 282

妇女调经膏验方 282

固经膏 ………… 282

通经膏 ………… 283

调经膏 ………… 283

甲鱼膏 ………… 283

治乳吹膏药 284

红玉膏 ………… 284

垂云膏 ………… 284

乳疽膏 ………… 284

化核膏 ………… 285

护岩膏 ………… 285

附方 熬膏法 285

绛珠膏 ………… 286

第七章 儿科………… 287

儿疳膏 ………… 287

小儿急惊膏 287

小儿风热膏药 287

小儿镇惊安神解热膏
………… 287

止泄膏 ………… 287

又方 水泻痢疾方 287

五香膏方 ………… 287

生肌膏 ………… 288

克坚膏 ………… 288

沉香膏 ………… 288

肥儿膏 ………… 288

胎疮膏 ………… 289

绿云膏 ………… 289

斑蝥膏 ………… 289

附方 皂荚刺散方 289

附方 硼砂丹方 289

痘后回毒膏 289

慢脾风膏 ………… 289

第八章 五官科 ………… 290

八宝膏 ………… 290

白玉膏 ………… 290

明眸膏 ………… 290

补肉膏 ………… 290

第二篇 软膏篇

第一章 各科通治 … 291

一擦光 ………… 291

广济神明膏 291

万应琥珀膏 291

太敷白膏 ………… 292

乌头摩风膏方 292

丹参膏 ………… 292

玉龙膏 ………… 293

曲鱼膏 ………… 293

华佗虎骨膏 293

神明白膏 ………… 294

百效膏 ………… 294

百效膏 ………… 294

狼毒膏 ………… 294

莽草膏 ………… 295

蛇衔膏湘膏 295

裴氏五毒神膏 295

踯躅风膏方 295

第二章 内科………… 297

乌头膏 ………… 297

神验摩风毒膏方 297

雄黄摩风膏方 297

裴公八毒膏 298

崔氏陈元膏 298

摩风神验膏方 299

乌头摩风膏 299

乌头摩风膏方 300

白膏方 ………… 300

当归摩膏方 300

陈元膏 ………… 300

涂抹膏方 ………… 301

莽草膏 ………… 301

摩风膏 ………… 301

摩风膏 ………… 301

摩风白芷膏方 302

蠲痛五汁膏 302

摩风膏方 ………… 302

头痛膏 ………… 302

青膏方 ………… 303

黄膏方 ………… 303

摩顶细辛膏方 303

黄膏方 ………… 303

黄丹膏 ………… 304

摩风膏方 ………… 304

茄灰膏 ………… 304

丹参膏方 ………… 304

汉防己膏方 304

牡丹膏 ………… 305

附子膏方 ………… 305

冶葛膏 …………… 305
神明膏 …………… 305
莽草膏方 ………… 306
野葛膏摩方 ……… 306
摩腰方 …………… 306
摩腰丸方 ………… 306

第三章 外科 …… 307
黄连膏 …………… 307
一擦光 …………… 307
三黄膏 …………… 307
马齿膏 …………… 307
白龙膏 …………… 307
青龙五生膏 ……… 308
卓氏白膏 ………… 308
神明白膏 ………… 308
莹珠膏 …………… 308
野葛贴 …………… 309
又方 ……………… 309
紫金膏 …………… 309
蜜膏 ……………… 309
摩风膏 …………… 309
摩风膏 …………… 310
马齿苋膏 ………… 310
千金小儿疳瘘方 … 310
反花疮膏 ………… 310
牛蒡根敷膏 ……… 310
丹砂膏方 ………… 310
天灵盖膏方 ……… 311
陈猪油膏 ………… 311
附方　收猪油法 … 311
狗骨涂敷方 ……… 311
恶实根涂敷方 …… 311
陷脉散 …………… 311
猬肝膏方 ………… 312
煅落铁屑膏方 …… 312
瘰疬生肉膏 ……… 312

附方　瘘疮膏 …… 312
漏芦膏方 ………… 312
鲮鲤甲散方 ……… 313
藜芦膏 …………… 313
露蜂房膏 ………… 313
雄黄膏方 ………… 313
十神膏 …………… 313
大黄膏 …………… 313
生肌玉红膏 ……… 314
甘草膏方 ………… 314
玉容膏 …………… 314
玉红膏 …………… 314
坐板疮膏 ………… 315
芦甘石膏 ………… 315
虹玉膏 …………… 315
神效当归膏 ……… 315
莹珠膏 …………… 316
黄连膏 …………… 316
黄连膏 …………… 316
鼠骨膏 …………… 316
蜘蛛膏 …………… 316
大黄膏 …………… 316
丹参膏 …………… 317
丹参膏方 ………… 317
半夏膏方 ………… 317
又方　死蛇膏 …… 317
地黄膏 …………… 317
鸡矢膏 …………… 317
砒霜膏 …………… 317
附方 ……………… 318
蛇床子膏 ………… 318
斑砒膏 …………… 318
瘰疬膏 …………… 318
燕粪膏 …………… 318
附方　内服药方 … 318
麒麟竭膏方 ……… 319

平肌散 …………… 319
杏仁膏 …………… 320
骨疽膏 …………… 320
黑鲫膏 …………… 320
马蹄灰方 ………… 320
五痔脱肛膏 ……… 320
乌蛇膏方 ………… 320
天雄膏 …………… 321
外痔膏 …………… 321
妙应膏方 ………… 321
虎骨膏方 ………… 321
又方　牙皂膏 …… 321
家传神异散 ……… 321
黄芪膏方 ………… 322
附方　砒霜条 …… 322
槐皮膏方 ………… 322
槐皮膏 …………… 322
槐皮膏方 ………… 322
槐白皮膏涂方 …… 323
蜂房膏 …………… 323
藜芦膏涂方 ……… 323
猝脱肛膏 ………… 323
脱肛软膏 ………… 323
蒲黄膏 …………… 323
女萎膏 …………… 324
疠风膏 …………… 324
蜀水花膏 ………… 324
大白膏 …………… 324
大黑膏 …………… 324
大黑神膏 ………… 324
乌癞膏 …………… 325
摩风膏 …………… 325
三合油 …………… 325
烫疮膏 …………… 325
罂粟膏 …………… 326
千金火疮败坏方 … 326

大麻子膏方 ········ 326
火烫神方 ········ 326
火烧水烫膏 ········ 326
丹能膏 ········ 326
白膏药 ········ 326
白膏子药 ········ 326
白膏方 ········ 327
又方一 ········ 327
又方二 ········ 327
又方三 ········ 327
归蜡膏 ········ 327
生地黄膏方 ········ 327
当归膏 ········ 327
羊髓膏方 ········ 328
附方 汤火烧伤膏方
········ 328
汤火伤膏 ········ 329
汤泼火伤膏 ········ 329
疗火疮败坏方 ········ 329
冷金膏方 ········ 329
治水烫神方 ········ 329
治汤火疮方 ········ 330
柳白皮膏 ········ 330
神效当归膏 ········ 330
保肤膏 ········ 330
柏皮膏 ········ 330
柏叶散 ········ 330
烧伤膏 ········ 330
清凉膏 ········ 330
清凉膏 ········ 331
麻子膏 ········ 331
蛤粉散 ········ 331
紫雪膏 ········ 331
紫草润肌膏 ········ 331
腊鼠膏方 ········ 331
解毒行血膏 ········ 332

小儿冻烂疮膏类 ··· 332
丝瓜敷膏 ········ 332
灵异膏 ········ 332
冻疮膏 ········ 332
附方 ········ 332
冻疮膏 ········ 332
冻疮方 ········ 333
柏叶膏 ········ 333
猪蹄膏方 ········ 333
雉脑膏方 ········ 333
橄榄散 ········ 333
虾蟆散 ········ 333
虾蟆散方 ········ 333
黄芪膏 ········ 334
豣茹膏 ········ 334
一扫光 ········ 334
马蹄膏 ········ 334
杨梅癣膏 ········ 334
梅疮膏方 ········ 334
蛇床子膏 ········ 335
碧玉膏 ········ 335
灸疮膏 ········ 335
千金疗灸疮方 ········ 335
甘草膏方 ········ 335
当归膏 ········ 335
柏皮膏方 ········ 335
蕹白膏 ········ 336
蕹白膏 ········ 336
蕹白膏 ········ 336
鹤膝风敷膏 ········ 336
附方 五益膏 ········ 336
风肿涂敷方 ········ 336
天下第一金疮药 ··· 337
白膏方 ········ 337
当归膏 ········ 337
黄白跌打损伤膏 ········ 337

乌硫膏 ········ 337
去瘤膏 ········ 338
消瘤膏 ········ 338
陷脉散方 ········ 338
银锈散 ········ 338
紫苏膏方 ········ 338
丁香膏方 ········ 339
五灵膏 ········ 339
牙痛膏方 ········ 339
牛酥膏方 ········ 339
甘草膏方 ········ 340
牢牙方 ········ 340
护齿膏 ········ 340
雄黄膏方 ········ 340
膏碉着方 ········ 340
龋齿膏方 ········ 341
胡粉膏 ········ 341
硫黄膏 ········ 341
摩风膏 ········ 341
足茧膏 ········ 342
麦皮膏方 ········ 342
治脚上松皮烂膏 ··· 342
松脂膏 ········ 342
胡粉涂方 ········ 342
栝楼膏 ········ 342
脚疮膏 ········ 342
唇痒膏 ········ 343
口角烂疮膏 ········ 343
乌蛇散敷方 ········ 343
水银膏方 ········ 343
白蔹膏方 ········ 343
松脂膏方 ········ 343
胡粉膏方 ········ 344
桃仁膏 ········ 344
硫黄膏方 ········ 344
紫草膏 ········ 344

野葛膏 ………… 344
葛芋膏方 ………… 344
蛇咬膏 ………… 345
金箔膏 ………… 345
蜂蜇膏 ………… 345
拔刺膏 ………… 345
治针刺入肉膏 ………… 345
大黄食肉膏 ………… 345
大黄蚀肉膏方 ………… 345
去恶肉膏 ………… 346
生肉膏 ………… 346
生肉膏 ………… 346
生肉膏 ………… 346
生肉膏 ………… 346
生肌收口膏 ………… 347
生肌长肉膏 ………… 347
生地膏 ………… 347
生肌地黄膏方 ………… 347
生地黄膏方 ………… 347
加味当归膏 ………… 347
芍药膏方 ………… 348
华佗神膏 ………… 348
补烂丹 ………… 348
食恶肉膏 ………… 348
神效当归膏 ………… 348
润肌散 ………… 348
腐尽生肌散 ………… 349
止血膏 ………… 349

第四章　骨伤科 ………… 350
神效续骨方 ………… 350
附子膏方 ………… 350
黄蜡膏 ………… 350
黄金膏 ………… 350
接骨金丹 ………… 350
槐子膏 ………… 351
六真膏 ………… 351

琼液膏 ………… 351
三黄膏 ………… 351
止痛膏 ………… 352
牛脂膏 ………… 352
生肌玉红膏 ………… 352
白膏药 ………… 352
白龙膏 ………… 352
白龙棒疮膏 ………… 352
白蜡膏 ………… 353
红膏药 ………… 353
当归膏 ………… 353
杖疮膏 ………… 353
杖疮膏 ………… 353
杖疮膏 ………… 353
杖疮膏 ………… 353
杖疮膏 ………… 354
护身仙丹 ………… 354
灵异膏 ………… 354
治棒疮神膏 ………… 354
神效打板膏 ………… 354
莹玉膏 ………… 355

第五章　皮肤科 ………… 356
金华散 ………… 356
一扫光 ………… 356
大风水银膏（良方）………
………… 356
飞乌膏 ………… 356
柏油膏 ………… 356
三黄膏 ………… 357
牛皮顽癣软膏 ………… 357
癣疮敷膏方 ………… 357
癣膏方 ………… 357
癣疮膏 ………… 357
癣疮膏 ………… 357
癣膏 ………… 357
癣膏 ………… 358

癣膏 ………… 358
癣膏 ………… 358
癣膏 ………… 358
一扫光膏 ………… 359
一上散 ………… 359
附方　瘑痒内服方 ………… 359
一扫光 ………… 359
一抹光 ………… 359
一切疥疮方 ………… 360
小儿疥癣膏 ………… 360
大黑神膏 ………… 360
大黄膏方 ………… 360
附方　内服酒方 ………… 360
大枫膏 ………… 360
附方　煎剂四黄散 ………… 360
三黄膏 ………… 361
干癣膏 ………… 361
五黄膏 ………… 361
五龙膏 ………… 361
水银膏 ………… 361
水银软膏 ………… 361
巴豆膏方 ………… 362
巴豆斑蝥膏 ………… 362
丹砂膏方 ………… 362
白硫膏 ………… 362
白矾散方 ………… 362
白黄膏 ………… 362
龙脑膏方 ………… 363
百部膏 ………… 363
如圣膏 ………… 363
扫疥膏 ………… 363
乱发膏 ………… 363
疗疥及风瘙苦痒方 ………… 363
皂荚膏方 ………… 363
附子膏方 ………… 364
妙应膏 ………… 364

治癣膏 …………… 364
治癣膏 …………… 364
治湿癣方 …………… 364
治久疥癣方 …………… 364
治癣七攻散 …………… 364
治疥膏 …………… 364
治恶疮蜃疮方 …………… 365
治疥神效膏 …………… 365
治疥神方 …………… 365
定粉膏 …………… 365
金不换 …………… 365
苦参膏 …………… 365
驼脂膏方 …………… 365
韭根膏 …………… 365
韭根膏 …………… 366
草狼膏 …………… 366
又方 乌蝎膏 …………… 366
胡粉散方 …………… 366
神异膏 …………… 366
疥疮膏 …………… 366
疮疥方 …………… 366
疥癣膏 …………… 367
又方 …………… 367
疥癣方 …………… 367
柏脂膏 …………… 367
诸疮疥癣膏 …………… 367
臭灵丹 …………… 367
臭黄膏方 …………… 367
脂调散 …………… 368
剪刀散 …………… 368
救急疗癣疮方 …………… 368
麻豆膏 …………… 368
麻黄膏 …………… 368
麻黄膏 …………… 368
又方 直指方 …… 368
蛇床实膏 …………… 368

黄连膏方 …………… 369
黄连散方 …………… 369
黄连散方 …………… 369
搽疥疮方 …………… 369
雄黄膏 …………… 369
雄黄膏 …………… 369
黔茹膏方 …………… 370
硫巴膏 …………… 370
硫黄散方 …………… 370
紫草膏 …………… 370
腻粉膏 …………… 370
漏芦膏方 …………… 371
附方 丁香散方 … 371
雌黄膏方 …………… 371
又方一 …………… 371
又方二 …………… 371
鲫鱼膏方 …………… 371
附方 白蒺藜散方 … 371
藜芦膏方 …………… 372
藜芦膏 …………… 372
樗鸡膏方 …………… 372
五黄膏方 …………… 372
丹砂膏方 …………… 373
水银膏方 …………… 373
乱发灰膏涂敷方 …… 373
杏仁膏方 …………… 373
苦参藜芦膏 …………… 373
神效脓窠疮方 …………… 373
浓窠疮膏 …………… 374
脓窠疥疮方 …………… 374
野葛膏方 …………… 374
黄连膏涂敷方 …… 374
蜃疮膏 …………… 374
雄黄膏 …………… 374
雌黄膏方 …………… 375
薰陆香膏 …………… 375

藜芦膏方 …………… 375
附方 楝子汤洗方 … 375
肺风粉刺膏 …………… 375
面疮软膏 …………… 375
粉滓膏 …………… 376
腊脂膏 …………… 376
硫蜜膏 …………… 376
白膏 …………… 376
石粟膏涂方 …………… 376
赤鼻酒齄膏 …………… 376
木兰膏 …………… 376
木兰膏方 …………… 376
白芷膏方 …………… 377
白附子膏方 …………… 377
玉屑膏方 …………… 377
羊胆膏方 …………… 377
杏仁膏方 …………… 378
赤膏方 …………… 378
治糟鼻验方 …………… 378
猝得面疮方 …………… 378
胡粉膏 …………… 378
涂面玉屑膏方 …… 378
黄连膏 …………… 378
雄黄膏 …………… 379
蓖麻子膏 …………… 379
麝香膏方 …………… 379
鹅掌风膏 …………… 379
鹅掌风癣 …………… 379
玉脂膏 …………… 379
玉脂膏 …………… 379
当归膏 …………… 380
鹅掌风膏 …………… 380
熊脂膏 …………… 380
附方 …………… 380
小儿头疮膏 …………… 380
头疮膏 …………… 380

秃疮软膏 ………… 380
秃疮膏 …………… 380
秃疮膏 …………… 381
治秃疮膏 ………… 381
神应软膏 ………… 381
小儿秃疮膏 ……… 381
秃疮膏 …………… 381
木兰皮膏方 ……… 381
水银膏方 ………… 381
又方　黑豆桃花膏 … 381
头疮方 …………… 381
生发膏 …………… 382
秃头癣瘫疮膏 …… 382
附方 ……………… 382
秃疮药膏 ………… 382
杜蘅膏方 ………… 382
治白秃膏 ………… 382
附方　柳枝膏 …… 382
治秃疮膏 ………… 382
治小儿白秃疮膏 … 383
肥油膏 …………… 383
松脂膏 …………… 383
松脂膏 …………… 383
松脂膏 …………… 383
又方　桑桃膏 …… 383
贯众膏 …………… 384
细辛膏方 ………… 384
润肌膏 …………… 384
桃花膏 …………… 384
蛇床子膏方 ……… 384
踯躅花膏方 ……… 384
鲫鱼膏 …………… 385
一抹全 …………… 385
小儿头疮膏 ……… 385
小儿秃头疮膏 …… 385
千金疗赤秃方 …… 385

水银膏方 ………… 385
白屑风膏 ………… 386
疗头风痒白屑生发膏
　………… 386
二黄膏 …………… 386
头疮膏 …………… 386
旱莲膏方 ………… 386
软膏方 …………… 386
肥油膏 …………… 387
肥疮膏 …………… 387
泽发膏 …………… 387
又方 ……………… 387
胡粉膏方 ………… 387
润肌膏 …………… 388
莲子草膏 ………… 388
涂顶膏方 ………… 388
黄柏散方 ………… 388
雄黄膏方 ………… 388
雌黄膏方 ………… 389
藜芦膏方 ………… 389
癞头疮膏 ………… 389
二黄一白膏 ……… 389
三黄膏 …………… 389
三灰膏 …………… 390
白癜风膏 ………… 390
白癜风膏 ………… 390
附方　内服粉剂 … 390
白癜风膏 ………… 390
附子膏 …………… 390
治紫癜风方 ……… 390
鱼脂膏 …………… 391
硫黄膏方 ………… 391
面皯方 …………… 391
皯疱方 …………… 391
酒齇方 …………… 391
齇皯膏 …………… 391

千金翼面药方 …… 391
木兰膏 …………… 392
白附子膏方 ……… 392
玉屑膏 …………… 392
羊胆膏 …………… 392
防风膏方 ………… 392
杏仁膏方 ………… 393
易容膏方 ………… 393
又方　（乌蛇灰膏）
　………… 393
雀斑膏 …………… 393
水银膏 …………… 393
月蚀疮膏 ………… 394
矾石涂敷方 ……… 394
皲皮膏 …………… 394
硫黄涂敷方 ……… 394
酥粉涂敷方 ……… 394
乌蛇膏方 ………… 394
升麻犀角膏 ……… 395
赤瘾疹膏 ………… 395
青羊脂膏 ………… 395
莽草膏 …………… 395
野葛膏方 ………… 395
犀角竹沥膏 ……… 396
葫荽膏方 ………… 396
瘾疹膏 …………… 396
狐臭膏 …………… 396
腋气膏 …………… 396
银粉膏方 ………… 396
附方　十香丸方 … 397
千金翼面药方 …… 397
千金疗人令面悦泽好
　颜色方 ………… 397
文仲令人面白似玉色
　光润方 ………… 397
治面色晦暗膏 …… 397

面膏方 ……… 397
摩风黄芪膏 ……… 399
二脂膏 ……… 399
千金面膏 ……… 400
三香膏 ……… 400
玉容膏 ……… 400
玉屑面膏方 ……… 400
华佗面膏 ……… 401
当归膏 ……… 401
防风膏 ……… 401
延年面脂方 ……… 402
面膏方 ……… 402
面脂方 ……… 402
面脂方 ……… 402
面脂方 ……… 403
面脂方 ……… 403
面油摩风膏 ……… 403
面油摩风膏 ……… 403
耐老面脂方 ……… 403
常用蜡方 ……… 404
崔氏蜡脂方 ……… 404
雄黄膏 ……… 404
雄朱膏 ……… 404
麝香膏方 ……… 404
手足皲裂膏 ……… 405
手足皱裂膏 ……… 405
东垣润肌膏 ……… 405
足底开裂敷膏 ……… 405
备急手脂方 ……… 406
油胭脂 ……… 406
黄蜡膏 ……… 406
皲裂膏 ……… 406
五倍子膏 ……… 406
冬月手足裂伤方 … 406
冻疮膏验方 ……… 406
黄丹膏 ……… 406

不龟手膏 ……… 407
润肌膏 ……… 407
皱揭膏 ……… 407
黄连膏 ……… 407
摩风膏 ……… 407
灭瘢膏 ……… 407
灭疮瘢膏 ……… 408
灭疮瘢膏 ……… 408
治面瘢膏 ……… 408
胡粉膏 ……… 408
小品灭瘢方 ……… 408
玉屑膏方 ……… 408
白附子膏方 ……… 408
白僵蚕膏方 ……… 409
灭瘢膏 ……… 409
灭瘢膏 ……… 409
灭疮瘢膏 ……… 409
当归膏方 ……… 409
辛夷膏 ……… 410
瓷末膏 ……… 410
韶粉散 ……… 410
蜡脂膏方 ……… 410
鹰粪膏 ……… 410
唇痒膏 ……… 411
痒疮初起方 ……… 411
莽草膏方 ……… 411
摩风膏 ……… 411
千金方疣赘疵志方 … 411
赤土膏 ……… 411
灵奇方白面膏 ……… 411
去疣目方 ……… 412
足趾鸡眼膏 ……… 412
女菱膏方 ……… 412
雄黄散涂方 ……… 412
蜀水花膏方 ……… 412
生发膏 ……… 412

生发膏 ……… 412
生发膏 ……… 413
广济生发膏 ……… 413
千金翼生发膏 ……… 413
长生神验方 ……… 413
长发方 ……… 413
五味子膏方 ……… 414
生发膏 ……… 414
生发膏 ……… 414
生发膏 ……… 414
生发松脂附子膏 … 414
生须发膏 ……… 414
令发易长方 ……… 415
又方一 ……… 415
又方二 ……… 415
附方一 ……… 415
附方二 ……… 415
令发速长而黑方 … 415
发鬓秃落生发膏方 … 416
白发还黑膏方 ……… 416
矾石膏 ……… 416
松叶膏方 ……… 416
松脂膏方 ……… 416
附方 洗药方 ……… 416
胡麻膏方 ……… 417
附方一 摩发油方 … 417
附方二 长发涂香油方
……… 417
香薷煎方 ……… 417
莲子草膏方 ……… 418
莲子草膏方 ……… 418
䑏茹膏方 ……… 418
葛根膏 ……… 418
蔓荆子膏 ……… 418
四应膏 ……… 419
治臁疮膏 ……… 419

神捷散 …………… 419
黄蜡膏 …………… 419
隔纸膏 …………… 420
隔纸膏 …………… 420
臁疮膏 …………… 420
臁疮膏 …………… 420
臁疮膏 …………… 420
臁疮膏 …………… 420
臁疮膏 …………… 420
臁疮膏 …………… 421
臁疮膏 …………… 421
臁疮膏 …………… 421
臁疮膏 …………… 421
臁疮膏 …………… 421
臁疮血风疮膏 …… 422
二蜡膏 …………… 422
八仙膏 …………… 422
万金膏 …………… 422
大全黄蜡膏 ……… 422
马齿膏 …………… 422
白玉膏 …………… 422
白玉膏 …………… 423
白油膏 …………… 423
白膏药 …………… 423
夹纸膏 …………… 423
夹纸膏 …………… 424
夹纸膏 …………… 424
血风疮膏 ………… 424
血疯疮膏 ………… 424
赤玉膏 …………… 424
附方 洗药方 …… 424
松香膏 …………… 424
附方 红粉 ……… 425
一方 …………… 425
金氏离洞膏 ……… 425

附方 熬万应油法 … 426
绛硼膏 …………… 426
烂腿夹纸膏 ……… 426
黄柏乳香膏 ……… 426
黄白膏 …………… 426
隔纸膏 …………… 426
隔纸膏 …………… 427
湿疮臁疮膏 ……… 427
紫脂膏 …………… 427
裙边疮即臁疮膏 … 427
臁疮软膏 ………… 427
臁疮软膏 ………… 428
臁疮软膏 ………… 428
臁疮膏 …………… 428
臁疮膏 …………… 428
丫痒膏 …………… 428
一笑散 …………… 428
竹茹膏 …………… 428
柏连散 …………… 429
猪脂杏仁搽方 …… 429
救败丹 …………… 429
琥珀膏 …………… 429

第六章 妇产科 … 430
一扫光 …………… 430
当归膏 …………… 430
杏仁膏方 ………… 430
赤芍药膏 ………… 430
芜蛇膏 …………… 430
阴痒膏 …………… 430
膏发煎 …………… 431
广济方 …………… 431
蚺蛇胆膏 ………… 431
野葛膏方 ………… 431

第七章 儿科 … 432
大黄膏方 ………… 432
除热丹参摩膏方 … 432

雷丸膏方 ………… 432
甘草摩膏方 ……… 432
升麻膏 …………… 433
升麻膏 …………… 433
羚羊角膏 ………… 433
神效当归膏 ……… 433
黄连赤小豆膏 …… 433
二圣散 …………… 433
水银朱砂膏 ……… 433
四圣膏 …………… 434
附方 拔毒散 …… 434
奶癣疮膏 ………… 434
当归膏方 ………… 434
羊髭灰膏 ………… 434
又方 …………… 434
朱砂膏方 ………… 434
金华散 …………… 435
栀子膏方 ………… 435
又方 水银膏 …… 435
楝实膏方 ………… 435
莨菪膏方 ………… 435
绯帛膏 …………… 435
附方 苦参膏方 … 436
细辛膏 …………… 436
治小儿耳聋不瘥方
（杏仁膏）……… 436
木香膏方 ………… 436
张涣辛黄膏 ……… 436
细辛膏方 ………… 436
细辛膏方 ………… 437
摩顶膏方 ………… 437
薰草膏 …………… 437
水泻奶疳敷膏 …… 437

第八章 耳鼻咽喉科
…………… 438
诱蜓膏 …………… 438

鼻塞膏方 ……… 438

鼻生息肉膏方 …… 439

鼻疳清金散 …… 439

敷鼻瓜蒂膏方 …… 439

敷鼻白矾膏方 …… 439

千金细辛膏 …… 439

丹参膏方 …… 439

木香膏方 …… 439

附方 细辛散方 … 440

白芷膏方 …… 440

白芷膏方 …… 440

白矾膏 …… 440

四黄膏 …… 440

羊髓膏方 …… 440

羊踯蜀丸方 …… 440

芎䓖膏方 …… 441

辛夷膏 …… 441

辛夷膏 …… 441

杏仁膏方 …… 441

纳鼻膏药方 …… 441

罗太无轻黄散 …… 441

又方 瓜蒂散 …… 442

细辛膏 …… 442

细辛膏方 …… 442

栀子膏涂方 …… 442

香脂膏方 …… 442

消鼻痔方 …… 442

通鼻膏 …… 442

桂膏方 …… 443

涂囟膏方 …… 443

脑漏膏 …… 443

桂心膏方 …… 443

黄连膏 …… 443

塞耳菖蒲丸 …… 443

鼻塞通膏 …… 444

鼻炎膏 …… 444

又方 ……… 444

第三篇　敷膏篇

第一章　各科通治 ……

千里光膏 …… 445

伏龙肝敷膏 …… 445

皂角膏 …… 445

芥子敷膏 …… 445

千捶膏 …… 445

大补摩腰膏 …… 446

冲和膏 …… 446

松叶膏方 …… 446

第二章　内科 …… 447

三妙膏 …… 447

水红膏 …… 447

化痞膏 …… 447

化痞块膏 …… 447

马兰膏 …… 447

甲苋膏 …… 447

疟母膏 …… 447

胡椒敷膏 …… 448

消痞膏 …… 448

痞块敷膏 …… 448

痞块敷膏 …… 448

三圣膏 …… 448

五仙膏 …… 449

化铁膏 …… 449

附方 消积保中丸 …… 449

四圣膏 …… 450

红花膏 …… 450

攻积膏 …… 450

又方 …… 450

治痞膏 …… 450

治痞块八反膏 …… 450

经验贴痞膏 …… 450

贴痞妙方 …… 451

贴块三圣膏 …… 451

消痞膏 …… 451

消痞膏 …… 451

消痞膏 …… 451

消痞膏 …… 451

消痞膏 …… 451

琥珀膏 …… 452

痞积膏 …… 452

痞块膏 …… 452

熨癖方 …… 452

敷痞块方 …… 452

黄疸取水膏 …… 453

田螺泥敷膏 …… 453

回生神膏 …… 453

男女小便不遏敷膏 … 453

又方 …… 453

豆豉膏 …… 453

利尿敷膏 …… 453

利尿敷脐膏 …… 453

浚牛膏 …… 454

涂脐法 …… 454

莴苣敷膏 …… 454

掩脐法 …… 454

掩脐膏 …… 454

罨脐法 …… 454

蜗牛膏 …… 454

遗尿敷膏 …… 454

止痒杀虫膏 …… 455

利尿膏 …… 455

水肿敷膏 …… 455

水肿敷膏 …… 455

附方 臌胀方 …… 455

水臌利水敷膏 …… 455

水肿外治法 …… 455

田螺敷膏 …… 456

田螺解胀敷脐方 … 456
外敷神膏 ……… 456
外敷药 ………… 456
严氏涂脐膏 …… 456
肿满敷膏 ……… 456
贴脐去水法 …… 456
涂脐膏 ………… 457
消水肿膏 ……… 457
又方 …………… 457
消水膏 ………… 457
膨胀取水膏 …… 457
口眼㖞斜敷膏 … 457
白附子方 ……… 457
鸡血藤去风活络贴药方
………………… 458
去风活络贴药方 … 458
去风活络贴药方 … 458
活络敷药方 …… 458
栝楼大麦饼 …… 458
僵蚕全蝎敷治方 … 458
口眼㖞斜膏 …… 458
天仙膏 ………… 459
附方 天麻丸 … 459
中风膏 ………… 459
又方 …………… 459
中风口㖞敷膏 … 459
中风口㖞敷膏 … 459
白鱼膏 ………… 460
古转舌膏 ……… 460
凉膈散 ………… 460
改容膏 ………… 460
皂角膏 ………… 460
皂荚膏摩方 …… 460
治邪风口㖞膏 … 460
牵正膏 ………… 460
神仙外应膏 …… 461

追风丸 ………… 461
偏枯膏 ………… 461
趁痛膏 ………… 461
疏风膏 ………… 461
蓖麻膏 ………… 461
蒜涂法 ………… 462
蜘蛛摩方 ……… 462
摩风膏 ………… 462
藁本散 ………… 462
附方 牵正汤 … 462
支气管喘息敷膏 … 462
气管炎敷膏 …… 462
治痰喘哮敷膏 … 462
冷哮敷膏 ……… 463
哮吼敷膏 ……… 463
哮喘膏 ………… 463
附方 白果定喘汤 … 463
风湿痛敷膏 …… 463
风湿脚气药 …… 464
片姜膏 ………… 464
加味回龙膏 …… 464
拔痹膏 ………… 464
神仙外应膏 …… 464
活络贴药方 …… 464
贴痛膏 ………… 465
寒湿气痛敷膏 … 465
硫黄敷痛膏 …… 465
御寒膏 ………… 465
风湿疼痛敷膏 … 465
风湿骨节痛敷膏 … 465
风湿脚气膏 …… 465
乌头膏 ………… 466
去风寒膏 ……… 466
龙虎膏 ………… 466
吴萸膏 ………… 466
皂角膏 ………… 466

皂荚散敷方 …… 466
却痛膏 ………… 466
神效膏方 ……… 467
透骨膏 ………… 467
雄黄散涂方 …… 467
蜡桂膏 ………… 467
膝痛膏 ………… 467
芥子膏 ………… 467
蚕蛾膏 ………… 468
痘疮腰痛膏 …… 468
五生膏方 ……… 468
吴萸膏 ………… 468
皂角膏 ………… 468
附方 腰痛内服如神汤
………………… 468
芸苔子膏 ……… 468
枣豆膏 ………… 469
桂附膏 ………… 469
腻粉膏 ………… 469
㖞药方 ………… 469
摩腰丹 ………… 469
摩腰散方 ……… 469
止痛膏 ………… 470
头痛膏 ………… 470
头痛膏 ………… 470
头痛敷膏 ……… 470
头痛敷膏 ……… 470
头风膏 ………… 470
头风膏 ………… 470
偏头风敷膏 …… 471
蒡根膏 ………… 471
马齿苋膏 ……… 471
牛蒡膏 ………… 471
止痛太阳丹 …… 471
气攻头痛方 …… 471
头痛膏 ………… 471

头风膏 ………… 471
头风膏 ………… 471
头风膏 ………… 471
头风摩膏方 ……… 472
附方 ………… 472
冲和膏 ………… 472
治头痛不止方 … 472
又方 ………… 472
青莲摩顶膏方 …… 472
苦参膏 ………… 472
附方 吹鼻散方 … 473
贴顶膏 ………… 473
去痛膏 ………… 473
急风散 ………… 473
偏正头风膏 …… 473
硝黄膏 ………… 473
摩顶膏方 ……… 473
摩顶油方 ……… 474
薄荷膏 ………… 474
龙骨散 ………… 474
如意金黄散 …… 474
附子散方 ……… 474
芥子膏方 ……… 475
涂药 ………… 475
脚气膏 ………… 475
寒湿脚气膏 …… 475
敷药 ………… 475
整痛膏 ………… 475
三阴疟疾膏 …… 475
疟疾敷膏 ……… 476
疟疾涂方 ……… 476
治疟疾外敷偏方 … 476
截疟丹 ………… 476
止疟方 ………… 476
白喉风膏 ……… 476
旱莲膏 ………… 476

治疟仙方 ……… 476
拿疟敷膏 ……… 477
婴儿疟疾膏 …… 477
代灸涂脐膏 …… 477
建阳丹 ………… 477
止痢膏 ………… 477
止泻膏 ………… 477
五倍子敷膏 …… 477
玉抱肚 ………… 478
外灸膏 ………… 478
纳脐膏 ………… 478
建阳丹 ………… 478
封脐膏 ………… 478
封脐膏 ………… 478
痢疾敷膏 ……… 478
寒泻敷膏 ……… 478
硫黄熨法 ……… 479
罨脐法 ………… 479
摩腰膏 ………… 479
螺麝饼 ………… 479
又方 ………… 479
内伤久发膏 …… 479
引火法 ………… 479
引火法 ………… 479
熨脐膏 ………… 480
玉抱肚法 ……… 480
附子膏 ………… 480
止汗膏 ………… 480
发汗膏 ………… 480
回春散 ………… 480
回生神膏 ……… 480
回阳膏 ………… 480
又方 ………… 481
又方 回阳散 … 481
助阳散 ………… 481

第三章 外科 …… 482

九龙膏 ………… 482
少林三黄膏 …… 482
少林蛤蟆皮膏 … 482
芥子敷膏 ……… 482
蓉黄散 ………… 483
马齿膏 ………… 483
马齿苋膏 ……… 483
万灵膏 ………… 483
水晶膏 ………… 483
五美散 ………… 484
附方 金银散 … 484
六灰膏 ………… 484
无敌丹 ………… 484
牛皮胶蒸法 …… 484
乌头膏 ………… 485
四黄散 ………… 485
白锭子 ………… 485
白降丹 ………… 485
红膏药 ………… 486
夺命散 ………… 487
冲和膏 ………… 487
伤损膏 ………… 488
如意金黄散 …… 488
围药方 ………… 489
炉灰膏 ………… 489
单糯米膏 ……… 489
烂茶叶敷膏 …… 489
神功散 ………… 490
珍珠十宝膏 …… 490
郭氏乳香散 …… 490
硇砂膏 ………… 490
银青散 ………… 491
散瘀拈痛膏 …… 491
黑虎膏 ………… 491
黎洞丸 ………… 491
二青散 ………… 492

二黄膏 ·········· 492
二味拔毒散 ········ 492
七叶子膏 ·········· 492
七厘散 ············ 492
九熏丹 ············ 492
人中黄敷膏 ········ 493
三消散 ············ 493
三黄宝蜡丸 ········ 493
三白散 ············ 493
大黄揭毒散 ········ 493
大黄敷方 ·········· 494
大黄散涂敷方 ······ 494
大蒜膏 ············ 494
大戟膏 ············ 494
大黄膏 ············ 494
大提药方 ·········· 494
马齿苋膏 ·········· 494
马蹄膏 ············ 494
又方 ·············· 494
水澄膏 ············ 494
水膏药 ············ 495
水银膏 ············ 495
又方 腻粉膏 ······ 495
又方二 楸叶膏 ··· 495
凤仙膏 ············ 495
凤仙叶敷膏 ········ 495
五音锭 ············ 495
五金膏 ············ 496
木耳膏 ············ 496
木香槟榔散 ········ 496
化毒丹 ············ 496
化腐紫霞膏 ········ 496
乌龙膏 ············ 496
乌龙膏 ············ 496
乌龙膏 ············ 497
六合丹 ············ 497

万宝代针膏 ········ 497
贝母膏 ············ 497
牛齿散方 ·········· 497
反花疮膏方 ········ 497
太素膏 ············ 498
阡张膏 ············ 498
车前草敷膏 ········ 498
必胜膏 ············ 498
必效疗反应疮方 ···· 498
半夏散方 ·········· 498
生地黄膏 ·········· 498
四虎散 ············ 498
白龙膏 ············ 499
白围药 ············ 499
白蔹散方 ·········· 499
对口疮敷膏 ········ 499
甘草膏 ············ 499
甘草膏 ············ 499
玉龙膏 ············ 499
玉粉散 ············ 500
平肌追脓散 ········ 500
阴铁箍散 ·········· 500
阴阳散 ············ 500
阴疽疮疡围药方 ··· 500
阴疮敷膏 ·········· 500
阴疮疽发 ·········· 500
阴疮敷药方 ········ 500
如意散 ············ 501
百草膏 ············ 501
回阳玉龙膏 ········ 501
竹叶灰膏 ·········· 501
冰熊散 ············ 501
夹打伤敷膏 ········ 501
血竭散 ············ 501
牡蛎地黄膏 ········ 501
抑阳散 ············ 501

抑阴散 ············ 502
坎宫锭子 ·········· 502
赤小豆散方 ········ 502
沃雪丹 ············ 502
苍耳膏 ············ 502
吴萸膏 ············ 502
走马散 ············ 502
走马膏方 ·········· 503
走皮瘰疬膏 ········ 503
又方 手瘰疮 ······ 503
芜荑散方 ·········· 503
杨叶贴法 ·········· 503
沙疮膏 ············ 503
肘后疗灸疮脓不瘥方
·················· 504
杖疮膏 ············ 504
杖疮膏 ············ 504
杖疮膏 ············ 504
杖疮敷膏 ·········· 504
拔毒膏 ············ 504
拔毒膏 ············ 504
拔毒散 ············ 505
金黄散 ············ 505
金露散 ············ 505
金柏散 ············ 505
金疮膏 ············ 505
青露散 ············ 505
松脂敷膏 ·········· 505
松脂膏方 ·········· 506
松皮散 ············ 506
松肉葱白膏 ········ 506
苦瓠散方 ·········· 506
乳香散 ············ 506
神黄散 ············ 506
神效方 ············ 507
神效槟榔散方 ··· 507

洪宝膏 …………… 507

胡粉散方 ………… 507

贴唱木香散方 …… 507

追脓散 …………… 507

柏叶散方 ………… 508

砒霜膏方 ………… 508

去风散 …………… 508

柳枝膏 …………… 508

又方 ……………… 508

疮痒难忍敷膏 …… 508

胜金散 …………… 508

消水膏方 ………… 508

消毒散 …………… 509

铁罐膏 …………… 509

桃花生肌散 ……… 509

桑螵蛸散方 ……… 509

胭脂散 …………… 509

胭脂膏方 ………… 509

脓泡疮敷膏 ……… 509

黄赤膏 …………… 510

黄柏散方 ………… 510

黄芪散方 ………… 510

黄连胡粉膏 ……… 510

黄泡疮膏 ………… 510

外用 ……………… 510

附方　简易散 …… 510

清凉膏 …………… 510

清凉膏 …………… 511

清凉拈痛膏 ……… 511

绿矾膏 …………… 511

蛇床子膏 ………… 511

猪髓膏 …………… 511

银箍散 …………… 511

紫金膏 …………… 512

黑末子 …………… 512

揭毒散 …………… 512

葵花散 …………… 512

硝黄膏 …………… 512

琥珀膏 …………… 512

琥珀膏 …………… 512

援生膏 …………… 513

椒矾散 …………… 513

蜜茹散方 ………… 513

硫黄饼 …………… 513

附方　敷膏加减调法
……………………… 513

遍体火疮敷膏 …… 514

散肿止痛膏 ……… 514

散瘀拈痛膏 ……… 514

解毒乌龙膏 ……… 514

楸叶膏方 ………… 514

蜗牛膏 …………… 514

蜣螂膏 …………… 514

雷丸膏 …………… 515

槟榔散 …………… 515

蜘蛛敷膏 ………… 515

熊胆膏 …………… 515

雌黄散方 ………… 515

敷杖疮散 ………… 515

鲫鱼膏 …………… 516

蟾蜍膏 …………… 516

麝粉散方 ………… 516

大黄散涂敷方 …… 516

乌金膏 …………… 516

乌柏膏 …………… 516

六合丹 …………… 516

少林提毒膏 ……… 516

少林医疮膏 ……… 517

少林拔毒生肌散 … 517

石痈敷散 ………… 517

四虎散 …………… 517

白僵蚕散 ………… 518

白龙膏方 ………… 518

白金散 …………… 518

冲和膏 …………… 518

红膏药 …………… 518

回马丹 …………… 518

吴萸膏 …………… 518

杖疮敷膏 ………… 518

杖伤膏 …………… 519

护心仙丹 ………… 519

治小儿颈后对口疮秘方
……………………… 519

治小儿足疽秘方 … 519

金箍散 …………… 519

金花散方 ………… 519

柳叶膏 …………… 520

真君妙贴散 ……… 520

铅朱膏 …………… 520

黄连散方 ………… 520

硝石散方 ………… 520

一笔消 …………… 520

木槿膏 …………… 520

芙蓉散 …………… 520

疔肿膏 …………… 521

拔毒散 …………… 521

大马齿膏 ………… 521

大黄木通膏 ……… 521

干姜膏 …………… 521

元珠膏 …………… 521

天灵盖散 ………… 521

乌金散 …………… 522

五云散 …………… 522

巴豆膏 …………… 522

头面红疔敷膏 …… 522

芙蓉膏 …………… 522

疔肿膏 …………… 522

油泥膏 …………… 522

肿毒敷药膏 ……… 522
桑螵蛸膏 ……… 523
鹿角散方 ……… 523
清凉散方 ……… 523
黄连散方 ……… 523
梅花散 ……… 523
鼠粘膏 ……… 523
又方 ……… 523
一笔钩 ……… 523
二青散 ……… 524
三白散 ……… 524
大提毒散 ……… 524
五白散 ……… 524
正铁箍散 ……… 524
四白膏 ……… 524
围药 ……… 524
围药方 ……… 524
妙贴散 ……… 525
应手散 ……… 525
拔毒散 ……… 525
消肿止痛散 ……… 525
诸疮一扫光 ……… 525
紫金锭 ……… 525
寒水石薄方 ……… 526
榆白皮膏 ……… 526
蟾酥锭 ……… 526
二黄膏 ……… 526
八味黄芪薄方 ……… 526
三灰膏 ……… 526
三黄消毒膏 ……… 527
三消散 ……… 527
大黄膏 ……… 527
五倍子敷膏 ……… 527
水仙膏 ……… 527
水澄膏 ……… 527
水澄膏 ……… 527

乌龙膏 ……… 528
乌龙膏 ……… 528
追脓散 ……… 528
文蛤膏 ……… 528
元珠膏 ……… 528
木香紫葛膏方 ……… 528
内消肿毒方 ……… 528
白芋灰敷膏 ……… 528
玄珠膏 ……… 528
石灰散方 ……… 529
玉枢丹 ……… 529
又方 黎洞丹 ……… 529
阴阳散 ……… 529
冲和膏 ……… 529
地黄膏 ……… 529
压热神白膏 ……… 530
吕祖仙膏 ……… 530
朴硝膏 ……… 530
芙蓉膏 ……… 530
围药 ……… 530
妙贴止疼散 ……… 530
妙胜散 ……… 530
远志膏 ……… 530
芸苔子散方 ……… 531
治疮神效方 ……… 531
又方 ……… 531
又方 ……… 531
单味敷膏 ……… 531
肿毒膏 ……… 531
肿毒敷膏 ……… 531
金蟾膏 ……… 531
拔毒散 ……… 531
又方 ……… 532
拔毒散 ……… 532
拔毒膏 ……… 532
肥皂膏 ……… 532

青敷药 ……… 532
疮毒敷膏 ……… 532
疮毒敷膏 ……… 532
附方 内服方（以花汤） ……… 533
神秘方 ……… 533
神应丹 ……… 533
种福堂提药方 ……… 533
宣毒散 ……… 533
洪宝膏 ……… 533
保救膏方 ……… 534
重台散方 ……… 534
铁桶膏 ……… 534
消毒散 ……… 534
消肿膏 ……… 534
消肿散 ……… 535
痈肿敷膏 ……… 535
诸疮敷膏 ……… 535
诸疮围药 ……… 535
壶公丹 ……… 535
桐泪膏 ……… 535
凉血护肌膏 ……… 535
捆仙绳 ……… 535
鹿角膏 ……… 535
鹿角散 ……… 536
黄敷膏 ……… 536
黄龙膏 ……… 536
敛疮内消膏 ……… 536
清水膏方 ……… 536
普救丹 ……… 536
隔皮取脓敷膏 ……… 536
葱蜜膏 ……… 536
蛴螬膏 ……… 537
善消散 ……… 537
割毒丹 ……… 537
景岳乌金膏 ……… 537

解毒膏 …………… 537
解毒散 …………… 537
楸叶膏 …………… 537
敷疮膏 …………… 538
敷疮药方 ………… 538
敷药 ……………… 538
蝌蚪拔毒散 ……… 538
擦摩膏 …………… 538
附方 水蛭吸毒法 … 538
蟾蜍膏方 ………… 538
一抹消 …………… 539
二合消毒散 ……… 539
八味黄芩散 ……… 539
九物大黄薄方 …… 539
丁香散方 ………… 539
大黄散方 ………… 540
大黄散方 ………… 540
大黄散方 ………… 540
化腐紫霞膏 ……… 540
围药 ……………… 540
赤小豆敷膏 ……… 540
治搭背疮方 ……… 541
治痈肿恶肉不尽膏方
……………… 541
治痈疽方 ………… 541
治痈肿发背敷膏方 … 541
炼石散 …………… 541
消毒神圣丹 ……… 542
消肿定痛散 ……… 542
痈疽围药 ………… 542
黄连饼方 ………… 542
黄狗下颏方 ……… 542
黄连散方 ………… 543
野葛散方 ………… 543
雄黄散 …………… 543
雄黄散方 ………… 543

雄黄散方 ………… 543
寒水石散方 ……… 544
腕痈敷膏 ………… 544
槟连散 …………… 544
磨刀石铤肿方 …… 545
三神膏 …………… 545
三白散 …………… 545
广灵丹 …………… 545
大提药方 ………… 545
大黄膏 …………… 545
大黄散方 ………… 545
万金水澄膏 ……… 546
万全金花散 ……… 546
乌龙膏 …………… 546
乌头敷膏 ………… 546
乌龙扫毒膏 ……… 546
乌金散 …………… 547
乌倍散 …………… 547
水澄膏 …………… 547
水澄膏 …………… 547
天南星膏 ………… 547
凤仙膏 …………… 547
升麻膏 …………… 547
五龙散 …………… 548
牛蒡根膏 ………… 548
玄参散方 ………… 548
木香散方 ………… 548
白及膏 …………… 548
白蔹贴方 ………… 548
白芷散方 ………… 548
白龙膏 …………… 549
发背膏 …………… 549
发背膏 …………… 549
发背敷膏 ………… 549
出水膏 …………… 549
玄参散方 ………… 549

四虎散 …………… 549
龙骨散方 ………… 550
甘草敷膏 ………… 550
石疽膏 …………… 550
石疽敷膏 ………… 550
甲疽膏 …………… 550
冲和膏 …………… 550
红玉锭子 ………… 551
当归散方 ………… 551
当归贴方 ………… 551
当归煎方 ………… 551
地黄膏 …………… 551
羊桃根散贴方 …… 552
多骨疽敷膏 ……… 552
麦饭石膏 ………… 552
沉水膏 …………… 552
芙蓉膏 …………… 552
芙蓉外敷法 ……… 552
芜菁子膏 ………… 553
又方 ……………… 553
还魂散 …………… 553
皂荚膏方 ………… 553
卵黄膏 …………… 553
又方 ……………… 553
附子散方 …… 553
又方一 …………… 553
又方二 …………… 553
又方三 …………… 554
足根疽蜡膏 ……… 554
松脂膏 …………… 554
金菊膏 …………… 554
金箍散 …………… 554
又方 ……………… 554
茄膏 ……………… 554
拔毒散方 ………… 555
抵圣熊胆丸方 …… 555

刻效散 …………… 555
神功散 …………… 555
神功妙贴散 ……… 555
柳木耳饼方 ……… 555
洪宝丹 …………… 556
退毒散 …………… 556
草乌揭毒散 ……… 556
香蟾膏 …………… 556
独蒜膏 …………… 556
骨髓膏 …………… 556
消肿膏 …………… 556
消毒神圣丹 ……… 557
消痈敷膏 ………… 557
痈疽围药 ………… 557
痈肿敷膏 ………… 557
痈疽发背敷药方 … 557
痈肿黄芪贴方 …… 558
骊龙散 …………… 558
栝楼根膏 ………… 558
铁围散 …………… 558
浮萍草膏 ………… 558
附方 没石子膏 … 558
榄子散方 ………… 558
清水膏 …………… 559
蛇皮膏 …………… 559
鹿角膏 …………… 559
附方 痈疽掺贴法 … 559
鹿角膏 …………… 559
菖蒲膏 …………… 560
黄芪贴方 ………… 560
脱疽膏 …………… 560
蛋黄膏 …………… 560
商陆膏 …………… 560
逼毒散 …………… 560
腕痈敷膏 ………… 560
硝雄膏 …………… 561

葶苈膏 …………… 561
散毒清凉膏方 …… 561
紫葛散方 ………… 561
蜀葵膏 …………… 561
楸叶膏方 ………… 561
楸叶涂敷方 ……… 561
瑞龙膏 …………… 561
熊胆药膏 ………… 562
箍药 ……………… 562
碾朱膏 …………… 562
壁虎敷膏 ………… 562
繁柳草膏 ………… 562
麒麟竭散方 ……… 562
蠲毒散 …………… 562
柳木耳饼方 ……… 562
铁桶膏 …………… 563
蛇蜕散方 ………… 563
天蛇头发指敷膏 … 563
五金膏 …………… 564
止痛散方 ………… 564
木通膏 …………… 565
发背膏 …………… 565
发背敷膏 ………… 565
羊桃根散方 ……… 565
收毒散 …………… 565
朱砂膏方 ………… 565
百草膏 …………… 566
围药 ……………… 566
妙贴散 …………… 566
拔毒散 …………… 566
独圣膏 …………… 566
附方 红玉散 …… 566
面肿敷膏 ………… 567
铁桶膏 …………… 567
铁桶膏 …………… 567
黄石散方 ………… 567

清凉拔毒散 ……… 567
清凉膏方 ………… 567
救生膏方 ………… 568
蓝根膏方 ………… 568
蔓菁子膏方 ……… 568
五烟神膏 ………… 568
乌蛇散方 ………… 568
平肌散 …………… 568
附方 三漏丸 …… 569
生地膏 …………… 569
半夏膏 …………… 569
地黄膏 …………… 569
龟胆膏 …………… 569
附方 内服商陆散方
………………… 569
金宝膏 …………… 570
松脂煎方 ………… 570
脂灰膏方 ………… 570
蛇硫膏 …………… 570
蛇蜕散 …………… 570
葱白敷膏 ………… 570
敷久漏方 ………… 570
雄黄散方 ………… 571
蛞蟆膏 …………… 571
藜芦涂敷方 ……… 571
殃火丹 …………… 571
鬼火丹 …………… 571
茅叶膏 …………… 571
消肿散 …………… 572
紫荆散 …………… 572
一切丹毒膏 ……… 572
二黄膏 …………… 573
马勃膏 …………… 573
大黄膏 …………… 573
土黄散 …………… 573
五色丹敷膏 ……… 573

目录

丹毒敷膏 ……… 573
丹毒敷膏 ……… 573
丹毒敷膏 ……… 573
丹毒敷膏 ……… 574
丹毒敷膏 ……… 574
丹毒敷膏方 ……… 574
木鳖子膏 ……… 575
风化石灰膏 ……… 575
又方 ……… 575
白玉散 ……… 575
刘氏方 ……… 575
伏龙散 ……… 575
冰黄散 ……… 575
鸡冠花膏 ……… 575
豆黄膏 ……… 576
赤游丹搓药方 ……… 576
赤游风膏 ……… 576
治丹毒瘤 ……… 576
泥金膏 ……… 576
矿灰膏 ……… 576
茅叶膏 ……… 576
又方一 细辛膏 … 576
又方二 车前膏 … 576
柏叶散 ……… 576
柏皮散 ……… 576
雄盐膏 ……… 577
又方一 灶土竹叶灰膏
……… 577
又方二 僵蚕慎火草膏
……… 577
盐附膏 ……… 577
又方 景天草膏 … 577
梓皮膏 ……… 577
游肿膏 ……… 577
游肿敷膏 ……… 577
犀角膏 ……… 578

榆白皮敷膏 ……… 578
槟榔散 ……… 578
鲫鱼膏 ……… 578
乌龙膏 ……… 578
白油膏 ……… 578
如意金黄散 ……… 579
轻粉珍珠白蔹方 … 579
二黄膏 ……… 579
山海丹 ……… 579
巴豆膏 ……… 579
巴附膏 ……… 579
天疔散 ……… 579
四圣旋疔散 ……… 579
驱毒散 ……… 580
疔疮通灵丹膏方 … 580
疔肿敷膏 ……… 580
疔肿敷膏 ……… 580
疔肿敷膏方 ……… 581
疔毒敷膏 ……… 581
疔疮膏 ……… 581
疔疮猪胆膏 ……… 581
铁箍散围药 ……… 581
苍耳膏 ……… 581
芫花根膏 ……… 581
束毒金箍散 ……… 582
附子敷膏 ……… 582
拔疔膏 ……… 582
拔疔膏 ……… 582
拔疔红膏 ……… 582
拔疔围药 ……… 582
拔毒膏 ……… 582
拔毒散 ……… 582
治疔新方 ……… 583
备急疗疔肿方 … 583
取疔膏 ……… 583
秋叶散 ……… 583

消疔敷膏 ……… 583
消疔敷膏 ……… 583
铁粉散 ……… 583
透骨膏 ……… 583
离宫锭子 ……… 584
雄黄散 ……… 584
雄黄散 ……… 584
黑云膏 ……… 584
葱蜜膏 ……… 584
散疔膏 ……… 584
蜈蝣膏 ……… 584
蜘蛛膏 ……… 584
赛金丹 ……… 585
敷疔药 ……… 585
敷疔膏 ……… 585
蟾舌膏 ……… 585
蟾酥丸 ……… 585
五枝膏 ……… 585
白芷散 ……… 586
阴疽敷膏 ……… 586
阴疽敷膏 ……… 586
阴铁箍散 ……… 586
抑阴散 ……… 586
松脂饼子方 ……… 586
消疽膏 ……… 586
黄连散方 ……… 587
鹿角屑膏 ……… 587
又方一 ……… 587
又方二 ……… 587
又方三 ……… 587
一井散 ……… 587
七虎散 ……… 587
治瘤方 ……… 587
治血瘤子方 ……… 588
枯瘤饼 ……… 588
小黄膏 ……… 588

化瘤膏 …………… 588
附方　系瘤法 …… 588
石瘿膏 …………… 588
灰浆膏 …………… 588
饮瘰膏 …………… 589
治瘤膏 …………… 589
枯瘤方 …………… 589
枯瘤方 …………… 589
枯瘤散 …………… 589
枯瘤膏 …………… 590
南星膏 …………… 590
点瘤赘膏 ………… 590
消瘤膏 …………… 590
消瘤膏 …………… 590
秘传敛瘤膏 ……… 590
银锈散 …………… 591
焦瘤膏 …………… 591
箍瘤膏 …………… 591
箍瘤方 …………… 591
缩瘤法 …………… 591
止痒散 …………… 591
木香散 …………… 592
四香散 …………… 592
治臁疮方 ………… 592
苦参膏 …………… 592
隔纸膏 …………… 593
臁疮膏 …………… 593
臁疮膏 …………… 593
臁疮膏 …………… 593
二味隔纸膏 ……… 593
三香膏 …………… 594
三圣膏 …………… 594
三益膏 …………… 594
大枫膏 …………… 594
小虾敷膏 ………… 594
马齿膏 …………… 594

四圣膏 …………… 594
生豆渣膏 ………… 594
艾熏膏 …………… 594
龙骨膏 …………… 595
白胶香散 ………… 595
米糖膏 …………… 595
夹纸膏 …………… 595
夹纸膏 …………… 595
血风臁疮膏 ……… 595
血风疮膏 ………… 595
年久烂腿敷膏 …… 596
杏霜丹 …………… 596
金花散 …………… 596
治小腿阴疮膏 …… 596
治臁疮久不愈 …… 596
治臁疮 …………… 597
治臁疮方 ………… 597
治臁湿疮方 ……… 597
治臁疮久不愈者 … 597
治臁胫烂疮 ……… 597
治裙边疮膏 ……… 597
治湿毒臁疮 ……… 597
乳香法纸 ………… 597
奇妙栀子散 ……… 598
松油膏 …………… 598
独胜膏 …………… 598
烂腿膏方 ………… 598
烂腿疮敷膏 ……… 599
轻柏膏 …………… 599
神膏方 …………… 599
桑白皮膏 ………… 599
桐油膏 …………… 599
附方　炉灰膏 …… 599
粉麝散 …………… 600
窑土膏 …………… 600
黄白散 …………… 600

黄蜡膏 …………… 600
铜绿膏 …………… 600
隔纸膏 …………… 601
隔纸膏 …………… 601
解毒紫金膏 ……… 601
蓖黄膏 …………… 601
翠玉膏 …………… 601
蜡矾纸 …………… 601
槟榔散方 ………… 602
樟脑膏 …………… 602
鲫鱼膏 …………… 602
蕲艾膏 …………… 602
蕲艾膏 …………… 602
臁疮膏 …………… 602
臁疮膏 …………… 602
臁疮膏 …………… 603
臁疮膏 …………… 603
臁疮膏 …………… 603
臁疮膏 …………… 603
臁疮膏 …………… 603
臁疮膏 …………… 603
臁疮膏 …………… 603
臁疮膏 …………… 603
臁疮膏 …………… 604
臁疮膏 …………… 604
臁疮膏 …………… 604
臁疮敷膏 ………… 604
臁疮敷膏 ………… 604
臁疮敷膏 ………… 604
臁疮敷膏 ………… 604
臁疮妙方 ………… 605
臁疮隔纸膏 ……… 605
臁疮隔纸膏 ……… 605
马齿苋膏 ………… 605
乌金膏 …………… 605
血风疮膏 ………… 605

血风疮隔纸膏 …… 606

血风疮敷膏 …… 606

又方 …… 606

如意草膏 …… 606

潮脑膏 …… 606

九明膏 …… 606

治湿痰流注 …… 606

治鼠疮膏 …… 606

治鼠疮方 …… 606

治老鼠疮方 …… 607

治老鼠疮方 …… 607

金倍散 …… 607

散毒膏 …… 607

鼠疮膏 …… 608

蜘蛛膏 …… 608

醋倍膏 …… 608

瘰疬膏 …… 608

瘰疬膏 …… 608

瘰疬奇方 …… 608

瘰疬敷药方 …… 609

瘰疬敷药方 …… 609

瘰疬神效方 …… 609

瘰疬贴疮药 …… 609

二乌膏 …… 609

二瘰疬敷膏 …… 609

千捶膏 …… 610

千奇膏 …… 610

大红膏 …… 610

大黄膏 …… 610

山药膏 …… 610

马齿苋膏方 …… 610

附方　内服方 …… 611

乌龙膏 …… 611

附方 …… 611

水澄膏 …… 612

白玉丹 …… 612

白膏药 …… 612

白蔹散方 …… 612

白敛膏方 …… 612

龙珠膏 …… 612

冯氏援生膏 …… 613

玉饼子 …… 613

玄参膏方 …… 613

红矾膏 …… 613

红膏药 …… 613

地龙膏 …… 613

地龙膏 …… 614

如神散 …… 614

冰螄散 …… 614

治瘰疬敷药方 …… 614

治鼠疮方 …… 614

附方　鼠疮膏药方 … 614

肥皂膏 …… 615

拔生膏 …… 615

奇功散 …… 615

抬头草膏 …… 615

乳香散 …… 615

荔枝膏 …… 615

疬不穿方 …… 616

贴恶核方 …… 616

贴散瘰疬神方 …… 616

贴瘰疬方 …… 616

神功散 …… 616

除疬方 …… 616

铅丹涂方 …… 616

消诸核膏 …… 616

消瘰核 …… 617

消毒膏 …… 617

夏枯草膏 …… 617

夏枯草膏 …… 617

黄芪膏帖方 …… 617

黄丹膏 …… 617

疗鼠瘘方 …… 618

猫骨丹 …… 618

银石散 …… 618

猪胆膏 …… 618

商陆饼子法 …… 618

黑枣膏 …… 618

黑膏药 …… 618

斑蝥膏方 …… 618

集成白玉丹（膏）… 619

蓖麻膏 …… 619

痰核瘰疬膏 …… 619

鼠疮膏 …… 619

鼠发膏 …… 619

榆白皮散方 …… 620

又方 …… 620

敷痰膏 …… 620

敷痰膏 …… 620

瘰疬膏 …… 620

瘰疬膏 …… 620

瘰疬敷膏 …… 620

瘰疬敷膏 …… 620

瘰疬敷膏 …… 621

瘰疬神验膏 …… 621

瘰疬软疬膏 …… 621

瘰疬结核敷膏 …… 621

瘰疬结核圈药 …… 621

靛花膏 …… 621

麝香膏方 …… 622

万灵丸 …… 622

乌金散方 …… 623

外痔搽药 …… 623

龙臆散 …… 623

立验膏 …… 623

如圣散 …… 624

如神千金方 …… 624

收痔散 …… 624

29

血竭散 …………… 624
当归饼方 …………… 625
护痔散 …………… 625
治翻花痔 …………… 625
治痔奇方 …………… 625
治痔神枣散 …………… 625
枯痔散 …………… 626
枯痔散 …………… 626
枯痔方 …………… 626
唤痔散 …………… 626
唤痔散 …………… 627
痔贴药 …………… 627
水银枣子膏 …………… 627
内痔膏 …………… 627
五灰膏 …………… 627
外痔膏 …………… 628
附方 去痔丸 …………… 628
外痔敷膏 …………… 628
外痔散 …………… 628
护痔膏 …………… 628
附方 枯痔散 …………… 629
花蜘蛛散（良方）…… 629
治痔敷膏 …………… 629
治翻花痔 …………… 629
枯痔敷膏 …………… 629
枯痔膏 …………… 629
枯痔方 …………… 629
贴痔乳香膏 …………… 630
贴痔木香散 …………… 630
贴痔四妙散 …………… 630
胜雪膏 …………… 630
点痔方 …………… 630
消痔膏 …………… 630
消痔千金散 …………… 630
莨菪子膏 …………… 631
附方 露蜂房散方 … 631

痔疮涂药 …………… 631
痔漏膏 …………… 631
又方 …………… 631
痔药膏子 …………… 631
痔漏秘方 …………… 631
附方 生肌长肉药 … 632
蚺蛇胆膏 …………… 632
鸽粪膏 …………… 632
蛞蝓膏 …………… 632
鹅胆膏 …………… 632
又方一 …………… 632
又方二 …………… 632
蜂房膏 …………… 632
蜈蚣油 …………… 633
又方 …………… 633
敷痔方 …………… 633
敷痔膏 …………… 633
敷洗药 …………… 633
五倍子散 …………… 633
伏龙肝散 …………… 633
收肛散 …………… 633
贴顶升阳膏 …………… 634
痔漏脱肛敷膏 …………… 634
蓖麻膏 …………… 634
蓖麻膏 …………… 634
二黄散 …………… 634
水烫膏 …………… 634
瓦楞膏 …………… 634
少林烫伤膏 …………… 634
汤火烧伤膏 …………… 635
汤火烧伤敷膏 …………… 635
汤火烧伤敷膏方 … 636
红榆膏 …………… 636
凝石散 …………… 636
治汤火伤 …………… 637
治汤火伤 …………… 637

治汤火烧伤 …………… 637
治汤火伤方 …………… 637
治汤火伤方 …………… 637
泼火散 …………… 638
清凉拈痛膏 …………… 638
山茶花敷膏 …………… 638
支子膏 …………… 638
火烧开水烫方 …………… 638
火药伤敷膏 …………… 638
火烫烧伤敷膏 …………… 638
止痛膏方 …………… 639
生地黄膏 …………… 639
白蔹大黄膏 …………… 639
汤火油伤膏 …………… 639
汤火伤膏 …………… 639
汤火伤膏 …………… 639
汤火伤膏 …………… 640
汤火伤膏 …………… 640
汤火伤膏 …………… 640
汤火伤敷膏 …………… 640
汤火伤敷膏 …………… 641
汤火伤敷膏 …………… 641
汤火伤秘方 …………… 641
汤泼火伤皮塌者敷膏
…………… 641
汤泼敷膏 …………… 642
汤火疮膏 …………… 642
汤火疮敷膏 …………… 642
汤火疮敷膏 …………… 642
又方 柏叶散 …………… 642
汤火疮方 …………… 642
汤泡火烧膏 …………… 642
附方 阵王丹 …………… 643
汤火烧敷膏 …………… 643
百草霜膏 …………… 643

烫火疮敷膏 ········ 643

鸡黄油 ············· 644

治火烂疮蜜膏 ····· 644

附方 ············· 644

治火烧烂神方 ····· 644

治汤火烧伤方 ····· 644

沸水油汤火伤 ····· 644

胡桃仁膏 ··········· 644

保生救苦丹 ········ 644

保生救苦散 ········ 644

烫伤膏 ············· 644

烫伤油膏 ··········· 645

秦真人方 ··········· 645

珠宝散 ············· 645

清凉膏 ············· 645

清凉贴痛膏 ········ 645

清凉膏方 ··········· 645

黄柏散 ············· 645

黄柏散 ············· 645

猪毛膏 ············· 645

黑龙散 ············· 646

黑白散 ············· 646

蓖麻子膏 ··········· 646

川椒膏 ············· 646

六香膏 ············· 646

手足冻裂膏 ········ 646

文蛤膏 ············· 646

白蔹散方 ··········· 647

冻疮膏 ············· 647

冻疮膏 ············· 647

又方 ············· 647

又方 ············· 647

冻疮膏 ············· 647

冻疮膏 ············· 647

冻疮敷膏 ··········· 647

冻疮皲裂膏 ········ 647

冻耳成疮敷膏 ····· 648

冻脚裂膏 ··········· 648

冻耳疮敷膏 ········ 648

冻疮方 ············· 648

冻疮方 ············· 648

治小儿脚成冻疮方 ··· 648

独胜膏 ············· 648

柏皮膏 ············· 648

蚶子壳膏 ··········· 648

山栀外敷药方 ····· 648

少林神通散 ········ 649

栀子乳香膏 ········ 649

天地半膏 ··········· 649

天南星贴方 ········ 649

木鳖膏 ············· 649

闪跌殴打腰痛敷膏

············· 649

白芥子敷膏 ········ 649

芙蓉膏 ············· 649

治跌打伤损方 ····· 650

松肉葱白膏 ········ 650

又方 ············· 650

定痛乳香神应散 ··· 650

活血散 ············· 650

附方　一黄散 ····· 650

退肿膏 ············· 650

消肿紫金皮散 ····· 650

消肿定痛散 ········ 651

桃花散 ············· 651

黄姜敷膏 ··········· 651

黄半膏 ············· 651

跌打损伤方 ········ 651

跌打损伤方 ········ 651

又方一　跌扑伤秘方

············· 651

又方二　伤科桃花散

············· 651

跌打损伤敷膏 ····· 651

葱白膏 ············· 652

蓖麻膏 ············· 652

截血膏 ············· 652

广疮膏 ············· 652

丹砂敛毒丹 ········ 652

杨梅疮敷膏 ········ 653

杨梅疮围药方 ····· 653

杨梅疮外治法 ····· 653

杨梅疮搽药 ········ 653

杨梅癣膏 ··········· 653

轻粉膏 ············· 653

点梅疮 ············· 653

点杨梅疮方 ········ 653

指甲膏 ············· 653

神效敷药方 ········ 653

附方　升药五灵散

（马铭鞠传） ··· 654

秘传水银膏 ········ 654

附方　二十四味败毒散

············· 655

梅疮擦药方 ········ 655

鹅胆膏 ············· 655

解毒紫金膏 ········ 656

附方 ············· 656

翠云散 ············· 656

熨烙方 ············· 656

风病敷膏 ··········· 656

附硫膏 ············· 657

疬疡膏 ············· 657

疬疡风敷膏 ········ 657

治疬疡方 ··········· 657

狗脊膏 ············· 657

青胡桃皮膏 ········ 657

黄白膏 ············· 657

麻风敷药 …………… 658
又方一 ……………… 658
又方二 ……………… 658
硫附膏 ……………… 658
硫黄散涂方 ………… 658
硫黄涂方 …………… 658
敷疬方 ……………… 658
乌癞膏 ……………… 658
白头翁敷膏 ………… 658
白癞方 ……………… 659
杀虫雄黄涂药方 …… 659
杏仁霜 ……………… 659
硫黄散 ……………… 659
斑蝥膏 ……………… 659
雌黄膏 ……………… 659
柏花膏 ……………… 660
疖腮膏 ……………… 660
风毒腮肿毒 ………… 660
两腮肿毒敷膏 ……… 660
治腮膏 ……………… 660
治疖腮方 …………… 660
济世方 ……………… 660
消腮膏 ……………… 660
疖腮膏 ……………… 660
真君妙贴散 ………… 660
腮肿敷膏 …………… 661
敷疖腮 ……………… 661
乌头丸 ……………… 661
破伤风敷膏 ………… 661
破伤风敷膏 ………… 661
破伤风肿杏仁敷膏 … 661
五圣膏 ……………… 661
又方 白芷膏 ……… 662
白芷膏 ……………… 662
附方 阳和汤 ……… 662
白芷膏 ……………… 662

追风除湿围药 …… 662
鹤膝风膏 …………… 662
鹤膝风膏 …………… 663
鹤膝风敷膏 ………… 663
鹤膝风敷膏 ………… 663
鹤膝风敷膏 ………… 663
三豆膏 ……………… 663
痘痂敷药 …………… 663
痘疮四箍散 ………… 663
痘毒围药 …………… 664
渗湿救苦散 ………… 664
阴疝偏坠敷膏 ……… 664
暖肾膏 ……………… 664
白胶香散 …………… 664
全蝎散 ……………… 664
青苋膏 ……………… 664
狼毒膏 ……………… 665
蚯蚓散 ……………… 665
蚯蚓粪敷膏 ………… 665
黄连膏 ……………… 665
紫芷散 ……………… 665
万应黑虎膏 ………… 665
金凤仙化痰膏 ……… 666
流痰敷膏 …………… 666
琥珀膏 ……………… 666
疳证膏 ……………… 666
敛肌散 ……………… 666
琥珀如意散 ………… 667
蒲公英敷膏 ………… 667
七宝槟榔散 ………… 667
十宝化毒丹（验方）
………………… 667
下疳方 ……………… 667
下疳膏 ……………… 667
下疳膏 ……………… 667
下疳疮膏 …………… 668

下疳敷膏 …………… 668
下疳阴疮膏 ………… 668
凤衣散 ……………… 668
头耳面疳疮膏 ……… 668
轻粉散 ……………… 669
孩儿茶散 …………… 669
疳证膏 ……………… 669
清凉膏 ……………… 669
敛肌散 ……………… 669
又方 地龙散 ……… 669
猪胆汁敷膏 ………… 669
熊胆膏方 …………… 669
敷药必效散 ………… 670
皂角膏 ……………… 670
便毒敷药方 ………… 670
黑膏药 ……………… 670
牙痛膏 ……………… 670
牙痛膏 ……………… 670
牙痛敷膏 …………… 670
军足膏 ……………… 671
杏粉膏 ……………… 671
拔牙膏 ……………… 671
九仙膏方 …………… 671
牙痛膏 ……………… 672
牙痛蒜泥膏 ………… 672
牙疳膏 ……………… 672
牙疳膏 ……………… 672
玉带膏 ……………… 672
玉带膏 ……………… 672
代灸膏 ……………… 673
地黄膏方 …………… 673
牢牙乌金散方 ……… 673
治疳牙风 …………… 673
固齿白玉膏 ………… 673
青金膏 ……………… 673
青莲膏 ……………… 674

青黛散方 ………… 674
宣牙膏 ………… 674
贴牙膏方 ………… 674
柳枝膏方 ………… 674
塞耳雄黄定痛膏 … 674
敷药方 ………… 674
鹤虱散方 ………… 675
蟾酥膏 ………… 675
天蛇疮敷膏 ……… 675
苦瓜膏 ………… 675
风肿涂敷方 ……… 675
山甲膏 ………… 676
风损膏 ………… 676
莽草散贴方 ……… 676
桐乳膏 ………… 676
马齿苋涂方 ……… 676
口疮膏 ………… 676
口疮神方 ………… 677
口舌糜烂敷膏 …… 677
石胆膏方 ………… 677
松脂膏 ………… 677
贴脐散 ………… 677
南星膏 ………… 677
神圣膏方 ………… 677
虾蟆膏 ………… 677
铅丹膏方 ………… 678
黄丹膏 ………… 678
黄连膏方 ………… 678
黄柏膏方 ………… 678
黄柏膏敷方 ……… 678
黄连散敷方 ……… 678
蜂房膏 ………… 678
蟾酥膏 ………… 678
麝香膏 ………… 678
代指膏 ………… 679
杉木灰膏 ………… 679

足跗发敷膏 ……… 679
胡椒饼 ………… 679
巴豆蛴螬膏 ……… 679
巴豆丸方 ………… 680
又方一 ………… 680
又方二 ………… 680
牛膝膏 ………… 680
出刺膏 ………… 680
出刺膏 ………… 680
出箭头方 ………… 680
红散子 ………… 680
肉刺膏 ………… 681
如圣膏 ………… 681
治肉刺方 ………… 681
狐骨灰膏 ………… 681
狐尿刺敷膏 ……… 681
松脂膏 ………… 682
象牙敷膏 ………… 682
腊肉膏 ………… 682
又方一 ………… 682
又方二 ………… 682
葵膏方 ………… 682
鼠油膏 ………… 682
踊铁膏 ………… 682
箭头入肉敷膏 …… 682
摩疮上红散子方 … 682
万宝代针膏 ……… 683
化腐紫霞膏 ……… 683
代针膏 ………… 683
代针膏 ………… 683
代刀膏 ………… 683
咬头膏 ………… 684
破头膏 ………… 684
溃疮膏 ………… 684
替针丸 ………… 684
替针散 ………… 684

太素膏 ………… 684
木香槟榔散 ……… 684
元珠膏（验方）… 685
生肌青散子 ……… 685
南墨膏 ………… 685
铁桶膏 ………… 685
移险膏 ………… 685
附方 ………… 686
移毒消肿散 ……… 686
敛疮口膏 ………… 686
隔皮取脓法 ……… 686
醋膏 ………… 686
九宝丹（验方）… 686
长肌膏 ………… 687
长肉红膏 ………… 687
化腐紫霞膏 ……… 687
元珠膏 ………… 687
乌金膏 ………… 687
乌梅膏 ………… 688
生肌膏 ………… 688
生肌膏 ………… 688
生肌散 ………… 688
又方 ………… 688
生肌散 ………… 688
生肌散 ………… 688
去水膏 ………… 689
去恶散 ………… 689
单巴豆膏 ………… 689
炉灰膏 ………… 689
金宝膏 ………… 689
封口药 ………… 690
柳皮膏方 ………… 690
桃红生肌丹 ……… 690
消蚀散 ………… 690
猪脑膏 ………… 690
雀屎涂敷方 ……… 690

藜芦膏 ……… 690
散血膏 ………… 691
附方　封口药 …… 691
截血膏 ………… 691
截血膏 ………… 691
麒麟竭散方 ……… 691
定痛膏 ………… 691
定痛膏 ………… 692
毒疮定痛方 ……… 692
五生麻醉散 ……… 692
麻药膏 ………… 692
外敷麻药 ………… 692
附方　内服整骨麻药
　　………… 693
外敷麻药方 ……… 693
附方　内服麻药方 … 693
麻药方 ………… 693
附方　解药 ……… 693
广疮点药 ………… 693
治梅毒疮 ………… 693
鹅黄散加雄黄方 … 694
鹅黄散 ………… 694
蜗牛柏霜散 ……… 694

第四章　骨伤科 … 695
大西洋十宝散 …… 695
止痛接骨散 ……… 695
少林接骨丹 ……… 696
如圣散 ………… 696
折伤接骨膏 ……… 696
折伤筋骨敷膏 …… 696
折伤骨碎接骨奇方
　　………… 696
折伤筋骨方 ……… 697
折伤续骨方 ……… 697
牡蛎散 ………… 697
没药散方 ………… 698

治骨折膏方 ……… 698
治红伤接骨方 …… 698
治打损接骨方 …… 698
治打扑损伤接骨如神方
　　………… 699
骨折膏 ………… 699
骨折膏 ………… 699
神效接骨丹 ……… 699
损伤搂膏方 ……… 699
筋骨俱伤膏 ……… 700
筋骨损伤膏 ……… 700
黑龙散 ………… 700
黑龙散 ………… 700
猢狲骨爆膏方 …… 701
螃蟹膏 ………… 701
一炷香 ………… 701
八骨散方 ………… 702
附方　黑豆散方 … 702
乌龙膏 ………… 702
乌金散 ………… 702
附方一 ………… 702
附方二　神圣接骨丹
　　………… 702
木鳖子贴喎膏方 … 703
无名异敷膏 ……… 703
生地黄膏 ………… 703
伤损接骨膏 ……… 703
伤损骨折敷膏 …… 703
附方　内服接骨经验方
　　………… 703
地黄膏 ………… 704
至圣黑龙膏 ……… 704
吊药方 ………… 704
折伤骨碎接骨奇方 … 704
折伤筋骨方 ……… 704
走马散 ………… 704

灵龟膏方 ………… 704
治足骨挟碎方 …… 705
定痛膏 ………… 705
附方　整骨麻药方 … 705
狗头骨膏 ………… 705
知母裹方 ………… 705
虎骨膏方 ………… 705
乳香膏方 ………… 706
松脂膏 ………… 706
骨碎筋断膏 ……… 706
骨折膏 ………… 706
骨折膏 ………… 707
骨折敷膏 ………… 707
骨伤敷膏 ………… 707
又方 ………… 707
骨折肿痛敷膏 …… 707
神圣散 ………… 707
附方　痹药昏昏散 … 708
神授散 ………… 708
神效接骨方 ……… 708
山甲膏裹方 ……… 708
山甲骨贴喎膏方 … 708
柳木接骨膏 ……… 708
虾蟆膏 ………… 709
贴锉败龟膏方 …… 709
厚朴膏 ………… 709
损伤筋骨方 ……… 709
损伤接骨敷膏 …… 709
损伤敷夹法 ……… 709
消肿膏 ………… 709
益元膏 ………… 709
酒糟敷膏 ………… 710
桂附贴喎膏方 …… 710
接骨膏 ………… 710
接骨膏 ………… 710
接骨膏 ………… 710

附方 麻药方 …… 711
接骨膏 …… 711
接骨膏 …… 711
附方一 …… 711
附方二 …… 711
接骨敷膏 …… 712
接骨膏方 …… 712
接骨神丹 …… 712
接骨丹 …… 712
接骨丹敷贴药 …… 712
接骨奇效良方 …… 712
绿豆粉膏 …… 712
跌打接骨敷膏 …… 713
跌打损伤膏 …… 713
跌打损伤及骨折敷膏
…… 713
嫩鸡膏 …… 713
又方 …… 713
鲮鲤甲骨贴膏膏方 … 713
藏瓜姜糟敷膏 …… 713
蟹敷膏 …… 713
糯米膏 …… 714
断指敷膏 …… 714
急救续断筋方 …… 714
附 …… 714
旋覆花膏 …… 714
接筋膏 …… 714
无比膏 …… 715
香地膏 …… 715
蚕沙膏 …… 715
海桐皮膏 …… 715
至圣黑龙膏 …… 715
观音救苦膏 …… 715
夹伤敷膏 …… 716
芙蓉膏 …… 716
极损膏 …… 716

补骨脂裹方 …… 716
松葱膏 …… 716
退肿膏 …… 716
洪宝丹 …… 716
混元膏 …… 716
附方 内服正骨紫金丹
…… 717
跌扑伤膏 …… 717
紫金膏 …… 717
截血膏 …… 717
小金莲 …… 717
夹棍方 …… 718
第五章 皮肤科 … 719
玉肌散 …… 719
又方 …… 719
枫子水银膏 …… 719
松背散 …… 719
柏叶散 …… 719
黄巴膏 …… 719
一上散 …… 720
一上散 …… 720
一笑散 …… 720
一扫光 …… 720
二娘子散 …… 721
八宝散 …… 721
大槟榔散 …… 721
不二散 …… 721
三黄丹 …… 722
土荆膏 …… 722
土大黄膏 …… 722
马蹄膏 …… 722
五倍子膏 …… 722
五癣敷膏 …… 722
五龙膏 …… 723
五圣膏 …… 723
乌蒜膏 …… 723

乌云膏 …… 723
巴豆油膏 …… 723
风癣膏 …… 723
牛皮癣膏 …… 724
皮癣敷膏 …… 724
皮肤生癣 …… 724
必效散 …… 724
白矾膏 …… 724
白矾膏方 …… 724
百药煎膏 …… 724
羊蹄根散 …… 725
如意散 …… 725
阴癣膏 …… 725
附方 内服浮萍丸 … 725
杀疥药 …… 725
合掌散 …… 725
皂刺膏 …… 726
皂角膏 …… 726
张真人传异方治顽癣膏
…… 726
连粉散 …… 726
羌活散 …… 726
麦钱散 …… 726
治癣膏 …… 726
治癣膏 …… 726
治癣膏 …… 727
治癣膏 …… 727
治癣方 …… 727
治癣方 …… 727
治癣方 …… 727
又方 …… 727
附方 癣酒方 …… 727
治癣神效方 …… 727
附方 癣酒剂 …… 728
治癣敷膏方 …… 729
治癣妙方 …… 729

治癣久不瘥敷膏 ··· 729
治遍身顽癣 ········ 729
治小儿癣杂疮 ····· 729
附方 治癣如圣丸 729
治癣湿痒不可忍方 ··· 730
又方 ············· 730
治多年牛皮顽癣敷膏方
············· 730
治吃发癣方 ······· 730
治头癣方 ········· 730
治疥癣湿疮膏 ····· 730
治干湿疥癣膏 ····· 730
治癣疥疮方 ······· 730
抵圣散方 ········· 731
拂光散 ··········· 731
枫实膏 ··········· 731
枫子膏 ··········· 731
胡粉散 ··········· 731
胡粉膏方 ········· 731
疥癣膏 ··········· 731
疥癣膏 ··········· 732
疥癣膏 ··········· 732
疥癣膏 ··········· 732
疥癣膏 ··········· 732
疥癣膏 ··········· 732
疥癣光 ··········· 733
疥药神效散 ······· 733
附 内服方 一扫散
············· 733
疥疮剪草散 ······· 733
是斋治诸癣方 ····· 733
砒霜散 ··········· 733
去风白芷散 ······· 733
栀子膏 ··········· 734
凌霄花散 ········· 734
狼牙膏方 ········· 734

顽癣膏 ············· 734
顽癣膏 ············· 734
顽癣方 ············· 734
顽癣必效方 ········· 734
桑螵蛸散方 ········· 734
臭黄膏方 ··········· 735
诸癣疥顽疮膏 ······· 735
黄连膏 ············· 735
梅实膏方 ··········· 735
蛇床子膏 ··········· 735
蛇床子散 ··········· 735
斑蝥膏 ············· 735
斑蝥膏 ············· 735
斑蝥膏 ············· 736
硫黄散 ············· 736
附方 丹参汤方 ··· 736
硫黄粉 ············· 736
雄黄散 ············· 736
搽癣膏 ············· 736
番打马膏 ··········· 737
附方一 内服内解煎药方
············· 737
附方二 治癣妙方 ··· 737
紫灵散 ············· 737
劳疮膏 ············· 737
蜂房膏 ············· 737
蜗牛膏 ············· 737
鲜角膏 ············· 738
赛金黄 ············· 738
槿皮膏 ············· 738
癣膏 ··············· 738
癣膏 ··············· 738
癣敷膏 ············· 739
癣敷膏 ············· 739
附方 ··············· 739
癣疮膏 ············· 739

癣疮膏 ············· 739
癣药妙方 ··········· 740
癣疮搽药 ··········· 740
一扫散 ············· 740
一扫光 ············· 740
一抹光 ············· 740
一擦无踪 ··········· 740
二美散 ············· 741
二味拔毒散 ········· 741
三黄散 ············· 741
治疥神效方 ········· 741
油调立效散 ········· 741
神效疥疮方 ········· 741
神捷散 ············· 741
疥药方 ············· 741
疥疮及白疱疮涂药
············· 742
十香膏 ············· 742
乌头散方 ··········· 742
水银膏 ············· 742
水银膏方 ··········· 742
立效散 ············· 742
杀疥药膏（生麻油）
············· 743
合掌散 ············· 743
吴萸散 ············· 743
皂硫膏 ············· 743
鸡心散 ············· 743
鸡子涂方 ··········· 743
豆豉膏 ············· 743
治干疥膏 ··········· 743
治疥芫荑膏 ········· 744
治湿疮方 ··········· 744
又方一 ············· 744
又方二 葱连膏 ··· 744
疥癣膏 ············· 744

疥疮膏 ………… 744
疥疮膏 ………… 744
疥疮膏 ………… 744
疥疮膏 ………… 744
疥疮膏 ………… 745
疥疮膏 ………… 745
疥疮敷膏 ……… 745
疥疮敷膏 ……… 745
疥疮大枫膏 …… 745
狼毒膏 ………… 745
绣球丸 ………… 746
臭皂膏 ………… 746
柏硫膏 ………… 746
麻黄膏 ………… 746
剪草散 ………… 746
黄连散 ………… 746
黄柏散方 ……… 746
蛇床子散 ……… 747
蛇床子散方 …… 747
紫疥疮搽药 …… 747
硫黄膏 ………… 747
又方一 ………… 747
又方二 ………… 747
硫黄水银膏 …… 747
硫黄散 ………… 747
硫黄饼 ………… 748
葶苈子膏 ……… 748
湿疥膏 ………… 748
三黄散 ………… 748
三黄散 ………… 748
鸡黄煎 ………… 748
苦参膏 ………… 748
厚朴膏 ………… 748
胡粉膏方 ……… 749
胡燕窠膏 ……… 749
麻硫膏 ………… 749

棟根膏 ………… 749
鹅掌风糠油膏 … 749
鹅掌风癣膏 …… 749
鹅掌风膏 ……… 750
鹅掌风膏 ……… 750
鹅掌风膏 ……… 750
油灰指甲膏 …… 750
鹅爪风敷膏 …… 750
风刺赤鼻敷膏 … 750
五倍子膏 ……… 750
又方一　矾石散 … 750
又方二　如圣散 … 750
去粉滓方 ……… 751
白敛膏涂方 …… 751
红玉散 ………… 751
红膏方 ………… 751
朱雄膏 ………… 751
鸡子膏 ………… 751
治面疮风刺膏 … 751
酒刺敷膏 ……… 751
面疮风刺敷膏 … 752
面生粉刺膏 …… 752
面疱敷膏 ……… 752
粉刺膏 ………… 752
粉刺膏 ………… 752
粉刺膏 ………… 752
粉刺膏 ………… 752
粉滓面皯 ……… 752
粉滓面疱敷膏 … 753
酒刺膏 ………… 753
附方　清肺散 … 753
颠倒散 ………… 753
鹰粪膏 ………… 753
小品方治面疱方 … 753
白附子散方 …… 753
白附子散方 …… 753

白蔹膏 ………… 753
极要方 ………… 754
治面疱方 ……… 754
治面上疱子方 … 754
矾石散方 ……… 754
面疱膏 ………… 754
面瘑疱敷膏 …… 754
枸杞子散敷面方 … 755
疱疮敷膏 ……… 755
浮水膏 ………… 755
猪蹄膏 ………… 755
黄连膏 ………… 755
葛氏膏方 ……… 755
牛黄擦方 ……… 755
元珠散 ………… 755
赤鼻膏 ………… 756
治赤鼻方 ……… 756
治面上齄鼻酒刺膏
　　　　………… 756
治男妇酒齄齄面药
　　　　………… 756
面上粉刺酒刺敷膏
　　　　………… 756
洁皮膏 ………… 756
酒齄鼻膏 ……… 756
酒糟鼻酒刺膏 … 756
硫粉散 ………… 756
搽赤鼻酒刺验方 … 756
鼻齄膏 ………… 757
鼻红肺风搽药 … 757
由跋膏 ………… 757
又方 …………… 757
玄参膏 ………… 757
赤鼻头敷膏 …… 757
杏黄散 ………… 757
治酒齄鼻方 …… 757

治赤鼻及面上风疮膏
　…………… 757
赤鼻肺风膏 ……… 758
肺风齄鼻敷膏 ……… 758
面鼻酒齄敷膏 ……… 758
酒齄鼻膏 ……… 758
酒齄鼻膏 ……… 758
酒齄鼻膏 ……… 758
酒齄鼻膏 ……… 758
酒齄鼻膏 ……… 759
酒齄鼻敷膏 ……… 759
酒齄鼻疱方 ……… 759
鸬鹚粪膏 ……… 759
紫葳散 ……… 759
硫黄散 ……… 759
搽鼻去红方 ……… 759
蜗牛壳膏 ……… 759
颠倒散 ……… 760
附方（内服方）枇杷
　清肺饮 ……… 760
赤鼻方 ……… 760
红鼻膏 ……… 760
赤鼻膏 ……… 760
肺风鼻赤膏 ……… 760
肺风红鼻膏 ……… 760
枫草膏 ……… 760
酒齄鼻酒刺敷膏 … 761
铅红散 ……… 761
鹿角膏 ……… 761
雄丹膏 ……… 761
二黄膏 ……… 761
石菖蒲散 ……… 762
加减玉容散 ……… 762
出臁方 ……… 762
西施玉容散 ……… 762
治女人雀斑膏 …… 763

治妇人面上雀斑方 … 763
治妇人面上雀斑膏 … 763
净面膏 ……… 763
糯米膏 ……… 763
二黄膏 ……… 764
二白膏 ……… 764
三白膏 ……… 764
三灰膏 ……… 764
土瓜根膏 ……… 764
干漆膏 ……… 764
六白膏 ……… 765
丹砂膏 ……… 765
太真红玉膏 ……… 765
白蓝脂方 ……… 765
白减瘢散 ……… 765
白僵蚕敷膏 ……… 765
白附子散 ……… 765
白附子膏 ……… 765
白硫膏 ……… 766
白附丹 ……… 766
附方（洗面药）莹肌
　如玉散 ……… 766
白附丹 ……… 766
四白灭瘢散 ……… 766
四白散 ……… 766
玉容散 ……… 766
玉容散 ……… 767
玉容散 ……… 767
玉容散 ……… 767
玉盘散 ……… 767
玉面桃花粉 ……… 767
去雀斑膏 ……… 767
去身面雀斑膏 ……… 768
又方 ……… 768
令面部莹白如玉方 … 768
令面光泽方 ……… 768

附方　悦泽面容方 … 768
汗斑散 ……… 768
朱雄膏 ……… 768
皂荚子膏 ……… 768
改容丸 ……… 768
时珍正容散 ……… 769
杏仁膏 ……… 769
玛瑙膏 ……… 769
芙蓉膏 ……… 769
治雀斑敷膏 ……… 769
治雀斑秘方 ……… 769
净面膏方 ……… 770
取痣饼 ……… 770
面上黑气敷膏 ……… 770
面白膏 ……… 770
面上雀斑敷膏 ……… 771
面鼻雀斑膏 ……… 771
面脂 ……… 771
面膏 ……… 771
洁面膏 ……… 771
珊瑚膏 ……… 771
皇帝涂容金面方 … 771
轻雷膏 ……… 772
点痣膏 ……… 772
点痣膏 ……… 772
点痣去斑膏 ……… 772
栎木灰膏 ……… 772
益母草涂方 ……… 772
珍珠膏 ……… 772
雀斑膏 ……… 773
雀斑敷膏 ……… 773
艳容膏 ……… 773
栝楼子膏 ……… 773
猪蹄膏 ……… 773
猪脏膏 ……… 773
梨花白面法 ……… 773

鹿角胶膏 ……… 774

鹿角膏方 ……… 774

黑子治法 ……… 774

集验去黑子及赘方 … 774

蒺藜膏 ……… 774

藜芦灰膏 ……… 774

手膏 ……… 774

附方　香药澡豆方 … 775

手膏方 ……… 775

手膏方 ……… 775

小儿秃疮膏 ……… 775

小儿秃疮敷膏 ……… 775

小儿白秃膏 ……… 776

小儿头疮膏 ……… 776

贝母膏 ……… 776

乌硫膏 ……… 776

白秃疮膏 ……… 776

白秃疮膏 ……… 776

白秃敷膏 ……… 777

白秃头疮膏 ……… 777

白秃头疮膏 ……… 777

头疮膏 ……… 777

戎油膏 ……… 777

地轻膏 ……… 777

扫雪膏 ……… 777

如圣黑膏 ……… 777

麦饯散 ……… 778

皂荚散方 ……… 778

秃疮膏 ……… 778

秃疮敷膏 ……… 778

秃疮敷膏 ……… 778

秃头痞敷膏 ……… 778

秃疮二方 ……… 778

陀僧散 ……… 779

治头上白秃 ……… 779

治白秃疮方 ……… 779

治秃疮黄水疮膏 … 779

美首膏 ……… 779

粉霜散 ……… 780

黄水秃疮方 ……… 780

黄连蛇床散 ……… 780

小儿头疮膏 ……… 780

小儿秃头疮膏 ……… 780

小儿头疮方 ……… 780

附方　乌金散 ……… 780

牛皮膏 ……… 781

又方 ……… 781

五灰膏 ……… 781

又方 ……… 781

头疮敷膏 ……… 781

头上白屑敷膏 ……… 781

龙胆膏 ……… 781

玉红膏 ……… 781

决效散 ……… 782

杀虫芜荑散方 ……… 782

吴萸膏 ……… 782

鸡子膏方 ……… 782

又方 ……… 782

附子鲫鱼膏 ……… 782

又方一 ……… 782

又方二 ……… 782

又方三 ……… 782

又方四 ……… 782

又方五 ……… 782

又方六 ……… 782

青矾膏 ……… 782

青砂散方 ……… 783

烂头痒敷膏 ……… 783

胡粉散方 ……… 783

雄黄散方 ……… 783

黑豆散方 ……… 783

紫草膏方 ……… 783

露蜂房膏 ……… 784

连床散 ……… 784

神效瘌痢头药粉 … 784

草牛散 ……… 784

猪毛敷膏 ……… 784

瘌痢膏 ……… 784

瘌痢头敷膏 ……… 784

瘌痢头敷膏 ……… 784

三黄散 ……… 785

干漆膏 ……… 785

白硫膏 ……… 785

白癜白驳膏 ……… 785

白癜膏 ……… 785

白癜风膏 ……… 785

白癜风膏 ……… 785

白癜风搽药方 ……… 785

又方二　圣膏 ……… 785

灰藋膏 ……… 786

治紫白癜风方 ……… 786

胡桃涂方 ……… 786

密陀僧散 ……… 786

附方　内服胡麻丸 … 786

黄散 ……… 787

硫墨膏 ……… 787

硫附膏 ……… 787

紫癜风膏 ……… 787

紫白癜风膏 ……… 787

紫白癜风敷膏 ……… 787

黑白癜风膏 ……… 787

楸木白皮膏 ……… 787

雌雄四黄散 ……… 788

癜风膏 ……… 788

治白驳儿诸方 … 788

白驳方 ……… 789

白驳方 ……… 789

白驳膏 ………… 789
海螵蛸膏 ………… 789
一二三黄散 ………… 789
白玉散 ………… 789
米炭膏 ………… 789
松绿散 ………… 789
人中黄水疮敷膏 ………… 790
三黄丹 ………… 790
小儿肥疮妙方 ………… 790
头面黄水肥疮膏 ……… 790
玉红膏 ………… 790
红枣膏 ………… 790
连床散 ………… 790
治香瓣疮方 ………… 790
治浸淫疮方 ………… 791
粉黄膏 ………… 791
黄水疮膏 ………… 791
黄水疮膏 ………… 791
黄水疮膏 ………… 791
黄水疮膏 ………… 791
湿疮膏 ………… 791
葱花散 ………… 791
蜂蛇膏 ………… 792
敷药方 ………… 792
螵蛸散 ………… 792
甘草散涂敷方 ………… 792
龙化丹 ………… 792
腻粉散方 ………… 792
麝香轻粉散 ………… 793
月蚀疮散 ………… 793
月蚀疮膏 ………… 793
立效散 ………… 793
连蛤散 ………… 793
穿粉散 ………… 793
青蜓膏 ………… 793
面药捣膏方 ………… 793

碧云膏 ………… 794
敷药 ………… 794
四味异功散 ………… 794
仙拈散 ………… 794
肘后浸淫疮方 ………… 795
连珠散 ………… 795
青黛黄龙油膏 ………… 795
又方 蛇黄丹 ………… 795
香瓣疮方 ………… 795
浸淫疮膏方 ………… 795
黄连胡粉散 ………… 796
小儿胎毒方 ………… 796
小儿胎疮方 ………… 796
立效散 ………… 796
红梅膏 ………… 796
初生胎毒膏 ………… 796
治胎毒脓疱疮方 … 797
松香散 ………… 797
拔毒散 ………… 797
胎毒膏 ………… 797
胎毒敷膏 ………… 797
胎毒敷膏 ………… 797
胶香散 ………… 797
二妙散 ………… 797
二味拔毒散 ………… 798
天泡疮敷膏 ………… 798
天泡疮方 ………… 798
天泡疮膏 ………… 798
仙炉脂 ………… 798
羊须疮膏 ………… 798
羊须疮敷膏 ………… 798
吴萸散方 ………… 799
妙灵丹 ………… 799
陀僧散 ………… 799
治羊须膏 ………… 799
治炼头疮 ………… 799

松脂膏方 ………… 799
肥疮方 ………… 799
肥疮膏 ………… 799
又方 ………… 800
肥疮膏 ………… 800
定粉散 ………… 800
金黄散 ………… 800
柏连膏 ………… 800
胡黄膏 ………… 800
胡粉散 ………… 800
神异膏 ………… 801
胶髓膏 ………… 801
莲蓬壳敷膏 ………… 801
剪草散 ………… 801
硫黄膏 ………… 801
释眉丹 ………… 801
解毒丹 ………… 801
碧玉散 ………… 801
蝼蛄疮敷膏 ………… 801
灭瘢膏 ………… 802
灭瘢膏 ………… 802
灭瘢膏 ………… 802
灭瘢膏 ………… 802
灭瘢膏 ………… 803
白芷膏方 ………… 803
朴硝膏方 ………… 803
栝楼子膏方 ………… 803
蒺藜子膏 ………… 803
又方一 ………… 803
又方二 ………… 803
又方三 ………… 803
又方四 ………… 804
又方五 ………… 804
又方六 ………… 804
鹰粪白膏方 ………… 804
乌梅膏 ………… 804

手足鸡眼方 ········ 804
肉刺鸡眼膏 ········ 804
鸡眼方 ············ 804
鸡眼膏 ············ 805
鸡眼膏 ············ 805
鸡眼膏 ············ 805
鸡眼膏 ············ 805
鸡眼膏 ············ 805
脚疗膏剂 ········· 805
紫玉簪花根涂方 ··· 805
三灰膏 ············ 805
附方 ············· 805
六物胡粉膏 ········ 806
石绿散方 ·········· 806
石胆散 ············ 806
附方 ············· 806
体气（狐臭）敷膏 ··· 806
体气（狐臭）敷膏 ··· 807
治狐臭方 ·········· 807
治腋臭方 ·········· 807
治腋气臭于狐狸者 ··· 807
治腋气方 ·········· 807
狐臭膏 ············ 807
狐臭膏 ············ 808
狐臭敷膏 ·········· 808
狐臭敷膏 ·········· 808
矾砒膏 ············ 808
猪肉贴剂 ·········· 808
腋臭方 ············ 808
腋下狐臭膏 ········ 809
又方 ············· 809
腋气膏 ············ 809
附方 治腋气四灰散方
   ············· 809
腋臭膏 ············ 809
蝉壳膏方 ·········· 809

牛皮胶散方 ········ 809
羊霍散 ············ 809
治手足皲裂方 ······ 809
五倍子膏 ·········· 810
龟板膏 ············ 810
绣球丸 ············ 810
铅粉膏 ············ 810
五灰膏 ············ 810
杏仁膏 ············ 810
治疣赘疵痣方 ······ 811
取痣饼药 ·········· 811
点痣膏 ············ 811
点痣药 ············ 811
点黑痣 ············ 811
洁面膏 ············ 811
疣赘敷膏方 ········ 811
桑柴灰膏 ·········· 812
腻粉膏 ············ 812
碱灰散 ············ 812
古今灵验疗赤疹方 ··· 812
防风通圣散敷膏 ···· 812
治风瘾疹膏 ········ 812
治风肿及瘾疹方 ···· 812
治风瘾疹膏 ········ 812
慎火草涂膏 ········ 813
三黄丹 ············ 813
太极黑铅膏 ········ 813
足癣膏 ············ 813
烂脚疮方 ·········· 813
脚垫膏 ············ 813
远年烂脚膏 ········ 814
去面臂刺字膏 ······ 814
汗斑膏 ············ 814
陀僧散 ············ 814
津调散 ············ 814
附方 沐浴长春散 ··· 814

密陀僧散 ·········· 814
搽药方 ············ 814
三物膏方 ·········· 815
元戎生肌散 ········ 815
头发不生敷膏 ······ 815
生发敷膏 ·········· 815
生眉膏 ············ 815
生眉敷膏 ·········· 815
生发膏 ············ 815
生发神效黑豆膏方 ··· 815
又方一 ············ 816
又方二 ············ 816
去毛膏 ············ 816
羊屎膏 ············ 816
还春膏 ············ 816
近效莲子草膏 ······ 817
染发令黑方 ········ 817
神仙紫金膏 ········ 817
柳叶膏 ············ 817
垣衣散方 ·········· 818
须发换白令黑方 ···· 818
胡桃膏方 ·········· 818
桃皮膏方 ·········· 818
铁粉膏 ············ 818
换髭膏 ············ 818
蔓荆子膏 ·········· 818
蔓菁子膏 ·········· 819
又方 ············· 819
又方二 ············ 819
半夏膏 ············ 819
枣叶膏 ············ 819
又方一 ············ 819
又方二 ············ 819
犬伤敷膏 ·········· 819
附 内服药方 ······ 819
恶蛇虫伤膏 ········ 820

蛇咬膏 ·············· 820
蛇咬敷膏 ·········· 820
蛇咬敷膏 ·········· 820
附方 ················ 821
雄射膏 ·············· 821
蜂房膏 ·············· 821
蜈蚣咬方 ·········· 821
蜈蚣咬伤敷膏 ···· 821
蜘蛛敷膏 ·········· 821
蜘蛛咬伤膏 ······ 822
蝎蜇方 ·············· 822
蝎蜇敷膏方 ········ 822
附方 点眼方 ···· 822

第六章 妇产科 ··· 824
立圣散 ·············· 824
如圣膏 ·············· 824
如圣膏 ·············· 824
如神丹 ·············· 824
如神膏 ·············· 824
如意膏方 ·········· 824
交骨不开敷膏 ···· 825
独胜膏 ·············· 825
难产仙方 ·········· 825
遇仙丹 ·············· 825
催产桂膏贴足方 ··· 825
又方 催产膏 ···· 825
苏茴膏 ·············· 825
蓖麻子膏 ·········· 826
阴痔茄子疾敷膏 ··· 826
儿枕痛 ·············· 826
防己膏 ·············· 826
桃仁膏 ·············· 826
马青膏 ·············· 827
阴痒敷膏 ·········· 827
八正散 ·············· 827
白胶香散 ·········· 827

阴疮膏 ·············· 827
冰黄膏 ·············· 827
吴萸散 ·············· 827
附方 ················ 828
香附饼 ·············· 828
一笑散 ·············· 828
附方 ················ 828
附方 ················ 828
附方 ················ 829
长相思 ·············· 829
长相思 ·············· 829
四时双美散 ······ 830
附方 ················ 830
合欢散 ·············· 830
颤声散 ·············· 830
兴阳保肾丹 ······ 830
旱苗喜雨膏 ······ 831
彻夜恋情散 ······ 831
金锁膏 ·············· 831
固精丹 ·············· 831
贴脐膏 ·············· 831
美女倒提金 ······ 831
附方 灵龟展势方 ······
·········· 831
夜夜娇 ·············· 831
壮阳益肾丹 ······ 831
遇仙丹 ·············· 832
遍宫春 ·············· 832
浴盆双妙丹方 ···· 832
遗精外治法 ······ 832
二黄膏 ·············· 832
大黄散方 ·········· 832
大黄膏 ·············· 832
又方一 桂乌膏 ··· 833
又方二 野菘膏 ··· 833
木香饼 ·············· 833

内消散方 ·········· 833
生地黄涂方 ······ 833
玉簪膏 ·············· 833
白果膏 ·············· 833
白芷郁金膏 ······ 833
冲和膏 ·············· 833
玄参膏 ·············· 833
当归散方 ·········· 834
伏龙肝膏 ·········· 834
吹乳方 ·············· 834
吹乳敷膏 ·········· 834
赤蛇散方 ·········· 834
赤豆散 ·············· 834
附方 蔓荆子散 ··· 834
皂角膏 ·············· 834
皂刺敷膏 ·········· 835
治乳头疮膏 ······ 835
乳痈膏 ·············· 835
乳痈膏 ·············· 835
乳痈敷膏 ·········· 835
乳痈敷膏 ·········· 835
乳痈敷膏 ·········· 835
乳痈肿痛膏 ······ 835
乳痈溃烂敷膏 ···· 835
乳香敷方 ·········· 835
乳核肿痛敷膏 ···· 836
乳肿硬痛膏 ······ 836
乳岩膏 ·············· 836
茄子膏 ·············· 836
茄子膏 ·············· 836
青桑膏 ·············· 836
香附饼 ·············· 836
盐草根膏 ·········· 836
桑叶膏 ·············· 836
消乳痛方 ·········· 836
蚌壳膏 ·············· 836

黄明胶敷散方 …… 837

黄连散敷方 …… 837

黄柏膏 …… 837

银朱膏 …… 837

莩苈散方 …… 837

犀角散方 …… 837

蜂房膏 …… 837

喎贴方 …… 838

漏芦膏方 …… 838

鲫鱼膏 …… 838

鲫鱼膏 …… 838

薰陆香散方 …… 838

檀香膏 …… 838

第七章　儿科 …… 839

八反膏 …… 839

木鳖膏 …… 839

乳积膏 …… 839

乳癖敷膏药 …… 839

疳积膏药 …… 839

琥珀膏 …… 839

止泻膏 …… 840

助胃膏 …… 840

贴脐膏 …… 840

立圣膏 …… 840

熊胆膏 …… 840

手握丹 …… 840

附方 …… 840

防风散方 …… 840

细辛膏 …… 841

蛇蜕皮膏 …… 841

解颅涂敷膏方 …… 841

解颅方 …… 841

蟹足骨膏 …… 841

星附膏 …… 841

乌附膏 …… 841

乌附膏 …… 841

封囟散 …… 841

猪牙车骨髓膏 …… 842

又方 …… 842

川乌头膏 …… 842

小儿钓惊药 …… 842

小儿撮口脐风敷膏…… 842

五通膏 …… 842

附方　内服散剂 …… 842

壮骨膏 …… 843

地龙粪膏 …… 843

封脐散 …… 843

柏墨散 …… 843

涂顶膏 …… 843

涂囟法 …… 843

涂囟法 …… 843

慢风膏 …… 844

蝉壳散方 …… 844

二豆散 …… 844

小儿口疮敷膏 …… 844

化毒膏 …… 844

快肌膏 …… 845

护眼膏 …… 845

护目膏 …… 845

拔毒膏 …… 845

拔毒膏 …… 845

青莲膏 …… 845

神应膏 …… 846

神应膏 …… 846

封脐散 …… 846

封脐散 …… 846

珍珠膏 …… 846

砂香解毒膏 …… 846

海螵蛸膏 …… 847

恶实膏 …… 847

黄柏膏 …… 847

黄柏膏 …… 847

黄连膏 …… 847

掺药方 …… 847

痘毒四箍散 …… 847

痘毒围药 …… 848

痘疮敷膏 …… 848

痘疔拔毒膏 …… 848

痘疔敷膏 …… 848

稀痘膏 …… 848

硼砂散方 …… 849

韶粉散 …… 849

敷脐法 …… 849

蓖麻膏 …… 849

香粉膏 …… 849

小儿赤流膏 …… 850

天灶火丹膏 …… 850

拔毒散 …… 850

又方 …… 850

涂丹膏 …… 850

又方 …… 850

画眉膏 …… 850

又方　豆豉膏 …… 850

第八章　耳鼻咽喉科 …… 851

小儿耳聋方 …… 851

小儿目疾敷膏 …… 851

大通膏 …… 851

又方一　蝎梢膏 …… 851

又方二　椒目膏 …… 851

木通膏 …… 851

止鼻血膏 …… 852

甘遂散 …… 852

附方 …… 852

甘遂丸内鼻方 …… 852

瓜矾散 …… 852

地胆膏 …… 852

老人鼻中流涕不干方
……………… 852
辛夷膏 ………… 853
辛乌散 ………… 853
皂角膏 ………… 853
附子敷膏 ………… 853
治耳聋敷膏方 853
治鼻痔方 ………… 855
鱼脑膏方 ………… 855
鱼脑膏方（软膏）……
……………… 855
细辛丸内彝方 …… 855
苦丁香膏 ………… 855
金箍散 …………… 855

附方 喉科麻药吹药方
……………… 856
神明青膏 ………… 856
荜茇饼 …………… 856
咽喉外灸法 …… 856
烂耳效方 ………… 856
通鼻膏 …………… 857
消毒膏 …………… 857
逡巡不救方 …… 857
黄明胶贴膏 …… 857
黄膏方 …………… 857
又方 …………… 857
黑龙膏 …………… 857

琥珀犀角膏 ……… 858
蒲黄膏 …………… 858
又方 龙脑膏 …… 858
塞耳丹 …………… 858
塞耳乳香丸方 … 858
塞耳川芎膏 …… 858
塞耳丹参膏 …… 858
蒜泥敷治法 …… 859
鼻痔膏（本草）… 859
鼻生息肉敷膏 … 859
鼻衄敷膏 ………… 859
敷咽喉肿痛膏 … 859
鲩鱼胆膏方 …… 859

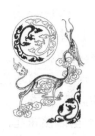

第一篇　煎膏篇

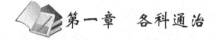

第一章　各科通治

千捶膏《医学入门》（明）

【处方】白松香—斤　蓖麻仁 杏仁各二百粒　铜青三两　乳香 没药各—两半　轻粉二钱

【用法】共入石臼内，向日下，以木杵捶成膏，如燥少加香油捶之，瓷器收贮，每用忌火，宜于汤内熔化，红绢摊开贴之。治诸般痈毒、无名恶疮，未成者散，已成者拔毒追脓。如腹中痞块及疟疾贴大椎及身柱穴，其效如神。

万病无忧膏《万病回春》（清）

【主治】风寒湿气所伤、跌扑闪挫伤损等一切疼痛皆贴患处。心腹痛俱贴患处。哮吼咳嗽贴背心。泻痢贴脐上。头痛、眼痛贴太阳穴。及治一切无名肿毒、痈疽发背、疔疮疖毒、流注、湿毒、臁疮，初觉痛痒便贴患处即消，已成亦能止痛箍脓、长肉生肌。

【处方】川乌　草乌　大黄各六钱　当归　赤芍　白芷　连翘　白蔹　白及　乌药　官桂　木鳖子各八钱　槐桃柳桑枣枝各四钱　苦参　皂角各五钱

【用法】上剉剂用香油二斤浸药一宿，用火熬至药焦色，以生绢滤去渣不用，将油再熬一滚，入飞过黄丹十二两，炒过陆续下，槐柳棍不住手搅动，滴水成珠为度，离火，次入乳香、没药末各四钱搅匀、收贮，退火毒听用。

一方加苏合油二钱尤妙。

万应膏《临证指南医案》（清）

【主治】治一切疮毒、风湿、痛疽、瘫痪、鹤膝风等证。随贴随愈。

【处方】南星　川大黄　桃仁　羌活　半夏　草乌　川乌

红花　独活　当归各四钱

【用法】用真麻油一斤加生姜一两，葱白不拘多少，乱头发一团，入药内，熬焦枯色，用绢滤去渣。用上好松香一斤入滤过清油内，熬至胡桃花起，先加入密陀僧二两，再徐徐加入硫黄末半斤。投此二味时，务必慢慢洒入，不可太多太骤，以滴水成珠为度。将此膏药倾入水中，去火毒。

万应膏《疡医大全》（清）

贴内外诸证。

【处方】好松香十斤　葱汁姜汁各二斤　黄柏　生大黄　甘草苦参各二两　苍术一两

【用法】同入锅内熬至水气升尽，再入真麻油三斤，熬至滴少许入水中约看凝片不散即是火候已到。但须不时以竹片搅之，免其黏底，随用麻布一方过入水中，又用大缸一只贮水大半缸，临倾膏时将缸周围泼湿，免膏渍黏缸，膏即入缸，再取起捏去水头，复入净锅内熬化，加乳香去油、没药去油各六两研、黄蜡八两熬化，撒去火，再入百草霜筛细四五两，均匀筛入搅匀，另用麻布一方滤入水内，扯捏成团，平日浸水内，临用时取起、摊贴。如火候太老，另加麻油少许。

万应膏《瑞竹堂经验方》（元）

【主治】一切恶疮及刀斧所伤、蛇咬狗咬、虫伤、牙痛、心痛、眼痛、腹痛、脚气、骨节疼痛，大人小儿痞癖，悉皆贴之。

若心痛，丸如梧桐子大，温醋汤下三十丸。

【处方】当归　芍药　白蔹白及　白芷　木鳖子　杏仁　轻粉　乳香　黄芪各一两　巴豆六钱（去皮）　雄黄（研）一两　好油三斤　蓖麻子二百余个　白矾（少许）没药一两（研）　黄丹二斤　血余三两（净）

【用法】上先净乳香、没药、黄丹、雄黄、白矾另研极细面。将余药剉碎，同槐柳枝各二两剉碎，蓖麻子二百五十个去皮研碎，先入油内浸一二日，于铁锅内熬，用槐柳条各二根二尺长，不住手搅，微黑色，滴水中不散，捞去粗渣，再用绵滤净，再入锅内熬滚。先下黄丹，次下血余，次下白矾、雄黄，又下乳香、没药，不住手搅至烟尽。微热下轻粉搅匀，倾于水盆内，浸一宿，出尽火毒，于瓷器内盛之。其功效不能尽述。

万应紫金膏《云林神彀》（明）

【主治】跌扑损伤、手足肩背并寒湿脚气、风毒痛不可忍。

【处方】沥青二两半　威灵仙二两　蓖麻子十个，去油　木鳖子二十八个，去壳研　乳香一两，笋箬炙为末　没药一两，为末　黄蜡二两　生姜二斤，捣汁一碗　生葱捣汁一碗　麻油夏二两，春秋三两，冬四两，先同威灵仙熬，去渣滴水成珠为度

【用法】上将沥青研末同二汁下锅熬化，看二汁浓时，却起锅，将柳条不停手搅，却入威灵仙油同熬，再下木鳖子、蓖麻子捣匀入内，再煎，又下乳没、黄蜡再搅成膏矣。每用好绵纸摊贴。先将姜擦患处后贴上。即用烘热鞋底熨之。泻痢贴丹田。咳嗽吐血贴背心上。风损贴患处。

万应紫金膏《验方新编》（清）

【主治】此膏能治百病。凡男妇大小，瘰疬痰核、对口发背、乳痈、鱼口便毒、臁疮热疖、手足腰背疼痛、闪挫伤损及一切无名肿毒，俱贴患处。哮吼喘嗽，贴心窝。泻痢，贴脐眼。

【处方】赤芍　当归　红花黄芩　防风　荆芥　连翘　黄柏僵蚕　蝉蜕　白芷　生草　胎发大黄　银花　蜈蚣　川乌　草乌羌活　苍术　细辛　川椒　秦艽乳香　没药　骨碎补　首乌　蛇床子　木鳖子　大枫子　生南星生半夏各五钱　猪油　麻油　桐油各半斤

【用法】将上药浸入油内，如春夏天浸三日，秋冬天浸七日，倾铜器内文武火熬至药色焦黑，取起，滤渣，再熬，加炒黄丹十两，用槐枝不住手搅动，熬至清水成珠，再加白蜡五钱，随即取起，用槐枝搅匀，收入瓦罐。浸水中拔去火毒。用时以布摊贴。

万安膏《良朋汇集》（清）

【主治】无论跌打损伤、疮毒、痞块、背寒肿痛等证，贴之大有神功。

【处方】川乌　草乌　归尾虾蟆　巴豆　白及　大黄　血余连翘　蜂房　白蔹　山甲　蒺藜木鳖子　何首乌各一两　槐柳桑　榆　楮　桃（枝）各一两

【用法】芝麻油七斤，将药入油泡，春五、夏三、秋七、冬十日，然后用火煎黑枯色，去渣净，入飞过黄丹三斤，用槐枝搅合、烟尽，滴水成珠，待温，再入乳香、没药、血竭各一两，麝香一钱研末搅令匀。入水中退火

毒。或绢或纸，任意摊贴。

万春膏《理瀹骈文》（清）

【主治】肝胃气、痞块、癥瘕、鹤膝、疝气、脾虚泄泻、一切内症疼痛、跌扑闪挫、风气。

【处方】桑槐柳枝各四斤 麻油四斤，熬，铅粉收，桃枝搅，另用生大黄一两 白芷 当归 红花 防风 羌活 独活 生香附 南星 木瓜 佛手 乳香 没药 沉香 丁香 木香各八钱 白芥子二钱 肉桂五钱 麝香一钱，研末和入膏内，忌火 如火衰泄泻加硫黄，加米炒斑蝥去头足，糁贴。原方有黄芪、川乌、牛膝、麻黄、茜草，无香附、木瓜、佛手，此从张刻减本，然原方力大。

万应灵膏《万氏女科》（清）

【主治】一切风寒湿气、手足拘挛、骨节酸痛、男子痞疾、女人癥瘕、胁痛、诸般疼痛、结核、转筋、顽癣、顽疮积年不愈、肿毒初发、杨梅肿块，未破者俱贴患处。肚腹疼痛、泻痢、疟疾贴脐止，泻白而寒者尤效。咳嗽、哮喘、受寒恶心、胸膈胀闷呕吐、妇人男子面色萎黄、跌打损伤等证。诸疝、小肠气等证，胎脐下神效。

【处方】木香 川芎 牛膝 生地 白芷 细辛 秦艽 归尾 枳实 独活 枫子 防风 羌活 黄芩 南星 半夏 蓖麻 苍术 浙贝 赤芍 杏仁 白蔹 肉桂 良姜 灵仙 续断 荆芥 藿香 蕲艾 连翘 川乌 藁本 丁香 山甲 红花 乌药 两头尖 白附子 白茅根 甘草节 金银花 清风藤 降真香 苍耳子 川绵纹 白鲜皮 白僵蚕 草乌头 花文蛤 真元参 净蝉蜕一两 全蜈蚣十条 净蛇蜕一条

【用法】以上除蜈蚣、蛇蜕，每味各一两。桃、柳、槐枝手指粗，每样三根捆成一把，搅药用。上药为粗片，用芝麻油十四斤浸药，夏三日、春五日、秋七日、冬十日方入锅熬，文武火以药枯油黑为度，用麻布滤去渣，再用秤将油秤准，每净油一斤官粉七两熬膏，滴水成片、拈条不断为度。熬膏时在院，不宜在屋，以防着火。

万灵膏《疡科选粹》（明）

【处方】两头尖 白芷 赤芍药 大黄 人参 黄连 白芍 草乌 苦参 川芎 生地 川椒 胎发 山甲 熟地 槐子 杏仁各一两 当归二两 蓖麻一百二十粒（去皮） 巴豆一百二十粒（去皮）

黄柏一两（去皮）　香油四斤　木
鳖子五十个（去皮）　槐柳桃
榴椿杏楮（枝）各二枚

上两头尖等二十二味俱咬咀
如麻豆大，入香油内浸，春五夏
三秋七冬十日。

【处方】黄香十二两　黄丹二
斤（水飞，澄火焙七次）　阿魏沉
香　丁香　麝香　血竭各一两　乳
香　没药各三两　木香一两

【用法】上阿魏等八味俱为
细末。将香油并所制药入铜锅内
熬焦，将药锅取下待温冷用生绢
过净，将药油再熬，下黄丹，用
槐柳枝不住手搅，烧火宜慢，常
滴药在水中成珠不散时入黄香，
将锅取下，冷片时减火性，乃下
阿魏等八味搅匀。用凉水一大
桶，将药投下水中，换水一次，
浸七日七夜去火毒。用时以滚水
化开，量疾大小，以真绵厚纸摊
贴，效如神。

治痈疽发背、肿毒、瘰疬及
一应无名肿毒。诸证于初发二日
间，用此膏贴之，火烘手熨一百
五十余次，务要出汗，其疮即日
消散。如疮出四五日已成肿硬，
内已有脓，亦用此膏贴之，拔出
脓净，其疮自然生肌平满。

治干湿疥癣、瘙痒、诸般风

疹及一切疮疖诸症，俱用此膏贴
于脐中，火烘双手熨出汗。

膀胱肿硬、肩背寒湿、腰腿
两脚寒湿等痛及脚穿心疼痛诸
症，俱用此膏贴之，火烘双手熨
出汗。

治男子阳痿不起、遗精白
浊、下元虚冷，女人阴痿、赤白
带下、子宫冷闭及男女赤白痢疾
诸症，俱用此膏内加捣细木鳖一
个贴丹田。火烘双手熨出汗。

治男女五劳七伤，俱贴肺
俞、肩井、足三里、曲池等穴，
烘熨如上。

治男女痞块，用曲作圈围痞
处，内放皮硝一两，上用重纸
盖，熨斗熨纸上，令内热，去其
硝曲，用此膏内和捣细木鳖一个
贴之。火烘熨出汗。

左瘫右痪，用此膏内加捣细
木鳖一个，贴丹田穴。烘熨患
处，仍服此药三丸，好酒送下。

治偏正头痛，男女俱贴脐
内。

治冷积攻心，照依症大小摊
贴火烘。

治舌肿，用此膏贴心中、肺
俞、并心坎下二寸，火烘手熨。

消酒积，酒后呕吐、转食、
暗风，俱用此膏贴肝俞兼心坎下

二寸许，火烘手熨。

治风寒咳嗽、风热咳嗽，疡病咳嗽，用此膏贴肺俞，火烘手熨。

治打扑血凝，用此膏贴痛处，如打扑虚肿，火烘手熨觉热即止。

治胸膈不止、气喘不止，俱用此膏贴肺俞，火熨如前。

治月经不通，用此膏贴陶康二穴骨上，火烘手熨。

治犬咬蛇伤蝎蜇，用此膏贴之。不用手烘。

治一切四时伤寒及赤白痢疾，俱贴心坎及脐中，火烘手熨。

又此膏为丸如梧子大，随病每服三丸，合用后法引下。

发背、冷水下，血气未通、酒下、咳嗽、绵裹嚼化、缠喉风、绵裹含化，喉闭、绵裹含化、风赤眼、山枝汤下、打扑伤损、橘皮汤下、腰膝痛；盐汤下、吐血、桑白皮汤下、白痢、生姜汤下、赤痢、甘草汤下、产后诸疾、当归汤下、赤白带下、当归汤下。

万金膏《寿世保元》（清）

【主治】风寒湿气所侵、跌扑闪挫损伤等一切疼痛，皆贴患

处。心腹痛俱贴痛处。哮喘咳嗽，贴背心。泻痢，贴脐上。头痛、眼痛，贴太阳穴。及治一切无名肿毒、疔疽发背、疮疖湿毒、臁疮，始觉时便贴患处，即消，已成亦能为脓长肉止痛，其效不能尽述。

【处方】草乌　川芎　大黄各六钱　当归　赤芍　白芷　连翘　白及　白蔹　乌药　官桂　木鳖子各八钱　柳桃桑枣枝各四钱　一方加苦参　皂角各五钱

【用法】上剉碎，用真麻油二斤浸药一宿，用火熬至药焦色，以生丝绢滤去渣不用。

将油再入锅内，以文武火熬至滴水成珠不散，方下飞过黄丹十二两（要炒过），陆续下匀，滴水成珠不散为度，后入乳香、没药末各四钱搅匀，听用。

太乙膏《薛氏医按》（明）

【主治】痈疽及一切疮毒，不问年月深浅，已成未成脓者，并治之。如发背，先以温水洗净、软帛拭干，用绯帛摊贴之，更用冷水送下。血气不通，温酒下。赤白带下，当归酒下。咳嗽及喉闭、缠喉风，并用新绵裹置口中含化下。一切风赤眼，捏作小饼，贴太阳穴，更以山栀子汤

下。打扑伤损，外贴内服，橘皮汤下。腰膝痛者，患处贴之，盐汤下。唾血者，桑白皮汤下，以蛤粉为衣。其膏可收十余年不坏，愈久愈烈。又治瘰疬、瘘疮，并用盐汤洗贴，酒下，一丸。妇人经脉不通，甘草汤下。一切疥疮，别炼油少许和膏涂之。虎犬蛇蝎、汤火刀斧伤者、皆可内服外贴。

【处方】玄参　白芷　当归肉桂　大黄　赤芍药　生地黄各二两

【用法】用麻油二斤半浸过，夏三日、冬十日、春秋七日，文武火煎至药枯黑，去渣，入黄丹十二两，将桃枝不住手搅，煎至滴水成珠，软硬适中，即成膏收贮。

如发背，先以温水洗拭，摊绯绢贴之，更用冷水送下。

血气不通，温酒下。

赤白带下，当归煎汤下。

咳嗽及喉闭、缠喉风，绵裹含化津下。

一切风赤眼，贴太阳穴，更以山栀煎汤下。

打扑伤损，陈皮煎汤下。

妇人经闭，腹先作痛，贴之经行痛止。

一切疥疮，炼油少许，和膏涂之。

诸瘰疬、漏疮、疖毒及杨梅毒疮溃烂，先用盐汤洗净贴之，并用温酒送下三五十丸，梧子大，蛤粉为衣。

虎犬咬伤、汤火、金疮，外贴内服。

此膏可收十年不坏，愈久愈烈。

太乙保安膏《理瀹骈文》（清）

【主治】五劳七伤、风温湿气、筋骨疼痛、痰喘咳嗽；心疼、腰疼、疟痢、脚气痛及跌打损伤、瘰疬、阴毒、臁疮。

【处方】羌活　草乌　川乌僵蚕　独活　麻黄　桂枝　当归乌药　防风　荆芥　良姜　海风藤　闹杨花分量酌定

【用法】油熬、丹收。

云母膏《百效全书》（清）

【主治】一切疮肿及伤折。

【处方】川椒　白芷　赤芍肉桂　当归　菖蒲　黄芪　白及川芎　木香　龙胆　白蔹　防风厚朴　桔梗　柴胡　苍术　黄芩附子　良姜　百合皮　松脂　人参各五钱　甘草　柏皮　桑白皮陈皮　槐枝柳枝各一两

【用法】用清油二斤半浸封

七日，文武火煎，以柳木不住手搅，候两沸乃下火，沸定又上火，如此三次，此药枯黑，滤去渣再熬。入黄丹二十两，乳香、盐花、血竭、麝香各末五钱，云母、硝石各末四两，以槐枝不住手搅，滴水成珠，不软不硬为度，瓷器收贮。候温，将水银二两以绢包定，以手细弹，铺在膏上，名养膏。每用先揭去水银，或丸梧子大服，或摊绛布上贴，随时用之。

云母膏《苏沈良方》（宋）

【处方】云母（光明者薄揭先煮）硝石（研）甘草各四两 槐枝、柏叶（近道者不堪用）柳枝 桑白皮各二两 陈橘皮一两 桔梗 防风 桂心 苍术 菖蒲 黄芩 高良姜 柴胡 厚朴 人参 芍药 胡椒子 龙胆草 白芷 白及 白蔹 黄芪 芎䓖 茯苓 夜合花 附子（炮）各半两 以上㕮咀二次煎 盐花 松脂 当归 木香 麒麟竭 没药 麝香 乳香（以上各半两为末）黄丹十四两，捋 水银二两 大麻油六斤

【用法】上先炼油令香，下云母良久，投附子以上药，候药焦黄、住火令冷，以绵滤去滓，始下末药，皆须缓火，常以柳木

篦搅、勿停手，滤毕，再入铛中进火，下盐花至黄丹，急搅，须臾色变，稍益火煎之，膏色凝黑，少取滴水上凝结、不黏手，即下火，先炙一瓷器令热，倾药在内，候如体温，以绢袋子盛水银、手指弹在膏上，如针头大，以蜡纸封合，勿令干，可三二十年不损。

发背先以败蒲二斤，水三升煮三五沸，如人体温，将洗疮、帛拭干，贴药。又以药一两分三服，用温酒下。未成脓者即瘥，更不作疮。

瘰疬骨疽、毒穿至骨者，用药一两分三服，温酒下，甚者即下恶物，兼外贴。

肠痈，以药半两分五服、甘草汤下。未成脓者、当时消，已有脓者随药下脓，脓出后每日下五丸，梧桐子大，脓止即住服。

风眼，贴两太阳。

肾痈并伤折、痛不可忍者，酒下半两。老少更以意加减，五日一服取尽，外贴包裹，当时止痛。

箭头在肉者，外贴，每日食少绿豆，箭头自出。

虎豹所伤，先以甘草汤洗后贴，每日一换，不过三贴。

蛇狗伤，生油下十丸梧桐子大，仍外贴。

胎死在腹，以榆皮汤下半两便生。

难产三日不生者，温酒下一分便下。

血晕欲死，以姜汁和小便半升温酒下七丸梧桐子大，死者复生。

小肠气，茴香汤下一分，每日一服。

血气，当归汤下一分，每日一服。

中毒，温酒下，每日一服、吐泻皆恶物为度。

一切痈疽疮疖虫虺所作，并外贴忌羊肉。

无比神应膏《奇效良方》（明）

【主治】诸般恶毒疮肿、发背、瘤、疽、瘰疬、臁疮、脚气、打扑损伤、刀斧伤、汤浇火烧、马犬蛇虫蜈蚣蜂蝎伤，多年咳嗽、口内吐血，贴背取毒愈。心痛腹痛、小肠气、赤白痢泄不止于脐下贴即愈。牙痛贴腮上。肉溃流脓、顽癣、腰痛、奶痛、瘫痪、杖疮，重者再贴即安。

【处方】白及 白蔹 白芷 木鳖子仁 官桂 杏仁 当归 柿花 乳香 没药各一两 苏合丸

一丸 黄丹二斤半

【用法】上剉碎除乳香、没药、黄丹、苏合香丸另研外，其余药于油内浸，春秋五日、夏三日、冬十日，遇冬减黄丹二两，新铁锅浸至日期，用文武火熬，顺搅，槐柳枝黑色，去滓，待温，下乳没苏合香丸再熬，不住手搅，微滚三两沸，放温，一面搅一面下黄丹，文武火熬滚，起出火、再滚，如此五七次，不住手搅至数千次，烟尽黑色为度，滴水中不散方可。切不可用火辰日熬，忌鸡犬。（按黄丹六两半麻油一斤计算）

内府绀珠膏《理瀹骈文》（清）

【主治】痈疽肿毒、流注顽臁、风寒湿痹、瘰疬乳痈、痰核血风等疮及头痛牙痛、腰腿疼等证悉验。

【处方】麻油一斤 当归 木鳖仁 知母 细辛 白芷 巴仁 五倍子 慈姑 红芽大戟 续断 续随子各一两 槐柳枝各二十八寸，截段，浸熬去渣，另用。

松香十斤以槐柳桃桑枝、芙蓉叶各五斤煎浓汁，入松香，文火熔化，下乳香、没药、血竭各五钱，雄黄四钱，轻粉一钱，麝香、阿魏酌用，和入膏内。

方中用紫金锭药料是一法，可推用。

风热膏 《理瀹骈文》（清）

【主治】风热蕴结、气血凝滞、头目昏眩或痛、鼻塞声重、牙疼口干、咽喉不利、胸部痞闷、咳嗽痰涎、肠胃燥涩、小便赤黄，或肾水阴亏、心火炽盛、疮疡肿毒、丹斑瘾疹。

【处方】羌活　独活　防风　荆芥穗　川芎　薄荷　连翘　细辛　天麻　桔梗　当归　黄连　栀子　黄芩　白芷　全蝎　甘草　芒硝　大黄　元参　生地　白芍　知母　黄柏　花粉各一两　槐柳桑枝各三斤

【用法】麻油熬，黄丹铅粉收。入滑石、石膏各四两，朱砂五钱和匀，或加雄黄、青黛各一两。

天竺膏 《经验良方》（清）

【处方】大枫子四钱　蛇床子四钱　牛蒡子四钱　川羌活三钱五分　独活三钱五分　蓖麻子四钱　白楝皮三钱五分　破故纸三钱五分　白及三钱五分　白芷三钱　蜂房一枚　桑寄生三钱五分　防风三钱五分　南星三钱五分　陈皮三钱　土茯苓四钱　木鳖四钱　皂角刺三钱五分　白芍

三钱五分　苍耳子四钱　红花三钱五分　川乌三钱五分　半夏三钱五分　归身四钱　归尾三钱　黄柏三钱　草乌三钱　甘草节三钱　山甲五分　天花粉三钱　附子三钱　生姜四两　生葱四两　桃枝一两　柳枝一两　桑枝一两　枣枝一两　头发四两，用鸡蛋清洗净

【用法】以上各药用麻油五斤浸，三五日后入锅煮至焦黑，捞起诸药、滤渣，入蚕沙三钱，阿魏三钱五分，煎至熔化为度。

加黄丹三十六两搅至滴水成珠，倒在盘内，入苏合油二两，再入药末。

乳香三钱（炒），没药三钱，白豆蔻三钱，肉桂三钱，雄黄三钱，木香三钱，丁香二钱五分，麝香七分五厘，冰片二钱，以上药研细末，并煎药再搅匀，便好。

治远年近日心痛，贴中脘穴。

治大人小儿疟疾，贴肺俞穴。

治五劳七伤、遍身筋骨疼痛、腰膝软弱贴两膏肓穴、两肾俞穴、两足三里穴。

治左瘫右痪、手足麻木、筋脉拘挛，贴两肩井穴、两曲池穴、两手腕穴、两膝眼穴、两足三里穴。

治腰痛，贴命门穴。

治受寒泄泻，贴下脘穴。

治痰喘气急、咳嗽，贴华盖穴、肺俞穴、膻中穴。

治胃气疼痛，贴上脘穴。

治男子遗精白浊，女人赤白带下、月经不调、血山崩漏，贴阴交穴、命门穴。

治偏正头风，贴风门穴、两太阳穴。

治小肠疝气，贴膀胱俞、丹田穴。

治走气疼痛，贴两章门穴。

治寒湿脚气，贴足三里穴、三阴交穴。

治无名肿毒、诸般恶疮、跌打损伤、积滞痞块、劳伤内伤、闪挫等证，各贴患处。凡火症、热症、孕妇忌贴。

加味太乙膏《仙拈集》（清）

【主治】痈疽发背、一切恶疮、湿痰流注、筋骨疼痛、跌扑损伤、遗精、白带等证，神效。

【处方】肉桂　白芷　当归　玄参　赤芍　大黄　土木鳖各二两　血余一两　真阿胶二钱　乳香　没药各五钱　轻粉五钱　槐柳枝各一段　楝丹四十两　麻油十斤

【用法】将药浸油内春五、夏三、秋七、冬十日。入锅，慢

火熬至药枯浮起为度，住火片时，将油滤去渣，将血余投下，慢火煎至血余浮起，以柳条挑看，似膏熔化，方真熬熟。净油一斤，将飞过黄丹六两五钱徐徐投入，火加大些，夏秋尤热，每油一斤多加丹五钱，不住手搅，候锅先发青烟，后白烟叠叠旋起，气味香馥者，其膏已成。即便住火，将膏滴入水中，试软硬得所。如老加熟油，若稀加炒丹，每各少许。渐渐加火，务要冬夏老嫩得所为佳。候烟尽，掇下锅来，方下阿魏，切成薄片，散于膏面上化尽，次下乳、没、轻粉搅匀，倾入水中，以柳条搂成一块，再换冷水，浸片时，乘温每膏半斤，扯拔百转或块。用时，每一块铜勺内复化，随便摊贴。

加味太乙膏《医宗金鉴》（清）

【主治】发背痈疽及一切恶疮、湿痰流注、风湿遍身筋骨走注作痛、汤烫火烧、刀伤棒毒、五损内痈、七伤外症，俱贴患处。

又男子遗精、女人白带俱贴脐下。脏毒肠痈亦可丸服。诸般疮疖、血风、癫痒诸药不止痛痒者并效。

【处方】白芷　当归　赤芍元参各二两　柳枝　槐枝各一百寸肉桂二两　没药三钱　大黄二两木鳖二两　轻粉四钱研不见星　生地二两　阿魏三钱　黄丹四十两（水飞）　乳香五钱　血余一两

【用法】上将白芷、当归、元参、赤芍、肉桂大黄、木鳖、生地八味并槐柳枝用真麻油足称五斤将药浸入油内，春三、夏五、秋七、冬十日，入大锅内慢火熬至药枯浮起为度，住火片时，用布袋滤净药渣，将油称准，用细旧绢将油又滤入锅内，要清净为佳，将血余投入，慢火熬至血余浮起，以柳枝挑看似膏熔化之象，方算熬熟。净油一斤将飞过黄丹六两五钱徐徐投入，火加大些，夏秋亢热每油一斤加黄丹五钱（共七两），不住手搅，候锅内先发青烟，后至白烟叠叠旋起，气味香馥者，其膏已成，即便住火。将膏滴入水中试软硬得中，如老加油，如嫩加炒丹，每各少许，渐渐加火，务要冬老夏嫩，得所为佳。候烟尽掇下锅来，方下阿魏切成薄片散于膏上化尽，次下乳没轻粉搅匀，倾入水中，以柳棍搂成一块，再换冷水浸片时，乘温每膏半斤扯拔百

转成块，又换冷水浸。随用时每取铜勺内复化，随便摊贴，至妙。

方歌：太乙膏治诸般毒，一切疮伤俱贴之，白芷当归赤芍药，元参桂没柳槐枝，大黄木鳖轻生地，阿魏黄丹乳没余。

仙方膏经验方《疡医大全》（清）

【主治】痈疽发背、一切外证，并贴五劳七伤、筋骨疼痛、跌打损伤、妇人带下如神。

【处方】白芷　紫荆皮　独活　石菖蒲　赤芍各二两　高良姜　蜈蚣　刺猬皮　蛇蜕　蓖麻仁　鳖甲　白僵蚕　甘草　海风藤　连翘　天花粉　白及　牛蒡子　大黄　白蔹　川黄连　当归　千金子　血余　金银花　黄柏　山甲　防己　猪牙皂　柴胡　川贝母　桃仁　白附子　巴豆　明天麻　苦参　荆芥穗　红花　黄芪　桔梗　黄芩　牛膝　防风　全蝎　麻黄　草乌　肉桂　乌药　羌活　半夏　大戟　苏木各五钱　桃枝　槐枝　桑枝　柳枝各截一寸长，二十四段

【用法】大磨真香油十三斤，将上药入油内泡七日，入铜锅内煎熬至药枯，滤去渣，仍将油复入锅内熬至滴水成珠，再撤净药

脚，下丹。每药油一斤下飞过黄丹八两为则，药已成功，入有釉锹缸内，以槐棍搅冷，再入后末：

血竭四钱　乳香去油　没药去油，各三钱三分　藿香四钱五分，研细搅匀。又入后药：

珍珠　冰片各一钱　沉香不见火，四钱七分　当门子二钱一分　木香不见火　松香五钱四分　檀香不见火，六钱　雄黄五钱五分　搅匀又入潮脑三钱。

玄玄膏《疡科选粹》（明）

【主治】男妇诸般风寒湿，手足拘挛、骨节酸痛、麻木不仁、走气刺痛、腰痛胁痛、结核、转筋、痰核、血瘕、痞积、肚腹疼痛、九种心痛、小肠气、跌打挫闪损伤等一切疼痛，俱用姜擦，贴患处。

【处方】番木鳖　两头尖　石菖蒲　五灵脂　骨碎补　山甲　淮生地　金钗草　白芷梢　赤芍药　金银花　真五加皮　吴萸　牡丹皮　威灵仙　刘寄奴　猪牙皂角　甘松　山奈　紫苏　蛇床子　良姜　艾叶　厚朴　三棱　降香　苍术　羌活　红花　苏木　桃仁　当归尾　防风　麻黄　草乌　乌药　甘草　牛膝　藁本

汉防己　枳壳　白蔹　荆芥　续断　巴豆　猪苓　泽泻　川椒　大椒　干姜　南星　半夏　槟榔　姜黄　干漆　香附　藿香　前胡　莪术　茵陈　巴戟　石斛　常山　独活　风藤　黄连　山栀　连翘　黄柏

以上七十味各选道地精制，去芦头，各净一两剉碎。用真麻油十五斤浸，春五、秋七、夏三、冬十日，加槐柳枝各寸段二十，文武火熬至药枯黑色，油滴水成珠为度，住火滤去渣听用。

蒜头五个，葱五斤，千里光草千斤，三味打碎取汁，渣加水煎汁，慢火熬膏听用。

生姜五斤　广木香　大川乌　北细辛　大茴香　小茴香　自然铜　面蒲黄　山慈姑　大麻　官桂　僵蚕　玄胡　大黄　乳香　没药　全蝎　牙皂　雄黄

以上十九味各三两，为极细末，听用。

嫩白上好松香六十斤用醋煮过为末，筛过，好窑煤三斗，听用。

先用松香下净锅内熔化后，下蒜头、葱头汁，次下药油，候冷定下细药末，入水缸中不停令人抽至色如黑漆为度，收贮大缸内，以井水浸一月可用。

每药片五两，用生油一斤熬热滤过净油十两。每熟油一斤下松香十七两，细菌五两，煤一两为则。

【用法】痈疽、发背、痔漏、疔疮、瘰疬、便毒、杖疮、诸般疡肿、顽癣、湿毒、臁疮、杨梅结毒，以上初起未破者俱贴患处。如破久者，用花椒、葱白、甘草煎汤洗恶肉贴之，日洗三四次，换膏一次。毒蛇、风犬、一切所伤、恶虫及风中牙痛，俱贴患处。凡贴膏先用生姜煨热切片擦患处，将膏火边离远烘软、贴之。贴后以火烘手熨之百度为止。皮肤发痒，即揭去膏药，久则要起红垒，忌食鸡、鹅、羊肉、鲜鱼、椒、蒜、辛辣发毒之物。

百病效应膏《奇方类编》（清）
【处方】香油一斤 黄丹六两 黄蜡 白矾 新剃头发热水洗去油腻，烧存性，各三钱 乳香 没药各三钱

【用法】共入油内熬、去渣，成膏。（内外）百病可贴。

百草膏《理瀹骈文》（清）
可治百病。

随时取田野山间不拘何草、

芳香者为佳。麻油熬，黄丹收。可贴百病。

西圣膏《外科大成》（清）
【主治】男儿远年近日五劳七伤、左瘫右痪、手足麻木、遍身盘骨疼痛、咳嗽痰喘、疟疾痢疾、痞疾、走气、遗精白浊、偏坠疝气、寒湿脚气及妇人经脉不调、赤白带下、血山崩漏，并跌打损伤、一切肿毒、瘰疬、元疮、结毒臭烂、筋骨疼痛、不能动履者，贴之悉验。

【处方】当归 川芎 赤芍 生地 白术 苍术 甘草节 陈皮 半夏 青皮 香附 枳壳 乌药 白芷 知母 杏仁 桑皮 金银花 黄连 黄芩 黄柏 大黄 白蒺藜 枝子 柴胡 连翘 薄荷 威灵仙 木通 桃仁 玄参 桔梗 白鲜皮 猪苓 泽泻 前胡 升麻 五加皮 麻黄 牛膝 杜仲 山药 益母草 远志 续断 良姜 藁本 青风藤 茵陈 地榆 防风 荆芥 两头尖 羌活 独活 苦参 天麻 南星 川乌 草乌 文哈 巴豆仁 芫花以上各五钱 细辛 贝母 僵蚕 大枫子 山甲以上各一两 蜈蚣二十一条 苍耳头二十一个 虾蟆七个 白花蛇 地龙 全蝎 海桐皮

白及　白蔹各五钱　木鳖子八两
桃榆槐楝桑或杏楮（可椿）七枝
各三七寸　血余四两

【用法】用真麻油十三斤浸之，春五、夏三、秋七、冬半月，日数毕。入大锅内，慢火煎至药枯浮起为度，住火片时，用布袋滤净药渣，将油称准，将锅展净，复用细绢滤油在锅内，要清净为美，投血余慢火熬至血余浮起，以柳条挑看似膏熔化之象方美。熬熟每净油一斤用飞过黄丹六两五钱，徐徐投入，火加大些，夏秋亢热，每油一斤加丹五钱，不住手搅，俟锅内先发青烟后至白烟。烟叠叠旋起、气味香馥者，其膏已成。即便住火，将膏滴入水中试软硬得中，如老加熟油，若稀加炒丹少许，渐渐加入，务要冬夏老嫩得所为佳。掇下锅来搅，俟烟尽，下细药搅匀，倾水内，以柳条搂成块，再换冷水浸片时，乘温每膏半斤拔扯百转成块，又换冷水投浸。

用时取一块，铜勺内熔化、摊用。细药开后。

【处方】乳香　没药　血竭各一两　轻粉八钱　潮脑二两　龙骨二两　赤石脂二两　海螵蛸五钱　冰片　麝香各三钱　雄黄二两　共

为末，加入前膏内。

五劳七伤、遍身筋骨疼痛、腰脚酸软无力，俱贴膏肓穴、肾俞穴、足三里穴。痰喘气急、咳嗽贴肺俞穴、华盖穴、膻中穴。左瘫右痪，手足麻木，贴肩井穴、曲池穴、足三里穴。遗精白浊、赤白带下、经脉不调、血山崩漏贴阴交穴、关元穴。痢疾水泻贴丹田穴。疟疾男贴左臂、女贴右臂。腰痛贴命门穴。疝气贴膀胱俞。头风贴风门穴。心气痛贴中脘穴。走气痛贴章门穴。寒蝉湿脚气贴足三里穴。腹胀闷贴中脘穴。噎食、转食亦贴中脘穴。痞疾先用面圈围疾块上，入皮硝两许，纸盖，熨斗熨热去硝，贴膏，再熨出汗，至腹觉热方止。跌打损伤及诸毒疮俱贴患处。凡内外诸症贴之，必用热布熨之。

疥、癣、疹、癫等证贴脐熨之，汗出为度。血痕痞疾，加阿魏、马齿苋膏各二两贴之，立验。阿魏化腐去滞须以水顿化，倾之膏内，离火搅之，煎去水气，次下细药。

绸绢摊膏，用鸡子清浆过。布摊膏，用松香、黄蜡涂过。狗皮摊膏，用水洗去硝气。油纸摊膏，用甘草汤或加槐枝煮过摊用。

如圣膏《圣济总录》（宋）

【主治】一切恶疮肿毒。

【处方】蔷薇根剉　乳香研　阿魏研，各一两　铅丹六两　柳枝三两，剉长一寸　清油一斤

【用法】上六味先熬油令沸，下柳枝、蔷薇根煎，候黄黑色，以绵滤过，下丹煎搅，候变黑色，次下乳香、阿魏，更搅令匀。一切疮肿并用故帛上涂贴之。如患赤眼、头痛、眼涩，贴太阳穴。驴伤、马坠、妇人血气，并当归酒下三丸如梧桐子大。癣疮，先抓破，取膏涂贴。以瘥为度。

芙蓉膏《理瀹骈文》（清）

【主治】止泻痢、固精保元、暖脐、补腰膝、去寒湿，一切腹痛、痞疾、梦遗、五淋、滑淋、白浊、妇人赤白带下、经水不调，久贴能暖子宫，又治色欲过度、阳痿。

【处方】党参　黄芪　当归各五钱　甘草　五味子　远志　苍术　白芷　白及　红花　紫梢花各三钱　肉桂二钱　附子一钱

【用法】麻油二斤，熬；黄丹十二两，收；入鹿角胶一两，

乳香、丁香各二钱，麝香一钱，加芙蓉膏二钱搅匀。

阳痿加阳起石二钱和之。贴脐上及丹田。

灵感膏《集验良方》（清）

【主治】贴百病及疮毒。

【处方】大黄一两　生地一两　防风七钱　三棱一两　羌活八钱　白芷八钱　花粉七钱　蜈蚣十条　桃仁七钱，研末　香附七钱　厚朴七钱　槟榔七钱　黄柏八钱　大戟八钱　蓖麻子二两，研　蛇蜕五钱　杏仁七钱，研　皂角八钱　巴豆八钱，研　肉桂八钱　麻黄八钱　细辛七钱　黄连五钱　甘遂二两　木鳖子一两，研　莪术一两　川乌一两　枳实八钱　独活七钱　山甲七钱　全蝎七钱　当归一两五钱　草乌一两　元参七钱　五倍子七钱

香油六斤，入药浸三五日，煎枯、去渣。将净油熬至滴水成珠。加密陀僧细末四两，飞过黄丹二斤四两，熬至不老不嫩，收贮。合在地上，出火毒三五日。随病贴。

不换神膏《百效全书》（清）

【主治】男妇小儿，不分远年近日，五劳七伤、咳嗽痰喘气急、左瘫右痪、手足麻木、遍身筋骨疼痛、腰脚软弱、偏正头

风、心气疼痛、小肠疝气、偏坠、跌打损伤、寒湿脚气、疟、痢、走气、痞块、男子遗精白浊、妇人赤白带下、月经不调、血崩，兼治无名肿毒、瘰疬、臁疮、杨梅顽疮误服轻粉致伤筋骨疼痛变为恶疮、肿烂成疮、大如盘或流黄水、或流脓血、遍身臭烂、不能动履者，贴此膏药除根，永不发。

【处方】川芎　白芷　生地黄　熟地黄　当归　白术　苍术　陈皮　香附　枳壳　乌药　半夏　青皮　白蔹　细辛　知母　贝母　杏仁　黄连　黄芩　黄柏　栀子　大黄　桑白皮　柴胡　薄荷　赤芍　木通　桃仁　玄参　猪苓　泽泻　桔梗　前胡　升麻　麻黄　牛膝　杜仲　山药　远志　续断　良姜　甘草　连翘　藁本　茵陈　地榆　防风　荆芥　羌活　苦参　僵蚕　天麻　南星　川乌　草乌　芫花　巴豆　何首乌　金银花　白鲜皮　苍耳头七个　五加皮　清风藤　益母草　两头尖　五倍子　大枫子　山甲　上　威灵仙　蜈蚣二十条　桃、柳、榆、槐、桑、楝诸枝各三十根

【用法】上药共七十二味，每一味用五钱。各药切为粗片，用真麻油十二斤浸药在内，夏浸二日，冬浸半月方可，煎药黑枯色为度，用麻布一片滤去渣，将油再秤，如有十数斤加飞过黄丹五斤，油如有八斤加黄丹四斤，依数下丹绝无差矣。将油再下锅熬，黄丹徐徐投下，手中用槐柳条不住手搅，火先文后武，熬成滴在水中成珠不散，春夏硬，秋冬软，此是口诀，瓷器贮之。临用时加细药，乳香　没药　血竭　轻粉　胡脑即樟脑　片脑　麝香　龙骨　海螵蛸　赤石脂　上细药十味，共为细末，瓷器内收贮，临摊膏时掺上些许，生肌、止痛、调气血、去风湿甚妙。

五劳七伤、遍身筋骨疼痛、腰脚软弱，贴两膏肓穴、两肾俞、两足三里。

痰喘、气急、咳嗽，贴肺俞、华盖、膻中。

左瘫右痪、手足麻木，贴两肩井、两曲池。男子遗精。

白浊，妇人赤白带下、月经不调、血山崩漏，贴两阴交、关元。

赤白痢疾，贴丹田。

疟疾，男子贴左臂，女子贴右臂即止。

腰痛，贴命门。

如小肠气、疝气，贴膀胱俞。

偏正头风，贴风门。

心气痛，贴中脘。

走气，贴两章门。

寒湿脚气，贴两足三里。

一切无名肿毒、疬疮、臁疮、杨梅顽疮、及跌扑伤损、痞块、不必寻穴，皆本病所患之处贴之。

贴膏药法：如疮有脓血不净、痂瘢、闭碍须用药水洗净、拭干、候水气净，却用膏贴上。后有黄水脓血流出，用纸绢从侧畔拭出，一日一换，黄水脓血止，两三日一换，贴至愈。凡洗拭换药，必须预备即时贴之，新肉恶风故也。

红缎膏《理瀹骈文》（清）

【主治】男子精寒痿弱、白浊、遗精，女子子宫虚冷、赤白带下，亦治寒泻。

掺药：倭硫黄六钱　母丁香五钱　麝香一钱　独蒜丸如豆大朱砂衣，每用一丸纳脐眼上，贴红缎膏。

或用：硫黄　丁香　胡椒　杏仁　麝香　枣肉丸。

或用：胡椒、硫黄、黄蜡丸。纳脐上，贴红缎膏。

【处方】川椒三两　韭子　蛇床子　附子　肉桂各一两　独蒜一斤　真香油二斤（浸药熬），黄丹（十二两）收

金不换膏《罗军门集验良方》（清）

【处方】当归　川芎　白芷　生地　熟地　白术　苍术　陈皮　香附　枳壳　乌药　半夏　青皮　白蔹　蛇蜕　知母　贝母　杏仁　黄连　黄芩　黄柏　栀子　大黄　桑皮　柴胡　薄荷　赤芍　木通　桃仁　玄参　猪苓　泽泻　前胡　桔梗　麻黄　杜仲　远志　良姜　连翘　茵陈　首乌　荆芥　升麻　牛膝　山药　续断　甘草　藁本　地榆　防风　羌活　苦参　天麻　川乌　草乌　巴豆　桠条　南星　芫花　榆枝　蜈蚣十二条　威灵仙　苍耳子　金银花　白鲜皮　五加皮　大枫子　清风藤　益母草　两头尖　五倍子　山甲　楝树皮　川独活　僵蚕

【用法】上七十五味每味五钱咀片。用真麻油十二斤浸，夏三日、冬半月，煎枯、滤去渣，将油再称，如油只有十斤，加黄丹五斤，有八斤只加四斤，不可错入，再熬，将丹徐徐投下，用槐柳棍不住手搅，火要先文后武，熬至滴水成珠，临收时再加药末。

乳香、没药、血竭、轻粉、潮脑、麝香、龙骨、海螵蛸、片脑、赤石，以上各五钱，研细末入膏药内搅匀，收瓷罐内。

治长幼五劳七伤、周身内外疼痛、疟痢、痞块、无名肿毒、五劳七伤、周身筋骨痛、足软，贴两膏肓穴、两肾俞穴、两足三里穴。

痰喘、气急、咳嗽，贴肺俞、华盖、膻中三穴。

瘫痪手足麻木，贴两肩井、两曲池穴。

男子遗精、女子赤白带、月经不调、崩漏，贴两三阴交、关元穴。

腰疼，贴命门穴。

赤白带，贴丹田穴。

疟疾，男贴左臂穴，女贴右臂穴。

疝气，贴膀胱俞。

偏正头风，贴风门穴。

心气痛，贴中脘穴。

走气，贴两章门穴。

寒湿脚气，贴两足三里穴。

一切毒疮、痞块，只贴患处。

金不换膏《摄生众妙方》（明）

【主治】痹症、痞积、血瘕、寒痢、脾胃虚寒、伤力身痛、疝气、顽癣、肿毒初发。

【功用】活血散瘀、温寒消肿。

【效能】1. 痹症，风寒湿气闭塞经络，筋骨疼痛，手足拘挛。

2. 痞积，气血痰食各种积聚，胸胁胀硬，脘腹疼痛。

3. 血瘕，血寒凝结，经血不潮，腹痛拒按，皮肤甲错。

4. 寒痢，寒湿凝滞，洞泄白痢，腹内冷痛，里急下坠。

5. 脾胃虚寒，胃脘疼痛，消化不良，嗳气嘈杂，溏泄糟粕。

6. 伤力身痛，劳役过度，筋肉疲弊，体痛肢酸，精神颓废。

7. 疝气，寒疝下串，肠逸阴肿，下坠疼痛，不敢仰息。

8. 顽癣，顽癣如钱，渐次扩大，瘙痒起屑，经年不愈。

9. 肿毒初发，外科肿疡初起发现，焮肿疼痛，寒热呕逆。

【处方】野军 川乌 山栀 柴胡 薄荷 灵仙 白术 木通 首乌 生地 熟地 桑皮 乌药 知母 当归 泽泻 广皮 香附 杜仲 青皮 白芷 细辛 蒺藜 黄柏 甘草 杏仁 川连 黄芩 银花 防风 白芍 桃仁 玄参 桔梗 藓皮 猪苓 僵蚕 前胡

升麻　麻黄　牛膝　加皮　草乌
山药　远志　川断　海藤　良姜
连翘　贝母　藁本　茵陈　坤草
地丁　半夏　荆芥　羌活　独活
南星　鼠粪　苦参　苍术　山甲
白及　文蛤　芫花　天麻　全蝎
枫子　苍耳以上各一两　蜈蚣二十条
桃枝二尺　柳枝二尺　桑枝二尺
槐枝二尺　榆枝二尺　香油十五斤

【用法】将药泡入香油内，夏浸三宿、春浸五宿、秋浸七宿、冬浸十宿，方用火熬，以药枯油黑为度，滤去药渣，再熬至滴水成珠，再入黄丹九十两，用柳枝搅之，再加乳香、没药、轻粉、血竭、樟脑、龙骨、海蛸、赤石脂等细面各一两，梅片、麝香各五钱搅匀，倾入水缸中，令人抽扯，色如黄金即成。每贴重五钱，摊置膏药纸上，对合之。痹症、痞积、血瘕、寒痢俱贴脐上。脾胃虚寒，贴前心。身痛贴后心。疝气贴脐下。顽癣、肿毒俱贴患处。

【禁忌】孕妇禁用。

金不换神仙膏《仙拈集》（清）

【主治】男妇小儿远年近日五劳七伤、咳嗽痰喘、左瘫右痪、手足麻木、遍身筋骨疼痛、小肠疝气、偏坠、跌打损伤、寒湿脚气、疟痢、岔气、积聚痞块、男子遗精白浊、女人赤白带下、月经不调、经闭崩漏，兼治无名肿毒、瘰疬顽疮、杨梅、臁疮、遍身黄水臭烂者。贴此膏除根，永不再发，真仙方也。

【处方】川芎　白芷　当归
白术　苍术　陈皮　香附　乌药
半夏　青皮　细辛　知母　贝母
杏仁　枳实　黄连　黄芩　黄柏
栀子　大黄　柴胡　薄荷　赤芍
木通　桃仁　玄参　槟榔　芫花
草乌　川乌　南星　天麻　僵蚕
苦参　防风　荆芥　羌活　独活
甘草　连翘　藁本　茵陈　地榆
猪苓　泽泻　桔梗　前胡　升麻
麻黄　牛膝　杜仲　山药　远志
续断　良姜　生地　熟地　白蔹
巴豆　桑皮　山甲　大风子　五
倍子　益智　五加皮　风藤　薜
皮　蒺藜　银花　首乌　苍耳
两头尖各五钱　蜈蚣二条　桃枝
柳枝　榆枝　桑枝　楝枝　楮枝
各三十寸

【用法】共七十九味，切为粗片，香油十三斤浸药。春五、夏三、秋七、冬九日，煎药枯黑，滤去渣。将熟油再称，如有十斤加飞丹五斤，徐徐下，油复熬，柳棍不住手搅，先文后武，滴水成珠。夏春微硬些，秋冬微软些。瓷器收贮，临时用加后细药。

乳香、没药、血竭、轻粉、冰片、麝香、潮脑、龙骨、海螵蛸、赤石脂，各等分。

为细末，摊膏时，掺些许，生肌止痛、调气疏风最妙。

劳七伤、遍身筋骨疼痛、腰脚软弱，贴两膏肓穴，两肾俞穴、两足三里穴。

痰喘气急、咳嗽吐痰，贴肺俞穴、华盖穴、膻中穴。

左瘫右痪、手足麻木，贴两肩井穴、两曲池穴。

偏正头风，贴风门穴。

心气疼痛，贴中脘穴。

岔气，贴章门穴。

寒湿脚气，贴足三里穴。

赤白痢疾，贴丹田穴。

疟疾，男子贴左臂，女子贴右臂，即止。

腰疼，贴命门穴。小肠疝气，贴膀胱俞。无名肿毒、瘰疬、顽疮、积聚痞块，俱贴患处。

金仙膏 《陈修园全集》（清）

【主治】开郁消积和中诸方而推广之，能去风寒、化湿热、并行气血痰食、凡咳嗽哮喘、恶心嘈杂、嗳气吞酸、呕吐噎嗝、痞块积聚、肿胀、黄疸、疟疾、水泻、痢疾、淋症疝气、脚气。一切利肺、平肝、调胃健脾皆妙。并治胸腹胁肋诸痛、周身走注气痛、乳块、腹痛、肿毒初起、皆可消散。寻常饮食不甘以此宽胸进食，胜服神曲、槟榔之属。治症甚多，衰年小儿俱可贴，妇人兼有解郁调经之功。跌打损伤行瘀止痛亦效。此方具理气理血升降之用。孕妇忌贴。

【处方】生姜　葱白　韭白　蒜白各一斤　白凤仙花茎子叶根全株　槐枝　柳枝　桑枝　桃枝　侧柏枝各半斤　萝卜子　白芥子　山楂子　苏子　艾叶　花椒　菖蒲各二两　陈香橼一两　小磨麻油五斤（熬）　黄丹三十两收　白术四两　大黄　苍术各二两　生香附　醋香附　生灵脂　醋灵脂　生延胡　醋延胡　川芎　白芍　当归　柴胡　薄荷　羌活　独活　防风　白芷　杏仁　神曲　麦芽　陈皮　半夏　大贝母　胆南星　前胡　郁金　乌药　蒲黄　炒赤苓　泽泻　条芩　黑山栀　川乌　草乌　桔梗　甘草　枳壳　枳实　蒌仁　大戟　皂角　官桂　槟榔　黄柏　青皮　木香　灵仙　砂仁　川楝

赤芍　桃仁　红花　没药　乳香
三棱　莪术（煨）　广藿梗　良
姜　小茴　草果仁　连翘　僵蚕
全蝎　木鳖　防己　山甲　木通
车前　子明　雄明　矾降　香益
智仁　吴萸　黄连　细辛　茵陈
蓖麻仁　厚朴　葛根　生巴仁
甘遂　芫花　黑白丑　陈壁土
轻粉　葶苈各一两　肉桂　丁香各
二两　小磨麻油十斤（熬）　黄丹
（炒六十两收，入飞滑石六两，牛膝四两
搅。与前膏合并。如油少酌加。）

金仙膏 《理瀹骈文》（清）

此膏力量甚大，非重症，不
可轻用大张，并不可轻加重药。
孕妇忌贴。

【主治】风寒暑湿气血痰食
六郁五积、疟疾、痢疾，并小儿
风寒积滞，及外症痈疽未破等
证。此膏代越鞠、温白丸用，又
名开郁消积膏。

【处方】苍术五两　白术四两
羌活　川乌　姜黄　姜半夏　乌
药　川芎　青皮　生大黄各三两
生香附　炒香附　生灵脂　炒灵
脂　生延胡　炒延胡　枳实　川
连　川朴　当归　灵仙　黑丑头
半生半炒　巴仁各二两　黄芩　黄
柏　生蒲黄　黑栀　郁金　莪术
三棱　槟榔　陈皮　山楂　麦芽

神曲　南星　白丑头　苦葶苈
苏梗　藿梗　薄荷　草乌　柴胡
前胡　细辛　白芷　荆芥　防风
连翘　干葛　桔梗　知母　大贝
母　甘遂　大戟　芫花　蒌仁
防己　腹皮　花粉　赤芍　白芍
枳壳　茵陈　川楝　木通　泽泻
车前　猪苓　木瓜　皂角　杏仁
桃仁　苏子　益智　良姜　草果
吴萸　红花　木鳖　蓖麻仁　僵
蚕　全蝎　蜈蚣　蝉蜕　生山甲
生甘草各一两　发团二两　滑石四
两　生姜　葱白　韭白　薤白
蒜头　红凤仙　白凤仙全　槐枝
柳枝　桑枝各一斤　凤仙干者或用四
两　榆枝　桃枝各八两，均连叶　石
菖蒲　莱菔子　干姜各二两　陈佛
手　小茴　艾各一两

【用法】两药共用油四十斤，
分熬、丹收。再入：

松香四两，生石膏四两，陈
壁土、明矾各二两，雄黄、轻
粉、砂仁、白芥子、川椒、木
香、檀香、官桂、乳香、没药各
一两（制），牛皮胶四两，酒蒸
化如前下法，或加苏合香油，临
用加沉香。

旧合平痧膏治霍乱者即此膏
减味。

治症列后：

头痛发烧，贴胸口。

内伤饮食，贴胸口痛处，并脐上，或用莱菔子、枳实、麸皮、食盐炒熨。

痰嗽，贴胸口。

哮喘，贴胸背及凤仙擦背。

痰饮，贴心口。

嘈杂吞酸，贴心口。

恶心干呕，用芦根汤抹胃脘，糁黄连末贴。

噎膈反胃，用生姜汁、韭菜汁、牛乳抹胸口，糁郁金、凤仙子末贴。

翻胃，用姜汁、竹沥抹后贴胸口，或用芦根汤煎抹贴。

感寒呕吐，糁丁香、砂仁、藿香、陈皮、半夏、干姜末，贴心口。

霍乱，吐者用生姜擦胸口，糁佛手干、明矾末贴及脐上。不吐者亦用生姜擦胸口，糁菖蒲、白蔻，丁香末贴脐上。

癥瘕痃癖，用生姜擦患处，糁药末贴，及用温白丹炒熨并缚。

黄疸，糁白术、黄芩、茵陈末贴心口，及用瓜蒂末嗅鼻。

浮肿，阳水先肿上体贴心口，阴水先肿下体贴心口、脐上，及用复元丹药料炒热熨脐并缚并抹。

胀满，贴心口脐上。

单腹胀，糁肉桂末贴。

泄泻，贴胸脐，及用白术五钱，车前子八钱炒熨，泄不止，糁黄丹、枯矾末贴。

疟疾，用生姜擦后贴心口背心。

心胃气痛，贴痛处。

肝气胁肋痛，贴痛处。

腹痛，贴脐。

腰痛，糁白术、官桂末，贴痛处。

小肠气痛，贴脐下，并用川楝子、小茴、乌头、栀子盐炒熨，寒重用散阴膏。

妇人痛经，贴脐上，再用当归、延胡、红花、胡椒，蚕炒、醋炒熨。

妇人乳核，不红肿者，用姜葱汤洗后，糁木香末贴。红肿热痛，用清阴膏。

产后儿枕痛，贴痛处。不应，糁起枕散料加川芎、蒲黄、五灵脂、吴萸、红花、乳香、没药等炒熨，并缚之。

附 糁药方

1. 温白丹，癥瘕痃癖、炒熨并缚。

川乌、吴萸、桔梗、柴胡、

菖蒲、紫菀、川楝、炮姜、肉桂、花椒、巴豆、泽泻、皂角、川朴各一两,共为粗末。

2. 糁药末子,癥瘕痃癖,用生姜擦患处,糁膏贴。

大蒜头三两,生姜、葱白各二两,同捣烂加白芥子、花椒、蓬仙子、红蓼子同大黄、芒硝、陈石灰、明矾、雄黄、轻粉各二钱,研末和匀,阴干。

3. 起枕散,产后儿枕痛,糁膏贴痛处。

延胡、当归、官桂,等分为末。

乳香善应膏《丹溪心法》(金)

【主治】一切痈疽肿毒、发背脑疽、漏疮疬子、金疮、便毒、臁疮及小儿头疮、丹毒、寒湿冷痹、肢节疼痛、手足顽麻、跌扑损伤、闪挫瘀血、蜈蚣咬、蝎螫、妇人乳痈、月间败血、脐腹疼痛,并用此拔散毒气,立效。先须洗净贴之。

【处方】乳香 没药 血竭各五钱 阿魏二钱 麝香一钱,另研 大黄 黄连 黄柏 防风 荆芥 芍药 白芷 玄参 当归 连翘 巴豆 苏木 大风子各一两 木鳖子八个 山甲十八片 黄丹一斤,水飞过 槐桃柳嫩枝各二十寸 香油

二斤

【用法】上除乳香等五味另研为末,将其余药剉,入清油内煎令黑色,滤去渣,入黄丹不住手搅成膏,却入前五味药末,再搅令匀,摊贴患处。

绀珠膏《外科大成》(清)

【主治】一切痈疽、肿毒、流注、乳毒、瘰疬痰核,并跌扑损伤、风寒湿痹、骨节冷痛、顽臁、血风等证及头痛、牙痛、心腹痛、腰腿痛、火眼、咳嗽、五痔、下痢等证,悉验。

【处方】制油四两,煎滚入松香一斤,文火化,柳枝搅,候化尽离火入细药末二两三钱搅匀,即倾水内,拔扯数十次,易水浸之听用。

【用法】跌扑、肿毒、瘰疬等证,但未破者再加魏香散,随疮之大小、患之轻重,每加半分至三二分为度。

已破者,则另加生肌散,然此膏贴破疮少痛,未若于黑膏内加生肌散为妙。而毒深脓不尽者及顽症对口等证,虽溃必用此膏获效。

未破者贴之,勿揭,揭则作痒,痛亦勿揭能速于成脓。患在平处,纸摊,在弯曲转动处,绢帛摊贴。

跌扑肿毒疼痛等证,贴本

处。

臁疮及臀腿寒湿等证，先用茶清入白矾少许洗净贴之，刻日见效。

风寒咳嗽，贴背心。

头痛，贴太阳穴。

牙痛，塞牙缝。

火眼，贴鱼尾。

小儿疳痢，丸绿豆大，神曲为衣，每服二三十丸，米饮下。

内痈等证，用蛤粉为衣服。

便毒、痰核，多加魏香散。

瘰疬，再加铜青。

附　制油法

每麻油一斤，用当归、木鳖子肉、知母、细辛、白芷、巴豆仁、文蛤（打碎）、山慈姑（打碎）、红芽大戟、续断各一两，槐枝、柳枝各二十八寸，入油内浸一二七日，煎枯、去渣，取油听用。（余察朝鲜琥珀膏多续随子，此方宜加之）

附　制松香法

择片子净嫩松香为末十斤，次取槐、柳、桃、桑、芙蓉等五样枝各五斤剁碎，用大锅水煮浓汁滤净，再煮一次，各收之，各分五分。每用初次汁一分煎滚，入松香末二斤，以柳槐枝搅之，煎至松香沉下水底为度。即倾入

二次汁内，乘热扯拔数十次，以不断为佳，候温作饼收之。余香如法。此原方也，但煎膏其色欠红艳，加苏木、五枝同煮之。

膏内细药方

乳香、没药俱去油，血竭，各五钱，轻粉、麝香各二钱，明雄黄四钱，为细末，加石膏内用。

魏香散方

乳香、没药俱去油，血竭等分，阿魏、麝香减半，为末，罐收听用。

生肌散方

腐尽生肌用此。人参、龙骨、赤石脂、乳香、没药、血竭、轻粉，各二钱，贝母三钱，珍珠一钱，冰片一钱，加白蜡二钱，为末，罐收听用。

治脏腑热膏 《理瀹骈文》（清）

【主治】心肺胃肝胆肾热、上而酒毒、膈热、消渴、下而血滞、五淋、血崩等证。

【处方】薄荷八两　生地六两　麦冬四两　当归　柴胡　蒲黄　木通各二两　黄芪　党参　黄连　生甘草　酒白芍各一两

【用法】麻油熬，黄丹收。阿胶一两搅，贴。

赵府神应比天膏 《几希录》

（清）

【主治】接折骨、断指，化大毒，并治百病。

【处方】当归　红花　生地　川芎　芍药　苏木各二两　羌活　独活　莪术　防风　荆芥　野菊　骨碎补（去皮毛）　牙皂　苦参　牛膝　三棱（煨）　白蔹　山甲（炙）　续断　蝉蜕　全蝎汤泡三次　山豆根　地龙（去泥）　甘松　山柰　槐枝　柳枝　桃枝　榆枝　夏枯草　露蜂房各一两　白果三个（去壳）　南星　半夏各一两五钱　男血余三两（皂角水洗）　胎发二十丸　白花蛇一条（去头尾）　桑白皮　连翘　金银花　川贝　山慈姑　木鳖仁　甘草　大黄　桃仁　杏仁　川楝（去须）　首乌　五味　黄芪　合欢花　象皮　昆布（去盐味）　凤凰蜕各二两　川附子一个　黄芩　射干（洗）　黄柏　乌药　元参　五加皮　人参　大力子　肉桂　豨莶草各四两　桑枝一两

以上共六十八味，为粗末。

雄黄二两　银朱六钱　朱砂二两　花蕊石二两（为粗末用硫黄末二两搅匀入阳城罐内封固炼一日取出。）石膏二两（煅）　赤石脂二两　自然铜二两（二味各入倾银罐内煅红醋粹七次埋土中一宿去火气）　云母石一两　乳香三两（同龙骨研）　龙骨二两（照自然铜制）　阿魏一两（同自然铜研）　没药三两（炙同赤石脂研）　血竭二两五钱（同石膏研）　儿茶二两（同云母研）　安息香五钱　珍珠五钱（同安息香研）　山羊血一两　牛黄三两（同雄黄研）　麝香四钱（同银朱二钱研）　冰片二钱（同朱砂研）　蛇蛇胆五钱（同雄黄研）　沉香一两五钱　檀香一两五钱　丁香五钱　木香一两五钱　降香五钱（以上不用火）　三七一两　苏合香二两五钱

以上二十八味为细末。

【用法】黄蜡三两　白蜡三两　苏合油　淘鹅油各四两，用真麻油十五斤将粗末浸，春五、夏三、秋七、冬十日，入锅文武火熬枯，绢滤去渣，又煎至滴水成珠，下淘鹅油、黄白蜡、苏合油，再下炒过黄丹七斤，柳条搅，试其软硬得所，离火下细末，冷定，沉水中三日，取起摊用。

五劳七伤、遍身筋骨疼痛、腰脚软弱，贴两膏肓、两肺俞、两足三里。

腰疼，贴命门。

痰喘气急咳嗽，贴两肺俞、

华盖、膻中。

小肠疝气,贴膀胱俞。

左瘫右痪、手足麻木,贴两肩井、两曲池。

疟疾,男贴左臂,女贴右臂,即止。

男子遗精白浊、女人赤白带下、月经不调、血山崩漏,贴阴交、关元。

心气痛,贴中脘。

偏正头风,贴风门。

走气,贴章门。

寒湿脚气,贴两足三里。

一切无名肿毒、痈疽发背、对口疮、瘰疬、臁疮、杨梅、风毒、跌打损伤、指断、臂折、痞块癥瘕,皆贴本病患处。

神效万灵膏《寿世保元》(清)五台山无穷禅师秘藏方。

【主治】诸疮肿毒及诸病等证。

【处方】当归 川芎 赤芍 生地黄 熟地黄 防风 羌活 独活 连翘 山栀 黄连 大黄 玄参 苦参 白芷 五倍子 两头尖 皂角 桔梗 白及 白蔹 红芽大戟 山慈姑 天花粉 官桂各六钱 蓖麻子八十个 木鳖子四十个 杏仁四十个 巴豆肉四十个 山甲十片

【用法】上剉散,用真麻油三斤四两,发余四两,入药浸,春秋三日、夏二日、冬五日,油、药入油锅内,文武火熬,用槐柳枝长寸许各三十根同熬焦色,用麻布滤去渣,再放锅内熬,滴水成珠不散,倾出瓶内。秤准油二斤下山东黄丹一斤,松香二两姜汁煮过,黄蜡二两,桐油三两,熬至不老不嫩,冷后下。

乳香、没药、血竭、孩儿茶、阿魏、百草霜各三钱,麝香五分或一钱,轻粉三钱,马苋膏三钱,俱为细末,油将好投下,早了恐泄药气,再熬不黏手为度。将膏药埋土内三四日出火毒,瓷瓶内收贮。随意摊贴。倘膏嫩加杭粉,不拘多少,不黏手为度。

贴痈疽、发背、瘰疬、疮毒,才起一日贴,将火焙双手、一上一下摩百余次,出汗为度。如有脓血之疮,贴膏药便罢,不用手摩。

疥疮、癣瘙痒,贴上,不用手摩。

风癫皮肤,先用木鳖子火焙热捣烂,放肿上贴之。

咽喉喘嗽,贴膏者,焙手摩百次。

27

无名肿毒，贴患处，疮初起，焙手摩出汗。诸毒发阴阳，男子贴丹田，妇人贴血海，焙手摩百次。

打破损刀伤贴患处。如虚肿贴肿处，焙手摩百次。

热嗽、冷嗽、伤和，贴肺俞，焙手摩百次。

风痰雍塞，贴心坎，痛，焙手摩百次。

男妇诸痞块，用面作圈放痞周，用皮硝一两，鸽粪五钱，大蒜二颗，将为一处，用膏贴疮上，硝粪蒜放圈内，以熨药上，要透热。煨木鳖子肉放膏内，小儿痞块不用硝熨，焙手摩百次。

男妇偏正头风，俱贴太阳穴，焙手摩百次。

男子遗精、女人白带，火煨木鳖子肉，男贴丹田，女贴血海，焙手摩百次。

蛊胀，贴心下、脐下，煨木鳖子肉，焙手摩百次。

左瘫右痪、湿气疼痛，贴患处，煨木鳖子肉，焙手摩百次。

暗风，贴肺俞穴并心口下三寸，焙手摩百次。

月经不调，贴血海，焙手摩百次。

醉后呕吐，贴肺俞、心口，焙手摩百次。

冷气冲心痛、肚腹疼痛，依病大小贴，焙手摩百次。

四时伤寒，贴背心，焙手摩百次。

以上诸般疼痛，照法贴之，焙手摩百次。

神异膏《寿世保元》（清）

【主治】一切风寒湿气、手足拘挛、骨节酸痛、男子痞积、妇人血瘕及腰胁诸般疼痛、结核瘰疬、顽癣、顽疮积年不愈、肿毒初发、杨梅肿块未破者，俱贴患处。肚腹疼痛、泻痢疟疾，俱贴脐上，痢白而寒尤效。咳嗽哮喘、受寒恶心、胸膈胀闷、面色萎黄、心疼气痛，俱贴前心。负重伤力，浑身痛者，贴后心。腰眼痛、小肠气等证，贴脐。治无不效。

【处方】木香　川芎　牛膝　生地黄　细辛　白芷　秦艽　归尾　枳壳　独活　防风　大风子　羌活　黄芩　南星　蓖麻子　半夏　苍术　贝母　赤芍　杏仁　白蔹　茅香　两头尖　艾叶　连翘　川乌　甘草节　肉桂　良姜　续断　威灵仙　荆芥　藁本　丁香　金银花　藿香　红花　青风藤　乌药　苏木　玄参　白鲜皮

僵蚕　草乌　桃仁　五加皮　山栀子　牙皂　苦参　山甲　五倍子　降真节　骨碎补　苍耳头　蜂房　蝉蜕　鳖甲　全蝎　麻黄　白及各一两　大黄一两　蜈蚣二十一条　蛇蜕三条

【用法】上用桃、槐、榆、柳、楮、桑、楝七色树枝各三七二十一寸，俱切粗片。用真麻油十二斤浸药，夏三、春五、秋七、冬十宿后，煎药枯油黑为度，用麻布滤去渣，贮瓷器内。另以松香不拘多少，先下净锅熔化后取起，每松香二斤用药油四两，试水软硬得法，仍滤入水缸中，令人扯拔，色如黄金即成膏矣。

保安膏《圣济总录》（宋）

【主治】一切疮肿。

【处方】当归切，焙　附子去皮脐　川芎　防风去叉　白蔹　升麻　细辛去苗叶　侧柏　草薢各一两　桃仁去皮　甘草　桑根白皮　垂柳枝　白及　黄芪　白芷　白僵蚕各半两　铅丹，五两　雄黄研　麝香研　硫黄研，各半两　杏仁去皮，三分　丹砂研，一分

【用法】上二十三味㕮咀，以麻油二斤于新瓷器内浸药一宿，次日纳铛中，文武火炼，候

稀稠得所，以绵滤去渣，入雄黄、铅丹、丹砂、麝香、硫黄等药，再煎须臾息火，别入黄蜡四两凝药，候稍过，倾入热瓷器内盛之。勿令尘污。发背，酒调两匙日两服，外贴二日一换。瘰疬、漏疮、疽疮、风肿、干癣、奶痈、肾癣、湿癣、发鬓、发脑、发牙、蛇虫咬皆贴之。折伤筋骨，酒服半匙。箭入骨，贴之自出。喉闭含之即通。难产并胎死腹中，并酒化半两服。血气冲心、生姜汁加小便同煎，温酒化下一匙。但诸恶疮、数年不瘥者，以盐汤先洗，然后贴之。

海犀膏《理瀹骈文》（清）

五月五日以水胶一两，乳香一两煎水，摊纸上，阴干，剪贴，能治诸痛，或入明雄、飞矾等分，朱砂三分，刷纸上。

通治实火膏《理瀹骈文》（清）

【处方】大黄　当归　生地各二两　黄柏　黄芩　黄连　川芎　柴胡　干葛　薄荷　连翘　赤芍　栀子　知母　黑丑各一两　犀角片　羚羊片各三钱

【用法】用麻油熬，黄丹收，入石膏、滑石各四两搅。一有生甘草。

造化争雄膏《疡科选粹》（明）

此药能养精神、益气血、存真固精、龟健不困、肾海常盈、返老还童，又名五养保真膏，以其能养精、养气、养血、养神、养身故也。又兼治咳嗽吐痰、色欲过度、腰胯疼痛、两腿酸辛、行步艰难、下元不固、胞冷精寒、小便频数、遗精白浊、吐血鼻衄等证。又治妇女下寒、赤白带下、子宫冷痛、久不胎孕。又患恶毒、顽疮、一切无名肿毒，贴之三日可愈。

一选时日，择取上巳、端午、重阳、甲子、庚申、天医、天赦、天德、月德、天喜、生喜等吉日。

二定药室，择洁净明亮之处，照依时候方向之室尤妙。

三辨药品，审择真正道地。

四制药性，照依服食之剂制度得宜。

五净身心，用之人具要能诚其心、外洁其体、明净衣服、焚香致敬。

六慎闻见，忌鸡犬等。

七看火候，火要紧慢文武得宜，药要老嫩适中有法。

八谨守藏，药成之后忌犯铁器，忌见烘热。

九审施用，看人老少壮弱，量病内外久近。九者得宜，用无不验。

炼松香，用小竹甑一个，用粗麻布一层，用明净松香放其上，安水锅上蒸之，俟松香熔化，淋下清净者，初倾入冷水中，又以别水煮二三滚，又倾入水中，如此数次，后复用酒如前煮之，俟其不苦不涩为度，二次炼不用铁锅尤妙。

飞黄丹，用好酒入水中，淘去底下砂石，候干，炒之。

起手先熬药油，后入细料。

真麻油三斤，粉甘草四两，先熬数沸，后下药。

【处方】官桂去粗皮　远志酒浸一宿，去心焙干为末，各六钱　菟丝子淘去砂，酒煮极烂，捣成饼为末，六钱　川牛膝去芦，酒浸一宿，晒干为末　鹿茸去毛，酥炙黄　虎骨酥炙黄　蛇床子拣净，酒浸一宿，焙干　锁阳酥炙　厚朴去皮　淮生地酒浸一宿，焙干　淮熟地同上　玄参去芦头　天门冬去心　麦门冬去心　防风去芦　茅香拣净　赤芍药酒浸洗　白芍药同上　当归酒洗　白芷　北五味　谷精草　杜仲去皮，剉，盐酒炒去丝　荜茇　南木香　车前子　紫梢花　川续断　良姜以上各六钱　黄蜂　山甲剉以灶灰炒为末，二钱地龙去土炙,四钱 骨碎补二钱 蓖麻子 杏仁去皮,各四钱 大附子二个,重二两,面裹火煨去皮脐 木鳖子去壳,四十个,研纸裹压去油 苁蓉红色者酒洗去甲焙,七钱 桑槐桃李嫩枝各七寸 一方有红蜻蜓十只

【用法】上药各依法制备,剉,入油内,用铜锅桑柴火慢煎,候枯黑取起,以生绢滤去渣。锅亦拭净,其药油亦须滴水成珠为度。每药油一斤用飞过黄丹八两,徐徐加入,慢火煎熬,用桑槐柳枝不住手搅,勿使沉底,候青烟起,膏已成。看老嫩得中停火,入炼过松香半斤、黄蜡六两,此亦以一斤油为率,搅匀放冷,膏凝结后,连锅覆泥上三日,取起,用别锅烧滚水炖药,锅在上,隔汤泡融,以桑、槐、柳枝不住手搅三五百遍去火毒,入后药。

【处方】麝香 蟾酥 霞片(疑为鸦片) 阳起石云头者 白占各六钱 丁香 乳香 广木香 雄黄龙骨 沉香 晚蚕蛾 倭硫黄 赤石脂 桑螵蛸 血竭 没药各四钱 黄芪去皮头,蜜炙为末,三钱

【用法】上件须选真正道地者,各制为极细面子,以渐投入膏中,搅极匀和,即投膏入冷水

中,捏成五钱一饼。如遇用时,入热水中泡软,以手掌大红缎一方,摊药在上,不用火烘。

清肝膏《理瀹骈文》(清)

【主治】肝经血虚、郁怒生火,或头昏头痛、眼花目赤,贴太阳穴。耳鸣、耳聋、耳前后痛,夹耳门贴。面青口酸、寒热往来、多惊不寐、善怒、吐血、胸中痞塞、胁肋乳旁大小腹作痛、阴肿、阴疼及小儿发搐、肝疳,贴胸背、两胁、脐上、脐下,并外症,颈上生核之类,贴患处。孕妇忌贴。

【处方】鳖甲一个,用麻油三斤浸、熬,听用 柴胡四两 川连 龙胆草各三两 元参 生地 川芎 当归 白芍 郁金 丹皮 地骨皮 羌活 防风 胆星各二两 薄荷 黄芩 麦冬 知母 贝母 黄柏 荆芥 天麻 秦艽 蒲黄 枳壳 连翘 半夏 花粉 黑山栀 香附 赤芍 前胡 橘红 青皮 栝楼仁 桃仁 胡黄连 延胡 灵脂炒 莪术煨 三棱煨 甘遂 大戟 红花 茜草(即五爪龙) 牛膝 续断 车前子 木通 皂角 细辛 蓖麻仁 木鳖仁 大黄 芒硝 羚羊角 犀角 山甲 全蝎 牡蛎 忍冬藤 甘

草　石决明各一两　吴萸　官桂　蝉蜕各五钱

又生姜　葱白　大蒜头各二两　韭白四两　槐枝　柳枝　桑枝　冬青枝　枸杞根各八两　凤仙全株　益母草　白菊花　干桑叶　蓉叶各四两　侧柏叶二两　菖蒲　木瓜各一两　花椒　白芥子　乌梅各五钱

两药共用油二十四斤，分熬、去渣，并煎油，丹收，再入。

煅礞石四两　雄黄　青黛各二两　芦荟　木香各一两　牛皮胶四两，酒蒸化如常下法

附　糁药方

1. 凉惊锭子，治小儿一切惊风，用金银花汤调敷胸口。

龙胆草、防风、青黛、钩藤各三钱，黄连五分，共为末，和入冰片、麝香各少许，面糊为锭。

2. 利惊锭子，治小儿惊风搐搦，用薄荷汤调敷胸口。

天竺黄三钱，青黛、轻粉各一钱，黑丑五钱，共制末，白蜜为锭。

清阳膏　《理瀹骈文》（清）

此膏代败毒通圣散用，孕妇忌贴。

【主治】上焦风热及表里俱热者。凡三阳症均宜之。并治头痛如神。凡外症痈毒红肿、毒气攻心、作呕不食，贴胸背可护心。

【处方】薄荷五两　荆芥穗四两　防风　连翘　牛蒡　花粉　元参　黄芩　黑山栀　大黄　朴硝各三两　生地　天冬　麦冬　知母　桑皮　地骨皮　黄柏　郁金各二两　丹参　苦参　大贝母　黄连　川芎　白芷　天麻　独活　前胡　柴胡　丹皮　赤芍　当归　秦艽　紫苏　香附　蔓荆子　甘葛　升麻　藁本　细辛　桔梗　枳壳　橘红　半夏　胆星　大青　山豆根　山慈姑　杏仁　桃仁　龙胆　蒲黄　紫草　葶苈　忍冬藤　大戟　芫花　白丑　生草　木通　五倍子　猪苓　泽泻　车前　蒌仁　皂角　石决明　木鳖　蓖麻仁　白芍　山甲　僵蚕　蝉衣　全蝎　犀角各一两　羚羊角　发团各二两　红花　白术　官桂　蛇蜕　川乌　白附子各五钱　滑石四两　甘遂二两　生姜连皮　葱白连须　韭白　大蒜头各四两　槐枝连花角　柳枝　桑枝均连叶　白菊连根叶　白凤仙全棵用，各二斤　苍耳草　益母草　马齿苋　诸葛菜

皆全用　小蓟　芭蕉无蕉用桑叶　竹叶　桃枝连叶　芙蓉叶各八两　侧柏叶　石菖蒲各二两

【用法】以上生姜以外皆取鲜者，夏秋合方全。其中益母草、小蓟、芙蓉叶、凤仙草等，如干者一斤用四两，半斤用二两。

方解：上两药共用小磨麻油三十五斤。凡干药一斤用油三斤，鲜药一斤用油一斤。分两起熬枯去渣，再并熬，俟油成，仍分两起下丹，免火旺走丹。每净油一斤用炒丹六七两收，再下炒铅粉一斤，雄黄、明矾、硼砂、青黛、轻粉、乳香、没药各一两，生石膏八两，牛皮胶四两酒蒸化，俟丹收后，搅至温，以一滴试之不爆方下，再搅千余遍令匀，愈多愈妙，勿炒珠无力且不黏也。

其他诸膏皆照此熬法。如油少加二三斤亦可。凡熬膏总以不老不嫩合用为度。

治症列后：头痛，贴太阳穴。连脑痛，贴脑后第二椎下两旁风门穴。

鼻塞，贴鼻梁，并可卷一张塞鼻。

烦渴，贴胸背。

咳嗽内热，贴喉下、心口或贴背后第三骨节。

大头瘟，掺青黛末贴肿处，再用上清散加冰片吹鼻取嚏。

痄腮，贴腮上，兼用云台膏或敷乌龙锭用醋磨。

赤眼肿痛，贴太阳穴。再用五黄锭醋磨敷眼胞及煎汤洗，可用上清散取嚏。

牙宣，贴腮上。

口糜口疮，掺赴宴散，贴胸口或脐上。

牙疳，掺紫雪丹贴心口，可用人乳煅人中白和冰片吹，并青黛散敷颈上。极盛者用大黄绿豆敷足心。热实结胸，贴胸背。重者掺大黄、芒硝、甘遂、枳实末贴。

耳鸣耳聋，将膏剪半开勿断，夹耳门贴。再用龙荟锭醋磨敷一周，如有脓水日久不干，可用枯矾、雄黄、轻粉、海螵蛸末敷。

风火喉闭，用上清散加冰片麝香少许，掺膏贴喉中央或颈两旁，或用塞鼻丹绵裹塞鼻亦可。

鼻衄，贴心口、背心。胃热者加清胃膏贴中脘。肾热者加滋肾膏贴丹田，并用大蒜贴两足心。

热毒发斑，掺紫草末贴心口背心。

鼻渊，贴背后第三骨节。

吐血，贴胸背。

便血，贴脐上并肛门。

脏腑火症，贴胸、背、脐、腹。

尿血，贴小腹。

热淋，贴脐下。

肛门肿痛，贴患处。

热秘，贴当脐。

大人中风热症，贴胸背及脐上。

小儿惊风痰热，贴胸背。

小儿内热，掺朱砂、黄连末，贴心口、背心。

妇人热入血室，贴心口及期门穴，穴在两乳旁各开一寸半是也。

血结胸，掺大黄末，贴痛处。

脚气，贴患处。

热结血闭，贴脐下。

疟疾，贴背后第三骨节。

乾坤一气膏《外科正宗》（清）

【主治】痞疾，无论新久立效。主诸风瘫痪、湿痰流注、各样恶疮、百般怪症、男子夜梦遗精、妇人赤白带下，又男女精寒血冷、久无嗣息者并贴之。

【处方】当归　白附子　赤

芍　白芍　白芷　生地　熟地　山甲　木鳖肉　巴豆仁　蓖麻仁　三棱　莪术　五灵脂　续断　肉桂　元参各一两　乳香　没药各一两二钱　麝香三钱　真阿魏二两，切薄片听用

【用法】上用香油五斤，除乳、没、麝、魏外，余皆入油浸，春五、夏三、秋七、冬十日，期毕桑柴火熬至药枯，细绢滤清。每净油一斤配飞丹六两，将油入锅内下丹，槐柳枝搅令成膏。掇下锅来，用水盆坐稳，渐下阿魏片泛化已尽，方下乳没、麝香，再搅匀，乘热倾入瓷罐内，分三处盛之。临用汤中炖化。痞病红缎摊贴，余病绫绢俱可摊之。有肿者对患贴之。男子遗精、妇人带下悉贴丹田。诸风瘫痪贴肾俞穴，并效。

散阴膏《理瀹骈文》（清）

此膏力量甚大，非重症不可轻用大张，并不可轻加重药。孕妇忌贴。

【主治】风寒湿痹、筋骨疼痛并下焦寒湿及外症阴疽寒毒、痰核、冻疮、跌打闪挫等证。此膏代五积散、三痹汤用。唯心位不可轻贴。

【处方】生附子五两　白附子

四两　生南星　生半夏　生川乌
生草乌　生麻黄去节　生大黄
羌活　苍术各三两　川芎　当归
姜黄　细辛　防风　甘遂　延胡
威灵仙　乌药各二两　独活　五灵
脂　黑丑头　荆芥　三棱　莪术
藁本　赤芍　白芍　紫苏　香附
白芷　青皮　陈皮　天麻　秦艽
枳实　川朴　槟榔　远志　益智
杜仲　牛膝　川断　紫荆皮　桂
皮　五加皮　木瓜　吴萸　蛇床
子　补骨脂　大茴　巴戟天　葫
芦巴　巴豆仁　杏仁　桃仁　苏
木　红花　草果　良姜　皂角
骨碎补　自然铜　刘寄奴　马鞭
草　大戟　商陆　芫花　防己
甘草　木鳖　蓖麻仁　生山甲
蜂房　全蝎　蛇蜕　荜茇　甘松
山奈　黄连　黄柏各一两　发团二
两　炒蚕砂二两四钱　干地龙十条
　　又生姜　葱白各二斤　韭白
蒜头　桑枝　苍耳草　全草株各
一斤　凤仙草全株,二三斤　槐枝
柳枝　桃枝各八两　干姜　艾叶
侧柏叶各四两　炮姜　菖蒲　胡椒
川椒　白芥子各二两

【用法】上两药共用油三十
五斤,分熬、丹收。再入松香八
两,密陀僧四两,陈壁土、赤石
脂（煅）各二两,雄黄、明矾、

木香、丁香、降香、乳香、没
药、官桂、樟脑、轻粉各一两,
牛皮胶四两,酒蒸化如清阳膏项
下法,苏合油一两,搅匀。临用
或掺麝香末贴。虽有一方加制硫
黄,须遇阴寒重症方可酌加。勿
轻试之。

治症列后:

三阴寒症,贴当脐并对脐,
即命门穴也,或脐下方。另用干
姜、附子炒熨背心、臂弯、膝盖
等处。

阴毒,贴脐上,用正阳散炒
熨并缚脐。

寒痢,贴脐并对脐。

假阳实阴症,贴脐上,再掺
吴萸末贴足心。

心腹痛,贴当脐并对脐背心。

杂中寒,贴背心、脐上,用
五积散炒熨并缚脐。

男女房劳阴症,掺肉桂、丁
香、吴萸、附子、胡椒、麝香
末,贴背心、脐上、对脐及两膝
盖等处。再用吴萸、葱白、麦
麸、食盐炒热熨脐并缚。

阴疸,干姜、附子、茵陈末
贴脐上,再用料炒熨并缚。

阴寒水肿,贴脐上,对脐,
再用复元丹炒熨并缚脐。

寒胀,掺干姜、厚朴、官桂

末贴脐上，再用温胃丹料炒熨并缚。

寒泻，掺干姜、附子、益智仁、丁香末贴脐并对脐，加艾缚之或用木香、茴香、肉蔻、吴萸、破故纸、五味子炒熨。

三阴疟，贴背第三骨节，再用姜敷两膝。

寒实结胸，贴痛处，重者掺肉桂、巴霜、蟾酥、轻粉、麝香末贴。

脊背腰膝痛，先用生姜擦后，贴痛处。

寒疝，贴脐下。或生姜、小茴、川椒、吴萸同食盐炒熨并敷。亦有将上药炒热布包，夹囊下，或坐身下。攻心者，用辟寒丹炒熨心腹并敷，可加牛膝、槟榔引下。

寒湿脚气，贴足三里穴，穴在膝下三寸，以手按膝中指尖尽处。并贴脚背、脚心或用川椒、陈艾叶装布袋踏脚下，姜葱椒茴同麦麸和醋炒熨。并摊卧褥上，重取汁。

妇人白带，贴脐上，对脐、两腰，再用苍术、半夏、附子、干姜、灶心土、官桂、陈壁土、贯众、鸡冠花炒熨并缚脐。

子宫冷，蛇床子煎洗，脐下贴。

小儿慢脾风，贴脐上，对脐。

久寒癖积，掺八仙丹贴患处。

一切风寒湿痹如漏肩、鹤膝、走注、历节、瘫痪并麻木诸症，皆先用生姜擦后贴患处。有弯曲，在能贴膏处或用姜、葱、凤仙草、苍耳草煎熏及姜葱汁同醋蒸牛皮胶化开，入黄丹、铅粉、乳香、没药和匀涂。

琥珀膏《医学纲目》（明）

【主治】五发恶疮、疔肿、瘰疬、远年冷疳、痔漏、一切无名恶疮、蛇伤、蝎啮、犬咬等。

【处方】当归须 川芎 黄芪梢 蜂房 细辛 皂角 升麻 甘草梢 蓖麻子 木鳖子 芍药 白蔹 独活 川椒 藁本 防风梢 枸杞子 菖蒲 降真香 官桂 栝楼 苏木 白芷 杏仁 黄连 槐枝以上各一两 琥珀 沉香 丁香 藿香 零陵香 云母石 乳香 雄黄 朱砂 安息香 甘松以上各二钱半 木香二钱半 轻粉 麝香各一钱 发灰五钱 白矾枯，一两，以上十六味为极细末 蟾酥二两 香油四斤 黄丹

【用法】先以前二十六味剉捶碎，用水五升文武火熬至二升半，去渣，再用水五升又熬至升半，去渣，与前汁合一处慢火

煎，用槐枝不住手搅成膏。用瓷器盛起。将后琥珀等十六味研为极细末，用纸包起。于前膏内下净羊脂四两，真酥二两，同膏入香油内搅令匀，以文武火熬膏内水尽，用纸捻点油烧不爆为度，渐入黄丹，以二两五钱重为一次，仍用槐枝不住手搅，滴水中不散，软硬得所，如软添黄丹，如硬添油，再上火熬，却入前药细末子五两微煎数沸，用瓷器盛贮。

御验膏《摄生秘剖》（明）

【主治】一切风气寒湿、手足拘挛、骨节酸痛、男子痞积、女人血瘕及腰疼胁痛、诸般疼痛、结核转筋、顽癣、顽疮、积年不愈，肿毒初发及肿块未破者，神良。

【处方】血余　当归　川芎　赤芍药　生地黄　桃仁　红花　苏木　木香　茅香　丁香　丁皮　藿香　乌药　南星　半夏　贝母　苍术　玄参　苦参　黄芩　黄柏　大黄　山栀　天花粉　枳壳　川乌　草乌　肉桂　良姜　艾叶　防风　荆芥　白芷　细辛　羌活　独活　连翘　藁本　秦艽　麻黄　续断　牛膝　骨碎补　牙皂　五加皮　白鲜皮　白及　白蔹　大枫子　蓖麻子　苍耳子　五倍子　清风藤　威灵仙　甘草节　降真节　僵蚕　全蝎　蝉蜕　蛇蜕　蜈蚣　鳖甲　山甲各一两　虾蟆一个　桃枝　柳枝　榆枝　槐枝　桑枝　楝枝　楮枝各三七二十一寸　乳香　没药　血竭　麝香　阿魏各五钱　抚丹水飞，五斤　麻油十二斤

【用法】上各味用油浸十余日方下锅，文武火熬，待药枯黑，用麻布滤去渣，再入锅，却将丹徐徐投入，慢火熬至滴水成珠，取起候温，方入细药搅匀。油纸摊贴。

气血人身之阴阳也，阴阳调和，百病不生。

苟失其调，则血凝气凝，而风痰寒诸痛、疮肿之证作矣。然而内治固有汤丸，而外治舍此膏更觅何术乎。故制此膏以泽夫世之有外患者，血余归尾等八味活血行血之品也。木香等六味行气调气之品也。南星等四味消痰燥湿之品也。玄参等八味清热凉血之品也。川乌等五味去风散寒之品也。荆、防、蛇、蝎等三十五味散风攻毒群队之品也。桃柳等七枝乃秉天地阴阳和气而生，每枝各用三七二十一寸者，正所以

调和人身之阴阳也。乳香等五味则有消凝导滞通关鬭痛之妙焉。用丹油调剂成膏，此外合大队之兵也。效之神良余屡验矣。名曰御验则其朝代亦未之详耳。

感应膏《普济良方》（清）

【处方】大黄一两二钱　香附七钱　三棱一两　羌活八钱　白芷八钱　芫花七钱　蜈蚣十条　桃仁七钱，研　生地一两　厚朴七钱　槟榔七钱　黄柏八钱　蓖麻子二两，研末　大戟八钱　蛇蜕五钱　杏仁七钱　皂角八钱　巴豆八钱，研末　肉桂八钱　麻黄八钱　细辛七钱　黄连五钱　木鳖一两，研末　甘遂二两　川乌一两　山甲七钱　莪术一两　枳实八钱　独活七钱　防风七钱　全蝎七十五个　倍子七钱　当归一两五钱　草乌一两　元参七钱　天花粉七钱

【用法】用麻油六斤，将各药入油春浸五日、夏三日、秋七日、冬十日，煎透去渣，熬至滴水成球，加密陀僧四两，黄丹炒过二斤四两，熬至不老不嫩。入丹宜徐徐投入，用柳枝不住手搅。用三十六天罡攻之于外，以菩提水应之于内。药有三十六味，合天罡之数。菩提水乃甘草汤也。久病十日痊愈，新病三日

即痊。倘遇危急之症，却做丸如豆大，每服七粒，滚汤送下，二刻苏醒，百发百中，无不奏效。但甘遂甘草药性相反，不可并用。此膏内有甘遂，如服丸者，不可用甘草汤。切切！

可贴诸症：

偏正头风，左患贴左、右患贴右、正患贴印堂即眉心，并卷细条塞鼻孔中，口含甘草汤徐徐咽之。（太阳穴）

眼科诸症肿痛，将耳上角用针刺血出，贴上。星眼翳膜、卷毛倒睫、迎风流泪等证，卷条左患塞左鼻孔，右患塞右，数年者亦可立效。含甘草汤咽之。

喉咙三十六症，单双乳蛾、喉闭、喉风，贴喉上，含甘草汤。如要速效，将膏口服。即不可服甘草汤。

牙疼、风火虫牙及虚寒饮食难进者，甚至头面肿赤，贴上即止，不可服甘草汤。

心痛有九种，贴前后心，常服甘草汤。如疼极将危者，即吞丸七粒、白开水下。不可服甘草汤。

胃口痛，贴胃口。丹田痛，贴丹田。满腹痛，则贴肚脐。常服甘草汤。如疼极者即吞服一

丸，白开水下，不可服甘草汤。

凡瘫痪，左贴左，右贴右。口眼㖞斜亦照左右贴，饮甘草水。如不省人事，痰声如锯，则用开水服丸七粒。

若牙关紧闭，用铁筋撬开灌下，不可用甘草汤。倘牙撬不开，则作条纳鼻孔中，用甘草汤灌下，俟甘草气到即可起死回生。

痨瘵病，内有痨虫，贴夹背穴、尾闾穴、肚脐，饮甘草汤。七日而痨虫尽死。如咳嗽、吐痰，贴前后心，俱宜服清痰降火、滋阴补药；因此膏只能攻病不能补虚也，不可吞服。

蛊胀、气血水三种，俱贴脐下丹田，此症忌甘草，不可服。

噎膈、气膈、食膈、痛膈，俱贴胃口、肚脐，常饮甘草汤。女饮食不下，即贴喉外，口含甘草汤。若要速效，作丸吞之，忌甘草汤。

哮喘咳嗽如盐哮、酒哮、醋哮、冷哮、伤风哮、痰火气喘、咳嗽，俱贴前后心，饮甘草汤。若痰盛气塞不通，或作条插鼻孔中，或吞丸。忌甘草汤。

大小便闭，俱贴肚脐，饮甘草汤。如数日不通，危在旦夕，

作丸开水服，一服，用甘草调葱汁敷于小肚上，立下，忌饮甘草汤。

伤寒时疫，贴肚脐，饮甘草酒，汗出即愈。如五六日不解，吞丸一服即解，忌甘草水。

疟疾一二三四日者，俱贴脐上，饮甘草水。如发过四五次者，作丸早一个时辰热酒数杯吞下便不发。忌甘草水。

痢疾，红者、白者、相兼者，俱贴胃口、肚脐。若四五日不愈，红者，用圆眼壳并核每七个打碎煎汤服丸七粒；白者，用荔枝核壳，每七个打碎，煎汤服丸七粒；红白兼者、用荔枝圆眼壳核每七个打碎煎汤服丸，忌甘草。

妇人赤白带下，俱贴脐下丹田，常饮甘草水。

妇人难产逆生胎衣不下，俱热酒吞丸一服。立刻便产，再用甘草水频频洗浴产门小腹，忌饮甘草水。

经闭不通，贴脐下丹田，时饮甘草水。如久闭作丸服之。再用葱汁调甘草末敷小腹上立刻便通，忌饮甘草水。

小儿惊风，目上翻、气喘、痰壅，作条塞鼻，再用甘草末，

一膏贴脐上。若紧急即服丸，忌甘草水。

小儿诸疳，贴肚脐。如口疳，贴牙床、贴肚脐。可服甘草水，贴口内忌之。

血块痞积，贴肚脐兼痞上，常饮甘草水，若人健壮即作丸口服，便泄出矣。虚弱者，只可外贴，服丸者忌饮甘草水。

疔疮，内服外贴，忌饮甘草水。如背疽、各痈疖毒等，俱贴患处，则日饮甘草水。若肠痈，俱作丸服，兼贴肚脐上，忌饮甘草水。

臁疮、脚气，数十年不愈者，摊膏于绢上反贴之，盖以竹纸，用带缚定，每月甘草水一洗一换，十日收功。

吐血鼻衄，贴两脚心，时饮甘草水，立止。

大便下血，贴肚脐，饮甘草水。

痔漏，内则卷条插入，外贴之。饮甘草水。

遗精白浊，贴肚脐，饮甘草水。

跌闪损伤，贴患处，饮甘草水。

膏药方原多有用黄丹收者，鸡蛋收者，但知贴患处，未闻有作丸服者。此方，能治内外诸症，内服外贴无不神效。

麒麟竭膏《医学入门》（明）

【处方】当归　木鳖肉　知母　五倍子　细辛　白芷各五钱　槐柳枝各十四寸

一方：山慈姑　红芽　大戟　巴豆各五钱

【用法】用香油三两半同前八味入锅内，文武火煎，以柳枝不住手搅，煎至药枯黑，滤去渣，入松香末十两，沥青末二两，仍不住手搅，如沸溢即下火搅之，再上火一茶顷，滴水成珠，不软不硬，即入：血竭三钱，轻粉、麝香各二钱，雄黄四钱，乳香、没药各五钱，徐徐而下，速搅极匀，凝则再上火，勿令沸溢，倾入水中半日后，以手搏之，渐渐软和，反复揉扯，如金丝之状，再入水浸之，如前揉扯，春夏频换水，多浸愈妙，紧急亦浸两日。

治一切痈疽、互发毒疮，生者贴之即散，熟者即穿，逐败生肌，首尾可用。

一切疔肿、结核并贴患处。

臁疮，先用葡汁白矾入汤洗净，以牛蒡子叶或金刚藤叶先贴半日，取尽恶水，然后贴膏，刻日可愈。

一切臀股黄湿痒痛等疮，并洗拭贴之。

一切打扑损伤、闪腰气闷等证，并贴患处。

头痛，贴两太阳穴。赤眼，贴眼胞鱼尾。

暴伤风、冷嗽贴背心。牙痛，刮药塞牙缝。

面肿，贴面。

小儿疳痢等疾，为丸绿豆大，米饮下二三十丸。

一切风寒湿痹、臂腿疼痛，俱贴痛处。无有不效。

虾蟆膏药方《普济良方》（清）

【主治】一切无名肿毒，大小疮疖，或腿肿湿气，俱贴患处。并治大人小儿食积痞块，疳疾身瘦肚大。俱贴肚脐上。

痞块贴患处亦可。兼治四时疟疾，要在疟未来先一时贴背心，以上各症贴之百发百中，其效如神。疮毒无论日成未成俱可贴。凡贴此膏愈后，宜永戒食田鸡。

【处方】真小磨麻油十两　槐树枝（青而肥嫩者三尺三寸）　铅粉四两（临用须晒极干过筛）　大癞虾蟆一个（癞多者佳小则两数月前预取阴干）

【用法】于五月五日午时配合。先将麻油入锅熬数滚即下虾蟆熬枯，将渣捞起，必要捞净，

不然则贴之作痛，次下槐枝熬枯，亦须捞净。然后下铅粉，用大槐枝两根顺搅，微火慢熬，俟滴水成珠为度。取起，用瓷器收贮。临用摊贴。最效。

益寿比天膏《万病回春》（清）

此药最能添精补髓、保固真精不泄、善助元阳、滋润皮肤、壮精骨、理腰脉，下元虚冷、五劳七伤、半身不遂或下部虚冷、膀胱病证、脚膝酸麻、阳事不举，男子贴之，行步健康，气力倍添，奔走如飞，女人贴之，能除赤白带下、砂淋血崩、兼下生疮疖，能通二十四道血脉，坚固身体，返老还童。

【主治】喘嗽，遇鼎气不泄真精，大臻灵验，其妙如神。

【处方】鹿茸　附子（去皮脐）牛膝（去芦）　虎胫骨（酥炙）蛇床子　菟丝子　川续断　远志肉　苁蓉　天门冬（去心）　麦门冬（去心）　杏仁（去皮）　生地　熟地　官桂　川楝子（去核）山茱萸（去核）　巴戟（去心）破故纸　杜仲（去皮）　木鳖子（去壳）　肉豆蔻　紫梢花　谷精草　山甲　大麻子（去壳）各一两甘草二两（净末）看众药焦枯方下桑槐柳枝各七枝

【用法】上剉细，用真香油一斤四两浸一昼夜，慢火熬至黑色，用飞过好黄丹八两，黄香四两入内，柳棍搅不住手，再下雄黄、倭硫黄、龙骨、赤石脂各二两，将铜匙挑药，滴水成珠不散为度。又下母丁香、沉香、木香、乳香、没药、阳起石（煅）、蟾酥、阿芙蓉各二钱，射香一钱为末，共搅入内。又下黄蜡五钱。将膏贮瓷罐内，封口严密，入水中浸三日、去火毒。每膏一个重七钱，红绢摊开、贴脐上。或两腰眼上，每一个贴六十日方换，其功不可尽述。

霏云神膏《集验良方》（清）

【主治】内治五劳，外治七伤，一切湿痰风瘫、火流痰注、损筋动骨、恶毒怪疮、血瘕食痞、腹鼓、胸填、火烧汤泼、蛇咬种种奇病，皆可立效。至于男子遗精、女子白带当脐贴之，无一不效。唯瘫痪宜贴肾俞穴，肾俞穴在人身背面对脐处也。疟疾应贴寒热初起处。痢疾即贴肚脐。咳嗽多生于肝肺，唯在背上下更宜贴治。忌食牛犬，永不再发。

【处方】熟地 生地 当归 木鳖肉 白芷 赤芍 元参 大黄 肉桂 郁金各二两 牛膝 白薇 地骨皮 白及 防风 风藤 芫花 青皮 苍术 羌活 乌药 金银花 槿皮 蓖麻仁 威灵仙 僵蚕 龙骨 虎骨 附子 山甲 上龟板 阿胶 血余各一两二钱 槐条七两 过水飞丹八斤 麻油十五斤 阿魏二钱 潮脑二钱 乳香二钱 没药二钱 血竭三钱

【用法】上药皆咀片，用文武火熬药，见枯焦捞去其渣，再投血余加武火熬，得血余渣泛，捞去。然后用绢总滤一番。加武火熬油，用碗盛水不时滴看，滴水成珠，去火加丹，用槐柳棒不住手搅拌锅中。试水成膏，就热头上，先投阿魏，再投潮脑。大约冬天油重，夏天丹增、庶和天时，而老嫩无偏也。

第二章　内　科

1. 内科通治

太极膏《理瀹骈文》（清）

【主治】调和五脏，配合阴阳。凡气血两衰，不论何病何痛皆可用，或掺肉桂、麝香末贴则更妙。均贴胸背。孕妇忌贴。

【处方】党参　丹参　元参　黄芪　于术　木通　生地　熟地　酒川芎　酒当归　酒白芍　川乌　萸肉　白芷　山药　羌活　防风　柴胡　秦艽　苍术　厚朴　青皮　陈皮　乌药　杏仁　香附　苏子　贝母　生半夏　生南星　枳实　丹皮　地骨皮　桑白皮　菟丝子　蛇床子　杜仲　牛膝　川断　炙草　破故纸　川柏　知母　锁阳　巴戟　胡桃仁　五味子　天冬　麦冬　枣仁炒　柏子仁炒　远志　肉蔻仁　吴萸　大茴　灵仙　覆盆子　川楝子　车前子　泽泻　益智　川连　黄芩　黑栀　大黄　桂枝　红花　木鳖　蓖麻仁　炮山甲　全樱子　五倍子　龙骨　牡蛎各一两

又生姜　干姜　葱白　薤白　韭白　蒜头　干艾　侧柏叶各二两

槐枝　柳枝　桑枝　冬青枝　鲜菊花各八两　苍耳草　凤仙草各一株　石菖蒲　白芥子　莱菔子　花椒　大枣　乌梅各一两　发团三两　桃枝八两

两药共用油二十斤分熬、丹收。再入铅粉一斤　陀僧　松香各四两　赤石脂　木香　砂仁　官桂　丁香　檀香　雄黄　明矾　轻粉　降香　乳香制　没药制，各一两　另用龟胶　鹿胶各二两，酒蒸化如常下法

行水膏《理瀹骈文》（清）

此膏代五苓、八正散用，凡欲宣导二腑者均宜贴。孕妇忌贴。

通利水道，功专三焦。肠胃湿热诸症及外症湿热凝结、痈疽、湿毒、烂皮风等皆可用。

【处方】苍术五两　生半夏　防己　黄芩　黄柏　葶苈　大戟　芫花　木通各三两　白术　龙胆草　羌活　大黄　黑丑头　芒硝　黑栀　桑白皮　泽泻各二两　川芎　当归　赤芍　川连　郁金　苦参　知母　商陆　枳实　连翘　槟榔　郁李仁　防风　大腹皮　细辛

杏仁 胆星 茵陈 白丑头 花粉 苏子 独活 青皮 陈皮 藁本 蒌仁 柴胡 地骨皮 白鲜皮 丹皮 灵仙 旋覆花 蒲黄 猪苓 牛蒡 兜铃 白芷 升麻 川楝子 地肤子各一两 甘遂三两 车前子 怀牛膝 香附 莱菔子 土茯苓 草薢 生草 海藻 昆布 瞿麦 萹蓄 木鳖 蓖麻仁 土狗 山甲各一两 发团二两 浮萍三两 延胡 厚朴 附子 乌药各五钱 元武版三两 滑石四两

又生姜 韭白 葱白 榆白 桃枝各四两 蒜头 柳枝 槐枝 桑枝各八两 苍耳草 益母草 诸葛草 车前草 马齿苋 黄花地丁鲜者,各一斤 凤仙草全株,干者用二两 石菖蒲 花椒 白芥子各一两 皂角 赤小豆各二两

【用法】两药共用油三十斤分熬,丹收。再入炒铅粉一斤,松香八两,金陀僧、生石膏各四两,陈壁土、明矾、轻粉各二两,官桂、木香各一两,牛皮胶四两,酒蒸化如法下。

水停不散,分上、中、下贴。

怔忡,贴心口。

干呕,用生姜、半夏擦胸口贴。

痞满而痛,贴痛处及掺半夏、黄连末贴。

痰饮,掺控涎丹贴胸口。

水气喘咳,贴胸口。先用苏子、葶苈、半夏、桑皮、木通、椒目、黑丑,煎抹。

水结胸,生姜擦胸口贴。

阳黄疸,贴胸口。

阳水肿满,贴心口、脐上。

热胀,贴胸脐。

小便黄赤,贴胸脐及脐下。

少腹满结,贴少腹。

尿涩不行,用黄芩、车前、木通、黑栀,煎洗脐下,贴。

热淋,掺硝石末贴脐下,参用清阳、金仙二膏贴胸脐。

大便溏泄,贴脐下,参用金仙膏。

便秘不通,贴脐上及脐两旁即天枢穴也,或掺芒硝贴之。

肠痔,贴脐上,参用清阳膏贴肛门口。

肩背肢节痛,贴背心及痛处。

脚气肿痛,贴脐上,用苍柏散敷。冲心者,用吴萸、木瓜、槟榔、大黄、食盐,炒熨脐上,并调敷或缚。

妇人带下,贴脐上、脐下。

吕祖救世普渡膏《救生集》

【主治】凡筋骨疼痛、手足

麻木、风痹不仁、腰酸脚疼、跌打损伤、无名肿毒，俱贴患处。咳嗽发吼、吐血气喘、痰迷心窍、气咽隔食，俱贴背心。手软力弱，不能做事写字，贴于右臂腕际。行步艰难疼痛贴膝腕。此药价不甚重，依法熬制，实有神验，幸勿轻视，仁人君子，广传施济，功德无量矣。

【处方】大蒜头十斤　葱白头十斤　老生姜十斤　川乌八两　草乌八两　蟾酥二两　黄丹五斤

【用法】上药先将麻油十斤，将大蒜葱姜熬枯，漉去渣滓，再下川乌、草乌二味熬枯去滓，熬至滴水成珠，再下蟾酥，起锅时，再下黄丹，用瓷器贮好。开膏治病，百应百效。

离济膏《理瀹骈文》（清）

【主治】此膏专补命门之火，凡元阳衰耗，火不生土者，均宜之。孕妇忌贴。

【处方】生鹿角屑一斤，鹿茸更佳　高丽参四两

用油三四斤先熬枯去渣，听用或用黄丹收亦可。此即参茸膏引子。

生附子四两　川乌　天雄各三两　白附子　益智　茅术　桂枝　生半夏　补骨脂　吴萸　胡芦巴

苁蓉各二两　党参　白术　黄芪　熟地　川芎　酒当归　酒白芍　山萸　山药　仙茅　蛇床子　菟丝饼　陈皮　南星　细辛　覆盆子　羌活　独活　白芷　防风　肉蔻仁　草蔻仁　远志　荜澄茄　炙草　砂仁　制川朴　杏仁　香附　乌药　良姜　黑丑盐水炒黑　杜仲炒　川断　牛膝　延胡炒　灵脂炒　秦皮炒　五味子　五倍子　诃子肉　草果仁　大茴　红花　萆薢　车前子　狗脊　金樱子　甘遂　黄连　黄芩　木鳖　蓖麻仁　龙骨　牡蛎　山甲各一两　蚕砂三两，炒　发团一两六钱　草乌一两

又生姜　蒜头　川椒　韭子　葱子　棉花子　核桃仁连皮干皮各四两　凤仙全株　干姜　炮姜　白芥子　胡椒　石菖蒲　木瓜　乌梅各一两　槐枝　柳枝　桑枝各八两　茴香二两

【用法】两药共用油二十四斤，分熬，再合鹿角油并熬，丹收。再入净松香、陀僧、赤石脂各四两，阳起石（煅）二两，雄黄、枯矾、木香、檀香、丁香、官桂、乳香（制）、没药（制）各一两，牛皮胶四两，酒蒸化如常下法，一方加倭硫黄，用浮萍

煮过者。

胃冷成嗝,用温胃膏贴胃脘,此膏贴背心、脐跟、对脐。

脾虚胀泄,贴脐眼、对脐,参用健脾膏。

肾虚腰痛,贴腰脊。

腹膝腿足冷,贴膝眼、膝盖。

肾衰、茎萎、精寒,贴脐下。

精滑遗泄,贴脐下、对脐。

遗尿不尽,同上贴。

冷淋寒疝,贴脐下,参用散阴膏。

脱精脱神,贴胸背、脐眼、对脐。

妇人子宫冷,子宫胞之所居即丹田也,在脐下三寸,膏即贴此。

崩漏不止,贴胸背、脐眼、对脐、脐。

虚冷带下,贴腰脐及脐下。

小儿慢脾风,贴脐眼,对脐,参用健脾膏。

老年脾胃阳虚,咳喘,贴胸背。

健脾膏《理瀹骈文》（清）

【主治】脾阳不运,饮食不化、噎塞饱闷、泻痢、腹痛及湿痰水肿、黄疸、臌胀、积聚诸症,并小儿慢脾风,均贴胸口。

【处方】牛精肉一斤　牛肚四两　用油三斤,浸熬听用。

苍术四两　白术　川乌各三两　益智　姜半夏　南星　当归　川朴　陈皮　乌药　姜黄　甘草半生半炙　枳实各二两　黄芪　党参　川芎　白芍　赤芍　羌活　白芷　细辛　防风　香附　灵脂　苏梗　苏子　延胡　山楂　麦芽　神曲　木瓜　青皮　槟榔　枳壳　桔梗　灵仙　腹皮　醋三棱　醋莪术　杏仁　柴胡　升麻　远志　吴萸　五味　草蔻仁　苁蓉　巴戟　补骨脂　良姜　荜茇　大茴　红花　川连　黄芩　大黄　甘遂　苦葶苈　大戟　巴仁　黑丑　茵陈　木通　泽泻　车前　皂角　木鳖　蓖麻仁　全蝎　炮山甲　白附子　附子各一两　滑石四两　又生姜　薤白　韭白　葱白　蒜头各四两　槐枝　柳枝　桑枝各八两　莱菔子　干姜　川椒各二两　石菖蒲　白芥子　胡椒　佛手干各一两　凤仙草全株　枣七枚

【用法】两药共用油二十一斤,分熬、去渣、并煎油,丹收。再入官桂、木香、丁香、砂仁、檀香各一两,牛皮胶四两,酒蒸化,如常下法。

清胃膏《理瀹骈文》（清）

【主治】胃中血不足、燥火用事、心烦口渴、呕吐黄水、噎食不下吐出、消谷善饥、大呕吐血及大便难。均贴上、中、下三脘。孕妇忌贴。

【处方】生地四两 麦冬 花粉各三两 川连 知母 当归 蒌仁 白芍 石斛 天冬 干葛 生草各二两 元参 丹参 苦参 羌活 枳实 槟榔 防风 秦艽 枯芩 郁金 贝母 白芷 半夏 橘红 桔梗 连翘 川芎 柴胡 前胡 胆星 山药 忍冬藤 蒲黄 杏仁 麻子 苏子 炙草 青皮 地骨皮 桑白皮 川柏 黑栀 赤芍 丹皮 红花 五味 五倍子 胡黄连 升麻 白术 甘遂 大戟 细辛 车前子 泽泻 木通 皂角 蓖麻子仁 木鳖 羚羊角 犀角 山甲 大黄 芒硝各一两 滑石四两

又生姜 连皮 竹茹各三两 石菖蒲一两 葱白 韭白 薤白 藿香各二两 茅根 桑叶 芦根 枇杷叶去毛 芭蕉叶 竹叶各四两 槐枝 柳枝 桑枝 白菊花各八两 凤仙草全株 乌梅三两

【用法】两药共用油二十斤，分熬、丹收。再入生石膏八两，寒水石四两，青黛一两，牡蛎粉、元明粉各二两，牛皮胶四两，酒蒸，如常下法。

金丝万应膏《理瀹骈文》（清）

【主治】风寒湿热、脾胃虚弱、面色萎黄、胸膈饱闷、泄痢、疟疾、痞积血瘕，并心腹诸痛。

【处方】大黄 生地 元参 归尾 赤芍 白芷 官桂 川乌 草乌 羌活 独活 南星 半夏 麻黄 杏仁 川芎 荆芥 防风 连翘 细辛 苦参 苍术 山栀 乌药 青皮 藿香 黄芩 枳壳 木灵仙 牛膝 续断 贝母 忍冬藤 甘节 苏木 红花 桃仁 木香 丁香 艾叶 五加皮 青风藤 秦艽 白鲜皮 白及 白蔹 牙皂 僵蚕 蝉蜕 蛇蜕 全蝎 蜈蚣 蜂房 鳖甲 木鳖仁 蓖麻仁 五倍子 黄柏 降香 骨碎补 良姜 炮山甲 乳香 没药各一两 苍耳草 槐柳榆桃桑楝 楮枝各四两

【用法】麻油熬，黄丹收。松香一斤搅匀。加姜、葱、蒜、韭尤良。此膏亦从太乙膏出，药味甚多。旧云治内症效。录之以为准绳。熬膏法见编写说明。

2. 积聚痞块

三品膏《续名医类案》（清）

【主治】痞积。

【处方】巴豆肉 蓖麻子肉各四两 杏仁一两 黄丹八两 香油一斤二两

【用法】常法熬膏药贴，二十一日一换。

千捶万应化痞膏 《方症会要》（清）

【处方】乳香 硇砂 天竺黄 轻粉 没药 儿茶 阿魏 芦荟 土木鳖各五钱 蓖麻仁三两 蜈蚣七条 山甲一两，土炒 百草霜一两五钱

【用法】上末，松香一斤水煮过，布滤渣，埋土内七日。共和，锤万余下，锤头常用香油涂上，锤成膏，极匀、如丝，入罐中蜡封。大人每用三钱，小儿减半、蒸化，用绢摊开，看块之大小用之。如贴起泡，暂去一二日，再贴。久用痞化成脓血，随入大便。此药如神。

千金贴痞膏 《寿世保元》（清）

【处方】黄丹十两，水飞七次炒紫色 阿魏三钱 乳香三钱 没药五钱 当归三钱 两头尖五钱 白芷五钱 山甲上十片 木鳖子十个 麝香一钱

【用法】上俱为细末，用香油一斤，槐桃柳桑榆枝各二尺四寸，巴豆一百二十个去油壳，蓖麻子一百二十个去壳。先将铁锅盛油，炭火煎滚，入巴豆、蓖麻子，熬焦捞去渣，次下前药末，用桃柳等条不住手搅均匀，然后下丹，滴水成珠为度。瓷器收贮。

男子腹内有痞者，先以烫热好醋将痞上洗净，量所患大小，用皮硝一升放入面圈内，铺定用纸盖硝上，熨斗盛火不住手熨，俟硝消化尽，再烫醋洗去，用红绢摊膏，贴于患处。用旧布底鞋底炙热、熨两三时，每七日一换贴膏药。重者不过三七脓血化去。

小儿幼女患痞者，酽醋熬硝洗之，用红绢摊膏贴患处。一人将小儿双手抱住在肩上，却用木鳖子捣烂搽于双肾，后用膏贴。炙鞋底熨之，觉腹内大热为度。

万槌膏云膏 《医学正传》（明）

【主治】诸般痈肿，未成脓者贴散，已成脓者拔毒追脓。腹中痞块、止疟疾贴大椎及身柱。

【处方】白松香一斤，去木屑 蓖麻子二百粒，去壳 杏仁三百粒，去壳 铜青三两 乳香一两五钱 没药一两五钱 轻粉二钱

【用法】上共作一处，用铁槌木砧于日中捣成膏，如燥，少加香油杵之，或用石臼木杵捣亦

可。用瓷器盛，绯帛摊贴。

乌龙德生膏《奇效良方》（明）

【主治】一切恶疮肿毒及小儿脾癖坚硬等证。

【处方】黄芪　青木香　连翘　木鳖子去壳油　玄参　生地黄　桃仁去皮尖　金银花　防风　川芎　白芷　羌活　白及　白蔹各二两　乱发一握，烧灰　蓖麻子三百粒，去壳　桂花头半两　加五香连翘散　人参败毒散　复元通气散　十奇内补排脓散各半两一贴

【用法】上将前药㕮咀，用小油三斤半，入铁锅内先浸五日，用慢火熬至药黄黑色，以槐柳条一握不住手搅，再用重绢滤去滓，秤净油三斤，先将黄丹一斤半炒黑色，下小油一处，于慢火上再熬得所，滴入水中不散成珠，下后药。

雄黄、血竭、乳香、密陀僧、没药、轻粉、龙骨、枫香各半两，麝香一钱，加苏合油半两（尤效）。

上研为细末，入前膏内化开，搅千余遍令匀，又试水中得所，成膏药、可摊为度。如坚少加油，如软加黄丹，须搅匀成膏。切忌鸡犬见。

如小儿诸羸脾疳等证，量病

坚硬大小用纸或绯绢摊贴，候药力尽、自脱下，再换。

小儿疳泻痢症，贴在肚上。咳嗽，贴背脊梁中心，其病自愈。

巴公膏《救生集》（清）

【主治】一切无名肿毒及一切痞块。

【处方】木鳖子二十一个　象皮一两　大山甲上四十九片油煎化为度　巴豆三十五粒　山栀子八十一个，红者去核熬化去渣　真芝麻油四斤　桃柳柏槐桑五种嫩枝各九条，撅碎

【用法】油炸枯树枝，用铁丝小网勺捞起树枝，后入木鳖子等药炸化，用细绢袋滤去渣滓，将前油复入锅内熬沸，撤火稍定，入炒过黄丹廿四两搅匀，将锅端起，再入血竭、儿茶、制乳香、制没药各三钱，硼砂五钱，细细搅匀。用凉水一盆将膏倾入水内，用手扯药千余遍，再换水数次、拔去火毒，收贮瓷罐内。临用重汤炖开、摊贴。忌用火烘。

化痞膏《续名医类案》（清）

【处方】密陀僧六两　阿魏五钱　羌活一两　水红子三钱

【用法】同研细末，用香油

一斤熬膏，退火、摊贴。凡患痞积，肌肤定无毫毛，须看准以笔圈记，方用膏贴，多年者只用两张。

内服克坚酒，水红花子研三钱，浸火酒两斤，日服三次，随量饮之。

化痞膏 《理瀹骈文》（清）

【主治】一切积聚、痰饮、心胁引痛。

【处方】蟾酥 黄蜡各二钱 巴霜一钱 羚羊角（末） 牛黄各五分 麝香三分 硇砂 冰片各一分 丸如菜子大，黏在化痞膏贴，一周时痞化脓血愈。

【用法】按本事方硇砂丸。

硇砂 巴霜 三棱 干姜 白芷各五钱 木香 青皮 胡椒各二钱半 干漆（炒） 大黄各一两 槟榔 肉蔻仁各一个 醋熬，入硇砂成膏。摊贴。

化痞膏 《理瀹骈文》（清）

【处方】大黄 黄柏 当归 秦艽 三棱 醋莪术各三钱 全蝎梢 炮甲片各十四 木鳖仁七个 蜈蚣五条

【用法】用麻油二斤四两浸熬，黄丹（十三两半）收。入乳香、没药各五钱，风化硝三钱，摊贴。先用姜擦过贴。

贴后炒盐布包，熨于膏上，或烘儿鞋或热手熨皆可。

一方无黄柏，有黄连、巴豆、芦荟、阿魏各三钱，冰片一钱。

治积痞、气块、身热、口疮三日热止，七日腹痛，十日便脓血，愈。加琥珀、麝香并治马刀瘰疬。

又方

【处方】大黄 黄柏 川乌栀子 苏木各一两 草乌 生地红花 巴仁 肉桂各五钱 黄连黄芩 当归 赤芍 川芎各一钱蛇蜕二条 蜈蚣六条 山甲二十片桃柳枣枝各三尺

【用法】香油二斤熬，黄丹、铅粉各七两，收。

松香、陀僧、黄蜡各二两搅，再入黄连末三钱，制乳香、制没药各一两，血竭五钱，轻粉、陈胆星、蚶子壳各三钱，麝香一钱和匀。狗皮摊贴。先以酒煮硝擦洗，贴后以火烤之，或烘儿鞋熨之。

化痞膏 《外科证治全生集》（清）

凡患痞癖之处，肌肤定无毫毛，须看准，以笔圈记。

【处方】用香油一斤 密陀僧

六两　阿魏五钱　羌活一两　水红花子　麝香各三钱

【用法】熬膏，退火摊贴。近起一膏可消，年久两张而愈。内服克坚酒，用水红花子研末三钱浸酒二斤，时刻呷，至愈乃止。

化痞膏《疡医大全》（清）

【用法】活脚鱼五斤，苋菜十斤同入坛内盖好，俟脚鱼苋菜化成臭水，倾入净锅内，加麻油五斤山甲四两熬枯、滤清，复入净锅内熬至滴水成珠，入密陀僧细末二斤收之，老嫩得宜，收贮。用红布或红缎摊贴。

化痞膏《疡医大全》（清）

【处方】生大黄一两　半夏　荆三棱　苏木　山甲　陈皮　当归尾　全蝎　番木鳖　红花　陈枳壳　厚朴　蓬莪术　血余　大贝母　川乌　天南星　香附　赤芍药　草乌　坚槟榔各三钱　蜈蚣十条　巴豆仁五十粒　大鳖一个切四块　桃枝　杨枝　桑枝　槐枝各十寸　葱十根　水红花子五钱　白凤仙根五根

【用法】用麻油三斤同煎药枯去渣，再入东丹二十四两收之成膏，取起冷定，筛入后药搅匀。阿魏　苏合油各五钱　血竭　真没药（去油）　肉桂　孩儿茶

潮脑　滴乳香（去油）　虎骨煅　青黛各三钱　冰片　麝香　干漆各二钱　皮硝一两　瓦楞子煅三钱　共乳极细末，筛入膏内，搅匀摊贴。

化痞膏《济世良方》（民国）

【处方】桐油五两，松香八两，当归一两，熬枯、去渣，加入乳香、没药各一两，将起锅时再入真阿魏三钱。红绢摊贴，先用煨姜擦过肌肤、方贴此膏更妙。热盐在膏外熨之，或频频以热手摩之。

化痞膏《集验良方》（清）

【主治】大人、小儿一切痞疾积块。

【处方】刘寄奴草四两　当归　川芎　白芷　黄柏　胡黄连　苏木　川乌各二两　肉桂　丁香　巴豆肉　草乌各一两　大黄　蜈蚣　山甲　上各三两　白花蛇一条　桃枝　柳枝各三十寸

【用法】用香油二斤浸五日，桑柴慢火熬黑色，去渣、放冷，滤清净。取一斤半，再入锅内熬至滴水成珠，下飞过黄丹三两，陀僧一两，仍慢火熬至沸止。再下黄蜡八两，熬至滴水成珠，方离火，候微冷再下去油乳香一两，去油没药一两，番硇砂一钱

五分，麝香、轻粉各二钱，血竭五钱，阿魏五钱，陆续搅入膏内，以凉为度，用桑皮油纸摊贴，以热手摩之。

化痞膏 《辨证录》(清)

【主治】癥瘕积聚。

【处方】大黄五钱　人参三钱　白术五钱　枳实三钱　丹皮二钱　鳖甲一两　神曲一两　山楂五钱　麦芽五钱　厚朴三钱　当归一两　白芍一两　使君子肉三钱　两头尖二钱　蒲公英一两　金银花一两　生甘草二钱　槟榔二钱　防风一钱　川乌一个　香油三斤

【用法】以上药油煎数沸，用白布将药渣漉出，再煎油滴水成珠，然后再入后药末：

薄荷叶二钱，乳香、没药各五钱，麝香一钱，赤石脂二两，冰片二钱，阿魏三钱，血竭三钱，各为末，入油内再煎，又入炒过、水飞过黄丹一斤，收之成膏矣。贴痞块，止消一个即消，其膏药须摊厚，不可大也。

化痞膏 《万病回春》(清)

【主治】一切积聚痞块，一贴即消，应效如神。

【处方】当归　川芎　赤芍　黄连　黄芩各一钱　丁香　生地黄　草乌　巴豆去壳　红花　肉桂各五钱　黄柏　栀子　苏木　川乌各一两　大黄二两　山甲二十片　蜈蚣六条　白花蛇二条或一两　桃枝　柳枝　枣枝各二寸

【用法】上剉细，香油二斤浸五七日，桑柴慢火熬至焦黑色、去渣，起白光为度，放冷、滤净、澄清，取一斤半再入锅，桑柴火熬至油滚，陆续下飞过黄丹炒黑色一两，烧过官粉一两，水飞过炒褐色密陀僧一两，仍慢火熬极沸止，再下嫩松香四两，黄蜡半斤，熬至滴水成珠，用厚绵纸时时摊药贴自皮上试之，不老得所，方住手离火待微温，下后细药。

松香(先以油少许入锅熔成汁入膏内方佳)，乳香一两(箬叶炙过)，没药一两(炙)，血竭五钱(咀之如溶嗅之作栀子味方佳)，天竺黄三钱，轻粉三钱，硇砂一钱半，胡黄连三钱，麝香一钱，阿魏五钱(取一豆大火上化滴铜器上顿变白者佳)。上九味共为细末，陆续入膏内，不住手搅匀，以冷为度，铲出，以温水洗去浮腻，埋在阴地二十一日，去火毒。狗皮摊膏。先以白酒煮朴硝洗患处良久，方贴药。时时炭火烤热手摩熨之，一帖可愈。贴时尤当忌厚味、生冷及房欲、怒气，又宜多服药饵，不可专恃贴药也。

化痞膏《仁术便览》（明）

【主治】积聚痞块。

【处方】大黄二两　木鳖仁二十一个　山甲十片　归尾五钱　白芷五钱　巴豆仁二百五十个　蓖麻子仁一百二十个　防风五钱　三棱三钱　官桂三钱　胎发一块，如无少青者亦可　槐柳枝各二十寸

【用法】以上各药入油先炸老黄色，去渣，取净油二十四两，入飞过黄丹十两，熬至滴水成珠，下火待温，入后药细末，仍用柳条一顺搅匀，收瓷罐内。

全蝎十个，炙，蜈蚣二条，红娘子二钱，片脑五分，硇砂三钱，阿魏五钱，硼砂三钱，血竭三钱，芦荟三钱，雄黄三钱，乳香五钱，没药五钱，蟾酥二钱，黄蜡三钱，木香五钱，麝香三钱，轻粉二钱，酥油一两。

先熬皂角皮硝水，洗搓病上良久，再用葱根搓搓良久，用绢帛摊贴。忌口。

化痞膏《疡医大全》（清）

【处方】当归尾　红花　金银花　三棱　白芥子　莪术　胡芦巴　昆布　生地黄　桃仁　乱头发　大黄　熟地黄　鳖甲　山

甲各一两　海藻　两头尖　阿魏　蓖麻子　川乌　巴豆仁　黄连　天南星　漏芦　大贝母　半夏　川草薢　大戟　胡黄连　甘遂　凤仙子　芫花　海浮石　阿胶　威灵仙　槟榔　直僵蚕　全蝎　瓜儿竭　乳香去油　粉甘草　金线重楼　没药去油，各三钱　土木鳖　番木鳖　独蒜各三十个　蜈蚣三十条　水红花子四两　鲜商陆八两　活鲫鱼一个，重半斤　麻油三斤　黄丹飞晒炒，一斤半　麝香一钱　上药除乳、没、竭、麝、阿魏五味另研收贮，临摊掺膏药上。群药用油熬膏，依法修合。

化郁膏《陈修园全集》（清）

【主治】癥瘕积聚。

【处方】归尾六钱　鳖甲八钱　巴豆四钱　黄连四钱　三棱四钱　莪术四钱　山甲一两二钱　指甲一钱　以上诸药用麻油一斤半　净丹半斤熬膏　硼砂四钱　硇砂四钱　阿魏六钱，炒研　麝香一分　高丽参四钱　三七四钱　肉桂八钱　水蛭二钱，水蛭一味，宜于黄梅时节令乡人收取，焙干、研末、存留配用。若水蛭黄色者不用，有一种色黑较蚂蟥稍大者便是。

【用法】上药共为细末，掺入膏内，用狗皮摊贴。如无狗皮用布亦可。贴时用皮硝熬水，棉

花蘸擦患处。忌食一切无鳞鱼、荞麦、马齿苋、黄瓜、生冷之物。如系血块，另加臭虫二十四个，用香油浸透捣烂和入膏内摊贴，无不内消。

化癣膏《医药顾问》（民国）

用桐油五两，松香八两，当归一两熬枯、去渣，入乳香、没药各一两，将起锅时，入真阿魏三钱。用红绢摊贴。先以生姜煨过搽肌肤，方贴。以热手摩之，炒热盐在膏外熨之更好。

红花膏《痘疹至宝》（清）

【主治】痞块。

【处方】水红花科一捆，煎汁去渣熬膏一碗 麝香 阿魏 血竭各三钱 没药五钱 赤芍 当归各一两，为细末

【用法】入膏内搅匀。以青布摊贴患处。

克坚膏《万病回春》（清）

【主治】小儿痞块、发热、羸瘦。

【处方】木鳖子 山甲 川乌 甘遂 甘草 当归各八钱

先用真香油一斤入锅内将前药熬成炭，滤去渣，再慢火熬滴水不散，方下黄丹八两熬滴水成珠，方下细药入内，再不见火。

芦荟 阿魏 硼砂 皮硝 水红花子各五钱 硇砂三钱 麝香一钱

【用法】上为细末，入内搅匀。摊为膏药，贴时先用皮硝水洗皮肤，以膏贴癣，二三日觉肚内疾作痛，四五日发黄，粪后有脓血之物，是其验也。

妙应膏《遵生八笺》（明）

【处方】肉桂 军姜 川乌 草乌 羌活 南星 当归 白芷 赤芍药 独活 白附子 紫荆皮 石菖蒲各一两

【用法】以上十三味，用水二十碗煎至十碗，留渣再煎，用水十碗煎至三碗，去渣，将汁共熬成膏。次将透明松香二斤捣碎筛过，用姜汁、葱汁、蒜汁、米醋、好酒各一碗，将松香搅入锅内，成丝后，下药汁膏，慢火熬至琥珀样。又将油二斤，另熬土木鳖、蓖麻子、巴豆净肉各三两煎至黑色，待冷将渣研碎，入油内再煎，滴水成珠，下飞丹八两，将熬松香膏倾入搅匀，煎黑色即起，少温，下乳没各四两，牙皂末三两，片脑二钱，瓷器内收贮。水浸去毒。贴痞，摊膏时加阿魏、麝香少许。余不用。

阿魏膏《妇科秘诀大全》（清）

【主治】贴一切痞块。

【处方】羌活 独活 元参 官桂 赤芍 山甲 上 雄鼠粪 生地 大黄 白芷 天麻各五钱 红花 槐柳枝各三钱 土鳖虫三十个

【用法】用麻油一斤浸十日，煎去渣，入乱发鸡子大一握，再熬、滤清，下黄丹（六两），入芒硝、阿魏、乳香、没药各五钱，取起离火，再入苏合油五钱，麝香三钱调匀，成膏。摊贴。

治痞膏药《奇方类编》（清）

【处方】葱白汁四两 两姜汁四两 水胶八两

【用法】好黄酒二盅，同水熬成膏。摊狗皮上、贴痞处。待痞化去药。

阿魏膏《薛氏医按》（明）

【主治】一切痞块，更服胡连丸。

【处方】羌活 独活 玄参 官桂 赤芍药 山甲 生地黄 两头尖 大黄 白芷 天麻各五钱 槐枝 桃枝各三钱 红花四钱 木鳖子三十枚，去壳 乱发如鸡子大一团

【用法】上用香油二斤四两，煎黑去渣，发煎化，仍去渣，徐下黄丹煎软硬得中，入芒硝、阿魏、苏合油、乳香、没药各五钱，麝香三钱调匀，即成膏矣。摊贴患处。内服丸药。黄丹须用真正者效。凡贴膏药先用朴硝随患处铺半指厚，以纸盖，用热熨斗熨良久，如硝耗再加熨之，二时许方贴膏药。若是肝积加芦荟末同熨。

阿魏保生膏《疡医大全》（清）

【主治】痞块积聚，凡年高之人不能服药者，俱将此膏贴心口上，即开胃进食，功难尽述。

【处方】先用真麻油二十两浸榆、桑、柳、桃、槐枝各二十一段，熬枯，再下。

蓖麻仁 巴豆各一百廿十粒 大枫子净肉 土木鳖 番木鳖各五十粒 山甲炙，二十片 白附子 当归 白芷各五钱 大黄二两 甘草三钱 核桃肉一斤

【用法】熬枯、滤去渣，复入净锅内，熬至滴水成珠，下飞净血丹八两，成膏，再下乳香（去油）、没药（去油）、儿茶、血竭、阿魏各五钱，冰片一钱，麝香三钱，水红花（熬膏）四两搅匀，老嫩得宜，收贮。勿泄气。每用狗皮摊贴诸证如神。

攻积膏《理瀹骈文》（清）

【主治】诸积。

【处方】香附八两，半生半制 灵脂八两，半生半炒 黑丑 白丑各一两，半生半煅

【用法】麻油熬，黄丹收。加广木香末一两搅匀。

一加川芎、大黄、当归各二两，皂角、木鳖、僵蚕、炮甲各一两。

攻坚败毒膏《景岳全书》（清）

【主治】痞块、诸疮毒、痔漏。

【处方】当归 熟地 生地 白芍药 赤芍药 南星 半夏 三棱 蓬术 木鳖 两头尖 山甲 巴豆仁 肉桂 五灵脂 桃仁 续断 玄参 玄胡索 蓖麻仁 白芷 羌活 独活 大黄 红花 川芎 草乌 苏木 川乌 防风 杏仁各一两

【用法】用麻油四十两浸诸药三日，桑柴火煎成、丹收（约丹十四五两）。后下细药：乳香（制），没药（制），各一两，真阿魏一两半，麝香三钱。

上药于细药中加芦荟、木香各一两，蟾酥三钱，即名消痞大成膏。

抓癣膏《疡医大全》（清）

【处方】桃仁四两 白蜡四两 生猪脑子一个 血余一鸡子大 桐油一斤 香油一斤

【用法】上俱下锅内，文武火熬至脑子尽，滤去渣，次下黄丹十四两熬成膏，待温再下胡黄连、白芷、红花、苏木、三棱、莪术各三钱，当归尾、硇砂各五钱，麝香一钱五分，各为细末入前膏内，搅匀、收贮，勿令泄气。有块，先用皮硝煎汤洗癣处，次用姜擦，方用绢帛摊贴，用鞋底炙热熨之五七十遍，觉内热方可，癣即消缩，如神。

狗皮膏《良朋汇集》（清）

【主治】贴痞疾气块、口内生疳。

【处方】秦艽 三棱 莪术 蜈蚣各五钱 当归 大黄 黄连各三钱 山甲十四片 全蝎十四个 木鳖子七个 巴豆五钱，连皮打碎

【用法】真香油二斤十两，将药泡油内，春五、夏三、秋七、冬十日，至药黑色捞出，将渣捣极细烂听用。复将油上火，入飞过黄丹一斤二两，用槐条搅匀，滴水成珠，将前研药渣入膏内，再入阿魏芦荟各三钱，阿胶一两，麝香一钱，冰片、乳香、没药各二钱，共研极细，候膏温，将药入内搅匀。瓷罐密收。再勿见火。用时狗皮摊，每张重

七钱，贴患处。三日发烧，七日腹内觉痛，十日大便下脓。一张可贴一百二十日。唯忌生冷腥膻硬物一百日。

贴积块方 《医学指南》（清）

【处方】陀僧一两，为末　阿魏三钱　山甲三钱　川羌二钱　三棱二钱　莪术二钱　水红花子五钱

【用法】香油半斤，将油炸去滓，下丹三两，艾火慢熬，以滴水成珠为度。

膏成，下台麝一分搅匀。候冷用。量积块大小，摊布上贴之。重者二帖即消。

贴癖膏 《仁术便览》（明）

【处方】山甲五钱　木鳖仁十五个　全蝎五钱　斑蝥二钱　川乌五钱　巴豆仁一两半　胆矾二钱　阿魏三钱　蟾酥二钱　轻粉二钱　番硇二钱　芦荟二钱　血竭二钱　蜈蚣五条　古石灰二钱　胡盐一钱　真麝五分

【用法】净油半斤，飞丹四两熬用。

虾蟆膏 《理瀹骈文》（清）

食积、痞块、痔疾、腿肿、湿气、疮毒。

干蟾皮油熬，黄丹、铅粉收。槐枝搅。熬膏法见编写说明。

将军百战百胜膏 《寿世保元》（清）

贴痞如神。

【处方】大黄　白芷各二两　三棱　莪术各一两　木鳖子十个　蜈蚣十条　山甲十五片　巴豆一百五十个　蓖麻子一百五十个　栀子五个　黄连五钱　槐柳条三百寸

【用法】香油二斤入药熬黑色去渣滤净，再加黄丹一斤熬，点水成珠，再加血竭五钱，麝香五分，天竺黄五钱，轻粉五钱，阿魏五钱，芦荟五钱，胡黄连二钱，硼砂二钱，为末下油为妙。

治积聚痞块膏 《理瀹骈文》（清）

【主治】一切外证。

【处方】川乌　草乌　羌活　灵仙　防己　生南星　半夏　元参　生地　首乌　川芎　当归　白芷　赤芍　黄芪　防风　丹皮　连翘　银花　栀子　秦艽　郁金　乌药　枳壳　青皮　红花　木香　木通　官桂　芦荟　蜂房　全蝎　山甲各五钱　头发一团　乌梢蛇无时用蛇蜕代　癞团各四钱　大黄一两

【用法】油熬，炒黄丹收。下蟾酥三钱，制乳香、制没药各七钱，血竭、儿茶各五钱，樟脑二两，麝一钱。贴。熬膏法见本书编写说明。

神异膏《寿世保元》（清）

【主治】痞块。

【处方】归尾五钱　川芎五钱　赤芍二钱　生地黄四钱　防风五钱　羌活五钱　白芷五钱　玄参五钱　黄芪五钱　官桂三钱　桃仁四十九个　杏仁四十九个　木鳖子十四个　何首乌三钱　牛子五钱　山甲四钱　蜂房三钱　蛇蜕二钱　大黄二钱　黄柏二钱　乱发男者一团，如鸡子大　槐柳枝四十九节，每长一寸

【用法】上用芝麻油二斤四两，将药入锅浸，春五、夏三、秋七、冬十日，以桑柴文武火煎油黑色，以山甲上浮起色黑为度，绢滤去渣，再熬油滴水成珠，陆续下黄丹十四两，柳条搅不住手，成膏。软硬得所，再下乳香、没药各三钱，血竭三钱，降真香末三钱。次冷定下麝香末二钱，水浸二三日去火性，摊用。

消痞膏《验方新编》（清）

【主治】积年恶痞，至重贴至两张即消，屡试神验。

【处方】密陀僧六两　阿魏五钱　羌活　水红花子各一两　山甲三钱　香油一斤半

火候，照常熬膏法。膏成时，下麝香一钱。用布照痞大小摊贴。凡患痞癖处肌肤光无毫毛，须看准，以笔围记用膏贴之。用水红花子研末三钱以烧酒二斤泡之，时饮一杯，痞消乃止。水红花子即红蓼花子，以自取为真，药店多假，用之不效。

消痞膏《景岳全书》（清）

【处方】三棱　蓬术　山甲　木鳖仁　杏仁　水红花子　萝卜子　透骨草（晒干）　大黄各一两　独蒜头四个

【用法】上用香油一斤入前药十味煎油成，以飞丹收之。后下细药：

真阿魏　乳香　没药各一两　麝香三钱

先下乳没阿魏三味，后下麝香搅匀，冷、倾水中浸数日，用瓷瓶收贮。勿使泄气。用时以白布或坚白纸摊贴，八九日一换，或见大便去脓血，勿以为异。亦有不去脓血而自愈者。若治泻痢，可贴脐腹。忌房事、生冷。

凡贴瘕积痞块，先用荞麦面和作一圈，围住患处四边，其块上放皮硝二三两，盖厚纸，以熨斗熨，令热气内达，然后去硝，膏药贴之。

上原方用白花菜同透骨草另煎膏二两，搅入膏内、收用。但白花菜唯西北方间有之，求觅不

易，故余用独蒜、萝卜子代之，其功亦不减也。

消痞膏《验方新编》（清）

【主治】积年恶痞，贴至两张即消。屡试神验。

【处方】密陀僧六两　阿魏五钱　羌活　水红花子各一两　山甲三钱　香油一斤半

【用法】火候照常熬膏法，膏成时下麝香一钱，用布照痞大小摊贴。凡患痞癖处肌肤定无毫毛，须看准，以笔圈记，用膏贴之。内服用水红花子三钱烧酒二斤泡之，时饮一杯，痞消乃止。水红花子即红蓼花子，以自取为真，药店多假，用之不效。

附方：臭椿树皮膏

臭椿树皮在上中者佳，要一大束去粗皮，只用白皮二斤，切碎、入锅水熬，沥去渣，用文武火熬成膏，薄摊布上，先以生姜擦去垢腻，后以膏药，锡壶烘热，贴痞块上，其初微痛，半日后即不痛，俟其自落。一张即好，永不再发。贴膏时须撒麝香少许于膏上，然后贴之。贴上膏药，周围破坏出水即验。此膏已验多人，即胀满腹硬过脐者，贴一二张即愈，真神方也。珍之！重之！孕妇忌用。

消痞神膏《仙拈集》（清）

【主治】贴积年恶痞，至重者两张可消。

【处方】密陀僧五两　阿魏五钱　羌活　水红花子各一两　麝香（少许）　香油（斤许）

【用法】火候照常熬膏法。

消痞狗皮膏《饵鹤亭集方》（清）

【处方】三棱　蓬莪术　米仁　山栀　秦艽各一两五钱　黄连四钱　大黄　当归各九钱　甲片四十片　全蝎四十只　木鳖二十个　巴豆十粒

【用法】上用麻油一百二十两，煎枯去渣后，下黄丹五十二两收膏。加入阿魏、阿胶、芦荟各一钱，麝香、乳香、没药各三钱，研末调和膏内，用时将膏在热茶壶上烘至暖烊，贴患处。以手心揉百转，无不效验。百日内忌酒、色、气、恼、劳心、劳力、诸般发物。贴后能作寒热、肚痛、下秽，其疾消愈矣。

秘方消痞膏药《丹台玉案》（明）

内服丸子（化痞丸），外以膏药贴在块上，内外夹攻，定然消融。

【处方】红花　蓬术　三棱　当归各四两　两头尖　五灵脂　山

59

甲 川乌 生地 丹皮 巴豆肉 木鳖子各二两

前药为咀片，以麻油一斤半浸五日，熬枯去渣，再用文武火煎至滴水成珠，再入后药，阿魏 沉香锉末 乳香研，各一两 苏合油 麝香研细，各五钱 广木香锉末 子 丁香研细 檀香锉，各一两五钱

前八味，俟药油熬至滴水成珠，缓缓加入即成膏矣。

附 化痞丸

【主治】积气成块并疟母而成痞块者神效。

【处方】黑丑（半炒半生） 槟榔 沉香 阿魏各一两 针砂（醋炒）五钱 官桂 青皮（醋炒） 白术（土炒） 苍术（米泔浸炒） 枳壳（麸炒） 半夏（姜制）各一两二钱

【用法】上为末，醋打面糊为丸，每服二钱空心姜汤送下。

乾坤一气膏《嵩崖尊生》（清）

【主治】贴痞癖病。

【处方】当归 白附 赤芍 白芍 白芷 生地 木鳖肉 熟地 山甲 巴豆仁 蓖麻仁 三棱 莪术 五灵脂 续断 肉桂 玄参各一两 乳香 没药各一两二钱 麝香三分 阿魏一两 油五斤

【用法】将上草药入油浸，

火熬，药枯去渣，每药油一斤入丹六两，膏成下阿魏片化尽，方下乳香、没药、麝香搅匀，摊贴。

附 内服阿魏化痞散

川芎 当归 白术 赤苓 红花 阿魏 鳖甲尖酥炙，各一钱 大黄酒炒，八钱 荞麦面一两，微炒为末，空心酒调服三钱。

痞块神效膏《救生集》（清）

【处方】真川白芥子二斤 山甲八两

【用法】用真桐油二斤，入铜锅内，先熬半晌，次入山甲熬数沸，再次入白芥子，俟爆止，滤出渣，入飞净炒黄丹八两收之。离火，再入麝香末四钱，去火气七日用，摊时隔汤化开，不可用火。又加阿魏四两更妙。此膏效难言述，广传、多合，救人甚善。

紫金膏《疡科选粹》（明）

【主治】五积六聚、腹中气块、血块、酒疾、癥瘕，以绢帛或厚纸摊之，临贴时又用木鳖子一个、皮硝一撮同研细，先放病处，仍以膏药贴上，以火烘热手熨百余下，以病处觉热为度。二日一换，或三日一换，厥效如神，功不尽述。

【处方】吴白芷 两头尖 山甲 五灵脂研，各五钱 生地黄一两 熟地黄一两 木鳖子 巴豆 蓖麻子各一百二十粒 血竭一两 黄丹水飞过，一斤 香油二斤 没药 乳香各一两 槐柳枝各九十六根，每根长一寸

【用法】上各㕮咀，香油浸，春五、夏三、秋七、冬十日，于铜器中文武火熬白芷等黑色，滤出渣如紫色，下黄丹，仍用槐枝一根搅成膏，滴水成珠方下乳没二味，盛瓷器中，放湿地下，去火毒用之。

遇仙膏《疡科选粹》（明）

【主治】无名肿毒、痈疽发背、痞块、疮疡等。

【处方】当归四两 白芷四两 两头尖即白附，四两 山甲二十五片 巴豆研 蓖麻子研，各一百二十粒 土木鳖二十一个，去壳 麻油一斤 黄丹十两，水飞炒 乳香 没药 轻粉 血竭 麝香各四钱

【用法】上两头尖等俱剉，入香油一斤内浸，春五、夏三、秋七、冬十日，入锅内熬白芷焦色，将锅取下，温冷用生绢滤去渣，再文武火熬，下黄丹，用桃柳枝不住手搅，滴水不散，不老不嫩，入松香五两搅匀，取下锅，冷乃下轻粉、麝香、血竭、乳香、没药搅匀，用清水一桶将药倾下水中，一日换水一次，浸七周以去火力。用时以滚水化开摊贴。用火烘手熨膏药上一百余，手出汗妙。若痢疾及二便秘，贴脐中。咳喘，贴肺俞穴。

癥瘕膏《陈修园全集》（清）

（亦名消癖膏）

【处方】辣蓼须极大者一株，连根带子 京三棱 石三棱 草三棱各一两，并剉 乳发二斤 鳖甲大者十二具，敲碎 蓝青十二株，连根带叶杵烂，无则以靛青脚晒干代，晒干水气

【用法】以麻油十斤浸之，春秋二十日、夏十日、冬一月，熬至药枯为度。凡油一斤配飞净血丹四两，多少看天时增减，桃枝不住手搅至滴水成珠，倾入冷水内，拔去火气，捻作大团，堆三尺土下，百日后可摊贴，以治诸癖。

3. 水 臌

水臌膏《理瀹骈文》（清）

【主治】腹满紧硬如石，或阴囊肿大。

【用法】先用甘草口嚼，再以大戟、甘遂、芫花、海藻、醋熬膏敷。

又方一

【处方】苍术　白术　香附　当归　苏梗　黄连　栀子　枳实　山楂　木香　槟榔　赤苓　木通　泽泻　生姜

【用法】油熬，丹收。备贴。

又方二

按舟车丸治肿胀形气俱实者，上下表里分消其水。

【处方】黑丑四两　大黄二两　甘遂　大戟　煨芫花　醋炒青皮　炒橘红各一两　木香　槟榔各五钱　轻粉一钱

【用法】或照上用醋熬敷，或用油熬、丹收，贴。并加掺药，虽虚弱之人亦可试。乃变通之法也。

附　五鼓糁剂琥珀散

【处方】大黄二两　巴豆五钱　牙皂一两五钱　枳实　萝卜子炒，各四两　琥珀一两　沉香五钱　姜皮捣汁丸

【用法】研末，掺膏贴。

4. 胃　痛

风气痛膏《疡科选粹》（明）

【处方】葱汁　姜汁　蒜汁　凤仙花汁　乌药　草乌　干姜　官桂　红花　当归

【用法】烧酒浸药片收干，入油，麻油煎，松香收。

十香膏《理瀹骈文》（清）

【主治】胃痛。

【处方】沉香　丁香　白檀香　甘松　郁金各五钱

【用法】麻油浸七日，慢火养五日，后以文武火煎三二十沸，去渣，入黄丹收，以乳香、木香、白胶香、龙齿、苏合油末各五钱，麝香一钱搅匀，候凝作片，摊红绢上贴。

温胃膏《理瀹骈文》（清）

【主治】脾胃虚寒，心腹疼痛，或冷汗出者，并治霍乱等证。

【处方】附子　巴戟　炮姜　茴香炒，各一两　官桂七钱　党参　白术　当归　吴萸　白芍炒　白茯苓　良姜　甘草炙，各五钱　木香　丁香各四钱　沉香三钱，研，生姜汁调，加麝敷。

【用法】油、丹熬贴。

温中膏《理瀹骈文》（清）

【主治】脾胃虚寒疼痛或作泻。

【处方】干姜　附子　川乌　良姜　吴萸　官桂各三两

【用法】麻油熬，黄丹收。临用掺川椒末贴。

5. 腹　泻

十香暖脐膏验方

【主治】脐腹冷痛，泄泻久痢等证。

【处方】当归四两　小茴香四两　大茴香四两　白芷四两　乳香二两　没药二两　木香二两　沉香二两　母丁香二两　肉桂二两　麝香三钱

【用法】以上十一味共为细粉后，另用香油十五斤熬至滴水成珠，入黄丹一百两搅匀成膏。每斤膏油兑药粉五钱。每张重二钱、五钱、一两。微火化开，贴脐上。孕妇忌用。忌生冷食物。

宁和堂暖脐膏《串雅内编》（清）

【主治】水泻白痢神效。孕妇忌贴。

【处方】香油一斤，或用麻油生姜一斤，切片　黄丹飞过，半斤

【用法】熬膏摊布贴脐上。或用红药丸。

附　红药丸方

硫黄三钱，母丁香一钱，麝香三分，加独蒜数枚捣如泥，再入前三味，研匀和丸如桐子大，以飞过朱砂为衣。

又方

母丁香四粒，土木鳖一个，麝香一分研末，唾津为丸如芡实大，纳脐中，外用膏药贴之。治小儿痢尤验。

庚生按，此方治夏秋霍乱转筋及一切受寒腹痛极效。予尝以红药丸方加肉桂一钱为散，每用二三分置脐眼上，用寻常膏药盖之，其症之重者，更以艾火安于膏药面上炷之，或以热茶壶熨之，神效非常。

回春泻痢膏《理瀹骈文》（清）

【处方】诃子肉　干粟壳　赤脂各四两　龙骨二两　乳香　没药各五钱

【用法】上药常法熬膏贴。初起勿用。冬加肉蔻仁末。

按泻痢饼子用黄丹、定粉、陀僧、硫黄、轻粉、面和捣贴脐甚妙。

如加入泻痢膏中，收亦良。

狗皮膏《万病回春》（清）

【主治】贴泻痢如神。

【处方】乳香五钱　没药五钱　木鳖子十个　柳枝四十九节，如筋大　杏仁四十九粒　桃枝四十九节，二指长

【用法】上用香油七两将木鳖子以下四味入油炸浮捞起渣，下飞过好黄丹三两，熬将成膏，用槐枝不住手搅，滴水成珠、退火，再入乳香、没药，加麝香一

分搅匀，退火毒，以狗皮摊膏，贴脐上。

泻痢膏 《万病回春》（清）

【处方】赤石脂四两 诃子四两 罂粟壳四两 干姜五两

【用法】以上为细末，用真麻油二斤四两，熬去四两，剩二斤，再熬，入上好飞丹一斤，熬黑色，滴水成珠，方入后四味药，龙骨二两，乳香五钱，没药五钱，麝香一钱俱为细末，入内搅匀，退火，出火毒。摊贴脐上。每一个重三钱。冬月可加肉蔻五钱。

水泻痢疾神膏 《济世良方》（民国）

松香，不拘多少、火化投凉水内，再化再飞，如此三次，净一斤，入锅内熬数沸，加老姜汁、陈醋、麻油、桐油各一茶盅，熬至滴水成珠，复搅千余遍，浸入凉水、听用。

又丸药

母丁香、木鳖子去皮、雄黄、大麻子仁去皮各等分为细末，米糊为丸如黄豆大，用一粒填入脐中，即将膏贴之、揉之。

胃寒呕吐黄水方 《全生集》（清）

生姜一斤捣取汁碗许，入广胶、乳香、没药末各五钱同煎，胶化，离火，取药摊作三四大膏，令贴胃脘痛处，以绢绑缚三个时辰，然后取周岁儿鞋一双，炉上烘极热，轮熨、熨至膏硬，再易膏贴，再绑三时，熨至愈止。服后暖胃丸。

厚朴三斤切片、姜二斤代皮切片，五升水煮，水干去姜留朴焙干。生甘草二两，干姜四两依前再煮，煮水干去草不用，留姜炒燥。姜、朴共为细粉。黑枣姜汤煮、取枣肉与捣为丸，晒干服。

暖肚封脐膏 《纲目拾遗》（清）

（周氏家宝）云：夏天贴之秋后不生痢疾。

【处方】韭菜子 蛇床子 大附子各一两 肉桂一两 川椒三两 倭硫黄一两 麝香三分 独蒜一头 麻油三斤

【用法】粗药油浸半月，熬至枯色去渣，再熬至滴水成珠，再加黄丹十二两，再熬，俟冷加细药听用。孕妇忌贴。

暖脐膏 《理瀹骈文》（清）

有用，生附子五钱甘遂甘草各三钱葱汁熬膏和药，加蟾酥、麝香、鸦片、丁香末，摊贴。

有用，柏叶尖、松毛心各五

斤，附子八两

麻油熬，黄丹铅粉收。加肉桂摊贴。熬膏法见编写说明。

固精益肾暖脐膏《丸散膏丹自制法》（民国）

【主治】男子精寒、阳事痿弱、举而不坚、坚而不久，白蚀遗精，并妇人秉受气弱胎脏虚损、子宫冷惫、血寒宫冷、难成子息、带下崩漏等证，贴之俱有奇验。

【处方】韭菜子一两 蛇床子一两 大附子一两 肉桂一两 川椒三两 芝麻油二斤 抚丹飞净者十二两 倭硫黄一两 母丁香一钱 麝香三钱各（研） 独蒜一枚（捣烂）

【用法】上将前五味，用香油浸半月，大锅内熬至枯黑，滤去渣，入丹再熬滴水成珠，捻软硬得中，膏成矣。每以大红缎将倭硫黄、丁香、麝末以蒜捣烂为丸如豌豆大，安于膏药内，贴之。

封脐膏《良朋汇集》（清）

【主治】夏日大人小儿失其盖被乃至肚腹不调。以此预先贴肚脐一张，则无肚腹泻痢等证。

【处方】山甲五钱 木鳖仁三钱 香油一斤

【用法】将油入锅内，炸药黑色、去渣，下黄丹七两搅匀，滴水成珠后下乳香、没药各二钱五分，冷温，下麝香一分搅匀。任意摊贴。

热痢膏《理瀹骈文》（清）

【主治】热痢。

【处方】大黄 苍术 生香附 熟香附 生灵脂 熟灵脂各四两 羌活二两 川乌 黄柏 延胡 黄芩 枳壳 槟榔 青皮 陈皮 当归 酒白芍 皂角 菖蒲 车前子各一两 黑丑煅 黄连 吴萸 木香 姜黄 僵蚕 蝉蜕各五钱 滑石四两 生姜 萝卜子各二两 巴仁七钱

【用法】麻油熬，丹收、贴。此方行气而不泻，或加木鳖、山甲。

通治泻痢膏《理瀹骈文》（清）

【主治】泻痢。

【处方】木鳖仁一两 山甲五钱

【用法】香油熬，黄丹收。熬膏法见编写说明。

或加大黄、牙皂、僵蚕。

木鳖仁、杏仁、桃柳枝麻油熬，黄丹收。乳香、没药调，槐柳枝搅，麝香和。

姜葱蒜熬膏，入猪毛灰、松

香、樟脑、雄黄、朱砂。并治跌打。

威灵仙、蓖麻仁、木鳖仁、乳香、没药、姜葱，麻油熬，丹收。入松香、黄蜡搅匀。

或加黄连、阿胶。

猪毛膏《良朋汇集》（清）

【主治】水泻痢疾，兼贴疼痛，跌打损伤。

【处方】猪毛三斤，清水洗净晒干 松香三斤，炙过

【用法】二味于铁锅内，将锅立起、架铁条、火烧成珠，只用四两。葱半斤、蒜半斤、姜半斤，三味捣烂，拧成汁。又定油二斤，黄丹十二两飞过炒，入潮脑一钱五分。将汁油先入锅内炼得烟尽，方下黄丹熬，滴水成珠，温时再下潮脑，毛灭搅匀，摊贴。

温胃膏《理瀹骈文》（清）

【主治】胃寒不纳，呕泻痞胀疼痛诸症，贴胸、脐。孕妇忌贴。

【处方】干姜二两，炒 川乌 白术各一两半 苍术 党参 附子 吴萸 黄芪 麻黄 桂枝 细辛 羌活 独活 防风 麦冬 藁本 柴胡炒 川芎 当归 酒芍 香附 紫苏 藿梗 杏仁 白芷 青皮 陈皮 半夏炒 南星 川朴 乌药 灵仙 麦芽 神曲炒 枳实 泽泻 荜澄茄 草果 草蔻仁 肉蔻仁 故纸 良姜 益智 大茴 巴戟 荜茇 车前子 延胡 灵脂各一两 川连吴萸水炒 五味子各五钱 甘草七钱

又生姜 葱白各四两 艾 薤白 韭白 蒜头 菖蒲各二两 凤仙一株 木瓜 川椒 白芥子 胡椒各一两 大枣 乌梅各五个

两药共用油一十二斤，分熬、丹收。再入：

木香 丁香 砂仁 官桂 乳香 没药各一两 牛皮胶四两，酒蒸化如常下法 一加木鳖 蓖麻仁 山甲各二两

暖胃膏《验方新编》（清）

【主治】胃寒呕吐黄水并治痰饮吐水。

【处方】生姜一斤，捣取自然汁碗许，入牛皮胶、乳香、没药末各五钱，同煎胶化，离火，将药作三四大膏药。以一张贴胃脘痛处，用细布捆绑三个时辰，然后取周岁小儿所穿之鞋一双，铜锣上烘极热。在膏药上轮流熨之，熨至膏硬，换膏、再贴、再绑三时，再熨，至愈为止。

【用法】止后用紫油厚朴三

斤,用老姜二斤切片同煮一时,去姜不用。干姜四两,用甘草二两同煮一时去甘草不用。将二味炒干为细末,黑枣煮汤去皮核为丸。每服二钱开水送下。久服断根。此方名熨胃丸。功能温中降气、暖胃消痰。大有奇效。此林屋山人经验方也。(二味者厚朴、干姜也。)

膏药方《良朋汇集》(清)

【主治】水泻痢疾,兼贴疼痛、跌打伤损。

【处方】猪毛三斤,清水洗净晒干 松香三斤,炙过,二味于铁锅内,将锅立起架铁条,火烧成珠,只用四两 葱半斤 蒜半斤 姜半斤 三味捣烂拧成汁 又定油二斤 黄丹十二两,飞过炒 入潮脑一钱五分

【用法】将汁油先入锅内炼得烟尽,方下黄丹,熬滴水成珠,温时再下潮脑、毛灰搅匀,摊贴。

6. 消　食

化积膏《串雅内篇》(清)

【主治】积滞。

【处方】巴豆仁 蓖麻仁各一百粒 五灵脂四两 阿魏煮化 当归各一两 两头尖 山甲 乳香去油 没药去油,各五钱 麝香三分

松香一斤半 芝麻油五两

【用法】除乳香、没药、麝香、松香、阿魏之外,余药俱切片,浸油内三日。用砂锅煎药至焦黑色、去滓,入松香煎一饭时,再入乳香、没药、麝香、阿魏,然后取起,入水中抽洗,以金黄色为度。煎时以桃柳枝用手搅匀,勿令枯。用狗皮摊贴患处。每日以热袜底熨,令药气深入为妙。

杀虫膏《理瀹骈文》(清)

【处方】桃枝 柳枝 梅枝 桑枝 石榴皮并取东向者,各七茎 青蒿一小握 苦楝皮七寸 生蓝叶七片 葱白连根洗,七个 黑丑头末半生半炒,一两 大黄五钱 槟榔八钱 醋炒三棱 煨蓬术 雷丸 芜荑 使君子 木香 甘遂 皂角 灵脂 雄黄各三钱 明矾 轻粉 朱砂各一钱 麝香五分

【用法】一加贯仲、厚朴、干漆炒、白僵蚕各三钱,紫金锭二钱,尤佳。

麻油熬,黄丹收。

攻积膏《理瀹骈文》(清)

【主治】积聚及老人虚冷便秘。

【处方】巴霜 干姜 良姜 白芥子 硫黄 甘遂 槟榔等分 饭丸

【用法】清早花椒汤洗手，麻油涂掌心，握药一丸，少时即泻。欲止泻冷水洗手。

又方 攻积丸

【处方】川乌 吴萸 官桂 干姜各一两 黄连 橘红 槟榔 茯苓 枳实 菖蒲 桔梗 延胡 半夏各八钱 巴仁 皂角各五钱

【用法】以上二方均可熬膏贴。熬膏法见编写说明。

食伤膏《理瀹骈文》（清）

【主治】食伤。

【处方】白术二两 枳实一两

【用法】油熬，丹收。

胸满加神曲、麦芽。痰加橘夏，火加黄连，气加木香，虚加参、芍、甘姜。若酒伤平胃加干葛。

便秘膏《理瀹骈文》（清）

【主治】大肠燥结。

【处方】当归二两 大黄一两 芒硝 甘草各五钱

【用法】熬膏贴。此类方宜于外治。

通便膏《理瀹骈文》（清）

【主治】大肠火便秘。

【处方】大黄 元明粉 生地 当归 枳实各一两 厚朴 陈皮 木香 槟榔 桃仁 红花各五钱

【用法】麻油熬，黄丹收。贴脐。气虚加党参五钱。

健脾膏《理瀹骈文》（清）

【主治】脾虚、食不消化。

【处方】白术四两 茯苓 白芍 六神曲 麦芽 香附 当归 枳实 半夏各二两 陈皮 黄连 吴萸 山楂 白蔻仁 益智 黄芪 山药 甘草各七钱 党参 广木香各五钱

【用法】麻油熬，黄丹收。贴心口、脐上，即太和丸法也。加苍术、大黄各二两，黄芩、厚朴、槟榔各一两。以雄猪肚石上擦净，装药熬尤良。

暖胃膏《理瀹骈文》（清）

生姜汁熬，入牛皮胶化开以乳香、没药收，掺花椒面贴。并治腰背冷痛。但须入黄丹方黏。又，此方加苍术、厚朴、陈皮、甘草即平胃散也治脾胃不和，恶心呕哕，吞酸等证。再加白术神曲、麦芽即养胃进食方也。再加黄连、吴萸、香附、良姜、官桂、白芍、当归，清油熬，黄丹收，胶搅。名和胃膏。

7. 郁 证

开解六郁膏《慈禧光绪医方选议》

【处方】香附一两 川郁金一

两 小枳实八钱 青皮八钱 山甲五钱 片姜黄六钱 广木香六钱 橘红六钱 红花五钱 全当归一两 苏梗一两 沉香五钱 麝香二钱（上交）莱菔子六钱 白芥子六钱 茅苍术五钱

【用法】共以麻油炸枯；滤去渣，兑丹为膏。摊贴肺俞穴、上脘穴。（可用香油二斤，黄丹十二两）

方解：越鞠丸解五郁，加玄胡理气活血，为六郁丸，供内服。此方开解六郁，外用摊贴肺俞，上脘穴，理气活血居多，加三子养亲者，以侧重肺气不畅。

舒肝利肺和脉膏《慈禧光绪医方选议》（中华）

【处方】生香附一两 独活六钱 麻黄六钱 麻黄六钱 僵蚕六钱 小青皮八钱 山甲六钱（生）姜黄片五钱 郁金六钱 宣木瓜一两 当归一两 杭芍六钱（生）川芎五钱 透骨草八钱 乳没各六钱 续断八钱 五加皮六钱

【用法】用香油四斤炸枯、去渣，入黄丹二十四两令其老嫩合宜为膏。

贴于肩井、肺俞。

贴时兑麝香五厘，撒于膏药中贴之。

（评议）本方外用薄贴，从药味组合不难理解，西太后有肝气郁滞，胸胁胀痛，筋脉失和等证，故用药以行气活血为主。重用香附，旨在舒肝解郁、理气止痛。稍佐麻黄宣利肺气，以通经络，用药俱有深意。肩井属少阳胆经穴，无论用药选穴，都与辨证立法相一致。

解郁舒肺和脉膏《慈禧光绪医方选议》

【处方】生香附六钱 僵蚕五钱 石菖蒲五钱 苏梗四钱 白芥子四钱 橘络四钱 全当归一两 青皮五钱 赤芍药五钱 丹参六钱 片姜黄五钱 桑枝一两 透骨草八钱 鸡血藤膏八钱

【用法】用香油二斤，将药炸枯，滤渣，兑丹（十二两）熬至老嫩合宜，摊贴肺俞处。

开膈膏《理瀹骈文》（清）

【处方】党参 白术 苍术 黄芪 茯苓 甘草 生地 熟地 当归 白芍 川芎 天冬 麦冬 黄连同吴黄炒 黄柏 知母 贝母 青皮 陈皮 半夏 胆星 乌药 香附 厚朴 枳实 桔梗 栝楼 连翘 红花 神曲 麦芽 山楂 槟榔 木通 苏子 草蔻仁 砂仁 木香 丁香 藿香 乳香

大黄 巴豆 黑丑 莪术 三棱 草乌 官桂 雄黄 明矾 郁金 牙皂各五钱 生姜二两 乌梅七个 凤仙子一钱

【用法】油，丹熬，贴。

平肝顺气和中膏 《理瀹骈文》（清）

【处方】苍术 香附各二两 陈皮 川芎 栀子 神曲 枳实 青皮 半夏 麦冬 吴萸 黄连 赤苓 砂仁 木香 山楂 干姜 甘草 苏子 萝卜子 白芥子各一两

【用法】丹油熬。即越鞠加味也。

理气膏 《理瀹骈文》（清）

【主治】气郁、气逆、气胀、气痛等证。

【处方】党参 黄芪 苍术 白术 蓬术 香附 柴胡 青皮 陈皮 枳实 南星 半夏 厚朴 槟榔 山楂 草果 羌活 防风 前胡 苏子 杏仁 乌药 郁金 川芎 当归 白芍 黄芩 黄连 黄柏 栀子 葶苈 桔梗 桑皮 吴萸 栝楼 白芷 麦芽 木通 泽泻 赤苓 延胡 灵脂 大黄 黑丑 官桂 草乌 红花 菖蒲 皂角 木鳖仁 僵蚕 全蝎 山甲 白芥子 萝卜子 川楝子 川椒 细辛 木香 藿香 茴香

灵仙 乳香 没药 巴仁 甘草各一两

【用法】油熬、丹收。入牛皮胶二两，苏合丸三钱搅。

另：姜、葱、韭、蒜、槐、柳、桃、桑枝各半两，凤仙全株。

油熬、丹收。入薄荷油二钱。

两膏合并摊贴。

8. 内 痈

补肺膏 《理瀹骈文》（清）

【主治】肺虚，或痰或血或痿，并一切滋阴降火皆宜。实虚劳通用方也。

【处方】鳖甲全个（先熬去渣）入党参 元参 黄芪 紫苑 天冬 麦冬 熟地 生地 地骨皮 山药 贝母 知母 百合各二两 柏子仁 黄柏 白芍 橘红 丹皮 桔梗 赤苓 杏仁 香甜 当归 五味 秦艽 花粉黄芩 炒黑山栀 枸杞子各一两 柴胡（炒） 郁金 白术 川芎蒲黄（炒） 桑皮（炙） 黄连 半夏 胆星 甘草各五钱 苏子三钱 薄荷二钱 牡蛎八钱 乌梅七个

【用法】油熬，丹收。入牛皮胶、白及各二两调匀。

清热降气，泻正是补，若专补则助火。熬膏法见编写说明。

补肺膏《理瀹骈文》(清)

【主治】虚劳咳血。

【处方】大黄四两　芒硝二两　柴胡　栝楼根　桃仁　当归　生地　红花　山甲　蓬术　三棱　川芎各一两　乳香　没药　官桂各七钱　川乌五钱

【用法】油熬，丹收。入花蕊石一两，血竭五钱，另研，搅。熬膏法见编写说明。

周天生精再造固本还真膏

《摄生秘剖》(明)

【处方】蛇床子　苁蓉　枸杞子　地骨皮　麦门冬　广木香　大附子　生地黄　木鳖子　锁阳　巴戟　防风　人参　川乌　细辛　草乌　茯苓　丁香　桂枝　没药　豆蔻各五分　天门冬　苍术　当归各一两

【用法】其法用真正芝麻油一斤四两，将药入油内煎至五六滚，验药枯，将夏布滤净，滴油入冷水中成珠不散，再入后药。

麝香　雄黄各二钱　阳起石二两（如无鸦毛代之）　虎骨海马各二两（用麻油浸透慢火焙干）　蟾酥　紫梢花　龙骨各一两　石燕　云母石各一两

上为末，将前油成珠退温入内搅匀，收瓷罐内，冷水浸罐半月、埋土中三昼夜退火气，不拘颜色，用绢或厚纸表开摊其药封脐，每六十日一换。此药能镇玉池、金精不泄、兴阳助气、通二十四血脉。若欲种子，掣去膏药，金精射入子宫，百发百中。又治下元虚冷、五劳七伤、膀胱气、风湿痛痒、两腿酸麻、阳事不举，妇人赤白带下、血山崩漏，能冷老弱行路刚健、颜发转变。

神效万应膏方《单方汇编》(民国)

壮阳补肾。

【处方】天冬　蛇床子　生地　熟地　麦冬　远志　牛膝　谷精草　杏仁　菟丝子　川断　紫梢花　苁蓉以上各一两　川附子二枚　真麻油四斤半

【用法】上药油浸春夏秋五日、冬十日，以文武火煎枯，滤去渣，加松香熬过去渣，净油四斤，黄丹二十八两飞净炒黑色，用杨柳枝不住手搅，滴水成珠，不黏手为度，稍冷再入细药。

厚肉桂　鹿茸（酥炙）　沉香　乳香（去油净）　没药（去油净）　丁香　雄黄　木香　赤石

脂 龙骨 硫黄 阳起石以上各一两 虎骨四两 麝香二两 蟾酥四钱，共为细末入膏内搅匀。

保真膏 龚虚如传《百效全书》（清）

【主治】阳痿不举。

【处方】第一下真麻油二斤半，第二下捣碎甘草四两，三下天麦二冬去心、熟地黄、生地黄俱酒浸、官桂、牛膝、苁蓉酒浸、鹿茸酥炙、远志甘草汤煎去骨酒浸、川续断、紫梢花、木鳖子、谷精草、大附子、白果、杏仁、蛇床子、虎骨酥炙捣碎、菟丝子水浸（各四钱），四下松香四两，黄丹一斤水飞过，五下硫黄、雄黄、龙骨、赤石脂细末各四钱，六下乳香、没药、丁香、南木香为细末各四钱，七下当门麝香、蟾酥、真阳起石细末各二钱，海狗肾一个，八下黄蜡六钱。

【用法】上药煎法，用净锅一口，桑柴火烧，用文武火将第一下、二下甘草与香油先熬五六沸，又下第三天门冬等十九味粗末，熬至各味药枯、焦黑，用细密缯巾滤去渣，却下第四松香、黄丹，以槐柳条一把不住手搅药，滴水成珠不散为度，方下第

五硫黄等细末搅匀，住火。又下第六乳香等四味搅匀，又下第七麝香等细末搅匀。再滴水成珠，膏药好了。却又下第八黄蜡再搅匀，盛瓷器内，用油纸裹，浸井水中四五日出火毒。用此膏能镇玉液、保精不泄、龟旺不死，通血脉、强身体，返老还童，须发复黑。固精善御器，虽数次不泄，去膏方泄，泄则有孕。此药百无所忌，且能滋皮肤，治腰膝冷痛，下元虚损，四肢麻木，半身不遂，五劳七伤，冷气攻刺，及去小肠膀胱气，二三十年痨症，远年近日风盅等证，筋骨酸痛，阳事不举，每用药三四钱摊绫绢上，贴腰眼二穴，一个膏药可贴得六十日。欲御器则将一个贴脐孔上。此膏一个可卖银五钱，切莫轻视。

太乙膏《证治宝鉴》（清）

【主治】胃脘痛，一切痈疽。

【处方】玄参 白芷 归身 赤芍 肉桂 大黄 生地药量酌用

【用法】麻油熬，黄丹收膏。可内服。

五神膏《理瀹骈文》（清）

【主治】内痈。

【处方】杏仁一两 元参五钱 蛇蜕 蜂房 乱发各二钱半

【用法】油丹熬者，或加大黄、皂刺，贴脐取泻。

附方

肠痈，六一散敷；缩脚肠痈，梅花点舌丹敷，脐痈，平胃散加黄连敷；胃痈，吐尽脓血自愈，不必治；肝痈，照肠痈治。

神异膏《理瀹骈文》（清）

【主治】内痈。

【处方】杏仁一两　生黄芪　元参各五钱　蛇蜕　蜂房各二钱半

去黄芪加木鳖仁一两　蓖麻仁　五倍子各二钱半　铅粉收。即会通灵应膏也。治痈毒、疔毒皆可。

9. 消　渴

消渴膏《理瀹骈文》（清）

渴而多饮为上消、肺热，消谷善饥为中消、胃热，渴而尿数有膏油为下消、肾热。

【处方】党参　苦参　黄芪　生地　熟地　天冬　麦冬　五味　枳壳　花粉　黄连　知母　茯苓　泽泻　山药　牡蛎　乌梅　干葛　浮萍各一两　雄猪肚擦净装药

油熬、丹收，入益元散搅。

10. 脚　气

脚气膏《卫生鸿宝》（清）

【处方】广胶三两　葱白　生姜各半斤　陈酒糟取汁，二三两　花椒一两　艾叶二两

【用法】同煎成膏，布摊贴患处，立刻止痛消肿。

（葱白、生姜、生艾叶均捣取自然汁或稍加水捣亦可。花椒为极细末）

11. 阴阳虚亏

千金不易比天助阳补精膏

《沈氏尊生》（清）

【主治】精寒阳痿，子嗣艰难。

【处方】香油一斤四两　甘草二两　远志　牛膝　虎骨　酥炙　川断　熟地焙　苁蓉　蛇床子　天冬　生地　菟丝子各一两　肉豆蔻面煨　川楝子去核　杏仁去皮尖　谷精草各一两　紫梢花去草　大附子　官桂各四钱

【用法】入药油内，煎黑色去渣，下飞过黄丹八两，透明松香四两，用柳条不住手搅，滴水不散为度。再下雄黄、硫黄、龙骨、赤石脂各二钱，再沸又下沉香、木香、蟾酥、没药、母丁

香、阳起石煅、阿芙蓉为末各三钱，再沸即住火，将食匙挑药滴水不散为度，又下黄蜡五钱，将此膏收贮瓷瓶密封，入水五日去火毒。然后用红绢摊匀，重七钱贴。六十日方换，其效如神，不可尽述。

大补膏《理瀹骈文》（清）

【主治】内外诸虚证。

十全大补药料加陈皮等分，远志减半。油熬，丹收。

无价宝膏《疡科选粹》（明）

【主治】补真阳，返老还童。

【处方】甘草一两　牛膝去芦　苁蓉去鳞　虎骨炙酥　川续断去芦　蛇床子拣净　鹿茸炙酥　天门冬去心　生地黄　熟地黄　肉豆蔻面煨　川楝子炒黑色　麦门冬去心　紫梢花　木鳖子去壳　杏仁去皮尖　官桂去皮　大附子去皮　谷精草各五钱　菟丝子　金墨　鹅鸽油或鹅油，各五钱

【用法】以上用真香油一斤四两，煎至黑色去渣，再煎至滴水成珠为度，下飞过黄丹八两，用柳条不住手频搅，不散为度，再下四味，雄黄、龙骨、硫黄、赤石脂（各三钱）再煎一次，又下十一味，乳香、没药、麝香、木香、阿芙蓉各三钱，海马二对、石燕子二对、沉香三钱，阳起石、蟾酥、丁香各二钱，为细末入膏内搅匀，瓷器盛之。或缎，或狗皮摊贴小腹，用三个，三日一换，共九日，时常饮酒，引谷道肾经气通，再用钱大一个贴脐。

心肾双补膏《理瀹骈文》（清）

【主治】劳损心肾，虚而有热者。

【处方】生地　熟地　山药　茯神各三两　当归　泽泻　黄柏各一两　半山萸　枸杞子　牛膝　丹皮　黄连　生甘草　龟板　鹿角各一两

【用法】麻油熬，黄丹收。入朱砂一两搅匀，摊贴心口、丹田。即右庵心肾丸方也。又若虚而有寒者，将菟丝子三两，牛膝、熟地、苁蓉、附子、鹿茸、党参、远志、茯神、黄芪、山药、当归、龙骨、五味各一两，如前熬贴。即原心肾丸法也。

阴虚火动梦遗膏《理瀹骈文》（清）

【处方】生地　白芍　川芎　当归　麦冬　黄柏酒炒　知母蜜炒　黄连兽汁炒　栀子　炮姜　萸肉　牡蛎煅，等分

【用法】麻油熬，黄丹收。随证酌加丸末贴。

阳虚精脱不禁膏《理瀹骈文》(清)

【处方】菟丝子　白茯苓
韭子　龙骨等分

【用法】麻油熬，丹收贴。
随证加掺药末。

肾虚腰痛膏《理瀹骈文》(清)

【主治】肾虚腰膝痛，并干
湿脚气等。

【处方】干木瓜四两　苍术二
两　天麻　南星　羌活　防风
黄芪　肉桂　杜仲　牛膝　附子
续断　当归　薏仁　草薢　石楠
叶　槟榔　钗石斛各一两　加熟地
川芎　赤芍　陈皮　乌药　杏仁
各五钱

【用法】油熬，丹收。

补肾固精膏《理瀹骈文》(清)
（金锁正元丹、锁精丸合方）

【主治】真气不足、呼吸短
气、四肢倦怠、脚膝酸软、目暗
耳鸣、遗精盗汗，一切虚损之
症。

【处方】五倍子二两　故纸
苁蓉　巴戟　葫芦巴　胡桃肉
茯苓各一两　龙骨煅，八钱　朱砂一
钱　或加木香　茴香　羊肾

亦有用山药　杞子　五味
黄肉　琐阳　黄柏　知母　党参
黄芪　石莲　海蛤粉各一两　白术
二两

亦有用菟丝子四两　牡蛎煅
金樱子蒸　茯苓酒蒸，各一两　遗
症多由思想，或伤阴，或伤阳，
或两伤，可酌熬膏。

补火膏（又名涌泉膏）《理瀹
骈文》(清)

【主治】阳痿精冷不育。

【处方】海龙或海马一对　附
子一两　零陵香　山甲　锁阳各三
钱

【用法】麻油熬，黄丹收。
槐枝搅，下阳起石、冬虫夏草
末、高丽参、川椒、丁香，搅
匀，贴足心。少年勿用，徒起泡
无益也

又方

【处方】海马、鹿茸、人参、
大茴、苁蓉、熟地、地龙

【用法】麻油熬，黄丹收。
沉香、肉桂掺贴之。

补肝膏《理瀹骈文》(清)

【主治】肝虚气血为病者，
或有隐痛并宜。亦虚损通用方
也。

【处方】鳖甲全个，先熬去渣
入党参　生地　熟地　杞子　五
味子　当归　黄肉各二两　黄芪
白术　白芍　川芎　醋香附　山
药　枣仁　灵脂各一两　柴胡　丹
皮　黑山栀　龙胆草　栝楼　黄

芩　茯苓　木通　羌活　防风
泽泻　生甘草各七钱　黄连　续断
吴萸　陈皮　半夏　红花各五钱
薄荷　官桂各二钱　乌梅五个

【用法】油熬，丹收。牛皮
胶三两搅。

助阳补精膏《疡科选粹》（明）

【主治】男子肾寒精冷、阳
物不举、举而不坚、阳痿早泄。

【处方】真香油一斤四两　甘
草二两　远志去心　牛膝去苗　虎
胫骨酥炙　川续断去苗　鹿茸炙
熟地黄　苁蓉　蛇床子　天门冬
生地黄　菟丝子　肉豆蔻面煨
川楝子去核　紫梢花去草　杏仁去
皮尖　大附子去皮脐　官桂去皮
谷精草各三钱

【用法】上㕮咀，入香油内，
煎至黑色去渣，方下飞过黄丹八
两，松香透明者四两，杨柳棍不
住手搅，不散为度，下雄黄、硫
黄、龙骨、赤石脂各二钱，再沸
又下沉香、蟾酥、木香、没药、
母丁香、阳起石煅、芙蓉为末
（备二钱），再沸即住火，将药匙
挑药滴水不散为度，又下黄蜡五
钱。将膏收入瓷罐，封口严密，
入水中五日去火毒，然后用红绢
摊贴，每个重七钱，贴六十日方
换，其效如神，不可尽述。

附子膏《太平圣惠方》（宋）

【主治】肾臀腰中冷痛。

【处方】附子一两，生用去皮脐
杏仁一两，汤浸去皮　汉椒一两　当
归一两　桂心一两　乳香一两　白
芷一两　巴豆一分，去皮　蜡半斤
捣罗为末，熔蜡调药末搅令匀，
倾出捏作片，裹腰痛处。

金锁固阳膏《理瀹骈文》（清）

【主治】阳痿早泄。

【处方】葱子　韭子　附子
肉桂　丝瓜仁各三两

【用法】麻油熬，松香收。
加龙骨煅二钱，麝一分搅。狗皮
摊贴。

宝珠膏《纲目拾遗》（清）

【功效】此药能助筋骨、补
血、长肌、固元，未贴此膏之
前，先用擦久易丹擦腰眼三日，
再贴此膏。

【处方】赤石脂　天冬　麦
冬　生地　熟地　紫梢花　蛇床
子　鹿茸　谷精草　防风　元参
厚朴　虎骨　菟丝子　木香各一两
母丁香　肉桂　川断　赤芍　黄
芪　苁蓉　白龙骨　杜仲各一钱五
分　附子一个，生用　蓖麻子一百
粒，去油　山甲一钱五分　地龙去土
二钱　木鳖去壳不去油，切片　倭硫
黄　没药各一钱　血竭一钱　乳香

二钱　松香　黄蜡各四钱　麝香少许

【用法】用麻油二斤，将药入油浸三日后，入锅内熬至黑色去渣，用槐柳枝搅，次下黄蜡、松香，再下细药，油滴水成珠不散为度。瓷器收之。绢缎摊贴腰眼，其效如神。

附　擦久易丹

苁蓉、良姜、蛇床子、丁香、马兰花、韶脑各一两，木鳖、蟾酥少许，为末，炼蜜为丸如弹子大，每用一丸擦腰眼千百遍，软绢绸护之，一日不解，三日后贴前宝珠膏。

保养元气膏《景岳全书》（清）

【主治】腰膝疼痛、五劳七伤、诸虚百损、半身不遂、膀胱疝气、带浊浮淋、阳痿不举，无不效者，此邵真人进御方也。

【处方】麻油一斤四两　入甘草二两　先煎六七滚，然后下诸药。

生地黄　熟地黄俱酒洗　麦门冬　苁蓉酒洗　远志肉　蛇床子酒浸　菟丝子酒浸　牛膝酒洗　鹿茸　川续断　虎骨　紫梢花　木鳖仁　谷精草　大附子　肉桂各五钱

【用法】上熬成，以煮过松香四两，飞丹半斤收之，次下细

药。次下龙骨、倭硫黄、赤石脂各二钱，又下乳香、沉香、丁香、木香各一钱。又次下阳起石三钱，麝香五分，蟾酥、鸦片各一钱。又次下黄占五两。

上煎成，入井中浸之四日，每用膏七八钱红绢摊贴脐上，或腰眼间。每贴五六十日再换。

主阳痿乏嗣。此膏助元阳、补精髓、通血脉、镇玉池、养龟存精、百战百胜，待妇人经净之时，去膏而泄，则可成孕。

附　煮松香法

凡用松香收膏药者，必用水多煮一二遍，去其涩燥之性，方可贴疮不疼。若用贴癥痞血块，则当加药如后法煮过用之方妙。松香三斤，皮硝一碗，水红花四两，大黄、生地、当归各二两，三棱、蓬术各一两，后七味用水一桶先熬汁，去滓净，用煮松香徐徐添入，以汁完为度，以用之极佳。

附　收油之法

凡煮过松香一斤，入熬熟药油五两即成膏矣。

保精膏《理瀹骈文》（清）

【处方】鳖甲一个，先熬去渣

熟地八两　菟丝子酒制　苁蓉酒洗，各四两　天冬　麦冬　生地　山药

续断　杜仲炒　巴戟　车前子
杞子　萸肉　茯苓　五味子　党
参　柏子仁各二两　黄连　当归
白芍　远志　枣仁　覆盆子　金
樱子　地骨皮　益智仁　茴香
菖蒲　川椒　甘草　泽泻　黄柏
知母　龙骨　牡蛎煅　骨碎补各一
两

【用法】麻油熬，黄丹收。
加赤石脂四两搅匀，贴。如精寒
及精如水者，阳衰也，掺附桂末
贴。

贴脐膏《摄生秘剖》（明）
【主治】阳痿。
【处方】阳起石　蛇床子
香附子　韭子以上各一钱　大枫子
五分，去壳　麝香五分　硫黄五分

【用法】上为细末，炼蜜为
丸如指顶大，以油纸盖护贴脐
上，用绢带子缚住，战十合女不
泄，倦即去药，冷水一口解之。

贴腰膏《串雅内编》（清）
【主治】腰痛。
【处方】生姜一斤，捣汁四两
水胶一两

【用法】同煎成膏，厚纸摊
贴腰眼，甚效。

洞府保养灵龟神方《集验良
方》（清）
【处方】甘草　天冬　麦冬

远志去心　牛膝酒浸　生地酒洗
熟地　蛇床子酒洗　菟丝子酒蒸
苁蓉　虎腿骨醋炙　鹿茸酒洗　续
断酒洗　紫梢花　木鳖肉　谷精
草酒洗　杏仁去皮尖　官桂　大附
子童便制，酥油炙

【用法】以上十九味各三钱
或各一两。用油二斤四两，将药
入油熬枯、滤去渣，再熬至滴水
成珠，下松香四两、黄丹八两、
硫黄三钱、雄黄三钱、龙骨三
钱、蛤蚧一对、赤石脂三钱、乳
香三钱、没药三钱、沉香三钱、
母丁香三钱、木香三钱、麝香三
钱、蟾酥三钱、鸦片三钱、真阳
起石三钱。

上药为末，诸药下完，不住
手搅。入瓷罐，下井中浸三五
日，出火气，方可用。每张用三
钱，摊贴两肾俞穴及丹田。又脐
处用汗巾缚住，勿令走动，六十
日一换。此膏能固玉池真精不
泄，灵龟不死，通十二经血脉，
固本全形，如海水常盈，百战百
胜，强阳健力，返老还童，乌须
发，补精髓，助元阳，治五劳七
伤、半身不遂、下元虚损、疝
气、手足顽麻、阳痿不举、白
浊、下淋、妇女血崩。如常贴，
诸疾不生，延年益寿，体健身

轻。如跌打损伤，诸疮贴之亦效。如交媾不泄揭去即泄而成胎。功效无比。

修治时须择日斋戒。勿令鸡犬见之，衰弱年老者每张用六七钱至八钱止。

封脐膏《寿世保元》（清）

（内阁秘传治阳痿方）

【处方】天门冬　生地黄熟地黄　木鳖子　大附子　杏仁蛇床子　远志　牛膝　苁蓉　官桂　菟丝子　肉豆蔻　虎骨　鹿茸　麦门冬　紫梢花各二钱

【用法】上为末，入油一斤四两，文武火熬黑色去渣、澄清，入黄丹半斤水飞过、松香四两熬，用槐柳条搅，滴水不散为度，再下硫黄、雄黄、朱砂、赤石脂、龙骨各三钱，为末入内，除此不用见火，将药微冷定，再下腽肭脐一副，阿芙蓉、蟾酥各三钱，麝香一钱，不见火，阳起石、沉香、木香各三钱，俱不见火，为细末入内，待药冷，下黄蜡六钱，瓷器内盛之，封口放水中浸三日去火毒，取出摊缎上或红绢上贴之，六十日方无力，再换。

一方加乳香、没药、母丁香。

此方其效如神，不可尽述，宜谨藏。

宁将千金予人，灵膏不可轻授。

歌曰：灵龟衰弱最难全，好把云书仔细看，助老精神还少貌，常时贴上返童颜，金龟出入超凡圣，接补残驱越少年，虽然不同天仙位，却向人间作地仙。

种子膏《良朋集腋》（清）

【主治】肾冷精寒、遗精白浊，一切下部虚损，艰于得子，以及妇人经水不调、赤白带下等证，并能治之。

【处方】活甲鱼一个，重二斤四两　好黄丹二斤　红苋菜二斤四两，连根带子叶晒干七日　真麻油五斤　新鲜桃柳桑榆槐条各十寸，切碎

【用法】先将油入锅内，次入活甲鱼并苋菜、桃柳等条，用文武火将甲鱼等熬焦、去渣、存油，再入黄丹三十两熬成膏。即倾入冷水内，浸三昼夜，再熔再倾，如此五次。用时摊布上，贴两腰左右穴并肚脐。贴至一月即可见效，百日即可种子，其效如神。

骨蒸劳热膏《理瀹骈文》（清）

【处方】党参　生地　熟地各二两　酒芍　柴胡（炒）　防

风　秦艽　赤苓　地骨皮　丹皮
麦冬　当归　贝母　知母　黄连
各一两　薄荷　甘草各五钱　加
鳖肉四两　猪胆一个　猪脊髓一大
条

【用法】麻油熬，黄丹收。
贴前后心，或加乌梅三个。

续气养荣膏《理瀹骈文》（清）

【主治】此方补气血，兼能
消痰导滞，安神清热。

【处方】当归四钱　川芎　党
参各二钱　黄芪　熟地　枣仁炒
山药各一钱　炙草　炮姜各五分
陈皮三分

【用法】熬膏备用，甚宜。
足冷，加附子三分。汗多，加麻
黄根一钱。湿加麦冬、五味。便
秘，加麻仁、苁蓉，即是药例。
又痰，加制半夏。伤食，加山
楂、砂仁。瘀，加肉桂、红花。
咳，加杏仁。可临症时酌用。并
不俱载。能者自知也。

滋肾膏《理瀹骈文》（清）

【处方】生地　熟地　山药
萸肉各四两　丹皮　泽泻　白茯苓
锁阳　龟板各三两　牛膝　杞子
党参　麦冬各二两　天冬　知母
黄柏盐水炒　五味子　官桂各一两

【用法】麻油熬，黄丹收。
即三一肾气丸方也。贴心口、丹
田。

注：原云古方如肾气丸、固
本丸、补阴丸俱是滋阴补血之
剂。然固本丸，胸满有痰者忌
之。补阴丸，脾虚有湿者忌之。
唯肾气丸专于补肾，滋阴而兼理
痰湿，最为切当。但只数味不足
以尽其变，今以三方合而为一，
补泻兼施庶乎可也。

此法实为集古方成膏之所
本，故附录之。

又，小儿肾疳，有用此方加
川楝子、使君子者，亦可为加药
之法。

又，此膏加猪肾一对、猪骨
髓一两熬，即丹溪治痿补益法
也。并可参。

又，按肾属水，水不足则阴
虚，宜六味滋阴。命门属火，火
不足则阳虚，宜六味加桂附或再
加五味子补水兼补火。老年水火
俱亏，肾气虚乏、下元冷惫、腰
痛脚软；夜尿多；面黑口干、耳
焦枯者，宜兼补。此膏掺附桂末
贴或鹿茸贴。

脾肾双补膏《理瀹骈文》（清）

【主治】脾肾双亏。

【处方】苍术　熟地各一斤
五味　茯苓各半斤　干姜一两　川
椒五钱，或用砂仁末亦可

【用法】麻油熬，黄丹收。糯米炒熨腹，助脾运。

暖脐膏（明）

【主治】男子精寒阳事痿弱，举而不坚、坚而不久、白浊遗精，并妇人秉受气弱、胎脏虚损、子宫冷惫、血寒固冷、难成子息、带下崩漏等证。贴之俱有奇效。

【处方】韭菜子一两　蛇床子一两　大附子一两　肉桂一两　川椒三两　真麻油二斤　抚丹飞净者，十二两　倭硫黄一两　母丁香一两　麝香三钱，各研　独蒜一枚，捣烂

【用法】将前五味用香油浸半月，入锅熬至枯黑，滤去渣，入丹再熬，滴水成珠，捻软硬得中，即成膏矣。每用大红缎摊如酒杯口大，将倭硫黄、母丁香、麝香末以蒜捣烂为丸如豌豆大，安于膏药内贴之。夫精者乃肾中之真水也，全赖真火以养焉。此火寄于肾间，行于三焦，而入于甲胆，听命于天君，所以温百骸通七窍，养五脏六腑之精而藏于肾中，皆此火也。是火为万物之父，故曰若非此火不足以生万物，人非此火不能以有生，若此火一衰，则万物无生矣。由是则男子白浊遗精而阳痿精寒，妇人则带下崩漏而子宫虚冷。是膏皆温热之品，用之贴脐自有奇效。贴脐者何，盖缘于父母媾精未有形象先结河车中间，透起一茎加莲蕊初生，乃脐带也，蕊中一点真火即命门，此穴处于两肾之中，至有左右开阖正如门中户枢，故名为脐，然则脐为命之根矣。最宜温暖以助其元阳，壮其真火，而益此肾之主之原。则肾能藏精而不漏，且此方皆不传之秘，唯可与知者道之。当留意于此膏焉。

暖脐膏《理瀹骈文》（清）

【处方】生地　熟地　天冬　麦冬　附子　肉桂　远志　牛膝　苁蓉　肉蔻仁　杏仁　木鳖仁　菟丝子　蛇床子　鹿胶　虎胶各二钱

【用法】麻油熬，黄丹收，松香调匀，槐柳枝搅，下雄黄、硫黄、赤石脂、龙骨、朱砂、沉香、木香各三钱，麝一钱，黄蜡三钱。

一加紫梢草、阳起石、阿芙蓉，红缎摊贴脐。两月一换。此即暖脐膏也。

附　五养膏

壮阳助气，并治风痰。唯多温补，不可误贴肿毒疮疖。

上方加杜仲、元参、当归、防风、白芍、黄芪、白芷、续断、甘草、山甲、地龙、丁香、乳香、没药、厚朴各一两，血竭、桑、槐、柳枝各四十九寸，熬。

古方治内症者甚少，举此为例。

金丝、五养两方治脾肾已见大概，增减用之其法亦无穷矣。

暖脐膏《集验良方》（清）

【主治】温肾壮阳。

【处方】韭子一两　蛇床子一两　附子一两　川椒三两　肉桂一两　独蒜一斤

【用法】以上六味，用真正香油二斤浸十日，加丹十二两熬膏。硫黄六钱，母丁香六钱，麝香三钱，为细末，蒜捣为丸如豆大，安脐内，用红缎摊前膏贴之。

煨脐种子膏《仙拈集》（清）

【主治】男子精寒、痿弱、白浊遗精，女人子宫虚冷，赤白带下，贴之神效异常。

【处方】韭菜子　蛇床子　附子　肉桂各一两　川椒三两

【用法】用麻油二斤，飞丹十二两将药熬枯，去渣，熬到滴水成珠。摊如酒杯大，贴之。用硫黄一两，丁香一钱，麝香三分研末，捣独蒜，丸豌豆大。每用一丸，安放脐内，用膏盖之，甚妙。

毓真膏《集验良方》（清）

专贴脐上，能固精保元，暖肾补腰膝，去寒湿，及一切腹痛，痞疾、梦遗、五淋、滑淋、白浊、妇人赤白带下、经水不调。久贴能暖子宫，即得生育。又治色欲过度、阳事不举、下部虚弱，久贴此膏，能生阳气，命门得暖则精生，水毓其阳回春暖，脾胃由此而开，精从此而爽，又非世俗可比也。

【处方】当归五钱　远志五钱　人参五钱　白芷三钱　红花三钱　五味子三钱　附子三钱　肉桂五钱　苍术三钱　鹿茸一对　甘草三钱　黄芪五钱　白及三钱　紫梢花五钱

【用法】上用麻油二斤，春浸五日、夏三日、秋七日、冬十日。慢火熬黑色滤去渣。入黄丹一斤搅至滴水成珠，不黏手为度。随取起，热烟将尽，即入麝香三钱、阳起石三钱、乳香三钱、丁香三钱、鸦片三钱，共为细末，缓缓加上，不住手搅，收瓷器内，盖好。掘地窖埋一月取起作膏。如用时，将铜匙或瓷杯滚水炖开膏，方无火气。

12. 心 悸

怔忡惊悸膏《理瀹骈文》（清）

【处方】川芎 当归 黄芪
党参 白术 熟地 茯神 枣仁
柏子仁各一两 半夏 陈皮 麦冬
甘草各五钱

【用法】油熬，丹收。掺朱
砂末贴胸口，可安神。恶露未
净，加桃仁、红花、炮姜各二钱
熬贴。以免败血冲心，尤稳，勿
误作邪祟治反扰其神。

养神膏《理瀹骈文》（清）

【处方】牛心一个，麻油先熬
党参 熟地 茯苓 黄芪 白术
当归 远志 枣仁 柏子仁 益
智仁 麦冬 木鳖仁 半夏各一两
酒芍 五味子 陈皮 甘草各五钱
黄连四钱 肉桂二钱 陈胆星八钱

【用法】麻油熬，黄丹收。
入朱砂七钱，生龙齿、郁金、菖
蒲各五钱，搅。此方治一切神
病，古云七情总隶于一心，七气
统归于一气，故可以一膏治之。

如老人心虚不眠者，用之甚
妙。

无牛心，用龟板、石莲肉、
龙眼肉三味代之。

又方心虚而在痰火者用之。

参术苓，甘地芍，归芎，加
黄连、栝楼、半夏、沉香、朱
砂、栀子，量酌用。

油煎，丹收。

养心安神膏《理瀹骈文》（清）

【主治】心虚胆怯，内有痰
火，不能安神及老年病后，神不
归舍，掺朱砂龙骨末。或少年相
火过旺，心肾不交，怔忡、梦
遗，掺川连、肉桂末。并因惊而
不寐者，掺胆星、涂犀角，皆宜
贴胸口。孕妇忌贴。

【处方】牛心一个 牛胆一个
用麻油三斤，浸熬听用。

黄连三两 麦冬 元参 苦
参 丹参 郁金 胆星 黄芩
丹皮 天冬 生地各二两 党参
熟地 黄芪 于术 酒白芍 当
归 贝母 半夏 桔梗 陈皮
川芎 柏子仁 连翘 枣仁 金
石斛 远志炒黑 花粉 蒲黄
金铃子 地骨皮 山药 五味子
枳壳 黄柏 知母 黑栀 生甘
草 木通 泽泻 车前子 红花
官桂 木鳖 羚羊角 犀角各一两
武元版 生龙齿 生龙骨 生牡
蛎各二两

又生姜 竹茹 石菖蒲各二两
槐枝 柳枝 竹叶 桑枝各八两
百合 菊花连根叶，各四两 凤仙

草一株

两药共用油十六斤分熬去渣，合牛心油并熬，丹收。再入：

寒水石、金陀僧各四两，芒硝、朱砂、青黛各二两，明矾、赤石脂、赭石（煅）各一两，牛皮胶四两，酒蒸化如常下法。

13. 头 痛

头风膏《神验良方集要》（清）

【主治】头风痛并眼痛。

【处方】天麻四钱 乌梢蛇头一个 细辛三钱 白芷三钱 藁本三钱 川芎三钱 蜂房四钱 山甲二钱，炒成珠 羌活四钱 独活二钱 甘草二钱 苍术二钱 全蝎六只 南星二钱 升麻一钱

【用法】上药用麻油一斤熬至滴水成珠，滤去渣，加黄丹六两收之。再加麝香二分，冰片一钱研末加入，搅匀成膏。

神效头风膏《济生验方》（清）

【主治】一切偏头痛，贴太阳穴即止。

【处方】羌活 独活 川芎 白芷 荆芥 藁本 细辛 菊花 蔓荆 赤芍 当归 防风各三钱

【用法】用真香油一斤，东丹六两同熬成膏，后再加入麝香四钱，番硇砂二钱，以滴水成

珠，不黏手为度，倾入水中去火性摊用。

偏正头风膏《理瀹骈文》（清）

【主治】偏正头风、肝风、血风、破伤风。

【处方】白附子二两 川乌 防风 川芎 荆芥 僵蚕 石膏 甘草各一两 羌活 全蝎 地龙 南星 天麻 白芷各五钱 草乌 乳香 没药 雄黄各三钱

【用法】麻油熬，松香、黄蜡收。加黄丹少许。

桂麝太阳膏《陈修园全集》（清）（种福堂方）

【主治】风寒半边头痛。

【处方】肉桂心一分 麝香二厘 人言一厘 细辛 辛夷各五厘 胡椒十粒

【用法】共为细末，用枣肉捣为丸，如豌豆大一粒，放膏中心，贴准太阳穴内，一旦见效，如壮年火盛者，愈后服黄芩、大黄泻火，则痛自愈。

摩风膏《陈修园全集》（清）

【主治】能去头风，凡眼刺或有点膜皆合治，贴太阳穴即效。

【处方】木香 防风 玉桂各五分 当归 白芷 藁本各五钱 薄荷一钱 食盐一钱，炒 共为细末

后用

【用法】猪油、鹅油、鸡油各三钱，香油一两，黄丹五钱，同熬成膏，放前药末和匀。凡眼患贴愈。

14. 中　风

活血去风膏《慈禧光绪医方选议》

【处方】防风二两　蔓荆子一两　当归三两　生芪二两　桂枝二两　川抚芎二两　薄荷一两　陈皮一两　白附子面五钱后入　樟脑五钱面后入　杭芍一两　鸡血藤膏五钱

【用法】用香油四斤，将药炸枯，滤去渣，熬至滴水成珠，入樟丹二斤，再入面药，老嫩合宜。

（评议）本方取（千金方）小续命汤和东垣当归补血汤合方化裁而成，小续命汤本为治风通用之剂，古今风方多由此而来。慈禧患口眼抽动之痼疾，但并无伤寒之表证，故减去麻黄、杏仁等药。推究其病源，虽为风中经络，亦营血久虚之故，本"治风先治血，血行风自灭"之法，于方中增入黄芪、当归、鸡血藤等味，以生血养血，再加陈皮、薄荷等轻清之药，消风逐湿，则治

血去风之力颇大。方中樟脑一味芳香辛窜，避秽化浊。

预防中风膏《理瀹骈文》（清）

中风之来必有先兆，如大指次指麻木不仁，或手足无力，或肌肉微掣，此营卫受邪，外中之先兆也。如上盛下虚，头眩脚软，神短忽忽，言语失常，此痰火将发，内生之先兆也。

预防外中，有羌活愈风汤，即十全大补汤加羌独防芷麻细柴前、芄蔓菊薄朴枳夏芩、地知杞杜膏地骨防已也。预防内生，有清热化痰汤即六君子汤加星香芩连麦枳菖姜竹茹也。

曾治如前先兆者二人，因其人不耐服药，令其以二方药料熬膏常贴，皆得无恙。夫人非甚病，谁甘日服苦水，况奔走劳役，亦无暇计及于此，及发而不可收，悔之晚矣。贫者姑无论焉，有力者岂不惜乎？膏药简而无损，以之防微杜渐，诚善术也。熬膏法见编写说明。

舒筋活络膏《慈禧光绪医方选议》

【处方】夏枯草三钱　鸡血藤五钱　金果榄三钱　冬虫夏草四钱　金银花六钱　连翘五钱　桑寄生六钱　老鹳草五钱　没药三钱　海风

藤三钱 全当归四钱 生杭芍三钱 川芎二钱 细生地三钱 川羌活三钱 威灵仙三钱 独活三钱宣木瓜三钱 广橘皮三钱 川郁金三钱（研） 半夏三钱 生甘草二钱 麝香面二钱后入

【用法】用香油三斤，将药炸枯，滤净渣，入黄丹二斤收膏（老嫩合宜）。

风瘫贴法 《中风论》（清）

【处方】蓖麻仁 桃柳桑槐椿枝洗效

【用法】麻油熬、黄丹收。临用调治各药末贴之。麻黄、白芥子末均合。

红膏药 《疡医大全》（清）

【主治】左瘫右痪、筋骨疼痛、漏肩风、跌打损伤。

【处方】松香五斤，童便内浸三个月，取出晒干。如不能三个月，可将松香熔化倾入童便内，取出又熔化倾童便内，如此九次，再换水煮过用之

【用法】第一次用葱十斤取汁三碗入锅内，将松香化开，入麻油四两搅匀，倾入水盆内，以手扯拔取起。

第二次用生姜十斤取汁三碗入锅内，将松香化开，入麻油二两搅匀，倾入水盆内，以手扯拔取起。

第三次用绿豆一升煮汁三碗入锅内，将松香化开，入麻油二两搅匀，倾入水盆内，以手扯拔取起。

第四次用火酒一斤入锅内，将松香化开，入麻油二两搅匀，倾入水盆内，以手扯拔取起。

第五次用好醋一斤入锅内，将松香化开，入麻油二两搅匀，倾入水盆内，以手扯拔取起。

第六次用苍术、闹羊花、川乌、草乌、天南星、半夏各二两，水二十碗煎汁五六碗，入锅内，将松香化开，入麻油四两搅匀，倾入水盆内，以手扯拔取起。

第七次复将松香入净锅内熔化，俟各汁收干为度。然后下自煅矾红细末四两，搅匀成膏，入钵封固。摊贴。（矾红即绿矾）。

灵验凤仙膏 《济生验方》（清）

【主治】半身不遂、筋骨疼痛等证。

【处方】红凤仙花叶六斤 红花四钱 生附片六钱 川椒一两盏沉香一两 母丁香一两 肉桂一两 生姜八两 香油四斤 蛇床子六钱 黄丹二斤

【用法】熬膏时用槐树枝搅，后入沉香、肉桂、丁香搅匀，入水去火毒，待用。

泰山石刻治风疾膏方《理瀹骈文》（清）

【主治】中风并治痿。

【处方】羌活　枳壳各三两　北细辛　香附　桔梗　麻黄去节　防风　白芍　知母　半夏　当归　甘草　薄荷　茴香　石膏各二两　天麻　党参　木香　菟丝子　白术　藁本　独活各一两　全蝎　僵蚕　菊花　川芎　杜仲　白茯苓　柴胡　黄芩　陈皮　熟地　蔓荆子　地骨皮　官桂　生地　黄连各一两

【用法】加油丹熬贴。

混元膏《良朋汇集》（清）

【主治】一切瘫痪、损伤跌打、筋骨疼痛，神效。

【处方】香油八斤　良姜一斤　山甲八两

【用法】上味药入油炸至焦枯，去渣，入官粉四斤，离火候温，乳香、没药、儿茶、血竭各二两，麝香三钱，共为细末入锅内搅匀，不必退火毒。任用百发百中。

熊油虎骨膏《丸散膏丹自制》（清）

【主治】手足麻木、半身不遂、筋骨疼痛、腰腿酸弱。

【处方】虎骨十斤　熊油十斤　当归四两　川芎四两　木瓜四两　牛膝四两　杜仲四两　天麻四两　南星四两　藁本四两　羌活四两　独活四两　防风四两　补骨脂四两　续断四两　葫芦巴四两　淫羊藿四两　草豆蔻四两　海风藤四两　地风四两　清风藤四两

【用法】以上二十一味，用真麻油八十斤浸七昼夜，如法熬膏，入炒黄丹收膏，后将凝定，再以肉桂、丁香、没药、血竭、儿茶各八两，麝香、冰片各二两，研细粉兑入。将膏摊于布上，微火化开，贴患处。净重大张一两，小张五钱。忌生冷，孕妇忌用。

15. 伤　寒

七制松香膏《串雅内篇》（清）

【主治】湿气。

【处方】松香三斤，第一次姜汁煮，二次葱汁煮，三次白凤仙汁煮，四次烧酒煮，五次闹羊花汁煮，六次商陆根汁煮，七次红醋煮　桐油三斤　川乌　草乌　白芥子　蓖麻子　干姜　官桂　苍术各四两　血余八两　桐油熬至药枯发消，滴水成珠，滤去滓，入牛皮胶四两烊化，用制过松香渐渐收之，离火加樟脑一两，好麝香一钱，厚纸摊之，贴患处。

三阴疟疾膏

【主治】中风虚弱、湿疟久缠及药无效者。此膏能行十二经络,追散风寒,去一切邪气,消周身痰沫。故治一切疟疾三阴久发,疟母内结,皆可贴之。

【处方】常山 槟榔各二两 半夏 南星 附子各一两 炮姜五钱 芥子四两 麻油二斤,如法炼膏再用白川贝一两 肉桂 麝香各一钱

【用法】为末,枣肉为小丸,先用一丸填于脐内,次以膏药烘热盖之,不令泄气,忌食鸡羊蛋一切发物。

万灵膏《理瀹骈文》(清)

【主治】伤寒及温热症,贴背心胸口。可代羌活通圣散、败毒散用。凡一切内外热病皆可贴。

【处方】元参 苦参 生地 黄连 黄芩 山栀 大黄 当归 川芎 白芷 赤芍 羌活 独活 防风 连翘 花粉 桔梗 五倍子 皂角 白及 白蔹 山慈姑 红芽大戟 官桂 蓖麻仁 木鳖仁 巴仁 山甲 杏仁 发团各一两 槐柳桃枝 马齿苋各八两

【用法】麻油(四斤)熬,黄丹(十二两)、铅粉等分,松香、黄蜡各二两收。入百草霜一两半,轻粉、儿茶、乳香、没药各五钱,麝香一钱搅匀。一方无百草霜,有两头尖五钱。

照此加党参、熟地、草乌、白芍、沉香、丁香、木香,去羌、独、防、翘、芩、栀、粉、橘、倍、及、菝、茯、戟、槐、柳、桃枝、马齿苋、轻粉等。治四时伤寒,贴背心。并治外感。亦名万灵膏。较前方为温。

去湿膏《医学全书》(清)

【处方】生姜连皮取汁,一碗 葱白连根取汁,一碗 牛皮胶八两,入姜葱汁内熬成膏 麝香一钱

【用法】将二汁入锅同胶熬成膏,俟温加麝香,用布摊贴,收水如汗,即愈。

敷贴湿气方《医学全书》(清)

糯米一升煮烂饭,将水酒曲六七丸捣入饭内,敷痛处,外用油纸加布裹,二日即愈。

冬疫五仙膏《理瀹骈文》(清)

【处方】干姜三两 大黄四两 麻黄 白芷 细辛 甘草各三两

【用法】麻油熬,黄丹收。入滑石六两搅匀。或加绿豆。皆表里分治之方。

回阳救急膏《理瀹骈文》(清)

【主治】中寒并伤寒阴症、

阴毒等。

【处方】党参 白术 茯苓 甘草 附子 肉桂 陈皮 半夏 五味子 干姜 生姜各一两

麻油熬，黄丹收。备贴。

大凡膏药用温暖及香料者，其奏效甚捷。若贴膏后加以热熨尤效。

阳和解凝膏《济世良方》（民国）

【主治】一切已破阴疽、恶毒及疟疾、冻疮。仙丹不可轻视。

【处方】新鲜大力子根叶梗即牛蒡子，三斤 活白凤仙花梗四两

【用法】用麻油十斤将二味熬枯去渣，次日以附子、桂枝、大黄、当归、肉桂、官桂、草乌、川乌、地龙（即蚯蚓）、僵蚕、赤芍、白芷、白蔹、白及各二两，川芎四两，续断、防风、荆芥、五灵脂、木香、香橼、广皮各一两，共入油熬枯、滤渣，过夜油冷秤过斤两，每油一斤加炒过黄丹七两搅匀，文火慢熬，至滴水成珠。以油锅移冷处，随取制乳香、制没药各二两，苏合油四两，麝香一两研细入膏搅和，半月后摊贴。一应溃烂阴疽神效。疟疾贴背心。此方唯麝香太贵，如无力制配，熬膏时不

用，俟用膏时每张加数厘贴之亦可。

阴痧急救膏《理瀹骈文》（清）

【主治】麻脚痧，冷汗厥逆者，加附桂丁麝末。贴脐，须参金仙膏注。

【处方】生附子四两 白附子 川乌 官桂 生半夏 生南星 白术 干姜炮 木瓜 蚕砂各二两 吴萸 苍术 草乌 独活 故纸 良姜 延胡 灵脂 草蔻仁各一两 川芎 防风 桂枝 细辛 酒芍 当归各七钱 陈皮 厚朴 荜澄茄 乌梅 炙甘草 巴戟 益智仁 大茴姜 黄连 乌药 麦冬 五味子 肉蔻仁各五钱 或加党参 黄芪各一两

生姜二十片 薤白七个 韭白 艾各二两 菖蒲三钱 凤仙 白芥子各五钱 白胡椒一两

【用法】油丹熬，入雄黄、朱砂、矾、檀香、木香、丁香、砂仁、乳香、没药各五钱。

沥青膏《理瀹骈文》（清）

【主治】湿热。

【处方】生姜 葱白 韭白 大蒜 白凤仙 闹羊花 商陆根取汁，各一碗 加烧酒、米醋、童便各一碗 按次第制松香一过。再用油熬川乌 草乌 苍术 白芥

子 蓖麻仁 官桂 干姜 发团各一两 广胶四两 樟脑一两 和匀以制松香收。

【用法】布摊贴。松香量、油量均未出，酌用。

劳疟膏《理瀹骈文》（清）

【主治】劳疟表里俱虚，少劳复来。

【处方】鳖甲糖炙，四两 川芎 当归 青皮 陈皮 白芍半夏 茯苓 乌梅 生姜各一两

【用法】油熬，丹收。寒多加草果，热多加柴胡。

治疟膏《救生集》（清）

【处方】生姜二两，捣烂如泥牛皮胶二两

【用法】将胶熬化，投姜泥搅匀，熬成膏。听用。

先以皂角水洗净脊膂背腰油腻泥垢，拭干再以生姜一大块遍搽各处，再酌量脊背之宽长剪细布一大块，将膏摊上，贴之。再搓手心令热，遍摩脊背各处，俱热为善，俟一二日后不发即痊。盖此症多因内伤生冷、茶水、食物，外受寒气侵于太阳膀胱寒水经，太阴肺经与痰水凝结不解而成。此膏重用生姜散其痼冷，所以获效。然姜多筋丝，非捣如泥则渣滓浮高，药气不厚，功力浅

鲜无益。用胶者，藉其黏性不脱也，此方简易，却疟有奇效。

疟母膏《理瀹骈文》（清）

【主治】疟母。

【处方】鳖全个 青皮 蓬术皆醋炒 当归各三两 山甲土炒，一两

【用法】油熬，丹收。或加芪。并治痞。

除湿膏《理瀹骈文》（清）

【主治】湿热。

【处方】羌活 草乌 苍术防风 黄柏 灵仙 甘遂 大戟葶苈 半夏 川芎 厚朴 槟榔泽泻 白芥子 赤苓各二两 黑丑煅 白术 蓖麻仁 赤芍 乳香没药 黄芩 陈皮 皂角 栀子生姜各一两

【用法】油熬，黄丹收。内症贴脐，外症贴患处。或加黄连、大黄。

春疫五仙膏《理瀹骈文》（清）

【主治】春疫。

【处方】姜葱蒜各一斤 大黄八两 皂角四两

【用法】麻油熬，黄丹收。入滑石六两搅匀，贴。

清凉膏《理瀹骈文》（清）

【主治】内外热症。

【处方】大黄 元参 当归

赤芍　白芷　苦参　黄芪　杏仁
木鳖仁　僵蚕　山甲　蜂房　蛇
蜕　忍冬藤　黄芩　荆芥　黄柏
桃仁　防风　栀子　羌活　独活
连翘　黄连　南星　生地　甘草
发团各一两　槐枝　柳枝各一斤

【用法】油熬，丹收，麝香
搅匀。外症初起贴即消。

又方　清凉膏

【处方】大黄　元参　苦参
生地　当归　白芷　黄芩　黄柏
甘草各一两五钱　白芍一两　红花八
钱

【用法】油熬，黄丹、铅粉
合收。

湿热膏《理瀹骈文》（清）

【主治】各种湿热，亦治肿
毒，未成消，已成愈。

【处方】羌活　独活　大黄
当归　赤芍　白及　白蔹　商陆
马前子　蓖麻仁　男发　药量酌用

【用法】麻油熬，黄丹收。

16. 哮　喘

三建膏《张氏医通》

【主治】冷哮，为冷风所袭，
即有痰上升、呼吸不利、喉间哮
声连绵不绝，咳吐不尽，甚则困
顿不能起床。治宜灸肺俞、膏
肓、天突等穴，以驱散其固结之

寒邪。或三建膏加麝香少许贴肺
俞、华盖、膻中等穴。

【处方】天雄　附子　川乌
各一枚　桂心二两　官桂二两　桂
枝二两　细辛二两　干姜三两　蜀
椒二两

【用法】上切为片，麻油二
斤浸，春五、夏三、秋七、冬十
日，煎熬去渣，滤净再熬，徐下
黄丹十二两，不住手搅，滴水不
散为度。先以葱汤洗净患处，将
药摊成，加麝香少许，贴肺俞、
华盖及膻中。（肺俞穴在背上第
三椎下两旁去脊各一寸五分，华
盖穴在璇玑下一寸陷者中，任脉
气所发，仰头取之。膻中穴属任
脉，在玉堂下一寸六分，横量两
乳间陷中，仰面取之）

本方系一派辛热之品，散寒
气，除痼冷，有殊功也。

风寒咳喘膏《理瀹骈文》（清）

【主治】风寒发散，并治诸
般喘嗽。

【处方】麻黄去根节　杏仁去
皮尖　桂枝　苏叶　陈皮　薄荷
桑白皮　大腹皮　甘草　桔梗
款冬　荆芥炒　百部炒　白前炒
半夏　贝母　知母　南星各一两
柴胡　黄芩　枳壳　葶苈均炒
天冬　麦冬　旋覆花　马兜铃各

五钱　五味子　乌梅　木香　皂角　干姜各四钱　川椒　轻粉各三钱

【用法】麻油熬，黄丹收。牛皮胶一两搅匀、摊贴。此方亦可加入七宝王子膏用。

凡治咳嗽哮喘穴取天突、肺俞、膻中、气海等。

肺热咳血膏 《理瀹骈文》（清）

凡酒色过度、虚劳少血、津液内耗、心火自焚，遂使燥热乘肺，咯唾脓血，上气涎潮，须用六味地黄药料加橘红、贝母、黄柏、知母。

又肺虚气促、气喘，或吐唾血、将成肺痿之证，加紫菀、黄芪、白芍、甘草、人参、麦冬、当归、五味子。

二方可并熬。

清肺膏 《理瀹骈文》（清）

【主治】肺病并失音者。

【处方】党参　陈皮　贝母　半夏　桔梗　茯苓　桑白皮　知母　枳壳　杏仁　款冬　麦冬　地骨皮　黄芩　生地各一两　黄连（炒）　木通　五味　苏子　诃子肉　菖蒲　甘草　生姜各五钱　枇杷叶　百合各四两

【用法】麻油熬，黄丹收。入阿胶八钱，搅。贴胸。

又，若肾虚失音者宜下方：

党参　川芎　当归　熟地　白芍　茯苓　菟丝子　五味子　杜仲　巴戟天　橘红　半夏曲各一两　牛膝　白术　破故纸　胡芦巴　益智仁　甘草各五钱　菖蒲三钱　加姜枣

油熬，丹收。贴脐下。

盖纳气归肾，则咳嗽减而气以增，其声自出矣。贴胸口、脐下。

哮喘膏 《理瀹骈文》（清）

【处方】生麻黄　白苏子　紫菀各三钱　南星　半夏　桔梗　川贝　细辛　杏仁各五钱　甘草五钱　生姜一两

【用法】如法以麻油熬，黄丹收。入阿胶一两搅。

附方

【主治】哮喘咳嗽及痰结胸。

【处方】白凤仙花根叶熬浓汁，擦背上极热　白芥子三两　白芷　轻粉各三钱

【用法】蜜调作饼贴背心第三骨节，虽热痛勿揭，正是松动病根。不论寒、热、虚、实的哮喘并治，数饼除根。又冷哮，宜用红砒少许调入阿胶膏，或哮喘膏亦可。

哮喘奇方《陈修园全集》（清）

【主治】哮喘。

【处方】川乌六钱　连翘八钱　当归六钱　白芷八钱　木鳖子八钱　白及六钱　官桂八钱　茯苓六钱　赤芍八钱　草乌六钱　白薇八钱　牙皂五钱　槐枝五钱

【用法】上药同麻油三斤浸一宿，熬焦去渣，入飞丹一斤如麦色，急以桃柳二棍搅至滴水成珠，入乳香、没药细末各四钱，收膏摊贴。贴肺俞穴，背脊中骨第三节下旁开一寸五分处。三伏、九九，其病可以除根，神效。

清肺膏《理瀹骈文》（清）

【主治】一切肺热咳喘，如受心火刑克或被肝木亢害，及内伤外感、郁久化热，凡属肺热者均宜之。孕妇忌贴。

【处方】黄芩三两　薄荷　桑白皮　地骨皮　知母　贝母　天冬　麦冬　连翘　苏子　花粉　葶苈　芫花各二两　桔梗　橘红　郁金　香附　荆芥　枳壳　牛蒡　山豆根　栝楼　旋覆花　杏仁　川芎　白芷　兜铃　前胡　蒲黄　防风　苏梗　青皮　胆星　防己　射干　白前　槟榔　白丑头　款冬花　五倍子　元参　生地　生草　忍冬藤　归尾　白芍　赤芍　丹皮　木通　车前子　枳实　川连　川柏　黑栀　白及　大黄　芒硝　木鳖　蓖麻仁　山甲各一两

又生姜连皮　葱白各二两　桑叶　白菊花连根　槐枝　柳枝　桑枝各八两　枇杷叶四两　竹叶　柏叶　橘叶各二两　凤仙全株　百合　莱菔子各一两　花椒　乌梅各五钱

【用法】两药共用油二十斤分熬丹收。再入生石膏四两，青黛、海石、蛤粉、硼砂、明矾、轻粉各一两，牛皮胶四两，酒蒸化如常下法。

风热，贴胸背或肺俞穴。穴在背后第三骨节。暑热，同上贴。咳嗽上气，同上贴。燥热，同上贴。酒食过度、衄血，同上贴，参用清阳膏。消渴，同上贴。肺胀，同上贴。肺积，贴胸背，参用金仙膏。肺痿、肺痈，贴胸背兼贴清阳膏。咽喉、大肠诸火症，贴喉中央、胸背、脐上、脐下及患处。

附　糁药方

喘咳药饼。

凡属喘咳者，将一饼子黏膏上，贴胸背。

知母、贝母各一两，巴豆十

粒，同米炒黄，黄连、白矾、白及各三钱，共为末，姜汁白蜜和匀为饼，如豆瓣大。

温肺膏《理瀹骈文》(清)

【主治】凡属风寒客肺，或生冷不节，以及中焦脾胃虚寒，痰水冷气冲心，时吐清水，属肺寒者，均宜贴心口。孕妇忌贴。

【处方】生半夏姜汁洗炒，三两 杏仁 苏子 桑白皮 五味子 麻黄 细辛 干姜 陈皮 官桂 葶苈炒 白蒺藜各二两 党参 白术 苍术 黄芪 炙草 川芎 白芷 荆芥 独活 防风 百部 南星 当归 赤芍酒炒 桔梗 枳壳 青皮 灵仙 砂仁 沙蒺藜 旋覆花 香附 乌药 腹皮 巴戟 大茴 破故纸 吴萸 荜茇 良姜 款冬花 芫花 紫菀 川朴 黑丑 泽泻 车前子 白附子 巴豆仁 诃子肉 川乌 白及 白蔹 皂角 木瓜 木鳖仁 蓖麻仁 炮山甲各一两

又生姜 葱白 槐枝 柳枝 桑枝各四两 凤仙草全株，干者用二两 白芥子 川椒 胡椒 核桃仁连皮 石菖蒲 白果仁 大枣 乌梅 粟壳各一两

【用法】两药共用油十六斤分熬，丹收。再入肉桂、丁香、

木香、降香、白果仁各一两，牛皮胶四两，酒蒸化，如清阳膏法下。

17. 痰 证

控涎丸膏《理瀹骈文》(清)

【主治】控涎丸治风痰、热痰、湿痰、食积痰及痰饮、流注、痰毒等证。唯阴虚之痰与冷痰勿用。

【处方】苍术 生南星 生半夏 甘遂各二两 白术 芫花 大戟 大黄 葶苈 黄柏 黄芩 黄连 栀子 枳实 陈皮 青皮 香附 灵脂各一两 连翘 桔梗 薄荷 白芷 赤苓 川芎 当归 前胡 郁金 栝楼 槟榔 灵仙 羌活 防风 苏子 皂角 明矾 白芥子 萝卜子 僵蚕 全蝎 木鳖仁 延胡 细辛 菖蒲 雄黄各七钱 白附子 草乌 木香 官桂 黑丑 吴萸 巴豆仁 红花 干姜 厚朴 轻粉 炮甲各四钱 研姜汁 竹沥各一碗半 胶一两

【用法】水煎和丸朱砂为衣，临用姜汁化开，擦胸背手足心，痰自下。或加党参、犀角。

此方用生姜半斤、槐柳桑枝各二斤、凤仙花茎子叶全一株、

麻油先熬，入前药熬，黄丹收。加滑石、石膏各四两，搅贴，亦治百病。

清心化痰膏《理瀹骈文》（清）

【主治】郁痰、惊痰、热痰、燥痰、老痰、痰迷心窍、痰结胸、癫痫以及火症暴病、痰症怪病，均宜贴胸口。孕妇忌贴。

【处方】胆星三两　连翘　郁金　黄连　麦冬　生大黄　枳实　橘红　葶苈　黄芩　朴硝各二两　生地　元参　丹参　苦参　川芎　当归　白芍　生蒲黄　杏仁　丹皮　桔梗　前胡　知母　贝母　栝楼　半夏　槟榔　枳壳　大戟　青皮　天麻　黑栀　甘遂　川柏　独活　防风　细辛　旋花　芫花醋炙　木通　泽泻　车前子　生草　木鳖　蓖麻仁　皂角　山甲　干地龙　瓦楞子　羚羊角　犀角　僵蚕　全蝎各一两　滑石四两　又生姜　竹茹　薄荷　石菖蒲各二两　柳枝　竹叶　桑枝　槐枝各八两　凤仙草全株　苏子　萝卜子各一两　白芥子五钱

【用法】两药共用油十六斤，分熬、丹收。再下生石膏八两，礞石（硝煅）四两，金陀僧四两，青黛、雄黄、明矾各二两，硼砂、朱砂、轻粉各一两，加牛黄清心丸一粒，滚痰丸三钱，抱胆丸五钱。

附方　抱胆丸

郁金、天竺黄各一两，雄黄五钱，白矾三钱，以菖蒲汁调不落水猪心血为丸。

痰注膏《理瀹骈文》（清）

牛皮胶三钱醋煎化，下凤仙子末、人中白煅研，搅匀，贴。

18. 自　汗

外感风邪自汗膏《理瀹骈文》（清）

【主治】自盗诸汗。

【处方1】羌活　防风　川芎　白芷　白术　黄芪　桂枝　白芍　甘草　柴胡　黄芩　半夏各五钱

【用法】油熬丹收。贴心口，即实表法也。

按：去黄芪、白术、桂枝，加葱姜各一斤，麻黄、苍术、杏仁各一两，熬即发表也。

【处方2】生黄芪二两　白术　枣仁　熟地　当归　白芍　柏子仁　麻黄根各一两　五味子　防风　龙骨各五钱　牡蛎粉一两五钱　赤石脂一两三钱

【用法】共研末，用红枣肉、黑小豆、浮小麦各一两，煎汤汁化牛皮胶五钱和丸名镇液丹，临用以开水摩涂心口。亦可用麻油熬膏,黄丹收,贴。

又,陈修园曰:卫外之阳不固而自汗则用芪附;脾中之阳遏郁而自汗则用术附;肾中之阳浮游而自汗则用参附;若阴虚火扰之汗则倍用黄芪加当归、生地、熟地、黄连、黄柏、黄芩。如,熬膏、糁药可以此为法。

又,痰加半夏,湿加羌活。临证斟酌。

19. 痛 风

五汁膏《疡医大全》(清)

【主治】痛风。

【处方】白萝卜 姜 葱 韭各五斤,捣汁 菜子半斤,取汁

【用法】五汁煎成膏,滴水成珠,外加麻油、东丹、石灰收炼,如汁多加多,汁少加少,作膏药贴。不拘久远,立时见效。

风痛立效膏《奇效简便良方》(清)

飞罗面一两 姜汁 葱汁 牛皮胶各五钱 共熔化,略熬,调成膏药,贴之。

治风损如神膏《寿世保元》(清)(谢医风传)

用生姜、葱白汁、好醋各一碗下黄丹末半斤同熬,又下香油四两,再入桐油四两,熬至滴水成珠不散,下黄丹一两再熬成

珠,入麝香五分。贴风损如神。

痛风除湿固本膏《理瀹骈文》(清)

【主治】痛风。

【处方】党参 黄芪 熟地 当归 续断 牛膝 五加皮 附子 肉桂各三钱 杏仁 白芷去梢,各一钱半

【用法】麻油熬,黄丹收。此乃武林验方。

按:痛风有寒有湿有热有血有痰之不同,丹溪制上、中、下通用方。苍术、黄柏、龙胆草、防己,治湿热;南星、桃仁、红花、川芎,治痰血;羌活、桂枝、白芷、灵仙,治风兼治寒;加神曲以消中州陈积之气。凡膏药多通用,此方可以取法。三痹汤,治气血凝滞,手足拘挛者,即人参、黄芪、茯苓、甘草、当归、白芍、生地、杜仲、牛膝、桂心、细辛、秦艽、独活、防风、姜枣也。

原云凡三气袭虚而成痹,患者准此固本膏,即拟此方。又,五痹汤用八珍汤去熟地,加五味子、细辛,随五脏加药,亦可以固本法熬。

痛风膏《摄生秘剖》(明)

【主治】去风、散寒、行痰、治湿,通治痛风之症,神效。

【处方】姜汁一碗　葱汁一碗　广胶八两　牙皂一两　川椒一两　米醋一碗　乳香五钱　没药五钱　麝香一钱

【用法】上将姜葱汁同椒皂并煎去渣，入醋再熬，再加广胶，慢火熬成膏子，取起入乳香、没药、麝香在内，和匀。每用绢或狗皮摊贴患处。

经曰，风为百病之长，以其善行而数变也。痛风有寒有湿有痰有血而唯以风名者，得非以其善行数变长于诸邪之故耳乎。斯因湿痰流注复被风寒袭之而成也。风则善走，寒则善痛，所以痛者湿痰死血留结而不通也。所以走痛者风气行天之象也。是膏也。姜葱疏通腠理，广胶发散皮肤，椒皂、麝香散寒开窍，乳香没药消瘀止痛。若米醋者发诸药耳。如此透关疏表，内邪易泄，乃外合之兵也。

20. 风　湿

风湿骨痛膏《救生集》（清）

【处方】独大蒜四两　大椒四两　生姜　生葱各四两　蛇蜕一条全者佳　香油一斤

【用法】同熬枯去渣后，入黄丹（六两）成膏，贴患处。

风气膏药方《神验良方》（民国）

【主治】四肢不仁、风痛、气痛，立效。

【处方】生地一两五钱　川乌一两　乳香五钱　白芷一两　没药五钱　桂枝一两　当归一两五钱　威灵仙一两　草乌一两　续断二两　香附一两　升麻一两　干姜三两　丹参二两五钱　秦艽一两五钱　独活一两五钱　防风一两　细辛一两　五加皮五钱　红花一两　羌活一两　麻油三斤　丹砂十八两

【用法】熬膏法参看编写说明。

见呃膏（种福堂方）《陈修园全集》（清）

【主治】风寒湿骨节痛、历节风、痿痹、麻木不仁、鹤膝风、偏头风、漏肩风等证，并治跌扑闪锉等伤、阴症无名肿毒，已破烂者勿贴，小儿孕妇勿贴。

【处方】活短头发（晒干二两用壮年人剃下者）　大黄　灵仙　鼠粪各一两　川乌　草乌　刘寄奴各八钱　土鳖大者二十个　羌活　独活　红花　当归　蛇床子　苍术　生南星　生半夏　白芥子　桃仁各一两　上十八味（俱切碎）　樟冰一两　甘松　山奈　花椒　猪牙皂　山甲（炙研）　荜茇以上

各三钱（不必去油同乳香炙热同众药研细）　乳香　没药　白芷　各五钱

上十味（研极细末）

【用法】鲜烟叶汁一斤，松香六两收、晒干，鲜商陆根汁一斤，松香六两收，鲜闹羊花汁半斤，松香三两收，鲜艾叶汁半斤，松香三两收，白凤仙花汁半斤，松香三两收，生姜汁半斤，松香三两收，韭汁半斤，松香三两收，葱汁半斤，松香三两收，大蒜汁四两，松香二两收。

用秤称麻油三斤四两，先将头发入油熬半炷香，再将前药入油熬至焦黄色，不可太枯，即滤去渣，入前松香熬化，再将丝绵滤去渣，再熬至油面起核桃花纹，先加入极细密陀僧四两，再徐徐加入西硫黄末一斤，投此二味时务须慢慢洒入，不可太多太骤，以滴水成珠，离火待温，然后掺入细药搅匀，瓷器收贮。熬时须用桑枝不住手搅。青布摊贴。每张净药重四钱，临时加肉桂末五厘、细辛末二厘。

去湿膏《医学全书》（清）

【主治】去风寒、湿气疼痛。

【处方】生姜（连皮取汁）一碗　葱白（连根取汁）一碗　牛皮胶八两　麝香一钱

【用法】上将二汁入锅，同牛皮胶熬成膏，俟温加麝香。用布摊贴，收水如汗，即愈。

白膏药《辨证奇闻》（清）

【主治】遍身疼痛。

【处方】巴豆肉　蓖麻子（肉春夏各十两秋冬各二十两）　活鲫鱼十尾　蛤蟆五个　血余五团　香油五斤

【用法】上药入油内煎枯去渣，滴水成珠，入上好定（铅）粉二斤搅成膏。

肉桂膏《疡科心得集》（清）

【主治】一切寒湿痹痛、乳痰、乳癖、瘰疬等证。

【处方】川乌　草乌　海藻　当归　甘草　白及　甘遂　白芷　细辛　芫花　半夏　肉桂　红花　大戟　虎骨各七钱五分　麻黄一两　五倍子一两

【用法】用麻油二斤清油一斤五两，入药煎枯去渣，下净东丹炒一斤收成膏。再入乳香去油研、没药去油研各一两，麝香研五钱，百草霜一两，搅匀。用红布摊贴。

伤湿止痛膏《农村常用成药手册》

【主治】受风寒腰腿疼、筋骨痛及跌打损伤、一切伤痛。

【处方】乳香　没药　苏合油　薄荷冰　零陵香　玉桂　公丁香　细辛（无药量）

【用法】用热水洗净患者，再将膏药贴在患处。

神效膏 《准绳》（明）

【主治】风走注疼痛，上下不定。

【处方】牛皮胶一两水溶成膏，芸苔子、安息香、川椒生用、生附子各半两，上为细末。

【用法】入胶中和成膏，纸摊，随痛处贴。

熊油虎骨膏 《慈禧光绪医方选》

【处方】首乌　草乌　文蛤　川断　大黄　枳壳　栀子　川乌　羌活　桃仁　苦参　黄芩　益母草　海风藤　白鲜皮　灵仙　元参　白芷　荆芥　青皮　生地　藁本　木通　苍术　僵蚕　芫花　银花　良姜　茵陈　麻黄　秦皮　前胡　甘草　黄柏　知母　乌药　山甲　牛膝　蒺藜　杜仲　远志　薄荷　升麻　防风　杏仁　山药　泽泻　当归　贝母　苍耳子　香附　地榆　陈皮　白术　南星　连翘　黄连　白及　独活　白芍　大枫子　柴胡　桔梗各五钱　熊油八两　虎骨一斤　桑寄生二钱　红花各一两　桃柳榆槐条各五条

【用法】用香油十斤熬枯去渣，入黄丹五斤收膏。再入麝香，冰片各二钱五分，肉桂、丁香各一两，血竭、乳香、没药各一钱，化服。

方解：此膏配方，药味多而广，其大要亦无外补肾、强筋、壮骨、活血、除湿、去风。原相传内府熊油虎骨膏配方本此。

一笑膏 《疡医大全》（清）

【主治】寒湿诸风疼痛、贴骨痛疽。

【处方】白芷　川草薢　防风　罂粟壳　甘松　川羌活　山奈　川独活　藁本　高良姜　官桂　大茴香　秦艽　小茴香　麻黄　威灵仙　川椒各二两　真附子　草乌　天南星　干姜　山甲　大黄　闹羊花火酒炒　半夏各四两　老葱　老姜各二斤

【用法】上药用麻油三斤，桐油半斤入药浸，熬枯去渣，复入净锅内熬至滴水成珠。入制松香四斤，土硫黄、密陀僧各一斤，乳细，收成膏。俟冷定再下广木香五钱，乳香去油、没药去油各三钱，研细搅匀，再下潮脑一两、麝香三钱和匀，收贮。任摊用。

万应膏 《疡医大全》（清）

【处方】净松香十斤 生大黄 黄柏 甘草 苦参各二两 苍术一两 生姜汁 葱汁各二斤

【用法】共入锅内熬化，升尽水气、滤清，复入净锅内，入真麻油三斤，熬至滴水不散，即火候已到，用棍搅匀。

预将釉缸一支贮水大半缸，将水把缸周围泼湿，以免膏药沾在缸上。贮水已毕，即将麻布一方，将膏入缸内，略温复取起，以手捏去水头，再入锅内化开，加去油乳香、没药各六两，黄蜡八两，熬化搅匀，撤去火，用筛加研细百草霜四五两，旋入旋搅。又以麻布过入水内，捏成团。平日俱浸水中，用若干只取若干炖化摊贴。一切痛风湿痹、麻木痛楚、筋骨疼痛如神。如膏老量加麻油化匀摊用可也。

风寒骨痛膏 《救生集》（清）

【处方】独大蒜四两 大椒四两 生姜 生葱各四两 蛇蜕一条，全者佳

【用法】香油一斤同上药熬去渣后，入黄丹六两收成膏。贴患处。

风湿诸般疼痛膏 《奇方类编》（清）

【处方】玄参 苦参各四两

黄柏三两 荆芥二钱五分 郁金二钱 防己三钱 川芎 草乌各四钱 大黄 生姜各三钱 香油三斤

【用法】将群药入油内浸三日，铁锅熬，入鳖甲一个以验火色，以鳖甲黑枯为度，滤去渣滓，下黄丹一斤半，以水飞过炒干，文武火煎，滴水成珠，下乳香、没药各三钱，麝香一分搅匀，瓷瓶盛之。埋土内七日，去火气。摊贴。

风湿气膏 《疡科选粹》（明）

【主治】跌打损伤。

【处方】川乌 草乌各一两 当归二两 红花 官桂 白芷 桃仁 防风 赤芍药 补骨脂 山甲 羌活各一两

【用法】上剉，用麻油二斤，入前药煎枯，以布绞去渣，取油另煎，滴水成珠为度，听用。又用松香十斤煎饼，以夏布滤下，流于水内，又沸去水，取出松香，又将葱姜汁各一碗，烧酒一斤，入松香内和匀，略煎过，方入前油慢火熬成膏，住火，加乳香、没药各一两，阿魏一两，麝香一钱和匀，摊用。

风湿痛膏 《济世良方》（民国）

【处方】独蒜 老姜 生葱各四两 蛇蜕一具，全

【用法】共入香油一斤内熬枯去渣，至滴水成珠时，再入黄丹半斤搅匀，成膏，贴之神效。

风气膏药方　《神验良方》（民国）

【主治】四肢不仁、风痛、气痛，立效。

【处方】生地一两五钱　川乌一两　乳香五钱　白芷一两　没药五钱　桂枝一两　当归一两五钱　威灵仙一两　草乌一两　续断二两　香附一两　升麻一两　干姜三两　丹参二两五钱　秦艽一两五钱　独活一两五钱　防风一两　细辛一两　五加皮五两　红花一两　羌活一两　麻油三斤　丹十八两

【用法】用熬膏法。

风气痛膏　《医方易简新编》（清）

【处方】鱼胶四两　姜汁一碗

【用法】投姜汁内熬膏，摊布上，贴患处，即止。

内伤膏　《疡科心得集》（清）

【主治】内伤腰痛，足酸寒湿、流经流络流注、鹤膝、风痹等证。

【处方】毛鹿角切，二两　乌药八两　红花二两　全当归切，一两二钱　木瓜一两　上官桂二两　干姜二两　秦艽二两　老鹳草二两　离乡草三两　虎骨酥炙，二两　商陆三两

【用法】用麻油十斤浸药二十一日，煎枯，滤去渣，离火，入淘净飞丹六斤收成膏。再入肉桂去皮研末，二两，乳香、没药末各二两，麝香二钱搅匀，用红布或青布摊贴。

火龙膏　《薛氏医按》（明）

【主治】风寒湿毒所袭，筋挛骨痛或肢节疼痛及湿痰流注，经络作痛，或不能行走，治鹤膝风、历节风疼痛，其效尤速。

【处方】生姜八两，取汁　乳香为末　没药为末，各五钱　麝香为末，一钱　真牛皮胶二两，切碎，用广东者

【用法】先将姜汁并胶熔化，方下乳香、没药调匀，待少温，下麝香，即成膏矣。摊贴患处。更服五积散。如鹤膝风须服大防风汤。

附方　五积散

【主治】外感寒邪，内伤生冷、头疼、身痛、项背拘急、恶寒、腹痛、呕吐。以及寒湿客于经络、腰脚酸疼，妇人经血不调、难产。

【处方】苍术八钱　桔梗六钱　麻黄　枳壳　陈皮各五钱　厚朴　干姜各四钱　半夏　茯苓　甘草　白芷　当归身　白芍　川芎　肉

桂各三钱

【用法】研为末，每服四五钱，加生姜三片、葱白三茎，清水煎，去滓热服取微汗。

附方　大防风汤

【主治】三阴之气不足，风邪乘之，两膝作痛，久则膝大腿愈细，因名鹤膝风，乃败症也，非此方不治，又治痢后脚痛，不能行步，或腿膝肿痛。

【处方】附子一钱，炮　白术炒　羌活　人参各二钱　川芎一钱五分　防风二钱　甘草炙，二钱　牛膝酒浸，一钱　当归酒拌，二钱　黄芪炙，二钱　白芍炒，二钱　杜仲姜制，二钱　熟地黄二钱

【用法】作一剂，水二盅、姜三片煎八分，空心服。

去湿膏《医学全书》（清）

【主治】去风寒湿气疼痛。

【处方】生姜连皮取汁，一碗　葱白连根取汁，一碗　牛皮胶八两　麝香一钱

【用法】上将二汁入锅同牛皮胶熬成膏，俟温加麝香。用布摊贴，收水如汗，即愈。

白膏药《辨证奇闻》（清）

【主治】遍身疼痛。

【处方】巴豆肉　蓖麻子肉春夏各十两，秋冬各二十两　活鲫鱼

十尾　蛤蟆五个　血余五团　香油五斤

【用法】上药入油内煎枯去渣，滴水成珠，入上好铅粉二斤搅成膏。

肉桂膏《疡科心得集》（清）

【主治】一切寒湿痹痛、乳痰、乳癖、瘰疬等证。

【处方】川乌　草乌　海藻当归　甘草　白及　甘遂　白芷细辛　芫花　半夏　肉桂　红花大戟　虎骨各七钱五分　麻黄一两五倍子一两

【用法】用麻油二斤、清油一斤五两，入药煎枯去渣，下净东丹炒一斤收成膏。再入乳香（去油研）、没药（去油研）各一两，麝香（研）五钱，百草霜一两，搅匀。用红布摊贴。

附桂膏《验方新编》（清）

【主治】感受风寒、手足麻木、筋骨疼痛等证，贴之神效。肚腹畏寒者更妙。

【处方】真香麻油三斤　柏枝尖　松毛心各五斤　大附子切片肉桂研极细末，各八两　黄丹　铅粉各十两

【用法】先将麻油入锅烧滚，下柏枝、松毛、附子，次第入油锅，熬枯去渣，下肉桂末再熬，

下黄丹、铅粉，不住手搅至滴水成珠，入瓦器内，浸水中，拔去火毒，用布摊贴。肚腹寒冷者贴肚脐，用大张连脐眼贴，并贴后背肾俞穴。其余筋骨麻木、酸痛俱贴患处。

治痹血竭膏《理瀹骈文》（清）

【处方】槐柳枝各二十七寸　香油十两　当归　白芷　细辛　知母　木鳖仁　五倍子各五钱，熬松香十两，收　入乳香　没药各五钱　明雄四钱　真血竭三钱　轻粉二钱　麝一钱，攒匀，摊贴。

【用法】臂痛贴臂，腿痛贴腿，如贴腿痛，贴后用热汤，从痛处淋洗至下，自用布蘸热汤罨于膏上，蒸之令热，则其痛渐移下骨节间，然后如法贴之，逐节赶下，至脚腕，再贴足心，发一泡，出黄水愈。亦治痛疽等，生能散，熟能穿，逐败生肌。首尾皆可。

古方以松香收膏甚不便，用此方蒸法甚佳，录以待推。

拈痛膏《医学全书》（清）

【主治】风寒湿气疼痛如神。

【处方】广胶三两　生姜　葱白各半斤，捣汁　乳香去油　没药去油，各一钱半

【用法】上入铜勺内，火上

熬胶化，移在滚汤内炖，以筋搅匀，入花椒末少许，再搅匀，摊贴患处，用鞋底烘热熨之。

追风逐湿膏《疡医大全》（清）

【主治】风寒暑湿相伤，以致骨节疼痛，筋挛不能步履或麻木湿痹等证，并效。

【处方】豨莶草　川乌　天南星　羌活　蓖麻子打碎　半夏　海风藤　草乌　真桂枝　麻黄各三两　茅苍术　独活　当归　白芷　大黄各一两　北细辛一两

【用法】以上药咀片，用葱汁姜汁各二碗拌药，先浸一宿，次日用香油半斤同药入锅内，慢火煎至葱姜汁将干不爆时，再下香油十斤方与药相煎，渣枯为度，细绢滤清。每药油一斤下飞过炒黄丹六两配用，将前药油全部入锅内熬滚，以油滴水成珠不散，下黄丹，徐徐搅入，其膏已成，再下研浮松香末一斤四两，再同熬化，取下锅来，以盆顿稳，再下乳香、木香、胡椒、轻粉各二两，白芥子四两，均研细末，渐入搅和极匀，倾入钵内收贮。旋用热汤炖化，绢绸摊贴。七日诸病可痊，百发百中。

神应膏《万病回春》（清）

【主治】骨节疼痛。

【处方】乳香　没药各一两，为末　皮胶三两　生姜二斤，取自然汁

【用法】先将生姜汁于砂锅内煎数沸，入皮胶化开，将锅取下，坐灰上，方入乳没末搅匀成膏。用不见烟的狗皮摊膏药、贴患处，仍用鞋底炙热时时在膏药上熨之，神效。勿犯铁器。

姜胶膏《医学衷中参西录》（民国）

【主治】用贴肢体受凉疼痛，或有凝寒阻遏血脉、麻木不仁。

【处方】鲜姜自然汁一斤　明亮水胶四两

【用法】二味同熬成稀膏，摊于布上，贴患处。一日一换。凡因受寒肢体疼痛，或因受寒肌肉麻木不仁者，贴之皆可治愈。即因受风而筋骨疼痛或肌肉麻木者，贴之亦可治愈。唯有热肿痛者不可用。

除湿固本膏《疡医大全》（清）

【用法】贴一切风湿、筋骨疼痛，立刻定痛。

【处方】人参另研　大熟地　黄芪　五加皮去粗皮，各五钱　大附子去皮脐　川续断　川牛膝　尺桂如无，厚桂代，三钱　杏仁去皮尖　白芷去梢，各一钱五分

【用法】上药同麻油一斤熬至药枯，滤清去渣，将油复入净锅内，入人参末，文火熬至滴水成珠不散，入炒过飞黄丹七两收之，倾入水内拔去火毒，瓷罐密贮，临用摊贴。

骨节痛膏《医方易简新编》（清）

【主治】骨节痛。

【处方】乳香一两　没药一两　皮胶二两　生姜二斤，取汁

【用法】先溶姜汁煮胶，次下乳没，取布摊上，用鞋炙热、从上熨之。忌铁器。

另：上方加葱汁、蒜汁各一两

另：葱汁、蒜汁各一碗，醋一小碗，牛皮胶八钱。

文火熬成膏，用青布摊贴痛处，即止。或加蒜汁、急性子花汁各一碗更佳。

野大黄膏《救生集》（清）

【主治】一切寒凉腰气、筋骨流痰等证。

【处方】香油一斤　野大黄根半斤

【用法】同煎焦去渣，后入黄丹六两熬成膏，摊纸贴患处。

救苦膏《医方类聚》

【主治】风湿酸痛。

【处方】川乌炮，三钱　牛膝　黄丹　乳香另研，各五钱　白芷

贝母　白及　白蔹各二钱　槐润一钱，无则桃脂代　没药另研，七钱　白胶香另研　杏仁泥各三两　当归一两　沥青另研，八两　香油半盏

【用法】上末和匀，以香油烧润，火上熔化，每二两作一帖，摊油纸，敷患处。

琼花膏《外科大成》（清）

【主治】杨梅疮并结毒、筋骨疼痛及一切腰腿疼痛，诸毒恶疮。

【处方】闹羊花根皮，一两五钱　五加皮　归身各二两　威灵仙一两　防风　荆芥　玄参　天花粉各一两半　甘草一两

【用法】真麻油三斤，浸煎如法，用铅粉收膏，退火毒七日，任用、摊贴。

御寒膏《卫生鸿宝》（清）

【主治】体虚人背上恶寒或夏日脱衣及妇人产后被风吹入经络，故常冷痛，或手足冷痛至骨，又治腰痛，一切冷痹痛、湿气。

【处方】生姜半斤，取自然汁　牛皮胶三两　乳香　没药各一钱半

【用法】入铜勺煎化，移在滚汤内炖，以柳条搅成膏，入花椒末少许搅匀。看痛处阔狭，将皮纸摊贴患处。用鞋底熨之，候

五七日脱下，或起小疹不防。

集宝疗痹膏《陈修园全集》（清）

【处方】川乌　草乌　南星　半夏　当归　红花　独活　羌活　大黄　桃仁各四钱　山甲　肉桂各一两　白芷五钱　陀僧二两　硫黄半斤　生姜汁一碗　麻油一斤　竹沥一碗

【用法】上收煎好，加乳香、没药、血竭、胡椒、樟脑、细辛、牙皂末各二钱，若加商陆根、凤仙、闹羊花、鲜烟叶、鲜蒜、鲜豨莶等汁，更妙。

紫金膏《疡医大全》（清）

【主治】贴寒湿气、漏肩风、诸般疼痛立止。

【处方】白芷六钱　闹羊花　山奈　大茴香　青皮　草乌　川乌　灵仙　甘草　小茴香　大黄　独活各七钱　干蟾一个　乱头发三两

【用法】麻油四十两，同药入锅煎至发化，滴水成珠，再下密陀僧研细十一两收成膏，再下松香以葱汁、姜汁、凤仙花汁各煮一次研细五两，入膏化尽、搅匀，倾入钵内，重汤炖化，再下潮脑七钱，青黛、桂皮各六钱，丁香、雄黄各五钱，轻粉四钱，血竭、乳香去油、没药去油、儿

茶各三钱三分，滑石三钱，龙骨三钱五分，麝香、冰片各五分，搅入和匀收贮。宜摊厚些贴，立刻止痛。

痹症膏《傅青主男科》（清）

【主治】风寒湿三气合而成疾，客皮肤肌肉之间，或痛或麻木。

【处方】牛皮胶二两　南星五钱　姜汁半碗

【用法】共熬膏摊贴，再以热鞋底熨之。加羌活、乳香、没药更妙。

蠲痛神异膏《丹台玉案》（明）

【主治】一切股痛立效。

【治法】松脂三斤入锅化开，滤入水中，取起再入锅慢炼，不住手搅，待干为度，入猪脂半斤，再炼少顷，入乳香、没药各三两，麝香二两。摊贴患处，神效。

21. 血 症

补心膏《理瀹骈文》（清）

【主治】血虚而烦热口干者。

【处方】生地二两　黄连一两　党参　元参　丹参　归身　天冬　麦冬　远志　柏子仁　枣仁　茯神　桔梗　五味各五钱

【用法】油熬，丹收。朱砂一两搅匀，贴。

一加熟地、杜仲各一两，菖蒲、甘草各五钱，即天王补心丹法也。

又，心虚则烦，肝肾肺虚而邪攻之亦烦，地骨皮与逍遥二散皆肝家得力之剂。

地骨皮二斤麻油熬，丹收，贴。或加人参、防风、麦冬、甘草各一两，乌梅三个，同熬。或地骨皮同丹皮、四物熬，皆地仙散法也。

通淋膏《理瀹骈文》（清）

【主治】膀胱积热，淋秘、尿血等证。

【处方】元参　麦冬　当归　赤芍　知母　黄柏　生地　黄连　黄芩　栀子　瞿麦穗　萹蓄　赤苓　猪苓　木通　泽泻　车前　甘草　木香　郁金　萆薢　乱发各一两

【用法】油熬，黄丹收。滑石八两搅匀。贴脐下。

理血膏《理瀹骈文》（清）

【主治】衄、吐、溺、便，一切血郁、血积诸症。

【处方】党参　丹参　黄芪　生地　熟地　当归　川芎　白芍　赤苓　白术　天冬　麦冬　柏子仁　枣仁　远志　五味　丹皮

地骨皮　龟板　鳖甲　柏叶　知
母　贝母　半夏　橘红　胆星
羌活　防风　连翘　荆穗炒　白
芷　桔梗　柴胡　苍术　香附
郁金　延胡　灵脂　蒲黄　苏木
桃仁　红花　艾叶　茜根　官桂
大黄　元明粉　厚朴　枳实　花
粉　续断　栀子炒　黄柏　黄芩
黄连　木通　车前子　地榆炭
姜炭　降香　乳香　没药　苏子
甘草　发灰　百草霜各一两

【用法】油熬，丹收。入牛
皮胶二两搅匀。

另用，姜、葱、韭、蒜、槐
枝、榔枝、桃枝、桑枝、凤仙全
株，约各半斤。

油熬，丹收。入薄荷油二钱
搅。

两膏合并摊贴。

清胃膏《理瀹骈文》（清）

【主治】胃火热甚、衄血、
吐血、嗽血、便血、蓄血如狂、
饮水不欲咽，及阳毒发斑等。

【处方】大生地二两　白芍
黄芩　黄柏　黑山栀　生甘草各
一两　丹皮　犀角各五钱

【用法】麻油一斤熬，黄丹
七两，石膏四两收。即凉血地黄
汤法也。熬膏法见编写说明。

衄血贴眉心。吐血，贴胸

口。蓄血，贴脐下。随症酌用。
便秘可加桃仁、大黄。

22. 腹　泻

阳痧救急膏《理瀹骈文》（清）

【主治】感受风寒暑湿，饮
食失节，霍乱吐泻，贴心脐。照
金仙膏加药。

【处方】苍术三两　藿香　陈
皮　枳壳　山楂炒　麦芽　神曲
炒　黄芩酒炒　半夏各二两　厚朴
羌活　防风　荆芥　川芎　白芷
杏仁　香附　乌药　青皮　大腹
皮　槟榔　草果　木瓜　郁金
细辛　香薷　白术　车前子　黄
连姜汁炒透　大黄　猪苓　木通
泽泻　莱菔子各一两　紫苏一两
柴胡炒　干葛　薄荷各七钱　吴萸
川乌　甘草各五钱　滑石四两　生
姜　薤白　葱白　大蒜　菖蒲各
二两　凤仙一株　白芥子　川椒
陈佛手干各一两

【用法】油熬、丹收，入雄
黄、朱砂、砂仁、明矾、降香、
木香、丁香、官桂各五钱。

治痢膏《理瀹骈文》（清）

【主治】平胃散加减，治血
痢。

【处方】白术　厚朴　陈皮
甘草各一两　木香　槟榔各三钱

桃仁　黄连　茯苓　党参　当归　生姜　发团各五钱

【用法】煎以牛皮胶，入黄丹收、贴。如实者加大黄。

23. 赤白浊

赤白浊膏 《理瀹骈文》（清）

【处方】椿根白皮三两　干姜　白芍　黄柏各一两

【用法】油熬，丹收、贴。

第三章　外　科

1. 外科通治

万应膏《穴位救伤秘方》（清）

【处方】羌活　独活　荆芥
防风　黄柏　白芷　赤芍　栀子
川芎　当归　细辛　连翘　木鳖
甘草　苏木　红花　元参　升麻
松节　地榆　白及　白蔹　半夏
木瓜　薄荷　生地　白菊　降香
知母　川贝　僵蚕　骨皮　苦参
麻黄　蝉蜕　牙皂　枳壳　白术
云皮　黄芪　猪苓　泽泻　牛膝
木通　良姜　秦艽　淮（山）药
艾叶　故纸　炮姜　牵牛　灵仙
杏仁　木贼　车前　刘寄奴　续
断　乌药　陈皮　槐花　香附
砂仁　牛蒡　远志　三棱　木香
天冬　麦冬　山柰　芫花　大戟
骨碎补　山豆根　菖蒲　桂枝
苍术　草薢　花粉　海桐皮　青
皮　阿胶　桔梗　黄芩　大黄
姜黄　全蝎　白矾各一两　血余
苏叶各二两　黄丹　水粉各二斤半
香油十五斤　常法熬膏。

附方　生肌散

【处方】乳香　没药　血竭
雄黄　蒲黄　梧子　粉石脂　白

芷　朴硝　寒水石　陀僧　龙骨
轻粉　花蕊石　山甲　螃蟹粉
硼砂　蟾酥各五钱　朱砂　乌药各
三钱　共为末。每膏一张，掺数
分，贴伤处。若臁疮、疬症，再
入麝香二三分，贴背心即安。

龙虎卫生膏《遵生八笺》（明）

【主治】一切恶疮、顽癣、
痔漏，多年病人不能料理者，以
此治之，无不效验。

【处方】当归一两　黄连二两
黄芪　黄芩　枳壳　乌药　大枫
子各一两　防风二两　草乌二两
血余二两　青藤　木通　木鳖子
苦参　香附子　桑皮各一两五钱

【用法】先将十六味为粗片，
入麻油二斤，炒焦枯、滤去药
片，入后药。

松香四两，虎骨酥炙为末，
二两，龙骨一两五钱，朱砂三
钱，赤石脂一两五钱，密陀僧三
两五钱。

以上为细末，入油内，再入
黄蜡三两搅匀，又加乳香、没
药、轻粉末各五钱，孩儿茶末一
两，再搅，慢火熬至滴水成珠为
度，取起。摊膏贴之。

百应神膏《奇方类编》（清）

【主治】一切疮毒，随贴随愈，并治风瘫、鹤膝。

【处方】南星 川大黄 桃仁 羌活 半夏 草乌 川乌 红花 独活 当归以上各四钱

【用法】用真麻油一斤，每药一斤加生姜一两，葱白十根、头发一团，同入药内熬枯焦色，滤渣，再用广松香一斤入滤清油内，又熬至核桃花起，先入陀僧末二两，又徐徐加入硫黄末半斤，投此二味须慢慢洒入，不可太多太骤，以滴水成珠为度。将此膏药倾入水中去火毒。

万应熏膏药《疮疡经验录》

【主治】痈疽发背、淋巴结核、肿瘤、瘘管等。

【处方】羌活 秦归 独活 大黄 乌药 苦参 赤芍 土木鳖 白芷 白及 川乌 白蔹 草乌 生地 川芎 姜黄 甘松 藁本 黄柏

以上每味六钱半共合十三两三钱另用头发一两。

【用法】各药泡于麻油五斤中（春五、夏三、秋七、冬十日。）泡满天数，放于锅内慢火熬药至枯，以药浮起为佳，停火片时，用稀布袋滤去渣，将油称准，每药油一斤用飞过黄丹六两半（夏秋炎热每油一斤再加黄丹五钱。）徐徐投入，将火加大一点，不住手搅，待锅内先起青烟后起白烟缕缕，气味香浓，其膏已成。即停火。将膏滴入水中，如老加熟油，如嫩稍加黄丹，务要老嫩得宜，摊于牛皮纸上待用。把膏药烘热，使膏药稍熔和后，直接贴于患处。或加入其他药粉贴之。

化骨膏《经验灵方汇编》（民国）

【主治】男女瘰疬鼠疮，妇女乳上各种疮症。及一切瘿瘤、痈疽恶毒、结核，已破未破，百试百验。药方列后。

【处方】老雄鸡骨（全副生的）降香四两 当归一两 甘草一两 香油四斤 漂净漳丹约二十八两 桑柳槐条各约三四两 千里奔（即驴马蹄）一两

【用法】先将雄鸡骨用香油炸至微黑色、捞出再加各药及桑柳槐条等炸之，微黑捞出各渣，将油过罗，滤净渣滓，再加入千里奔，徐徐即化为油。俟熬至滴水成珠，加入漳丹即成膏矣。成膏之后，用清水浸泡，每日换水一次，泡至半月后方可用。浸日太少贴之即患痒症，乃烟未浸尽也。千万注意。本方所用老雄鸡至少在五年以上者，年份愈多愈好。

2. 痈疽疮疡疔毒

丁香膏《太平圣惠方》（宋）

【主治】一切痈疽发背，疼痛不可忍。

【处方】丁香半两，末　麻油一斤　黄丹七两　丈夫头发一两　桂心半两，末　当归半两，末　蜡一两

【用法】上件药先炼油令香，下发煎令发尽，次下蜡熔，以绵滤过，都入铛中，下黄丹，不住手搅，候色黑、滴于水内如珠子，即下丁香、桂心、当归等末，搅令匀，以瓷盒盛。故帛上摊贴。日二换之。

十香膏《奇效良方》（明）

【主治】风毒疮肿、痈疽、瘤瘿。

【处方】沉香锉　檀香锉　郁金锉　松香　丁香锉　木香锉　龙齿研　苏合香　白胶香研　薰陆香各半两　麝香一分　黄丹六两　麻油一斤

【用法】上先将沉、檀、郁金、丁、松五味油内浸七日，入铛中，以少炭火温养五日，用武

火煎三二十沸，滤去香、绵，净拭铛，却下油于内，下丹，以柳枝不住手于火上搅，候色黑、滴水中如珠、软硬得所，去火，入后木香等六味于膏中，搅三五百遍，膏成。安瓷盒内，以软帛摊贴，日二换之。

二黄膏《寿世保元》（清）

【主治】多年顽疮久不愈者，并诸疮不收口者。

【处方】黄蜡二两　黄丹四两　轻粉　乳香　没药各一钱　血竭　儿茶各一钱

【用法】上为细末，先将真麻油半斤煎至滴水成珠，下黄蜡熔化，再入黄丹，起锅离火，方下诸药搅匀，入罐收用。

二黄膏《东医宝鉴》

【主治】一切恶疮。

【治法】清油三两煎巴豆二十粒，微黑色去豆，入黄蜡一两熔化，又入硫黄、雄黄末各一钱，和匀成膏。以药水洗疮后，擦敷二三次，神效。

八仙红玉膏《景岳全书》（清）

【主治】诸疮。

【处方】龙骨　赤石脂　儿茶　血竭　没药　乳香各一钱　轻粉五分或一钱　冰片二分

【用法】麻油二两入当归五

钱煎枯去滓，入龙、石、茶、竭四味，再煎一二沸，次入乳没，略煎匀后，入黄占五钱熔化，冷定入轻、冰摊贴。

千里光膏《串雅内编》（清）

【主治】疮疖、风癣、杨梅毒疮、鹅掌风等证。

【处方】千里光采茎叶捣汁，砂锅内熬成膏 防风 荆芥 黄柏 金银花 当归 生地各二两 川椒 白芷 大黄 红花各一两 苦参四两

【用法】用麻油（三斤）浸三日，熬枯黑色去滓，每油两碗配千里光膏一碗，再熬滴水成珠，飞丹（十五两）收成膏。入乳香、没药各一两，轻粉三钱，槐枝搅匀，收用。

庚生按：千里光一名黄花母，生浅山及路旁，叶似菊而长、背有毛、枝干青圆，立夏后生苗，秋有黄花，不结实，为外科圣药。俗谚云，有人识得千里光，全家一世不生疮。亦能明目去翳，治蛇咬伤。

千捶膏《疡医大全》（清）

【主治】贴痈疽，疔毒，初起即消。如治瘰疬连根拔出。又治鳝拱头、臁疮久不收口者。

【处方】嫩松香四两 巴豆仁五粒 蓖麻仁七钱 杏仁去皮 乳香去油 没药去油 铜绿各一钱

【用法】共入石臼捣二千余下，即成膏矣。取起浸水中。用时随疮大小用手捻成薄饼，贴疮上，以绢盖之。

千捶红玉膏《疡科心得集》（清）

【主治】湿毒流注、无名肿毒、未经穿溃者。

【处方】蓖麻子（去壳） 松香葱头煮四两 南星（研）五钱 半夏（研）五钱 乳香（去油）五钱 没药（去油）五钱 银珠七八钱

【用法】捣成膏，看老嫩以蓖麻肉增减，用布摊贴。

千槌膏《陈修园全集》（清）

【处方】鲜桃仁一两 松香三两 樟脑三钱 朱砂五分

【用法】先将桃仁捣碎，入松香再捣，后入朱砂、樟脑同捣成膏。遇有大小火疖，及初起红肿疼痛麻痒之疖，量其大小贴之。一日一换，轻者消化，重者出头，去腐生新，极为神效。

千槌膏《万病回春》（清）

用松油明净者不拘多少为末，蓖麻子仁同入石臼内捣烂成膏；如稀加松香，如稠加麻仁。须要稀稠得所，取出入水中，扯

拔数次，再入乳香、没药、血竭、孩儿茶各为末少许。顽疮加轻粉、龙骨，再扯令匀，瓷器收贮。每用时重汤化开，绵帛摊上，贴患神效。

千槌膏《神验良方集要》（民国）

白松香四两　蟾酥一钱五分　乳香二钱　蓖麻肉一两　没药二钱　杏仁二十粒　麝香八分　朱砂三钱　冰片五分　上九味捣三千槌，成膏。

千金不易膏《奇方类编》（清）

【主治】一切肿毒、瘰疬。

【处方】鲇鱼重一斤，即二个无妨

【用法】每斤用香油一斤煎鱼，已枯捞去鱼，入黄丹六两，熬成膏，摊纸上贴。

千金疗痈肿松脂贴方《外台秘要》（唐）

【处方】当归　黄芪　黄连　芍药　蜡　川芎　大黄各四两，细切　松脂一斤　肬脂一合半　黄芩四两，细切

【用法】上十味初以微火煎之，三上三下，绵布绞去渣。向火炙涂生笺纸上，随大小贴之，一日二度易之，即瘥。

万金膏《赤水玄珠》（明）

【主治】痈疽、发背、诸般疮疖、从高坠堕、打扑伤损、脚膝生疮、远年臁疮、痔漏、一切恶疮，又云专治发背神妙，不可俱言。或初觉若作疮，用牛皮胶令稀稠得所，如药化，摊在毛头纸上，于初觉处或有作疮处贴。次用软布帕子二条于酽米醋内煮令热、漉出，互相于纸上乘热蒸熨，不可令布帕冷。布帕二条不可都齐漉出，定留一条于醋内煮，候蒸熨得一条冷时，却取醋内煮者熨之。庶几常得热布替换，即易见效。若疮痒乃是药攻其病，须忍痒不止，直候脓出将尽，即浓煎贯众汤候温洗去胶纸，次日依前更洗，若上有脓又如前法蒸熨，虽数日蒸熨不妨，但要疮中脓尽，疮干为度。然后用生肌玉红散掺在疮上，即以万金膏贴，每日一上或两上。

【处方】龙骨　鳖甲　玄参　黄柏　草乌　黄连　乌贼鱼骨　黄芩　白及　白蔹　猪牙皂角　木鳖子　当归　白芷　川芎　厚朴去粗皮　乳香另研　没药另研，各半两　槐枝　柳枝各四寸长，二十一条　黄丹水飞净炒过，一斤八两　清麻油四斤

【用法】入前药于麻油内熬赤色去渣，秤净油三斤。除乳、

没、丹外，余药入油内慢火煎，候白芷焦色去渣，入黄丹一样，不住手搅令微黑色，更入黄丹仍搅，待滴入水中成珠、不黏手为度，搅温下乳没末搅匀，瓷器盛。用时量疮大小摊纸贴之。治诸恶疮，加自然铜、肉桂各一分。一方无当归。

万灵膏 《疡科心得集》（清）

【主治】一切无名肿毒，未成即消，已成即溃，并治一切寒湿之症。

【处方】生地 归身 川芎 苍耳子 大戟 尖槟 甘菊 蒲公英 生大黄 土槿皮 羌活 独活 红花 川乌 草乌 赤芍 柴草 香附 川椒 番木鳖 桂枝 狗脊 泽兰 申姜 胡椒 附子 牙皂 白附子 荆芥 金银花 黄柏 山慈姑 生首乌 全虫 元胡 僵蚕 百部 南星 白蒺藜 山甲 白芷 白芥子 花粉 益母草 蛇床子 川牛膝 黄芪 大枫子肉 细辛 苦参 龟板 桑寄生 升麻 黄芩 胡麻 杜菖蒲根 冬瓜皮 天麻 杨树须 闹羊花 茜草以上各五钱 土茯苓一两

【用法】用香油八斤将前药入油加嫩桑枝二三斤，熬药至枯，滤去渣，入后药：松香四两，朴硝、雄黄、桂圆核（灰）、皂矾、牛皮（灰）、樟冰各五钱，麝香三钱，冰片三钱，龙骨五钱。再入东丹三斤，收成膏。

万灵膏 《济世良方》（民国）

【主治】诸疮恶毒、年久破烂及男妇大小一切杂症肿毒，无不神效。

【处方】黄蜡 黄丹 大黄 甘草各二两五钱 乳香研 没药研，各一两二钱五分 桐油八两

【用法】先将桐油熬至滴水成珠，后入大黄甘草，炸枯取去，再入各药熬化，和匀。

万灵膏 《疡科选粹》（明）

【主治】诸疮疡。

【处方】血余二两 皂角一两 黄蜡一两 松香一两 当归四两 大黄四两 玄参四两 白芷二两 黄芩二两 生地四两 赤芍药二两 乳香五钱 没药五钱 威灵仙二两 密陀僧一斤 飞丹半斤 赤练 乌梢 蜂房 癞斯 香油三斤 以上为一料，照法熬炼膏药，贴诸疮。

万应膏 《医宗金鉴》（清）

【主治】痈疽发背、痰核流注、跌打损伤、闪腰岔气等证。

【处方】川乌五钱 草乌五钱

生地五钱　白蔹五钱　白及五钱

象皮五钱　官桂五钱　白芷二钱

当归三钱　赤芍五钱　羌活五钱

苦参五钱　木鳖子五钱　山甲五钱

乌药二钱　甘草五钱　独活五钱

元参五钱　官粉五钱　大黄五钱

【用法】以上二十味，除官粉外，用净香油五斤，将药放入锅内，慢火熬至药枯浮起为度，以布袋滤去渣，每斤药油兑官粉八两，取桃柳枝不时搅之，至滴水成珠为度。贴患处。应忌辛辣油腻食物。

万应膏《百效全书》（清）

【处方】防风　荆芥　何首乌　草乌各八钱　独活　木鳖　红内消　白及　白蔹　川芎　归尾　白芷梢　杏仁　干白头翁各五钱　黄柏　黄芩　大黄　南星各一两　威灵仙　蒲黄　胡麻仁　苦参各三钱　山甲七片　江子十个　蓖麻子三十个　蜈蚣一条　油发少许

【用法】用麻油二斤浸过前药一夜，次日温柔火煎至八分，俟药渣枯干浮起，用棕滤去渣，方以飞过黄丹一斤，水粉三两，逐时搅入油内，待将成膏，却将贵宝生肌散半料搅入油内，即住火。将大盆成水，以膏放在水上、去火气。但熬时必须桃柳枝

搅不住手。忌鸡犬。

善治远近肿疮、瘰疬、疔疮、痈疽、疖毒、风损等证。

万应膏《方药合编》

【主治】一切痈肿、久疮。

【处方】大黄　黄芩各二两　白蔹　黄蜡各一两　黄柏　赤芍　白芷　黄芪　木鳖子　杏仁　当归　白及　生地黄　官桂　玄参　没药　乳香各五钱　黄丹一斤　香油二斤八两

【用法】上十四味浸油三宿，慢火熬，以柳枝搅，以白芷焦黄色为度，滤去渣，入黄丹再熬，滴水成珠，乃入乳、没、蜡熔化搅匀，收贮瓷器、埋土中七日取出用。

万应膏《采艾编翼》（清）

【主治】一切痈疽发背、对口诸疮、痰核流注等毒，贴之甚效。

【处方】川乌　草乌　生地　白蔹　白及　象皮　官桂　白芷　当归　赤芍　羌活　苦参　土木鳖　山甲　乌药　甘草　独活　元参　定粉　大黄各五钱

【用法】上十九味，定粉在外，用净香油五斤将药浸入油内，春五、夏三、秋七、冬十日，候日数已足，入洁净大锅

内、慢火熬至药枯浮起为度，住火片时，用布袋滤去渣，将油称准，每油一斤对定粉半斤，用桃柳枝不住搅之，以黑如漆、亮如镜为度。滴入水中成珠。薄纸摊贴。

方歌：万应膏用贴诸毒，发背痈疽对口疮，川草乌同地羌及，象皮桂芷芍归羌，苦参木鳖穿乌药，甘独元参淀粉黄。

大万应膏 《神验良方集要》（清）

【主治】一切痈疽发背对口、各样肿毒、痰核流注等，并治一切风气、骨节酸痛、风湿、疮疡俱妙。

【处方】川乌头　山甲　上白芷　羌活　制首乌　元参　生地黄　当归　独活　白及　乌药　苦参　白蔹　象皮　官桂　生大黄　土木鳖　赤芍　甘草以上各五钱　蓖麻肉二两杵

【用法】上二十味，用香油五斤，将药浸入油内，春五、夏三、秋七、冬十日，候日数已足，入洁净大锅内，慢火熬至药枯浮起为度，住火片时，用夏布滤去渣，将油秤准，每油一斤兑黄丹半斤，用桃柳枝不住手搅之，以黑亮如漆为度。滴入水内

成珠。用薄油纸摊贴甚效。

万应清凉膏 《外科方外奇方》（清）

【处方】木鳖　蓖麻子　当归　生地　苦参　苍耳子各二两　生大黄　黄芩　黄柏　赤芍　元参　天花粉　桃仁　白芷　角刺各一两　山甲　真僵蚕　全蝎　黄蜂房各五钱　甘草八钱　槐枝二两　虾蟆十四只

【用法】用麻油七斤，入前药浸，春五、夏三、秋七、冬十日，入锅熬药枯之，去渣滤净，复入锅内，武火熬至滴水成珠为度。秤净油一斤入炒黄铅粉八两研细，徐徐搅入，俟白烟起，倾井水内七日、出火气，摊贴。

治外科一切大小疽毒，能提毒、生肌、长肉，其效如神。

万应红玉膏 《穴位救伤秘方》（清）

【主治】破伤溃烂，不得收敛者，疮疡并治。

【处方】麻油二十三两　鸡子黄十个　血余三钱　黄蜡　樟冰各五两　黄丹六两

【用法】先将油熬极滚，下鸡子黄一枚，熬枯去之，又下又去，十枚尽后，下血余煎烊，以绵滤净，再入黄蜡，待沫净、离火，用槐枝搅，入黄丹、樟冰，稍冷入水浸一夜、出火毒，备

用。不拘破伤、疮毒、漏孔，以旧棉摊贴。加细末药，临用掺之。

乳香、没药、儿茶各一钱，珍珠五分，共为细末，掺膏内贴。

大鳖膏《神验良方集要》（清）

【主治】一切无名肿毒、疮疖。

【处方】大鳖一个，最小者亦须五斤，重则更妙。若大鳖油亦当加　野苋菜不拘多少，以煎鳖尽为度，随煎随加

【用法】用麻油三十斤同野苋菜煎鳖至骨尽筋酥为止，将油冷定、滤渣，每油一斤用淘净东丹十两，再加入原鳖一两，共收为膏。煎法：将大鳖用铁丝细细扎紧，放入油锅内，上用野苋盖面，以铁钳揪住，烧桑柴火，慢慢煎之。野苋煎久恐易燃，须煎枯即换，以鳖焦枯酥碎为止。

大士膏《外科方外奇方》（清）

【主治】一切外证诸疮。肝胃气痛。

【处方】大黄二两　香附七钱　生地一两　蓖麻子二两　木鳖子一两　五倍子七钱　大戟八钱　甘遂七钱　芫花七钱　肉桂八钱　川连五钱　麻黄八钱　三棱一两　杏仁七钱　蓬莪术八钱　槟榔　全蝎　山甲　草乌　独活　细辛　防风　厚朴　元参　天花粉　桃仁　皂荚　川乌　巴豆　羌活　白芷各八钱　当归一两五钱　川柏八钱　枳实八钱　蛇蜕五钱　蜈蚣五钱

【用法】用真香油六斤浸五日，熬，去渣，至滴水成珠，加密陀僧四两，飞黄丹二斤四两，熬至不老不嫩，收贮。埋地下三日，出火毒。凡一切外证并肝胃气，随时摊贴。熬膏时需要虔诚，切忌污秽人及鸡犬之类。

大垂云膏《太平圣惠方》（宋）

【主治】一切恶疮燋肿。

【处方】当归　附子去皮脐，生用　川芎　防风　川升麻　槐子　细辛去苗　侧柏叶以上各一两　桃仁汤浸去皮尖双仁　杏仁汤浸去皮尖双仁　甘草　桑根白皮　白及　黄芪　白僵蚕以上各一分　垂柳一握，煎了不再用　黄丹七两　雄黄半两　朱砂一分，细研　硫黄二分，细研　麝香一钱，细研　白芷一分　没药一分　麒麟竭一分，细研　龙脑一分，细研　黄蜡四两　油一斤半

【用法】上件药除研药并丹外细锉。先熬油令沸，下锉药煎，候白芷黄赤色，以绵滤过，拭铛令净，再煎、下丹，以柳木

篦搅，候变黑即下蜡熔尽，滴于水中为珠子不散，即下诸药末，搅令匀，以瓷盒盛。

发背，热酒调一钱服，外贴之。瘰疬，漏见骨贴之。疽疮、风肿、疥癣、奶痈、肠痈、发鬓、牙痛、发脑、肾痈、马坠、磕破、骨损贴之即效。一切虫蛇毒物咬之，并贴。虎豹咬，用甘草水洗后贴之。

大紫金膏 《神验良方集要》（清）

【主治】一切无名肿毒、疔疮、发背、暑疖，初起即消，已成即溃，溃后即拔毒生肌。

【处方】紫花地丁二两　金银花　全当归　山甲　扁皂角　蓖麻肉　元参　大黄　血余　蜂房　全蝎　白芷　乳香　没药各一两　巴豆肉五钱　细辛五钱　壁虎二十条　蜈蚣二十条　麻油三斤

【用法】以上如法煎枯去渣，用好丹十八两收膏。

大圣膏 《圣济总录》（宋）

【主治】发背疮口未合。

【处方】当归切　柳根白皮切，各二两　桂锉，一分　槐实　白蔹锉　白及锉　没药　柏皮去粗皮锉，各一两

【用法】用腊月猪脂半斤，黄蜡四两，清油半斤，同熬药焦

色去滓，再入后药，铅丹（研）、乳香（研）各半两，麝香（研）一分，芦荟半两。上十二味，先煎前八味去滓，再入后四味熬成膏。以瓷瓶盛，入地内七七日，取出。将熟绢片留眼贴膏在疮口上，去尽恶物疮口自合。

大黄膏方 《圣济总录》（宋）

【主治】发背疼痛，日夜不可忍。

【处方】大黄锉　雄黄研　川芎　黄连去须　白芷　槟榔锉　当归切焙　木香　桂去粗皮　黄柏去粗皮　芍药　附子去皮脐　乳香研　麒麟竭各半两　鸡舌香　麝香各一分　猪脂一斤

【用法】上十七味捣研，十六味为末拌匀，先于银器内熬猪脂令沸，去筋膜，下诸药末调成膏。涂患处，日三上，以瘥为度。

大黄膏 《医心方》（日）

【主治】足肿，自膝以下至踝及趾俱肿。足忽得肿病，腓胫肿大、头痛、寒热、筋急。

【处方】大黄　附子　细辛　连翘　巴豆　水蛭炙，各一两

【用法】苦酒腌一宿，以腊月猪脂煎，三上三下去滓，敷之。亦可酒服如杏核大。

广济疗疔肿毒气敷药瘥方

《外台秘要》（唐）

【处方】白马牙烧令赤，纳米醋中更烧　附子生用　雄黄研　半夏前四味各等分为末

【用法】上药以腊月猪脂和如泥，封肿上，一两遍即瘥。先以针刺至痛处，后可封药，即效。

三建膏 《张氏医通》（清）

【主治】阴疽歹肉不化。

【处方】天雄　附子　川乌各一枚　桂心　官桂　桂枝　细辛　干姜　蜀椒各二两

【用法】上切为片，麻油二斤浸，春五、夏三、秋七、冬十日，煎熬去滓滤净，再熬，徐下黄丹十二两，不住手搅，滴水不散为度。阴疽以葱汤洗净，摊成加银粉少许，贴患处。腹痛、少食、泄泻摊成加丁香末少许，贴脐中及中脘。阳衰精冷摊成加阿芙蓉少许，贴脐中及丹田。冷哮喘嗽摊成加麝香少许，贴肺俞、华盖、膻中。癥瘕冷积摊成加麝香、阿魏少许贴患处。

三仙膏 《圣济总录》（宋）

【主治】一切恶疮。

【处方】麻油四两　铅丹定粉各研，一两

【用法】上三味，先炼油熟，将铅丹、定粉同罗过，同煎，用槐枝搅匀，候稀稠得所，滴水内如珠即止。每用随疮大小贴之。

三妙膏 《外科方外奇方》（清）

【处方】紫荆皮二两　独活二两　白芷二两　赤芍二两　石菖蒲二两　红花　羌活　乌梅　川黄柏　大黄　麻黄　真贝母　肉桂　细辛　黄芪　片芩　当归　防风　半夏　连翘　桃仁　续随子　荆芥　牙皂　柴胡　苦参　全蝎　牛膝　汉防己　真川连　天虫　猬皮　大戟　天花粉　良姜　鳖甲　草乌　牛蒡子各五钱　血余甲片　白附子　海枫藤各五钱　蛇蜕一条　蜈蚣三条

共药四十四味咀切片，用香油二百两，入大锅内浸七日夜，再入桃、柳、槐叶枝各二两，每段一寸，慢火熬至药黑枯，滤去渣，将锅拭净，以密绢仍滤入锅，务要清洁为美。再用文火熬油至滴水成珠，拱起不散，大约净油一斤配上好漂净炒黄丹八两，以一手持柳木棍搅不住手，一手下丹，待匀，自然成膏。入预制细末药。

雄黄五钱　乳香　没药各去油，八钱　血竭五钱　四味另研先入搅匀。再入香珍十味。

香珍十味：木香　沉香　降香　枫香　藿香　麝香　母丁香　珍珠　冰片各一钱　共研极细末徐徐添入搅匀。再入潮脑五钱成膏收用。

【用法】凡毒贴之，未成即消，已成即溃，已溃即敛。

小金丝膏《本草纲目》（明）

【主治】一切疮疖肿毒。

【处方】沥青　白胶香各二两　乳香二钱　没药一两　黄蜡三钱

【用法】以香油三钱同熬至滴水不散，倾入水中扯拔千遍，收贮。每用捻作饼，贴之。

小紫金膏《神验良方集要》（清）

【主治】又名八仙过海膏，治法同大紫金膏。

【处方】生大黄　黄柏　黄芩　蓖麻肉杵烂　山甲　细辛　南星　当归各五钱

【用法】上八味，麻油一斤四两浸五日，熬之，熬至枯黑，滤去渣，复熬滚，再下黄丹七两收膏，加乳香、没药、蟾酥各一钱，研末放入，搅匀。

久痛疽敷膏《圣济总录》（宋）

【主治】久痛疽。

【处方1】秦艽涂敷方。秦艽半两。上一味捣罗为末，生猪脂调涂疮上，以帛缚之。日二次。

【处方2】鹤骨涂敷方。鹤骨锉半两。上一味捣罗为末，以猪脂调如糊，涂敷疮上，以故帛裹之，须臾痒发，当有虫出即瘥。

马齿苋膏方《太平圣惠方》（宋）

【主治】一切久恶疮。

【处方】马齿苋一两，末　白矾一两，末　皂荚一两，末

【用法】上件药，用好酥一升慢火煎为膏，贴之。

牛皮胶膏《理瀹骈文》（清）

【主治】发背、对口、乳痈、鱼口便毒、臁疮烂腿俱炒。孕妇用此最稳，亦可临症调药用。

【处方】牛皮胶十二两　醋二斤熬，下黄丹、铅粉各三两收。

太乙膏《薛氏医按》（明）

【主治】一切疮疡并宜贴之。若元气无亏，用小蒜灸，更服活命饮以收全功。

【处方】玄参　白芷　当归　肉桂　大黄　赤芍药　生地黄各二两

【用法】上用麻油二斤入铜锅内煎至黑，滤去渣，入黄丹十二两再煎，水中捻软硬得中即成膏矣。

附方　仙方活命饮

【主治】一切疮疡未成脓者内消，已成脓者即溃。

【处方】山甲上蛤粉炒黄　白芷　防风　没药　甘草　赤芍药　当归尾　乳香　天花粉　贝母各一钱　金银花　陈皮各三钱　皂角刺一钱

【用法】酒一碗，煎数沸服。

太乙膏《医学心悟》（清）

【主治】一切痈疽肿毒，用之提脓极效。

【处方】肉桂一钱五分　白芷　当归　玄参　赤芍　生地　大黄　土木鳖各五钱　乳香末二钱　没药末二钱　阿魏一钱　轻粉一钱五分　血余一团　黄丹六两五钱

【用法】以上各药用真麻油一斤浸入，春五、夏三、秋七、冬十日，倾入锅内文武火熬至药枯浮起为度，住火片时，用布袋滤净药渣，将锅揾净，入油下血余再熬，以柳枝挑看，俟血余熬枯浮起方算熬熟。每净油一斤将炒过黄丹六两五钱徐徐投入，不住手搅，候锅内先发青烟，后至白烟叠叠旋起，其膏已成。将膏滴入水中试软硬得中，端下锅来，方下阿魏散膏面上，候化尽，次下乳没轻粉搅匀，倾入水内，以柳木搅成一块。

太乙膏（外科正宗）

【处方】白芷　当归　赤芍　元参各二两　柳枝一百寸　槐枝一百寸　肉桂二两　没药三钱　大黄二两　木鳖二两　乳香五钱　血余一两　生地二两　阿魏三钱　黄丹四十两，水飞　轻粉四钱，研不见星

【用法】将白芷、当归、赤芍、元参、肉桂、大黄、木鳖、生地八味并槐柳枝浸入真麻油五斤内，春五、夏三、秋七、冬十日，入大锅内慢火熬至药枯浮起为度，住火片时，用布袋滤净药渣，将油称准用细旧绢将油又滤入锅内，要清净为佳，将血余投入慢火熬至血余浮起，以柳枝挑看似膏熔化之象，方算熬熟。

净油一斤将飞过黄丹六两五钱徐徐投入，火加大些，夏秋亢热每油一斤加丹五钱，不住手搅，俟锅内先发青烟后至白烟叠叠旋起，气味香馥，其膏已成，即便住火，将膏滴入水中试软硬得中，如老加熟油，如稀加炒丹，每各少许，渐渐加火，务要冬夏老嫩得所为佳，候烟尽掇下锅来，方下阿魏切成薄片散于膏上化尽，次下乳没轻粉搅匀，倾入水中，以柳棍搂成一块，再换冷水浸片时，乘温每膏半斤扯拔百转成块，又换冷水浸。随用时每取一块，铜勺内复化，随便摊

贴至妙。

方解：本方乳香、没药活血利气，以止疼痛，归、芍、血余行瘀散结，白芷、二枝疏风化湿，肉桂、阿魏温寒行滞，轻粉、黄丹去腐生肌，大黄、木鳖清散积热，生地、元参清血凉血，总之本方为去腐生肌之剂，痈疽已溃贴之，殊有功效。

太乙膏 《医宗金鉴》（清）

【主治】伤口不收，贴之生肌长肉。

【治法】香麻油一斤半，当归、生地、生甘草，三味入油内熬枯去渣，再以丝绵滤净，再入净锅，熬至滴水不散，入炒飞黄丹八两，又用慢火熬至滴水成珠，取起少顷入白蜡、黄蜡各三两，微火再熬，取起稍定，入去油净乳香、没药各五钱搅匀，收瓷器内，过三宿可贴。

太乙万应膏 《外科真诠》（清）

【主治】一切无名肿毒。

【处方】北防风一钱 川羌活二钱 嫩桂枝二钱 京赤芍三钱 西大黄三钱 西当归二钱 木鳖仁二钱 炒山甲二钱 大生地三钱 滴乳香三钱 明没药二钱 金银花二钱

【用法】用麻油一斤先将头发一两煎枯，徐将上药煎至黄色去渣，入松香一钱，再入黄丹五两，煎至滴水成珠为度。

太乙神应膏 《丹台玉案》（明）

【主治】发背、痈疽、疔疮、肿毒，跌打损伤，心疼、腿痛，一切外科百病，无不效验。

【处方】川乌 草乌 黄连 黄柏 赤芍 白芍 玄胡索 当归尾各三钱 良姜 木鳖子 僵蚕 乱发各五钱 紫荆皮 地龙 石南藤 山甲 白芷 川芎 白牵牛 槐花 五倍子 地骨皮 杏仁 花椒 大茴香 茅香 玄参 苍耳子 桂枝 南星 栝楼仁 苦参 苍术 五加皮 防风 熟地 密陀僧 丁香 内消 生地 藁本各一钱 何首乌 细辛各二钱五分 江子三十粒，去壳 蓖麻子三十粒，去壳 旱莲草 人参 百药煎 黄芪 甘草节 羌活 五灵脂 独活 地蜈蚣根各一两

前药各为㕮咀片，用麻油一斤半浸二宿，入铫内文武火熬至色黑、滤去渣，却将后药为末，次第加入。

广木香 安息香 琥珀 芸香各二钱 乳香 没药 血竭 降香 韶粉 自然铜各一钱五分，醋淬三次 桑白皮 白及 白蔹 雄

黄各五钱　黄丹六两，夏月加二两炒黑色

【用法】上各为末入油，次下黄丹，以槐柳条不住手搅，滴水成珠为度，诸品要选真正道地者，虔诚煎熬，自然应验。

太乙灵应膏《奇效良方》（明）

【主治】诸般恶疮恶毒，并可外贴内服一丸如樱桃大、蛤粉为衣，各随几项饮子服之，亦治杖疮。

【处方】玄参　大黄　官桂　生地黄　白芷　赤芍药　血竭　乳香各半两　红花　黄柏　地榆　防风　没药各三钱　槐花　黄芩各二钱　猪牙皂角三钱　羌活四钱　白胶香　刘寄奴各四两　杏仁二十一粒，去皮尖　当归尾一两

【用法】上锉碎，以香油一斤浸，春五、夏三、秋七、冬十日，浸毕用文武火熬药，枯如炭，然后退火、令其自冷，将粗布一幅滤去滓，将油再入锅内熬，先以黄丹十两新瓦上妙丹紫色研细，每熬油一沸入丹二两，熬至五沸入丹毕，前后俱用柳条搅之，待滴水中凝而不散方成膏。待药温，用瓷器盛贮。用水浸三两日去火毒，然后摊贴患处，内服药引子见神仙太乙膏下。

太白膏《本事方释义》（宋）

寒水石水飞过用，腊月猪脂油调成膏，随疮大小用薄纸摊贴之。寒水石气味甘寒入手足太阳，能消暑热，消毒解毒。腊月猪脂油，气味甘寒，入足少阴、厥阴。此拔毒后敷贴之方也。毒虽拔出，气血犹未流畅，以甘寒利湿热之品，佐以滋润之味，则毒去而肌生矣。

乌麻膏《千金方》（唐）

【主治】主诸漏恶疮、十三般疔肿、五色游毒、痈疖毒热、狐刺、蛇毒、狂犬虫狼六畜所伤，不可识者二十年漏、金疮、中风，皆以此膏贴之，恶脓尽即瘥。止痛生肌，一帖不换药。唯一日一度拭去疮上脓，再贴之。以至瘥乃止方。

【处方】生麻油一斤　黄丹四两　蜡四分

【用法】上三味以腊日前一日从午内油铜器中，微火煎之，至明旦看油减一分，下黄丹消，下蜡令沫消，药成，至午时下之。

乌麻膏《太平圣惠方》（宋）

【主治】一切痈疽发背，生肌止痛，去疮内虫。

【处方】乌麻油一斤　黄丹七

两　薰陆香一两　麝香半两，细研
松脂一两　黄蜡二两

【用法】上件药先煎油沸，下松香、薰陆香及蜡，候消以绵滤过，都安铛内，下黄丹，火上搅令色黑，滴水中为珠子、软硬得所，去火下麝香，搅令匀，以瓷器收。看疮大小，帛上摊贴，以瘥为度。

乌蛇膏《太平圣惠方》（宋）

【主治】一切远年恶毒疮、发背、冷漏、疔疮、刀箭所伤。

【处方】乌蛇四两　当归二两　黄芪一两半　生干地黄一两半　乱发三分，烧灰　防风一两，去芦头　甘草二两　黄丹六两　胡粉四两　蜡二两　松脂二两

【用法】上件药都细剉，以清油二斤半于铛内入蜡、松脂及药煎令黑色，绵滤去滓，都纳铛中，下胡粉，黄丹，便武火上不住手搅，候色黑，滴在水中如珠子、硬软得所，即膏成。用故帛上摊，可疮大小贴，日二易之，以瘥为度。

乌蛇膏《圣济总录》（宋）

【主治】恶疮、去脓水、风毒气肿。

【处方】乌蛇去皮骨，炙，捣末，二两　麻油一斤　铅丹二两　鼠

一个，腊月者尤佳　蜡四两

【用法】上五味先用油煎鼠令消、去滓，次用铅丹及乌蛇末，微火煎沸后，下蜡更煎十沸，膏成。以瓷器收。每用封疮，日一易。

乌蛇膏《太平惠民和剂局方》（宋）

【主治】风邪毒气外客皮肤，熏发成肿，所起不定，游走往来，时发痒痛。或风毒热盛，流注成疮，㶼赤多脓，疮边紧急。

但是风肿并治之。

【处方】附子（去皮脐）　干蝎各一两　防风（去芦头）　细辛　赤芍药　当归　白芷　藁本　白僵蚕（去丝炒黄）　桂心　半夏　吴萸　蜀椒（去目炒）　川芎各半两　乌蛇　黄蜡各二两

【用法】上件锉碎，腊月猪脂二斤文火煎，候白芷黑色为度，绵滤去渣，下蜡，入瓷器内盛。每用少许摩之令热，日三次。

乌金膏《奇效良方》（明）

【主治】一切恶疮。

【处方】桑枝　槐枝　榆枝　枸杞枝　桃枝　柳枝（右各长一尺粗如小指俱截一寸劈四破）

【用法】用油四两炒令焦黑，

滤去滓，入铅丹半两，蜡一两熬令黑色，倾在瓷盒内，候冷以新汲水浸出火毒，用涂疮。

乌龙膏《理瀹骈文》（清）

【主治】一切热毒、筋断骨折、肿硬青紫者。

【处方】陈小粉四两，炒黑，醋熬膏，名乌龙膏。

一加木鳖仁、草乌、半夏，或去半夏用南星。

一加生白及五钱，白蔹三钱，百合、百部、乳香、没药、百草霜、糯米炒各一两，麝一分调敷。

又方

陈小粉炒黑，醋煮，入大黄、黄连、黄柏、朴硝、南星、半夏、白芷、白及、白蔹、牙皂、蓖麻仁、榆皮、五倍子、龟板各等分为末。

临用加猪胆汁、白蜜和匀。治一切热毒。未成即散，已成出脓，定痛解毒。

乌龙膏《外科方外奇方》（清）

【主治】凡痈疽、发背、对口、搭手，一切无名肿毒、恶疮贴之，未成即消，已成即溃，可以不假升丹之力，而能去腐止痛、拔毒收功。

【处方】当归　白及　连翘

蝉衣　大红各二两　羌活　独活　川乌　草乌各一两　细生地　血余　大黄　净银花　番木鳖各四两　麻黄一两五钱　泽兰五钱　全蝎二两　炒甲片二两　虾蟆五十支　瞎地鳖蛇两条　大蜈蚣百条，三毒俱要活　麻油五斤　桐油八两　桑柳桃枝各三十段，每长三寸　姜八两　葱八两

【用法】先将枝熬枯取出，将瞎地鳖蛇活放入锅，急将锅盖盖住，至蛇不动时再入虾蟆，后将前药山甲、蜈蚣、全蝎等熬至药枯黑，滤去渣，将锅抹净，再以密绢将油滤入锅内，用文武火熬至滴水成珠，离火，再入上好洋丹三斤。一手下丹，一手以硬木棍不住手搅匀成膏，再入乳香、没药各三钱去油，麝香、冰片各五钱，四味予另研，和匀，徐徐掺入，搅极匀成膏收贮，出火毒。

乌膏《千金方》（唐）

【主治】恶疮。

【处方】雄黄　雌黄　川芎　升麻　乌头　防己　竹灰　黄连　黄柏　水银各二分　杏仁三十枚　胡粉一分　巴豆三十枚　松脂　乱发各一鸡子大　蜡三两

【用法】上十六味咬咀，以猪脂三升急煎，令发消、去滓，

停火、冷，以珍珠二钱匕投搅、令相得，以敷之。凡用膏，先净疮，拭干乃敷之。敷讫，以赤石脂黄连散粉之。

乌金膏 《圣济总录》（宋）

【主治】一切恶疮、发背毒肿。

【处方】油半斤　盐花一两　黄蜡三两　柳枝二两, 锉

【用法】上四味，下油熬令沸，下柳枝煎，候焦黄，漉出，绵布绞去滓，再煎，下蜡、盐花，以柳篦搅令稀稠得所，以瓷盒盛。用故帛上摊贴。若三日内未成脓便消，已成脓头未破者即溃，不须针灸。

其疮变痛或痒，是药力也。色如猫皮、孔溅溅有黄水，若是恶疮发背，用药贴出脓血及黄水或如赤小豆汁，贴膏令出尽，以瘥为度。

乌犀膏 《太平圣惠方》（宋）

【处方】乌犀屑一两　玄参一两　黄芩一两　紫葛一两　木通一两　川升麻一两　白芷二两　当归一两　白蔹一两　白及一两　防风一两, 去芦头　川芎一两　甘草二两　赤芍药一两　桂心一两　槐枝二两　垂柳枝三两　桑枝二两　松脂二两　黄丹十二两　蜡二两　油二斤　青

盐二两

【用法】上件药细锉，于净铛内以油浸药三宿，后以火煎，令白芷色赤黑，滤去渣，次下松脂、蜡令消，绵滤去滓，拭铛令净，都倾铛内，下黄丹文火上煎，不住手以柳篦搅，候色变黑，滴于水中捻看软硬得所，倾于瓷盒内。用帛上摊贴，日二换之。

乌贼骨膏 《圣济总录》（宋）

【主治】一切疮肿。

【处方】乌贼骨去甲研末　旧船灰研末, 各一两　铅丹研, 三两　清油十二两

【用法】上四味，先熬油令沸，下铅丹，以柳木篦搅，候黑色，即入前二味药末，再搅令匀，滴水内成珠子得所，以瓷盒盛。故帛上摊贴，日二上，以瘥为度。

乌膏方 《太平圣惠方》（宋）

【主治】一切痈疽发背疼痛不可忍，口干大渴，不欲食，宜敷。

【处方】雄黄一两, 细研　雌黄一两, 细研　川芎一两　川升麻一两　黄连一两　黄柏一两　川乌头一两, 生去皮脐　杏仁五十枚, 汤浸去皮脐双仁　胡粉一两, 细研　巴豆二十枚, 去皮心　乱发鸡子大一团　汉

防己一两　松脂鸡子大

【用法】上件药，用猪脂三斤急火煎发消尽，下诸药文火熬令乌头色赤，绵滤过、候冷，用珍珠末安药内，入雄黄、雌黄、胡粉更搅令匀。用时先温水洗净疮口，拭干乃敷之。

乌蛇膏方 《太平圣惠方》（宋）

【主治】风毒疮肿疼痛。

【处方】乌蛇二两　附子一两，生去皮脐　干蝎一两　防风半两，去芦头　当归半两　白芷半两　赤芍药半两　藁本半两　半夏半两　细辛半两　独活半两　川芎半两　白僵蚕半两　吴萸半两　汉椒半两，去目　桂心半两　黄蜡六两

【用法】上件药细锉，以腊月猪脂二斤文火煎，候白芷赤黑色为度，绵滤去滓，下蜡令消，入于盆内盛。风肿取少许摩之令热，日三度用之。

水粉膏 《医学入门》（明）

【主治】痈疽、瘰疬，生肌、敛口、止痛。如贴艾灸火疮，不须下乳没等药，便好。

【用法】黄丹半斤，水粉四两研匀，用麻油一斤煎至滴水成珠，次下乳香、没药、龙骨、血竭、儿茶、轻粉各末二钱搅匀，瓷器收贮，摊纸贴之。

水胶膏 《理瀹骈文》（清）

【主治】狗咬、虫蝎蛇伤并跌打破伤，一切烂膀、疮疖等，能活血、生肌。

【用法】用端午艾四两煎汤去渣，先下红花，次下象皮，次下乳香、没药各四两，煎去渣，下牛皮胶二两煎至汁黏，刷桑皮纸或水红纸数遍、阴干。临用以唾沫润软贴。如金疮或跌伤，糁药后，以此封之，甚效。

水火既济膏 《理瀹骈文》（清）

【主治】风气、跌打损伤、夹棍、瘿瘤、烂疮俱可。

【处方】麻油二十两　象皮三钱　红花三钱五分　蓖麻仁二十粒　五铢钱二个　蜘蛛六个　头发一把　红丹八两

【用法】同入锅内，用槐枝捣熬一滚，取起，连锅放水缸内，顿一时，再熬，如此数十次，成膏。下乳香、没药、儿茶、麝香各四分搅匀，摊贴。

水沉金丝膏 《儒门事亲》（金）

【主治】贴一切恶疮。

【处方】沥青　白胶各一两，春秋宜用油蜡三钱，夏宜油蜡二钱半，冬宜油蜡四钱

【用法】上件熔开油蜡，下沥青、白胶，用槐枝搅匀，绵子

滤过，入冷水中扯一千余遍。如
疮透了，吃数丸。作剂于疮口填
者亦妙。摊纸上贴。勿令火炙。

水杨膏 《太平圣惠方》（宋）

【主治】一切痈疽发背，生
肌敛疮口。

【处方】水杨皮二两，锉 槐
皮二两，锉 黄丹六两 麒麟竭一
两，末 密陀僧一两半，细研 白松
脂一两 蜡一两 白蔹一两，锉 降
真香一两半 油二斤

【用法】上件药，先将油于
铛内微火煎水杨皮、槐皮，后下
白蔹、麒麟竭、松脂、降真香，
再煎，候水杨皮黄黑色，以绵滤
去滓，再入油铛内重煎，即入密
陀僧并黄丹蜡等，用柳木篦搅，
勿令住手，候色变黑，旋滴于冷
处，看软硬得所，膏成。盛于瓷
器中，用于软帛上摊贴，每日二
度换。

水银膏方 《太平圣惠方》（宋）

【主治】风毒身体生疮。

【处方】水银一两，以熟枣瓤研
令星尽 松脂一两 朱砂一两，细研
土蜂窝二两 黄柏一两，锉 川大
黄二两

【用法】上件药除水银朱砂
外，捣为末，以炼成猪脂二斤煎
为膏，放令冷，取水银朱砂入膏
中相和，搅令匀，用涂疮上，日
再换之。

云台膏 《理瀹骈文》（清）

【主治】发背、搭手、对口、
发疔、颈核、乳痈。乳红肿热痛
者，用清阳膏。皮色不变薄、气
滞者，用金仙膏。真阴寒症，用
散阴膏。肚痛、腰痛、一切无名
肿毒、附骨、流注与恶毒顽疮、
蛇犬伤等证，均贴患处。疔毒黏
拔毒黄丸贴。

【处方】大黄五两 木鳖三两
元参 生地 忍冬藤 生草节
薄荷 土贝 朴硝各二两 黄芪
当归各一两六钱 茅术 羌活 独
活 防风 连翘 香附 乌药
陈皮 青皮 花粉 川芎 白芷
山栀 赤芍 杏仁 桃仁 草乌
川乌 生南星 生半夏 川柏
川连 细辛 五倍子 僵蚕 山
甲 蜈蚣 全蝎 蜂房有子者佳
黄芩 蝉蜕 蛇蜕 干地黄 蟾
皮 牡蛎 皂角 红花 蓖麻仁
各一两，蓖麻仁或用三两 发团二两四
钱 原有蜘蛛七个

又生姜 葱白 蒜头各四两
槐枝 柳枝 桑枝各八两 苍耳草
全株 凤仙草全株 紫苏 紫地丁
益母草鲜者每株约一斤，干者用二两
石菖蒲二两 川椒一两 两药共用

油三十斤，分熬，丹收。再入铅粉炒，一斤　松香八两　金陀僧陈石灰炒　黄蜡各四两　铜绿　枯矾　生矾　银朱　扫盆粉　雄黄　乳香　没药　官桂　丁香　樟脑　苏合油各一两　白芥子五钱　木香一两　牛皮胶四两，酒蒸化如清阳膏下法　麝香酌加

【用法】按此膏寒热攻补并用，初起能消，已成能溃，毒尽自敛，不必服药，亦不假刀针、升降丹、药捻等物，始终只此一膏，极为简便神速。重者，外加乌龙锭敷药、龙虎散糁药助之。已验过数万人，无不愈者。且能定痛，可以眠食，故元气无伤，虚人无补亦能收功。

附方　糁药方

1. 乌龙锭。

【主治】治痈疽肿毒，初起敷之自散，已溃敷之不走，且易于拔脓收口。始终可用。并敷痰核流注，跌打损伤等证。

【处方】大黄　五倍子　花粉　香附　木鳖　芙蓉叶　蓖麻仁　益母草　桑叶　皮硝　雄黄　苍耳　草灰　陈石灰　白及各四两　苍术　川柏　川乌　草乌　羌活　独活　生南星　生半夏　川芎　细辛　赤芍　白芷　甘遂　大戟

山慈姑各二两

【用法】共晒研末。用醋二十斤入皂角一斤，明矾四两先熬去渣，下炒黑陈小粉八斤，再熬，干湿合用，倾在净棹上，乃以前二十九味药末及榆皮面一斤和入擦匀，为锭。用醋磨敷。热重，醋和猪胆汁，磨。寒重，醋和葱姜汁磨。

2. 龙虎散。

【主治】治痈疽肿毒、能消能溃、能提能敛、始终可用。将少许糁膏上贴。

【处方】雄黄五钱　土贝　木鳖各四钱　蜈蚣十条　蟾酥三钱　蓖麻仁三钱　全蝎七个　山甲七片　僵蚕七条　蜂房三钱　蜘蛛二个　凤仙子二十四粒　朱砂　轻粉　乳香　铅粉　黄丹　寒水石　磁石　铜绿　硼砂　牙皂　母丁香　樟脑　黄蜡　白蜡　元胡　石决明　白芷各二钱　枯矾五分　没药二钱　共研末。

3. 拔疔黄丸。

【主治】凡遇疔疮将一丸黏膏上贴疮头，外用乌龙锭，过三二日揭看，有长条硬脓出，即疔根也。如红丝疔，将瓷锋于疔处，寸寸割断，再贴。指头疔，以雄猪胆八丸套之。唇疔，用糯

米饭同丸捣烂，贴。

【处方】木香二两　蓖麻仁四两　在石上同捣极烂入银朱　雄黄　轻粉各三钱　黄丹五钱　蜈蚣二条　全蝎三个　蟾酥二钱

【用法】共研末。再加蜗牛或蟾肝捣烂，同扯令匀，和冰片、麝香各五分，捏成小丸子如绿豆大。

云母膏《医学正传》（明）

【主治】一切痈疽疮疖折伤等证。

【处方】蜀椒去目及闭口者略炒　白芷　没药　赤芍药　肉桂　当归　盐花　菖蒲　麒麟竭　黄芪　白及　川芎　木香　龙胆草　白蔹　防风　厚朴　麝香　桔梗　柴胡　松脂　人参　苍术　黄芩　乳香　附子　茯苓　良姜　合欢皮各五钱　硝石　甘草　云母各四两　柏叶　桑白皮　槐枝　柳枝　水银以绢另包，待膏成以手细弹铺在上，名养膏母　陈皮各二两　清油四十两　黄丹二十两

【用法】上除云母、硝石、血竭、乳香、没药、麝香、黄丹、盐花八味另研外，余药并细切入油浸七日，文火煎，以柳枝不住手搅，候沸乃下火，沸定又上火，如此者三次，以药黑为度，去渣再煎，后入丹与八味末，仍不住手以槐柳枝搅，滴水成珠、不软不硬为度，瓷器收贮。候温，将水银弹上，用时先刮去水银，或服或贴，随宜用之。其功甚大也。

云母膏《理瀹骈文》（清）

云母能补肺，用云母四两油熬，丹收。可通治内外症。

【主治】肺痈。

【处方】云母　焰硝　甘草各四两　槐枝　柳枝　桑白皮　侧柏叶　橘皮各二两　川椒　白芷　没药　赤芍　官桂　当归　黄芪　血结　菖蒲　白及　叶芎　白蔹　木香　防风　厚朴　桔梗　柴胡　党参　苍术　黄芩　草龙胆　合欢　乳香　茯苓各五钱，酌用香油五斤　丹二斤

【用法】清油熬，黄丹收。松香二两搅匀、摊。另用水银二两弹于膏上，临用刮去水银贴。另（宝鉴）方有附子、良姜各五钱同熬。并治肠痈及痈毒、瘰疬、骨疽、内疽、乳痈、五发、发背、折伤等，以败蒲煎水洗贴。

巴豆油膏《外科方外奇方》（清）

【处方】巴豆三两

【用法】用麻油煎片时，勿令枯，再用绵料纸滚尽外面油，

以擂盆打自然油，用夏布绞出，加入轻粉三分拌匀，瓷盒收贮。勿令出气。凡发背痈疽疔疮等证，看患大小，以油照样涂抹膏药上，贴之。日换三次。

巴膏 《医方易简新编》（清）

【主治】一切大疮、无名肿毒及痞块、恶毒，神效。

【处方】木鳖子二十一个 象皮一两 大山甲油煎化为度，四十九片 巴豆仁三十五粒 芝麻油四斤 山栀子八十个，红者去壳煎化去渣 桃柳杨槐桑嫩枝各九条，折断一寸长

【用法】将香油炸枯树枝，用铁丝小网捞出，再入前药炸化，用绢袋滤去渣滓，将油复入锅内熬数沸，撤火稍定，入炒过黄丹（二十四两）搅匀，将锅取起，再入血竭三钱，儿茶三钱，制没药三钱，乳香三钱，硼砂五钱，细细搅匀。用凉水一盆，将膏倾入水内，用手扯药千余遍，再换水数次，拔去火气，收贮瓷瓶内。临用重汤炖开、摊贴。忌用火烤。

五毒膏方 《陈修园全集》（清）

每年五月五日午时配制最好。

【主治】一切无名肿毒，未成能消，已成能溃，溃后生新，

灵效异常。

【处方】黄柏一两 白芷八钱 全蝎三十一双 红花半两 生地 当归各八钱 赤芍一两 蜈蚣二十三条 蛇蜕三条 蝉蜕六钱 乳香一两 男发二大团 没药一两 蓖麻子去壳，四钱 马前子十四个，咀片

【用法】以上各药用麻油熬汁，铅粉十余两收膏，此方得自楚南严氏。

五神膏 《几希录》（清）

【处方】血余 蛇蜕 蜂房各四两 元参 杏仁各二两

【用法】上用麻油二斤浸一宿，熬枯去渣，入黄丹一斤收成膏。贴一切无名肿毒、痈疽等证。如遇肠痈、肺痈，即以此膏丸梧桐子大，米汤送下三五钱，脓毒从大便出。

五虎膏 《神验良方集要》（清）

【主治】痈疽发背及一切无名肿毒，未成者即消，已成即溃，溃后拔毒收口，神效。疔疮忌用。

【处方】当归 升麻 银花 大黄 连翘 全蝎 木鳖 白芷 蓖麻仁 血余 元参 生地 山甲 蕲艾 肉桂 蝉蜕 扁皂角各一两 蜈蚣二十条

【用法】用麻油四斤，好血

丹（二十四两）收成膏。

五毒膏《医心方》

【主治】恶气肿毒。

【处方】蜀椒二两　当归二两
朱砂二两　乌头一升　苦酒一升半
猪脂六斤　巴豆一升　雄黄二两

【用法】上八物㕮咀，以苦
酒淹一宿，内猪脂合煎，微火三
上三下，药成，向火摩肿上，日
三。

五枝膏《疡医大全》（清）

【主治】贴疮毒兼治风气痛。

【处方】桃枝　柳枝　桑枝
槐枝　枣枝各十寸　银朱四两

【用法】麻油二十四两将上
药熬枯、滤清，再熬至滴水成珠
为度，下银朱，以黄丹收之。摊
贴患处，如作痒起泡，即可揭
去。凡已溃者切不可贴。

五香膏《太平圣惠方》（宋）

【主治】一切痈疽发背及恶
毒疮肿，止痛生肌。

【处方】丁香一分，末　木香
一分，末　白檀香一分，末　薰陆香
一分，末　麝香一分，末　黄芪半两
白芷半两　细辛半两　防风半两，去
芦头　川芎半两　当归半两　甘草
一两　桑白皮一两　槐枝锉，三合
乱发一两，烧灰　垂柳枝锉，三合
黄丹十两　清麻油一斤四两

【用法】上件药，除五香末
外，并细锉，安净铛内，以清油
浸一宿，以慢火煎，令槐柳枝色
黄黑为度，以绵滤去滓，澄清，
却于铛内慢火熬药油，相次入黄
丹，用柳木篦不住手搅，候黄丹
色黑，滴于水内看硬软得所，入
五香末，搅令匀。倾于不津器内
盛。每用时于火畔煨，以纸上涂
贴。每日两换之。

五白膏《千金方》（唐）

【处方】白马　白牛　白羊
白猪　白鸡等屎各一升　漏芦二斤

【用法】上六味各于石上烧
作灰，研，绢筛之。以猪膏一升
三合煎乱发一两半令极沸消尽，
乃内诸末，微微火上煎五六沸，
药成。去疮痂以盐汤洗，新绵拭
干，然后敷膏。若无痂犹须汤
洗，日再。若著膏当以绵裹上，
勿令中风冷也。神验。

五蹄膏药方《百诚百验神效奇
方》（清）

【主治】外科疑难险症，一
切无名肿毒，未成即消，已成即
拔毒收功，神效无比。俱贴患
处。唯耳后。眉心忌贴。

【处方】川黄连　胡黄连
黑丑　白丑　沙参　元参　柴胡
连翘　香甜　莪术　三棱　木香

地骨皮各一钱五分　神曲　山楂　麦芽各六分　白芥子　天花粉各一钱　巴豆肉一两

【用法】以上诸药料俱要道地，并以生用。择天德月德日，诚心煎熬为妥。将马、牛、驴、猪、羊五样蹄壳先洗净晒干，各称五两，香麻油二斤四两，先将各蹄壳入油熬烂，次入前药一同熬化，用桑木棍搅，捞去渣，将油滤起，展净锅，再飞净黄丹一斤二两炒干，同此油一并于细火上熬至滴水成珠为度。取放水内浸七日。临用时隔水炖化，摊贴患处，奇效。其渣能抬牛、马、驴、骡银鞍断梁破损，须将渣研极细过筛，收存听用。遇有马、牛、驴、骡破损，先用花椒煎水洗患处，随将此末干敷填满，七日自愈。

化毒膏（验方）

【主治】一切无名肿毒，痈疽大症及年久瘰疬、杨梅结毒，其效如神，湿毒作痒出脂水者亦宜。

【处方】黄柏三两　当归二两四钱　红花三两　白芷二两四钱　乳香三两　生地二两四钱　没药三两　赤芍三两　蛇蜕四条　蝉蜕一两八钱　全蝎九十只　蜈蚣六十二条　蓖麻子一两二钱　马钱子四十二个　男子

发六团，如蛋大

【用法】用真麻油九斤浸七日熬，去渣，入炒黄铅粉一百零八两收膏。用冷水浸，始则三日一换，复则旬日一换，以去火毒，用时隔汤炖烊、摊贴。（铅粉多）

贝叶膏《验方新编》（清）

【主治】对口发背鱼口、一切溃烂痈毒。

【用法】净麻油一斤，乱发鸡子大一团，将发入油中，文火熬化，去渣，再入白蜡二两熔化。用纸浸油内，取起、再浸、再起，以油尽为度。纸要张张隔开，放在风前冷透一日，用贴患处，少顷脓黏满纸，日换十余次，数日脓尽生肌。

止痛拔毒膏《六科准绳》（明）

【主治】一切疮发臭烂不可近，未破则贴破，已破则生肉。梅疮、疔疮皆用之。

【处方】斑蝥四十九枚　柳枝四十九条　木鳖子七个　乳香三钱　没药三钱　麝香少许　松脂三钱

【用法】上用真清油十四两煎黑，斑蝥、柳条焦枯，滤去渣，入黄丹五两，滴入水中成珠为度，却入乳香等四味药，搅令匀。入瓷器中收贮，后用。

止痛生肌膏《太平圣惠方》（宋）

【主治】一切痈疽发背。

【处方】麒麟竭一两 没药一两 黄丹半两 乳香一两 当归一两 白芷半两

【用法】除黄丹外五味捣细罗为散。先用清油一升半煎桑白皮、柳白皮各二两，令色赤滤去滓，用绵滤过，下黄丹搅匀，候色黑，次下五味散，以柳木篦子搅，候软硬得所，膏成。放故纸上摊贴。如肉损疼痛，用酒服五丸，如皂荚子大。

止痛排脓生肌神秘方《太平圣惠方》

【主治】一切痈疽发背，已溃后月夜疼痛不可忍，脓不能出。

【处方】生地黄汁五合 防风三分，去芦头 羊肾脂二两 麻油五合 乳香一两 黄蜡一两 乱发半两 当归半两 甘草三分 白蔹半两

【用法】上件药细锉，以醋拌湿，先以油煎乱发消尽，下地黄汁并锉药煎如鱼目沸，候地黄汁尽，绵滤去滓，却于火上下蜡、香、脂搅匀，煎令稠，于瓷盒内盛。以故帛涂，看疮大小贴，日二易之。

木通膏《太平圣惠方》（宋）

【处方】木通一分 甘草一分 当归一分 白芷一分 防风一分，去芦头 细辛一分 栀子仁一分 黄连一分 垂柳枝锉，三合 生黄芩三分 黄丹六两 黄蜡二两 清麻油一斤

【用法】上件药细锉，于油内浸三宿，入净铛内，以慢火熬令柳枝黄黑色为度，绵滤去滓、澄清，却于铛内慢火熬药油，相次下黄丹，用柳木篦不住手搅令匀，滴于水内，捻看硬软得所，入黄蜡，又搅令匀。倾于不津器内盛。每使时，看肿结处大小、火畔烤，摊故帛上贴，日二换之。

木通膏《圣济总录》（宋）

【主治】诸疮肿，四时可用，若未成脓即消，已成脓可破。

【处方】春用：木通三两 白芷 细辛去苗叶 摩勒香各二两 夏用：木通 续断各三两 白芷二两半 黄芪 芍药各二两 秋用：木通 薰陆香各三两 黄芪二两 白芷一两半 冬用：木通 黄芪 木香各三两 当归锉焙，二两 川芎一两半 摩勒香三两 薰陆香一两

【用法】上各依四时并㕮咀，以精麻油二升煎，候白芷黄色即

去滓，绞取油、放冷，下黄蜡五两候消尽，更入铅丹十两，先下六七两，看硬软得所即止，亦不须入尽十两，以急火煎，用柳篦搅，勿令住手，点物上其色如漆，即膏成。欲用药，先嚼少盐擦疮上，次贴之。

木通膏《太平圣惠方》（宋）

【主治】发背及诸痈疽疮。

【处方】木通二两（锉）　露蜂房二两（锉）　连翘二两（锉）　黄芩二两（锉）　商陆二两（锉）　黄芪二两（锉）　牛蒡根二两（锉）　乳香二两（细研）　松香二两　蜡一两　黄丹七两　羊肾脂三两　绯帛一尺（烧灰细研）　硝石一两（细研）　曲头棘针一百枚（锉）

【用法】上件药，以生麻油二斤于铛中文火煎令香，下锉药，急火煎，候药色赤黑，下松脂、蜡消，以绵滤去渣，下黄丹及羊脂搅勿住手，候色黑，时时点于铁上，试看凝如饧，去火，适火热下乳香、帛灰、硝石等搅匀，用不津器盛。每用摊于帛上贴之。如肿未成脓即内消，已成脓、即日二贴之。

木兰皮膏方《圣济总录》（宋）

【主治】热疮。

【处方】木兰皮　芍药　射干　蛇床子各一两　白芷　黄连去须，各一两半　黄柏去粗皮　黄芩去黑心　狼牙　山栀子各一两　猪脂二斤

【用法】上一十一味，除脂外细锉如麻豆大，先煎脂令沸，下药煎，候白芷黄赤色，以绵滤去滓，瓷盒盛。涂疮上，日三五度即瘥。

六一膏《和汉药考》

【主治】痈疽疮疖、便毒风毒、脚气筋气及跌扑瘀血、筋骨疼痛等证。

【处方】香油二十五钱　蜜蜡一两　松脂八钱　松脂　牛油　椰子油　没药此下三味（细末）　云母　乳香各四钱

【用法】上油蜡五殊，入瓦锅，以慢火熬蜡脂熔化，去滓俟凉，下三药末和匀。

司马温公解毒膏《奇效良方》（明）

【主治】诸疮及杖疮，宜贴之。

【处方】杏仁四十八斤　蓖麻子仁三十四个　巴豆十四个　木鳖子二十四个（去壳）　槐枝四指长四两　柳枝二两　桃枝三两　乳香三钱　黄丹（春秋）用三两（半夏）用四两（冬用）三两　麻油半斤

【用法】上将油入锅内，下药熬焦黄色，绵滤去滓下黄丹，再熬滴水成珠，不散为度，下乳香末搅匀，每用纸摊贴。

丹油膏 《疡医大全》（清）

桐油一斤放锅内略滚片时，不待白沫净，即下飞过炒黄丹五两，细细筛下，候黑色即成膏矣。贴一切疮毒。

附方　制黄丹法

黄丹炒紫黑色，倾入缸内，以滚水一桶泡之，再汲凉水满缸浸一夜，去水晒干，再炒。如法再制一次。务令晒干研极细，收贮。留为熬一切膏药之用。

丹参膏 《奇效良方》（明）

【主治】瘰疬。

【处方】丹砂细研　射干　大黄锉炒　犀角屑　前胡去芦　升麻　川芎　黄芩去黑心　沉香　木香各一两　生地黄二两　麝香半分，研　猪脂二斤半

【用法】上除丹麝猪脂外锉碎，以醋半升和匀浸一宿。先熬油令沸，次下诸药煎，候地黄赤黑色，以绵绞去滓，入丹砂麝香末，以柳篦搅匀，瓷盒盛。敷患处，日三五上。又取枣大以温酒调，空心日午服。一方温水调下半匙。

丹砂膏 《六科准绳》（明）

【主治】一切恶疮疥瘙痒不止，宜用此药杀虫。

【处方】朱砂　雄黄　雌黄并研细　乱发　白蜡　松脂研末，各一两　蔄茹为末，二两　巴豆十粒　猪脂二斤

【用法】上件先以猪脂煎乱发令消尽，次下巴豆蜡松香煎十余沸，用绵滤去渣，候稠即入雄黄、朱砂等末搅令匀，瓷盒内盛。不拘时候用少许摩涂之，以瘥为度。

升麻膏 《外台秘要》（唐）

《千金》论曰：丹毒一名天火，肉中忽有赤如丹，大者如手掌，甚者竟身痒微肿。又白丹肉中起痒痛微虚肿如吹，瘾疹起。亦有鸡冠丹赤起，大者如钱，小者如麻豆粒，一名吴萸火丹。有水丹由体热遇水湿搏之结丹，晃晃黄赤色，如有水在中。疗之皆用升麻膏。

【处方】升麻　白蔹　漏芦　连翘　芒硝各二两　黄芩　蛇衔草　枳实炙，各三两　栀子仁二十枚　蒴藋四两

【用法】上十味捣碎令细，以水三升渍半日，猪脂五升煎之，候水气竭，去滓，干净器中

收之。量取敷丹毒上，频涂敷之，以瘥止。几种丹毒及热疮肿皆用之效。忌如常，内服漏芦汤。

升麻膏方《太平圣惠方》（宋）

【主治】丹疹烦热疼痛不止。

【处方】川升麻二两　白薇三两　漏芦二两　连翘三两　川芦荟三两　黄芩三两　蛇衔草三两　枳壳三两　山栀子四十枚　蒴藋四两

【用法】上件药细锉，以水三升、猪脂三升煎，候水气竭滤去滓，用瓷器贮，不计时候涂之。

升麻膏方《太平圣惠方》（宋）

【主治】小儿头面及身体赤毒肿起作片，宜用。

【处方】川升麻一两　犀角屑半两　射干半两　赤芍药半两　黄芩半两　栀子仁半两　川大黄半两　大青半两　蓝子半两　玄参半两　羚羊角屑半两　生地黄二两

【用法】上件药细锉，以猪脂一斤半入于铛中，于慢火上煎，不住手搅，候药色变，膏成去滓，以瓷盒中盛，频用摩肿处。

升麻膏方《太平圣惠方》（宋）

【主治】一切毒肿热痛。

【处方】川升麻一两　犀角屑

一两半　玄参一两　杏仁一两，汤浸去皮尖双仁　赤芍药一两　麻黄一两，去根节　栀子仁一两　甘草一两　川芒硝一两　川芎一两　蛇衔草一两　白蔹一两　黄芩一两　莽草一两　桑寄生一两　白芷一两　射干一两　蓝叶一两　地黄汁五合　猪脂四斤　醋一升

【用法】上件药都锉，以醋、地黄汁渍药一宿于铛内，先消猪脂，入药以慢火煎，候醋气竭、白芷黄赤色膏成，绵滤去滓，盛瓷器中。每日四五度，涂抹肿处。

无名异膏《圣济总录》（宋）

【主治】乳石、痈毒发背。

【处方】无名异研　没药研　麝香研　檀香锉　丹砂研　沉香锉　麒麟竭研　乳香研　突厥白研　白蔹锉　白及锉　白芷锉　鸡舌香研　鸡骨香研　当归切焙　川芎锉　大黄锉　炒牛膝锉，酒漫焙　防风去叉，锉　槐枝锉　柳枝锉　桑枝锉，各半两　蜡四两　铅丹十二两　青油二斤

【用法】上二十五味除油蜡丹及前八味研末外，并锉碎，先熬油令沸，下檀香等十四味锉药煎，候白芷赤黑色，绞去滓，再煎入蜡、铅丹，以柳篦搅，候变

黑色，滴于水中成珠子软硬得所后，下无名异八味研末搅令匀，以瓷盒盛。用故帛涂贴疮上，每日一换，以瘥为度。

内消止痛黄丹膏《太平圣惠方》（宋）

【主治】痈疽发背痈肿风毒。

【处方】黄丹二十四两，微炒细罗　麻油二斤半　猪脂八两，腊月者　松脂四两　紫苑一两，去土　当归一两　防风一两，去芦头　黄芩一两　莨菪子二两　棘针四十九枚，头曲者　青绯帛各二尺，烧灰　人粪灰一两　青柏叶一两　蜥蜴七枚　乱发如鸡子大　蜡三两　葱并根二十茎

【用法】上件药锉碎，先下油脂于锅中煎令熔，次下药，以文火煎半日，次下松脂、蜡，候香熟，以绵滤去滓，却入药油于锅中，纳黄丹，不住手搅令匀，候色变紫色，收得油方尽，软硬得所，用瓷盒盛。摊在故帛上贴之。

内府玉红膏《仙拈集》（清）

【主治】痈疽、发背、对口、疔疮、瘰疬疬核等证。一料可济千人。

【处方】硇砂　血竭各四分　阿魏　雄黄　乳香　没药　儿茶各五分　珍珠豆腐煮　象牙炙黄　轻粉各三分　黄丹二钱，为末

【用法】香油三两，黄蜡、猪油各一两，铁锅熬熔，候温入前药末搅匀，视油红色为度。疮痛倍乳香、没药；紫血坚硬，倍血竭；生肌，倍珍珠，如无珠火煅石决明代之；疮热，加冰片；疮不收口，加象皮，发背大疮加男发灰。搅匀成膏。或敷患处，或摊贴。

长肉膏《景岳全书》（清）

【主治】疮疡溃后收口。

【处方】人参　黄芪　当归　夜合树皮　玄参各一两　血余三两　老鼠一个　细药　血竭　龙骨　赤石脂　白蜡各五钱

【用法】上用麻油一斤煎，飞丹收（六两）。

长肌膏《疡科选粹》（明）

【主治】年久诸般烂疮。

【处方】白烛油四钱　黄蜡一钱　香油八钱　大枫子去壳研，五钱　黄连三钱　番木鳖二钱　黄柏三钱　枯矾三钱　轻粉三钱　密陀僧五分，另研

【用法】上将前七味先煎去渣，入矾、粉、僧三味拌匀，俟凝，看疮口大小做药饼，簪穿小孔，十数贴疮，日易之，盐茶汤洗了，再贴。

天麻膏方《太平圣惠方》（宋）

【主治】一切风毒流注不定，燉赤肿痛。

【处方】天麻　当归　防风　乌头去皮脐生用　独活　细辛　乌蛇　半夏　干蝎　白僵蚕各一两

【用法】上件药细锉，以腊猪脂一斤半煎沸，下药，文火熬令药末黑色，滤出，即下蜡四两，候熔，以绵滤过安瓷盒内。每日三五度取少许摩令热。兼于空心及晚食前以温酒调下半匙。

风气膏《纲目拾遗》（清）

【主治】一切无名肿毒。

【处方】藤黄四两　白蜡八两　小磨麻油十二两

【用法】先将油煎熟将成珠，入水不散，再加黄、白搅匀。瓷瓶收。面上仍以麻油养之。临用摊贴。

仙传三妙膏《集验良方》（清）

【主治】痈疽、发背、对口、疗疮、无名肿毒、湿痰流注、杨梅结毒、瘰疬马刀、妇人乳疽、小儿丹毒、汤火烧灼、蝎蜇蜂叮、金刃所伤出血不止、跌损打损、瘀痛难尽，或风寒湿气袭入经络，以致骨痛筋挛，或湿热横入脉络，闪腰挫气，行动难伸，并大人小儿五积六聚，男妇痞块、癥瘕并宜用之。此膏治痈疽等证，未成即消，已成即溃，溃即敛，故名三妙。

【处方】紫荆皮二两　独活二两　白芷二两　赤芍二两　石菖蒲二两　川大黄　川黄柏　片黄芩　千金子　川黄连　当归　桃仁　红花　苏木　肉桂　防风　荆芥　羌活　麻黄　细辛　半夏　牙皂　乌药　贝母　天花粉　黄芪　金银花　牛蒡子　连翘　山甲　柴胡　苦参　僵蚕　白附子　鳖甲　全蝎　猬皮　草乌　大戟　天麻　巴豆　蓖麻　牛膝　防己　良姜　甘草　血余以上各五钱　蜈蚣三条　蛇蜕一条

【用法】上切片用香油三百两（十八斤十二两）入大锅内浸七日夜，再入桃、柳、桑、槐枝各二十一段，每段寸许，慢火熬至药黑枯色，滤去渣。将锅拭净，再以密绢仍滤入锅内，务要清洁为美。再用文武火熬至油滴水成珠，大约净油只得一百六十两为准（十斤），离火，入上好飞丹八十两，以一手持槐棍，一手下丹，不住手搅匀，膏自成，再入后药。乳香八钱（去油），没药八钱（去油），血竭五钱，雄黄五钱，此四味另研，先入搅匀,再入十味香珍:木香、沉香、檀香、降香、枫香、丁香、藿香、麝香各五钱,珍珠一钱,冰片一钱。此十味徐徐添入,搅极匀。再入樟脑五钱,膏成。收贮,听用。

仙灵膏 《黄氏八种》(清)

【处方】地黄八两　当归二两　甘草二两　黄芪二两　丹皮一两　桂枝一两　麻油一斤　黄丹八两

【用法】熬膏,入黄蜡、白蜡、乳香、没药各一两,罐收。脓后溃烂,久不收口,洗净贴。一日一换,计日平复。

白云膏

【主治】无名肿毒、痘疽、瘰疬、鼠疮周身、痢疾等证。去毒、散风、活血。

【处方】广松香一斤三两四钱　乳香一钱四分　没药二钱　血竭花二钱　银珠一小包　麻油二斤六两七分

【用法】共为细面,将药面用锅炖熬成膏,贴于患处。

白玉膏 《临证指南医案》(清)

【主治】诸疮肿。

【处方】乳香　没药　象皮　白蜡各五钱　轻粉四钱　密陀僧　铅粉　黄蜡各二两

【用法】以上除蜡,俱为极细末,先用真桐油一斤于锅内火上滚透,去沫油,先入陀僧、铅粉末搅匀,取起,入二蜡溶尽搅匀,待油稍温,方入细药搅三百余遍,以大棉纸摊上阴干,随疮大小剪成膏,贴时疮中毒水流出,膏药变黑,再换新者贴之。

白玉膏 《疡医大全》(清)

【主治】贴疳疮、一切疮。

【处方】白芷　炉甘石煅　甘松　当归尾　乳香去油　五灵脂　山奈北　细辛　樟冰各五钱　没药去油　象皮　白蜡各三钱　松香　冰片　麝香各一钱　铅粉十三两

【用法】先将麻油二斤熬至烟起离火,入白蜡、松香又熬,不住手搅,看有泡起,便将铅粉陆续下,但滚即取起,稍停又入火,如此数次,见有菊花纹小泡,便入前诸药末,仍取起,滴水成珠,入冰、麝搅匀,待凝定时,倾水三两盏,入罐收贮,听摊贴。(熬法好,少损药力)

白玉膏 《三因方》(宋)

【主治】收缩痈疽,令不蔓延。切忌用冷药外贴,逼毒入里杀人。

【处方】杏仁二十一粒,别研去皮尖　川椒四十九粒,去目炒出汗为末

清油一两　酒蜡各半两

【用法】上咬咀，文武火熬，柳青枝搅至紫黑色，绵滤过，再熬滴水成珠，贮净器内。看疮大小做新月样纸花团圆贴，候晕收，更促小疮头聚，用后药敷。

附方　圣效散

【处方】槟榔鸡心者，半两　川黄连去须，半两　山甲大者十片，烧灰留性

【用法】上件同为细散，先用好蜡茶清拂过，次用药厚敷疮，日三五次，以脓出为度，如见疮口，用此药数次后，却用万金膏贴之。候脓尽肉溃，即用生肌散。

白膏药《医宗金鉴》（清）

【主治】诸疮肿毒、溃破流脓，甚效。

【处方】净巴豆肉十二两　蓖麻子十二两，去壳　香油五斤　虾蟆五个，各衔人发一团　活鲫鱼十尾

【用法】先将巴豆肉、蓖麻子入油内浸二日，再将虾蟆浸一宿，临熬时入活鲫鱼，共炸焦去渣净，慢火熬油滴水成珠，离火，倾于干净锅内，再加官粉二斤半，乳香末五钱，不时搅之，冷定为度。用时重汤炖化，薄纸摊贴。

白膏药《集验良方》（清）

【主治】一切夏月疮毒不收口，并治伤手疮。

【处方】炉甘石一两，先以黄芩、黄柏、黄连用童子小便煮汁，候冷，方将甘石入倾银罐内煅虹，淬入童便内许久　水龙骨一两，数百年水中石灰更妙，船底石灰亦可　乳香去油，五钱　没药去油，五钱　川连五钱　龙骨五钱，煅　官粉一两　麝香五分　冰片二钱　轻粉三钱　黄蜡三两　白蜡一两　共为细末。

【处方】用公猪油四两熬油去渣，入黄白蜡熔化略冷，入药末搅成膏，任用。若硬加香油些须。

白龙膏《理瀹骈文》（清）

【主治】一切毒肿。

【处方】香油熬，官粉、黄蜡收。（单膏也）

白龙膏《疡科选粹》（明）

【主治】头面五发恶疮及火烧汤泡、冻裂溃烂，贴此能止痛生肌、凉血消毒、散肿退腐，神效，且无瘢痕。

【处方】白薇　白芷　白蔹　黄芪　商陆根　柳白皮　桑白皮各一两

【用法】上用杏子油一斤浸三日，于木炭火上煎令各药黑色，滤去渣，再次上火，下煮净

黄蜡八两，研净乳香二两，候熔开，下火不住手搅，膏微冷下研细真正轻粉五钱、研细定粉八两，急搅至冷，瓷罐收贮，听用。

白薇膏《太平圣惠方》（宋）

【处方】白薇半两　白蔹半两　白及半两　白附子半两　白芷半两　赤芍药半两　胡粉二两，细研　乳香一分，细研　白蜡三两　油十二两

【用法】上件药，白薇等六味锉，以油浸及七日，用瓷罐子盛，以纸三两重封瓶口，绳子牢系，于饭上蒸五度，然后用铫子煎五六沸，绵滤去滓，又入胡粉、乳香、白蜡等，更煎一两沸，以瓷器盛。

于软帛上摊贴，日二换之。

白胶油膏《外科集要》（清）

用白胶油一两瓷器内熔开，去渣再熔，以蓖麻子六十四粒研烂入胶内，更入油半匙熬匀，滴水中试软硬得所。量疮大小绯帛摊贴。先以葱椒汤洗净疮后贴，一膏可治三五疮，并治恶疮、软疖皆效。

白花膏《验方新编》（清）

【主治】恶疮痒极见骨者。

【处方】香油一斤，青槐枝一百段，陆续入油煎极枯黑，去槐枝，沥尽渣，加黄蜡一两五钱，淀粉一两五钱，离火微温，再下制乳香、制没药各三钱，白花蛇二两（无则用乌梢蛇亦可），儿茶三钱，潮脑一两，真麝香一钱（少用亦可），共研极细末，加入搅匀、成膏。浸水中三日，拔去火气，听用。

白蜡膏《疡科选粹》（明）

【主治】痈疽、发背、汤火等证，去腐、生肌、止痛、补血、续筋，又与新肉相宜，其效如神。

【处方】生地黄　当归各一两

【用法】用麻油一两煎药枯黑，滤去渣，入白蜡一两熔化，候冷搅匀，即成膏矣。

加乳香、没药、血竭、儿茶、轻粉、龙骨尤妙。

白芷摩膏《外台秘要》（唐）

【主治】疗痈疽已溃。

【处方】白芷　甘草各二分　乌头三分　薤白十五枚　青竹茹鸡子大，一枚

【用法】上五味切以猪膏一升合煎，白芷焦黄色，膏成，绞滓，涂疮四边，勿著疮中。

白花蛇煎方《太平圣惠方》（宋）

【主治】风毒攻身身体生疮，发痒肿痛。

【处方】白花蛇一条，去皮骨

海桐皮　白芷　防风去芦头　独活
羌活　白术　附子去皮脐　天南星
半夏洗净，去滑　前胡去芦头　细辛
干蝎　桂心　汉椒去目　木鳖子去
壳　当归　吴萸　苍术以上各一两

【用法】上件药并锉，以米
醋二升煎三二沸，匀拌药一宿，
用腊月猪脂炼成者三斤于铛内煎
令沸，渐渐下药，候白芷色赤
黄，用绵滤过，瓷盒盛。先以苦
参汤淋浴，后以暖酒调下半匙。
外以膏涂在疮上，令热为度，日
三度服用。

白膏方《太平圣惠方》（宋）
【主治】久恶疮。
【处方】油二两　白蜡一两
腻粉一分　南粉一分，细研　密陀
僧一分，细研　乳香一分，细研　杏
仁三七枚，汤浸去皮尖双仁细研

【用法】上件药先炼油沸，
下蜡令消，入诸药末，和匀成
膏。日二三上涂之。

白牙涂敷方《圣济总录》（宋）
【主治】疗肿毒气。
【处方】白马牙烧研　附子捣
为末　雄黄研　半夏捣为末，各半两
猪脂四两，熬去滓

【用法】上五味，将四味捣
研为末，以猪脂调如糊，先以针
刺疮头，即涂敷，日三五上，疮

根烂，再涂，以瘥为度。

加味太乙膏《嵩崖尊生》（清）
【主治】疮毒。
【处方】肉桂　白芷　当归
玄参　赤芍　生地各二两　大黄
木鳖各二两　阿魏三钱　轻粉四钱
槐枝　柳枝各一百段　血余一两
黄丹四十两　乳香五钱　没药三钱
油五斤

【用法】先将油浸药数日，
入火熬至药焦浮，捞药渣过油
净，入血余熬，待血余浮起，然
后称油，每油一斤入黄丹六两
半，却再熬，先发青烟后至白烟
则膏成矣。如稀可再加炒丹，离
火，下阿魏，次下乳香、没药、
轻粉，倾入冷水浸，乘温扯拔百
转为妙。

东垣贴热疮膏方《疡科选粹》（明）
【处方】当归水浸焙干，一两
杏仁汤浸去皮尖，一百粒　桃枝肥嫩
一两，寸切，水洗阴干　柳枝肥嫩三两
五钱，寸切，水洗阴干

【用法】上用芝麻油熬热，
先下桃柳枝熬半焦后，下当归、
杏仁煎黑去渣，照法下丹。若贴
寒疮当归易身为尾，桃柳枝分两
倒过。

永江膏《方书选粹》（民国）
【主治】疮毒。

143

【处方】双花一斤　生地八两　当归三两　川芎二两　牛膝一两　丹皮一两　寸冬三两　生甘草一两　荆芥一两　防风五钱　生芪三钱　人参五钱　元参五钱　茜草根五钱

【用法】用香油五斤煎药数沸，滤去渣，再熬，将成珠时，加木香末一两、飞黄丹二斤、没药末一两、乳香末一两、象皮末五钱、血竭末一两、麝香一钱，煎少许，入瓷罐收贮，每膏一帖须用一两或二两。

玉容膏《疡医大全》（宋）

【主治】诸恶疮久不收口以及臁疮。

【处方】败龟板一两　胎发　猪毛　羊毛　鹅毛　鸡毛各四两　牛油　猪板油　桐油各二两　黄丹飞炒，八两　麻油一斤

【用法】同熬枯、滤清，以丹收之，摊贴。

玉露膏《百效全书》（清）

【主治】痈疽、瘰疬，生肌敛口、止痛，如贴热疮及艾灸火疮，不须下乳香、没药等，只用水粉、黄丹。

【处方】黄丹半斤，水粉四两研匀，用麻油一斤煎至滴水成珠，方下乳香、龙骨、血竭、儿茶、轻粉各末二钱，搅匀，瓷器收贮。

【用法】摊贴之。

玉液膏《疡医大全》（清）

【主治】发背痈疽溃烂，用此生肌止痛。

【用法】香油二两，黄蜡一两化开，入黄丹、寒水石（煅）各一两研细，熔为膏，摊贴。

生肌玉红膏《安东汉药成方辑要》

【主治】此膏主治痈疽发背、诸般溃烂、梅毒等证。用在已溃流脓时，先用甘草汤甚者用猪蹄汤淋洗患处，软绢拭净，用挺把挑膏掌中捺化，遍擦新肉上，外以太乙膏盖之。大疮日换二次，内兼服大补气血之药，新肉即生，疮口自敛。此外科药中之神药也。

【处方】当归二两　白芷五钱　紫草二钱　甘草一两二钱　白蜡二两　轻粉　血竭各四钱　麻油一斤

【用法】先以麻油熬膏，次下白蜡搅匀，再入血竭、轻粉收膏。

玉红膏《良方集腋》（清）

【主治】痈疽发背、对口大毒、腐去孔深、洞见膈膜者，用此填塞疮口，自能生肌长肉收口，诚外科之圣药也。

【处方】当归二两　白芷五钱
紫草二钱　甘草一两二钱

【用法】上以麻油一斤，将
前药浸七日，然后入锅煎至药
枯，滤去渣，将油再熬至滴水成
珠，下白蜡二两搅匀，再下研细
血竭四钱，待冷再下轻粉四钱，
待成膏，盖好听用。愈陈愈佳。
凡疮口深陷，以新棉花蘸涂此膏
塞之，即日可痊。不得加减，恐
反不效。

玉红膏《嵩崖尊生》（清）

【主治】疮疡溃后。

【处方】白芷五钱　甘草一两
一钱　归身二两　血竭四钱　轻粉
四钱　白蜡二两　紫草二钱　麻油
一斤

【用法】先将归、芷、紫、
甘入油浸，火熬枯色、去渣，再
熬令滚，下血竭化尽，次下白蜡
化尽，先用碗放水中，将膏倾碗
内，方下轻粉则成矣。每用先用
猪蹄汤洗去瘀腐，却将此膏挑掌
中捺化遍搽疮上。以太乙膏盖
之。大疮早晚洗换二次，兼服补
脾胃气血暖药，其腐肉自脱，新
肉易生。

玉龙膏《圣济总录》（宋）

【主治】一切肿毒疼痛，摩
风止痛。

【处方】栝楼大者一枚，取瓤子
细锉烂为度　零陵香　芍药　藿香
叶　甘草炙　黄芪　杏仁汤浸去皮
尖双仁，各一分　香白芷半两　清油
十一两　黄蜡一两半　麝香研，一分
当归一分　乌蛇酒浸取肉焙，半两
生姜切，一两

【用法】上一十四味，除黄
蜡、麝香外细锉如麻豆大，以油
浸于银石器内，慢火养一日，次
日添火熬令黄色，用绵滤去滓，
后入黄蜡搅匀，看硬软，欲凝方
可下麝香，倾在瓷罐子内，候冷
贴肿处。

玉金膏《万病回春》（清）

【主治】一切肿毒杖疮。

【处方】生猪脂熬去渣，净油一
斤　郁金四两　生地黄忌犯铁器，咀
片，二两

【用法】二味入猪油内煎枯
去药渣，又入净黄蜡半斤化开，
又入好潮脑一两，瓷罐收入。每
用一两加官粉二钱熔化搅匀，摊
单油纸贴之。

生肌膏《奇效良方》（明）

【主治】一切痈疽、发背、
溃后肌肉不生。

【处方】乱发　松脂　薰陆
香各半两　故绯帛一尺，烧灰　故青
帛一尺，烧灰　黄蜡一两　黄丹六两

【用法】上以油（一斤）先煎一两沸，内发，煎令消尽，然后下蜡、松脂、薰陆香、绯帛灰煎搅令烊，以绵滤去滓，却入铛中，下丹，以火煎搅，令黑色，软硬得所，贮瓷器中。少许涂于楸叶上贴，日二易之。

生肌膏 《串雅内编》（清）

【处方】麻油一斤 胎发一团，熬滴水成珠为度 龙骨煅 黄蜡 熟猪油 赤石脂 乳香 没药 轻粉 象皮各一钱，俱为末。

【用法】入油搅匀成膏，摊贴。一日一换，仍以猪肉汤洗。三四次即见平复，半月后，必收功。

生肌膏 《太平圣惠方》（宋）

【主治】一切痈疽发背脓血不止。

【处方】薰陆香一两 松脂一两 黄丹二两 羊肾脂一两 生地黄汁二合 麻油四两 故绯帛五寸

【用法】上件药，先以油煎绯帛消尽，下薰陆香、松脂、羊肾脂又煎三两沸，去火，下地黄汁，煎汁令尽，去火，下黄丹搅令相入，又煎一两沸，下蜡，候色黑，软硬得所，膏成。用帛上摊贴，日二换之。

生肌长肉膏 《圣济总录》（宋）

【主治】一切痈疽恶疮。

【处方】清油十两 龙骨研，二两 木香 槟榔 黄连去须，各三分，三味同为末研细

【用法】上五味，先将油入锅内，慢火熬，滴水成珠子，下龙骨末更熬如稀膏则去火，候稍温即下三味药末，不得住手搅，候冷收瓷盒内。随疮大小贴之。

生肌太乙膏 《奇方类编》（清）

【主治】一切已破疮毒，生肌长肉、止痛化毒。

【处方】真麻油一斤 当归二两 生地二两 生草一两

【用法】以油煎三药枯，滤去渣，滴水不散，然后每油一两下炒过黄丹五钱，慢火熬成膏，取起，再下黄蜡一两、白蜡一两，微火熬匀，再入去油乳香、没药各二钱搅匀，摊贴。一日一换。

附方

用黄牛蹄洗净，火煅存性，研细末，调服三钱，次日四钱，重者服三次即愈。

生肌膏方 《太平圣惠方》（宋）

【主治】一切痈疽发背，败坏疼痛，宜用此。

【处方】蛇衔草一两半 当归一两半 黄连一两半 黄芪一两 甘草一两 黄芩一两 川大黄一两

续断一两　白芍药一两　白及一两
川芎一两　莽草一两　白芷一两
附子一两,生去皮脐　细辛一两　蜀
椒一两,去目　生干地黄三两　薤
白一把

【用法】上件药都细锉,以
酒一升拌令润半日,先用腊月猪
脂三斤安铛内炼沸,渐渐入药煎
令白芷黄赤色,滤去滓,以绵滤
过,瓷盒盛。每日三两度以涂患
上。

生肉膏《医心方》

【主治】主痈瘤溃漏及金疮。

【处方】当归一两　附子一两
甘草一两　白芷一两　川芎一两
生地黄五两　薤白二两

【用法】七味切,以猪脂二
升半,煎白芷黄,敷之日三。

生肉膏《圣济总录》(宋)

【主治】痈疽发背后。

【处方】生地黄一斤　辛夷三
两　独活（去芦头）　当归（焙）
大黄（炒）　黄芪（锉）　芎䓖
白芷　芍药　黄芩（去黑心）　续
断各一两　薤白五两

【用法】上十二味㕮咀,以
腊月猪脂煎膏,敷疮立瘥。

必效膏《圣济总录》(宋)

【主治】乳石、痈疽、发背、
疮毒,止痛吮脓。

【处方】油一斤　铅丹研,六
两　麝香研,一钱　腻粉研　蜡各三
分　枫香脂一两半　丹砂细研,半两
盐半两　白芷锉　乳香研　当归炙,
锉　桂去粗皮,锉　川芎锉　藁本去
苗土,锉　细辛去苗叶土　密陀僧
研,各一两

【用法】上一十六味,先将
油煎令沸,次下白芷等六味锉药
煎,候白芷赤黑色,漉去,下
蜡、枫香脂,候熔尽,以绵滤去
滓,下铅丹、密陀僧、乳香,以
柳篦搅,候煎变黑色,滴水中成
珠子,即下盐、丹砂、麝香粉等
搅匀,倾于瓷盒内,置净地上一
宿除火毒,故帛摊贴。日二,以
瘥为度。

发背膏《验方新编》(清)

【主治】发背。

【处方】芝麻油一斤　黄丹八
两,飞　官粉一两　槐枝数寸　头
发一团,洗净　锈钉五七个,洗净土
铜绿五钱

【用法】将油烧滚去钉,入
槐枝熬枯去之,入发熬焦又去
之,入丹、粉、铜绿熬成膏。置
水中隔夜取出,贴之。其效如
神,百无一失。

发背膏药方《救生集》

【主治】发背。（此方得之甚

难，礼下于人，设法购求方得到手，合药施送，无不立效）

【处方】滴乳香箬包烧红砖压去油 净没药箬包烧红砖压去油 鲜红血竭 白色儿茶 上好银朱 杭州定粉 上好黄丹各四两 上好铜绿二两

【用法】以上各药另碾，筛细末，共一处。临时照患疮之大小，用夹连四油纸一块，用针多扎小孔，每张秤药末五钱，用好芝麻油调，摊在油纸上，再用油纸一块盖上，周围用线将二纸合缝一处，贴疮上，用软绢扎紧，自然止痛、化腐、生新。过三日将膏揭开，浓煎葱汤将疮上洗净，软绢拭干，将膏翻过，用针照前多刺小孔，贴之。因药品甚贵，取其又得一面之药力也。无火之人内服十全大补汤，有火之人减去肉桂、姜枣煎服，兼以饮食滋补，无不取效。至重者用膏二张，百无一失。宝之。

发背对口膏（杨廷陲）五金膏《疡医大全》（清）

【主治】初起自消，已成即溃。

【处方】番木鳖水（浸制去毛）土木鳖（去壳） 萆麻仁（去壳）各一两四钱

【用法】用清油一斤浸，春五日、夏三日、秋七日、冬十日，文武火熬焦色、滤清，复入锅内熬至滴水成珠，用密陀僧龙牙有金星者六两收膏，再加金箔四十九张剔入膏内，用柳枝搅匀，稍待，用瓷器置水、将膏倾入水内。如用时盛勺内化开摊贴。愈陈愈妙。

石室神效膏《理瀹骈文》（清）

【主治】外症溃后者，为外症清补之法。

【处方】党参三两 元参五两 生地八两 生黄芪 当归 麦冬各三两 川芎二两 丹皮 牛膝 荆芥 生甘草各一两 银花一斤 防风 茜草各五钱，油熬、丹收 广木香 乳香 没药 血竭各一两 象皮末五钱 麝香一钱

【用法】临用再加川贝、五倍子、儿茶、血竭、藤黄（炒）、乳香、冰片末糁贴。

甘家脂膏《肘后方》（晋）

【主治】疔、热疮、嗍脓，不瘥无瘢方。

【处方】松脂 白胶香 薰陆香各一两 当归 蜡各一两半 甘草一两，并切 猪脂 羊肾脂各半合许 生地黄汁半合

【用法】以松脂等末内脂膏、

地黄汁中，微火煎令黄，下蜡绞去滓，涂布、贴疮，极有验。甘家秘不能传，此是半剂。

四圣丹 《丹溪心法》（元）

【主治】痘疮。

【处方】珍珠三五粒，犁尖铁器上烙做黄色，研　豌豆四十九粒，烧灰存性　头发栗子大一团，烧灰存性

【用法】上为细末，用搽面油胭脂调成膏子。在温暖处安存，忌风寒秽气，先用簪头平拨开疔口，将药纫入疔内，即时变为红白色，余疮（痘）皆起。

红膏子药 《经验灵方汇编》（民国）

【主治】疔毒恶疮、无名肿毒、一切疮症，其效如神。

【处方】血竭花三钱　红花饼三钱　乳香二钱　没药二钱　明雄一钱　轻粉二钱　漳丹一两　黄蜡一两　梅片一钱　官粉三钱

【用法】共为细末，香油四两熬成膏，贴患处，即愈。

红膏药 《济世良方》（民国）

【主治】疔疮、疬子即瘰疬及一切无名肿毒，并铜铁竹木瓦石入疮入肉，神效。

【处方】银朱水飞晒干，一钱　蓖麻仁二钱　嫩松香五钱　黄丹水飞晒干，一钱　轻粉五钱

【用法】共捣如泥，贮收听用。如治疔疮，以银针将疔头挑破，用此药作一小丸如黄豆大，安膏药上，不论何膏药当中贴之，疔即拔出。或畏痛者不必桃破，即以此膏摊开如钱大贴之亦可。凡无名肿毒已破未破不必挑动，均照拔疔之法用之，自能收功。铜铁等物入疮入肉，亦用此药一小丸加别膏药上贴之自出。疬子未破者，用此药一小丸加别膏药上贴在最大之疬子上，或贴初起之疬子上。贴后痒而微痛，一至三日起去，另换数次后皮自微破，用猪精肉煮汤洗之，不用盐，或用金银花煎水洗亦可，洗后再换药丸与膏药，贴。每二日一洗一换，再贴数日，疬子之根即黏在膏药上矣。根浅者易出，根深者功缓，出后仍用肉汤洗之。其余临近之未破之疬子，仍用此药丸与别膏药贴在已破之疬子原口，照前治之，可以一一从此而出。如未破疬子相隔尚远，或有筋膜隔住，即在未破之处贴之。俟各疬子拔尽，另用生肌膏药贴紧，数日封口而愈。此药初贴稍觉作痛，烦躁，无妨，忌发物，勿受风热为要。

红膏药 《济生方》（宋）

【主治】软痈及恶疮，风湿相搏、浑身疼痛。

【处方】沥青 白胶香各二钱 黄蜡三钱

【用法】上于铫内煎化，量用麻油三钱许煎，于水盆中，揉成剂收之。每用于水内捻作饼子，随症大小贴之，上敷以纸。

此药加当归一两于内，煎令黄色、滤去滓，于水盆内，取出药，揉成剂，再加乳香末二钱和为乳香膏尤佳。其加青黛者，名青金膏。其加黄丹者，即名紫金膏。

红玉膏 《疡医大全》（清）

【主治】拔毒去脓。

【处方】蛇蜕 蜈蚣各一条 头发洗去油垢 黄蜡各二两 香油四两

【用法】同熬滤清，用黄丹（一两五钱）收膏。再下黄蜡熔化，摊贴。

红玉膏 《良朋汇集》（清）

【主治】恶疮、疔毒、乳花，痛不忍者。

【治法】香油二十两熬滚，入鸡蛋十个炸黑枯捞去，入头发五钱炸令尽，再入黄蜡五两化开、住火。看锅内四边油定，下飞过黄丹五两搅匀成膏，任用摊贴。

红玉膏 《疡医大全》

【主治】痈疽发背、对口搭背等证。

【处方】生地六钱七分 当归一两三钱四分 紫草六钱七分 白芷三钱四分 甘草六钱七分

【用法】香油一斤七钱，下前药熬枯、去渣，冬天黄蜡一两三钱四分，夏天黄蜡二两六钱七分，春秋黄蜡二两，再兑血竭、龙骨、轻粉各一钱四分，均为细面，熬成调用。

红玉膏 《疡科心得集》（清）

【功效】去腐生新，此外科收敛药中之神方也。

【处方】白芷二钱 甘草一两 归身二两 瓜儿血竭 轻粉各四钱 白占二两 紫草五钱

【用法】用麻油一斤，先将白芷、归身、甘草、紫草四味入油熬枯，滤去渣，复煎滚，下血竭化尽，次下白占微火亦化，退火下轻粉搅匀，倾入瓷罐内听用。凡用药将牙签挑药放于疮头上，以膏盖之。

红玉膏 《慈禧光绪医方选议》

【主治】杨梅顽疮、结毒廉疮，不论大小诸毒通用此药。能去腐生肌、定痛杀虫、止痒消毒，解毒化疗。

【处方】红玉膏三钱（用牙签挑少许，擦鼻孔内。）　当归一两　红花三钱　赤芍三钱　白及三钱　防风三钱

【用法】用香油一斤，同上药共煎，煎枯去渣，入黄蜡二两，再入银朱一两，乳香五钱搅匀。

方解：红玉膏在太医院配方中有载，属外用药。方由下药组成。

吸铁石膏《本草纲目》（明）

【主治】诸般肿毒、金刃伤疮、恶疮。

【处方】吸铁石三钱　金银藤四两　黄丹八两　香油一斤

【用法】如常熬膏，贴之。金银藤、吸铁石、入香油内熬枯去滓入丹，待熬至滴水成珠不散。如常摊贴。（乾坤秘韫）

会遁灵应膏《外科方外奇方》（清）

【处方】元参一两　马钱子二两　蓖麻子五钱（去壳）　五倍子五钱　杏仁二两　蛇蜕三钱　带子蜂房五钱　男发一团

【用法】麻油一斤四两，如法熬膏。（铅丹七两收）治恶疮。

夺命膏《医方三种》（宋）

【主治】肿毒发背、一切痈疽。

【处方】麻油四两（熬一二沸）　石蟹一枚（烧末醋淬又烧淬为末）　防风一两（切焙）　蛤蚧一对（煅存性）　灯心灰一分　蜈蚣一条（烧存性）　全蝎七枚（烧存性）　血竭一分（别研）　黄连半两（去芦切焙）　当归半两（切焙）

【用法】上件为末，用文武火熬麻油，滴水中不散，次入众药一处，急用柳枝不住手搅，候滴入水中成珠为度。候极冷，贴疮如常法。

华佗治痈疽神方及膏方《华佗神医秘传》（汉）

【主治】凡阳症痈疽发生时必突起分余、其色红、肿发光，疼痛呼号。若在五日之内犹可内消。

【处方】金银花四两　蒲公英二两　生甘草二两　当归二两　天花粉五钱

【用法】水煎服。一剂即消，二剂痊愈。若未服败毒之散、已在五日以外，致成脓奔溃，必用金刀去其口边之腐肉使内毒之气不藏。刀长凡三寸、宽约三分两面之锋俱利，勘定患部一刀直画成十字形，以末药敷于膏药之上

贴上即止痛，三日之内败脓尽出，即消灭于无形矣。大膏药每枚须用末药二钱。末药方：

【处方】人参一两　龙脑一钱　乳香一钱（去油）　透明血竭五钱　三七末一两　儿茶一两水飞过（去砂）　倍子一两　藤黄三钱　贝母二钱　轻粉一钱　各研成极细末以无声为度。

又内用煎方：当归一两　黄芪五钱　人参一钱　荆芥一钱　金银花二两　生甘草三钱　水煎服。二剂已足。

阴症痈疽，多生于富贵膏粱之徒，急功好名之辈，其人因心肾不交，阴阳俱耗，又重以忧愁抑郁、拂怒呼号，其气不散，乃结成大毒，任生于何部，均属险症。初起时色必黑暗，痛不甚剧，疮口亦不突起，或现无数小疮口，以欺世人，且沉沉身重，宜急用：

附子三钱　人参三两　生黄芪三两　当归一两　金银花三两　白芥子二钱　水煎服。外用膏药加生肌末药五钱贴之，一日两换。

红花膏 （民间验方）

【主治】痈疽、疮疖、筋气、跌扑打伤。

【处方】香油四十钱　蜜蜡　松脂各十二钱　杉脂油　红花　乳香各八钱，二味研细末　没药六钱，细末　石榴皮　芦荟各浸醋三宿　郁金各细末，四钱

【用法】上油、蜡、脂共入瓦锅（砂锅）熬熔化，下杉脂油，下他药和匀。

红毛坠金膏 《神验良方集要》（清）

【处方】公板鸦片烟五钱　上冰片一钱　飞银朱一两二钱　上轻粉四钱　鲜蟾酥三钱　真麻油五两　飞黄丹八钱　蓖麻油四钱　麝香一钱　制松香五两

【用法】上十味，将麻油浸蓖麻肉七日，入铜锅内慢火熬之，熬至蓖麻肉枯酥、色焦，滤去渣滓，再下公板烟、蟾酥化熔，用竹筷子一双搅百遍、极匀，再下制过松香化入，以竹筷搅二三百遍，极匀，再将麝香、冰片研极细，下之，又搅百遍，将锅取起片刻，再将轻粉、黄丹、银珠同研极细末，投入，用竹筷急急搅千遍，务令极匀，则膏成矣。用银盆收贮，封口，勿令走气，用时将膏炖、摊贴。

制松香法：

要捡嫩白松香不拘一二斤，于锅内用汤煮之，其汤如米泔

水，倾去，又煮之，换水三四次，候水清为度，取倾冷水中，两手即扯拉数十遍，又煮又扯拉，凡八九次。

此膏治一切疔疮、口角疔、眉心疔、红丝疔、节骨疔、肾疔、手心疔，兼治无名肿毒、石疽、脚上鸡眼、千日疮，能连根拔出，若遇疔疮用针将疔头挑破，将此膏挑一小块如米大纳入，便立将疔根拔出，人得获安。若怕痛、不肯挑者，厚厚摊贴亦妙。此膏治症，万无不应手立愈也。

百应膏《理瀹骈文》(清)

【主治】一切肿毒，随贴随愈。亦去风气。

【处方】川乌　草乌　羌活　独活　大黄　当归　南星　半夏　桃仁　红花　发团各一两

【用法】麻油熬，松香、陀僧、硫黄收。

(集验)姜葱汁先制松香亦可，如法再加商陆、凤仙、闹羊花、大蒜、烟叶、豨莶草等制松香。用药再加乳香、没药、血竭、胡椒、樟脑、细辛、牙皂各一两，同熬即治痹集宝膏。疮用硫黄最效。

百灵膏《百效全书》(清)

【处方】生地黄　熟地黄　赤芍　白芍　白芷　两头尖各五钱　木鳖　蓖麻各百粒　巴豆五十粒　山甲十五片

【用法】用真桐油一斤，将前药浸一宿，煎成炭浮起，用棕滤过，入炒过黄丹六两，水粉二两，百草霜二两，文武火熬成膏，滴水成珠，捻得软硬得所时，入血竭末五分，乳香、没药、五灵脂各二钱，搅匀。

善贴恶疮及疖毒，未破者用药引子，以五倍子煅过为灰五分，笋箨灰四分，白丁香三分，饭为丸如黄豆大，附于膏药中，一贴即破。

百顺膏《济生验方》(清)

【主治】痈疽发背及一切无名肿毒，初起者消，已溃者愈，并顽疮疔疮，辄皆奇效。诚疡科之宝药也。

【处方】大虾蟆二只，即老蟾癞多者佳　木芙蓉三两，重阳日采用或根皮或花或叶均可

【用法】上药用麻油一斤照常熬枯，滤去渣，将油称准，凡药油二两入炒过铅粉一两，如数派算，以桑枝搅匀，熬至滴水取丸不黏手为度。按(别录)载，滴水成珠一说不可执为定法，恐

膏过老耳。倾入水中去火性。凡遇顽恶烂疮，先用葱椒汤洗净贴之。即善拔脓，又能止痛，且易生肌也。此予独得之秘，百发百中，故曰百顺。

百灵膏方《圣济总录》（宋）

【主治】痔疮久不瘥。

【处方】槐花子炒焦为末　松脂各一两　乳香　腻粉各一分

【用法】上四味细研拌匀，用清油黄蜡各一两瓷器内慢火熬成膏，贴之。

朱砂膏《理瀹骈文》（清）

凡疮疖不收口及金木蛇蝎犬伤皮破血流者，皆可贴。摊时宜薄，厚则不效。

松香两半　黄蜡　樟脑各一两　朱砂五钱

朱砂膏《景岳全书》（清）

【主治】一切顽疮、破疮、杖疮、痈疽、发背、破伤。

【处方】麻油一斤　飞丹六两　水银一两　朱砂佳者，一两半　好黄蜡四两

【用法】先下油熬数沸，下鸡子二枚，敲开连壳投之，熬焦，捞去滓，退火俟油定，下水银五钱，再加微火搅熬饭顷，即入丹渐收成膏，后下黄占，再搅，俟大温，下极细好朱砂一两

五钱搅匀，瓷罐收贮。

亚圣膏《外科大成》（清）

【主治】一切破烂诸疮并杨梅结毒。

【处方】象皮一两　蛇蜕二钱　驴甲一块　山甲上六钱　血余三钱　蝉蜕四钱　木鳖子七个　鸡子清三个

【用法】艾、榆、柳、槐、桑枝各二十一寸，麻油三斤浸药七日，煎如常法，滤去渣。每净油一斤入黄丹七两煎成膏，入黄蜡五钱化匀，再加乳香、没药、儿茶各三钱，五灵脂五钱，牡蛎五钱（煅）、血竭五钱，成膏出火毒任用。

吸毒仙膏《外科秘录》（清）

【主治】诸般痈疽，已破贴之最效。

【处方】吸铁石五钱　忍冬藤八两　当归三两　天花粉一两　夏枯草八两　香油五斤

【用法】熬成膏，加黄丹二斤收之。疮口一破即用此膏贴之。既能去毒又能吸脓，兼易生肌。神效。

回生膏《集验良方》（清）

【主治】一切疮毒疔毒。

【处方】川贝母八两　猫儿眼睛草一斤　夏枯草一斤　芝麻油三

斤

【用法】将药入油浸，冬五日、夏三日、春秋四日，放铜锅内，用桑柴火，先文后武，以药熬枯为度，去渣。再将黄丹一斤八两水飞炒紫色、入油内。总以二油一丹，用桃、柳、槐、杏、桑五枝手不住搅匀，以滴水成珠为度。熬此膏最要清净。

治发背、痈疽、瘰疬、乳岩、痰核、一切疮毒，贴上毒水即出，每日换三贴，未破者即消，已破者即收口痊愈。

冰粉生肌膏《神验良方》（清）

【主治】生肌长肉收口最妙。

【处方】赤石脂　龙骨　儿茶各一钱五分　轻粉　乳香　没药各一钱五分　当归五钱　血竭三钱　冰片二钱　麻油二两

【用法】上十味，先将当归入麻油内熬枯，滤去渣，再将龙石茶竭四味研末投入，次下乳没，再用黄丹五钱收膏，离火片刻，再下轻冰二味，研末入膏，手搅百遍，则膏成矣。

阴阳至圣膏《石室秘录》（清）

【处方】金银花一斤　生地八两　当归三两　川芎二两　牛膝一两　丹皮一两　麦冬三两　生甘草一两　荆芥一两　防风五钱　黄芪

三两　茜草根五钱　人参五钱　元参五两

【用法】用麻油五斤，煎数沸，将药渣滤出，再熬至滴水成珠，入药。

广木香一两，黄丹二斤，炒飞去沙，没药一两，乳香一两，血竭一两，象皮为末，五钱，麝香一钱，各为细末，入油中煎好，藏瓷罐内用之。每一个用一两。大约发背疮必须用二两。其余疮口量大小用之。

附方　生肌末药方

【处方】人参一两　冰片一钱　乳香去油，三钱　透明血竭五钱　三七末一两　儿茶一两，水飞过去砂用　倍子一两　藤黄三钱　贝母二钱　轻粉一钱　各为极细末，以无声为度

此膏药与末药神奇无比。发背外，其余疮口不过三二个，重症不消三五个，秘之。

大约一个膏药敷末药二钱，贴上即止痛，败脓尽出，一连三日即消退矣。

【用法】当归一两，黄芪五钱，人参一钱，荆芥一钱，金银花二两，甘草五钱，水煎服。

附方　阳症痈疽内消方

【处方】金银花四两　蒲公英

155

二两　生甘草二两　当归二两　天花粉五钱

【用法】水煎服，一剂即消，二剂痊愈。

阴疮膏《奇效良方》（明）

【主治】男女阴疮。

【处方】米粉一酒杯许　芍药　黄芩　牡蛎　附子　白芷各十八铢　轻粉四钱

【用法】上㕮咀，以不入水猪膏一斤微火上煎三上三下，候白芷黄膏成，绞去滓，内轻粉和敷疮上。

血竭膏《圣济总录》（宋）

【主治】恶疮。

【处方】铅丹一两半，炒令紫　松脂三分　乱发灰一分，细研　绯帛灰四分，细研　麒麟竭二两半，细研

【用法】上五味，先用油四两，于猛火上熬令烟出，即下松脂、铅丹等煎令色黑，下乱发、绯帛灰、麒麟竭末等搅匀，膏成。涂故帛上贴。日二易之。

血竭膏《伤科选粹》（明）

【主治】疮疽毒气未尽、瘀恶尚存，用此以毒攻毒。

【处方】当归酒洗　白芷　大黄生用　黄连　黄柏　木鳖子　皂角　杏仁　露蜂房　男子乱发各一两

【用法】上药用芝麻油，先熬乱发已熔，后下九味煎黑，滤去渣，照法下丹，膏成，下乳没、血竭各五钱。

至圣膏《圣济总录》（宋）

【主治】一切疮疖肿毒。

【处方】夜合花白皮　蒴藋　大黄　当归　白蔹　槐白皮　白芷　细辛去苗叶　杏仁　天麻　川芎　槐枝　柳枝　败龟　虎骨　附子去皮脐，各半两　乳香细研，一两　麝香细研，二钱　砒霜细研，半分　自然铜细研，一分　腻粉研，半分　牛黄细研，二钱　定粉，半两　铅丹十二两　清油二斤半

【用法】上二十五味，除研丹粉外细锉，先熬油令沸，次下诸药煎，候白芷赤黑，以绵绞去滓，再煎，下丹，柳篦搅，候变黑色，滴水中成珠，软硬得所，次下乳香等研药，更搅令匀。瓷盒盛。发背、鱼脐、瘰疬并以膏贴，日二上，以瘥为度。

至宝玉莲膏《玉机微义》（明）

【主治】一切疮肿。

【处方】黄连二两　黄柏　黄芩　生地黄　赤芍药　川椒　白芷　桂　猪牙皂角　当归尾各半两　葱三茎　净发一拳大　槐柳榆桑栀

柏桃枝条各三钱

【用法】以上用真香油二斤，春浸五日、夏三日、秋七日、冬十日，上火熬药微焦黑色、滤去渣，入松香四两，黄丹碾筛净十两，用药油熬成膏，滴入水中不散，然后入下药：

乳香、朴硝、龙骨、血竭各半两，胆矾、麝香各一钱（研末入）。

上用净瓷器盛、炖，旋摊纸上贴。

吕祖奇灵膏《疡医大全》（清）

【主治】一切痈疽肿毒，诸般疼痛、顽癣、血风外证。

【处方】巴豆肉　血余　蓖麻仁　苍耳子　葱白　山甲炒，各四两　天南星　半夏　大川乌　当归　肥草乌　生地　番木鳖各二两　金银花二两　老生姜十六片　蜈蚣二十条　全蝎四十九个　干蟾一个　大鲫鱼一斤，去肠切碎　肉桂一两

【用法】上用真麻油五斤浸七日，熬至滴水成珠，去渣，入炒铅粉二斤收成膏摊贴。又能生肌收口。又可治瘤。

竹茹膏《济生方》（宋）

【主治】黄泡热疮。

【处方】真麻油二两　青木香二两　青竹茹一小团　杏仁二十粒，去皮尖

【用法】上药入麻油内慢火煎，令杏仁黄色，去渣，入松脂研半两，熬成膏。每用少许擦疮上。

当归膏《薛氏医按》（明）

【主治】发背痈疽、汤火等证，去腐生新肉，其肉未坏者用之自愈，肉已死而用之自溃，新肉易生，搽至肉色渐白、其毒始尽，生肌最透，其外肉燃干连好肉作痛，用之即愈，亦不结痂，又免皱揭之痛，殊有神效。盖黄蜡主生肌止痛，补血续筋，性味甘温，非偏胜毒药，故与新肉相宜。

【处方】当归一两　麻油真者，四两　淮庆生地一两　黄蜡一两，如白蜡只用五钱

【用法】先用当归、地黄入油煎黑去渣，入蜡熔化，候温搅匀，即成膏矣。用涂患处，将纸盖之。发背痈疽汤火等证溃烂，用之尤妙。凡死肉溃烂已尽，好肉有些尚连，宜用利刀剪之，盖死肉有毒去迟则伤新肉矣。如洗拭换膏必须预备即贴之。若死肉去尽，尤宜速贴。新肉畏风尤甚不可忽也。

当归膏 《疡医大全》（清）

【主治】赤游丹、鹅掌风。

【处方】当归 生地黄各一两 木鳖子去壳 麻黄 防风 玄参 紫草 大枫子去壳 黄柏各五钱 麻油半斤

【用法】油熬药枯滤去渣，再将油复入净锅内熬至滴水成珠，再下黄蜡一两，试水中不散为度，候稍冷倾入盖碗内，坐水中出火毒三日，听用。

羊髓膏方 《圣济总录》（宋）

【主治】痈疽始作便败坏，发寒热疼痛。

【处方】羊髓 甘草锉捣，各二两 胡粉研 大黄锉捣，各一两 猪脂半斤

【用法】上五味，先熬脂髓令沸，下甘草、大黄煎，候甘草黑色，绵滤去滓，入胡粉以柳篦搅匀，瓷盒盛。每日三五度敷疮上，以瘥为度。

应痛膏 《圣济总录》（宋）

【主治】痈疽及诸种疮肿。

【处方】当归 秦艽 何首乌 败龟 白蔹 白及 白术 白芷 杏仁去皮尖 木鳖子去壳 川芎 延胡索 密陀僧煅研，各半两

用麻油八两熬前药，令杏仁

黄黑色为度，漉出药渣入后药

乳香研 麒麟竭研 没药研 枫香脂研，各一分 铅丹三两

【用法】上十八味先用油煎前十三味，去滓，入后五味，再熬，用柳枝搅匀，令黑色成膏为度。如发背加附子末一分同熬匀，用纸花子贴疮上。

鸡黄膏（又名外科膏子）
《理瀹骈文》（清）

【功效】去腐生新极妙。

【处方】头发二两麻油熬，入煮熟鸡子黄十个沥渣，以朱砂、银朱、黄蜡收。如加赤芍、黄柏、大黄、白芷、当归各一两，红花五钱，川连四钱，再熬枯去渣，下制乳香、没药各一两六钱，血竭一两，儿茶八钱，琥珀五钱，轻粉四钱，熟石膏、黄蜡各二两，冰片一钱，麝香五分收。

按：原方鸡黄膏调入煅炉甘石、赤石脂、儿茶、黄柏末、制绿豆粉、紫蔗皮灰即治梅疮、阴烂等，敷药也。如调入苦参末，可治热疮；调入鹿角屑、甘草末，可治乳痈；调入醋煅牛牙末，可治秃疮、脚丫破烂；调入黄丹、石膏、硫黄末，可治脓窠；调入川椒、花椒、枯矾、硫黄末，可擦肥疮脓疥、湿风、坐

板诸疮；调入川椒、雄黄，可治
肥疮、白头、黄水疮、赤游丹；
调入乳香、儿茶、没药、甘草末
可治秃疮等；调入海螵蛸、龙
齿、象皮、轻粉、松香、矾香
末，可敛疮口；调入大黄末治汤
泡火伤；调入白蜡、冰片末治杖
疮，调入防风、白芷末治湿热诸
毒；调入斑蝥、生半夏末可擦
癣；单用亦治囊风。随症量加，
不能尽述。

陀僧膏《医宗金鉴》（清）

【主治】专贴诸般恶疮、流
注瘰疬、跌扑损伤、金刃误伤等
证，用之有效。

【处方】南陀僧二十两，研末
赤芍二两　全当归二两　乳香五钱，
去油研　　没药五钱，去油研　　赤石脂
二两，研　苦参四两　百草霜二两，
筛研　银黝一两　桐油二斤　香油
一斤　血竭五钱，研　孩儿茶五钱，
研　川大黄半斤

【用法】上药先将赤芍、当
归、苦参、大黄入油内炸枯、去
渣，煎至滴水不散，再下陀僧
末，用槐柳枝搅至滴水将欲成
珠，将百草霜细细筛入搅匀，再
将群药及银黝筛入搅极匀，倾入
水盆内，众手扯拔千余下，再收
入瓷盒内。常以水浸之。

方歌：陀僧膏贴诸恶疮，流
注瘰疬跌扑伤，陀僧赤芍归乳
没，赤脂苦参百草霜，银黝桐油
香油共，血竭儿茶川大黄。

疗毒诸疮膏《良朋汇集》（清）

【主治】疔毒诸疮。

【处方】苏油八两　猪油四两

【用法】上将二味熬，俟猪
油枯、滤去渣，入人筋（洗净）
二钱，头发二钱，将二味炸化
尽，再入陀僧（研细）四两，槐
条搅。令烟尽，滴水成珠，住
火，再入松香（净末）四两搅
匀，看火候足，入水内去火毒，
收贮。遇症摊贴。

疗疮膏《良朋汇集》（清）

【主治】疔毒、恶疮。

【处方】山甲

【用法】上药九只，象皮五
钱，山栀子八十个，槐桑柳榆桃
枝如指粗，五寸长，各五根，真
香油二十两，将前药泡油内七
日，火熬炸焦黑色，再入女发一
两炸化尽，将山甲、象皮拣出为
细末，同血竭二两，硇砂一钱五
分，儿茶二钱合一处听用。将油
秤准十六两下飞过黄丹八两，入
油内熬，滴水成珠，待温时，再
下象皮细药搅匀，入凉水内抽拉
几十次，听用。

疔毒膏《理瀹骈文》（清）

【主治】疔毒诸疮，可调药末贴。

【处方】猪油（八两）先煎去渣，入苏合油八两再熬，以人指甲末、血余各二钱，陀僧、松香各四两收。

沥椿油膏《太平圣惠方》（宋）

【主治】一切恶毒疮、日夜疼痛、脓血不止。

【处方】雄黄三分，细研　麒麟竭三分，细研　麝香三分，细研　杏仁汤浸去皮尖双仁，二两　柳枝一握，锉，沥椿油，八两

【用法】上件药，先将油入铫子内，与杏仁、柳枝同煎至黑色，用绵滤过，拭净铫子，入黄丹二两于油内熬，常以柳枝搅令黑色，候滴水中不散，入前四味药末，久熬令稠，倾在瓷器中。于绵帛上摊贴，日二换之。

灵异膏《串雅内编》（清）

【主治】恶疽不愈者，以此膏贴之即愈。勿用铁器熬。

【处方】防风　栀子　黄芩　苦参　当归　生地　甘草　银花　大黄　海风藤　赤芍　黄柏　连翘　荆芥　白蒺藜　槐枝各二两　何首乌　白芷　牛蒡子　杏仁　地榆各一两　木通　川芎　山豆根

苍术　独活　羌活　蜂房　蝉蜕　僵蚕　白及　白蔹　麻黄　丹皮各五钱　乳香研末，二两　没药　血竭　螵蛸　儿茶　龙骨以上研末，各一两　赤石脂二两　麝香二钱　樟脑　轻粉　白蜡　黄蜡各五钱　黄丹水飞过净，三斤

【用法】上除黄丹、乳香、没药、血竭、儿茶、螵蛸外，用麻油六斤浸药七日，入乱发三两熬焦黑色，发化尽去滓，再熬滴水成珠，下黄丹收膏。停火下乳香、没药、血竭、螵蛸、儿茶等，再候稍温，下樟脑、轻粉、麝香、黄白蜡熔化，入水中出火毒，瓷瓶收用。

灵应膏《东医宝鉴》（朝鲜享保）

【主治】痈疽、恶疮、瘰疬、结核、乳痈。

【处方】白麦饭石火煅醋淬十余次，研令极细　鹿角烧存性　白蔹并为末

【用法】上取石末、白蔹末各二两，鹿角末四两，并要极细，不细反痛。取好米醋入银石器煎令鱼眼沸，却入三味药末，竹篦子不住手搅熬一二时，稀稠得所，倾出、候冷。先以猪蹄汤或药水洗去脓血、拭干，鹅翎拂药，涂四周，凡赤处尽涂之，但

留一口如钱大，以出脓血。如药干，以醋拂湿。初便一日洗换，十日后两日一换，其效如神。溃烂之症，用此贴之，即生肌定痛，化腐敛口。

极效膏《疡医大全》（清）

【处方】川乌　草乌　元参　大黄　生地　杏仁　当归　赤芍　金银花　白芷各一两一钱

【用法】麻油一斤四两浸药，慢火熬，加桃枝、柳枝、桑枝、槐枝、榆枝各十寸熬枯去渣，复熬至滴水成珠为度。再加银朱一两、铜绿八钱、水粉四两，入油搅匀、熬黑，再加黄蜡、白蜡各一两化匀，再加松香（无量）收膏。老嫩得宜，入水扯拔出火毒，任摊贴。

陈氏太乙膏《疡科心得集》（清）

【主治】一切痈疽疮疡，提脓生新，神效。

【处方】生地　土木鳖　元参　赤芍　大黄　白芷　当归各五钱　肉桂二钱五分　乳香　没药各二钱　阿魏一钱　轻粉一钱五分　血余一团

【用法】用麻油一斤入药熬枯，去渣，下血余再熬枯去渣，将炒过净东丹六两下入搅匀，看老嫩适中，方下阿魏、乳、没、

轻粉搅匀，摊贴。

佛手膏《圣济总录》（宋）

【主治】一切疮肿疔毒。

【处方】清麻油半斤　铅丹三两　柳白皮二两，锉　皂荚刺四十九枚，锉　当归半两，末　白及一分，末　黄蜡半两　朱红一分　生绯帛五寸，烧灰细研

【用法】上九味，先熬油令沸，下柳皮、皂角刺煎，候赤黑色，以绵滤过，下丹煎，以柳篦搅，候变黑色，即下诸药末，搅令匀，滴水中成珠、得所，以瓷盒盛。用故帛涂贴。日二上，以瘥为度。

连翘膏《太平圣惠方》（宋）

【主治】一切痈疽发背，穿穴后，排脓散毒止痛。

【处方】连翘一两半　陈油一斤半　猪油十两　羊脂五两　黄芪一两半　黄丹十四两　白芷一两半　白及一两半　白蔹一两半　乳香三分　松脂一两半　蜡二两　露蜂房一两半　乱发灰半两　青绢一尺二寸，烧灰　绯绢一尺二寸，烧灰　当归一两半　白芍药一两半　桂心一两半

【用法】上件药，先将陈油及猪羊脂以微火煎。锉碎黄芪、白芷、连翘、蜂房、白及、白蔹、当归、芍药、桂心九味，下

入油内，以微火煎，候药黄黑色，次入松脂、蜡、乳香熔尽，即以绵滤去渣，再入铫内煎，即下黄丹，以柳木篦搅，勿令住手，候药变黑色，次下绯青绢灰及头发灰搅令匀，滴于冷处凝硬得所，成膏。于瓷器内收，用时旋于故帛上摊贴，日二换之。

苁蓉膏方《圣济总录》（宋）

【主治】发背痈疽已溃不生肉，暖肌干疮。

【处方】苁蓉一两　当归　蜀椒去目并闭口者炒出汗　蛇衔草　白芷各半两　半夏一两　甘草半两　猪脂二斤　桂去粗皮，半两　细辛去苗叶　乌喙各半两　薤白七茎　生干地黄一两

【用法】上一十三味，除脂外锉碎，以醋半升拌药渍一宿，先熬脂令沸，下诸药煎，候白芷赤黑色漉出，以绵滤过，瓷盒盛。取涂疮上，日三五度，以瘥为度。

张涣升麻膏《六科准绳》（明）

【主治】赤丹初发，肉色如火、如鸡冠，又名吴茰丹。

【处方】川升麻　白蔹　漏芦　芒硝各一分　连翘　栀子仁各半两

【用法】上细锉，以猪脂半斤慢火同煎诸药令赤色，去滓放冷，涂。

皂荚膏《太平圣惠方》（宋）

【主治】风毒及恶疮疥，敷之疼痛内消方。

【用法】上用肥皂荚一斤，以文火炙令黑色，捣罗为末，取酥二升入药熟搅、熬成膏。临用时看疮大小用药涂贴，日二易之。

苍耳膏方《太平圣惠方》（宋）

【主治】疔疮生肌拔毒。

【处方】苍耳子二合　荆芥子二合　葵子二合　黄蜡半两　木香一两　白猫粪一两　石长生一两　当归一两　黄芩一两　藁本一两　玄参二两　丁香一两　干马齿苋一两　雄黄一两，细研　虾蟆灰一两　乳香一两，细研

【用法】上件药细锉，以猪脂三斤煎三二十沸，滤去滓，次下乳香、蜡又煎三两沸，候冷入雄黄、虾蟆灰搅令匀，以瓷器盛，密封。每用涂于故帛上贴，日三度换之。

单膏《理瀹骈文》（清）

【主治】一切寒凉、腰痛、筋骨流痰及诸病。

【处方】新发用麻油熬，黄丹收。入黄蜡、白蜡和匀，摊贴。或加乳香、没药、明矾。

【用法】此方加当归二两、

生地一两、生甘草五钱熬，即当归膏，治痈毒、汤火、一切疳瘑、诸般烂疮，生肌止痛，补血续筋。如再加寄奴、合欢皮、熟地各一两，龙骨、象皮、血竭各五钱，治金疮、杖疮、夹棍伤。

单油膏（妙空膏）《外科正宗》（清）

【主治】结毒。

【用法】用麻油二斤熬至滴水成珠，续下炒黄杭粉十三两，搅匀成膏。倾水内片时，取起摊用。

楣案：余遇人来索膏药，不言阴毒阳毒，则以妙空膏付之。其膏只用麻油加入漂净铅粉黄丹二味，膏成倾入水内，扯拔数十次，即可取用。

单油膏药用麻油，杭粉将来慢慢投，熬至成膏倾水内，护肌护肉不须忧。

松香膏《救生集》（清）

【主治】一切诸疮、无名肿毒，初起贴散，久则生肌。又可贴筋骨疼痛。

【处方】松香一斤，捣烂罗过去渣，入锅内熬化，滤入冷水中，待冰冷取起，如此九次，然后入粪沟内埋七七日，取起　蒜汁　生姜汁　韭汁头烧酒　陈米泔水各一碗

【用法】同熬至指捻无丝方下清油熬，如常法。（松香一斤下麻油二两）

松脂贴《千金翼方》（唐）

【主治】主痈疽肿方。

【处方】松脂二斤，陈炼者　肤脂羊肾脂，三两　细辛半两　黄柏　白芷　川芎　白蔹　芍药　莽草　白腊　黄芪　黄芩　黄连　大黄　当归　防风各一两

【用法】上一十六味切，先以火烧铜铛令热，以蜡拭铛使通湿，剉松脂令破，内铛中，次下羊肾脂，都消尽讫，乃内药，以竹箆搅令调，以微火一煎，急搅勿息，十沸下之，沸止更上，预作十个湿土堆，一下置一堆上，遍十堆则成。及热以新幕生布作绞子绞，澄去滓，挑取向火涂纸上，依病处大小剪取贴之，周时易，此法稍难，好好用心作之，乃可成矣。

附一方　炼松脂法

取大麻仁三升研之令细，水三升淘之，生布绞去滓。松脂二升以水三升半煮令消尽，热布绞令脂出，内麻仁汁中，待小冷，取松脂牵扯令白，乃依法秤取。

附二方　采松脂法

取深山大松，本有露根，汁

自流出白黏者佳。火烧黑强者不堪用。亦可五六月大暑时破作痕，三五日待出取之，须多者多破根取之。

松脂膏《千金翼方》（唐）

【主治】痈肿。

【处方】黄芩　当归　黄连　芍药　大黄　蜡　川芎各一两

【用法】上八味㕮咀，合松脂一斤半、猪脂一合半，微火煎之，三上三下，绵布绞去滓。火炙、敷纸上，随肿大小贴之。日三易之，即瘥。

松脂帖方《医心方》（日安政）

【主治】痈肿晕赤痛已溃。

【处方】成炼松脂一斤　蜡蜜半斤　猪脂四斤　当归二两　黄连一两　黄柏一两

【用法】凡六物，㕮咀三物，尽合煎三沸三下，候药色变微紫色者药成，绞去滓。若初肿未有脓者，涂纸上贴肿上，日三易，夜再，若已溃有口者，穿纸出疮口，贴四边令脓聚，速瘥。

今案，诸方松脂帖已多，但刘涓子方，松脂二斤　黄连一两　黄芩一两　芍药一两　附子一两　细辛一两　石膏二两

又效验方，杏仁一两　蜡蜜一两　松脂一两　厚朴一两

治阴证诸毒膏《临证指南医案》（清）

【处方】附子　肉桂　川乌　草乌　大戟　芫花　甘草　甘遂各七钱

一方加干姜一两四钱　附子七钱

【用法】麻油二斤煎，黄丹收。

治阳证肿毒膏《临证指南医案》（清）

【主治】阳证肿毒。

【处方】马钱子四钱　大黄　生地各二两　薄荷　玄参　黄柏　黄芩　栀子　血余各一两　蜗牛十个

【用法】上用麻油煎、去渣，滑石研末收。

治毒膏《救生集》（清）

【主治】凡一切肿毒，贴之神效。

【处方】蓖麻子四两，去油皮　血竭三两　蟾酥乳化，一两　乳香去净油，一两　松香揉白，一两五钱　顶好麝香三钱

【用法】共为膏，贴之神效。

治诸肿贴膏方《千金方》（唐）

【处方】松脂一斤　大黄一两　猪脂半斤　细辛　防风　黄芩　川芎　白蔹　当归　白芷　芍药　莽草　黄柏　黄连各半两　白蜡四两

【用法】上十五味㕮咀，先煎脂蜡令烊，乃内诸药，三上三下，绞以绵及布，著水中为饼，取少许火炙之，油纸上敷之，贴疮上。《千金翼》有黄芪一两。

治发背痈肿一切恶疮膏《圣济总录》（宋）

【处方】生乌麻油　铅丹研黄蜡各四两　熊脂　松脂各一两水银　硫黄研　芒硝研，各半两

【用法】上八味，取五月四日早于净室中，用银石器炭火上微煎，至初五日早，勿令息火，膏成。看疮肿大小以故帛摊贴之。未做脓便消，无不瘥者。合时忌鸡犬见。腊月腊日合亦良。

治痈疽发背已溃生肉膏《医心方》（日安政）

【处方】甘草二两　当归二两白芷二两　乌喙六枚　苁蓉二两蜀椒二两　蛇衔草一两　细辛二两薤白二两　干地黄二两

【用法】上十物以好酒半升和渍再宿，以不中水猪脂煎一沸，下药，煎三上三下，膏成。急手绞之。

治赤游丹白玉散《婴童百问》（明）

【处方】滑石　寒水石各一两

【用法】上为末，米醋调敷患处或肿至外肾，有破处，只用水调。

治诸毒肿膏方《圣济总录》（宋）

【处方】升麻　白蔹　漏芦去芦头　连翘　芒硝各二两　黄芩去黑心　蛇衔草各三两　萹蓄根四两山栀子仁二十枚

【用法】上九味捣碎，酒浸半月，以猪膏二升煎之，候气歇膏成，滤去滓，瓷器盛，涂贴肿处。

治恶疮方《千金翼方》（唐）

取白及煮汁洗疮讫，敷膏。膏用桑东向枝作末，以腊月猪膏和敷之。亦主狗疮、初大痛，一宿即愈。疮初患似疖，后破无痂，疼痛难忍，名曰猪喙疮方。烧猪鼻，作灰敷之，瘥。

治湿毒方《临证指南医案》（清）

取桑树土中根上鲜白皮，去粗皮切细，同生猪油放石臼内打糁。先用冷茶洗疮拭干，用此药敷之，外以油纸盖之，将帛扎紧，换四五次即愈。或加白蜡同捣作饼，反复贴之。一日夜再换，拔去毒水臭腐，生肌收口。湿疮与臁疮有别，湿疮有水窠头，不烂而甚庠，臁疮必烂而痛。凡治湿疮，切不可用升药及冰片，非唯不能奏效，反致溃烂难愈。凡远年湿风疮痒甚、诸药不效者，必有虫在内，须用药引

出其虫，则用药有效矣。凡治湿疮，先用铅打薄片贴之，以帛扎住，毒水自流，流尽然后用药，方易见效。

治阴疮方 《六科准绳》（明）

【处方】芜荑　川芎　黄芩　甘草　矾石　雄黄　附子　白芷　黄连各六钱

【用法】咬咀，取猪脂四两合煎，敷之。

拔疔膏 《百试百验神效奇方》（清）

【主治】疔毒，以一丸呵软捏扁，贴患处，即黏着不脱。顷刻止痛，次日肿消即愈。已走黄者贴之亦必霍然。诚疔疮之至宝也。贴后忌荤腥辛辣、沸汤大热、生冷、发物、面食、豆腐、茄子黄瓜、酒等，忌水洗、忌恼怒，大忌房事。取百草霜，须先刮净锅底，专烧茅柴百草，取烟煤用之。如杂别种柴，烟煤则不验。

【处方】白蜡二两，切为粗末　乳香三两，去油研极细　黄蜡十两，刮为粗片　没药三两，去油研极细　铜绿五两，研细过绢再研至无声为度　百草霜五两，研细过绢再研至无声为度　松香二十两，用桑柴灰煎汁澄清入松香煮烂，取出纳冷水中，少时再纳灰水，中，煮以色白如玉为度　麻油六两

【用法】上药先将麻油入锅内煮滚，次下制好松香，稍滚，三下白蜡，稍滚，四下黄蜡，稍滚，五下乳香，稍滚，六下没药，稍滚，七下铜绿，稍滚，八下百草霜，滚过数次，于锅内冷透，搓成条子，丸如桂圆核大，藏瓷器内。勿令泄气。

拔疔膏 《外科方外奇方》（清）

【处方】松香六两，以白布一方，包浸童便中，每五六日一换，浸至一月取出，用葱汤于石罐内煮之极透而软，放冷水如挂粉状，细细搓捏仍令其硬，再还原汤中煮软后再捏如前法，令其色自如粉者用　蓖麻子肉二两，去油　千金霜二两，去油　乳香　没药去油，各七钱　桃仁一两五钱，去皮尖　铜青　灵磁石各一两五钱，火煅通红醋淬七次

【用法】以上各拣道地，如法制好，秤准分两，先将蓖麻子肉、桃仁捣烂如泥，次将五味入捣成膏，后入松香等捣成团，盛瓷器内，上口封好，放在地，每用不可见火，以津液润软，摊蓝布上贴。先将银针挑破疮头，患痛不挑亦可。一丸可治二三人。

拔疔膏 《神验良方集要》（民国）

【主治】水疔疮尤妙。一切痈疽，无名肿毒亦效。

【处方】松香一两　白蜡六钱　黄蜡三钱　乳香六钱　没药六钱

铜绿一两　麝香一钱　蟾酥一钱
百草霜四两　苍耳子二钱　人指甲
二钱

【用法】共研细末，用麻油
八两共熬，以百草霜收成膏。搓
条子，竹筒收贮。用时取指顶大
一块捺饼贴患处，神效无比。

拔疔黑膏 《外科方外奇方》（清）

【处方】松香二两，先用桑柴灰
汁入锅内同煮烂，取出纳冷水中，少时
再入灰汤煮，煮后再纳冷水中，至松香
色如玉为度　白占一两，研末　乳香
三钱，去油研末　黄占一两，研末
没药三钱，去油研　铜绿五钱，研
百草霜五钱，研细，需要山野人家锅底
刮后，专烧茅草柴，取烂煤灰　麻油六
钱

【用法】择吉日，净室修合
忌鸡犬见。用桑柴火煎，先将麻
油入锅煎滚，次下松香末，候稍
滚，三下白占末，候稍滚，四下
黄占末，候稍滚，五下乳香末，
候稍滚，六下没药末，候稍滚，
七下铜绿末，候稍滚，八下百草
霜末，候稍滚过数次，于锅冷
透，搓成条子，瓷器收，蜡封
口。临用时以龙眼核大一粒，呵
软贴患处。如疔毒一贴即咬住不
放。若非疔毒则屡贴屡落。此能
立刻止疔毒痛，次日即愈。贴后
忌腥辣、沸汤、热食、豆腐、生

冷煎炒、茄子、黄瓜、酒面、发
物、葱蒜、饮酒、行房，又忌冷
水洗及大麻花。已走黄者一服必
愈，真妙方也。

拔疔红膏方 《普济良方》（清）

【主治】一切无名肿毒，已
成未成，已溃未溃，如法用之，
无不效验。

【处方】银朱水飞晒干，一钱
蓖麻仁二钱　嫩松香五钱　黄丹水
飞晒干，一钱　轻粉五分

【用法】共捣成膏，以银针将
疔头挑破，用红膏一小团安膏药
当中贴之。疔即拔出。或畏疼者
不必挑破，即以红膏摊贴更妙。

拔毒膏 《沈氏尊生》（清）

【主治】疮肿。

【处方】蓖麻子肉　铜青各一
两，同研　大蓟汁一碗　豆油春夏三
两，秋冬四两　松香一斤，水煮滤净

【用法】先将油煎滚，入松
香熔化，下大蓟汁煎沸水尽，下
水缸内如绞糖法，入蓖麻、铜青
搅匀，以器盛之。如用，重汤煮
化，摊贴。此方能拔毒长肉。

拔毒膏 《疡科选粹》（明）

【主治】疮疡肿毒。

【处方】归尾　川芎　赤芍
红花　乌药　蜈蚣　蛇蜕　草乌
官桂　僵蚕　山甲　大黄　白芷

防风 荆芥 羌活 独活 威灵
仙

【用法】松香收之，香油煎。
（无药量，酌用）

拔毒膏《外科大全》（清）

【主治】疮疖初起红肿热痛。

【处方】白蔹四两 当归四两
川芎四两 元参四两 黄芩四两
赤芍四两 天麻四两 黄柏四两
苍术四两 轻粉另兑，四两 红粉另
兑，四两 血竭另兑，四两 乳香另
兑，四两 没药另兑，四两 生地四
两 栀子四两

【用法】用香油六斤，将前
药十一味煎至枯浮，去渣，再煎
至滴水成珠。每一斤药油下炒透
黄丹八两，再合轻、红二粉，乳
香，没药，血竭等面，搅匀出火
气，摊纸上贴患处。应戒辛辣等
物。

奇效膏《理瀹骈文》（清）

【主治】疔毒、瘰疬皆妙。

【处方】蓖麻仁四两石上锤
烂，入松香三两再锤至胶黏、扯
长不断，滚入银朱，扯至光如明
镜，红如鲜血，收存。

临用呵软捏扁贴，或加樟
脑、冰片、麝香、乳香、没药尤
妙。或加黄丹、轻粉油熬。

如治疔，加蟾酥。内府不用

银朱，加巴仁、杏仁、木鳖仁、
乳香、没药、铜绿各一两。如无
巴仁加轻粉、血竭。

又方，松香、蓖麻仁、银朱
加大黄、牡蛎柏油、白蜡锤入，
麝收。

又方，松香、蓖麻仁各一
两，荔枝全用七个，莲子连心七
个，土木鳖、生甘草各二钱，如
上锤法。贴瘰疬，肿毒俱妙。

乳香膏《圣济总录》（宋）

【主治】发背痈疽疮瘘。

【处方】油二斤 桑枝 槐枝
各四两，慢火煎令黄熟 蜘蜥三条
当归 川芎 白芷 细辛去苗叶
乌蛇肉三分 郁金香 木香 沉
香各半两 桂去粗皮，一两半 藁本
去苗土，一两

【用法】以上十一味锉碎，
入前油内，煎令焦黄，漉出渣，
滤取清油二十两，入锅中徐徐火
煎，次下后药末。铅丹八两，蜡
六两，雄黄别研二两，乳香研
末，没药研末，骐麟竭末，各一
两，麝香研一分，水银粉半两，
用文武火煎。先下铅丹蜡，不住
手搅，次下诸药末，候成膏，入
盒内盛、封闭，于井底出火毒七
日。一切毒疮，摊帛上贴之，日
一换。次服连翘汤。

乳香膏《圣济总录》（宋）

【主治】一切痈肿疮疖。

【处方】清油一斤 皂荚五握（枚），去皮锉 葱白五握（茎），锉 铅丹 团粉各六两 松脂四两 乳香一两 当归一两 桂心一钱

【用法】上九味先将清油于铫子内慢火煎热，入皂角、葱白、桂心、当归煎令黄赤色，滤去滓，后下松脂、乳香，沸，下粉、丹同熬成膏，滴在水碗中成珠子，于瓷盒内盛，以故帛上摊，每日早晚换之。

乳香膏《奇效良方》（明）

【主治】诸疮痛，久不瘥。

【处方】乳香一两，另研 食盐 松脂 杏仁去皮尖研，各一两半 黄蜡三两 生地黄取汁，三合 白羊肾脂半斤

【用法】先煎脂令沸，下杏仁、地黄汁、蜡煎，候蜡熔尽，入香盐松脂煎，以柳篦搅令匀，稀稠得所，瓷盒盛，敷疮上，日三二度。

乳香善应膏《玉机微义》（明）

【主治】一切肿毒恶疮。

【处方】大黄 黄芪 赤芍药 杏仁各一两 当归七钱半 山甲 猪牙皂角各二钱半 木鳖子三钱 乳香 没药各半两 血竭 轻粉各二钱半 黄丹七两 香油二斤

【用法】上除黄丹、乳、没、血、轻五味外，其余锉，于油内浸十余日，砂锅内熬药色微黑，用槐柳枝搅之，滤去渣，用油入丹熬成膏，滴水中不散，然后入乳香等四味，搅匀为度。摊纸上贴疮。

垂柳膏《圣济总录》（宋）

【主治】一切疮肿。

【处方】垂柳枝白皮二两，锉 蓏藘根四两，锉 丹皮一分，细研 熟鸡子黄一枚 熊胆半两，研 故青布七寸，烧灰研 蜡一两 铅丹四两 清油一斤

【用法】上九味，先熬油令沸，下柳皮、蓏藘根煎，候赤黑色，滤出，以绵滤去滓，下丹蜡煎，以柳篦搅，候变黑色，下四味研药，更搅令匀，滴水中成珠子，以瓷盒盛。故帛上摊贴，日二上。肠痈，以绵裹半枣许含化咽津，以瘥为度。眼暗，捏作饼子以针刺孔三五十个贴眼上、便瘥。耳聋，作梃子当中刺为孔，塞耳中，三换即瘥。打损，取膏涂贴疼痛处，以瘥为度。

具叶膏《外科大成》（清）

【主治】痈疽发背、一切破烂之疮。

【用法】麻油一斤入血余鸡子大一团。文火炸化去渣，离火入白蜜蜡二两熔化，候温，用绵纸剪块三张，于油蜡内蘸之，贴瓷器帮上，用时揭单张贴患处，日换八九次，力能定痛、去腐、生肌，其功甚速，勿忽之。

附方 麻药方

1. 琼林散

【功效】服之开针不痛。

【处方】蟾酥一钱　半夏六分　闹羊花六分　胡椒一钱八分　川乌一钱八分　川椒一钱八分　荜茇二钱

【用法】上为末，每服半分，黄酒调服。如欲大开加白酒药一丸。

2. 整骨麻药

【功效】开取箭头，服之不痛。

【处方】川乌　草乌　胡茄子　闹羊花焙用　麻黄　姜黄等分，为末

【用法】茶酒任下（半分）。甘草水解。

3. 外敷麻药

【处方】川乌尖　草乌尖　生南星　生半夏各五钱　胡椒一两　蟾酥四钱　一加荜茇等分，一加细辛为君。

【用法】共为末，用烧酒调敷，候麻木任割不痛。

呼脓长肉膏 《医学入门》（明）

【处方】麻油三斤，入桃柳槐枝各七寸　头发一团鸡子大，熬焦枯　当归　黄芪　黄连各一两半　黄柏　黄芩　大黄　白芷　杏仁　防风　荆芥　羌活　独活　连翘　山栀各一两　赤芍　地黄　白及　清风藤　金银花各八钱

【用法】文武火煎至药枯黑，滤去渣，入黄丹半斤、黄蜡五两、沥青二两，同煎至油滚，渐渐加之，滴入水中软硬得所，方入乳香、没药各五钱，血竭、轻粉各三钱，急手搅匀，瓷器收贮。专治痈疽、发背、疔疖等毒。已破出脓者，油纸摊贴，如脓多用绢揩净，将此膏收火边略烘再贴。第三次另换一膏贴之，贴得将收口。量疮大小贴之。

败毒膏 《圣济总录》（宋）

【主治】一切痈疽及上攻下注风毒瘘疮，疼痛焮肿等疾。

【处方】巴豆和壳槌碎，六两　麻油十二两　铅丹炒令紫色，三两

【用法】上三味先将油煮巴豆，慢火养一二日，滴入水中成珠则止，滤去滓，却将其滓在一长瓶内，支起瓶一头令高，下以火烧逼，得巴豆内膏油流下，以器盛，并入前药油内，同煎搅

匀，入铅丹更熬令紫色，去火令冷，入瓷盒内密封，地孔藏七日、出火毒。以故绢摊贴之。

泥珠膏《良朋汇集》（清）

【主治】诸顽症不封口。

【处方】真麻油四两　定粉黄蜡各二两　琥珀五分　珍珠一钱　冰片三分　乳香去油　没药去油，各五分

【用法】上将香油入锅内沸之，再下蜡化开，次入定粉搅匀，拿下火待温，再入众药搅匀。入水中拔去火毒。此方救人多矣。

抵圣雄黄膏《太平圣惠方》（宋）

【主治】一切恶毒疮肿。

【处方】雄黄一两，细研　黄丹二两　乳香一分，细研　没药一分，细研　麒麟竭一分，细研　密陀僧半两，细研　麝香半分，细研　丁香半分，末　红芍药一分，锉　白及一分，锉　白蔹一分，锉　白芷一分，锉　不灰木一分，锉　槐条　柳条各一寸，冬用根夏用条　乱发水浸一日，滤出乱发，如球子大，净洗　油半斤　蜡四两

【用法】上件药，从芍药以下以油煎令白芷焦赤，滤去滓，入蜡并雄黄以下八味，不住手以柳木篦搅，候色变黑，即倾入瓷盒中，看疮大小，涂故帛上，贴之。

抵圣膏《太平圣惠方》（宋）

【主治】一切恶毒疮肿。

【处方】木香一两　细辛一两　续断一两　莽草一两　槐枝一两　木鳖子一两，去壳　柳枝一两　陈油二斤半　以上七味细锉，入油煎令烟尽，用绵滤去渣，入后诸药。

黄丹四两　密陀僧一分　蜡一两　松脂一分　野狐胆一分　乳香一分　麒麟竭一分　腽肭脐一分　阿魏一分　没药一分　麝香一钱

【用法】上件药除丹、蜡、脂外，捣罗细研。先于银锅内熬油令沸，下丹，以柳木篦搅，候变黑色即下诸药末搅令匀，于土坑内出火毒一宿。煎时切忌弄水药中。如发背每日空心酒下七粒如梧桐子大，日可三服止。更于故帛上摊贴。日二换之。

育红膏《疡医大全》（清）

【主治】肿毒疮疖。

【处方】老松香四钱　潮脑一钱　轻粉八分　银朱七分　铜绿　冰片各一分五厘　麝香一分　蓖麻仁二钱，夏日只用一钱六分

【用法】研细，重汤炖化。忌见火，任摊贴。

肿毒疮疖膏《疡医大全》（清）

【处方】当归　金银花　防

风 木鳖子 元参 生甘草 白及 石菖蒲 生大黄 连翘 生地黄各四钱 白芷四钱

【用法】麻油一斤四两同入净锅内熬枯、滤去渣，复入净锅熬至滴水成珠为度，入飞过炒黄丹八两收成膏，离火入白蜡黄蜡各二钱化尽，再将乳香（去油）、没药（去油）、轻粉各二钱（研细末）和入。任摊贴。

青金九龙膏 《丹溪心法》（元）

【主治】痈疽疮毒。

【处方】白香芷如枣大者 巴豆去壳 蓖麻仁去壳 木鳖子去壳，各一百二十个 槐条柳条各一百二十寸 乳香 没药各三钱 白矾五钱 黄丹二十两 香油三斤

【用法】上同香油煎前药，以槐柳条不住手搅，滴水中成珠，方滤去滓，再煎却下黄丹搅匀，将白矾逐时入内，后下乳香、没药搅匀，务要煎熬得法，然后收贮，摊贴，忌鸡犬见之。

青龙五生膏 《肘后方》（晋）

【主治】疗天下杂疮。

【处方】丹砂 雄黄 川芎 椒 防己各五分 龙胆 梧桐皮 柏皮 青竹茹 桑白皮 蜂房 猬皮各四两 蛇蜕皮一具

【用法】十三物切，以苦酒浸半月，微火煎少时，乃内腊月猪油三斤煎三上三下，去滓，以敷疮上，并服如枣核大。神良。（隐居效验方）云：主痈、疽、痔、恶疮等。

定痛净脓生肌膏 《外科秘录》（清）

【主治】疮疽、痈毒。

【处方】当归一两 黄芪一两 生甘草五钱 熟地一两 玄参一两 银花四两 锦地罗二两 麦冬一两 人参一两 蒲公英三两 白芷三钱 白芍五钱 花粉五钱 黄柏五钱 白蔹二钱 生地三钱 牛膝二钱 连翘三钱 丹皮三钱 沙参三钱 柴胡三钱 防己一钱 苍耳子四钱 黄连一钱 葛根三钱 苍术五钱 大黄三钱 红花五钱 桃仁二钱 地榆三钱 夏枯草五钱 白术五钱 麻油六斤

共熬数沸，去渣再熬，滴水成珠，入黄丹二斤收之。另加细末药

麝香一钱 冰片二钱 人参五钱 雄黄三钱 轻粉二钱 儿茶三钱 象皮三钱 海螵蛸三钱 乳香三钱 没药三钱 血竭三钱 三七根五钱 龙骨三钱 赤石脂五钱

【用法】各为绝细末，掺膏内贴之，奇效。

治痈疽生肉膏方《医心方》
（日安政）

【处方】茵草二两　生地黄五两　当归二两　续断一两　黄芩二两　白芷三两　甘草三两　薤白二两　猪膏一升　大黄四两

【用法】凡十物哎咀，煎三上三下，膏成，敷之。

茅胆膏方《太平圣惠方》（宋）

【主治】身体生风毒疮。

【处方】茅胆一两，茅针里面瓢是也　栀子仁一两　苦参一两，锉　黄蜡二两　清麻油七斤　腻粉半两

【用法】上件药茅胆等三味捣罗为末，先以油蜡慢火熬蜡消，入前药末并腻粉，不住手搅令匀，瓷器内盛。每取少许涂疮，日四五度用之。

又方

【处方】水银二两，并胡粉入少水研令星尽　黄连末，二两　胡粉二两，熬令黄

【用法】上件药同研令匀，用敷疮上，如疮无汁者，以面油调涂之，日二三上用之。

苦参膏《医心方》（日安政）

葛氏方，治大人小儿猝得诸恶疮不可名识者。腊月猪膏一升，乱发如鸭子一枚，生鲫鱼头，合煎令消尽，沸止内末雄黄、雌黄、苦参屑各二两，大附子一枚，令搅凝，盛器。以敷诸疮，无不瘥。

神效回生膏《奇效良方》（明）

【主治】痈疽疔毒、远近臁疮、打扑跌伤、肿毒发背、刀斧所伤、箭头在内、蛇犬所伤并皆治之。

【处方】槐　柳　桃　榆　桑　枸杞枝以上各锉长二寸者，各二十条，嫩者取皮　白芷　白及　白蔹　当归　大黄　黄柏　杏仁　赤芍药　蓖麻子去壳，以上各一两半　血竭半两　轻粉三钱　黄丹十二两　没药半两　乳香半两　雄黄半两

【用法】上先将六枝皮用清油三斤，于砂锅内文武火煎令津液净为度，滤过，却将白芷等九味锉碎下油内浸透，又用慢火煎焦，去滓，再滤过。却将黄丹分三次下，熬令黑色，滴水中不散为度。却将血竭等末，待油微温下于油内，瓷盒盛之。盖口埋土内三日，出火毒，任意摊贴。

神效疔膏方《刺疔捷法》（清）

【处方】松香二十两，用桑柴灰煎汁澄清，入松香煮烂，取出纳冷水中，少时再纳桑柴灰水中煮以白如玉为度　百草霜五两，取百草霜法：先须刮净锅底，要专烧茅柴百草，取烟煤刮下筛净

研极细，无声为度，树柴烟煤无用 去油乳香三两，研极细 白蜡二两，切为粗末 去油没药三两，研极细 黄蜡十两，刮成片 麻油六两 铜绿五两，研细过绢筛，再研无声为度。

【用法】选吉日净室焚香斋戒修合，忌鸡犬见。用桑柴火先将麻油入锅煎滚，次下松香，候稍滚再下白蜡，候稍滚再下黄蜡，候稍滚再下乳香，候稍滚再下没药，候稍滚再下铜绿，候稍滚再下百草霜，滚过数次，于锅内冷透，搓成条子，丸桂圆核大，收藏瓷器内。太老则不适用，并少功效。临用取一丸呵软捏扁，切勿见火，贴于患处，顷刻止痛，次日肿消即愈。已破烂者贴之亦可霍然。神效之速百发百中，疗疮药之至宝也。此方治人甚多，而需费无几，务望诸善人或合药或刻方，广为施送，费甚小而功甚大也。忌食荤腥、煎炒、辛辣、沸汤、大热、生冷、面食、豆腐、茄子、酒肉等物。

神效乌膏《太平圣惠方》（宋）

【主治】一切疮肿。

【处方】清油一升 黄芪一两，锉 木通一两，锉 杏仁五钱，汤浸去皮尖双仁研 皂荚一梃，不蛀者去皮子生锉 乱发如鸡子大

【用法】以上药，先以油浸一宿，明日以文火煎，待药渣微焦黑，绵滤去滓，油都入铛更煎。入腊月炼成猪脂五两，黄丹七两炒令紫色。右入前油中煎，以柳木篦不住手搅，待黄丹消尽，油面清，次下成炼松脂一两，舶上紫铆末一两，入毕，不停手搅，时时滴少许漆器上试看、凝不黏手，去火，下麝香一分，细研搅令匀，倾入瓷盒中收之。一切疮肿故帛上摊贴之。未作头者贴之当消，如已成头当自穴矣。疮肿焮痛及金疮、折伤、火灸乘热贴之即定。肠痈，做丸梧桐子大，空腹温酒下十丸。

神效血竭膏《杨氏家藏方》（宋）

【主治】痈疽发背恶疮，不问年深月浅，及软疖成脓，贴之即效。蛇虎犬蝎、汤火刀斧损伤，并可内服外贴。

【处方】香白芷 白蔹 川芎 黄蜡熔去滓净者 甘草炙，以上各四两 当归洗焙 丁香 干蟾各半两 木鳖子二十八枚，去壳 鼠头二枚，腊月者佳 绯绢一尺，烧灰 黄丹十两 室女发一两 杏仁九十八枚，研，不去皮尖 没药一两半，研 乳香二两半，研 血竭一两半，别研

【用法】上件除黄蜡、黄丹、

乳香、没药、血竭外，余药并细锉，用好酒拌，湿淹一宿，倾在铛内，入清油二斤，慢火煎，候药黑色，滤去渣，别入净铛中，慢火煎少时，即入黄蜡，候溶，次以黄丹作两次下，以柳枝不住手搅，滴入水中成珠子为度，方下乳香、没药、血竭搅匀，候冷以净瓷器收之。如患发背、未结脓者，取旧艾一小把、水三斗煮十沸。放温洗疮后，用膏子一钱分作三服，温酒化下，仍外贴之，脓即随药出。如患肠肺痈疽、恶疖，用半两分五服，甘草汤化下。妇人血癖，用膏子丸如梧桐子大，每服十丸，用生姜、地黄汁和童子小便下。破伤风并伤折内损，并用温酒下梧桐子大十丸，丸时以蛤粉衬手。

神效太乙膏《薛氏医按》（明）

【主治】一切痈疽溃烂。

【处方】玄参 白芷 当归肉桂 赤芍药 大黄 生地黄各一两

【用法】上咬咀，用麻油四十两，入铜锅内煎至药黑，滤去渣，徐入净黄丹一斤（十两）再煎，滴水中捻软硬得中，即成膏矣。

神效当归膏《薛氏医按》（明）

【主治】痈疽疮毒及汤火杖疮溃烂，最能止痛、推陈致新。

【处方】当归二两 麻油四两白蜡五钱，如用黄蜡一两尤效

【用法】先用当归入油煎至焦黑色、去渣，入蜡熔化即成膏矣。此方用蜡为君，前人每言蜡为外科之要药，生肌定痛、续筋补虚，其功不可尽述。常见善讼者，杖后随食蜡两许，饮酒一二碗，一睡之后血散痛止，轻者即消，重者虽腐溃亦易愈，可见蜡之功为大，用者不可忽之。

神效膏《圣济总录》（宋）

【主治】痈疽发背、热毒聚结、肿痛坚硬。

【处方】木通锉 甘草炙 当归炙，锉 白芷 防风去叉 细辛去苗叶 柏子仁 黄连去须 黄芩去黑心，各一分 垂柳枝锉，二两铅丹六两 蜡半两 清油一斤

【用法】上一十三味，除丹、蜡、油外，锉碎，先于油内浸药一宿，于火上煎，候白芷赤黑色、绞去滓，再煎，即下丹蜡，柳篦搅，候变黑色，滴水中成珠子，软硬得所，瓷盒盛。故帛上摊贴。日二次，以瘥为度。

神效膏《太平圣惠方》（宋）

【主治】一切痈疽发背，溃后肌肉不生，宜用此排脓生肌。

【处方】当归二两 白芷一两半 乳香三分,细研 松脂一两 川芎一两 白蔹一两半 绯帛灰半两,细研 乱发灰半两,细研 甘草一两半 黄丹十两 木鳖子三十枚,去壳 杏仁一两,汤浸去皮尖双仁炙 木香一两半 黄蜡二两 麻油二斤

【用法】上件先取油安铛内,炼令香熟,将八味药细锉,下油中浸一宿,以文火煎白芷色赤黑,则滤出,次下松脂、蜡、乳香、绯帛、发灰等,更煎令消,以绵滤去滓,都入铛中,下黄丹不住手搅,变黑色,滴在水中为珠子,膏成。用瓷器盛,每用以故帛摊贴,日二易之。

神异膏《理瀹骈文》(清)

【主治】外症,不拘已成未成、已溃未溃,皆可用。溃后不长肌肉、不合口者,神效。

【处方】大黄二两 元参 当归 赤芍 白芷 生地 官桂各一两,加川芎 羌活 防风 黄柏 首乌 牛子 桃仁 杏仁 生黄芪 木鳖仁 山甲 蛇蜕 蜂房 发团各一两 槐柳枝各半斤

【用法】油熬丹收,入乳香、没药、降香各一两,血竭五钱,麝香一钱,搅(油丹无量酌用)。

神异膏《赤水玄珠》(明)

【主治】发背痈疽、诸般恶疮疖,其效如神。治疽疾,先以麦饭石膏涂敷,俟其疮根渐收,用神异膏贴之收口。此膏随其人病深浅取效。合时不可与鸡犬猫、厌秽物见之。

【处方】玄参半两 杏仁去皮尖切,一两 露蜂房净炒一两,用有蜂儿者为妙 男子乱发洗净焙干,五钱 绵黄芪三分 全蛇蜕盐水洗焙,五钱 黄丹飞细,五两

【用法】上用真麻油一斤,用发入银铫,文武火熬,候发焦熔尽,以杏仁投入,候变黑色,用好绵滤去渣,再将所熬清油入铫内,然后入玄参、黄芪慢火熬一二时取出。铫子安冷炉上半时久,火力稍息,旋入蜂房、蛇蜕二味,将柳枝急搅,却移铫于火上,不住手搅,慢火熬至紫黄色,用绵滤过,复入清油在铫内,乘冷投黄丹急搅片时,又移铫于火上,以文武火慢熬,不住手以柳枝搅千余转,候药油变黑色,滴水中凝结成珠,则膏成。若珠子稀再熬少时,必候其得所,然后瓷器内收封、待用。或恐偶然火熬太过,稍硬难用,却将少蜡熬麻油在内,以瓷器盛、

封盖，于甄上蒸，乘热搅调、收用。膏药熬成了，须连所盛瓷器置净水中，出火毒一昼夜，歇三日方可用。日换水二次、夜换一次。熬此膏药，极难于火候，须耐烦看火紧慢，火猛则药中火发，不特失药性，又伤人面目，救助不及，千万谨戒。膏药方甚多，不下数十，治疽之神，无出此方，千金不换。杖疮尤妙。

附方　麦饭石膏方（又名鹿角膏）《赤水玄珠》

【处方】白麦饭石其石颜色黄白如麦饭团者，研细末听用　鹿角要生者自解者不用，截作二三寸长，炭火内煅，令烟尽为度，研为细末　白蔹为细末

【用法】上将麦饭石用炭火煅红，以好米醋淬之，如此煅淬十次，研为极细末，每用二两。

白蔹末二两，鹿角灰末四两，同入乳钵乳令无声方有效验，若研不细，敷上作痛，若研得极细，如眼药一般，极能止痛、排脓、收口。

量药末多寡，用经年好米醋入银石器内煎令鱼眼沸，却旋旋入前三味药末在内，用竹篦子不住手搅熬一工时久，令稀稠得所，倾出瓷盒，候冷，以纸盖密，勿惹尘灰。每用时先用猪蹄汤洗去痈疮上脓血至净，以故绵拭干，以鹅翎拂药膏涂敷四围。凡有赤处尽涂之，但留中心一窍如钱大，以出毒气脓血。如疮未溃，能令内消，如已溃，则排脓如湍水，逐日见疮口收敛。如患疮久、肌肉腐烂、筋骨出露，用净布片涂药以贴疮上。但肉膜总穿，亦能取安。洗疮勿以手触动嫩肉。仍忌口气及有腋气之人并月妇皆令忌之。此方但得好带盖鹿角、好麦饭石，精虔修合，胜用他药多矣。仍可熬取好米醋一大碗，候逐日用药于疮上，俟干便以鹅毛蘸醋拂润，勿令紧也。初用须一日一洗换，十日后两日一换。

神授膏《理瀹骈文》（清）

【主治】无名肿毒、痈、疔、疮疖，均妙。

【处方】黄柏　赤芍　红花　乳香　没药各五钱　生地　当归　白芷各四钱　蓖麻仁二钱　马前子七个　蝉蜕三钱　蜈蚣十条　蛇蜕一大条　全蝎十五个　男发一团

【用法】麻油熬，铅粉收，贴。此方共研末入铅粉（炒）二两和匀，掺膏贴亦妙。

神应万验膏《疡医大全》（清）

【主治】贴一切无名肿毒、

大疮恶疽，无论已破未破，不过三两张即可收功。每张用过以冷水洗去脓血仍可再贴，每张量毒轻重用之。俱有神效。

【处方】桃枝　柳枝　杏枝　桑枝　槐枝截作寸许，各二两　用真麻油二十四两小炭火熬滚，将枝次第入油熬枯成炭，滤去渣，再入人头发（男女各半，洗净），油腻一两五钱（炸枯），再入象皮（剪碎，五钱）炸化，再入大栀子（一百个，逐个捻破），入油内离火浸一炷香，再用微火炖一炷香，再用大火做成炭，取起冷定，用夏布滤去渣，再入净锅内。称准每油二两入炒过黄丹一两，熬至滴水成珠不散，离火一刻，再入后药：真硇砂（透明白亮者）、血竭、儿茶各二钱，乳香二钱

【用法】研细拌入膏内，坐冷水中，稍凉取起，用水湿手捻百下，使各药和匀，埋土内五日去火毒。用时以井华水浸半日，捻成片，放布上，热汤熨化贴。

神应膏《外科集要》（清）

【主治】一切外证诸疮。

【处方】蛇蜕三条　发灰　乳香　没药　血竭各一两　当归　防风　羌活　独活　木鳖各八两

【用法】以上油一斤加猪脊髓、柳槐枝熬油焦黑，去渣净，加黄丹半斤收膏用之。

神应膏《医学入门》（明）

【主治】诸般痈肿疔毒。外科神药。人多忽之。

【处方】香油一斤，入乱发一团鸡子大于铫中，文武火熬至发枯，入杏仁一两，再煎枯黑，滤去渣，入黄芪七钱半，玄参五钱，熬一二时久，住火，候火力稍息，入带子蜂房一两，蛇蜕五钱，以柳木不住手搅，慢火熬至枯黑，滤去渣，入黄丹五两，不住手搅匀，滴水成珠、不软不硬。

【用法】瓷器收贮。随意摊贴。

神圣膏《太平圣惠方》（宋）

【主治】发背、痈疽、疮肿结硬、痛不可忍。

【处方】木香一两　雄黄一两，细研　桂心一两　赤芍药一两　当归一两　人参一两，去芦头　附子一两，去皮脐　丁香一两　白芷一两　黄芪一两　没药一两　川芎一两　防风一两，去芦头　甘草一两　沉香一两　细辛一两　乳香一两　白檀香一两　甘松香一两　蜡二两　松脂一两　垂柳枝三两　柏枝三两　黄丹一斤　清麻油三斤

【用法】上件药并细锉，先煎油沸，下甘松、檀香、柳、柏枝，以慢火煎半日，色赤黑滤去渣，下诸药，文火煎，候白芷色黑，滤出，下蜡、松脂令消，以绵滤过，净拭铛，却下药油，入黄丹复着火煎，不住手搅，候变色黑，滴水中如珠子，即膏成。瓷盒盛。帛上摊贴。每早晚换之，瘥为度。

神圣膏药《儒门事亲》（金）

【主治】一切恶疮。

【处方】当归半两　没药三钱　白及二钱半　乳香三钱　藁本半两　琥珀二钱半　黄丹四两　木鳖子五个，去皮　胆矾一钱　粉霜一钱　黄蜡二两　白胶三两　巴豆二十五个，去皮　槐柳枝一百二十条，各长二寸　清油一斤

【用法】先将槐柳枝下油内煎焦取出，次下余药，煮得极焦，亦捞出，却将油澄清，再熬成膏子，用绯绢上摊贴之。黄丹、没药、乳香、琥珀、胆矾、粉霜等药，研为细末，在澄清药油再熬时逐次加入，搅匀成膏。

附方

【处方】保生锭子　金脚信二钱　雄黄三钱　轻粉三钱　硇砂三钱　麝香一钱半　巴豆四十九粒　蟾酥一钱

【用法】共为细末用黄蜡五钱溶开，将药合成锭子。冷水浸少时，取出捏作饼子如钱眼大，将疮头拨开，每用一饼，次贴神圣膏，后用托里散。若疮气入腹者，服破棺丹（世传疗疮必有一条红线，可针红线所至之处，出毒血、乃敷药）。

（汤剂托里散）芪、朴、芎、防各二两　橘、芷、翘各二两二钱　芍、桂、草、参各一两　归、术、香、乳香、没药各半两

为细末，每服三钱。酒一大盏，煎二三沸，和渣温服。

（破棺丹）大黄二两半，半生半熟　甘草　芒硝各一两

为细末，蜜丸弹子大，每服半丸，食后温酒化下或童便半盏研化了，忌冷水。

神膏方《外科秘录》（清）

【处方】金银花八两　蒲公英八两　木莲藤八两　真麻油三斤同煎至黑，滤去渣，入黄丹十二两　乳香三钱　没药三钱　松香三钱

【用法】成膏去火毒，摊贴神效。

此膏不论阴阳痈疽皆可贴之，再加后细末药方妙。

附方　阳毒末药方

【处方】冰片一钱　麝香二分　白芷三钱　五灵脂二钱　三七根五钱　洋参三钱

【用法】为极细末，掺入膏药贴之。

附方　阴疽末药方

【处方】肉桂三钱　冰片三分　人参一钱　丹砂三钱　紫石英三钱　儿茶三钱　五灵脂二钱

【用法】各为细末，掺于膏内。

神黄膏《肘后方》（晋）

【主治】恶疮、头疮、百杂疮方。

【处方】黄连　黄柏　附子　雄黄　水银　藜芦各一两　胡粉二两

【用法】七物细筛，以腊月猪脂一斤和药，调器中，急密塞口，蒸五斗米下，熟出，内水银，又研令调，密藏之。有诸疮，先以盐汤洗，乃敷上，无不瘥者。《隐居效验方》云：此膏涂疮，一度即瘥，时人为圣。

神水膏方《太平圣惠方》（宋）

【主治】小儿恶疮。

【处方】密陀僧半两，细研　栝楼根半分　淀花半分　丁香半分　附子半分，去皮脐　麝香半分，细研

茛菪子半合，水泡去浮者　皂荚一梃，去皮子　防风半分，去芦头　朱砂半分，细研　土花硝一分　沙参半分，去芦头　人参半分，去芦头　川芎半分　龙骨半分　槟榔半分　桂心半分　清麻油一斤　黄蜡二两

【用法】上件药捣罗为末，先取油入铛中，下诸药末，以慢火煎三两沸，后下黄蜡令消，次下麝香搅令匀，膏成，以瓷盒中盛。但小儿疮不识者，涂于故帛上贴之，不过三五上去除根本。

活络内灸膏《奇效良方》（明）

【主治】闪朒筋骨，一切无名肿毒疼痛。

【处方】当归　黄芪　白芷　芍药　半夏　木鳖子　铜青各一两　白胶香一斤半　乳香　没药各一两　麻油一斤

【用法】上将前六味锉碎，入油内熬至白芷焦色，滤去滓，下白胶香煎至黑色，次下乳没、铜青末搅匀，用时随疡大小，厚纸摊贴患处。

独蒜膏《卫生鸿宝》（清）

【主治】无名肿毒、疮疖，并风湿作痛。

【处方】独蒜端午时以四十九个

【用法】用麻油一斤熬焦，去蒜，入飞过东丹六两再熬至滴

水成珠，即成膏药。

指甲膏《神验良方集要》（清）

【主治】疗疮、鼠疮、诸疮，并一切无名肿毒，神效异常。

【处方】人指甲一两，逐日收贮，以黄豆拌不枯　人发一两　谷节草二两，马嚼过者更佳

【用法】上药入茶油一斤浸一月，熬油以甲、发、草三者枯焦为度，沥渣，入净白蜡熔化成膏。若加冰片、麝香少许更佳。

洞天鲜草膏《外科正宗》（清）

【主治】阳毒，夏天热疖尤妙。

【处方】壮年头发一斤　牛蒡子　甘菊　苍耳以上俱用新鲜根叶，各一斤　金银藤　马鞭草　仙人对坐草以上亦用新鲜者，各一斤　白芷　甘草　五灵脂　当归各半斤

【用法】先用菜油三斤将头发入锅熬枯、去渣听用。再以菜油十斤同牛蒡等各鲜草熬枯、沥出，再入白芷等药熬枯、出渣，用绢滤净，并入发油内。共秤准斤两，每药油一斤用当日炒透桃丹七两，徐徐投入，随熬随搅，熬至滴水成珠，以两指取膏为丸、而丸不黏指为度。掇下锅来，候稍温，倾入水中扯拔数十次，即可贴用。

胡粉膏《太平圣惠方》（宋）

【主治】一切痈疽发背，疼痛不止。

【处方】胡粉四两　油半斤　蜡二两半　乳香半两，细研　麝香一钱，细研　没药半两，细研

【用法】上件药，以文火煎令油熟，下胡粉，后下蜡，临成下乳香、麝香、没药，搅勿住手，待似星花上来即住。以瓷器盛。于故帛上涂贴，日二换。

胡粉膏《外台秘要》（唐）

【主治】疗痈疽始作便坏、热毒发疮膏。

【处方】羊髓一两　甘草二两　胡粉五分，一法五两　大黄一两　猪膏二升

【用法】上五味切，合膏髓煎二味烊，内甘草、大黄三上三下，绞去滓，内胡粉搅令稠，敷疮上日五度。

金锁比天膏《理瀹骈文》（清）

【主治】外症诸疮，已未破，并用葱椒汤洗净贴。初起毒盛，将膏剪去中心，留头出气，不必揭起，一膏可愈一毒。

【处方】紫花地丁　刘寄奴　净野麻根　苍耳草连根叶子　豨莶草各一斤　山甲一斤　蟾皮一百张　麻油十二斤，内分四斤煎山甲，余药入

八斤油内,加老酒、葱汁各二碗,熬膏,煎山甲油及余药油,待药枯滤净渣,炒黄丹收下　牙皂　五灵脂　大黄末,各四两　白胶香三两

【用法】上药搅匀。此(汇精)验方。

疮肿风湿筋骨膏药《疡医大全》(清)

【处方】桐油八两　嫩松香白者,一两　西朱上好者研,四两　黄丹飞炒,四两　葱汁　姜汁各一茶盅　乳香去油　没药去油,各一两,研　百草霜一升五合,筛

【用法】先煎桐油四五滚,下松香又十数滚,下葱姜汁再三五滚,下西朱再四五滚,下黄丹离火,再下乳没,再下百草霜,搅匀收藏。任摊贴。

疮毒软膏《肘后方》(晋)

【主治】猝发丹火;恶毒疮。

【用法】腊月猪膏一升、乱发(如鸡子大)、生鲫鱼一条(熬令消尽),又内雄黄、苦参末各二两,大附予一枚(末),搅令凝。以敷诸疮,无不瘥。

绛珠膏《医宗金鉴》(清)

【主治】溃疡诸毒,用之去腐、定痛、生肌甚效。

【处方】天麻子肉八十一粒　鸡子黄十一个　麻油十两　血余五钱　黄丹二两,水飞　白蜡三两　血竭三钱　朱砂二钱　轻粉三钱　乳香三钱　没药三钱　儿茶三钱　冰片一钱　麝香五分　珍珠三钱

【用法】上将麻油炸血余至焦枯,加麻子肉、鸡子黄再炸枯去渣,入蜡候化离火少时,入黄丹搅匀,再加细药和匀收用、摊贴。

方歌:绛珠化腐主生肌,麻肉鸡黄油血余,丹蜡竭砂轻乳没,儿茶冰片共珍珠,研细和匀随症用,乳岩须要入银朱。乳岩加银朱一两。

珍珠膏《家庭至宝》(民国)

【处方】白胶香二两　镜砂一钱　血竭花一钱　黄蜡三钱　川占一钱　官粉一钱　台麝四厘　樟脑三钱　白矾三钱　梅片一钱　松香五钱　珍珠五分

【用法】共为细末,以锅蒸之始熔化,拌匀用之。勿使火气。

珍珠象牙膏《寿世保元》(清)

【主治】顽疮恶毒(年久不愈,多有腐骨在内,先用贝母浓煎汤洗净,刮去腐肉,用刀拨去腐肉,或用蜣螂脑子五六个捣烂敷上,其骨即出。然后用人言五厘研细末,入黄铜灯盏内用好醋

一小盅，慢火熬干收起，过三日即生出铜绿来，研极细，用鸡翎蘸药扫疮上，即痛出水，腐肉去净，然后用后药）。

【处方】珍珠用豆腐一块切两片将珠铺在内，两片合住缚定入水煮三炷香为度，研细末，一钱　象牙末一钱　天花粉末，五分　官粉末，一钱　白蜡一钱　香油五钱

【用法】上共合一处，入碗内重汤煮化，澄成膏，纸摊贴患处。神效。

栀子膏方《太平圣惠方》（宋）

【主治】小儿瘫疮。

【处方】栀子仁一两　川升麻一两　犀角屑三分　蛇衔草一两　蓝叶五合，切　生地黄二两　黄芩一两

【用法】上件药细锉，以猪脂一斤半同入铛中，于微火上煎十余沸，滤去滓、膏成，于瓷盒中盛。涂于故帛上，贴之。

枯骨散《太平圣惠方》（宋）

【主治】恶疮积年不瘥不痛，令人心痒方。

【处方】枯骨（多年者）

【用法】上件药捣罗为末，以酥调涂疮口，内外上掺此药，不过三五度疮虫便死，其疮即瘥。

膏药方

【处方】金银花一斤　生地黄八两　当归三两　川芎二两　牛膝一两　丹皮一两　麦冬三两　生甘草一两　荆芥一两　防风五钱　黄芪三两　茜草根五钱　人参五钱　玄参五钱

【用法】用麻油五斤煎数沸，将药渣滤去，再熬，将成珠，再入后药，广木香一两　黄丹二斤炒过（飞去砂）　没药一两　血竭一两　象皮（为末）五钱　麝香一钱　各为细末入油中少煎，藏瓷罐内候用。每膏约两余。若系背痛，须用二两以上。

应用膏《疡科心得集》（清）

【主治】疔、疽、流注、腿痈穿溃者，用此。

【处方】当归　连翘　白及　白蔹　大黄　山栀各八钱　官桂二钱　苍术　羌活　天麻　防风　黄芪　荆芥　川甲　甘草　芫花各六钱　方八　蓖麻子　小生地各一两

【用法】用真麻油二斤入药，文武火熬枯，滤去渣再熬至滴水成珠，称每净油一斤春秋下淘丹五两，冬四两，夏六两收成膏，后下乳香、没药末各一两搅匀，摊用。

沥青膏《和汉药考》

【主治】发阴症肿物，吸脓。

【处方】沥青油　香油各八钱
松脂　牛油各五钱　蜜蜡二钱

【用法】在五味入瓦锅、熬、
搅、熔化，去滓用之。

灵应膏《杨氏家藏方》（宋）

【主治】诸般疮疖、消肿定
痛。

【处方】蓖麻子（去壳研）
当归（洗焙切）　木鳖子（去壳研）
郁金（锉）　香白芷（锉）　草乌
（头炮制去皮脐）　甘草（锉炒）
大黄（锉）　赤芍药（锉）　自然
铜（火醋淬研）　白僵蚕（取末）
苏方木（锉）　白及（锉）　白蔹
（锉）以上十四味各一两　黄丹六两
乳香（别研）一钱　没药（别研）一
钱　麻黄（去根节）　天南星（锉）
沥青（别研）　定粉（别研）以上四
味各半两　葱白十茎　麻油二斤

【用法】上件除没药、乳香、
黄丹、僵蚕，将余药入油内熬令
诸药赤黑色，然后滤去诸药，次
将没药等四味研令极细，徐徐下
入油内，用槐柳枝各十条长五六
寸不住搅，渐加火熬，令滴入水
中不散成膏子为度。每遇患者量
痈肿大小摊贴。日一易。

纸糊膏《经验灵方汇编》（民国）

【主治】诸疮、脚气、止疼
圣药。

【处方】全蝎百个（香油炸）
珠子八个　蜂蜡三两　紫草块一两
白芷五钱　牡蛎粉三钱　好香油八
两

【用法】先用香油将各药熬
煎、去渣后，下珠子使油熬化为
度。用油纸摊成膏药，贴之。

纸膏方《神验良方集要》（民国）

【主治】手爬疮并妇人裙边
疮。

【处方】乳香　没药　儿茶
山药各一钱

共研极细末又加黄蜡五钱
白蜡三钱

【用法】用麻油二两同药熬
化，将无灰纸十张照疮大小剪
就，投于药汁，取出晾凝，须将
疮洗净贴之。每对昼揭去里层，
余仍贴上，不数次即愈。

没药膏《杨氏家藏方》（宋）

【主治】痈疽、恶疮久不瘥、
活血拔毒、生肌止痛及贴灸疮。

【处方】乳香（别研）　没药
（别研）　血竭（别研）三味各一钱
木鳖子（洗焙细锉）　当归（洗焙细
锉）　杏仁（去皮尖锉已上三味）各
半两　乳油头发二两　黄丹六两

麻油一斤

【用法】上先将麻油于石器中炼令熟，除乳香、没药、血竭、黄丹外，余药一时入油内，慢火煎令黄焦发脆，油可耗去三四分，绵滤去滓，再熬热，下黄丹，以柳木篦子十数条更互不住手搅，候黑色、滴于水中成珠子，软硬得所，下研者药三味搅匀，瓷盒内盛。置阴地上，以盆覆，出火毒。临时摊于纸上、贴疮。日一换之。

芜荑膏《本草纲目》（明）

和猪脂捣涂热疮，和蜜治湿癣，和沙牛酪或马酪治一切疮。芜荑为末。

金丝万应膏《疮疡经验全书》（宋）

【主治】此膏治痈疽发背、诸肿毒，定痛追脓、生肌长肉、收敛疮口，并治闪腰扑损、坠高落马、筋骨疼痛、皮肉青肿，并治之。此膏天下魁首，其妙无穷，宝之宝之。

【处方】大黄一斤 贝母半斤 草乌二两 地骨皮四两 黄芩 黄连 黄柏 天花粉各一两 小蓟 大蓟 赤苡 白蔹 马鞭草 威灵仙 白及 赤芍药 肉桂各五钱 玄参 细辛各三钱 当归 川芎 白芷 刘寄奴 牡丹皮 苏木

红花 蜂房 血余 马勃 良姜 续断 桑寄生 木鳖 无名异 桃仁 连翘 金银花 乌梢蛇 金毛狗脊 象皮 羌活 独活 仙灵脾 青皮 五加皮各一两 地龙三十条 白芷 防风 黄芪 姜黄 蛇蜕十条 山甲 虾蟆 血见愁 僵蚕 半夏 龟板 乌药 皂角刺 天麻子 地榆 艾叶 苦参 南星 牙皂 甘松 山奈 藁本 骨碎补 全蝎 麻黄 蜈蚣二十条 蝉蜕 五倍子 清风藤 何首乌 白鲜皮 木通百合各一两

【用法】以上用真麻油二十斤，春浸十日、夏浸五日、秋浸十五日、冬浸一月，文武火煎熬，旋加桑枝、柳、槐枝各二斤，凤仙梗、豨莶草、益母草、芋芋活、见肿消等草各少许，新鲜者有水气，缓缓下之，若骤下则油泛上发浮，慎之慎之。待药煎黑，滤净渣，入油瓷瓶中。此药必用丝绵衬麻布滤方精制。再入锅内慢火煎油，滴水不散为度，春夏明净松香一斤下油二两，柳枝搅匀，俟略温，旋下乳香、血竭、没药各一两，麝香一钱，初春天气尚寒，每斤再加油半两，秋初亦如之。冬月严寒松香一斤下油四两，细药同煎，搅至不黏手为度。倾入水中，多令人蘸水炼如黄金色，再入水中浸三日，出火毒，任用。

附方　炼松香法

松香不拘多少入净锅内煎熬，柳棍搅之，俟其烊化，将稻草滤净渣。俟冷结成块，取出任用。其砂石、木屑俱在柴中矣。以前煎过油内加天鹅油，每药油一斤加鹅油一两，使诸药味透入骨髓。凡煎膏药须随四时，以意消息。

附方　制黄丹法

黄丹先炒黑色，倾入缸内，用滚汤泡之，再浸凉水满缸，时时搅之，浸一宿、水飞，再翻一器内澄其细者，断其杂砂者，净细好者晒干，方研极细如尘，水气尽、方可用。

拔疔散膏方 《良方集腋》（清）

【主治】疔毒，以一丸呵软，捻扁，贴患处，即黏着不脱。

如非疔贴上不黏着。顷刻止痛，次日肿消即愈。已走黄者贴之，亦必豁然。

诚疔疮之至宝也。贴后忌荤腥、辛辣、沸汤、大热生冷、发物、茴食、豆腐、茄子、黄瓜、酒，忌水洗，忌恼怒，大忌房事。

【处方】白蜡二两（切片为粗末）　乳香三两（去油研极细）　黄蜡十两刮（为粗片）　没药三两（去油研极细）　铜绿五两（研细过细筛再研至无声为度）　百草霜五两（研细过绢筛再研至无声为度）　松香二十两（用桑柴灰煎汁澄清入松香煮烂取出纳冷水中少时再纳灰水中煮以色白如玉为度）　麻油六两

【用法】上药先将油入锅内煎滚，次下制好松香稍滚，三下白蜡稍滚，四下黄蜡稍滚，五下乳香稍滚，六下没药稍滚，七下铜绿稍滚，八下百草霜滚过数次，于锅内冷透，搓成条子，丸如桂圆核大，藏瓷器内。勿令泄气。

拔毒膏 《准绳》

【主治】肿毒。

【处方】马齿苋　猪膏脂石蜜各等分

【用法】共熬为膏，摊纸上或布上。贴于患处。

乳香膏 《圣济总录》（宋）

【主治】一切痈肿疮疖。

【处方】清油一斤　皂荚五握（枚）（去皮锉）　葱白五握（茎）（锉）铅丹团粉各六两　松脂四两　乳香一两　当归一两　桂心一钱

【用法】上九味先将清油于

铫子内慢火煎热，入皂角、葱白、桂心、当归煎令黄赤色、滤去滓，后下松脂、乳香，沸，下粉、丹同熬成膏，滴在水碗中成珠子，于瓷盒内盛，以故帛上摊，每日早晚换之。

乳香长肉膏《疮疡经验全书》（宋）

用金丝膏药油一斤加象皮一两，凤仙梗五钱，再煎去渣，入天鹅油五钱，另加黄、白占各二钱，血竭、乳香、没药各三钱，麝香一钱。常法煎成膏。

青叶膏《和汉药考》

【主治】吸诸疮脓水。

【处方】香油二合　烟草（自然汁）　蓖麻子叶（自然汁）各一合　植叶二十枚（锉）　蜜蜡一两六钱

【用法】上香油、自然汁、青木叶共入瓦锅煎水气尽，去滓，下蜡熔化。

夜于膏《医心方》（日安政）

【主治】风热毒肿结赤。

【处方】夜于二两　商陆（切）一升　防己四两　升麻三两

【用法】四物切以猪脂三斤微火煎，商陆焦黄，绞去滓，以摩病上。

苦楝膏《太平圣惠方》（宋）

【处方】苦楝树根皮

【用法】上烧为灰细研如粉，

疮湿即干敷之，如疮干以猪脂调涂之。兼治小儿秃疮等。

神效千捶膏《医宗金鉴》（清）

【主治】此膏专贴疮疡、疔毒，初起贴之即消，治瘰疬连根拔出，大人臁疮、小儿瘑痧头等证并效。

【处方】土木鳖（去壳）五个　白嫩松香拣净四两　铜绿研细一钱　乳香二钱　没药二钱　蓖麻子七钱（去壳）　巴豆肉五粒　杏仁去皮一钱

【用法】上八味合一处，石臼内捣三千馀下，即成膏。取起浸凉水中，用时随疮大小，用手捏成薄片，贴疮上，用绢盖之。

方歌：千槌膏贴诸疔毒，瘰疬臁疮瘑痧头，木鳖松香铜绿没，蓖麻巴豆杏仁投。

神膏《疡科选粹》（明）

【主治】诸般肿痛毒、跌打损伤、痈疽发背俱效。

【处方】阿魏六钱　麝九分　甘草三两　川乌三两　草乌三两　甘松三两　雄黄三钱　朱砂三钱　桐油三斤　胡椒一两　密陀僧一斤三两（研极细末）

【用法】先将桐油熬至三四滚，下甘草、川乌、草乌、甘松再煎一二沸，滤去渣，次下细药末，一滚即止。

神明膏《杨氏家藏方》（宋）

【主治】痈疽发背、一切疮肿、跌扑损伤、汤火金疮并皆治之。

【处方】栝楼一枚（去皮穰只取仁子） 赤芍药 甘草（微炙） 黄芪 杏仁（汤浸去皮尖） 香白芷 当归（洗焙） 桃仁（汤浸去皮尖）以上七味各一分 人参（去芦头） 川芎 苍术（米泔浸一宿焙） 桑白皮以上四味各一分 沉香 零陵香 藿香叶（去土以上三味）各半两

【用法】上件并锉细，用清麻油十五两浸药四十九日，候日满先倾油入银锅中，慢火炼令香熟，放冷却入诸药，以文武火养一日，候药色半焦滤去滓，却用鹅梨三枚取汁、黄蜡一两半，麝香一分细研，并入药内重炼，候油不滚起乃成膏也。用新绵滤过，待冷入研细生龙脑一分搅匀，入新瓷器中盛之。若内伤，用药一钱酒化服。口疮、含化少许。恶疮多年不生肌者先以葱汤洗净，用药敷之。鼻内有肉铃子者，以纸捻蘸药点之，一日可取下。干湿癣风痒顽麻，并以药摩之。

赵府膏《景岳全书》（清）

【主治】专贴疼痛肿毒。

【处方】干虾蟆三个 全蝎 僵蚕各一两 蜈蚣四条 斑蝥四十个 商陆根一两六钱 花椒一钱 童子发六分 鸡内金二个 槐枝三寸长者四十根 儿茶 乳香 没药 血竭 龙骨 黄占 白占各五钱 麝香一钱

【用法】上用麻油二斤煎，飞丹收。（约十三两）

咬头膏《外科图说》（清）

【主治】疮疡已成未破贴之。

【处方】麻油半斤 益母草一两 乱发五钱 天麻子仁三十粒 白芷 江子肉二十一粒 全蝎七枚 斑蝥二十一枚 桃 柳 槐枝各二钱 官桂一钱

【用法】文武火熬药黑，滤净后，入黄丹四两，乳香、没药各一钱，麝香、粉霜、信石、铜青、雄黄各五分，柳枝搅成膏为度。

珊瑚聚宝膏（朱砂膏）《神验良方集要》（清）

【主治】痈疽、疔疮、瘰疬、无名肿毒、一切臁疮、黄水湿疮、流注、烂朽湿疮、石疽、硬疖，无不神效。

【处方】真麻油二十两 山甲

二十四片（要尾上甲片） 木鳖肉七个（打碎） 蓖麻肉一两（敲破） 当归五钱 潮脑三钱 全蝎四个

【用法】上共麻油七味，将蓖麻等六味入麻油内浸五日，入锅内熬煎，直至各药焦枯，用细绢滤去渣、干净，再将药油复熬滚，乃下真水粉三两，银朱四两，白蜡二两，搅三百遍，将锅离火片时，再下鲜蟾酥八钱，又搅百遍，候将冷，再下麝香一钱，急搅五百遍，则膏成矣。

秘制鲫鱼黑膏药《外科明隐集》（清）

【主治】绵溃无名等疮，化毒消腐，无不效验。

【处方】活鲫鱼五尾 疥虾蟆五个 血余一两 巴豆二钱 木鳖子五钱 香油一斤半

【用法】将虾蟆、鲫鱼、血余煎枯成炭，再去净渣，以文武火煎至白烟叠起，滴水成珠，筛入炒章丹七八两，下火再入巴豆，木鳖二面搅匀。以油纸摊贴。

热疔神效膏《疡医大全》（清）

麻油四两熬成珠，再入松香末四两，炒黄丹二两搅成膏，摊贴。

恶疮膏《千金方》（唐）

治恶疮十年不瘥，似癞者

方。蛇蜕皮一枚烧之末下筛，猪脂和敷之。醋和亦得。

浸淫疮膏《医学入门》（明）

初生甚小，先痒后痛，汁出浸淫，湿烂肌肉，延至遍身。若从口发出流散四肢者轻，从四肢发生然后入口者重。用苦楝根晒干煅存性为末，猪油调敷。湿则干掺。先用苦参大腹皮煎汤洗之。

硇沙膏验方《万病医药顾问》（民国）

【主治】去瘀软坚、消肿止痛，治痈疽发背、对口疮毒、痰核瘰疬、乳疖、流注流痰、无名肿毒，未成即消，已成即溃。

【处方】用桑、杏、槐、柳、桃嫩枝各三尺，浸麻油十斤中三日，再入栀子六百个、山甲六两，童子发四两盐水洗，慢火煎枯、去渣、纳飞过黄丹一百两（六十两）收成膏，候微温再入沉香二两（身上护燥勿见火）、儿茶二两，血竭三两，琥珀一两，象皮一两（切片微炒）、梅片五钱，麝香五钱，硇砂四两，共研极细末和入膏内搅匀，隔水炖化，贴之。

（附注）此膏忌火，因硇砂见火则力薄。疔疮忌用，犯之走黄。

（浅解）此膏能清热解毒、散结行滞、消一切痈毒，有神效。

附　煎膏药总诀

干药一斤用油三斤，鲜药一斤用油一斤零。每净油一斤用炒丹六七两收。药多须分两起下丹，免火旺走丹也。凡用牛皮胶须用酒蒸化，俟丹收后，搅至温温，以一滴试之不爆方下，再搅千余遍令匀，愈多愈妙。勿炒成珠，珠无力，不黏也。

清凉膏《外科传薪集》（清）

【处方】桐油一斤　菜油一斤　铅粉一两　头发二两

【用法】用油熬至发尽，去滓，下铅粉搅匀，下黄丹十二两收膏。加糁药贴各科病症。

清凉膏《景岳全书》（清）

【主治】一切疮疡，溃后宜用之。

【处方】当归二两　白芷　白及　木鳖子　黄柏　白蔹　乳香　白胶香各五钱　黄丹五两　净麻油十二两

【用法】上用油煎前六味，以槐柳枝顺搅，油熟，丹收，然后下乳香等。

清明膏《经验灵方汇编》（民国）

【主治】专能拔毒消结，去腐生肌。凡火毒恶疮、红肿高大者、无论生在何处，用此膏贴上，初起可令消化，已溃可速愈。妇人乳疮效力更大。唯各处阴疽，皮肉不变、不红不肿者，万不可贴。因此膏宜于阳，不宜于阴也。孕妇小儿无忌。药方列下。

【处方】公花椒（即不开口者）一两（研）　官粉十二盒　五味子（研）一两　漳丹十八两　香油三斤

【用法】用向东南柳条约三寸长者四十九节，采柳条时节，在清明前后，以柳条气足尚未发芽为佳。先把柳条入油内熬枯、取出。将以上药并入锅内熬之。熬至滴水成珠，即成膏矣。

黄芪膏《外台秘要》（唐）

【主治】疗痈疽生肉。

【处方】黄芪　细辛　生地黄　蜀椒　当归　芍药　薤白　白芷　芎䓖　丹参各一两　猪膏一升半（腊月者）　甘草　苁蓉　独活　黄芩各一两

【用法】上十五味，以苦酒一升二合，夏月渍一宿，冬月二宿，微火煎三沸，酒气尽成，敷之。

商陆膏《神验良方集要》（清）

【主治】一切痈疽恶疮，以

及无名肿毒、痞块、血块并气痛贴之更效。疯损加胡椒末，痰核加樟脑末。

【处方】干商陆二十四两（白者佳） 白芷 独活 皂角刺 甘草各二两 防风一两五钱 山甲四钱

【用法】用净麻油六斤浸药，春五、夏三、秋七、冬十日，再入锅熬，候药枯浮起、捞去，少冷，用布沥去渣，再用火熬，以起白烟、滴水成珠为度。先用密陀僧三斤捶碎极细，复入乳钵内研至无声，缓缓以筛筛至锅内，用柳条不住手搅成膏不散，方住火，收贮瓷钵内。候火气退尽再用。

排脓止痛膏《太平圣惠方》（宋）

【主治】一切痈疽发背，溃后日夜疼痛。

【处方】油一斤 当归一两半 白芷一两 桂心三分 芍药一两 藁本一两 细辛三分 密陀僧一两（细研） 黄丹三两 麝香一分（细研） 鹿角胶一两半 蜡三分 朱砂一两（细研） 盐花一两 腻粉三分 乳香三分（细研）

【用法】上件药，先取油安铛内炼沸。当归等六味细锉下入油中，煎白芷赤焦色，绵滤去渣，净拭铛中，油都安入铛中，依前慢火煎，下蜡并黄丹，不住手以柳木篦搅，候色黑，次下密陀僧、鹿角胶、盐花，次下腻粉，次下乳香，次下朱砂、麝香等，慢火熬搅，候药黑光，即滴入水内、如硬软得所，药成。入钞锣中，待凝冷，即于净地上安一宿，以物盖、出火毒，每用故帛上摊贴，日再换之。

惊毒掩《证治准绳》（明）

【主治】疮疖初发，掩上即退，已成速破。

【处方】葱根七个 木鳖子七个 白芷三个 巴豆十四个 黄丹二两 香油四两

【用法】上先用油入前四味武火熬，用柳木篦搅，以白芷焦黑为度，用绵滤去渣，再入铫用文火熬，却入黄丹，熬令紫黑色，成膏为度。治诸般疮疖，去脓收疮口。

敛疮膏《本草纲目》（明）

猫头一个煅研，鸡子十个煮去白以黄煎出油，入白蜡少许调灰敷之，外以膏护佳，神妙。

蛇蜕膏《千金翼》（唐）

【主治】恶疮十年不瘥，似癞者方。

【处方】蛇蜕皮一枚

191

【用法】上一味烧之末下筛，以猪脂和敷之良。

蛇床子散方《太平圣惠方》（宋）

【主治】不识恶疮或溅溅状者。

【处方】蛇床子半两（末）硫黄半两（细研）　水银半两（以少熟枣瓤研令星尽）

【用法】上件药都研令匀，以腊月炼成猪脂调如面脂，先以楮根煎汤洗疮，拭干涂之。

蛇床子膏《太平圣惠方》（宋）

【处方】蛇床子三两　黄连二两（去须）

【用法】上件药捣罗为末，以猪脂和涂之，日再用之。

豉黄膏方《圣济总录》（宋）

【主治】清水出，肿烂痒痛不可忍。

【处方】豉（炒尽烟）　黄连（去须）各一两

【用法】上二味同捣为末，腊月猪脂和涂之，如湿疮即干敷。

豉心散方《太平圣惠方》（宋）

【主治】身体生风毒疮，赤肿疼痛宜涂之。

【处方】豉心一合（炒令烟绝）黄连一两半（去须）　赤小豆一合胡粉一两（细研）　杏仁一两（汤浸

去皮尖双仁细研）

【用法】上件药捣罗为末，研入胡粉、杏仁令匀，以酥和涂之。

鹿角散涂敷方《圣济总录》（宋）

【主治】赤黑丹。

【处方】鹿角烧灰五两

【用法】上一味细研为散，炼猪脂调和，涂患处，日三次。

紫霞膏《外科正宗》（清）

紫霞膏品不多般，铜绿松香一处攒。

煎入芝麻如紫漆，百般顽疮贴当安。

【主治】瘰疬初起未成者，贴之自消。已成未溃者，贴之自溃，已溃核存者贴之自脱。及治诸般顽疮、臁疮、湿痰、湿气、新久棒疮疼痛不已者。

【处方】明净松香净末一斤铜绿净末二两

【用法】用麻油四两铜锅内先熬至滴水不散，方下松香熬化，次下铜绿，熬至白烟将尽其膏已成，候片时，倾入瓷罐。用时汤内炖化，旋摊旋贴。方极和平，即千捶膏之祖方也。此方单重铜绿一味，方简而意深。

紫金膏《济世验方》（清）

【主治】痈疽、发背。对口大毒溃烂不堪，洞见内膜者。（脓出如蟹吐沫者是膜破，不治）。用此填塞疮孔即能拔毒、生肌、收口，诚疡科之要药也。

【处方】当归二两　白芷五钱　癞虾蟆一只（照红腹无八字纹者勿用）生牛蒡草三两（根茎叶）

【用法】上药用麻油一斤浸五日，入铜锅内，慢火熬至药黑，沥去渣，将油再熬沸，下白蜡二两熔化，次下血竭研细末四钱搅匀离火，半冷再下白胶香去油研末四钱，搅成膏，收贮瓷器，浸水中三日拔去火性，听用。愈陈愈佳。凡疮口深陷以新棉紧蘸涂此膏塞之，仍须内服药饵补血调血。

紫金梃《圣济总录》（宋）

【主治】疮肿疼痛，辟风敛疮。

【处方】当归　续断　骨碎补　桂（去粗皮）　附子　泽兰　芍药　白及　牛膝　羌活　莒药　木香　麒麟竭　生干地黄　白僵蚕　白附子各一两　沉香　丁香各半两　栝楼二枚（大者）　乌蛇肉　白蔹　白芷　玄参各一两（二十三味一处捣筛）　杏仁　桃仁（二味去皮细研）各三分

【用法】上二十五味都一处，入麻油四斤，猪脂一斤半，野驼脂三两，用文武火锅内煎黑去滓，再入乳香末三两，松脂六两，更煎烊后，又滤去滓，细罗铅丹三斤别炒令紫色，旋旋入药油内煎，柳杖子搅令紫色，去火滴水内成珠，即倾入瓷器内盛。每使时看疮大小用之。

紫微膏《陈修园全集》（清）

香油四两，烛油两半，黄蜡两半熬至滴水不散，入炒铅粉三两，轻粉、乳香、阿魏、白蜡、没药各五钱，儿茶三钱，雄黄、珍珠、龙骨各五钱搅匀，远火，入麝香五钱成膏，听用。生肌收口。（油少）

善应白膏《杨氏家藏方》（宋）

【主治】痈疽发背、一切肿毒恶疮、骨节疼痛、筋脉拘挛及诸打扑损并皆治之。

【处方】光粉一斤（别研）商陆粉二两　生续断二两　当归（洗焙）　赤芍药　白芍药各一两　柳皮二两　香白芷　川芎各半两

【用法】上锉如麻豆大，用清麻油一斤以铁铫或瓷器内入上药，以文武火煎药黑色为度，然后去药滓，留清油再上火煎，次入光粉（六两）以柳条子搅匀与油相和得所，滴入水中试之，以不散为度。倾入新水内澄凝，然后取出，以帛子拭干，再入钵内以文武火再煎，熔入蜡半两，乳香末三钱，再以柳枝子搅匀，倾入新水内，方取出拭干入瓷器收之。若一切疮肿伤折，并于所患处贴之。

黑龙膏 《和汉药考》

【主治】痈疽、发背、气肿、瘰疬、便毒痈、金疮。

【处方】当归　芍药　白芷　连翘　白蔹　白及　乌药　木鳖子　肉桂　大黄各二钱　皂荚　槐木皮　桑白皮　柳枝各一钱　香油二合

【用法】上俱入瓦锅内浸渍，夏一宿、冬三宿毕，慢火煎、去滓，下光明丹二十钱，离火下没药、乳香末各一钱，和匀。

黑虎膏 《济生验方》（清）

【主治】专去毒疮内黑肉。

【处方】巴豆百粒不停手炒三枝香时，研成胶。下麻油一两，黄蜡一两和匀收贮。可加少许于膏药上。

黑云膏 《疮疡经验全书》（宋）

【主治】恶毒疔疮。

【处方】苍耳草连茎叶子俱用烧灰，用腊月猪脂捣烂成膏，

用厚皮纸摊贴疮上，其根自出。

犀角膏方 《外台秘要》（唐）

【主治】救急疗热毒风丹并发背方。

【处方】犀角六分（屑）　升麻十六分　羚羊角六分　栀甲仁二七枚　薤白（切）一升　吴蓝八分（大蓝亦得）　玄参　续断　大黄　白蔹　射干　白芷各六分　蛇衔草（切）一升　寒水石十二分　黄芩六分　慎火草（切）一升　麻黄六分（去芦）

【用法】上十七味切，以竹沥三升、生地黄汁五合溃药一宿，内猎脂二升，微火上煎十上十下，候白芷黄膏成，去滓。涂疮上。

葱荠尼涂方 《圣济总录》（宋）

【主治】小儿天灶火丹，发尻间正赤，流阴头赤肿、血出。

【处方】葱五茎（和须切研）荠苨五茎（生者和茎切研）　赤小豆（末）　灶门上灰（研）各一合

【用法】上四味合研匀细，以青羊脂三两调匀涂之。

隔纸膏 《疡医大全》（清）

【主治】白蛇串。

【用法】雄猪脂去皮膜，熬化冷定，入劈毒立消丹，再加麻油二茶匙，飞丹三钱收，用摊隔

纸膏贴之神效。

附方 劈毒立消丹（吴夔相）

【主治】白蛇缠并蛇、蝎、蜈蚣、疯犬咬毒、肿痛垂危者。

【处方】雄黄一钱五分 麝香 冰片各一分 牙硝二钱

【用法】上药，端午时虔诚修合。遇症，点男左女右眼，皆内，痛一盏茶时即止，其肿渐消、其痛渐止，三日痊愈。

隔纸膏《外科图说》（清）

【主治】冷热湿毒流注。

【处方】面粉三钱 轻粉一钱 白蜡一钱 黄连（末）一钱 血丹（飞过）一钱

【用法】为细末，清油烛调和，摊隔纸膏，贴之。

蜂香膏《济世良方》（民国）

【主治】一切恶毒神效。

【用法】蜂房一个拭尽孔内污秽，不可损坏，将松香研极细末，放入孔内八分满即止，再用香油灌入以溢出为度，随置铁板上，以铁钳夹稳，下以文武火烧之，俟蜂房熔化为膏、滴水成珠便是火候，取出以帛摊用。

解毒散《薛氏医按》（明）

【主治】风疮解外毒

【处方】巴豆肉 皮硝各一两 黄蜂窝 黑狗脊各七钱 白芷 雄

黄 猪牙 皂角 羊蹄根 轻粉 蝉壳（去土） 枯矾 寒水石各五钱

【用法】上为末，腊猪油调搽。外毒即去，却搽黄连散。

愚按，洗药虽能疏通腠理，而损元气，解毒散虽能攻毒，而伤良肉，不宜多用。

附方 黄连散

【主治】疬疮、清热解毒。

【处方】黄连五两 五倍子一两

【用法】上为末，唾津谓涂之。

鼠粘草膏《太平圣惠方》（宋）

【主治】积年诸疮不瘥方。

【处方】上用鼠粘草根细锉熟捣，和腊月猪脂封之，日二换之。

膏药方《普济良方》（清）

【主治】一切无名肿毒、痈疽发背。但熬炼时须向天井中心，升提势力甚大，极要小心。

【处方】东丹十二两 铜绿十二两 陀僧六钱 白桐油四十八两熬炼成膏。

膏药方《救生集》（清）

【主治】一切寒冷入腰气、筋骨流注等证。

【处方】香油一斤，野大黄根半斤煎焦去渣，后人黄丹六两，熬成膏、摊纸上贴、愈。

膏药方《普济方》（明）

桃柳青青淡竹黄，枸杞松槐更及桑，当归柴胡香白芷，二十四全为正量。黄丹二两油加倍，汤火之中要恰当，乳香、没药加鳖子，切莫轻狂乱传方。

膏药方《奇效良方》（明）

【主治】诸疮肿毒。

【处方】一丹二油巴三五，轻粉麝香加没乳，琥珀朱砂石器研，九味将来同少许，文武火上用心熬，苦杖搅来如狼虎，不问诸疮并肿毒，贴上如同神鬼取。

膏药方《奇效良方》（明）

【主治】诸疮肿毒。

【处方】桃柳冬青淡竹黄，枸杞松槐更及桑，当归柴胡香白芷，二十四气为正量，黄丹二两油加倍，汤火之中要相当，乳香没药加些子，切莫轻信乱传方。

膏药方《丹溪心法》（元）

【主治】一切恶疮及发背高起未破。

【处方】蓖麻子一百粒　男发一块

【用法】上以香油半斤熬焦枯、滤去渣，入黄丹二两，不住手搅成膏。贴之。只一个便消，加黄蜡少许。

膏药方《刘河间伤寒三书》（金）

【主治】溃烂疮。

【处方】好芝麻油半斤　当归半两　杏仁四十九个（去皮）　桃柳枝各四十九条长十指

【用法】上用桃柳二大枝、新绵一块包药系于一枝上，内油中，外一枝搅，于铁器内煎成，入黄丹三两，一处熬，水中滴成珠不散，如珠子为度。

膏药方《集验良方》（清）

【主治】背疮已溃。

【处方】生大黄二两　葶苈二两（炒）　黄丹一两（水飞炒黑）　没药（焙去油）五钱　乳香（焙去油）五钱　儿茶五钱　象牙（末）一钱　珍珠一钱　山甲五钱（烧存性）　人指甲十个（炒焦）

【用法】共为细末。用香油六两，黄蜡二两入锅内化匀，入前药末搅匀，即止火，勿多敷，候冷入麝一分，摊油纸贴效。

鲫鱼膏《外科方外奇方》（清）

【处方】大虾蟆七个　活乌背鲫鱼十二两

【用法】麻油二斤，文武火熬枯，去药渣，再熬至滴水成珠，离火、再入轻粉四两，铅粉十二两搅成膏，收藏。临用摊贴。疗恶疮。

藜芦膏《太平圣惠方》（宋）

【主治】一切恶疮。

【处方】藜芦一两（去芦头烧灰）　虎头骨一两（烧灰）

【用法】上件药合研令细，以腊月猪脂调涂，日再涂之。

麟鳞膏《奇效良方》（明）

【主治】八发痈疽、一切恶疮、软疖，不问年月深浅，已未成脓者，贴之即效。及汤火伤，皆可内服外贴，神效。

【处方】白芷　白蔹　川芎　甘草以上各四两　当归二两　丁香　干蟾各半两　木鳖子二十八个　没药一两半（别研）　乳香二两（半别研）　片脑一钱（研）　杏仁九十八个　鼠头二个（腊日者）　麒麟竭一两（研）　真绯绢一尺（烧灰）　黄丹十两　清麻油二斤　室女油头发（如拳大）　蜡一两

【用法】上锉细，以好酒拌浸一宿，入铛中用油煎，候药深赤黑色，滤去渣，别入净铛，慢火煎少顷，即入别研者及黄丹、蜡，以柳枝不住手搅，时时滴入水试看，软硬得所，即是成膏。

秘制朱砂膏《伤科方书》（清）

【主治】疗疮、痈疽、对口、发背、颈项一切无名肿毒，均

效。

【处方】松香一斤，葱水煮　麝香五分，如嫌麝香贵可另改加入八将散　冰片五分　制乳香五钱　制没药五钱　樟脑三两五钱　银朱一两　漂朱砂二钱，研漂　蓖麻子肉五两　杏仁一百五十粒，去皮尖　明雄黄三钱　全蝎二钱五分　葱水洗

【用法】各为细末打数遍为膏。瓷罐收贮。临用时隔水炖软，入平常油纸膏药上贴之。

附：八将散古方治痈疽大毒，拔脓去腐生肌。

【处方】川五倍子一两六钱，焙研　川雄黄三钱，水飞　冰片五分　蜈蚣十条，去钳足炙净，一钱二分　全蝎十个，漂净去尾炙未净，七分　麝香五分　山甲十片，炙净，二钱　蝉蜕二十个，去头足焙研净，七分

【用法】各研细末和匀，再研细末，瓷瓶收贮。

秘传白玉膏《仙拈集》（清）

【主治】一切恶毒疽疮。

【处方】白芷　甘松　炉甘石煅　乳香　山奈　归尾　樟脑　五灵脂　细辛各五钱　没药　象皮　白蜡各三钱　松香　冰片　麝香各二钱　铅粉十三两

【用法】先将麻油二斤熬至烟起、离火，入白蜡、松香，不

住手搅，看有大泡，入铅粉，陆续下，滚即取起，停、入火。如此数次，见有菊花纹小泡，便入前诸药，滚、仍取起，至滴水成珠，滤去滓，入冰麝搅匀，待凝定，倾水二三盏，入罐收贮。

透骨金丝万应膏《奇效良方》（明）

【处方】木鳖子 牛膝研，各一两 自然铜 紫花地丁切 白龙骨研 当归各半两 川乌三粒，切破 蓖麻子二两，切碎 金刚骨九钱，切

【用法】上药用小油一斤浸一宿，慢火煎，复入桃柳槐枝同熬，药焦，绵滤去滓，入黄丹六两熬沸，次入白胶香半两，乳香一两，雄黄、白丁香、密陀僧、没药各一钱，研细同熬匀，再以绵滤过，看软硬取之、收贮。用时随疮大小，纸上摊贴。

消毒膏《奇效良方》（明）

【主治】五发恶疮，消肿散毒。

【处方】黄芪 当归 川芎 杏仁 白芷 白蔹 零陵香 槐白皮 柳枝嫩者 木鳖子仁 甘松半两 乳香 没药各三钱 麝香 朱红 朱砂各半钱 黄丹炒紫色 黄蜡各半斤 芝麻油一斤 轻粉一钱

【用法】上将药锉碎、浸油

中七日，炭火上煎杏仁焦色、滤去滓，下黄蜡，候熔开出火，下丹急搅百十转，下乳没麝等六味，不住手搅至凝，瓷器内收贮。白光绢摊贴之。

热疮寒膏《疡医大全》（明）

【处方】当归一两 杏仁去皮尖，一百枚 黄丹飞炒，六两 麻油一斤 肥嫩柳枝三两五钱 嫩桃枝一两，俱切寸许

【用法】上先熬麻油，下桃柳枝熬令半焦，以绵裹当归、杏仁同熬至柳枝焦枯为度，去渣、澄定，抹净铫中渣滓，再上火沸之，旋入黄丹，熬成滴水不散而成。

附方　寒疮热膏

与寒膏同，只当归用梢，桃柳枝分两倒转即是。

桑榆散《外科真诠》（清）

【主治】赤游丹毒、火丹。

【处方】桑皮二钱 地榆二钱 羌活一钱 元参三钱 上片三分

【用法】共研细末，羊脂熔化调涂。

海仙膏《万病回春》（清）

【主治】风损诸症、痈疽、肿毒并效。

【处方】赤葛 苦参各等分

【用法】上二味锉片用香油

浸过，煎至焦枯，滤去渣，秤香油一斤净，再煎沸，徐徐入密陀僧、水粉各四两。

通神膏《太平圣惠方》（宋）

【主治】一切痈疽、发背、恶疮及漏疮。

【处方】雄黄二两，细研 黄丹十两，细研 蜡六两 腻粉半两 没药末，一两 麒麟竭末，一两 麝香一分，细研 桑枝四两 槐枝四两 蜥蜴三枚 当归三分 川芎二两 白芷三分 木香三分 沉香半两 郁金半两 乌蛇肉三分 藁本一两 细辛三分 桂心一两半 麻油二斤

【用法】上件细锉，先取油倾于铛中，以文火煎令熟，下锉药煎，候白芷黄黑色，以绵滤过，拭铛令净，下蜡于铛内，煎令熔，却入药油于铛中，次下黄丹，次下诸药末，不住手搅，稀稠得所，滴在水中药不散，即膏成。以瓷盒盛，密封。悬于井底一宿出火毒，每用摊在故帛上贴。日二换之，以瘥为度。

梃子膏《太平圣惠方》（宋）

【主治】一切痈疽、恶毒疮痛。

【处方】附子一两，去皮脐生用 赤芍药一两 当归一两 杏仁二两，汤浸去皮尖双仁 黄连一两 赤柳皮四两 麒麟竭一两 没药一两 黄丹十三两 清油二斤

【用法】上件药，并细锉，先将清油及诸药入于铛中煎令焦黄色，待冷澄、滤过后，下黄丹、麒麟竭、没药同煎，以柳木篦子不住手搅，候黑色，取少许滴水中成珠子，即膏成。放冷，剂作梃子。多年冷漏恶疮，先用甘草煎水洗，然后贴之。痈肿，皂荚酒调服一丸如弹子大。齿龈痛肿，贴之大效。

铅丹膏《太平圣惠方》（清）

【主治】久患恶疮，常出脓水。

【处方】铅丹二两半，炒令紫松脂二分 麒麟竭一两半，别研 乱发灰一分，细研 绯帛灰一分，细研

【用法】上件药，先用清油四两于猛火上熬烟出，即下松脂铅丹等，煎令色黑，下乱发灰、绯帛灰、血竭末，和令匀，膏成。涂故帛上贴，日二易之。

铅丹膏方《圣济总录》（宋）

【主治】小儿恶疮。

【处方】铅丹十两 风化石灰猪脂各一斤

【用法】上三味，将二味同研细，以猪脂合作饼，火烧通赤，如此五度，药成，捣罗为末，湿疮干贴，如干疮即作膏，

用猪脂调摊纸上贴之。

莨菪膏《太平圣惠方》（宋）

【主治】一切恶肿、疮肿。

【处方】莨菪二合　白蔹末
川芎末　丁香末　沉香末　木香末
鸡舌香末，各一两　黄丹七两　麻
油一升半

【用法】上件药，唯莨菪子
别捣、绵裹入油铛中煎，候色焦
黑、滤出，次下白蔹、黄丹等，
先用柳木篦不住手搅，候稀稠得
所，即膏成。贮于瓷盒中。以故
帛上摊贴，日二换之。

唇肿膏《理瀹骈文》（清）

【主治】唇肿破烂流水。

【处方】黄连二两　铜绿五钱
枯矾一钱半　官粉三钱

【用法】常法熬膏，加冰片、
麝香敷。

附方　麻药

川乌、草乌末凉水调，摊贴。

润疮生肌膏《太平圣惠方》（宋）

【主治】一切痈疽发背肌肉
不生、干急疼痛。

【处方】槟榔一两　白芍药一
两　丁香一两　细辛一两　黄连一
两　川芎一两　杏仁一两，汤浸去皮
尖双仁　桂心一两　天南星一两
牛膝一两，去苗　羌活一两　附子一
两，生去皮脐　藁本一两　防风一两，

去芦头　木鳖子一两，去壳　当归一
两　木香一两　白芷一两　乳香一
两　白胶香一两　麝香半两，细研
蜡四两　羊脂一斤　猪脂一斤　野
驼脂一斤

【用法】上件药，除脂、蜡、
麝香外，都细锉，以米醋半升拌
令匀渍一宿。先取三般脂于铛内
文火煎沸，即下诸药，煎半日，
候白芷色赤，滤出，下蜡令消，
以绵滤过，瓷盒盛，调入麝香令
匀，看患处大小，涂贴于上。日
二换之。

莽草膏方《太平圣惠方》（宋）

【主治】赤丹瘾疹而痒，搔
之随手肿起。

【处方】莽草半两　当归一
川芎一两　羊踯躅一两　大戟一两
细辛一两　赤芍药一两　芫花一两
附子一两，去皮脐生用

【用法】上件药细锉，用猪
脂三斤煎之，候附子色黄膏成，
滤去滓，于瓷盒内贮之。每日四
五度取少许敷于疹上。

栝楼散《瑞竹堂经验方》（元）

【主治】恶疮。

【处方】栝楼一个，去皮　生
姜半两　甘草半两　金银花三钱
牛蒡子三钱，微炒

【用法】上将药不犯铜铁器

捶碎，用酒一大升煎数沸，空心温服，微利为度。

恶疮膏《千金方》（唐）

【处方】矾石　蜡　松脂　乱发各二分　猪脂四两

【用法】上五味煎发消，内矾石，次内松脂，次内蜡，去滓，先刮洗疮，以涂之。日再三。不痛久疮，时愈新疮，迟愈蜗疥痒疮、头秃皆即愈生发，胜飞黄膏。

涂药《奇效良方》（明）

【主治】一切恶疮，生肌活血。治金疮去风。

【处方】轻粉　白矾　舶上硫黄各等分

【用法】上为细末，用酥油调，临睡涂三次。

绿膏药《济世良方》（民国）

【主治】诸色顽疮、风痰湿气并新久杖伤及一切无名肿毒，未成即消，已成即破，已破即愈，及疬子初起未成，或已成未破，或已破其根尚存，均神效。

【处方】松香一斤，葱管内煮两日夜，取放冷水中，扯拔数百下再煮一时，久不用放葱，取于冷水中，再扯拔百余下，再煮再拔七次为度　真小磨麻油　铜绿各四两

【用法】先将麻油熬起青烟，加入松香熬至将要成膏，再加铜绿熬至滴水成珠，用罐收贮，浸水中拔去火毒。用时薄摊纸上，加梅片二三厘，研极细，不细则疼，掺膏上贴之。

绿蜡膏《验方新编》（清）

【主治】一切无名肿毒，已破日久不愈者，敷之数日即能生肌收功，百发百中。

【处方】黄蜡六钱　白蜡四钱　铜绿五钱　真小磨麻油二两

【用法】先将麻油熬至滴水成珠，再将各药加入搅匀，熬一二滚，用罐收贮，浸水中，拔出火毒。用纸摊贴。少刻脓黏满纸，起去再换，日换数次自愈。

绿云膏《医学正传》（明）

【主治】诸疮。

【处方】黄连　大黄　黄芩　玄参　黄柏　木鳖子去壳，各一钱

【用法】上细切，用香油一两同煎焦色，去药渣，入松香五两再煎成膏，滤入水中扯拔令金色，入铫再熬，放温入后药。猪胆汁三个，铜绿三钱，醋浸一宿，绵滤去渣，用竹篦带温搅匀。然后如常摊贴。兼治疮口不干。加乳香、没药、轻粉尤妙。

猪脂膏方《圣济总录》（宋）

【主治】小儿游肿。

【处方】猪脂炼过，四合　附子生去皮脐　蜀椒生去目闭口者，各一分　食盐研，三分

【用法】上四味捣研三味为末，入脂内熬过，候冷涂之，以瘥为度。

猪骨膏《六科准绳》（明）

【主治】诸疮口气冷不瘥。

【处方】猪筒骨二个，取髓　松香二钱，通明者研　乳香另研　黄连去须为末　白及研末，各二钱半　铅丹别研　黄蜡各半两

【用法】上捣研，熔蜡和为膏，不拘时敷之。

清凉膏《外科传薪集》（清）

【主治】一切热毒疮疖。

【处方】长头发一斤，菜油四斤煎枯、去渣。再以活牛蒡、甘菊、金银藤、马鞭草、苍耳草、仙人对坐草各一斤入菜油十斤煎枯沥出，再加白芷、甘草、五灵脂、当归各八两，煎枯去渣，再将煎发油并入，共见斤两，一斤油入桃丹七两熬膏摊贴。熬嫩膏入丹四两煮和。

又方：又得后方以备应用，甚好。熬法，先将油发渐渐用文火熬化为水，约大半日工夫。次将铅粉和入，后用丹收。师曰：头发消瘀止血，无用别药杂入。

清凉拔毒膏《疡医大全》（清）此膏诸疮皆可用。

【处方】麻油二斤入锅内熬至滴水成珠，再杭粉一斤入广锅内炭火炒红黄色为度，筛下，用桃柳棍搅成膏。

【用法】倾水中拔去火毒，任摊用。

清和膏《济生验方》（清）

【主治】痈疽发背及阴阳不和等毒，初起活血、定痛、散瘀、消肿，已溃即拔脓消腐、生肌长肉，诚外科之秘方也。

【处方】木芙蓉五两，重阳采取叶花根皮均可　紫荆皮三两　独活二两　南星一两半　赤芍一两半　白芷一两

【用法】上药切片，用麻油二斤熬枯，滤去渣，将油再熬沸，徐投入炒飞黄丹一斤或铅粉亦可，以桑枝搅匀，至滴水取丸不黏手为度。倾入水中去火性用。

黄丹膏《太平圣惠方》（宋）

【主治】一旦痈疽发背，疼痛不止、大渴闷乱、肿硬不可忍。

【处方】黄丹七两　蜡二两　白蔹二两，锉　杏仁三两，汤浸去皮尖双仁研　乳香二两，末　黄连一两，

锉　生油一升

【用法】上件药，白芨等三味以绵裹，盛入油，慢火熬半日滤出，下黄丹，以柳木篦搅，候变黑、膏成，入蜡、乳香更熬，软硬得所，瓷盒内盛。故帛摊贴，日二换之。

黄连膏《外台秘要》（唐）

【主治】疗发背、发乳及诸恶疮。

【处方】黄连　当归　马齿　川芎　薯蓣各一两　珍珠十四枚　矾石烧　黄柏各半两　石苇三分，去毛　生竹皮三合　猪脂一斤

【用法】上十一味㕮咀细切，肪、美酒一升合煎熬膏成，去滓，有病稍稍敷上，亦可酒服枣核大一枚，忌海藻、菘菜。

黄连膏《外科金鉴》（清）

【主治】头痛发热、流火热注、无名肿毒。

【处方】黄连四钱　归尾六钱七分　生地一两三钱四分　黄柏四钱　姜黄四钱

【用法】用真香油八两先将前药煎枯去渣，再入元蜡二两七钱化开，搅匀成膏为度。敷患处，如头痛发烧敷之均佳。

黄连膏《医心方》（日安政）

【处方】黄连二分　赤小豆二分　附子半分，炮

【用法】凡三物捣为屑合药。若疮有汁，以屑敷之，无汁，皆以猪膏和屑，铜器中火上使一沸，以敷之。

黄连饼子方《太平圣惠方》（宋）

【主治】发背、发鬓、乳痈及诸毒肿宜贴之。

【处方】黄连一两，去须　蛇床子一两　乳香一两　杏仁半两　蔓草根一握　盐一分　大粪灰半两　柳树　上木耳一两

【用法】上件药捣细罗为散，入酥和，作饼子厚如五钱，以贴患上，用粗布紧缚之，每日三四度易之，夜亦然。每易时先以甘草汤洗之，如未作头，贴药便撮作头，如已穴，有脓水亦贴之，即生肌肉，如出脓水已尽，即贴乌膏，若有胬肉，即取柳树白木耳细研微微掺于膏上，贴之。

黄连水银膏《医心方》（日安政）

【主治】一切恶疮十年以上，并漏疮，及疥癣作孔久不瘥。

【处方】黄连一两　芦茹一两　蛇床子一两　礜石一两，别捣　水银半两

【用法】上捣筛，以腊月猪脂和如稀泥，下水银令消尽即

成。先以泔清洗疮，然后涂药讫，仍以黄柏末绵沾粉之，令不污衣。

黄连膏方 《太平圣惠方》（宋）

【主治】小儿恶疮，焮肿疼痛。

【处方】黄连末，一两　硫黄一分，细研　腻粉一分　松脂一两　腊月猪脂一两

【用法】上件药先取猪脂入铫子内，慢火煎令化，去滓，次下松脂候熔，次下黄连末等，以柳木篦子不住手搅令匀，候膏成，以瓷盒盛，涂于疮上，日三用之。

黄连散方 《太平圣惠方》（宋）

【主治】小儿头面身体皆生热疮。

【处方】黄连一两，去须　黄柏一两，锉　胡粉一两　苦参二两，锉　水银一两，与胡粉和点水少许研令星尽

【用法】上件药捣罗为散，入水银胡粉研匀，如疮在面上，以猪脂和涂之，如在头及身上，以生油和涂之。

黄芪膏 《外台秘要》（唐）

【主治】疗痈疽、发背、出血。

【处方】黄芪　芍药　当归　大黄　川芎　独活　白芷　薤白　生地黄各一两

【用法】上九味切，猪脂二升半煎三上三下，膏成，绞去滓，敷兑疮中，摩左右，日三。

黄芪膏方 《圣济总录》（宋）

【主治】痈疽疮疖，能舒筋，消肿毒，止疼痛。

【处方】黄芪锉，半两　零陵香一分　赤芍药锉　川芎锉　天麻锉　防风去叉锉　生干地黄锉，各一钱　黄蜡二两半　清油半斤

【用法】上九味，除蜡外，都于银石器内以油浸七日，用文武火煎焦黄色，以绵滤去滓，下黄蜡再煎令蜡化，盛于瓷器内，每用以软帛薄摊贴之。如皮肤瘙痒，筋脉拘急，用少许涂抹尤效。

黄芩膏方 《太平圣惠方》（宋）

【主治】小儿热疮黄脓出。

【处方】黄芩一两半　黄柏三分　栀子仁三分　黄连三分，去须　竹叶二两　生地黄一（二）两半　胡粉三分　川大黄一两　水银一两，入少水与胡粉同研令星尽

【用法】上件药除水银胡粉外，并锉如豆大，以新绵裹，用猪脂一斤半入铛内于慢火上煎十余沸，候药色紫去绵，以布纹取

汁,候凝,下水银胡粉,以柳木
篦搅令匀,膏成,以瓷盒盛。日
夜三四度涂之。

黄金膏《疡医大全》(清)

【主治】拔毒生肌。

【处方】猪板油四两 乳香去
油 没药去油,各二钱

【用法】熬枯去渣,加黄蜡、
白蜡各一两熔化,再下黄柏细末
五钱搅匀,侯冷加冰片一钱成膏
摊贴。

黄柏膏方《太平圣惠方》(宋)

【主治】坏疽。

【处方】黄柏一两半,锉 桐
叶一两半,切 龙骨一两 黄连一两
半,去须 败龟三两,烧灰细研 白
矾半两,烧令汁尽细研 麝香一分,
细研 天灵盖三两,烧灰细研 乱发
拳许大烧灰细研

【用法】上件药以猪脂二斤
煎前四味十余沸,布滤去滓,拭
铛令净,却入铛中再煎,入后五
味搅令匀,收于不津器中,每用
故帛上匀摊贴之。

商陆膏《疡医大全》(清)

【主治】贴疮毒。

【处方】商陆六两 牛蒡子
防风 金银花 荆芥 当归尾
连翘 赤芍药 茅苍术 红花
甘草各五钱

【用法】麻油二斤,熬枯去
渣,用密陀僧一斤收成膏。

排脓生肌膏《太平圣惠方》
(宋)

【主治】一切痈疽发背溃后
疼痛,疮口不合。

【处方】川大黄一两 细辛半
两 防风半两,去芦头 黄芩半两
川芎一两 白蔹一两 白芷半两
白芍药半两 莽草半两 黄柏半两
黄连半两 当归半两 麻油半斤
猪脂半斤 白蜡四两 松脂一斤

【用法】上件药,都细锉,
先于净铛内煎麻油、脂、蜡令
消,后入诸药,慢火煎,看药欲
焦,即以绵滤去滓,候冷膏成。
每用以故帛上涂贴,日二换之。

排脓生肌膏《太平圣惠方》
(宋)

【主治】一切痈疽发背、溃
后肌肉不生。

【处方】黄丹六两 松脂半两
薰陆香半两 故绯帛一尺,烧灰细研
乱发灰半两 蜡一两 故青帛一尺,
烧灰细研

【用法】上件以油一斤先煎
两沸,纳发煎令消尽,然后纳蜡
及松脂、绯帛青帛灰、薰陆香煎
搅令烊,以绵滤去滓,都入铛
中,下丹以火煎、搅令黑,软硬

得所，贮一瓷器中。少少涂于楸叶上以贴，日二易。

救苦膏 《疡医大全》（清）

【主治】贴痈疽，初起即消，已成即溃，已溃即敛。实有消肿定痛之效。须择吉期，虔诚修合。

【处方】生姜 大蒜头 槐枝向阳者，各一斤 葱白半斤 花椒去目，二两 黄丹水飞净，二斤

【用法】麻油四斤文武火熬药枯，滤去渣，再熬，以桃柳枝不住手搅至滴水成珠，再下飞丹搅匀，候冷取起、摊贴。

敛疮口膏 《六科准绳》（明）

【主治】寒疮敛疮口。

【处方】当归身一钱，洗净晒干 青皮去白，二分 木香一分 黄连五分

【用法】上四味为极细末，蜡油调涂，取效甚速。

甜菜膏方 《圣济总录》（宋）

【主治】乳石发痈疽疮，止痛生肌。

【处方】甜菜三两 生地黄 猪脂各二两 大戟炒，一两 当归切焙 续断 白芷 莽草 川芎 防风去叉，各半两 甘草炙 芍药各三分 蜀椒去目并合口者炒出汗 细辛去苗叶 大黄锉炒 杜仲去粗皮酥

炙 黄芪炙锉 黄芩去黑心，各一分

【用法】上一十八味，除猪脂外锉碎，先熬脂令沸，下诸药，候白芷赤色，绞去滓，瓷盒盛。每日三五次涂敷疮上。

蛇床子涂敷方 《圣济总录》（宋）

【主治】热疮。

【处方】蛇床子 干地黄各半两 苦参洗 大黄生 木通锉 白芷洗 黄连去须，各一两 狼牙半两

【用法】上八味捣罗为散，旋取腊月猪脂调涂敷疮上，日三五度。

羚羊角膏 《太平圣惠方》（宋）

【主治】小儿面身猝得赤丹，或痒或肿起，不速疗之即杀人，宜用此方。

【处方】羚羊角屑八两

【用法】上以水五升煎至一升，绢滤去滓，入炼猪脂五两，和令匀，摩之。

又方

【处方】虎脂二两 黄丹一两

【用法】上件药研为膏，涂之即瘥。

豉心散方 《太平圣惠方》（宋）

【主治】身体生风毒疮，赤肿疼痛宜涂之。

【处方】豉心一合，炒令烟绝 黄连一两半，去须 赤小豆一合 胡

粉一两，细研　杏仁一两，汤浸去皮尖双仁细研

【用法】上件药捣罗为末，研入胡粉、杏仁令匀，以酥和涂之。

野葛膏方《太平圣惠方》（宋）

【主治】肝脏风毒流注脚膝，筋脉挛急疼痛。

【处方】野葛二两，锉　蛇衔草二两　犀角屑一两　川乌头去皮脐，一两　桔梗二两，去芦头　茵芋二两　防风二两，去芦头　川椒二两，去目　干姜二两　巴豆三十枚，去壳　川升麻一两　细辛二两　当归二两　附子二两，去皮脐　羌活二两　川大黄二两　雄黄二两，研如粉

【用法】上件药细锉，以酒五升渍药一宿，以不中水猪脂五斤以前药同于铛中炭火上煎之，令药色变黄又勿令焦黑，膏成绞去滓，下雄黄，候冷入瓷器中盛之。旋取摩病处令极热，密室避风，日三度摩之效。

麻黄膏《疡医大全》（清）

【处方】雄猪油四两　斑蝥三个　蓖麻子去壳研极烂，一百粒　麻黄五钱　大枫子去壳研，一百粒

【用法】先将猪油化开，下斑蝥煎数沸，随去斑蝥再下麻黄煎枯，滤去渣，将大枫子、蓖麻子和匀，听搽。疗诸恶疮。

紫霞膏《疡医大全》（清）

【主治】痈疽、发背、对口、疔毒，历试历验。

【处方】真小磨麻油一斤

【用法】用象皮、当归、赤芍各二两入油内，春夏浸三日、秋冬浸七日，将油熬至药枯、滤去渣，复入净锅内熬至滴水成珠为度，务须勤看老嫩。制松香法：每老嫩各半松香一百斤，用葱一百斤，生姜一百斤捣烂取汁，又将渣入水煮汁、去渣、滤净，将汁入锅内，用蒸笼，铺松毛于蒸笼内，再将松香老嫩配搭铺松毛上蒸化，松香汁滴在锅里葱姜汁内，捞起扯拔数百遍，于洁净地上数日，听用。凡取用蒸过松香一斤加熬过药油四两，夏月只用三两五钱，入锅内熬化，看老嫩火候得法，取起倾钵内，再入后药。

乳香（去油净），没药（去油净），血竭，龙骨（煅），各五钱，上各乳细入膏内，用槐柳条搅匀。再入漂朱、角珠（俱研至无声为度）各二两，又搅匀，连钵头放在潮湿地上，顿多日，出火毒。任摊贴。

紫金膏《理瀹骈文》（清）

【主治】风寒湿气、漏肩、

鹤膝、痞积、串气、跌打、夹棍、棒疮。

【处方】松香十斤，用姜葱各六斤取汁，再以麻黄、川乌、草乌、闹羊花各六两，胡椒四两，吴萸、附子各三两煎汁和一处收松香。

【用法】另用麻油三十六两熬，入松香成膏，以煅绿矾一斤，乳香、没药、灵脂、肉桂、木香各二两搅匀。贴。此方药性温热。

紫金膏《太平圣惠方》（宋）

【主治】发背痈疽、乳痈穿瘘及一切恶疮结肿疼痛。

【处方】紫铆一两　石菖蒲半两　独活半两　白术三分　防风半两，去芦头　附子三分，去皮脐　白芷一两　木鳖子一两，去壳　汉椒半两　杏仁一两，汤浸去皮尖双仁　半夏三分　桂心三分　麒麟竭二两，细研　没药三分　木香半两　甘草三分　赤芍药半两　白及三分　沉香半两　麝香一分，细研　朱砂二两，细研　龙脑半两，细研　黄蜡三分　乳香一两　甘松香半两　零陵香半两　白檀香半两　甲香半两　猪脂二斤半　羊脂二斤半

【用法】上件锉碎，以酒二大盏拌一宿，取猪羊脂安铛内煎

沸，下诸药，以文火煎，候白芷黄黑色，下蜡、候熔，以绵滤过，入瓷盒中，下麒麟竭、麝香、朱砂、龙脑等搅令匀，用故帛上涂贴，日二易之。

紫玉膏方《串雅内编》（清）蔡丹笙家传方。

【主治】一切疑难外症，无名肿毒，未破者即可渐消，已破者拔毒收功。

【处方】白及　白蔹　商陆　当归　独活　羌活　赤芍　蓖麻子　马前子　大黄各一两　血余一大团，须用男发

【用法】浸入麻油二斤，文武火熬至药枯焦为度，用细绢将药渣漉出，再将油入锅内熬至一斤，入黄丹细末半斤收之。

此方价廉而神验。附录以采用，有心济世者，应随时照方法制，以备缓急。费不多而获效博也。

紫雪膏方《圣济总录》（宋）

【处方】蜀椒四十九粒，去目并闭口，炒出汗，为末　清麻油一两　酒蜡白者，半两　杏仁二十一粒，去皮尖，炒

【用法】十四味先将清麻油并酒蜡于铫子内煎令匀沸，次下蜀椒杏仁，用柳蓖搅令黄赤色成

膏，滴在水碗中不散，盛瓷器中。每用以故帛涂贴，日再易。

善应膏《丹溪心法》（元）

【主治】一切痈疽、肿毒、发背、脑疽、漏疮、瘰子、金疮、便毒、臁疮、及小儿头疮、丹毒，寒湿冷痹、肢节疼痛、手足麻木、打扑伤损、闪肭瘀血、蜈蚣咬、蝎螫、妇人乳痈、月间败血、脐腹疼痛，并用此拔散毒力，立效。先须洗净疮肿，然后贴药。

【处方】黄丹半斤，水飞 没药 乳香各二钱半 白蔹 木鳖子去皮 白及 当归 官桂 杏仁 白芷各二钱 血竭一钱三分 槐枝一两二钱半 柳枝一两二钱半，各长三寸 真麻油一斤四两

【用法】上件十三味内，除丹、乳、没、竭外，锉碎入油浸三日，文武炭火锅内熬黄色，滤出粗药，方下黄丹，以新柳枝长五六寸如小钱粗搅匀，令熬丹褐色，掇下锅，在地上却用柳枝搅药，出尽烟，再入乳没、血竭于锅内，仍用柳枝搅匀三五十遍，候药冷，倾在瓷器内盛。春三月间合。如常贴用。

善应膏《三因方》（宋）

【主治】痈疽溃后长肌，敷痂。

【处方】白芷 黄芪各一两 甘草二钱 黄蜡二两 黄丹二两半 麦冬五两

【用法】上以前三味及麦冬为粗末，春秋用麻油四两半，夏四两，熬药紫色，绵滤去渣，再入黄蜡、黄丹，以柳枝不住手搅，滴水成珠即止。用如常法。

琥珀膏《医学入门》（明）

【主治】五发恶疮、疔肿、瘰疬、远年冷疽、痔漏、一切无名肿毒及虎犬蛇伤，并皆治之。

【处方】归尾 川芎 黄芪梢 蜂房 皂角 升麻 甘草梢 蓖麻子 木鳖子 芍药 白蔹 独活 藁本 防风梢 枸杞子 栝楼仁 苏木 白芷 杏仁 黄连 槐枝各一两

【用法】用水五大碗煎至减半去渣，其渣再用水三大碗煎至减半，去渣，与前汁和匀，以槐枝不住手搅，慢火熬至成膏。入香油四斤，真酥二两，羊肾脂油四两搅匀，文武火煎至水尽，以纸条蘸药燃着不爆为度，方徐徐入黄丹二斤，柳枝不住手搅，滴水成珠，软硬得所，如软添丹，硬再加油，再熬，方入琥珀、木香、乳香、没药、云母、雄黄、

朱砂、甘松各末二钱半,发灰二两,枯矾一两,轻粉、麝香末各二钱,急搅令匀,微煎数沸,以瓷器收贮。厚纸、绯绢摊贴,神效。

琥珀膏《薛氏医按》(明)

【主治】颈项或腋下初结小核,渐如连珠,溃而脓水不绝成漏症者。

【处方】琥珀一两 丁香 桂心 朱砂 木香 松香 白芷 防风 当归 木通 木鳖子肉各五钱 麻油二斤

【用法】先用琥珀等六味为末。其余药入油煎焦黑滤去渣,徐徐入黄丹十二两,再煎软硬得中,入前末,即成膏矣。

琥珀膏《万病回春》(清)

【主治】痈疽发背、诸般肿毒、年久顽疮。

【用法】香油四两下沉香一两炸浮,待油熬熟去之,次下嫩松香八两,文武火不住手搅如琥珀色住火,下乳香、没药、银朱、血竭各一钱为末,搅入膏内令匀,退火毒,用油纸摊贴神效。

琥珀膏《医方易简新编》(清)

【主治】疮肿。

【处方】琥珀 白芷 防风

当归 木鳖子 木通各一两 桂心 朱砂 松香各半两 麻油二斤

【用法】先将琥珀等六味各一两为末,其余药入油煎黑、滤去渣,徐入黄丹八两,再煎,软硬得中,入前药末成膏,贴之。

琥珀膏《太平圣惠方》(宋)

【主治】发背,一切恶毒疮肿。

【处方】琥珀一分,细研 雄黄一分,细研 朱砂细研,一分 丁香一分 木香一分 当归一分 白蔹一分 川芎一分 木鳖子一两,去壳 乱发一两,烧灰 生地黄二两,切 垂柳枝二合,锉 槐枝三合,锉 松脂一两 黄丹五两 清麻油十五两

【用法】上件药,丁香、木香、当归、白蔹、川芎五味并捣细,罗为散,以琥珀、雄黄、朱砂末相和,细研,候膏成乃下。余药并油浸一宿,净铛内煎炼,以地黄色黑为度,绵滤去滓,澄清,却于铛内慢火熬药油,相次入黄丹,以柳木篦不住手搅,令色黑,取少许滴于水中,捻看软硬得所,入琥珀等末药搅令匀,倾于不津器内盛。每使时,看疮肿大小,以故帛上涂贴。日二度换之。

琥珀膏

【主治】疮疡溃后。定痛生肌。

【处方】定粉一两　血余八钱　轻粉四钱　银朱七钱　花椒十四粒　黄蜡四两　琥珀末，五分　麻油十二两

【用法】将血余花椒用麻油炸枯去渣，下黄蜡化尽，用夏布滤净，入瓷盒内，预将银朱、定粉、轻粉、琥珀末四味各研极细末，共合一处，徐下入油，用柳枝一时搅之，以冷为度。胭脂绵摊贴，或红纸俱可。

景岳会通膏《景岳全书》（清）

【主治】凡诸痈毒、痞块、风气骨节疼痛，无所不治。

【处方】大黄　木鳖仁　当归　川芎　芍药　生地　麻黄　细辛　白芷　防风　荆芥　苍术　羌活　川乌　甘草　乌药　南星　半夏　香附　官桂　苍耳　骨碎补　草乌　艾叶　皂角　枳壳　三棱　蓬术　萝卜子　水红花子　巴豆　五倍子　独活　桃仁　苏木　红花　续断　连翘　苦参　槐花　皂刺　干姜　蓖麻子　透骨草晒干　山甲　全蝎　僵蚕　蜂房各一两　蛇蜕一大条　蜈蚣十四根　虾蟆三支　血余一团　独蒜四头

【用法】上药用麻油五斤浸三日，先煎血余、蓖麻、木鳖、桃仁、巴豆、虾蟆、独蒜，待半枯，入余药煎黑去滓，丹收。后下细药十味。

阿魏二两　乳香制　没药制，各一两　木香　丁香　雄黄　朱砂　血竭　儿茶各五钱　麝香不拘，一二钱

上麝香、丁香、木香三味宜最后下之。以上收油法，凡熬成熟油一斤，下飞净好红丹八两，若欲微嫩，则只下七两五钱。

普济五蹄膏《理瀹骈文》（清）

【主治】外科疑难险症，一切无名肿毒，未成消，已成即拔毒收功，神效无比。唯耳后眉心忌贴用。

【处方】巴豆肉一两　胡黄连　川黄连　黑丑　白丑　沙参　元参　柴胡　连翘　香附　三棱　莪术　木香　地骨皮各一钱半　天花粉　白芥子各一钱　神曲　山楂　麦芽各六分

【用法】麻油二斤四两，先将猪羊牛马驴蹄壳各称五两熬烂，次入前药，一同熬枯去渣，下黄丹一斤三两收。其渣收存，遇牛马骡驴银鞍断脊破损，先以

花椒汤洗破处，敷末添满，七日愈。

寒疮熟膏药《医学纲目》（明）

与热疮寒膏药同，只将当归身改作当归梢，桃、柳枝分量倒过便是。

硝石膏《外台秘要》（唐）

【主治】一切热疮肿。

【处方】硝石一斤　生麻油三斤

【用法】上二味先煎油令黑臭，下硝石，缓火煎令如稠饧，膏成。以好瓷器中收贮。以涂贴疮肿。或热发，服少许妙。用好酥煎更良。忌生血物。

登州孙医白膏《苏沈良方》（宋）

【主治】消肿。

【处方】柳白皮半两，揩洗阴干　白蜡四钱　黄丹二钱　胡粉二两　油生四两，熟三两八钱　商陆根三分

【用法】上先熬油，入皮、根，候变色、去滓，入他药搅良久。此药尤善消肿及坠击所伤。

黑金膏《太平圣惠方》（宋）

【处方】桂心一分　川芎一分　当归一两　木鳖子一分，去壳　乌贼鱼骨一分　漏芦一分　白及一分　川乌头一分，生去皮脐　鸡舌香一分　木香一分　白檀香一分　丁香一分　松脂二两　乱发一两　黄丹六两

清麻油一升

【用法】上件药捣细罗为散。入松香、乱发麻油内煎令发尽，绵滤滓、澄清，拭铛令净，以慢火熬，入黄丹，用柳木篦不住手搅令黑色，一时下诸药末入搅匀，看软硬得所，于不津器内收。每使看肿痛处大小，于火畔煨，摊故帛上，厚贴，日二换之。

雄黄膏《太平圣惠方》（宋）

【主治】一切发背、乳痈、恶疮、骨疽穿漏，收毒、止痛、生肌。

【处方】雄黄三分，细研　当归三分　桂心三分　白芷半两　赤芍药半两　甘草三分　附子三分，去皮脐　黄芪三分　枳壳三分　吴黄半两　白术半两　独活半两　槟榔三分　麝香半两，细研　乳香半两　突厥白三分　木鳖子半两，去壳　云母粉三分　松脂三分　白蜡二两　垂柳枝一两　槐枝一两　白檀香半两　零陵香半两　甘松香半两　黄丹十两　麻油一斤八两

【用法】上件药，先将油于铛中以炭火炼熟，下甘松、零陵、檀香、槐柳枝等，以慢火煎令槐柳枝黑色，即去之。细锉诸药，以酒半升拌药一宿，后入药

油中煎，白芷赤色以绵滤过，拭铛令净，都倾入铛内，下黄丹，于火上煎变黑色，不住手搅之二十遍，有油泡子飞即膏成。入雄黄、麝香搅令匀，瓷盒内盛。以蜡纸上摊贴。每日早晚换之。

雄黄膏《肘后方》（晋）

【主治】恶疮。

【处方】雄黄　雌黄并末　水银各一两　松脂二两　猪脂半斤　乱发如鸡子大

【用法】以上合煎、去滓，内水银，敷疮。

雄黄散《太平圣惠方》（宋）

【主治】痈疽赤肿疼痛，未得脓溃，贴之成脓。

【处方】雄黄三分，细研　麝香一两，细研　木香半两　川大黄三分　黄连一两　白芷三分　桂心半两　当归三分，锉，微炒　黄柏三分，锉　槟榔三分　川芎半两　麒麟竭三分

【用法】上件药捣细罗为散，用腊月猪脂调令匀，涂于绢上，贴肿处，候脓溃后即用膏药搜脓生肌。

雄黄膏方《太平圣惠方》（宋）

【主治】小儿恶疮久不瘥，并瘘疮及疥癣等。

【处方】雄黄一两，细研　菌

茹一两　蛇床子一两　礜石一两，锉捣为灰　水银半两，于手心内以津研如泥　黄连一两，去须

【用法】上件药捣罗为末，与水银相和，以腊月猪脂同研如膏，于瓷盒中盛，每用先以泔清洗疮令净拭干，后涂疮上，仍以黄柏末用绵扑之，令不污衣，日三两度用之。

犀角膏方《外台秘要》（唐）

【主治】救急疗热毒风丹并发背方。

【处方】犀角六分，屑　升麻十六分　羚羊角六分　栀甲仁二七枚　薤白切，一升　吴蓝八分，大蓝亦得　玄参　续断　大黄　白蔹　射干　白芷各六分　蛇衔草切，一升　寒水石十二分　黄芩六分　慎火草切，一升　麻黄六分，去芦头

【用法】上十七味切，以竹沥三升、生地黄汁五合浸药一宿，内猪脂二升，微火上煎十上十下，候白芷黄膏成，去滓。涂病上。

犀角膏方《太平圣惠方》（宋）

【主治】一切毒肿不问大小，焮热疼痛不可忍。

【处方】犀角屑二两　石长生一两　苦参三两　蓝实三两　川芎一两　赤芍药一两　络石一两　白

菼一两　半夏一两　连翘一两　商陆一两　玄参一两　桑寄生二两　酥三两　川硝石三两

【用法】上件药细锉，以腊猪脂炼成者三斤入药以文火同煎，候白菼黄赤色，以布绞去滓，净拭铛重煎，下酥、硝石，添火炼之，不得绝急，候如稀饧，又以绵滤，纳瓷器中盛。于软帛上摊贴，日二换之。

焮肿膏 《理瀹骈文》（清）

【主治】一切外证诸疮。

【处方】腻粉少许　黄蜡　代赭石研，各五钱　细瓷末　黄柏末，各一两

【用法】麻油熬，涂患处。

硫黄膏方 《圣济总录》（宋）

【主治】一切无名恶疮。

【处方】硫黄　腻粉　吴萸汤洗焙干炒，各一分　矾石热令汁枯　牡蛎煅赤研，各半两

【用法】上五味研细，入小油半两、黄蜡一两同熬成膏。酌疮大小摊于纸上，以火炙熔贴之。

蜈蚣膏 《验方新编》（清）

【主治】一切已破无名恶毒，无论久近轻重，贴之数日即能拔毒生肌，有起死回生之妙，并治毒蛇疯犬及百虫咬伤，俱极神效。

【处方】大蜈蚣长四五寸者八条小者用二十条　土木鳖子二十四个　真小磨麻油一斤

【用法】将蜈蚣、木鳖放油内泡三日，用文武火熬起清烟，将渣捞净，不净贴之作痛，加入黄丹四两用柳条不住手搅动，熬至滴水成珠，用罐盛贮。浸冷水中数日，拔去火毒，用时以布摊贴。

槐枝膏 《疡医大全》（清）

【主治】疮疖。

【用法】槐枝取二三寸，长三百六十节、真麻油三斤入铜锅内熬至枝枯黑为度，用夏布滤去渣，再入净锅内熬至滴水成珠，入密陀僧细末半斤搅匀，再入龙骨（煅）、象皮砂（炒成珠）、血余、乳香（去油）、没药（去油）、赤石脂各五钱研细搅匀，务须老嫩得宜，收贮摊贴。

新制加味太乙膏 《冯氏锦囊》（清）

【主治】一切肿毒、已溃未溃，跌打损伤、风湿气痛等证，神效。古方因内服外贴，故未免其功不专，今特定此方，专为外贴而设，其拔毒外治之功较前更胜也。

【处方】真麻油二十四两，煎滚，入乱发，以桃柳枝搅，令发熔化，

再入蓖麻子煎枯　乱发一大团以黑润者佳，入油内煎化　蓖麻子二百粒去壳杵碎，入油煎枯。以上煎至发化麻枯，入后药，慢火熬之。　大生地四两，切片　黑玄参　大黄切片　当归全各三两　赤芍　白芷　肉桂去粗皮切碎，各二两，煎至药色枯黑、滤去渣，慢火熬浓，方入后四味收之。软硬得所，滴水成珠为度。夏天宜略老些，冬天宜略嫩些。　明松香一斤，捣碎入大葱管内，以线缚好，放碗内隔汤蒸化，取出候冷，去葱研细八两，先下　真黄丹二十两，其色黄者为真，水飞晒干炒黑色十两，若色红者乃东丹也不用　滴乳香箸上烘去油二两　真没药二两，箸上烘去油研细

【用法】四味装入成膏。藏瓷盒中，旋用旋摊，神效。（黄丹十两左右即可）

简易玉红膏《仙拈集》（清）

【主治】生肌止痛，疮疡收口。

【用法】香油二十两，火上熬熔，下净头发五钱，渣令尽，鸡蛋十个打破，搅匀蛋黄，徐下内，渣枯去蛋，下黄蜡五两化开，移下火，再下飞丹五两搅匀。任用。

解毒膏《太平圣惠方》（宋）

【主治】一切毒肿疼痛。

【处方】川升麻一两　白蔹二两　漏芦一两　连翘一两　川芒硝

一两　蛇衔草二两半　黄芩一两半　栀子仁三十枚　蒴藋根二两

【用法】上件药锉碎，以酒拌半日，用猪脂一斤半煎药令黑色即膏成，绵滤去滓，以瓷器盛。于软帛上摊贴，日二换之。

腻粉膏《太平圣惠方》（宋）

【主治】热毒风疮肿痛。

【处方】腻粉一两　胡粉一两，细研　松脂半两　猪脂六两，炼　黄连一两，去须捣末　甘草一两，捣末

【用法】上件药先以猪脂煎松脂，化后去滓，下四味搅令匀，倾于瓷盒中。每日三四度涂之。

膏药方《刘河间伤寒三书》（金）

【主治】溃烂疮。

【处方】好芝麻油半斤　当归半两　杏仁四十九个，去皮　桃柳枝各四十九条，长十指

【用法】上用桃柳二大枝、新绵一块包药系于一枝上，内油中，外一枝搅，于铁器内煎成，入黄丹三两，一处熬，水中滴成珠不散，如珠子为度。

膏药方《太平圣惠方》（宋）

【主治】身体生风毒疮。

【处方】白蜡一两　麻油五两　桑根白皮一两，锉　黄芪一两，锉　木鳖子仁一两　乳香一分，细研

腻粉一分　胡粉一两，细研

【用法】上件药先煎麻油，然后下桑白皮、黄芪、木鳖子煎令焦去滓，然后入白蜡候熔即离火，次下腻粉、乳香等，以柳木篦搅令匀，即膏成，纳瓷器中。日二三度涂之。

膏莲膏《神验良方集要》（清）

【主治】一切痈疽发背大疮、一切无名肿毒，小儿热疖、瘰疬等证。

【处方】鲜荷花瓣四两　川大黄一两　鲜金银花四两　麻油二十四两　蓖麻仁一两，敲破

【用法】将四味浸油中三五日，熬之，熬至枯黑，滤去渣，再下大青一两、蟾酥三钱、冰片二钱、乳香五钱，共研细末，同黄丹（八两）收膏。

嫩膏《外科全生集》（民国）

【主治】一切热毒痈疖等。

【处方】大麻油三斤先熬壮年头发一斤，熬至发枯浮、去渣。再用活牛蒡一斤、鲜甘菊一斤、鲜苍耳草根叶一斤、鲜马鞭草一斤、鲜仙人对坐草一斤，上药以新鲜者佳，如无新鲜干者亦好，但效力逊耳。再另用油十斤将各草熬枯、沥出。再以白芷八两、甘草八两、五灵脂八两、当归八两入锅熬至药枯出渣，候冷，并入前头发油。

每油一斤用当时炒透黄丹四两，加入搅匀，熬至黑色离火，俟退火气、听用。

【用法】若欲作老膏，每油一斤用当时炒透黄丹七两加入搅匀，熬至滴水成珠，不黏手指为度。离火俟退火气，以油纸摊贴。

方解：此方是清热解毒、活血行瘀之剂，治热毒痈疖有神效也。

端午五毒膏《神验良方集要》（清）

【主治】一切痈疽等证，拔毒收口。

【处方】生草乌　乌梢蛇晒干　生南星　皂角刺尖各三钱　生大黄一两五钱　木鳖肉三钱　活全蝎十个　癞虾蟆三个　水红花子一两　麻黄一两　蓖麻肉八钱　活壁虎四钱　大蜈蚣五钱

【用法】上十三味，麻油二斤浸药五七日，熬黑枯，滤去渣滓，再下乳香三钱、儿茶三钱、没药三钱、血竭五钱、白蜡五钱，上五味研细末，同黄丹十三两收膏。

碧玉膏《疡医大全》（清）

【主治】痈疽、发背、瘰疬、乳痈乳岩、流火流注、肿块、风毒、横痃、痔漏、囊痈、冬瓜

痛、贴骨疽、一切腰背臀腿毒疖、多骨疽、蟮拱头、脚隐、漏蹄等证。

【处方】蓖麻仁去皮尖捣烂杏仁去皮捣烂，各四十九粒　铜绿二两七钱，用水一碗将铜绿研细投入水中搅匀　松香五斤，研细筛过听用

【用法】用真麻油十二两入锅内熬滚，次下蓖麻、杏仁，熬至滴水成珠为度，夏布滤去渣，将油复入净锅内，用文武火熬滚，徐徐投下松香末，用桃槐枝不住手搅，倾入瓷盆内，候膏将凝，然后入铜绿水于膏内，仍不住手搅匀，然后加水浸之，用手揉扯，以去火毒。另用瓷罐或铜勺盛贮，数月后热汤炖化摊贴。此膏活血止痛、拔毒消肿、敛毒透脓、去腐生新。

碧云膏《圣济总录》（宋）

【主治】一切恶疮痛不可忍。

【处方】石绿研，不拘多少乳香研　麒麟竭研　没药，各半钱　腻粉二钱匕　黄蜡三两　松脂一两

【用法】上七味，先将石绿细研，次下乳香、麒麟竭、没药、腻粉同研细，用瓷碗火上化黄蜡如油，次入松香亦化为油，入少熟油，用柳枝搅，滴在水上

软硬得所，次入前药末，以柳篦子搅，看颜色深浅得所为度，绵滤过，瓷器中收。于软帛上摊贴，日二换之。

碧洛神膏《外科秘录》（清）

【主治】各种肿疡、痈疽、疔疮、肿毒神效。

【处方】吸铁石一两　金银花一斤　生甘草三两　蒲公英八两当归四两　炙黄芪八两　香油五斤

共熬至滴水成珠、去渣，入黄丹二斤，再熬软硬得中，即成膏矣。再加细药末，掺于膏上，

轻粉三钱　麝香一钱　冰片三钱　赤石脂一两　儿茶五钱　黄柏三钱　乳香三钱　没药三钱，各研细末

临时酌疮之重轻用之，大约初起不用细药，出毒后必须加之。

蔷薇膏《太平圣惠方》（宋）

【主治】恶疮不识名者，宜贴。

【处方】蔷薇锉，一升，春夏用枝，秋冬用根　铅丹十五两，炒令紫色松脂十两，炼成者

【用法】上件药用油三升先煎蔷薇待黑，即去滓，下松脂，候消，绵滤过，下铅丹，文火煎，搅勿停手，待色变、凝成膏。

以帛上摊贴，日二换之。

翠玉膏 《疡医大全》（清）

【主治】软脓疖，脓水流，愈而复发。

【处方】明松香四两　铜绿二两　雄猪胆三个　麻油三钱

【用法】先将松香同油熔化入锅令沸，再下胆汁、铜绿搅匀，入水中以手扯拔去火毒，瓷盒收贮。用绯绢量疮大小摊贴，不必更换，听其自落。

蔓菁子膏 《太平圣惠方》（宋）

【主治】瘰疬着手足，累如米豆，刮之汁出，急疗之方。

【处方】蔓菁子三两，炒熟

【用法】上捣细罗为散，以猪脂和敷其上。

槟榔散 《东医宝鉴》（朝鲜）

【主治】足上生疮溃烂臭秽。

【处方】全蝎七钱　斑蝥十四个　巴豆肉十四粒　槟榔一个　香油一两半，上慢火煎，先入蝎，次入蝥，次入豆，次入槟，见豆黑色入蜡一两，候溶去滓，只取蜡油入　黄柏炙　蛇床子各二钱　雄黄　硫黄　黄丹　海螵蛸各一钱　白胶香　黄连　杏仁　轻粉各半钱

【用法】上为末，入蜡油中调匀。药水洗疮，敷之，立效。

黎洞膏 《集验良方》（清）

【主治】无名肿毒。

【处方】麻油二十两　番木鳖二十个，瓷片去毛打破　猪胆八个　三七五钱　老鸭胆一两　五灵脂一两　黄柏八钱　黄连五钱　黄芩三钱　大黄三钱

【用法】上药煎枯、滤去渣，再熬至滴水成珠，下炒飞黄丹十两，黄蜡四两，白蜡二两搅匀。下火后入细药。

儿茶二钱　乳香七钱，去油　没药七钱，去油　血竭五钱　雄黄三钱　藤黄二钱　冰片二钱　山羊血二钱　共为细末，入前膏搅匀。

鲫鱼膏 《验方新编》（清）

【主治】诸疮肿毒，溃破流脓。治脚生鸡眼，俱极神效。乳岩及一切色白阴疽忌用。

【处方】巴豆肉六两　蓖麻子六两，去壳　香油斤半　虾蟆两个，每个含人发一团　活大鲫鱼五条

【用法】先把巴豆肉、蓖麻子入油内浸三日，再将虾蟆浸一宿。临熬时入活鲫鱼，共熬枯去渣，慢火熬油，滴水成珠，离火，倾于净锅内，再加铅粉八两，乳香末五钱，不时搅动，冷定为度。用时重汤炖化，薄纸摊贴。永戒食虾蟆。

鲫鱼膏 《疡医大全》（清）

【主治】贴痈毒疮疖。

【处方】大鲫鱼一尾 巴豆四两 蓖麻仁六两 甘草五钱

【用法】用菜油麻油各一斤，先将鲫鱼炸枯、去渣，再入巴豆、蓖麻、甘草熬枯，滤净，熬滚，离火，将铅粉五两徐徐投下，搅成膏，摊贴。

摩风膏《医宗金鉴》（清）

【处方】麻黄五钱 羌活一两 白檀香一钱 升麻三钱 白及一钱 防风二钱 当归身一钱

【用法】用香油五两将药浸五日，文火炸黄，即捞去渣，加黄蜡五钱熔化尽，用绢滤过，搅冷涂抹疮上。

方歌：摩风膏抹游风证，麻黄白檀羌活升，及防归身香油泡，炸黄去渣加蜡凝。

蘸白膏方《圣济总录》（宋）

【主治】发背、痈疽及一切肿疮，排脓血，生肌肉。

【处方】蘸白细锉，四两 当归切焙 附子炮去皮脐 白芷 续断各一两 细辛去苗叶，半两 黄芪锉，一两半 猪脂三斤

【用法】上八味除猪脂外锉碎，以酒半斤拌一宿，先熬脂令沸，次下诸药煎，候白芷赤黑色，以绵滤过，瓷盒盛。每日三

两次取涂疮上。

藜芦膏《千金方》（唐）

【主治】赤色肿有尖头者。

【处方】藜芦二分 黄连 矾石 雄黄 松脂 黄芩各八分

【用法】上六味末之，猪脂二升二合煎令烊，调和以敷之。病癣、头疮极效，又治浅疮，经年抓搔成痒孔者。

蟾酥膏《理瀹骈文》（清）

【主治】痈毒不破头，可代刀针。

【处方】草乌 木鳖仁 灵仙 凤仙子 石灰水 碱水

【用法】熬膏，点之。加蟾酥，为蟾酥膏。（敷膏）

麒麟竭膏《太平圣惠方》（宋）

【主治】一切痈疽发背，日夜疼痛，解毒生肌。

【处方】麒麟竭一两 桂心三分 木香半两 附子三分，去皮脐 槟榔半两 当归半两 白芷半两 川芎三分 诃黎勒皮半两 沉香半两 没药半两 白及半两 朱砂三分，细研 丁香半两 乳香半两 甘草半两，锉 麝香半两，细研 白檀香三分 甘松香一两 零陵香半两 槐枝二两 柏枝二两 垂柳枝二两 松枝三分 白蜡三分 黄丹十五两 油二斤半

【用法】上件药，先将油于铛中以炭火煎令香，细锉甘松香、檀香、零陵香、柏槐柳枝等，入油内浸一宿，以文火煎，候三般枝黄黑色即去之，却下松脂并蜡，化了，以绵滤过，拭铛令净，都倾油入铛中，下黄丹于火上用柳木篦子不住手搅，令沸转黑后，将前十七味药捣罗为末，微火上调入膏内，搅三二十遍、令匀，滴入水中作珠子，即膏成。用瓷盒收。于蜡纸上摊贴。甚者每日早晚换之。

麝香摩膏方《太平圣惠方》（宋）

【主治】瘰疬散毒气。

【处方】麝香半两，细研　莽草一两　川升麻三两　寒水石二两　黄芩二两　羚羊角屑三两　射干三两　丹砂一两，细研　川芎二两　川大黄二两　鸡舌香二两　生地黄汁二升　羊脂一斤　木香一两

【用法】上件药细锉，以猪脂二斤入生地黄汁羊脂诸药煎，候黄芩黑色，绵滤去滓，入麝香、丹砂末搅令匀，收瓷盒中，频频以摩疮上。

麝香膏《伤科方书》（清）

【处方】红花五钱　归尾一两　苏木三钱　加皮五钱　肉桂五钱　地黄五钱　白芷五钱　紫金皮五钱　防风五钱　荆芥五钱　牛膝五钱　续断五钱　灵仙三钱　独活五钱　麻黄五钱　黄柏三钱　丹皮五钱　桃仁五钱　苦参五钱　血余五钱　大黄一两

【用法】以上用麻油斤半，将上药浸下，夏二日、冬四日为度，用铜锅熬至枯色，入姜少许，再熬去渣，又熬入片、黄、霜三味，又熬数沸，取起，收拾听用。用时加麝香、乳香、没药三味药末于膏上。一切疮疡宜贴。（片：冰片　黄：黄丹　霜：百草霜）

麝苏膏《陈修园全集》（清）

【处方】麝香　五灵脂　没药　雄黄　乳香各一两　蟾酥五钱　苏合油二两　洞天嫩膏八两　共搅匀，入瓷瓶固藏，遇大痈空出患顶，取此涂围，如干以鸡毛蘸酒拂上，神效。

【用法】内服醒消丸，立可愈。

附方　洞天嫩膏（全生集）

【处方】先以壮年头发一斤，菜油三斤，入锅熬至发枯，去渣听用。再用活牛蒡草一斤，生菊花（连根）一斤，活苍耳草（连根）一斤，生金银藤一斤，生马鞭草一斤，生仙人对坐草一斤，

入菜子油六斤熬至草枯，沥尽渣，再加白芷八两、甘草八两、五灵脂八两、当归八两。

【用法】入锅熬至药枯，沥尽渣，俟油冷将前煎头发之油共和一处，称过斤两，每油一斤入当日炒过黄丹四两（洞天膏为七两），熬黑收起。不必熬至滴水成珠。以嫩为度，太稠则不嫩。

方解：此膏泄风解毒、活血利气。治痈疖初起尚未作脓，并治遮眼及小儿游风、丹毒。

3. 发背对口

对口疮方《医方易简新编》（清）

【处方】黄蜡一两　头发三钱　官粉三钱　麝香少许　香油三两

【用法】上药先将香油熬滚，入头发，次入黄蜡化开，再入官粉略熬一滚，退火入麝香，将古干纸裁成方，入油内即取出冷定，或用五张或七张贴患处，即出脓，再贴十余张即愈。

地胆膏《外台秘要》（唐）

【主治】疗发背及一切肿毒。

【处方】生麻油六两　黄丹二两半　地胆二钱，捣碎筛　生栗子四十九枚，取大中小者去皮捣碎绢筛

【用法】上四味和，于铜器中盛，用炭火重汤煎，候沫溢出

与器口平，取小麦一合，分二人嚼取筋，急内药中，搅使与膏相和，擎下，安铜器冷水中成膏讫，以故帛涂膏，贴所苦处，晨夕换膏。

清凉膏《脉因证治》（清）

【主治】发背。

【处方】白芷　木鳖肉　白及　白蔹各一两　麻黄一两　乳香研　腻粉少许　白胶少许　黄丹五两　麻油一斤

【用法】上煎前六味，候紫色去之，入槐柳枝各七十寸再煎、滤去渣，入丹、胶、乳、粉，如法成膏。

附言，凡膏中用黄丹必以火炒过然后以之熬膏，其胶黏之力始大。而麝香不早加入膏药中者，以麝香忌火也。

黄明胶敷膏《济世良方》

【主治】对口发背、鱼口便毒及一切痈疽肿毒，未成即消，已成拔脓生肌，奇效。

【治法】牛皮胶一两，入铜器内好醋和煮，用筷子时时搅动，煮好，加铅粉、黄丹各二钱搅匀，收罐内。放水中拔去火毒。用布摊贴。

普济五毒膏《济生验方》（清）

【主治】发背、瘰疬、对口，

及一切无名肿毒等证。

【处方】净麻黄二两 软柴胡二两 川芎二两 草乌二两 白及二两 黄连二两 薄荷二两 番木鳖二两 羌活二两 川贝二两 栀子二两 海螵蛸二两 苍术二两 全蝎二两 肥知母二两 山甲片二两 黄芩二两 大枫子二两 桔梗二两 全当归二两 荆芥二两 连翘二两 防风二两 大黄二两 净蛇蜕二两 槐枝二寸半五枝 臭椿树皮三两 净血余二两 龙骨三钱 樟脑三钱 五倍子二两 麝香二钱 乳香五钱 没药五钱 血竭三钱 赤石脂三钱 轻粉二两五钱 桑皮三两 入损伤膏三斤

【用法】上麻黄等粗药入陈年麻油十二斤内浸三宿，用文武火熬至枯黑色，去滓，再熬至滴水成珠为度。每药油二斤入密陀僧一斤，收成膏。其脑麝等细药研粉并入，用柳枝三尺三枝、槐枝三尺三枝不住手搅匀。倾入水中，退去火毒，分贮瓦钵待用。

4. 一切外证

观音大师救苦膏 《百试百验神效奇方》（清）

【主治】一切外证，并治肝胃气痛。

【处方】生大黄 荆三棱 生地黄 木鳖子 川乌 蓬莪术各一两 麻黄 羌活 白芷 大戟 巴豆 肉桂 枳实 黄柏 皂角各八钱 香附 芫花 桃仁（研） 厚朴 槟榔 杏仁 细辛 山甲 草乌 独活 防风 五倍子 元参 全蝎 天花粉各七钱 黄连 蛇蜕各五钱 甘遂 蓖麻子各二两 当归一两五钱 密陀僧四两 黄丹（飞过净）三十六两

【用法】择吉熬膏，先于五日前，用麻油六斤浸药于瓷器内，然后熬至药枯、去渣滤清，入飞过黄丹搅匀，熬成膏。忌鸡犬见。均作数块、浸清水内，宜常换，则膏不坏。用时摊贴。

琥珀膏

【处方】定粉一两 血余八钱 轻粉四钱 银朱七钱 花椒十四粒 黄蜡四两 琥珀五分（末） 麻油十二两

【用法】将血余、花椒麻油炸枯，捞去渣，预将定粉、银朱、轻粉、琥珀四味各研极细，同合一处、徐徐下入油内，用柳枝不时搅之，以冷为度，绵燕脂摊贴亦可。

方歌：琥珀膏能治诸疮，治

瘀解毒化腐良，定血轻朱椒蜡珀，麻油熬膏亦疗疡。

万应疮科膏《经验良方》（清）

【处方】云连四两　甘草六两　黄柏六两　枳壳一两二钱　马钱四两，去毛切片　北杏四两，以上六味用正茶油（无量）预浸十日，先煎去药渣，以药油同黄蜡各味煮成膏，再入血竭各味搅匀　黄蜡五十二两　黄丹二十四两，须先用水浸透飞净　猪膏二斤，煎净，连前共药九味，先煮成膏，后入后开各药末

血竭一两二钱　没药一两二钱　乳香一两二钱　正梅片四钱　生盐二两　白糖二两　各研极细末入前膏和匀。

【用法】宜择十灵日或天医日煮之，切勿令鸡犬猫儿等类看见为要。

万应拔毒生肌膏《经验良方》（清）

【处方】当归　桔梗　生山甲　木鳖仁　生地　荆芥　象皮　蓖麻仁去壳　栝楼仁　漏芦　防风各一两　生槐枝　生柳枝　生桃枝晒干，各二两　巴豆五十粒　血余二两　头泥七钱

【用法】以上各药用麻油四斤四两浸五六天，冬月浸十日，方煮，煮至象皮泡通，滤渣后，落乳香、没药、阿魏、血竭、黄蜡、儿茶、龙骨各一两均研烂，

再落麝香一钱，冰片一钱，蛤粉一钱，黄丹二斤煮成膏，滴水成珠为度。用水浸之。

红膏子药《经验灵方汇编》（民国）

【主治】疗毒、恶疮、无名肿毒、一切疮症，其效如神。

【处方】血竭花三钱　红花饼三钱　乳香二钱　没药二钱　明雄一钱　轻粉二钱　漳丹一两　黄蜡一两　梅片一钱　官粉三钱

【用法】共为细末，香油四两，熬成膏，贴患处，即愈。

成膏《肘后方》（晋）

【处方】清麻油十三两，菜油亦得　黄丹七两

【用法】二物铁铛文火煎，粗湿柳篦搅不停，至黑色加武火，仍频频搅不停，烟断绝尽，看渐相和，膏成。煎须静处，勿令鸡犬见。贴疮、痔疮并服之。

治脚上诸般疮毒膏药《沈氏尊生》（清）

【处方】水银一钱　没药五分，新瓦烙干　黄丹五钱　细茶三钱　大枫子十个，去壳　轻粉一钱　黄蜡五钱　乳香五分，瓦焙　片脑三厘　真麻油一杯

【用法】上药俱研极细末筛过，用黄蜡、麻油同煎，用文武

火慢慢煎熔成膏，稍冷方下片脑，再煎一刻取退。用细嫩油纸薄抹，随疮大小为度，不宜太阔。二日一换，每贴用后药煎水洗净疮口方贴。

大黄、苦参、黄柏、苍术、防风、金银花、艾叶、茶叶，上各等分，煎汤洗疮口。

黄蜡膏《沈氏尊生》（清）

【处方】香油一两八钱　胎发梅大一团

【用法】熬化，入白胶香、黄蜡各一两化，再入龙骨、赤石脂、血竭三味各一两搅匀，候冷，瓷器收。每用捏作薄片，贴疮上，外以绢缚，三日后翻贴外面。又以活血药煎汤洗。

5. 一切肿毒

千捶膏《济世良方》（民国）

【主治】凡一切肿毒疮疡，发在五日内者，贴之即消。七日以外亦可日减，药之味淡而功奇，价轻而效速，勿忽视之。

【处方】松香陈久者良，铜瓢熔化，冷水中凝定，漉起晒干，研极细末　大蓖麻子去壳　银朱五钱

【用法】先以蓖麻子四五两，置光青石上，铁槌捶碎略无细点，然后加松香末二三两，共捶

至胶黏、扯长二三寸不断，摘一块，用手捏如钱厚，视其软硬得中，即刮起作团，滚入银朱内黏遍，用两手急扯，扯至朱与膏匀，暂停，候其现出光亮再扯，至光如明镜，红如鲜血后方贮收瓷瓶。临用以铁铲铲坨一块，量疮大小捏成钱厚，黏油纸上贴之。冬夏老嫩得中，在乎捶时审量，如嫩即加松香再锤，总在未加银朱之前准定，如捏膏黏指，可略唾津于指上，即不黏。

治毒膏《救生集》（清）

【主治】贴一切肿毒神效。

【处方】蓖麻子四两，去油皮　血竭三两　蟾酥一两，乳化　乳香一两，出汗　白松香一两五钱　顶上麝香一二钱

【用法】共成为膏，神效。

治毒膏《救生集》（清）

【主治】贴一切肿毒神效。

【处方】蓖麻子四两（去油皮）　血竭三两　蟾酥一两（乳化）　乳香一两（出汗）　白松香一两五钱　顶上麝香一二钱

【用法】共成为膏，神效。

蟾冰膏《神验良方集要》（清）

【主治】拔毒去脓第一膏，每用少许摊贴。

【处方】蟾酥二钱，研末　樟

脑一钱　蓖麻肉八钱　松香一两,炼
过者　冰片五分

【用法】同捣五千槌成膏。

6. 疖　腮

黎洞膏《理瀹骈文》（清）

【主治】疖腮、发颐,并治
一切风毒及痈疖、痰核。

【处方】紫花地丁　薄公英
豨莶草　苦参各三两　象贝　赤苓
川草薢　生甘草各一两五钱　陈橘
皮五钱　山甲片炮,二两五钱　麻油
熬,黄丹收。

7. 跌打损伤

万应损伤膏《济生验方》（清）

【主治】跌打损伤、筋骨酸
痛等证。

【处方】生地　茅术　枳壳
五加皮　莪术　桃仁　山甲片
当归　川乌　陈皮　乌药　三棱
刘寄奴　大黄　首乌　草乌　柴
胡　防风　牙皂　川芎　官桂
海风藤　羌活　灵仙　赤芍　南
星　香附　荆芥　白芷　藁本
连翘　川断　良姜　独活　麻黄
甘松

【用法】以上各三钱。用麻
油四斤入药煎枯、去渣,下净血
余二两熔化,再入桃丹三十两熬

成膏,再下细药搅匀用。

肉桂一钱　麝香一钱　附片末
一钱　冰片三钱　洋庄三钱　阿魏
三钱　细辛三钱　共为细末,和入
膏内摊之。

太乙膏《准绳》（民国）

【主治】贴伤口不合。

【处方】香麻油一斤　当归三
两　生地三两　生甘草三两

【用法】上三味入油内熬枯
去渣,再以丝绵滤净,再入净
锅,熬至滴水不散,入炒飞黄丹
一两,又用慢火熬至滴水成珠,
取起,少顷入白蜡黄蜡各三两,
微火再熬,取起少定,入去油乳
香没药各五钱搅匀,收瓷器内。
过三宿可贴。

双龙膏《沈氏尊生》（清）

【主治】此方专治跌打损伤。

【处方】脆蛇　赤芍　羌活
各四两　没药三两　象皮　白芷
防风　荆芥　黄芩　乌蛇　山栀
各二两　金银花　赤石脂　独活
连翘　僵蚕　全蝎　蝉蜕各一两
山甲　乳香　斑蝥　儿茶各五钱
蜈蚣十条　头发一把　黄丹四斤
麻油八斤

【用法】熬膏,用槐桑柳枝
三根不住手搅,药枯,去渣,下
丹,滴水中不散为度。

水火既济膏 《几希录》（清）

【主治】夹棍、瘿瘤、烂疮、跌打损伤、风痛。

【处方】麻油二十两　象皮三钱　红花三钱五分　大蓖麻二十粒，去壳　五铢钱二个　蟢蛛六个　头发一大把，洗净　红丹八两

【用法】同入锅内，用槐枝捣熬一滚，取起，连锅放水缸内，炖一时，再熬、再炖，如此数十次熬至滴水成珠为度，离火，入乳香、没药、儿茶、麝香各四分搅匀。摊贴。

立应金丝膏 《丹溪心法》（元）

【处方】当归尾　香白芷　杏仁　草乌生锉用　猪牙皂角不蛀者去皮，各三钱　葱连须叶肥者，十茎　白胶香三钱　沥青明者，八两　黄蜡一两　乳香另研为末　没药另研为末，各半两　清油七两

【用法】上将前项六味，入清油内依法熬，滤去渣，入白胶香、沥青熔化搅匀，入黄蜡，又搅匀。待冷入乳没搅匀。

玉龙膏（胜玉膏）《医林改错》（清）

【主治】跌打损伤，贴之颇效。

【处方】香油一斤　白蔹　升麻　当归　川芎　连翘　银花

甲片　川乌　象皮各四钱　乳香一钱半，末　没药一钱半，末　轻粉三钱，末　冰片三分，末　麝香三分，末　白占三两

【用法】将前九味药入油内炸枯色去渣，入官粉三盒，离火，再入乳、没、冰、麝搅匀，再将白占投于内。摊贴之。此膏去官粉即糕子药，贴破烂诸疮，其效如神。

打扑损肿膏 《续名医类案》（清）

用生姜自然汁、米醋、牛皮胶同熬溶，入马屁勃末不拘多少搅匀如膏药，以纸花摊敷肿处，痛即止。以多敷为妙。

金丝膏药 《冯氏锦囊》（清）

【主治】打扑伤损、闪肭疼痛、风湿气痛。

【处方】当归　川芎　苍术　香白芷　赤芍药　木鳖子　大黄　草乌各五钱　香油四两　沥青半斤　松香半斤　乳香另研　没药另研，各二钱五分

【用法】前八味同香油四两熬，出渣，下沥青、松香，看熬软硬，冬软些、夏硬些。乳香、没药摊时用之。

附方　茄种散

伤损愈后，肌肤青肿，用茄子种通黄极大者，切片一指厚，

瓦上焙干为末，酒调二钱，临睡服，夜间消尽无痕。

经验跌打膏 《济世良方》（民国）

【处方】当归 生地 桑皮 红花各四两 续断 牛膝 地榆 茜草 小蓟 木瓜 西党 川芎 寄奴 麻黄 白术 生芪各二两 血竭 粉草各一两 杏仁 红胡 荆芥 乳香 没药 自然铜 海蛸各六钱 皂角四钱

【用法】香油七斤半浸数日，煎枯去渣，入广丹三斤，白蜡二两，熬稠成膏。遇患摊贴。极有奇效。

姜胶膏 《玉机微义》（明）

【主治】跌打损伤，肿痛不止。

【处方】生姜自然汁、米醋、牛皮胶，共同熬溶，入马屁勃末，不以多少调和如膏，以纸摊敷肿处。

损伤膏 《经验良方》（清）

【处方】赤石脂三钱 乳香五钱，去油 没药五钱，去油 铅粉三钱 正血竭三钱 龙骨五钱，煅樟脑三钱

【用法】共为细末，加松香三钱、黄蜡二钱和匀，入麻油搅成膏，慢火炼成胶如稀糊。收贮。候用。

诸伤膏药 《神验良方集要》（清）

【主治】跌打凝肿不散，并治疯气。

【处方】归尾 桃仁各一钱 荆芥 白芷 生地 虎骨 金银花 肉桂各三钱 红花一钱二分 松香四钱 铅粉四两 麻油八两

【用法】共入油内（前九味）熬枯、滤净渣，入松香、铅粉熬至滴水成珠，投入阿魏、血竭各四两搅匀、成膏。

理伤膏 《沈氏尊生》（清）

【主治】跌扑伤兼治刀斧伤。

【处方】黄蜡 猪油各四两 乳香 没药各一两 松香 麻油各一斤

【用法】上以折伤木皮一两切碎入油煎数沸、去渣，入密陀僧、黄丹各三两熬成膏，次入松、蜡熔化，再熬滴水成珠，却入乳、没、自然铜摊贴。

跌打损伤膏验方 《伤科方书》（清）

【处方】生地 薄荷 独活 赤芍 川芎 川羌 连翘以上各一两 香附 荆芥 当归 防风 桃仁 米仁 青皮 加皮 丹皮 杜仲 川柏 元胡 白芍 白芷 牛膝 红花 薜皮 木通 苏木 木瓜 甘草 厚朴 苏梗 枳实 枳壳 秦艽 川断 黄芪 甘松 三棱 山柰 元参 刘寄奴 骨

碎补去毛，以上各六钱 铅粉七十二两（用上等麻油十斤浸上药两三日，后入锅煎熬、去渣，再入铅粉，用桑枝搅匀，扇至烟尽，候冷，浸水中，愈陈愈妙。又末药方，摊膏时，临用加入，每膏一斤加放药末一两） 肉桂一两 制乳香二两 制没药二两 血竭一两 龙骨一两 丁香一两

【用法】以上共研极细末，收藏瓷瓶内听用。每遇疯气贴以此膏，较市上所售之万应膏尤捷。

跌打膏《疡医大全》（清）

牛皮胶用生姜汁熬化，布摊贴。

万应灵膏《丸散膏丹自制法》（民国）

【主治】跌打跌伤、闪腰挫气、筋骨疼痛、一切癥痞、内伤等证。

【处方】生地 川附 香附 乌药各二两 五加皮 桂枝 当归 防风 活羌活 独活 秦艽 天虫 全蝎 灵仙 川乌 草乌 白芷 良姜 大黄 麻黄 赤芍 莪术 山棱 桃仁 红花 六轴子 头发各一两 麻油八斤浸数日，熬、滤、加丹四十八两煎成膏。再加香料，官桂 丁香 木香 甘松 山奈 排草 辛夷 檀香 乳香 没药 白胡椒 苏合油

【用法】上药等分，量酌用

官桂加重，胡椒减半，生晒为末，搅匀，摊贴。

抵圣太白膏《杨氏家藏方》（宋）

【主治】折伤闪肭，疼痛不已，消肿解毒，却邪止痛，及疔痈疽初生、肿疼尤甚、疮疡肿疖、赤焮发热、毒气搏结、肌肤痛急。

【处方】白胶香十四两（研为细末） 乳香一两（别研） 定粉二两 白蔹 白芷各六钱（锉碎）

【用法】上件以麻油四两炸白蔹、白芷，候焦黄色，漉去二物，次下白胶香候熔退火，次入乳香、定粉再搅匀，倾入瓷器内，候凝密封贮。每用慢火炙动，量患处大小，纸上摊贴。

锦囊风气跌扑膏药神方《冯氏锦囊》（清）

男发一大团 蓖麻子（去壳）一百粒 猪脂（熬油）二斤八两 以上先熬至发化、蓖麻子焦枯，再入后药。威灵仙三两 熟地二两 独活一两五钱 金银花二两 当归身一两五钱 白芷一两 川乌六钱 草乌六钱 肉桂去皮一两 以上熬至药色焦枯、去渣，细绢滤过，慢火再熬，不住手搅，入后药收之。 乳香一两（箸上炙去油研细） 没药一两（箸上炙去油研细） 真黄丹（炒燥罗细八两） 明松香

（水煮三次去水熔化入夏布滤过净）六两
麝香二分　以上将松香、黄丹下后，炼
至软硬得所，滴水成珠，离火再下乳没
麝三味打匀，藏瓷器中，旋用旋摊。

8. 鹤膝风

火龙膏《疡医大全》（清）

【主治】风寒暑湿毒袭经络，
筋挛骨痛或肢节烦痛，湿痰流注
作痛，不能行步，鹤膝风骨节风
疼痛，其效尤速。

【处方】生姜半斤取汁、牛
皮胶二两入锅内化开，入乳香没
药末各五钱，麝香一钱调匀，待
温摊贴患处。

百应神膏《集验良方》（清）

【主治】一切疮毒，随贴随
愈。并治风瘫等证，鹤膝风更
效，至效之方也。

【处方】南星　川大黄　桃
仁　羌活　半夏　草乌　川乌
红花　独活　当归各四钱

【用法】用真麻油一斤，加
生姜一两，葱不拘多少，乱头发
一团入油内熬枯焦色，箔绵滤去
渣，用上好片松香一斤，入滤过
清油内，又熬至桃花起，先加入
陀僧二两，再徐徐加入硫黄末半
斤。投此二药时务须慢慢洒入，
不可太多、太骤，以滴水成珠为

度。将此膏药倾入水中去火毒。

鹤膝风膏《寿世保元》（清）

【主治】脚气肿痛、鹤膝风
不能动履。

【用法】用真生姜汁一碗，
入牛皮胶一两熬成膏，入乳香、
没药末各一钱，搅匀，绢帛摊贴，
肿消痛止，次月将滚水入药碗
内，去水又摊、又贴，效不可
言。

鹤膝风膏《理瀹骈文》（清）

【主治】鹤膝风症，膝头大、
腿细痛，而无脓者多，乃是三阴
亏损所致。

【处方】羌活　独活　元参
生地　熟地　草薢　天麻　当归
杜仲　防风　肉桂　牛膝　可掺
入后敷药。

【用法】麻油熬，黄丹收，贴。

附方　敷药

治鹤膝风，白芷酒熬膏涂
良。

或用大戟末蜜调敷。

或用地骨皮、无名异、车前
子、乳香、没药酒调敷。

或用首乌、侧柏叶捣敷。

或用鳝鱼、酒糟同麝香捣
敷。六七日作热效。

或用灵仙一两，生姜汁、葱
汁熬，入牛皮胶化开，黄丹收、

贴。并治诸风。

醒肌膏《外科大成》（清）

【主治】肿毒恶疮及风气肿痛，鹤膝风、冷湿痛、腰痛、脚气痛、妇人产后受风、经络冷痛。

【用法】广胶四两，用葱姜取汁各一碗，浸胶过宿，文火煎胶化，入硫黄末一两、草乌末一两、葱粉一两、姜粉一两煎成膏。加蟾酥一钱、麝香四分、乳香二钱、没药二钱，各末和匀，炖滚。水内刷绢帛上贴之。以热鞋底熨之，俟痛止变麻木，则死肌活矣。

9. 血风疮

七珍膏《疡科选粹》（明）

【主治】血风疮极痒，抓至见血。此方极效。兼治恶疮。

【处方】用香油一斤，青槐枝百段陆续入油煎枯滤净，下黄蜡四两，又下定粉六两，提起微温，下后药。

乳香五钱　没药五钱　轻粉五钱　白花蛇五钱　孩儿茶五钱　朝脑一两　麝香七分　又俱细末，搅匀，用纸摊贴。

血风疮膏《疡医大全》（清）

【处方】人指甲三钱　血余二钱　乳香　没药各一钱　轻粉　白

蜡各五钱　冰片五分　水银二钱，同铅二钱煅死

【用法】用桐油一盏，先将血余、指甲熬至指甲焦、血余化，取出研细，俟油滴水不散，离火下群药，唯冰片待冷方入，摊贴。

隔纸膏《疡医大全》（清）

【主治】血风、臁疮。

【治法】麻油半斤文武火熬，入白蜡一两，黄蜡二两，又熬、离火下飞丹二两搅匀，入乳香、细辛、炉甘石、乳香、没药、血竭、儿茶各五钱，轻粉三钱，冰片一钱，作隔纸膏，贴之。

10. 瘰疬结（痰）核鼠漏

千捶膏《疡医大全》（清）

【主治】瘰疬初起贴之自消，将溃贴之毒从毛窍中出，不致穿溃。

【处方】杏仁　蓖麻仁各四十九粒　琥珀灯心同研　冰片各三分　珍珠豆腐包煮　麒麟竭　当门子　乳香去油　没药去油　铜绿　黄丹　龙骨　轻粉各六分　水安息元眼角大，三块　松香入锅内小火化开，用布滤去渣，冷定用豆腐水洗数次，再用绿豆汤煮三次，又用葱韭生姜汁各一盏煮干，研细末八钱

【用法】先将杏仁、蓖麻仁

捣如泥，次将前药细末逐渐加入，捶千余下。用大红缎摊贴。

忌见火。若内觉有脓未熟恐穿溃、难于收功，可加木鳖子去壳七粒、黑驴蹄研细五分于膏内，即能隔皮取脓。

千捶膏《外科图说》（清）

【主治】贴瘰疬。

【处方】天麻子肉一两　杏仁（去皮）七钱　雄黄五钱　乳香七钱　没药七钱　轻粉三钱　白及二两

【用法】俱另为末麻油打成膏。忌鸡犬、百厌，必须择上吉日，在净室捶之，方可应验。勉之勉之。

千捶膏《经验灵方》（民国）

【主治】瘰疬。

【处方】松香五两（研末）　银朱一包　黄丹三两　轻粉四钱　乳香二钱　没药二钱　水银四钱　山甲四钱（研末）　蓖麻子（春天二两夏天一两秋天一两八钱冬天二两五钱）

【用法】先将蓖麻子捣烂，再加各药，松香盖顶上，用黄表纸五六张烧之，纸灰发黑、锤之，俟药发黏，再加水银锤之成膏，贴患处。

千捶绿云膏《寿世保元》（清）

【主治】远年鼠瘘疮。

【处方】松香半斤，熔七次去渣

乳香二钱半　没药二钱半　血竭一钱　铜绿二钱半　杏仁去皮，一钱　孩儿茶三分　蓖麻子去壳，二两　麻油二两　乳汁一盏

【用法】上为末，合作一处，同乳油搅匀，捶捣千下成膏，用绢摊药，贴患处。

千槌膏《丹溪心法》（金）

【主治】瘰疬。

【处方】沥青一斤六两　杏仁四十九粒　乳香　没药各一两　轻粉二钱　香油五两　黄蜡四两

【用法】上将沥青、香油、黄蜡同熔化、搅匀，却入前四味，取出于石上捶千余下，用红绢摊贴之。

五毒膏《孟氏家传方》

【主治】诸般恶疮、瘰疬结核。

【处方】香油一斤　蜈蚣七条（去头下油内炸焦取不用）　马钱子十四个（亦用油炸焦取出）　官粉一盒　乳香一钱　没药一钱　人言二钱（焙干）

【用法】常规熬，将成膏，频频将毛头纸用两三张、将药放上，不过油珠，成矣。

消痰消核膏《理瀹骈文》（清）

【处方】甘遂　南星　半夏各一两　麻黄　大戟　僵蚕各四钱

白芥子五钱　藤黄六钱　朴硝七钱

【用法】麻油熬，黄丹收。熬膏法见编写说明。此皆用控诞法而变通者也。

消核膏《外科正宗》（清）

【处方】制甘遂二两　红芽大戟二两　白芥子八钱　生南星一两六钱　麻黄四钱　姜半夏一两六钱　僵蚕一两六钱　藤黄一两六钱　朴硝一两六钱

【用法】上用真麻油一斤，先投甘遂、南星、半夏熬枯捞出，次下僵蚕，三下大戟、麻黄，四下白芥子，五下藤黄。逐次熬枯，先后捞出。六下朴硝，熬至不爆。用绢将油滤净。再下锅熬滚，徐徐投下炒透东丹，随熬随搅，下丹多少，以膏之老嫩为度，夏宜稍老，冬宜稍嫩。膏咸趁热倾入水盆中，扯拔数十次以去火毒，即可摊贴。宜厚勿薄，此膏妙在不用毒烈之药，虽好肉贴之无损。

楣案：（熬膏法）煎膏亦自有法，药有坚脆如一同投入，则脆者枯、其势欲燃，不得不一同捞出，然坚者实未熬透，是铢两虽多，而药味反少矣。此方甘遂、南星、半夏最坚故先下，僵蚕次之，大戟麻黄又次之，麻黄尤脆、大戟熬至半枯时下麻黄更妙，白芥子爆油故又次之，藤黄多液而少渣，故又次之，朴硝无质故最后下，凡煎他膏亦当如此。

又案：溃疡诸膏，皆不可太嫩，以贴之即黏，揭之易落为度。摊时不可过厚，嫩而过厚揭时非带脱皮肉，即黏住皮肉。凡寻常热疖，本可无疤而或生炉肉或如蟮者，皆膏药之过也。独消核膏宜稍嫩，但令贴时勿烊塌而已，摊须极厚，盖此膏本以代敷药，嫩而厚则药气沉浸，浓郁而能深入炉又皮肉如常带脱无虑，舶住可洗也。

又案：诸书皆言药油煎至滴水成珠方下黄丹，余历试知其不然，油至滴水成珠则已过老，摊之如面筋一般，无复黏性，不能再下黄丹矣。只须熬令浓黑便可下丹。下丹最要耐性。不可贪多贪快，每次挑入少许，不住手搅，徐徐再加，以老嫩适可为度。如此熬法又黑又亮又光，其所以黑之功在久熬，亮之功在多搅，光之功在丹细而药滤净也。滴水成珠四字即下丹亦不可泥，大抵膏浮水面，以两指取丸不黏手，其膏已成。倘一滴便直下水底成珠则膏已老矣。

消痰膏《方药合编》

【主治】一切痰肿结核肿痛。

【处方】生姜　葱白　大蒜各二两　南星　半夏　百合　商陆何首乌　独活　石菖蒲　白芷赤芍药　人参　黄芪　肉桂　附子（炮）　当归　露蜂房　杏仁玄参各一两　白花蛇（酒浸取肉）一条　熊胆　麝香各七分　乳香五分真香油五升　黄丹二十两

【用法】上油浸一宿，熬至焦色，滤去滓，入黄丹再熬，滴水成珠，次入熊胆、麝香、乳香搅匀，瓷器收贮。

银黝膏《验方新编》（清）

【主治】瘰疬及一切无名肿毒，无论已破未破并治，腰痛俱极神效。

【处方】先用真麻油一斤，慢火熬开，再下银黝四两，用桑枝不住手搅动，俟清烟起时，再下黄丹五两，熬至滴水成珠，放水中一二日，拔去火气。随症用布摊贴。

瘰疬敛口膏药《纲目拾遗》（清）

【主治】瘰疬脓已尽、肿已平、疮口未敛，以此贴之。

【处方】虾蟆皮三个（要活剥者）　鼠皮二张　蛇蜕三条　蜂房大者一个（上四味俱煅灰）

【用法】将水胶一两用井水一酒盅化开后，加蜜一两，蜈蚣煎麻油一小盅，搅匀前四味灰，临起，入麝香一分。将绢摊开，不湿为度。

天香膏《卫生鸿宝》（清）

【主治】瘰疬。

【处方】白芷　杏仁去皮尖麝香　没药　乳香二味，去油　白及各八钱　官桂一两　白蔹　归身苏木　羌活各一两二钱　陶丹二十两，水飞炒透　桃柳槐桑枝各二两，切　麻油三斤

【用法】上药除乳没麝丹四种，余药入油浸，冬七、夏三、春秋五日，入锅桑柴火熬枯、去渣，炼油成珠，再下黄丹炒热用柳条搅，文武火熬滴水成珠，渐下乳没，将温，再下麝香成膏，贮用。熬时极宜得法，忌鸡犬。随疮大小摊用，摊时须热水坐化，不宜见火。无论已破未破，贴之即愈。

五云膏《医宗金鉴》（清）

【主治】专贴鼠疮马刀瘰疬已溃。

【处方】银黝子四两，捶碎黄丹八两，飞过　香油二十两

【用法】用砂锅一口盛香油，火温，候油热将银黝子投入油内，用桃柳桑槐枣五样树枝搅之，候起珍珠花时，捞去渣，用布滤净，复将油下入锅内，慢慢将黄丹筛入油内，用五枝不住手搅之，以滴水成珠为度，取出收贮。用时勿令见火，以重汤炖化，红缎摊贴。

方歌：五云膏贴鼠疮症，瘰疬溃后共马刀，银黝油熬渣滤净，黄丹五枝搅成膏。

不二膏《外科方外奇方》（清）

【处方】金石斛十六两，去梗 乳香四两八钱，去油 川贝十六两，去心 没药四两八钱，去油 明天麻六两八钱 粉草六两四钱 巴豆肉五两四钱，去油

【用法】用大麻油十二斤浸数日，煎时下以活雄鲫鱼两尾，煎枯去渣，存油，另用铅粉炒黄研细二斤筛下收膏。凡痰症、疬串、乳疬一切无名肿毒贴之神效。如乳疬未溃者，少加朝脑于膏上。（油多、铅粉少）

化核膏《续名医类案》（清）

【主治】瘰疬，贴即暗消，内服子龙丸方可除根，并杜后发。

【处方】壁虎十四个 蜘蛛二十八个 蜗牛三十六个，用菜油四斤熬枯去渣，再入 鲜首乌藤叶 甘菊根 薄荷 牛蒡草 苍耳草各半斤，用武火熬枯去渣，俟油冷再入 连翘 元参 苦参 白薇 白芥子 僵蚕 水红子 大黄 荆芥 防风各四两，浸一宿，熬枯、去渣，再熬至滴水成珠，每油一斤加黄丹七两熬黑，加入丁香油二钱 麝香二钱 苏合油一两，搅匀退火，摊贴

凡治流注、瘰疬忌用海藻、夏枯草，久则成痃癖。后数年内忌食香橙，则不复发。

化核膏《外科证治全生集》（清）

【处方】菜油四斤 壁虎十四条 蜘蛛二十八个 蜗牛三十六个

【用法】入锅熬至枯浮油面取出，再入新鲜首乌藤叶、甘菊根、薄荷、牛蒡、苍耳等草各半斤，武火熬至草枯、出渣，俟油冷再入连翘、元参、苦参、白蔹、白芥子、僵蚕、水红子仁（各捣碎）、大黄、荆芥、防风各四两浸一宿，熬至黑枯，以油沥清，见过斤两，加制木鳖油半斤，配炒黄丹（二十六两），慢入快搅，搅匀，文火再熬，熬至滴水成珠，膏不黏指为度。再加入丁香油、麝香各二钱，苏合油一两搅匀。退火摊贴。凡瘰疬结

核恶核，此膏贴即暗消，但毒根不除，必以子龙丸日服三次，外用膏贴，方可除根，以杜后发。

附方 子龙丸

甘遂、大戟必要按法精细法制为粉，白芥子炒磨为末，各等分，炼蜜为丸。日服三次。每服淡姜汤送服三分，忌与甘草之药同日而服。

化坚膏《济生验方》（清）

【主治】专治痰核、鼠漏及一切痈疽发背、湿痰流注等证。

【处方】大生地八两 土贝母四两 川芎四两 当归六两 夏枯草四两 生南星四两 生甘草四两 蒲公英六两 赤芍五两 制乳香四两 活老鼠一两 山甲二两 制没药四两 鲫鱼二尾 山慈姑五两 昆布四两 木鳖子四两 麝香一钱

【用法】上药切片，入原菜油十斤泡三五日，熬至药枯去渣，入沥青（原书无量）再熬至滴水成珠，再下黄丹五斤收膏，浸水中数日，摊贴。

白龙膏《外科大成》（清）

【主治】贴鼠疮立验。

【处方】麻油二十两 大附子二个 山甲十片 杏仁五十粒 槐白皮一片

【用法】油浸十余日，炸枯滤去渣，入血余一团、虾蟆一个、白花蛇一条，徐徐煎化，再滤渣净，入飞丹十两，成膏，加乳香、没药各二钱。

生肌丁香膏《太平圣惠方》（宋）

【主治】瘘疮及瘰疬漏疮。

【处方】丁香三分 没药三分 安息香三分 麝香一分，细研 当归三分 乳香三分，细研 附子三分，去皮脐 白芷三分 桂心三分 雄雀粪四十枚 芜荑仁三分 黄丹六两，微炒 麻油一斤

【用法】上件药都细锉，入油以慢火煎，候白芷黄焦色，去滓，下黄丹更微微煎，搅勿住手，膏成。收于不津器中，频取贴之。

回燕膏《遵生八笺》（明）

【主治】专贴瘰疬痰核。

【处方】山甲 全蝎 白芷 黄连 黄柏 黄芩 当归各二两 生地 赤芍药各一两 官桂 海藻各四两 番木鳖各一两，以麻油一斤四两共熬枯黑、去渣，下飞丹十两，黄蜡七钱，白占三钱，粉心二两，收成膏，投入水浸，加细药 乳香 没药 阿魏 轻粉各六钱 麝香二钱 血竭四两 燕窝泥一两 雄黄 朱砂各二钱 雄鼠屎一两五钱

【用法】共为极细末筛过，

将膏药取起，火熔化，离火下细药搅匀。依疬大小贴之，三日即消。此膏又能贴诸般恶疮。

回燕膏《医学广笔记》（明）

【主治】瘰疬，仲淳试之有效。

【处方】真芝麻油二斤　胎发四两，如无以童男发洗净代之　山甲五钱　白矾飞过，一两　黄蜡四两　飞凡二两　松香六两　轻粉五钱　乳香　没药各五钱，另研　燕窝泥朝北者二两微炒　五灵脂淘净，五钱　麝香另研，五钱　密陀僧五钱

【用法】将山甲、五灵脂煎数沸，下胎发熬溶，滤去渣，称净油二十四两，仍入锅内下白矾煎二三沸，下黄蜡、密陀僧煎一沸，下松香、官粉各六两再煎一沸，下燕窝泥如沉香色，滴水成珠，住火方下乳香、没药搅匀，少顷下轻粉，桃柳枝搅温可入手，然后投麝香搅匀。水浸去火毒七日，用贴瘰疬，未破者软，已溃者干，内服夏枯草汤。

附方　夏枯草汤

【处方】金银花五钱　夏枯草二两　柴胡七分　贝母二钱　土茯苓白色者，二两　鼠粘子一钱，微炒　鳖虱二钱　胡麻仁二钱，微炒　酸枣仁二钱　栝楼仁二钱，略炒　陈皮一钱　皂角子一钱　白芍药酒炒，一钱　当归身二钱　粉甘草一钱　荆芥穗一钱　连翘一钱五分　何首乌五钱　漏芦二钱

【用法】水煎食后服。

吕祖紫金夺命膏《疡医大全》（清）

【主治】贴一切多年不收口恶疮、结毒、瘰疬、冷瘤、痞块、跌打、骨断两截者。

【处方】川黄连　全蝎　山甲　黄芩　川黄柏　当归　香白芷各二两　赤芍　番木鳖切碎　生地各一两　官桂　海藻各四两

【用法】以上诸药用水煎汁、去渣，用麻油二十二两将药汁入内，熬尽水气，滴水成珠，方下炒过飞净血丹十一两搅匀成膏。再下黄蜡七钱、阿魏六钱（切片）掺膏药上令其自化，候微冷又下乳香（去油），没药（去油），轻粉各六钱，麝香、血竭、朱砂、雄黄各二钱，雄鼠粪一两五钱，燕窝当底泥一两，俱乳细末入膏搅匀、收贮、摊贴。熬膏时择黄道吉日，忌鸡犬、厌物，焚香礼拜、熬成。不得加减药味分两。

红膏子即万应膏《外科集要》（清）

【主治】瘰疬马刀、无名肿毒。

【处方】香油三斤　巴豆二两

血余即乱发　蓖麻子去壳，各二两　当归一两半　木鳖四十八个，去壳　松香五钱　甲片六十七片　川芎　槐子　连翘　大黄　苦参　杏仁　花椒　川楝子各五钱　乳香　没药　丁香　沉香　麝香　木香各三钱

【用法】候油熟，再入药于油，发化去渣，入丹十八两及细药末成膏。

应艾膏《疡科选粹》（明）

【主治】瘰疬。

【处方】蓖麻子一百二十粒，去壳　蜂房二个

有用香油四两，熬蓖麻子、蜂房枯黑，滤渣。称油每两下官粉五钱成膏，入后药。

蛤粉五钱　没药　孩儿茶　龙骨　密陀僧各二钱五分　乳香二钱　血竭二钱

【用法】上研极细和匀，徐入膏中，不住手搅，将药锅坐在水盆中出火气，纸摊贴。其效如神。

妙应膏《丹溪心法》（金）

【主治】瘰疬、一切恶疮、毒肿及杖疮。

【处方】桃柳槐枝各半斤　当归一两　木鳖子去壳，半两　黄丹一斤　乳香　没药各半两，另研

【用法】上先将香油三斤慢火熬，次下桃柳槐枝、木鳖子、当归，候焦、滤去渣，再熬油滚，方下黄丹、乳香、没药，以槐条搅匀，再以慢火熬，不住手搅，滴水成珠不散为度。以瓷瓶收贮，旋摊贴。

佛手膏《三因方》（宋）

【主治】去黑紫疮核。

【处方】斑蝥七个，去翅足　巴豆七粒，去皮　杏仁二十七粒，去皮尖　红娘子二十七个，去翅足　砒另研，一钱　盆硝一钱　黄蜡　韶粉　沥青研，各半两　硫黄　黄丹各三钱　腻粉炒，一两　绿豆一合　槐角三条　麻油四两　乱发一两

【用法】上以油煎发令化，次下红娘子、斑蝥，次下巴豆、槐角等，逐味下，焦者漉出方下硫黄、盆硝及丹、粉等，以篦子不住手搅匀，滴水成珠为度。用时先将针轻手刺破疮，用药一粟米大放针处，次日挤疮有黑臭脓血出，三两日血渐少，次服去毒丹。

附方　去毒丹

【处方】赤芍药　甘草　滑石各等分　巴豆去皮另细研入后药内　大黄　朴硝各一分　黑牵牛一两半，半生半炒

【用法】上为末糊丸绿豆大，

临卧时服十五丸，金银花、薄荷汤下，加至二十丸。

金凤化痰膏《医宗金鉴》（清）

凤仙花一捧去青蒂研末，大葱自然汁一茶盅，好米醋一茶盅，广胶三钱切米粒大，入葱汁泡之，人中白八钱火微煅，存性研末

先将葱汁、米醋、广胶投入锅内熬化，次下凤仙花末熬成膏，再入人中白末，将锅离火，不时搅匀。用时以重汤炖化。量痰包之大小薄纸摊贴。候膏自落，再换新膏。

方歌：金凤化痰消硬坚，湿痰串注贴更痊，凤仙中白广胶醋，葱汁同熬用纸摊。

金星膏《寿世保元》（清）

【主治】痰核。

【处方】金星凤尾草一两五钱 实竹叶一两 葱白十根 侧柏叶一两五钱

【用法】上用香油一斤浸药一日，用火熬药焦黄为度，用绵布袋滤去渣，仍入砂锅熬，熟油一斤净入上好铅粉三两，用竹搅匀，文武火熬，看起黑色烟，再入铅粉四两，仍用竹不住手搅匀，滴水成珠，取起放在地上，再搅去火毒。

奇效膏《理瀹骈文》（清）

【主治】瘰疬未破，消；已破，合，亦治破伤等。

【处方】大黄六两 香油一斤熬，黄丹收

【用法】以炒陈石灰五钱，制乳香、没药各四钱，搅匀纸摊贴。

神品膏《万病回春》（清）

【主治】历年久不愈瘰疬疮。

【处方】黄蜡二两 官粉二两五钱 真香油一斤 乳香 没药 孩儿茶 血竭各四钱 胡椒六钱

【用法】先将香油熬滴水不散，方下官粉熬成膏，下黄蜡再熬，滴水成珠、离火，方入细药。疮久者胡椒加半搅匀，入瓷器内收贮，退火毒。油单纸摊贴。每用先将葱须、花椒、艾、槐条煎水洗疮净，贴之。

复全膏《疡科选粹》（明）

【主治】瘰疬未破。

【处方】蜜蜂二十一个 蛇蜕七分五厘

【用法】上用香油四两入二味慢火熬化，滤渣，入光粉二两，以桑枝急搅，候冷在水中浸七昼夜，纸上摊贴患处。

贴洋子膏《神验良方集要》（清）

【处方】黄芩五钱 木鳖肉五

钱，敲碎 细辛五钱 生大黄七钱 山甲二十片 肥皂核去皮壳捣烂，二十四粒 麻油四两（一方有蓖麻仁二十粒敲碎，无生大黄）

【用法】上药六味研粗末，入麻油中浸五日，熬焦枯、去渣，用黄丹一两、黄柏七钱研末，用此二味入药油中成膏。

此膏不但治洋子万应神效，兼治瘰疬马刀等证初起，并治痘后余毒、痘痈神效。

消瘰膏《医学衷中参西录》（清）

【主治】消瘰疬。

【处方】皂角三钱 生半夏一两 生山甲三钱 生甘遂一钱 生马前子剪碎，四钱 朱血竭二钱

【用法】上药前五味用香油煎枯去渣，加黄丹收膏，火候到时，将血竭研细掺膏中，熔化和匀，随疮大小摊作膏药，临用时每膏一贴加麝香少许（油、丹酌用）。凡膏药中用黄丹，必以火炒过，然后以之熬膏，其胶黏之力始大，而麝香不早加入膏药中者，以麝香忌火也。

铜青膏《疡科选粹》（明）

【主治】瘰疬结核。

【处方】好片子松香一斤 净蓖麻二两 杏仁一两五钱，研极烂

【用法】将松香化开，投二味搅清，用布滤在水缸内，入铜青二两研极细，将松香和匀揉抽千遍。

蛇蜕膏《医宗金鉴》（清）

【处方】蜜蜂二十一个 蛇蜕七分半 蜈蚣三条，端午前收者佳

【用法】上用香油四两将前三药入油，用文武火炸枯、捞去滓，入定粉二两，用如筋粗桑条七枝急搅，候冷，出火七日夜，方用纸摊贴患处。

方歌：蛇蜕膏治溃后瘰，专消余毒功效极，蜈蚣蜜蜂炸去滓，定粉油熬去火气。

紫金膏《疡科心得集》（清）

【主治】痰核、瘰疬。

【处方】官桂六两 生地十二两 秦艽五两 羌活三两 黄芩二两 防风三两 木通三两 川连一两五钱 当归九两 木瓜六两 白术三两 方八十二两 鳖甲六两 白芷三两 远志三两 大蜈蚣十五条 丹参五两 紫草十二两 毛慈姑五两 生甲片一两五钱 血余炭五两 茜草六两 商陆根二斤

上药俱囫囵不切碎加 柳枝五两 桃枝五两 枣枝五两 桑枝五两 槐枝五两

【用法】用真麻油二十斤将前药浸十日，熬枯去渣，用飞丹

七斤八两炒透、收膏，再下明乳香（去油研）五两，没药（去油研）五两。

紫霞膏 《幼幼集成》（清）

【主治】瘰疬初起，未成者贴之自消，已成者贴之自溃，已溃核存者贴之自脱，并诸危顽症，破烂不愈、疼痛不已者，俱皆神效。

【处方】明净松香一斤，研末　鲜色铜绿二两，研末　真麻油四两

【用法】入锅内先煎数沸，滴水中不散，方将松香熬化，次下铜绿，煎至白烟将尽，其膏已成。退火倾入瓷罐收之。用时于热汤内炖化，摊贴。

紫金膏方 《圣济总录》（宋）

【主治】瘰疬已破，脓血不止。

【处方】柳枝三十条，各长四寸　槐枝三十条，各长四寸　麻黄六两，青者　乳香别研　没药研　松脂各一分

【用法】上六味捣罗麻黄等四味为末，先熬油令沸，入槐柳枝煎令黑色去枝不用，次入麻黄等熬成膏。每用油纸摊涂，贴之。（油量酌用）

湿痰流注膏 《疡医大全》（清）

【处方】葱汁一饭碗　凤仙花一棵，捣汁，如无鲜者即用干者一棵研末

【用法】先将二汁熬稠，入广胶二钱熔化，再加人中白细末二钱和匀，摊膏贴。

槐条膏 《疡医大全》（清）

【主治】瘰疬，并贴疮毒。

【处方】嫩槐枝要采一枝有七个头者，取四十九枝锉碎　麻油一斤

【用法】用药浸槐条三日，用小火熬枯去渣，入炒铅粉八两收膏摊贴。宜春夏熬收。

蜂房膏 《太平圣惠方》（宋）

【主治】瘰疬生头脓水不干、疼痛，宜贴。

【处方】露蜂房一两　蛇蜕皮半两　玄参半两　黄芪三分　杏仁一两，汤浸去皮尖双仁研　乱发如鸡子大　黄丹五两　麻油一斤

【用法】上件细锉，先煎发及杏仁，候发消尽，即绵滤去渣，都入铛中，将前药煎令焦黄，又滤去滓，下黄丹，以柳木篦不住手搅，候熬成膏，倾于瓷盒中盛。旋取涂于帛上贴之。

痰核瘰疬膏 《临证指南医案》（清）

【主治】未穿破者，贴之即消。

【处方】猫头骨牙爪一付，火煅存性　蜣螂虫炙　磁石醋煅，各五

钱　乳香　没药各一钱，去油　生明矾五钱，入生雄猪脚爪壳火内煅存性　海藻一两　大贝母一两　蓖麻子肉五钱

【用法】用麻油四两同上海、贝、麻三味熬至滴水成珠，滤去渣，入乳、没，再熬，将稠离火，乘滚入猫头、蜣螂、磁石、飞矾搅匀。炖冷水中出火气，乘软取起打条，临用摊贴。凡去渣后入细药时，仍用青州丹少加松香、黄蜡，看老嫩得宜，方入猫头等末，始易成膏。如已穿破，再取客厕梁上尘加入。

鼠疮膏药方《陈修园全集》（清）

【处方】香油半斤　定粉二两　头发四钱　黄丹四钱

【用法】先将油煎滚，再下头发煎枯黑，去渣离火，入黄丹再入定粉成膏。用绢纸上摊贴患处，十八日全好。

蓖麻膏《救生集》（清）

【主治】瘰疬、恶疮、疔毒。

【处方】蓖麻仁六十四粒，研　白胶香一两

【用法】白胶香熔化，蓖麻仁投入搅匀，入香油数匙再熬成膏，试软硬得中，用红布量疮大小摊贴。一膏可治四五疮毒。

膏药方《外科秘录》（清）

【主治】瘰疬不破者。

【处方】沉香　麝香　轻粉　银朱　荔枝肉各等分

【用法】入熟鱼胶，捣成膏，贴之。专治硬核不消、不破，甚效。

碧螺膏《外科大成》（清）

【主治】下部湿疮、疥癣，并结毒、痰串、疬疮。

【处方】松香取微白成片者佳，为末筛过，用铜盆以猪油遍擦之，入水至滚入香，不住手搅之以香沉底为度，即倾于冷水内，扯拔百十次以不断为度　麻油三两，煎滴水成珠

入松香一斤又熔化，看老嫩取起，离火住滚，徐徐入糠青、胆矾各净末五钱，以柳枝搅，以匀为度。如老加熟猪油二三钱，用绿纸薄摊。此方灶用土，柴用桑，器用银，煮用水，煎用火，取五行之理也。忌外人、鸡犬等见。

翠玉膏《疡科选粹》（明）

【主治】瘰疬、臁疮。

【处方】沥青四两　没药三钱，研末　黄蜡　铜绿各五钱

【用法】上将铜绿为细末，入香油调匀，次将黄蜡、沥青火上熔开，入前铜绿油火上搅匀熬，待油熟，方入没药又搅匀，

将药倾入河水内，扯拔去火毒，照疮口大小捏成饼子贴上。

瘰疬膏《疡医大全》（清）

【处方】金线重楼 金线吊虾蟆 蓖麻仁 商陆各四两 天南星 半夏 露蜂房 防风 蛇蜕各二两 大黄 土木鳖 山甲 番木鳖 射干 川乌 草乌 枳壳 当归 红花 白芷 僵蚕 紫花地丁 紫背天葵各一两 活雄鼠大者 干蟾各一个 芫花一两五钱 巴豆肉 急性子各五钱 鲫鱼四尾

麻油三斤，上药用麻油浸七日，熬枯去渣，复入油净铜锅内，熬至滴水成珠，称熟油一斤入银朱八两收之成膏。再下净黄蜡八两，再下乳香（去油）、没药（去油）、血竭、儿茶各五钱，麝香二钱，潮脑二两，乳细下之搅匀、收贮。

【用法】摊宜厚些，速效如神。

瘰疬膏《万病回春》（清）

真香油四两，象皮三钱熬熟去渣，入黄蜡三钱，官粉一两五钱，离火晾温，入乳香、没药各三钱，孩儿茶一两，龙骨一钱五分，血竭一钱搅匀。以瓷器收贮。任意贴之。

瘰疬膏《疡医大全》（清）

【处方】羌活 独活 白芷 细辛 龟板 乱发 当归 全蝎 蜈蚣各三钱

【用法】用麻油一斤浸一日，煎时用柳枝频搅，药枯去渣，再熬至滴水成珠，然后下东丹水飞炒透半斤，白蜡、儿茶各二钱，离火片时下麝香五分，不可多用。

瘰疬膏《救生集》（清）

【主治】瘰疬不拘已破未破。

【处方】蓖麻子四十九粒 沥青一两 杏仁二十粒，去皮尖

【用法】共捣千下成膏，摊贴患处，神效。

瘰疬神膏《外科秘录》（清）

【主治】各种瘰疬。

【处方】大当归五两 大山甲五两 陈皮三两 肉桂一两 木鳖子肉一两 大蜈蚣十条 象皮一两 黄芩五两 川连一两 白花蛇一两 蕲艾一两 金银花四两 香油三斤

【用法】冬浸半月、夏五日、春秋十日，火熬至黑色，去渣再熬，滴水成珠，加飞过黄丹十两搅匀，再熬又下乳香、没药、儿茶、血竭、密陀僧，俱为末各一两搅匀，候温入麝香一钱再搅，入水中一日去火气，摊贴甚效。忌一切发物并房事。

燕鼠膏《临证指南医案》（清）

【主治】瘰疬、痰核、痈疽发背、肿毒。

【处方】全蝎热水浸透洗三次晒干净，二两　白芷　黄连　黄柏　黄芩　当归　山甲各一两　生地　赤芍各五钱　官桂二两　海藻二两五钱，洗三次晒干　番木鳖五钱，切碎

【用法】用麻油一斤四两浸药五日，熬焦黑色，去渣，秤准，每油二两用飞净黄丹八钱收，滴水不散，先入白占一钱五分、黄占三钱，即下黄丹，再下杭粉一两，用桑枝不住手搅成膏。候冷入水浸三日，再用文火熔化，再入没药三钱去油、麝香一钱、血竭二钱、朝南燕窝泥五钱、雄黄一钱、朱砂一钱、两头尖七钱、白升丹四钱，以上各药为细末，入膏内搅极匀。用时隔汤熔化，摊贴。

勿见火。

11. 痔（漏）

乳香散《外科秘录》（清）

【主治】专贴痔漏如神。

【处方】吴萸二钱　白及二钱　白蔹二钱　黄连二钱　黄柏二钱　当归二钱　乳香一钱　黄丹二钱　轻粉三分　冰片少许　香油四两

【用法】用柳枝煎枯，入药

煎枯、滤净，再数沸，入黄丹，次入乳香、轻粉搅匀，次入冰片，用瓷罐收贮。用薄油纸甘草汤煮之，摊贴。先洗后贴。生肌长肉、止痛甚效。

神应膏《医学纲目》（明）（收敛疮口方）

【主治】久漏疮，此宋褚防御治理宗久漏疮、诸方不效，此膏愈之。如肠毒，胃毒，为丸服之，神效。

【处方】当归一两一钱　赤芍　大黄各一两五钱　香白芷　官桂各一两　玄参一两三钱　川续断一两二钱　莪术一两　生地一两二钱

【用法】上九味细锉，用真香油二斤浸，春五日、夏三日、秋七日、冬十日，入锅内文武火煎令黑色，滤去渣，如热天用黄丹二十两，冷月十五两，旋旋下丹，不住手搅，试水中沉为度。不可令鸡犬见。如有漏孔者，以膏置入孔内，外仍膏摊贴之。

黄蜡膏《外科真诠》（清）

【主治】鳝漏，生于腿肚，由湿热而成。

【处方】血竭　煅石脂　煅龙骨各三钱

【用法】共为细末。香油一两，入血余栗子大一团，炸枯、

去渣，再入黄蜡一两、白胶香三钱熔化，离火下血竭等末搅匀，俟冷，瓷罐盛之。用时捏作薄片，贴疮上，绢帛缚定，三日后翻过贴之。

漏疮顽疮膏《仁术便览》（明）

【主治】年久诸冷漏疮、各样恶疮，又贴癣病，俱有神效。

【处方】山甲八片 木鳖仁十二个 白芷 半夏 当归 黄芩 黄连 黄柏各三钱 槐柳枝各二十寸 白及三钱

【用法】先用油一斤四两炸上药老黄色去渣，净油十六两入飞过黄丹半斤熬，滴水成珠，下火待温，下后细药，黄蜡五钱、官粉二钱，先入乳香、没药、儿茶、雄黄、阿魏、血竭各三钱，龙骨研细二钱，柳条搅匀，收。忌烧酒、房事，四十日全好。

露蜂房膏《太平圣惠方》（宋）

【主治】风瘘、消毒化脓。

【处方】露蜂房半两 蛇蜕皮半两 玄参半两 黄芪半两，锉 蛇床仁一分 乱发半两 黄丹五两 黄蜡一两 杏仁一两，汤浸去皮尖双仁细研

【用法】上件药除黄丹、蜡、杏仁、乱发外，粗捣，以绵裹，用麻油三两浸一宿，别用油半斤纳杏仁及乱发煎令发消尽，后下诸药同煎十数沸，绵滤，更下于铛中，然后下黄丹及蜡，又煎六七沸，用柳篦子急搅令匀，滴于水中不散成珠子，即倾于瓷器中盛。每取帛上涂贴，日一换之，以瘥为度。

12. 风湿痛

五汁膏《单方汇编》（民国）

【主治】风痛，不拘久近立时见效。

【处方】姜 葱 薤 白萝卜各五斤（打汁） 菜子半斤（打汁）

【用法】煎成膏，滴水成珠，外加麻油、东丹、石灰收炼。如汁多加多，汁少加少，作膏药贴愈。

神应膏《单方汇编》（民国）

【主治】骨节疼痛。

【处方】乳香 没药各末一两 牛皮胶二两 姜汁二碗

【用法】先将姜汁砂罐内煎数沸，入皮胶化开，将罐取下，入乳、没末搅匀成膏，用不见烟的狗皮摊膏贴患处。仍用鞋底炙热，时时熨之，神效。忌铁器。

锦囊风气跌扑膏药神方《外科集要》（清）

男发一大团 蓖麻子（去壳）二百粒 猪脂（熬油）二斤八两 麻

油八两　以上先熬至发化、蓖麻子焦枯，再入后药，威灵仙三两　熟地三两

独活一两半　金银花二两　当归身三两五钱　白芷一两　川乌六钱　草乌六钱　肉桂（去皮）一两

以上熬至药色焦枯、去渣、细绢滤过，慢火再熬，不住手搅，入后药收之。

乳香　没药各一两　黄丹（炒燥罗细）八两　明松香（水煮三次去水熔化入夏布滤过净）六两　麝香二分

以上先将黄丹、松香下后，炼至软硬得以滴水成珠，离火再下乳、没、麝三味打匀，藏瓷器中，旋用旋摊。

内伤膏《疡科心得集》（清）

【主治】内伤腰痛、足酸、寒湿流筋流络流注、鹤膝风痹等证。

【处方】毛鹿角切，二两　乌药八两　红花一两　全当归切，一两二钱　木瓜一两　上官桂二两　申姜去毛打碎，一两　秦艽二两　老鹳草二两　离乡草三两　虎骨酥炙，二两　商陆三两

【用法】用麻油十斤浸药二十一日，煎枯滤去渣，离火入淘净飞丹六斤收成膏，再入肉桂去皮研末二两，乳香、没药末各二两，麝香二钱搅匀，用红布或青布摊贴。

败龟膏《太平圣惠方》（宋）

【主治】一切风毒气流注、骨节筋脉结聚疼痛。

【处方】败龟一两　桂心半两　木香一分　木鳖子仁半两　防风二分，去芦头　白芷一分　当归一分　槐白皮一两　独活一分　川乌头一分，生去皮脐　川芎一分　黄丹一两　清油十两　松脂一两

【用法】上件药，败龟、木香、桂心三味合捣罗为末。其余细锉，以油浸一宿，同煎令槐白皮黑色为度，绵滤去滓、澄清，都于铛内以慢火熬，入黄丹，便入败龟等三味末，更搅令匀，倾于不津器内盛。每用时看疼痛处大小、火畔煨，以纸上匀摊贴，日二三度易之。

换骨膏《太平圣惠方》（宋）

【主治】一切风毒流注、筋骨疼痛。

【处方】槟榔一分　没药一分　盐一分　麝香一分，细研　当归一分　干蝎一分　川芎一分　黄丹三两　清油五两　垂柳枝二两，锉

【用法】上件药捣罗为末。先以油煎柳枝令黄黑色，滤去，以绵滤过，都入铛中，下盐、黄丹，以柳木篦搅，慢火熬令黑色，下诸药末，急搅令匀。盛瓷

盒中，摊膏于故帛上贴。日三两度换。

葱蒜椒姜膏《奇方类编》（清）

【主治】贴风湿骨痛。

【处方】独蒜四两　大椒四两　生姜四两　生葱四两　蛇蜕一条，全者佳　香油一斤

【用法】以上共入油内熬出汁，滤渣后入黄丹六两熬成膏，摊贴之。

13. 瘿　瘤

治瘤子膏《集验良方》（清）

【处方】生姜汁一碗　牛皮胶四两　葱白汁一碗

【用法】砂锅内熬成膏，去火，入麝五分搅匀，贴之，三日一换。

飞龙阿魏化坚膏《外科大成》（清）

【主治】失荣症及乳岩、瘿瘤、瘰疬、结毒，初起已成但未破者，用此贴之。

【处方】蟾酥丸药末一料　金头蜈蚣五条，炙黄去头足

【用法】末研匀用，西圣膏二十四两，炖化入前末药搅匀，以红绢摊贴，半月一换，轻者渐消，重者亦可停止。常贴可以保后无虞。

附方　外科大成蟾酥丸

【主治】疔疮发背、脑疽、乳痈、附骨臀腿等疽、一切恶疮及疮不痛、或麻木或呕吐、甚则昏愦，此药服之，不起发者即起发，不痛者即知痛，甚者即止，昏愦即苏，呕吐者即解，未成者即消，已成者即溃，真有回生之功，乃恶症中之至宝也。

【处方】蟾酥二钱，酒化　轻粉五分　枯白矾　寒水石煅　铜绿　胆矾　乳香　没药　麝香各一钱　雄黄二钱　朱砂三钱　蜗牛二十一个

【用法】为末，称准，于端午日午时，在净室中，先将蜗牛研烂，同蟾酥和匀稠黏，方入各药，共捣匀，丸如绿豆大，每服三丸，用葱白五寸患者自嚼烂，吐于男左女右手心，包药在内，无灰热酒送下，被盖如人行五六里，出汗为效。甚者再进一服。修合时忌鸡犬等见之。

会通膏《续名医类案》（清）

【主治】贴疣。

【处方】半夏　贝母　花粉　陈皮　芥子　当归　川芎　红花　降香　桂枝　山甲　羌活　防风　麻黄　大黄等药，如常法煎成膏药，摊贴。

【用法】大意消痰、活血、通经络，并无奇特，然用之则应

手取效。后用之以贴流注亦可消散，可见药不在奇，对证即能取效。

消瘤膏《续名医类案》（清）

【主治】钱国宾治山西神池百长张侄女十七，自八岁左手背生瘤，日大已如钟许，看系粉瘤可治，与膏方，一日一换，其皮渐厚，旬日皮红，半月皮破、出脓碗许，瘤消、口平。

【处方】巴豆　蓖麻子肉各四两　大杏仁一两　香油一斤二两　血丹八两

【用法】熬膏贴之。

14. 结　毒

单油膏《疡医大全》（清）

【主治】贴结毒，掺灵药。

【处方】麻油二斤熬滴水成珠，续下杭粉十三两，搅匀成膏。

【用法】倾入水内片时，取起任用。

结毒膏药《疡医大全》（清）

【处方】葱头七个　麻油四两熬去葱渣，入黄丹一两搅匀，又入黄蜡、白蜡各五钱熔化，再加去油乳香、没药各二钱，轻粉三钱，西牛黄一分，珍珠二分

【用法】搅合成膏。摊贴。

15. 杨梅疮

广疮膏《疮疡经验全书》（宋）

【主治】广疮。

【处方】松香一斤四两，熬去渣　杏仁四百九十粒，去皮尖　乳香一两　没药一两　铜绿二两　黄蜡二两　轻粉一两　蓖麻子四百九十粒，去皮净肉　麝香三钱

【用法】将各药为一处，放柏臼内，捣及千余下，杵头上抹油，不黏杵头。不许鸡犬见之。膏用红绢摊之，绝妙。

亚圣膏《医宗金鉴》（清）

【主治】一切破烂诸疮并杨梅结毒，贴之甚效。

【处方】象皮一两　驴甲一块，即悬蹄　鸡子清三个　木鳖子七个　蛇蜕二钱　蝉蜕四钱　血余三钱　山甲六钱　槐枝　榆枝　艾枝　柳枝　桑枝各三十寸　黄丹　黄蜡　麻油三斤

【用法】上将药浸七日，煎如常法，滤去渣。每净油一斤入黄丹七两煎成膏，入黄蜡五钱化匀，再将血竭五钱、儿茶三钱、乳香三钱、没药三钱（煅）、牡蛎五钱、五灵脂五钱，研为极细末入膏内成膏。出火摊贴。

方歌：亚圣膏治破烂疮，杨

梅结毒贴之良，象驴鸡鳖蛇蝉蜕，血甲槐榆艾桑柳，丹蜡麻油匀化后，竭茶乳没蛎灵襄。

清凉拔毒膏《疡医大全》

【主治】杨梅疮、诸疮皆宜。

【处方】先以杭粉一斤置广锅内，炭火炒至红黄色为度、取出。另以麻油二斤，入锅内熬至滴水成珠，再将杭粉筛入油内，用桃柳棍揽成膏，倾入水中，拔去火毒。

【用法】每用少许摊贴患处。

紫霞膏《疡科心得集》（清）

【主治】老年结毒，穿溃不敛。

【处方】嫩松香六两　糠青研，二两　乳香去油研　没药去油研，各五钱

【用法】用麻油六两熬至滴水成珠，下松香再煎二三十沸，下糠青再熬，自有紫色离火，下乳香没药搅匀。

16. 僵风

奇灵膏《病源辞典》

【主治】僵风，生于口边类于痈疽。

【处方】巴豆肉　血余　蓖麻仁　葱白　苍耳子　山甲各四两　天南星　半夏　川乌　当归　草

乌　生地　番木鳖　金银花各二两　老生姜十六片　蜈蚣二十条　全蝎四十九个　干蟾一个　大鲫鱼二尾，去肠杂　肉桂一两

【用法】用真麻油五斤浸七日，熬至滴水成珠，去渣，入铅粉二十二两，急搅匀收成膏。贴患处。

17. 下部湿疮

沈氏二蜡膏《沈氏尊生》（清）

真菜油四两入连须葱白三个、川椒十四粒熬至二物色枯去渣，再入白蜡、黄蜡、白矾各二钱，熔化离火，俟沸稍定，入东丹三钱，急急搅匀，倒在碗内，放阴土地上一日夜去火毒。然后将生矾五六分滚水泡一碗，将疮洗净拭干，将药涂上如钱厚，以油纸贴外，以粗纸略揉软盖上，绢帛缚之。每日一洗一涂，缚扎如法，数日即愈矣。但疮虽愈，四边必多小水泡痒极，切不可爬搔，若搔碎即又成疮矣。故虽愈仍将药照旧洗涂，并水泡亦涂在内，如是三四日痊愈，不痒矣。并治下部湿毒疮。

商陆膏《百试百验神效奇方》（清）

【主治】湿毒疮烂腿方。

【处方】商陆一斤　大麻油二

斤，煎枯、滤去渣 铅粉十二两，熬搅成膏

【用法】用油纸摊膏，贴患处即愈。

碧螺膏《医宗金鉴》（清）

【主治】下部湿疮、疥癣，并结毒、痰串疬疮。

【处方】松香取嫩白者佳，筛过，用铜盆以猪油遍搽之。水至滚入香，不住手搅之，以香沉底为度，即倾冷风中扯拔百十次，以不断为度。

【用法】上将麻油（四两）煎滴水成珠，入松香一斤文火熔化，看老嫩取起、离火、住滚，徐徐入糠青、胆矾各净末五钱，以柳枝搅匀为度，如老加熟猪油二三钱，用绿纸薄摊之。

方歌：碧螺膏治疥癣疮，猪脂麻油嫩松香，再入糠青胆矾末，绿纸摊贴效非常。

18. 失荣症

蟾酥丸《外科正宗》

【主治】疔毒初起，及诸恶疮。外用化腐消坚，内服驱毒发汗。

【处方】蟾酥酒化 雄黄各二钱 轻粉 铜绿 枯矾 寒水石煅 胆矾 乳香 没药 麝香各一

钱 朱砂三钱 蜗牛二十一个

【用法】研为细末，于端午日午时，在净室中，先将蜗牛研烂同蟾酥合和研稠黏，方入各药，共捣极匀。和丸如绿豆大。每服三丸。

附方 太乙膏（医学入门）

【主治】内外各症。

【处方】玄参 白芷 当归 肉桂 大黄 赤芍 生地各一两

【用法】以油二斤半浸，夏三、冬十、春秋七日，方入铜锅内文武火煎至药枯黑，滤去渣，入黄丹十二两，以桃柳枝不住手搅，煎至滴水成珠，软硬得中，即成膏矣。

19. 箭头针刺入肉

当归续断膏《圣济总录》（宋）

【主治】箭头入肉赤肿，辟风敛疮。

【处方】当归 续断 骨碎补 桂去粗皮 附子 泽兰 芍药 白及 牛膝 羌活 川芎 木香 麒麟竭 干生地黄 白僵蚕 白附子各一两 沉香 丁香各半两 栝楼二枚，大者 乌蛇肉 白蔹 白芷 玄参各一两 杏仁 桃仁各三分

【用法】上二十五味并细锉，

入麻油四斤、猪脂一斤半、驼脂三两，用文武火煎三日后，滤去诸药，入乳香三两、松脂六两，更煎一日，用生绢滤去粗滓，再用五斗大生铁锅细罗铅丹三斤炒令紫色，旋旋入前药油煎，以柳枝搅令紫色，即旋退火，以药油少许滴水碗内、成珠子为主。以瓷石器密收。依常法用。

解骨丸《证治准绳》

【主治】箭镞入肉，不能钳出。

【处方】雄黄　蜣螂　象牙末，各等分

【用法】共研细末，炼蜜为丸如黍米大。每用一丸纳疮口内，后细嚼羊肾脂摩贴之，觉痒箭头自出。

20. 附骨疽

白花膏《外科证治全生集》（清）

【主治】附骨疽。

【处方】香油一斤，青槐枝百段陆续入油熬枯，至滴水不散，取出枯枝，入黄蜡一两半，铅粉一两半，离火，温时再下制净乳香、儿茶、没药、白花蛇各三钱，樟脑一两，麝香一钱，同油搅匀、成膏。

【用法】浸水内一宿。专治痒极见骨者。

21. 肾脏风疮

黄蜡膏《疡医大全》（清）

【主治】肾脏风疮。

【处方】龙骨煅　赤石脂煅血竭各三钱，共研细末

【用法】用香油一两，入血余栗子大一团，熬枯去渣，再入黄蜡一两、白胶香三钱熔化，离火，再入前三味末搅匀。候冷瓷罐盛之。用时捏作薄片、贴疮上，绢帛缚定。三日后翻转贴之。

22. 鸡　眼

鸡眼膏《疡医大全》（清）

鲜白果外面绿皮不拘多少捶碎，桐油熬枯去渣，滴水成珠不散为度，加雄黄少许搅匀收贮。先将鸡眼用热水泡软，贴上一伏时揭下内有红丝拔出。其效神验。

鸡眼膏《疡医大全》（清）

【处方】蜈蚣二条　白胶香麻油　黄蜡各等分

【用法】先将蜈蚣入油熬枯去渣，滴水成珠不散，再下胶香、黄蜡成膏，摊贴。

鸡眼膏《疡医大全》（清）

【处方】荸荠线穿阴干 火丹草阴干 蟾酥 蓖麻子 桃仁 山甲 三棱 红花 莪术 天南星各二钱 鳝鱼血半杯，阴干为末 鸡肫皮不见水，十个 河豚眼阴干，十枚 虎耳草阴干 阿魏各一钱五分 麝香三分 麻油六两 飞黄丹三两

【用法】熬膏，将鸡眼修净，摊贴。

神效鲫鱼膏《神验良方集要》（清）

【主治】石硬疽毒、鸡眼最妙。

【处方】活鲫鱼五尾，每尾重一斤者佳，连肚肠用 活虾蟆五个 巴豆肉春十两，冬二十两，夏秋七两五钱 真杭粉六十两，大碗装盛用纸糊口放锅内蒸，晒干用 蓖麻仁春五两，冬十两，夏秋七两五钱 乳香二两五钱，研末去油 真麻油五斤

【用法】先将麻油慢火熬滚，下巴豆、蓖麻仁熬老黄色，去渣，入虾蟆、鲫鱼煎至黑色，去渣、滤净。文武火煎至滴水成珠不散，再将水粉徐徐投入，不住手搅成膏。要老嫩得宜，离火，下乳香末，再以珍珠末五分入内和匀。拔去火气，听用。（杭粉多）

小鲫鱼膏《神验良方集要》（清）

【主治】石硬疽毒、鸡眼最妙。

【处方】蓖麻肉一两 羊踯躅二钱 巴豆一两 驴蹄甲四钱 蜈蚣五钱 鲜商陆二钱 番木鳖七个 生南星三钱 鲫鱼一尾（重约五钱）

【用法】麻油一斤浸药三日，熬枯，滤去渣，用真水粉八两，收膏。

脚针膏《疡医大全》（清）

【处方】阿魏 莪术各三钱 三棱二钱 麝香五分 鸡肫皮七个，阴干 鳝鱼血一杯 大黄四两 荸荠连皮阴干，二十四个

【用法】用麻油一斤，先熬群药，去渣，入阿魏熬枯，再下鳝鱼血，滴水成珠，入炒黄丹四两，徐徐投、搅成膏，冷定下麝香末摊贴。

紫玉簪膏《疡医大全》（清）

【主治】鸡眼。

【处方】五倍子一两 紫玉簪叶二十片 乳香 没药各三钱 河豚眼睛三十个 血竭 儿茶各二钱 真芝麻油半斤 东丹四两

【用法】先将药同油熬枯，再入乳、没、茶、竭化尽、滤清，复入锅内熬滚，徐徐下丹，老嫩得宜，摊贴。

23. 灸 疮

水柳膏《太平圣惠方》（宋）

【主治】灸疮急肿痛不可忍。

【处方】水柳枝二两，锉碎，春夏取枝皮，秋冬取根皮用　甘草二两，捶碎　胶香半两，细研　麝香半两，细研　松脂半两　黄蜡半两　黄丹三两，炒紫色　油八合

【用法】上件药先取油安铛内，以文火炼香熟，渐下柳枝、甘草煎令黑色，次下白胶香、松脂、蜡等，候化，即以绵滤过，净拭铛，却倾油于铛内，渐下黄丹，不住手搅转，急着火上，变色，滴水中成珠子，膏成。入麝香令匀。用瓷盒盛，于熟绢上摊贴，神验。

生肌膏《太平圣惠方》（宋）

【主治】灸疮久不瘥，且疼痛。

【处方】防风一分，去芦头　白蔹一分　赤芍药一分　当归一分　川芎一分　桑根白皮一分　杏仁一分，汤浸去皮尖双仁　甘草一分　垂柳枝锉，三合　乱发一两，洗令净　黄丹五两　丁香一分　木香一分　麻油一斤，清者

【用法】上件药，捣香二味罗为末，余并细锉、油浸一宿，慢火熬令柳枝色黄黑，绵滤去滓、澄清，拭铛令净，慢火熬药油，入黄丹，用柳木篦不住手搅，令丹色稍黑，取少许滴于水内，捻看得所，入香末，又搅令匀。倾于不津器中盛。每用看灸疮大小，以纸上匀摊贴之。每日三两度换，仍煎柳枝汤洗。勿令伤风。

灸疮膏《理瀹骈文》（清）

【主治】灸疮。

【处方】当归　川芎　赤芍　白芷各二两　细辛　发团各一两

【用法】麻油熬，铅粉收。熬膏法见编写说明。

吮脓膏方《太平圣惠方》（宋）

【主治】灸疮、急肿疼痛，抽火毒。

【处方】黄芪半两　白及一分　白芷一分　白薇一分　当归一分　赤芍药一分　防风一分，去芦头　甘草一分　细辛一分　嫩桑枝一分　垂柳枝细锉，二合　乳香一分，细研　清麻油一斤

【用法】上件药除乳香并细锉，于铛内用油浸一宿，以慢火煎，梆色黄黑，绵滤去滓、澄清，拭铛令净，慢火熬药油，入黄丹六两，以柳木篦不住手搅，令黄丹色稍黑，取少许滴于水内，捻看得所，入乳香又搅令匀，倾于不津器内盛。每用看灸疮大小，以纸上匀摊贴之。每日

两度换，仍煎葱汤，用软帛蘸温熨洗之。

碧油膏《薛氏医按》（明）

【主治】止痛排脓灸后用此。

【处方】桃枝 柳枝 桑枝 槐枝 乳香另研 血竭各五钱，研 黄丹净，四两

【用法】上用麻油十两煎焦去渣，人丹再煎成膏，入乳香、血竭。此方药味平易可用。

薤白膏《太平圣惠方》（宋）

【处方】薤白一握，切 生地黄三两，拍碎 栀子仁一两 杏仁一两，拍碎微炒 胡粉二两 白芷一两 好酥二两 羊肾脂一大斗，炼成者

【用法】上件药以脂酥等微火煎薤白等，候白芷色赤，以绵滤去滓，用不津器盛，下胡粉搅令匀。涂帛上贴之，日三两遍换，以瘥为度。

24. 汤火伤

乙赤膏《千金翼方》（唐）

【主治】一切火疮、灸疮、金疮、木石伤损不可瘥者，医所不能疗，令人忧惧，计无所出，以涂上，一宿生肌肉即瘥方。

【处方】生地黄汁二升 生乌麻脂二两 薰陆香末 丁香末各二钱匕 黄丹四钱 蜡如鸡子黄二枚

【用法】上六味先极微火煎地黄汁、乌麻汁，三分减一，乃下丁香、薰陆香煎三十沸，乃下黄丹，次下蜡，煎之使消，以匙搅之数千回，下之，停凝用之。

25. 牙 痛

五灵膏煎方《太平圣惠方》（宋）

【主治】牙齿风毒动摇宜用，牢牙固齿。

【处方】五灵脂半两 松脂一两 黄蜡一两 黄丹一分 蟾酥少许

【用法】上件药同于瓷器中以慢火煎成膏，用白熟绢上摊，候冷剪作片每夜贴于龈上，吐咽无妨。

玉带膏《济世良方》（民国）

【主治】疝气、去风邪、上火牙痛，固牙齿及摇动不能食物者。临卧时用花椒水嗽净，每用一片贴牙根上，次早取出，毒重者色黑，毒轻者色黄。

【处方】生龙骨二两 官粉一两五钱 上冰片 麝香 真硼砂各二钱半

【用法】以上五味，共研细末，和匀、听用。再将净黄蜡二两熔化、离火，即入前药末搅

匀,用绵纸将药倾上,用竹刀刮匀,如膏要凝滞难刮,可用热汤熏透、使软,再刮,摊纸上,剪作一小指宽、一寸长,贮瓷瓶内、封固,勿令泄气。

玉带膏《几希录》(清)

【主治】牙痛

【处方】生栀子三钱 龙骨 生黄柏 生黄芩各五钱

【用法】铜锅内熬汁煮龙骨至干,取出为末,再用铅粉五钱、麝香三分共研细末,贮碗内,加黄蜡一两,隔汤炖化拌匀。用连四纸铺火炉盖上,将药刷在纸上,剪成条子。临卧时贴在牙上,次早取下,有黑色可验。

玉带膏《卫生鸿宝》(清)

【主治】疳蚀,去风邪,止火痛,牢牙齿。不能食硬物者,立效。

【处方】黄柏 黄芩 栀子各一两,煎水去渣 龙骨一两,银罐内煅,入药水煮干 轻粉一作官粉,一两 冰片 麝香各二分,研细 白蜡二两,化开和入

【用法】将绵纸烘脚炉上,以牙刷将膏刷上。凡牙痛,用此膏剪一条,临卧漱净口贴之,次早取出,毒重者色黑,轻者色淡。风火诸毒尽出。是方京师刘京谷家秘制,名白玉膏,称为牙门圣药,售者响应。兹从汪庆庚经验方抄出。

宣牙膏《六科准绳》(明)

【主治】牙齿动摇不牢,疼痛不止。

【处方】定粉 龙骨各二钱半 麝香一字 黄蜡一两

【用法】上为细末研匀,将黄蜡熔化、和药、放冷、取出,熨斗烧热铺纸,用药摊之匀薄,每用剪作纸条,临卧于齿患处齿龈间封贴一宿,至次日早晨取出药,每夜用之,如此半月,消牙齿肿闷,坐生龈肉。治疳蚀、去风邪、牢牙齿,大有神效。

砒霜散方《太平圣惠方》(宋)

【主治】牙齿风疳、骨槽风及口气。

【处方】砒霜一钱 麝香 川升麻末 河黎勒皮末 干虾蟆灰各半钱

【用法】上件药细研,以皂荚五梃水浸、捣取汁、熬成膏,调散涂于纸上,煎作片子贴之,吐下恶涎立效。

蔷薇根膏方《太平圣惠方》(宋)

【主治】齿匿。

【处方】蔷薇根三两　地骨皮
葱根　胡粉各一两　蜡一分

【用法】上五味药，前三味
都锉，以水两大盏煎至半盏，以

重抄纸半张浸之，曝干，更浸，
汁尽为度，干了以粉蜡涂之于
上，剪作条子，夜卧贴之，神
效。

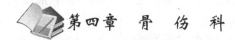

第四章 骨伤科

1. 骨 折

一见消 《几希录》（清）

【主治】风气、折伤并痛疽等证，其初起疖毒，须留头摊贴。

【处方】川乌三两 草乌三两 川倍子四两 闹羊花三两 大黄六两 血余四两 生南星三两 生半夏三两 白及五两 白蔹五两 当归六两 土贝母四两 金银花三两 白芷四两

【用法】上药用麻油五斤浸三日，煎枯去渣，滤净，入红丹四十两收成膏。水浸去火毒。任意摊贴。

万灵膏 《医宗金鉴》（清）

【主治】跌打损伤、消瘀散毒、舒筋活血、止痛、接骨如神。兼去麻木风瘓、寒湿疼痛等证。

【处方】鹳筋草 透骨草 紫丁香根 当归酒洗 自然铜醋淬，七次 瓜儿血竭 没药各一两 川芎八钱 赤芍二两 半两钱一枚，醋淬 红花一两 草薢 鹿茸各三钱 川牛膝 五加皮 石菖蒲 茅山 苍术各五钱 木香 秦艽 蛇床子 肉桂 川附子制 半夏制 石斛各三钱 虎胫骨一对 麝香二钱

【用法】上除血竭、没药、麝香三味各研细末另包外共二十四味，先将香油十斤微火煨浸三日，然后将群药入油内熬黑为度，去滓，加黄丹五斤，再熬至滴水成珠，离火俟少时，药温，将血竭、没药、麝香下入搅匀。取起出火气。

大黑虎膏 《串雅内编》（清）

【主治】痈疽发背、跌扑损伤、折骨、疗疮皆可治之。

【处方】白芷 大黄 黄连 白及 白蔹 黄芩 木鳖 黄柏 羌活 独活 金毛狗脊 杏仁 当归 芍药 川芎 苁蓉 生地 前胡 肉桂 柴胡 荆芥穗 黄芪 连翘 防风 蓖麻子 乳香 没药 血竭以上各一两 樟脑 血余各四两 香油三斤 飞丹一斤 麝香五钱 槐柳枝各二两

【用法】上乳香等细药另研听用。余药入油熬黑枯色，滤去渣，再熬，以滴水成珠不散为

度，入飞丹，以槐枝不住手搅之，入水和软，不断不黏，即住火，入乳香、没药、血竭三味，次入樟脑、麝香搅匀，收用摊贴。

内府万灵膏《理瀹骈文》（清）

【主治】跌打损伤、消瘀散毒、舒筋活血止痛。接骨如神。兼去麻木风痰、寒湿疼痛。三日一换。

【处方】白凤仙　紫丁香根酒当归　醋煅自然铜　瓜儿血竭没药各一两　川芎八钱　赤芍二两醋淬半两钱一枚　红花一两　川牛膝　五加皮　石菖蒲　苍术各五钱木香　秦艽　蛇床子　川附子肉桂　半夏　石斛　蓖麻　鹿角各三钱　虎胫骨一对，或用虎骨胶代之　麝一钱

香油十斤熬，丹收。细药后搅。

【用法】如肿痛者，先用紫丁香根、当归、川芎、白芍、官桂、红花、升麻、防风、山奈、麝香、葱头捣敷，醋浸湿纸盖上，熨斗熨之，再贴膏。换药时有瘀血，用番木鳖、红花、猴姜、半夏、甘草、葱头、醋煎，洗后换膏贴。

全体神膏《辨证奇闻》（清）

【处方1】当归二两　生地二

两　续断一两　牛膝一两　甘草五钱　地榆一钱　茜草一两　小蓟一两　木瓜一两　杏仁三钱，去皮　人参一两　皂角三钱　川芎一两　刘寄奴一两　桑木枝去皮，四两　红花二两　白术一两　黄芪一两　柴胡三钱　荆芥三钱

【用法】用麻油三斤熬数沸，用麻布滤去渣，再煎滴水成珠，加入黄丹末水漂过一斤四两，收为膏，不可太老，再用乳香三钱，没药三钱，自然铜醋淬，烧七次三钱，花蕊石三钱，麒麟竭五钱，白蜡一两，海螵蛸三两为细末，乘膏药未冷时投于膏中，用桑木棍搅匀，取起以瓷器盛之。临时火煨摊膏，大约膏须重一两。既摊膏药，再入细药，名为胜金丹。

【处方2】麝香三钱　血竭三两　古石灰二两　海螵蛸一两　自然铜末如前制，一钱　乳香一两　没药一两　花蕊石三钱　冰片一钱樟脑一两　土狗十个　地虱干者，一钱　土鳖干者，一钱　人参一两　象皮三钱　琥珀一钱　儿茶一两　紫石英二两　三七根末一两　木耳炭一两　生甘草末五钱

【用法】和匀，以罐盛之。每膏药一个用胜金丹末三钱掺在

257

膏药上贴之。大约接骨不须二个也。重则用膏药二个。此膏此药皆绝奇绝妙之药。倘骨未损伤，只消贴膏药一个即痊，不必加胜金丹末药也。

【处方3】当归二两 大黄五钱 生地一两 败龟板一两，为末 丹皮三钱 续断三钱 牛膝三钱 乳香末二钱 没药末二钱 桃仁三十个 羊踯躅一钱 红花二钱 白芍一两

【用法】水煎服，二剂而瘀血散，新肉长，骨即长合矣。再服二剂去大黄，又服四剂则愈矣。

岐天师全体神膏《外科秘录》（清）

【处方】当归二两 生地二两 红花二两 续断一两 牛膝一两 地榆一两 茜草一两 小蓟一两 木瓜一两 人参一两 川芎一两 刘寄奴一两 白术一两 黄芪一两 甘草五钱 杏仁三钱 柴胡三钱 荆芥三钱 皂角二钱 麻油三斤熬数沸，沥去渣，再煎滴水成珠，加入飞过黄丹末一斤四两收为膏。

不可太老，再用乳香三钱 没药三钱 自然铜醋淬，烧七次，三钱 花蕊石三钱 血竭五钱 白蜡一两 海螵蛸三两 为细末，乘膏

药未冷投入搅匀，盛之。摊膏须重一两。再用胜金散。

麝香三钱 血竭三两 古石灰二两 三七一两 木耳灰一两 花蕊石三钱 象皮三钱 冰片一钱 樟脑一两 人参一两 儿茶一两 海螵蛸一两 自然铜末如前制，一钱 乳香一两 没药一两 地枫一钱 土鳖一钱 琥珀一钱 紫石英二两 土狗十个 生甘草末五钱 为极细末和匀，以瓦罐盛之。每膏一个用末三钱，掺在膏上贴之。重者二个，轻者一个即愈，更奇绝。

抵圣膏《太平圣惠方》（宋）

【主治】伤折接骨，散瘀血止疼痛。

【处方】麻油二斤 羊脂四两 野驼脂四两 腊月猪油十两 当归二两 乌蛇二两 生干地黄二两 连翘二两 续断二两 白芷二两 白蔹二两 白及一两 玄参一两 鲮鲤甲一两 猬皮一两 露蜂房一两 桑木耳一两 木通一两

以上诸药细锉，并脂油等煎半日、去滓，然后下：

杏仁二两，汤浸去皮尖 丁香一两 桃仁二两，汤浸去皮尖 沉香一两 木香一两 桂心一两 松脂一两 川芎一两 羌活一两 附子一两，去皮脐 蜡五两

以上细锉，下入煎油内，以慢火再养半日，候药焦黄色，以绵滤去滓，即下后药：黄丹二十两　乳香二两，末　麒麟竭二两，末

【用法】上先以黄丹纳于锅中，炒令紫色，旋下油内，用柳木篦搅，不复住手，待变紫色，即下乳香、麒麟竭末，搅令匀，停冷。凡有损伤处，用微火焙摊于绢帛上封裹。神效。

附方　接骨散

【主治】骨折碎，或骨出白，先整端正，却服此药。飞禽六畜所伤亦能治之。

【处方】硼砂一钱五分　水粉　当归各一钱

【用法】上为末，每服二钱，煎苏木汤调服，后但饮苏木汤，立效。

少林白衣菩萨膏《少林寺伤科秘方》

【主治】跌打损伤、脱白骨折、跌打闪腰、血瘀肿痛等。

【处方】白芍　赤芍　红花黑牡丹皮　轻粉　红粉　桂枝麝香各一两　当归头一两　乳香（去油）　没药（去油）　山甲生牡蛎　地鳖虫　儿茶各一两半广木香五钱　桃树枝二两　生甘草十钱　柳树枝二两　冰片三钱　香

油二斤三两二钱　铅丹九两六钱

象皮膏《卫生鸿宝》（清）

【主治】跌打破伤、断骨。

【处方】地鳖虫一两　血竭象皮　乳香（去油）　没药（去油）各五钱　龙骨　海螵蛸各三钱　珍珠（豆腐煮过）　人参（或党参代）二钱　冰片一钱

以上十味研细末另包　大黄二两　川芎　当归　生地各一两红花　川连　荆芥　肉桂　白及各三钱　甘草五钱　白蔹三钱

【用法】以上十一味切片，麻油一斤，将药片入锅熬，俟药枯，以麻布绞去渣，入黄白占各三两，及、蔹末同熬滚，至滴水不化，倾入净水缸内，将膏在水缸内捻长，一块分作五块，渐入大锅内熔滚，看药泛红黄色，渐渐化尽，其膏如镜面，不黏手为度。如老加麻油，如嫩加百草霜一两搅匀，方将前十味药末和匀，听用。

象皮膏《伤科方书》（清）

【主治】凡跌打骨断皮破皆用。

【处方】大黄一两　川归一两肉桂三钱　生地一两　红花三钱川连三钱　甘草五钱　荆芥三钱白及五钱　白蔹五钱　黄占五钱

【用法】以上肉桂、白及、白蔹、黄占共研细末，余药油浸，常法熬成膏。用时膏上加末药，土鳖、血竭、龙骨、象皮、螵蛸、珍珠、乳香、没药八味等量为极细末。

附方 麻药方

【处方】川乌 草乌 蟾酥 半夏 南星 黄麻花 闹羊花

【用法】共等分研末，苎叶汁拌末晒干，再研末收好。

每服八厘、酒下。

【处方】羊花散 闹羊花二钱 南星二钱 草乌一钱 半夏二钱

【用法】共研末，用麻黄根、篦麻根、篦麻叶三味绞汁，拌上药末，晒干，再研末，开割肉用者搽上。

接骨膏 《伤科方书》（清）

【主治】骨跌打伤者，皮未破者，将此膏贴之，其骨陆续如初。并一切跌打损伤，贴患处，伤骨自好，其肿自消，散血通气效验。

【处方】当归酒炒，一两五钱 羌活五钱 骨碎补去皮，五钱 牛膝酒洗炒，一两 木香五钱 威灵仙一两五钱 桂枝一两 川芎五钱 川乌去皮净，五钱 加皮酒炒去皮，一两 杜仲五钱 北细辛五钱 防风

五钱，要鲜，拣净 香附五钱 滴乳香去油后放，五钱 没药去油后放，五钱 桃丹二两五钱，后放收膏 嫩松香二两，后放

【用法】以上共药十八味外加四叶对三钱、土茯苓三钱、海风藤五钱，将真正菜油数斤熬滚（二斤）将药十四味先入锅内，再将草药三味共浸油内，春五、夏三、秋四、冬十日，期满入锅内慢火熬，根浮起滤渣，再入乳香、没药、松香三味，又熬数沸，滴水成珠，再下黄丹十二两收膏。俟退火三日再用。

接骨神异膏 《理瀹骈文》（清）

【主治】接骨、消肿、止痛、化瘀。

【处方】姜 葱 韭 蒜 槿树皮各四两 麻油二斤 猪油一斤 大黄 桃仁 红花 川乌 草乌 羌活 独活 赤芍 苏木 骨碎补 五加皮 甘松 山柰各二两，浸熬

【用法】另用油二斤煎乱发一斤（勿洗），候枯，合前药为一锅，再熬，滤净渣，下丹一斤收，（或）徐徐下提净松香末五斤收。再下土鳖虫炒黑四两，龙骨（煅）三两，血结一两，自然铜（醋煅淬）、乳香、没药、虎

骨炙、肉桂各二两，血竭末（分研）一两搅匀。

续骨丸 《苏沈良方》（宋）

【处方】腊月猪脂五两　蜡半斤，以上先煎　铅丹罗　自然铜密陀僧各四两，研细　白矾十二两　麒麟竭　没药　乳香　朱砂各一两，研细

【用法】新鼎中先熔脂，次下蜡，出鼎于冷处，下密陀僧、铅丹、自然铜暖火再煎，滴入水中不散，出鼎于冷处，下诸药，用柳篦搅匀，泻入瓷器内，不住手搅至凝，圆如弹丸，且用苟皮之类衬之，极冷收贮。

凡伤折用一丸入少油火上化开，涂伤痛处，以油单护之。其甚者，以灯心裹木夹之。更取一丸分作小丸热葱酒下，痛即止，如药尽再觉痛更一服。痛止即已。骨折者，两上便安。牙痛甚者贴之即止。此方有人遇异人得之。予家每合以救人，无不应验。

跌打损伤骨折膏方 《续名医类案》（清）

猪油熬化头发，入十全大补加减，煎膏以乳、没收之。遍贴伤处。

集灵接骨膏 《临证指南医案》（清）

【处方】生地　当归　大黄

寄奴　雄鼠粪各二两　闹羊花　红花　上肉桂　川乌　草乌　大戟　芫花　甘草各一两　甘遂五钱　五灵脂　山甲各一两　紫金皮　血余　地鳖虫各三两　野苎根四两

【用法】上用麻油四十四两、桐油二十四两煎，丹（二十四两）收好，加乳香、没药、血竭、阿魏各一两。加桃柳桑槐枝更妙。另用地鳖末一两，闹羊花末五钱收。

紫金膏 《太平圣惠方》（宋）

【主治】从高坠下、落马堕车、腕折骨碎筋伤等。

【处方】黄丹二十四两　麻油二斤半　猪脂四两　野驼脂四两　松香一斤　乌蛇半两　白蔹半两　白芷半两　白及半两　连翘半两　续断半两　紫葛半两　牛膝半两，去芦　生干地黄半两　鲮鲤甲一两　猬皮半两　露蜂房半两　木通半两　当归半两　桃仁汤浸去皮尖，一两　杏仁一两，汤浸去皮尖　乳香一两　丁香一两　木香一两　桂心一两　附子一两，炮制去皮脐　川芎一两　羌活一两　麒麟血一两

【用法】上件药细锉，入油脂内并松脂同以慢火煎养半日，候药焦熟，以绵滤去滓。用净锅纳细罗黄丹炒令紫色，旋下熟药

油，以柳木篦不住手搅，候变紫色，即油力尽，滴于水中成珠，手内看、不污人手，即停火，收于瓷盒中。用纸上摊贴患处。日一换之。

雄黄暖膏药《太平圣惠方》（宋）

【主治】接骨止痛。

【处方】黄丹四十八两　麻油五斤　猪脂二斤　松香一升　羊脂十两　蜡十两　野驼脂十两　当归二两　乌蛇二两　生干地黄二两　连翘花一两　续断二两　白芷一两　露蜂房一两　川乌头一两，去皮脐　细辛一两　棘针一两　川芎一两　鲮鲤甲一两　猬皮一两　莨菪子一两　吴萸一两　白蔹三分　紫葛三分　玄参三分　桑木耳三分　木通三分，锉　杏仁三分，汤浸去皮尖双仁　青绯帛七尺，烧令烟尽　白术三分　葱和根三七茎　槐枝四两　柳枝四两　防风二分，去芦头　桑根白皮三分　羌活一两　人粪一两，干者烧灰　紫草一两　虎胫骨一两　赤芍药三分　香附子三分

【用法】以上药，先将油、猪脂、羊脂、野驼脂于锅内煎为油，入柳枝、槐枝、棘针、葱、紫草、露蜂房，先于脂油内慢火煎半日，滤去滓，其余诸药细锉

入于熟油内，慢火煎半日，次入松脂、蜡，更煎半日，滤去滓，净拭锅内，细罗黄丹，炒令紫色，热下药油中，以柳杖搅，不令住，候色变紫，成膏，住火。收入诸药：雄黄三两，细研，丁香三分，乳香四两，沉香三两，木香三两，桂心三两，麒麟竭三两，附子去皮脐，三两。以上捣罗为末入膏中调令匀。上件药，瓷盒中盛，有患者，于绢帛上微火摊贴于折损处。一日一度换之。

琥珀膏《六科准绳》（明）

【主治】打扑伤损、折骨出臼、刀斧跌磕等伤。

【处方】密陀僧　黄丹　自然铜　黄蜡　猪油各四两　乳香　没药各一两　松香　麻油各一斤

【用法】上以折伤木皮一两铡碎入油煎数沸，滤去滓，入陀僧、黄丹，慢火熬成膏，次入松蜡熔化，再熬滴水成珠为度，却入乳香、没药、自然铜末和匀，摊贴。

腽肭脐膏《太平圣惠方》（宋）

【主治】伤折、接骨止痛。

【处方】腽肭脐二两　当归二两　附子二两，去皮脐生用　桂心三两　羌活一两　川芎一两　麒麟竭

一两　乌蛇一两　乳香一两　木香
一两　续断一两　生干地黄二两
白芷一两　山甲一两　猬皮一两
桃仁一两，汤浸去皮尖　莨菪子二两
杏仁一两，汤浸去皮尖　紫草一两
棘针一两　柳枝一两　槐枝一两
赤芍药一两　白蔹一两　防风一两
细辛一两　葱白十四茎，连须　黄蜡
一两　密陀僧一两　沥青香一两
驼脂二两　羊脂三两　猪脂二十两
清麻油五斤　黄丹三升，炒令紫色

【用法】上件药细锉，先以
猪羊驼脂等于大锅内文火煎，去
脂滓、留清汁，后入麻油煎令鱼
眼沸，次下棘针、柳枝、槐枝、
葱白等四味，煎令黄焦，滤去
滓，即下腽肭脐等，以炭火养一
七日后，绵滤去滓，却入锅内，
旋下黄丹，用柳枝搅不住手，候
转紫色，稀稠得所，即成膏。于
瓷盒中盛。每用于纸上摊贴伤损
处。

2. 诸　伤

太乙膏《奇效良方》（明）

【主治】金疮、箭镞不问轻
重，并痈疽疖毒，用此敷之。

【处方】白芷　苍术　石膏
醋炒　白胶香　乳香　没药　黄
丹各五钱

【用法】上为末，用真麻油
四两，桐油亦可，以黄蜡一两，
先煎油，柳枝搅，次入白芷等煎
少顷，却入白胶香、石膏、黄丹
等同煎，试欲成珠，却入蜡同煎
片时，用生布滤过，瓦器收藏。
用油单纸摊贴之。损伤敷疮口，
自然肉不痛、速愈。

木鳖裹方《圣济总录》（宋）

【主治】打扑伤损，瘀血不
散。

【处方】木鳖子去壳研，半两
桂去粗皮，三分　芸苔子酒浸研，二
合　丁香十五粒

【用法】上四味研细一处和
匀，量多少入炼成猪脂研为膏，
每取少许涂伤处，炙手摩令热取
效。如痛甚不可摩，即涂肿痛
处。

六真膏《外科大成》（清）

【主治】一切刑伤，各样痈
疽。

【处方】乳香　没药　血竭
三七　儿茶各三钱　樟冰三两　猪
脂十二两

【用法】猪脂碗盛煮化，入
药和匀，摊敷。

生肌保肤膏《疡科选粹》（明）

【主治】杖疮腐肉去尽，肉
珠渐生，用此生肌止痛。

【处方】当归 熟地黄 白术 黄芪 白芍药 川芎 白及 白蔹 蓖麻子 白芷 金银花 天花粉 合欢皮各六两 男子发四两 白蜡六两 乳香 没药 血竭 赤石脂醋炙，七次 龙骨煅 没石子各三两 麝香三钱

【用法】上当归等十五味㕮咀，乳香等各为极细末，以芝麻油二斤煎十五味至焦黑，滤去渣，如法下丹成膏，入二蜡，膏温入乳香等六味，膏冷入麝香。

白金膏《太平圣惠方》（宋）

【主治】伤折疼痛。

【处方】桑根白皮三两 柳白皮二两 槐白皮二两 葱白一握，切 白芷一两 当归一两 乳香一两 黄丹十三两 羌活一两

【用法】上件药各细锉，用麻油二升以慢火煎油，次下三种白皮并葱，煎令焦黄色，去滓，即下诸药煎半日，又去滓，次下黄丹，以柳枝搅，令黑色成膏。以瓷盒贮。每用时，即以故帛摊贴于疼痛损处。

白膏《普济方》（明）

【主治】一切坠落打扑及肿毒疼痛。

【处方】柳白皮切，半两 白蜡四钱 铅丹二钱 胡粉三两 油四两 商陆根切，三分

【用法】上先以热油入柳白皮、商陆根煎，候变色去滓，入诸药数搅，良久膏成。每用看肿大小，以故帛或纸摊贴。

仙花散《外科秘要》（清）

【主治】杖疮。

【处方】凤仙花叶捣汁 马齿苋捣汁 黄蜡二两 葱白捣汁 松香二两 五倍子为末，一两 乳香二钱

【用法】将凤仙、葱、苋先捣取汁二碗，将黄松香熬膏，入五倍子末、乳香末搅匀，摊膏贴之，自愈。

打伤方《救生集》（清）

【处方】白蜡一两 藤黄三钱

【用法】入麻油熔化，涂伤处立愈。此方止痛止血及汤火伤皆妙。

行血救骨膏《疡科选粹》（明）

【主治】初杖，行血散毒，以至腐肉去尽。

【处方】当归六两 金银花六两 桃仁 杏仁 续断 天花粉 苏木 红花各三两 刘寄奴三两 白芷 大黄 荆芥 白术 败酱 沙参 黄连 黄柏 黄芪 丹参 木鳖仁 皂角 南星 三棱 莪术 牡丹皮 露蜂房 生地黄

熟地黄 姜黄 连翘 泽兰 大枫仁 羌活 赤芍药 蓖麻子 白及 白蔹 五灵脂 两头尖 白芍药 苦参 紫金皮 地榆 射干 乌药 川芎 五加皮各二两 阿魏 乳香 没药 血竭 蒲黄生用行血消毒，各五两 麝香通窍导引，一两

【用法】上用芝麻油五斤煎当归等至焦黑，滤去渣，称净油每斤入淘净炒过黄丹八两，如法成膏，俟温入阿魏等五味细药末，膏冷方下麝香。

刑杖外伤膏《冯氏锦囊》（清）

猪脂、麻油熬化头发，入十全大补加减煎膏，以乳没收之。遍贴伤处。

杖疮膏《仁术便览》（明）

【处方】大黄 当归 芍药 川芎 木鳖仁 巴豆仁 白芷 白及各一两 乳香三钱 没药三钱 射干一两 槐柳枝一两 防风 荆芥穗 生地各五钱 儿茶三钱 雄黄 血竭各二钱

【用法】上将粗药油炸老黄色去渣，称净油二斤入飞过黄丹一斤，熬滴水成珠，下火，方入乳、没、儿茶各三钱，雄黄、血竭各二钱，搅成膏，收用。不破者，以韭菜、葱头春烂炒热敷，

冷则易。

杖疮膏药方《医学正传》（明）

【主治】受杖责后，如死血壅肿，宜先刺出恶血，然后以此膏贴之，三四日复。或早失调理成痈者，贴之即散。及治诸般痈疽、疮疖毒，已溃未溃贴之，无不神效。

【处方】甘草 肉桂 蛇蜕 蝉蜕 露蜂房 连翘 白芷 白及 白蔹 白术 苍术 人参 玄参 苦参 芍药 南星 升麻 厚朴 栀子 百合 金银花 天花粉 川归 川芎 山甲煨胖另末 羌活 独活 黄连 黄芩 黄柏 大黄 生地黄 红花 苏木 柴胡 鳖甲酥炙为末 青木香 何首乌 防风 荆芥穗 藿香 云母石 花蕊石各一两 乱发壮年男子无病者，一块 干蟾一支，即风鸡 凤凰胎一只，即壳中不转头鸡黄也阴干用 桃柳桑枝各五茎。上各细切，用香油六斤浸药三五日，入锅内熬黑色去渣，入黄丹三斤，别用槐柳枝不住手搅，膏成候温入后药末。

乳香 没药 龙骨各一两 轻粉五钱 血竭一两 麝香二钱

【用法】上搅匀，瓷器收贮。临时看疮大小摊贴。

金龙膏

【主治】金疮。

【处方】黄丹四十八钱　土白粉十六钱　樟脑五钱　轻粉一钱　鸡蛋十个　椰子油五钱

【用法】上以黑胡麻油炼为膏药。

金枪至宝膏 《仙拈集》（清）

【主治】诸伤如神。

【处方】乳香　没药　血竭　儿茶　龙骨煅　轻粉各二钱　大黄　水银　冰片　樟脑　麝香各一钱

【用法】麻油四两文武火熬，滴水成珠，将药慢慢入内。冰麝待微温时入。收贮瓷器听用。

乳香暖膏 《太平圣惠方》（宋）

【主治】伤折、皮肉破冷久不合，长肉合疮口。

【用法】乳香二两　续断二两　当归二两　桂心一两　乱发二两，烧灰　沥青香四两　麒麟竭二两　薰陆香二两　莨菪子一两　麻油七两　黄丹四两　猪脂四两，腊月者

【用法】上件药，除麻油、猪脂、黄丹外，并细锉、捣罗为末。先煎油脂等令熟，停冷，下药末，以柳木篦搅令匀，用慢火更煎半日后，下黄丹，搅令匀，调膏成。于瓷盒内盛。每用于熟绢上摊贴。立效。

治伤折槐子膏 《太平圣惠方》（宋）

【处方】槐子三两　黄丹二十四两　头发一两　麻油二斤半　猪脂二斤　蜡五两　水杨白皮三两　桑根白皮一两　皂荚半两，去皮子　巴豆半两，去皮心　天雄一两，去皮脐　当归一两　槐白皮一两　雄黄半两，细研　麝香半两，细研

【用法】上件药细锉，入脂油内，以慢火煎熬一日，焦熟后，用绵滤去滓。于净锅中炒黄丹令紫色，即下熟药汁（油），用柳枝搅，不令住手，候药成紫色，滴入水中成珠子，油力尽，即住火。入雄黄、麝香和匀。收于瓷盒中。凡有伤折、逐日摊贴痛处，极效。

神验摩风麝香膏方 《太平圣惠方》（宋）

【主治】伤折、蹉跌筋骨、黯肿疼痛及伤外风、风毒偏风、口面不正，及伤风等，宜用此软筋骨、润皮肤、止疼痛。

【处方】麝香一两，细研　虎胫骨一两　细辛一两　防风一两，去芦头　独活一两　桂心一两　当归一两　川芎一两　白芷一两　白僵蚕一两　生干地黄一两　白及一两　白术一两　川椒一两半，去目　附子

一两，去皮脐生用　旋覆花一两　赤芍药一两　连翘一两　甘菊花一两　木鳖子一两，去壳　天南星一两　栝楼根一两半　乌蛇一两半　牛膝一两，去苗　踯躅花一两　甘松香一两　石斛一两，去根　野驼脂十两　棘针二两　蜡五两　腊月猪脂二斤　醋三升　好酒二三升

【用法】上件药净洗曝干细锉，入酒醋中浸三宿，滤出阴干，却入猪脂、驼脂内，以慢火煎，候白芷黄焦药成，以绵滤去滓，入麝香末调匀，以瓷盒盛。有患者火上焙手心点药摩痛处五七度。亦用温酒调半匙服之。神效。

秘传杖疮膏方《六科准绳》（明）

【主治】专治打伤，又治金疮及无名肿毒、臁疮。若跌伤及别样疮忌贴。

【处方】香油四两，真者佳，将山甲上柏枝先入油中，煎数沸，去二件渣，乘热将薄绵滤净，油复入锅中，煎沸以次下药，冬月用油五两　山甲一片　柏枝一根，以上二件只取油煎汁不用渣，取法见前　槐枝一茎，须另披开小条，不用大树上者，入药油用此频搅　府丹即飞丹，净水飞去漂脚，取细末一两作二次入油　水花朱净水飞去漂脚，晒干取细末，二钱　血竭

没药　乳香　孩儿茶以上四件各三钱，槌碎和匀共入铜锅，炭火上炒沸过为细末　新珍珠　新红象牙（各面裹烧存性取细末，旧者不用）　面粉炭火上炒黄，各一钱　人指甲炒黄　三七晒干取细末　石乳铜锅内炭火上炒过取细末　黄连细末　黄芩细末，各三分　海螵蛸五分，细末　半夏大者十枚，为细末

以上十六件俱用极细筛筛过和匀，分作五分，留起一分，看膏药老嫩加减，止四分作四次下，下法俱皆如左，樟冰细末，四钱　黄蜡二钱　冰片一分　麝香三分　阿魏成块者，五分　以上四件待诸药俱下尽临出锅方下，搅极匀，取出阿魏渣。

上药先将细末药分五分，其四分以次下锅如左，其一分留看药厚薄以为增减，如四分已下完药尚薄，亦将此分渐下，如正好，留此一分待贴膏药时掺在患处，尤妙。

【煎法】用上好香油四两，入铜锅中炭火煎沸，沸时入柏枝一茎。山甲一片在内，煎数沸去二药渣，将薄绵纸乘热滤净油，揩净锅后，入油于锅中煎沸，下府丹五钱，用槐条急搅不住手至成膏方止。候六七煎后，用清水

漱净口，喷清水少许于锅中，即取起锅。一起锅时于前四分细末药，将一分渐渐逐一挑下，急搅如前，此分药尽，约均和了，将槐枝蘸药滴水，且未要成珠，复置锅火上，急搅候沸起锅。二起锅，复将前末药一分渐下锅中，急搅如前，约均和，滴水成珠，复置锅炭火上急搅，候沸起锅。三起锅，渐下药搅如前，约均和，将药滴水虽成珠，尚要黏手，后复置锅火上如前。四起锅，渐下药如前，急搅约均和，将药滴水成珠，珠要将指不黏手了，复置锅炭火上，候沸起锅。五起锅，即下黄蜡二钱、府丹五钱，急搅如前，将药如前滴水成珠，要须不黏手，又不可太老了。如尚黏手，将前留下一分末药渐下，以不黏手为度。如不黏手了，即下水花朱二钱，次下樟冰末四钱急搅，方下麝香三分、阿魏五分、冰片一分急搅不住手，量药已均和了，撩阿魏渣去之。以药入瓷器内。浸冷水中片时，候凝将药寻露天向阳净地掘坎，将瓷器倾覆于坎中，仍以土覆好，候七日后方起。

藏法：用油纸及箬包好瓶口，以防泄气。摊膏药时用汤中煎过油单纸摊上药，不用火烘，只用热汤入器中将油纸放器上，以药放上摊开又不用太厚，须于纸上照得见为妙。如以绢摊用汤炖烊药摊上。

【用法】贴时先将莱菔汁桑叶煎汤，露中露过一宿，先洗患处，方用贴之。即贴后每日洗一遍，不要换膏药，至二三日后，血散风去方换收口黑膏药。

梃子膏 《太平圣惠方》（宋）

【处方】麒麟竭半两　定粉一两　没药半两　自然铜半两　黄丹一两　无名异半两　蜡四两

【用法】上件药，捣罗为末，先用蜡于铫内令熔，次下药末，以柳枝搅，勿令住手，至冷则为梃子。有患者，著漆碟子底上点生油摩令浓，每日两贴。

理伤膏 《沈氏尊生》（清）

【处方】黄蜡　猪油各四两　乳香　没药各一两　松香　麻油各一斤

【用法】上以折伤木皮一两切碎，入油煎数沸去渣，入密陀僧、黄丹各三钱，熬成膏，次入松、蜡熔化，再熬滴水成珠，却入乳、没、自然铜，摊贴。

黄芪膏方 《圣济总录》（宋）

【主治】一切伤损，止痛生肌。

【处方】黄芪锉　当归切焙　附子炮裂，去皮脐　白苣　川芎　续断　细辛去苗叶　薤白细切，各一两　猪脂切，一斤

【用法】上九味，除猪脂外捣碎，以酒半升拌一宿焙干，次日先煎脂沸，下诸药，候色变滤去滓，以盒盛之，不拘多少，涂所伤处。

跌打损伤膏药《疡医大全》（清）

【处方】当归　三棱　莪术　独活　白芷　川芎　羌活　杜仲　川牛膝　防风　肉桂　红花　续断　防己　五加皮　骨碎补　赤芍药　刘寄奴　秦艽　葱头　土鳖虫各三两　头发一握

【用法】上药用麻油十斤浸七日，入锅将药熬枯，滤去渣，复入净锅内熬至滴水成珠，入后细药末，龙骨、去油乳香没药、血竭各二钱，麝香另收旋加，如皮破骨损者忌用，入油熬化，瓷钵收贮。每药油四两加制松香一斤同熬成膏，倾入缸内，扯拔出火毒、收藏。凡摊膏时，炖化摊好，放在地上一个时辰，再贴，得土气则土鳖虫有力，易于接骨故也。

摩风膏方《太平圣惠方》（宋）

【主治】筋骨伤后，夹风疼痛宜用。

【处方】羌活半两　防风三分（去芦头）　芎䓖一两　踯躅花半两　甘菊花半两　附子一分（去皮脐）　桂心三分　汉椒一两（去目）　川乌头一分（去皮脐）　当归半两　皂荚一分（去皮子）　鲮鲤甲三分　甘草一两（分）　白及一分　栝楼根一分　紫葛二分　乌蛇半两　猬皮一分　莽草半两　细辛半两　杏仁一分（汤浸去皮尖双仁）　苦参一两　白蔹半两　蜡五两　露蜂房一分　猪脂三斤（切）

【用法】上件药细锉，以米醋二升拌匀经二宿后，以火微微炒之令干，用猪脂和药，以慢火煎一日，以绵滤于瓷盒内盛，不令水污着。如有伤折筋骨处，将用摩之，神验。

摩膏方《圣济总录》（宋）

【主治】打扑内损疼痛。

【处方】蓖麻子去皮研，一两半　草乌头生为末，半两　乳香研，二钱

【用法】上三味一处和匀，量多少炼成猪脂研为膏，每取少许涂伤处，炙手摩令热取效，如痛甚不可摩，即涂肿痛处。

摩痛膏方《太平圣惠方》（宋）

【主治】伤筋骨，肿痛不可忍。

【处方】丁香半两，别捣罗为末
麝香半两，细研　野驼脂十两　腊
月猪脂二十两　羌活半两　川芎半
两　木鳖子一两，去壳　防风半两，
去芦头　栝楼根一两　附子一两，去
皮脐生用　细辛半两　牛膝半两，去
苗

【用法】上件药细锉，以米
醋二升拌令匀，经三宿，纳铛中
炒令稍干，下野驼脂及猪脂等，
以慢火煎，候诸药色焦黄即住
火，用绵滤去滓，后下丁香、麝
香搅令匀，纳瓷盒中盛。旋取摩
之。

薤白膏《太平圣惠方》（宋）
【主治】磕打伤折金疮、生
肌。

【处方】薤白两握　白蔹一两
赤芍药一两　杏仁一两，汤浸去皮尖
双仁　续断一两　川芎一两　白芷
一两　郁金一两　生地黄二两　棘
针一两　滑石三两　绯帛一尺，烧灰
青布一尺，烧灰　黄丹二十四两

【用法】上件药除黄丹外细
锉，用麻油三升先煎薤白、生地
黄后下诸药，以慢火煎半日，次
下滑石、绯帛青布灰等，再用慢
火煎半日，以绵滤去滓。于净锅
内炒黄丹令紫色，旋下油内，以
柳木枝不住手搅成紫色，待油
尽，滴于水内成珠子，看不污人
手，即停火。入盒中收。用纸摊
贴痛上，日一换之。

第五章　皮　肤　科

1. 皮肤科通治

膏药方《梅疮秘录》（明）

【主治】贴杨梅疮及癣疮、鹅掌风、结毒破烂，拔毒呼脓、长肉生肌。

【处方】千里光自然汁，十两　煮酒六两　当归　大黄　赤芍　肉桂　生地　玄参　苦参　踯躅花各五钱

【用法】文火煎，约存汁一碗许，收汁去渣。用麻油二十四两加头发三两煎至滴水成珠，入煎药汁，文火煎和。加研细铅粉、密陀僧各五两，缓缓搅转，俟火候却好，滴水不老不嫩，离火加入研细乳香、没药、黄占、白占各三钱，麝香三分，粉霜一钱，罐收。坐水中出火毒，摊贴。须用重汤炖软。

解毒珍珠金膏《奉天汉药成方汇编》

【主治】皮肤湿毒、汤烫火烧，溃烂疳、癣、癫、疽、臁疮溃破、小儿胎毒、黄水疮、一切秃疮、无名肿毒、热疖、冻疮、脚气痛痒、虫咬等证。

【处方】当归二两　甘草一两二钱　白蔹五钱　紫草三两　猪脂油一斤　香油一斤　白芷五钱　生地黄二钱半

【用法】将药煎枯去渣，再加血竭花二两五钱　会轻粉三钱　白蜡七两　乳香面三钱　没药三钱　会红粉四钱，统合成膏为度。

2. 疥　癣

小金丝膏《串雅内篇》（清）

【主治】一切疥、疳疮。

【处方】沥青　白胶香各二两　乳香二钱　没药一两　黄蜡三钱　香油三两

【用法】熬至滴水成珠不散，倾入水中，扯千遍，收贮。每用捻作饼贴之。（可加轻粉三钱）

双黄膏《外科百效全书》（清）

【主治】多年癞疮久不愈者，并诸疮不收口。

【处方】黄蜡二两　黄丹四两　轻粉　乳香去油　没药去油　血竭炒　儿茶各一钱

【用法】上为细末。先将真麻油半斤熬熟，滴水成珠，下黄

蜡化开，再入黄丹，就地离火，方下诸药末搅匀，收罐用。

圣如膏《外科集要》（清）

【主治】疥癣、疳疮痛痒经年不愈者。

【处方】巴豆　轻粉各三钱　当归五钱

【用法】用清油八两熬巴豆、当归至滴水成珠，去渣，入黄丹三两，文武火煎成膏。乘温加轻粉搅匀。

泥金膏《神验良方集要》

【主治】一切脓疥疮、血风疮、臁疮等证。

【处方】黄柏一两五钱　樟脑二钱五分，研末　当归一两五钱　山甲二十片　黄蜡五两　茶油一斤　大枫肉一两　木鳖肉十粒，打破　轻粉四钱

【用法】上九味，先将黄柏、当归、大枫肉、木鳖肉、山甲入油浸三日，熬枯滤去渣，候离火，下黄蜡熔化，略滚搅匀，将锅离火片时，再下真水粉二两、轻粉、潮脑，搅百遍极匀，则膏成矣。

虾蟆膏《济生验方》（清）

【主治】蛇皮癣。

【处方】大虾蟆约重四两　香油四两　东丹一两五钱

【用法】用油将虾蟆熬透、枯焦，去渣，下丹收熬成膏。用时摊作膏药贴之即效。

麻黄膏《丸散膏丹自制法》

【主治】一切风寒湿毒，或传染而起脓窠癞疥，或湿热湿毒、坐板成疮，无论轻重、无不应验。

【处方】猪板油二斤熬枯去滓，入麻黄、百部、枫子肉、花椒各二两，升麻、紫草、枯矾各一两，同熬枯去滓，滤清后加黄丹四两收，杏仁泥、硫黄研极细末，同收成膏。（杏仁一两，硫黄一两）

3. 诸　疮

千捶绿云膏《外科方外奇方》（清）

【处方】葱制松香八两　大猪胆汁三个　铜绿三两，研末　麻油三两

【用法】先将松香放铜勺内，炉火上滚化，乃下麻油、铜绿、猪胆汁熬匀，捣千余下，再烘烊，倾入水，用手扯拔百余遍。愈拔其色愈绿。贮在罐内盖好听用。以油纸摊膏贴疮。能吸脓拔毒，消毒定痛。如遇瘰疬头用细布摊贴，一次其脓自能拔净，不必再换。

头膏《幼科秘囊》（清）

【主治】小儿瘖痕头疖，脓血不止，挤去一泡复起一泡。

【处方】松香四两　铜绿八钱　杏仁七十五粒，去皮尖　木鳖子五个，去壳　乳香五钱　没药五钱　血竭一钱　轻粉一钱　蓖麻子去壳取仁，一钱

【用法】同捣千下，成膏贴之。

秃疮膏《疡医大全》（清）

【处方】沥青三两　铜绿一钱五分　黄蜡　麻油各一两五钱

【用法】火熬膏，摊贴神效。

冻疮膏《卫生鸿宝》（清）

清油五钱文火煎沸，入黄蜡一块煎化，再入光粉少许，熬紫色为度。以热汤洗患处，烘干，即用药敷上，以纸贴之，痛立止。

拖纸膏《疡医大全》（清）

【主治】湿毒流注。

【处方】麻油半斤入广胶一条熬化，再下黄蜡二两熔化，倾入碗内，入血丹、玄明粉各二钱五分。皮纸摊贴。数日即干。

肥疮膏《陈修园全集》（清）

【处方】铅粉煅　松香各三钱　飞矾二钱　黄丹一钱　共研末。

【用法】麻油二两熬膏涂。

翡翠膏《神验良方集要》（清）

此绿膏药也，瘖痕头频发不愈，并治疔毒初出脓水不畅、贴之立能拔毒出脓、消毒定痛。

【处方】真麻油（以蓖麻肉八十粒入麻油内火上煎至焦枯滤去渣不要三两）　猪苦胆汁（要顶大者）三个　炼过松香（用葱半斤皂角五个切碎同松香煮二日晒干研末八两）　铜绿（研极细末）二两

【用法】上四味，先将松香入铜锅内熔化片时，乃下麻油、苦胆汁、铜绿熬匀，搅百遍，取起入小石臼中，捣百二十下，再入锅烊化，倾入冷水盆内，用手扯拔百余遍，愈扯愈拔愈绿，如此四五次，则纯绿晶莹如翡翠也。

4. 足茧

加味太乙膏《病源辞典》（民国）

【主治】足茧由妇女缠脚，或男女著鞋过窄，以致挤轧过甚，皮肤变老而成，形如鸡眼，步履作痛。

【处方】白芷　当归　赤芍　玄参　肉桂　大黄　木鳖子　生地各二两　黄丹二斤八两　血余一两　乳香五钱　轻粉四钱　阿魏　没药各三钱　柳枝　槐枝各一百寸

【用法】将前八味并柳槐枝以麻油三斤浸之，春五、夏三、秋七、冬十日，入大锅内，慢火熬至药枯浮起为度，住火片时，用布袋滤净药渣，将油称准，再用细绢将油滤入锅内，次入血余，慢火熬至血余浮起，以柳枝挑看，似膏熔化为度。每净油一斤入黄丹六两五钱，徐徐投下，火渐加大，不住手搅，候锅内先发清烟后至白烟叠叠旋起，气味香馥，为膏已成，即住火，滴水中试软硬，如老加热油，稀加炒丹，务使老嫩得宜。候烟尽掇下锅来，下阿魏片，撒膏上化尽，次下乳香、没药、轻粉搅匀，倾入水中，以柳枝搅成一块，再换水浸片时，乘温每膏八两扯拔百转成块，又换冷水浸半日许。每用取一块铜勺内烊化，摊贴患处。

5. 纹 身

去身臂雕青膏《串雅内编》（清）

【处方】胆矾　硇砂　龙骨各五分　人蛆不拘多少　麝香一匙

【用法】临用时加香油一盏煎热，将前药研碎入油内，用黄丹熬成膏，用油纸贴之，其黑迹自然隐入肉内。

6. 蝎螫诸虫咬伤

仙授神效药纸《外科方外奇方》（清）

端蕲艾四五斤煎浓汁去渣，入粒子红花四两煎一炷香，再入去油乳香、去油没药各八两研细末，煎一炷香，再入真象皮末四两煎一炷香，加入牛皮胶二斤煎至胶化汁黏为度。用羊毫排笔蘸药汁，搽刷大红纸上阴干。凡狗咬、虫蜇、蛇伤、并跌打损伤及一切烂膀疖，用津唾润软贴之。速能奏效。真神方也。

良姜膏《疡医大全》（清）

【主治】毒疮并蝎蜇、诸恶虫咬。

【处方】高良姜　山甲各六两　真麻油二斤　浸七回，熬枯、去渣，入炒黄丹一斤成膏，摊贴。

蝎蜇蜈蚣咬膏《疡医大全》（清）

于五月五日，用水胶、乳香各一两水炖化，匀摊纸上，剪作小条，每用少许水湿贴之。立刻止痛。

7. 手足皲裂

润飘膏《医学纲目》（明）

【主治】手足绉涩、皮肤裂开、疼痛不能见风。

【处方】珠子沥青四两　白黄蜡八钱　乳香二钱

【用法】上三味于铁器内用文武火熬，下沥青在铛内，随手便下黄蜡、乳香，次入清芝麻油一二匙，候沥青尽溶开，微微熬动，放净水一盆于其旁，以柳树枝搅药，用匙取一二滴滴在水中试之，如硬再入油，如软硬合宜，用新绵滤净入水中，折叠扯之，以白为度，油当旋旋入勿令软了，以瓷器盛之。或油纸裹亦得。每用不拘多少，先于火上炙裂子口，却捻合裂子，药亦火上烤软，涂于裂子上，用纸少许贴之，自然合矣。

黄蜡膏《疡科选粹》（明）

【主治】冬月手足折裂。

【处方】上用清油五钱，盏内慢火煎沸，入黄蜡一块同煎溶，入光粉、五倍子、鱼胶、白及末少许，熬令稠，紫色为度。先以热汤洗，火上烘干，即用药敷，以纸贴之，其痛立止。入水亦不落。若合药入粉多则硬而成块，旋以火炙，挑转不妨。

8. 臁 疮

夹纸膏《古方汇精》（清）

【主治】臁疮收口。

【处方】定粉四两　糠青三钱　红土八钱

【用法】各取末，先将桐油熬热，再下末药搅匀，以厚纸二面拖上，待干出火气，验疮之大小剪贴。一面贴三日换之。（桐油约半斤）

密陀膏《景岳全书》（清）

【主治】臁湿诸疮、疯痛等证，神效。凡治疼痛、先以葱姜擦患处，然后贴之。

【处方】先用密陀僧一二斤打碎，将童便煮之，觉其浊性去，而童便气清乃可止矣。用便煮过则贴疮不疼。晾干研极细如面，候用。

【用法】用桐油不拘几斤熬至将黑为度。每熟油一斤用陀僧六两收之。于将成膏之顷，取起离火，候稍凉，量膏多少入冷水数碗徐搅之，恐其泛出，俟稍定即逼去其水，再上火熬化，复入水数碗搅逼如前，或三次更妙，然后熬净其水，每油一斤再入官粉二两熬收，其色方黑。凡熬此者，铜锅须大方可用。

湿毒臁疮膏《疡医大全》（清）

桐油二两加川椒三十粒煎枯椒为度，去椒不用，加研细轻粉二钱，白蜡一两，收成膏。用棉纸拖成膏药。先用苦参汤洗净疮上，贴之。两日一换，三次愈。

臁疮膏《神验良方集要》

【处方】炉甘石一斤（煅研）轻粉五钱（研）黄蜡二两 白蜡一两

【用法】先将炉甘石煅透研细，再用茶油二盅同煎如嫩面糊式，再下黄蜡白蜡熔化、微出烟，即下轻粉同调，候冷做成长切片听用。

臁疮神效膏《景岳全书》（明）

【主治】臁疮、脚疮，先看疮形大小，用棉纸裁成四方块十二张，四角用小捻钉住听用。

【处方】以好香油二两用铜勺以文火熬之，先下花椒四十九粒、煎黑取起，次下槐枝长一寸者四十九节、煎黑又取起，再次下黄占一两，轻粉二分，枯矾一分溶清，却入前纸浸油内，令透不可令焦，取起听用。凡贴疮时，先将槐枝、葱、姜煎汤洗疮令透，拭干乃以此膏纸贴上，外面再以油单纸盖护，乃用软绵缚定，一日取下，揭去一层，复用汤药洗净，又贴之，尽十二张，无有不愈者。

一切臁疮膏方《外科秘录》（清）

将膏药用温水浸捏成饼，如疮口大，贴后用带扎紧，不可行走，一昼一夜如前换之。

黄蜡二两五钱，提过 陈松香二两，水提过 人参六分 铜青五钱 赤石脂五钱 黄连一钱五分 红花三钱 飞矾一钱五分 龙骨三钱，研末

先将黄蜡、松香煎熟，后将药研末齐下，不住手搅，以滴水成珠就好。如若太老，再加香油少许一煎可用。要忌鹅、糟、发物。

十层膏《疡科心得集》（清）

【主治】年久新起臁疮，去腐生肌长肉神效。

【处方】黄芩 黄柏 白芷各二钱 乳香去油研 没药去油研各二钱 血竭研，三钱 黄占一两 白占五钱 轻粉研，一钱 血余三钱 象皮炙研，二钱 密陀僧研，一两 珍珠研，一钱 加倍二钱 石决明代之。

【用法】用麻油十两，先将芩柏芷三味入油煎枯，滤去渣，次下血余煎枯，去血余，再下黄白占熔化，然后下乳、没、血竭、密陀僧、象皮、珍珠末搅匀，将皮纸一张分作六小张，以一张染膏提出，摊于台上，用手两面涂匀，再一张染膏如前法，

摊在前一张上，共作十层，如遇臁疮，将此膏依疮大小剪下，扎于疮上，一月揭去一层，揭完疮愈，极妙，神方也。

三白膏《外科秘录》（清）

【主治】内外臁疮。

【处方】白芷 白蔹 白及 黄连 黄柏 厚朴 当归 五倍子 雄黄 没药 血竭 海螵蛸 黄丹飞，各六钱 乳香二钱 轻粉一钱

【用法】以上各为末，香油二两熬煎，调成膏，贴之。外用布包定，有脓水去之，常洗。药水内加盐洗之效。

大全黄蜡膏《疡科心得集》（清）

【主治】臁疮。

【处方】龙骨 赤石脂 血竭各三钱

【用法】研末，用香油一两入血余一小团，炸枯去渣，再入黄蜡一两，白胶香三钱熔化，离火再入前药末搅匀，候冷，瓷器贮之。用时捏作薄片贴疮上。间三日翻转再贴。

久远臁疮膏《集验良方》（清）

【处方】白占一两 松香五钱 铅粉五钱

【用法】真麻油熬化，用绵纸十层共为一贴，入内蘸之，先用苦茶将疮洗净，将膏照疮大小贴上，每一日去贴肉一层，数日即愈。（麻油酌用）

白玉膏《医宗说约》（清）

【主治】久远臁疮神效。

【处方】乳香 没药各五钱 轻粉四钱 密陀僧二两 象皮五钱 铅粉二钱 白蜡二两 黄蜡五钱

【用法】以上除蜡，俱为极细末。先用桐油一斤放锅内火上滚透、去沫，油清，先入密陀僧末搅匀，取起入二蜡溶尽，搅匀，待油稍温，方入细药搅三百余遍，以大绵纸摊上阴干，随疮大小圆长剪帖。初贴时疮中毒水流出，膏药变黑，再换新者贴之。

红膏药《丹溪心法》（金）

【主治】臁疮及诸疮毒、汤火、金疮等伤。

【处方】黄蜡一两 香油三钱 黄丹半两

【用法】上先以黄蜡熔化，次下香油、黄丹搅匀，再熬。以瓷罐收贮。临用时摊贴。

红玉膏《集验良方》（清）

【主治】湿烂臁疮并足上恶疮，诸般疮毒、风湿臭气难闻，杨梅结毒及一切顽疮不收口者，俱效。

【处方】麻油二两五钱　柏油二两五钱　贯仲三钱　象皮切片，五分　血余一团

同煎至发枯，去发再煎，滴水成珠，下炒飞黄丹五钱，方下后药

朱砂五分　儿茶五分　轻粉　没药去油　川椒　樟脑各五分　乳香去油，三钱五分　血竭一钱五分

【用法】共为末，搅匀、离火。候半冷下黄蜡二钱五分，杭粉一两五钱，如法熬成膏。摊贴患处，一日一换，神效。

治臁疮膏《临证指南医案》（清）

【处方】桐油　菜油　麻油各五钱　松香制，一两　飞丹制，三钱　铜绿二钱　白占　黄占各五钱

【用法】先将三油熬数滚，后入松香、黄白占，再熬数滚，后入飞丹、铜绿细末收之。摊隔纸膏贴之。

一方松香只用一钱，铜绿只用一钱五分。

治臁疮膏《理瀹骈文》（清）

松香雪水煮，搓洗九次，入银朱一钱、轻粉三钱、麻油炼蜜少许，捣为饼。

治臁疮大毒，用时再用水搓洗，反转再贴。医过三人，其效尤速。

神效膏《集验良方》（清）

【主治】积年臁疮。

【处方】白蜡　香脂油各等分，猪油隔数年最陈者方效。

【用法】上二味共入锅熬化，用白绵纸裁成疮大二三十张，每张在药内拖过，候纸两面蜡凝厚为度，将二三十张叠成半寸厚，用针刺数百孔，以便通气，贴于疮上，用绢缚住，过一夜将贴疮一张抽去，又复包上，每日如此，候恶水尽，即生肌长肉矣。

疮隔纸膏《陈修园全集》（清）

【处方】黄占五两　飞丹　铅丹各四两　轻粉　乳香　没药各二钱　冰片二分　麻油春夏二两，秋冬三两

【用法】上将占油煎五六沸，下乳没，再二三沸下轻粉，随下丹粉，槐柳枝搅十余沸，取起冷定后下冰片搅匀，瓶盛。浸一宿出火毒。先以苦茶洗疮净，将膏用薄油纸刺孔厚摊，间日翻背面贴之。三日一换，三贴可愈。

贴臁疮方《万病回春》（清）

【主治】不拘新久臁疮并棒疮、疔痂贴之即效。

【处方】珍珠火煅，三分　血余灰一分　飞罗面一分　官粉二分　花红绢烧灰，二分　鹅口茧烧灰，二

分 枯矾一分

【用法】上研细末，用黄蜡二两熔化入药，用好纸摊贴，神效。

桐油膏《疡科选粹》（明）

【处方】桐油 百草霜 黄丹 发灰 鹿角灰冷者方佳 乳香各三钱

【用法】上为细末同熬成膏，摊油纸上贴之。血虚痛甚尤宜。如经常紫黑者，先用炉灰膏去瘀肉。

秘传隔纸膏《瑞竹堂经验方》（元）

【主治】臁疮年深月久不愈者。

【处方】老松香 樟脑 谷丹炒 水龙骨即旧船石灰 轻粉不愈加 白芷 川芎 螵蛸无量

【用法】上总为细末，熔化松香少加清油和之，以油纸随疮大小糊袋盛药夹之，用水洗疮，缚在疮口上，二日定，四日一换。（纸袋应用针刺扎）

黄香膏《验方新编》（清）

【主治】臁疮极效，并一切痈毒大疮，日久不愈亦效。

【处方】松香白水煮透，取出放冷水内搓洗数十下，再煮再洗，如此九次，待冷取起，每一两加轻粉三钱 银朱一钱 白蜜少许

【用法】炖热搅匀，看疮之大小作饼置疮上，将绸条扎住，一周时取下，用滚水搓洗极净，翻转再贴，一周时取下，再洗再贴，只要一个药饼直贴到好，不须另换。待疮好将此药饼洗净收好，如遇此症再与别人贴。仍如前一周时一洗一贴，此饼若医过三人之后，贴上即好，若医过十人，贴上更能速愈，奇绝、妙绝。

黄蜡膏《瑞竹堂经验》（元）

【主治】臁疮。

【处方】槐条 椿皮 桃条 楝条 柳条 荆芥

【用法】上熬汤，不时烫洗，无浆绢帛擦干。用生黄蜡于纸上量疮大小摊一十个，即将十层都拴疮上，三日一洗疮，除去著疮蜡纸膏药一个，余仍贴，不消一月，无问年深日近，必然痊好。屡经依方医治，得效验。

隔纸膏《外科秘录》（清）

【主治】久远年臁疮、顽疮、结毒。

【处方】龙骨三钱 血竭五分 轻粉五分 冰片一分 阿魏二分 乳香一钱 没药一钱 麝香一分 黄丹水飞，一两 生芝麻一合，捣末 香油三两

【用法】先将香油芝麻熬数沸，后下细药，临起锅方下冰片，麝香搅匀。用甘草煮油纸，两面扎孔，贴之效。

隔纸膏《集验良方》（清）

【主治】紫泡并久远裙边疮及诸湿疮，神效。

【处方】乳香去油，一钱二分 没药去油，一钱二分 铜绿一钱二分 儿茶一钱二分 龙骨煅，一钱二分 雄黄一钱五分 轻粉一钱五分 芦荟一钱 山甲五分 蜈蚣五分 黄柏五分 冰片五分

【用法】共为细末。用槐、柳、桃枝各十二寸，羊粪十二粒，幼妇血余一握，先入油锅熬枯、去渣，入真黄蜡二两，后入白蜡二两，再入官粉四两，入黄丹四两，不住手搅匀，滴水成珠，将锅离火，加前药末，不住手搅匀，倾在水内，出火毒。（香油可用一斤）

腿疮膏《集验良方》（清）

【处方】真桐油一斤 黄占一两五钱 铜绿一两五钱 嫩松香九钱，炼过

【用法】先将三味研末入油内搅匀，用连泗纸裁成方块，于油内拖之，钉在干土墙上，半月取下，贴患处即愈。

翠玉膏《医学纲目》（明）

【主治】臁疮。

【处方】沥青四两 黄蜡 铜绿各五钱 没药三钱

【用法】上件先将铜绿为细末，入香油调匀，又将黄蜡、沥青火上熔开，次下油铜绿，火上搅匀，将没药等三味（原方无乳香、血竭）旋旋入，搅匀，用河水一碗将药倾在内，用手扯拔匀。油纸裹，据疮大小，分大小块，口嚼捻成饼子，贴于疮上，纸封三日易之。此方加连翘银花更妙。治红肿各疮，皆效。

臁疮膏《冯氏锦囊》（清）

【主治】臁疮，此多由肾脏虚寒、风热毒气流注两脚也。

【处方】乳香 没药 水银 当归各五钱 川芎 贝母各二钱五分 黄丹二钱五分 真麻油五两

【用法】除黄丹水银外，先将余药用香油熬至黑色、去渣，下黄丹、水银，又煎黑色，用桃柳枝搅成膏，油纸摊贴。

臁疮膏《临证指南医案》（清）

【处方】麻油九两 大活雄鲫鱼一尾约斤许 大枫子肉去油，四两

【用法】同熬至鱼焦枯，滤去渣，将油再煎滴水不散，称量，每油一分用飞过炒黄丹半

分，加银朱二钱收之。摊贴。

若不能收口，用哺胎不出鸡子，瓦上煅存性，研极细末掺上即收口。此掺药方，不但治臁疮，凡结毒、痈疽、灸疮久烂者，立能收口生肌。

臁疮膏《外科全生集》（清）

【主治】臁疮生于小腿。男人谓之烂腿，女人谓之裙边疮。因气滞血凝，经年累月，臭秽憎人。以乌金膏贴之。

【用法】乌铅一斤，入砒三钱，熔化，次日铅面刮下者名金顶砒，再以铅熔，浇薄如纸片，照患孔大小剪如膏药一方，针刺二三十眼，取光面贴孔。日煎紫花地丁汤洗孔，并洗膏二次，三日内毒水流尽，色变红活，以水飞伏龙肝撒上，仍用前膏贴外。戒多立、行走、房事、食毒物。凡妇人须月信之后贴起。

臁疮顽疮膏《临证指南医案》（清）

【主治】湿烂臁疮，并一切顽疮不收口者。

【处方】麻油　柏油各二两半　贯仲三钱　象皮五分，切片　血余一大团

同煎至发枯，去发再煎，滴水成珠，下炒飞丹五钱，方下后药

朱砂　儿茶　轻粉　没药去油　川椒　樟脑各五分　乳香去油，三钱半　血竭一钱　共为末搅匀，离火候半冷，下黄蜡二钱五分　杭粉一两五钱，如法熬成膏。

【用法】摊贴患处，一日一换。

臁疮膏药方《神验良方集要》（清）

【处方】冰片　麝香各三分　黄丹二两，此三味不下锅熬　乳香　没药各三钱　血竭三钱　黄蜡二钱　麻油四两

【用法】共入锅内用柳枝搅成膏，再入冰麝等收之。退火七日，油纸摊贴。

第六章 妇 产 科

1. 月经病

妇女调经膏验方 （民间验方）

【主治】经血不调、阴寒肚冷、赤白带下等证。

【处方】益母草一两　元胡一两　山甲一两　香附二两　红花一两　巴豆一两五钱　川芎一两　丹皮五钱　柴胡二两　生地三两　干姜一两　苍术一两　吴萸一两　透骨草一两　木香五钱　荆芥二两　小茴香二两　艾叶一两　肉桂一两　薄荷五钱　防风二两

【用法】用香油十斤，将药二十一味浸在油内，冬七日、夏三日、春秋五日，熬至药焦，去渣再熬至滴水成珠，入炒漳丹五斤，搅熬成膏。每大张一两、小张五钱。用微火化开，贴于丹田穴。（脐下三寸，大小酌用，用时姜片擦净）

固经膏 《理瀹骈文》（清）

【主治】此膏主举经、固经、补阴清火，治经事先期、血虚有热，行经过多，先后不定，或经行不止，崩中漏下，及湿热带下。五旬后或经行者，均宜之，

孕妇忌贴。贴心口、脐眼、丹田、对脐、两腰。

【处方】当归三两　丹皮炒　柴胡　酒芍　生地　黄芩　知母　麦冬　地骨皮　川芎　贝母　黄连各二两　羌活　防风　连翘　薄荷　蔓荆子　柴苏　独活　藁本　细辛　丹参　党参　黄芪　熟地　元参　白术　天冬　赤芍　白薇　苍术　黄肉　山药　枳壳　桔梗　麦芽　郁金　贯众　青皮　陈皮　半夏　胆星　白芷　升麻　葛根　黄柏　黑栀　生草　熟牛膝　杜仲　川断炒　桑白皮　椿白皮　樗白皮　秦皮醋炒　延胡醋炒　蒲黄醋炒　香附　荆芥炒　黑灵脂　地榆炭　栝楼皮炒　五味子　五倍子　诃子肉　乌贼骨　龙骨煅　龟板　鳖甲各二两　炮姜五钱　又生姜二两　葱白　大蒜　韭白各四两　紫地丁　益母草　槐枝连实　柳枝　桑枝各八两　茅根　干荷叶　侧柏叶　桑叶　薄荷各二两　凤仙草半株　苍耳草全株　艾　乌梅各一两

两药共用油二十四斤，分熬去渣后，并熬，丹收。再入

陈壁土　枯矾　百草霜　发灰　赤石脂　紫石英煅，各一两　牛皮胶四两，酒蒸化如常下法

通经膏《理瀹骈文》（清）

【主治】此膏主温经通经，治经事后期血虚有寒，或腹中积冷、临经作痛，及寒湿带下，经闭不行，渐成痞满、肿胀等证。贴心口、脐眼、对脐、脐下并两腰。

【处方】全当归五两　酒川芎　苍术　熟地　乌药　半夏　大黄　酒芍　附子　吴萸　桂枝　红花各二两　羌活　独活　防风　党参　白术　萸肉　白芷　细辛　荆芥　秦椒　制川朴　青皮醋炙　陈皮　枳实　苏木　生香附　炒香附　生灵脂　炒灵脂　生延胡　炒延胡　生蒲黄　炒蒲黄　莪术醋炙　三棱醋炙　姜黄　灵仙　草果　山楂　麦芽　神曲　槟榔　南星　杏仁　菟丝子饼　桃仁　蛇床子　杜仲　川断　熟牛膝　车前子　泽泻　木通　炙甘草　甘遂煨　葶苈　黑丑炒黑　巴仁　益智　大茴　川乌　五味子　良姜　远志炒　川连　炮山甲　木鳖　蓖麻仁　柴胡各一两　炒蚕砂　飞滑石各四两　发团二两　皂角一两六钱　黄芪四两

又生姜二两　葱白　韭白各一斤　蒜头　桃枝各四两　槐枝　柳枝　桑枝各八两　凤仙全株　菖蒲　干姜　炮姜　白芥子　艾　川椒　胡椒　大枣各一两　乌梅五钱

两药共用油二十四斤分熬丹收。再入

雄黄　枯矾　官桂　丁香　木香　降香　乳香　没药　砂仁　轻粉各一两　牛皮胶四两，酒蒸化如常下法

调经膏《理瀹骈文》（清）

【处方】鲜益母草四两　党参　当归　香附　制丹参　熟地　白术　灵脂炒　生地各二两　陈皮　青皮　乌药　柴胡　丹皮　地骨皮　川芎　酒芍　半夏　麦冬　黄芩　杜仲　续断　延胡　红花　川楝　苍术各一两　没药　远志肉　枳壳炒　吴萸　黄连　厚朴　茴香　木通　木香　官桂　甘草各五钱　炮姜三钱　雄乌骨鸡一只，竹刀破腹去毛杂或用全付骨亦可

【用法】麻油熬，黄丹收。牛皮胶二两酒蒸化、搅匀。贴脐下。

甲鱼膏《太平惠民和剂局方》

【主治】女子赤白带下、子宫寒冷、腰酸腿疼、男子小肠疝气肾寒腹痛。追风去寒，调经活

血。

【处方】甲鱼—个　白花蛇六钱七分　乌蛇六钱七分　紫河车—具　阿魏　三棱　莪术　红花　桃仁　肉桂各六钱七分　漳丹二十四两

【用法】用香油六斤四两熬成膏。摊时兑少许麝香、冰片。烤贴脐上。

2. 乳　吹

治乳吹膏药《理瀹骈文》(清)

【主治】去腐生新、拔毒长肉，无不效。

【处方】川乌　草乌　南星　白芷各—两　生地　当归　白芍各二两

【用法】麻油熬，铅粉收。

3. 乳　痈

红玉膏《疡医大全》(清)

【主治】贴痈疽、瘰疬、乳痈等证。

【处方】乳香另研　没药另研，各二两　蓖麻仁四百粒　木鳖子去壳，二两四钱　当归四两　血余五钱　儿茶　血竭　白蜡　黄蜡各—钱　嫩杨柳枝各—两，打碎　黄丹飞，四两　真麻油八两　芸香白嫩者一斤四两

【用法】先将药、油同杨柳

枝、血余、当归熬数滚，绞去渣，将油同芸香、蓖麻、木鳖熬熟，绞去渣，入黄白蜡，将成膏入黄丹，离火下乳、没、儿、竭末搅匀成膏。

垂云膏《太平圣惠方》(宋)

【主治】发背、乳痈及诸疮肿。

【处方】乱发—两　黄丹六两　绯绢方—尺二寸，烧灰　松脂二两　丁香末，半两　蜡—两　盐—两　柴胡—两，去苗　黄芪—两　乳香半两，细研　莨菪子二两　清麻油一斤　驴耳塞半两　曲头棘针五十枚

【用法】上件药，炼油令烟绝即下绯帛、发、松脂、蜡等，煎令发尽，取前柴胡等碎锉，下油铛中，以文火煎一炊久，绵滤去渣，油却安铛内，下黄丹，搅勿住手，候药色黑入丁香、乳香末搅令匀，时时点药于铁上试捻成丸即药成。用不津器盛。每用于帛上摊贴。每日两遍换之。

4. 乳　疬

乳疬膏《理瀹骈文》(清)

【主治】乳疬。初起可消，已溃可束住，不致日开日大。

【处方】党参　黄芪　熟地　川芎　当归　青皮各二两　白术　苍术　苏叶　柴胡　白芍　白芷

香附　灵脂　乌药　远志　陈皮
木香　半夏　僵蚕　草乌　南星
官桂　木鳖仁　五倍子　白及
白蔹　乳香　没药　神曲各一两
羌活　防风　厚朴　枳壳　桔梗
甘草各五钱，共末

【用法】牛皮胶五两醋加生姜汁化开和锭，人乳磨敷，或油丹熬贴。

5. 乳　岩

化核膏《外科明隐集》（清）

【主治】专贴乳岩、结核、瘰疬、痰包等证，神效。

【处方】生地五钱　薄荷　元参　苦参　何首乌　僵蚕各二钱　水红花子研　白芥子　当归各三钱　白蔹　蜗牛　大黄各一钱　丁香五分　木香四钱

【用法】以炸过马钱子的香油一斤半将生地、元参、苦参煎枯成炭、去渣，再将净油熬至滴水成珠，入炒樟黄丹七两，下火片时，再将前余薄荷、首乌等味预研细末投入油内，冷水浸去火毒。贴用时加麝香甚效。原方若加活壁虎十余条更效。

护岩膏《理瀹骈文》（清）

【主治】乳岩已破。

【处方】党参　生黄芪酒

当归　大熟地各一两　川乌　南星各七钱　半夏　青皮　陈皮　川芎　白芍　白术　甘草　羌活　防风　乌药　白附　白芷　枳壳　灵脂　远志　菖蒲　僵蚕　蜂房　木鳖仁　白及　白蔹　五倍子　龙骨　牡蛎　延胡酒炒，各五钱　生姜　葱白　槐柳枝各二两　凤仙干者，八钱　艾叶四钱　白芥子　花椒各三钱　麻油熬，黄丹收。入

木香　官桂　乳香　没药　血竭　儿茶　血余灰末，各五钱　枯矾　陈壁土各三钱　赤石脂七钱　牛皮胶二两，酒化开乘热搅匀，丹油酌用

【用法】外加糁药、敷药。

附方　熬膏法

【用法】膏药大不过三十味，小不过十余味，重其分两，拣道地之材而合之。油可老，丹不可老。每干药一斤约用油三斤或二斤半，鲜药一斤约用油斤半或一斤。先浸后熬，熬枯后去渣，将油再炼至滴水成珠，秤之，视前油约七折上下。每净油一斤，下炒黄丹六两收。盖膏蒸一回则老一回，嫩则尚可加丹，老则枯而无力，且不能黏也。膏成和之以胶，膏成后，将膏取起，俟稍温，以皮胶一二两醋酒炖化，乘

热加入，则膏黏。勿炒珠，炒珠无力也。先以一滴试之，不爆方下，须搅千余遍令匀，愈多愈好。浸水中出火毒。瓦钵分贮，勿使见风。

绛珠膏《病源辞典》（民国）

【主治】乳岩。

【处方】天麻子肉八十一粒 鸡子黄十个 麻油十两 血余五钱 黄丹二两 白蜡三两 血竭 轻粉 乳香 没药 儿茶 珍珠各三钱 朱砂二钱 冰片一钱 麝香五分

【用法】常法熬成膏。

第七章　儿　科

儿疳膏《理瀹骈文》（清）

【主治】小儿肚大青筋、身热肉瘦、牙疳口臭、腹痛虫积。

【处方】党参　白术　当归　生地　胡连　枳实　青黛　芦荟　青皮　陈皮　三棱　莪术　胆星　大黄　巴豆　黑丑　白丑　苦楝根　木香　槟榔　木鳖　全蝎　胆草　山楂　神曲　灵脂　僵蚕　明雄　炮甲　蟾皮　皂角　柴胡　地骨皮　黑山栀　轻粉　元参　羚羊角各一两

【用法】麻油熬，黄丹收。朱砂二钱，石膏、滑石各四两，搅。

小儿急惊膏《理瀹骈文》（清）

【主治】咳嗽、惊痛、发搐、发热、齁喘、痰涎、上壅、痰厥跌倒。

【处方】胆星　全蝎各一两　牛子五钱　朱砂四钱　巴仁三钱　掺薄荷膏贴心口。

【用法】油丹熬贴亦良。薄荷可用二两入膏同熬。此方合用行而不泄。

小儿风热膏药《理瀹骈文》（清）

【主治】小儿五脏蓄热，敷胸。亦治丹疹。

【处方】薄荷一两　大黄　当归　赤芍　甘草各五钱　僵蚕炒，一钱

【用法】麻油熬，黄丹收。加六一散。

小儿镇惊安神解热膏《理瀹骈文》（清）

【主治】镇心、解热、退惊安神、除烦、止啼。

【处方】羌活　防风　天麻　薄荷　黄连　甘草　全蝎　僵蚕　陈胆星各三钱　犀角片一钱

【用法】油熬，丹收。以朱砂一钱，牛黄五分，冰麝少许搅匀，摊贴胸、脐。

止泄膏《万病回春》（清）

【主治】小儿水泻不止。

【用法】五倍子为细末，陈醋调稀，熬成膏，贴脐上，即止。

又方　水泻痢疾方

【处方】生姜四两　真香油四两　黄丹二两

【用法】熬成膏，贴脐上。立效。

五香膏方《太平圣惠方》（宋）

【主治】小儿瘰疬。

【处方】沉香半两　檀香半两　木香半两　丁香半两　麝香粉细研，半分　熊胆一分　芦荟一分　黄丹二两　黄蜡一两　乱发一两　油半斤

【用法】上件药细锉，先以慢火煎油令沸，下乱发煎令消，即下诸药煎三上三下，以绵滤去渣，下黄蜡，次下黄丹、麝香，搅令匀，膏成。以瓷盒盛。每使先以米泔洗拭干，以膏摊于故帛上，贴之。

生肌膏《太平圣惠方》（宋）

【主治】小儿瘰疬后。

【处方】黄丹半两　杏仁汤浸去皮，一两　蛇蜕一条　蜡半两　乱发一两　菜子油六两　皂荚三寸，水浸去黑皮子

【用法】上件药，先取杏仁、蛇皮、皂荚，捣碎后，以菜油于铫子中煎乱发令消，次下杏仁等三味同煎，三上三下，以绵滤去滓，次下黄丹，以柳木篦子不住手搅令匀。候膏成，以瓷器盛。放故帛上涂贴之。

克坚膏《疡医大全》（清）

【主治】小儿痞块、发热羸瘦。

【处方】木鳖子　川乌　山甲　甘遂　当归　甘草各八钱

真香油一斤入药熬成黑色，滤去渣，再慢火熬，次下黄丹八两，熬至滴水成珠，离火加硇砂三钱，麝香一钱，水红花子、皮硝、硼砂、阿魏、芦荟各五钱，为末入内，搅匀摊贴。

【用法】先用皮硝水洗皮肤，方贴痞处，二三日后觉腹内作痛，四五日后发痒，粪后有脓血之物是其验也。

沉香膏《太平圣惠方》（宋）

【主治】小儿针无辜核后宜贴之。

【处方】沉香一两，锉　黄丹六两

【用法】上件药以清麻油一升，先下沉香煎，候香焦黑，漉出，下黄丹不住手搅，以慢火煎之，候滴于纸上如黑饧，无油旁引即膏成。每贴法，以篦子于烂帛上摊膏，令稍薄贴之，一日一换，勿令风吹着针处为妙。

肥儿膏《理瀹骈文》（清）

【主治】疳病，虚中有积，肿胀泄泻，及疹后将成疳者。

【处方】黄芪　茯苓　白术　炙甘草　制厚朴　槟榔　山楂　麦芽　神曲　陈皮　益智仁　木香　砂仁　山药　莪术　使君子　川楝肉　胡黄连　芜荑各五钱

【用法】麻油熬，丹收。朱

砂一钱搅贴。

胎疮膏《理瀹骈文》（清）

生槐枝六两、麻油二两熬，铅粉收。轻粉一钱、熟石膏三钱和匀，涂。

绿云膏《集验良方》（清）

【主治】小儿癣疾，并一切疮毒，用温水泡软贴之，不见火。

【处方】没药八分 乳香八分 珍珠五分 琥珀五分 松香一两三钱 铜绿一钱五分 象牙五分 黄蜡八分 硼砂五分 蓖麻仁五十粒

【用法】共和一处用铁捶打千下，瓷器收贮。贴之。

斑蝥膏《太平圣惠方》（宋）

【主治】小儿瘰疬。

【处方】斑蝥二枚，去翅足 松脂二两 巴豆十枚，去皮心以浆水煮过与斑蝥研令细 雄雀粪一两，为末

【用法】上件药，先取松脂入铫子内熔化，入斑蝥、巴豆、雀粪熬成膏，捏作饼子，热贴在瘰疬上候，用生肌膏贴之。日再换，瘥为度。

附方 皂荚刺散方

【主治】小儿瘰疬肿硬。

【用法】皂荚刺一斤（置）于盆烧，候火盛时取牛蒡子半升撒于火中，与皂刺都成灰为度，待冷收之，捣细罗为散。每服以井华水调下一钱，日三服之，五日内必有恶物下如胶饧状，下尽即永断根本。

附方 硼砂丹方

【主治】小儿瘰疬、结核肿硬、欲令穴。

【处方】硼砂一分 砒黄一分

【用法】上件药同研令细，以糯米饮和丸如小麦粒大，先烙破、纳一丸，五日内其病子当坏烂自出，后用生肌膏贴之。

痘后回毒膏《理瀹骈文》（清）

【主治】一切热毒。

【处方】麻油四两 木鳖仁一个，煎枯 人壮发三两，熬化 黄丹二两收

【用法】贴一个即消。

慢脾风膏《理瀹骈文》（清）

【处方】黄芪炙 党参 附子炮，各一两 白术二两 肉蔻仁煨 白芍酒炒 甘草炙，各五钱 丁香三钱 炮姜炭二钱

【用法】油熬丹收，掺肉桂末，贴脐上，再以黄米煎汤调灶心土敷膏外。

第八章 五 官 科

八宝膏《喉科紫珍集》（清）

【主治】一切喉症、疮疡，溃烂不生肌收口者，用此即可生肌长肉。

八宝膏中丹粉，血余末后铜青，麻菜桐油黄蜡，生肌收口如神。

【处方】黄丹二两 官粉二两 血余滚水泡洗一两，新瓦上晒露七夜不可经雨，为末 铜青三钱，一云一两 黄蜡一两，一云白蜡 桐油四两 菜油四两 麻油四两

【用法】三油下锅同血余煎化，下黄丹、黄蜡，搅不住手，滴水成珠，取起下铜青末和匀，出火气用之。又方内有轻粉三钱。

白玉膏《喉科紫珍集》（清）

【主治】一切咽喉诸症，溃烂者用之收口。

【处方】乳香 血竭 没药 儿茶 轻粉 白蜡 定粉各五钱，研极细末

【用法】先将猪油熬去渣，取净油四两和匀药末，捣千余下，入人乳再捣合，摊贴。

明眸膏《理瀹骈文》（清）

【处方】苍术 柴胡 龙胆草 苦参 元参 生地 赤芍 归尾 川芎 荆芥 防风 麻黄 白芷 细辛 薄荷 大黄 芒硝 黄连 黄芩 黄柏 黑山栀 茺蔚子 五倍子 决明子 蓖麻子 羌活 连翘 蓉叶 陈胆星 木鳖仁 杏仁 桃仁 蛇蜕 蝉蜕 木贼草 山甲片 菖蒲 红花 乳香 没药各一两 羚羊角八钱 犀角片二钱 丁香一钱

先用槐柳桃桑枝、枸杞根 竹叶 菊叶各半斤 生姜一两

【用法】麻油熬去渣，入药再熬成膏，黄丹收。石膏、黄蜡、松香各四两，羊胆三个搅匀，掺冰片贴太阳，并通治风热症。

补肉膏《病源辞典》（民国）

【主治】鼻梁受伤。

【处方】香油一两 黄蜡八钱 密陀僧五分 乳香 没药各一钱

【用法】研细，熬膏，摊薄纸上，贴患处。

第二篇　软膏篇

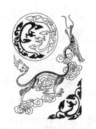

第一章　各科通治

一擦光《疡科选粹》（明）

【主治】疥疮及妇人阴蚀疮、漆疮、火丹及诸恶疮，神效。

【处方】蛇床子　苦参　芜荑各一两　雄黄五钱　枯矾一两二钱　硫黄五钱　轻粉　樟脑各二钱　大枫子取肉　川椒各五钱

【用法】上为末，生猪油调搽。

广济神明膏《外台秘要》（唐）

【主治】主诸风顽痹、筋脉不利，疗癣，诸疮痒方。

【处方】前胡　白术　白芷　川芎并切　椒去目　吴萸各一升　附子三十枚，去皮切　当归　细辛　桂心各二两，切

【用法】上十味以苦酒浸一宿，令浥浥然，以成炼猪膏一斗微火煎十沸，九上九下，候附子、白芷色黄绞去渣，膏成。病在外摩之，在内以酒服枣核大。

疥癣等疮皆疗之，并去诸风病，亦摩折伤、被打等。

万应琥珀膏《陈修园全集》（清）

【主治】一切癣疥、结核、疮疖初起已破。搽之生肌止痛，并治刀伤出血及腐烂者，搽之即可合口定痛，神效无比。

【处方】全当归三钱　大黄四钱　上血竭四钱　川黄连四钱　小生地八钱　黄芩四钱　真琥珀四钱，别研极细末　生甘草四钱　大枫子肉四钱　黄柏四钱　枯矾四钱

【用法】用好麻油一斤，将药十味熬枯，油色紫红，去渣入琥珀末及黄蜡二两，候化开离火，用槐枝一根搅匀，拎定成膏。不可太老，埋入土中，退去火毒，一月取出。用时加黄色三仙丹少许，调匀，随时搽之，看疮轻重加之，轻以少为妙，重稍多加，不可太多。金刃伤则不必

加三仙丹。此膏愈陈愈妙。

太敷白膏《千金方》（唐）

【主治】百病伤寒喉咽不利、头项强痛、腰脊两脚痛，有风痹、湿肿难屈伸、不能行步、若风头眩、鼻塞有息肉生疮、身体隐疹风瘙、鼠漏、瘰疬、诸疽、恶疮、马鞍、牛领肿疮，及久寒结坚在心、腹痛胸痹、烦满不眠、饮食咳逆上气、往来寒热、妇人产后余疾、耳目鼻口诸疾悉主之。亦曰太乙神膏。

【处方】蜀椒一升　附子三两升麻切，一升　巴豆　川芎各三十铢杏仁五合　狸骨　细辛各一两半白芷半两　甘草二两　白术六两　一方用当归三两

【用法】上十二味㕮咀，苦酒浸渍一宿，以猪脂四斤微火煎之，先削附子一枚，以绳系著膏中，候色黄、膏成、去滓。

伤寒、心腹积聚、诸风肿疾、颈项腰脊强、偏枯不仁，绵摩之，日一。痈肿恶疮、鼠瘘瘰疬，炙手摩之。耳聋，取如豆大灌之。目痛炙纱缥。白翳如珠当瞳子、视无所见，取如棕米敷白上，令其人自以手掩之，须臾即愈，便以水洗，视如平复，且勿当风，三十日后乃可行。鼻中痛，取如大豆纳鼻中，并以摩之。龋齿痛，以绵裹如大豆著痛齿上，咋之。中风面目鼻口㖞僻以摩之。若是晨夜衍辟霜雾。眉睫落，数数以铁浆洗，用膏摩之。

乌头摩风膏方《太平圣惠方》（宋）

【主治】治风顽癣、腰脚不遂、四脚拘挛并马坠疼痛不可忍，及白癜、诸疮兼脚气等。

【处方】乌头　附子并生用，各二两　当归二两　羌活　细辛桂心　防风去芦头　白术　川椒吴萸各一两　猪脂一斤，腊月者若得驼脂更好，去脂膜煎化去滓放冷

【用法】上件药细锉如大豆大，以头醋微淹之经一宿，煎猪脂化、纳药，缓火煎之，候附子黄色即膏成，收瓷盒中。有患者频取摩之，宜用衣裹，切避风冷。

丹参膏《肘后方》（晋）

【主治】疗伤寒、时行、贼风、恶气。

在外即肢节麻痛、喉咽闭塞；入腹则心急胀满、胸胁痞塞，内则服之，外则摩之。并瘫痪不随，风湿痹不仁，偏枯拘屈，口㖞、耳聋、齿痛、头风、

痹肿、脑中风动且痛、结核漏、瘰疬坚肿，未消敷之取消，及丹疹、诸肿无头欲成骨疽者，摩之令消。及恶结核走身中者、风水瘀肿，亦摩之。其服者如枣大，小儿以意减之，日五服，数用之。悉效。

【处方】丹参　葫藘各三两　莽草叶　踯躅花各一两　秦艽　独活　乌头　川椒　连翘　桑白皮　牛膝各二两　菊花一两

【用法】十一物以苦酒五升、麻油七升煎令苦酒尽、去滓，用如前法。亦用猪脂同煎之，若是风寒冷毒，可用酒服。若毒热病，单服。牙齿痛单服之。仍用绵裹嚼之。此常用猪脂煎药。有小儿耳后瘰子，其坚如骨，已经数月不尽，以帛涂膏贴之，二十日；消尽，神效无比。

玉龙膏 《和剂局方》（宋）

【主治】摩风止痛、消肿化毒，治一切伤折、疮肿。

【处方】零陵香　藿香各一两　杏仁去皮尖　甘草　白及　芍药赤者　升麻　黄芪　白蔹各一分　麝香一钱，研　松脂一钱半　黄蜡一两半　栝楼大者一个，去皮

【用法】上件以油浸七日，却将此油先炼，令香熟放冷，入

诸药慢火煎黄色，用绢滤去渣，却入银石器内，入蜡、麝香并松脂熬少时，以瓷器盛。每用少许薄摊帛绢上贴。若头面风癣痒、疮肿疼痛，并涂抹令热，频频用之。如耳鼻中肉铃，用纸捻子每日点之，至一月即愈。如治灸疮及小儿痘疮并涂之。兼减瘢痕，神效。

曲鱼膏 《千金方》（唐）

【主治】风湿疼痹、四肢软弱、偏跛不仁并痈肿恶疮。

【处方】大黄　黄芩　莽草　巴豆　野葛　牡丹　踯躅　芫花　蜀椒　皂荚　附子　藜芦各一两

【用法】上十二味㕮咀，以苦酒渍药一宿，以成煎猪膏三斤，微火煎之，沸，一下，别内白芷一片，三上三下，白芷色黄，药成，去滓。微火炙手摩病上，日三。

华佗虎骨膏 《肘后方》（晋）

【主治】疗百病。

【处方】虎骨　野葛各三两　附子十五枚，重九两　椒三升　杏仁　巴豆去心皮　川芎各一升　甘草　细辛各一两　雄黄二两

【用法】十物苦酒渍周时，猪脂六斤微煎三上三下完，附子一枚视黄为度，绞去滓，乃内雄

黄，搅使调和，密器贮之。百病皆摩敷上，唯不得入眼。若服之可如枣大，内一合热酒中。须发、拔白发以敷该处即生乌发。疮毒、风肿及马鞍疮等洗敷即瘥，牛领亦然。

神明白膏《肘后方》（晋）

【主治】中风恶气、头面诸病、青盲、风烂眦鼻、耳聋、寒齿痛、痈肿、疽痔、金疮、癣疥悉主之。

【处方】当归　细辛各三两　吴萸　川芎　蜀椒　白术　前胡　白芷各一两　附子三十枚

九物切，煎猪脂十斤，炭火煎一沸即下，三上三下，白芷黄膏成。去滓密贮。

【用法】病在内，酒服如弹丸二枚，日三。在外皆摩敷之。目病，如黍米内两眦中，以目向天，风可扇之。疮、虫齿亦得敷之。

百效膏《疡科选粹》（明）

【主治】疥疮及妇人阴蚀疮、漆疮、火丹及诸恶疮神效。并治小儿癞头疮。

【处方】蛇床子　硫黄　黄柏各一两　大枫子肉　川椒雄黄各五钱　枯矾二两　轻粉（另研）二两　牛皮岸（熏牛皮烟岸以香盘烟岸代）

黄丹各一两

上为末，生猪油调搽。

百效膏《外台秘要》（唐）

【主治】疗风痹、手足痛弱、鼠漏恶疮毒，所有腹内绞痛，百病摩之均愈。

【处方】莽草三分　牡丹皮二两　蜀椒四分　藜芦三分　芫花二两　大黄四分　皂荚二分　附子三分

【用法】上八味捣筛，以苦酒三升渍一宿，以不中水猪脂三斤微火上煎之三上三下，令药色黄，膏成。去滓。以摩肿、敷疮。有毒不可敷及近孔要处。合药勿争鸡犬见之。其膏疗风毒最善，然野葛膏救急胜于曲鱼膏；久摩不已，令人肉渐枯细。曲鱼膏虽稍缓，常用为佳。常以腊月合一剂用之，极效。忌猪肉、冷水、胡荽。

狼毒膏《千金翼》（唐）

【主治】主石痈疽、恶疮、赤疽，皆先以布揩疮以涂之。鼻中息肉如豆大内鼻中。痢血服如枣核大。病痔、以绵裹梅子大，内下部中。中风涂抹取愈。妇人崩中、产后中风皆主之。

【处方】乌头　矾石（烧）女萎　狼毒　蹢躅　附子　野葛

乌贼骨　皂荚（炙）　赤石脂
天雄　芍药　芎䓖　礜石（烧）
当归　石膏　莽草　地榆　鬼臼
续断　蜀椒　白术　巴豆（去皮）
大黄　细辛　白芷　干地黄

【用法】上二十七味各一两捣筛，以成煎猪脂四升和药，以此为率，三沸巨下，内三指撮盐其中下之，须服摩之。妊妇勿服。其药绢筛，猪膏腊月当多合。用之神效。别取一升合鹰屎白三两使熟敷之，灭瘢大验。

莽草膏《肘后方》（晋）

【主治】疗诸贼风、肿痹、风入五脏恍惚方。

【处方】莽草一斤　乌头　附子　踯躅各三两

【用法】四物切以水苦酒一升渍一宿，猪脂四斤煎三上三下，绞去滓。向火以手摩病上三百度，应手即瘥。耳鼻病可以绵裹塞之。疗诸疥癣杂疮，并疗手脚挛不得举动及头恶风、背胁猝痛等。

蛇衔膏湘膏《肘后方》（晋）

【主治】疗痈肿、金疮瘀血、产后血积、耳目诸疾、牛领、马鞍疮、蛇衔草。

【处方】大黄　附子　当归　芍药　细辛　黄芩　椒　莽草

独活各一两　薤白十四茎

【用法】十一物苦酒淹渍一宿，猪脂三斤，合煎于七星火上，绞去滓。温酒服如弹丸大一枚，日再。病在外敷摩之，耳以绵裹塞之。目病，如黍米注眦中。其色缃黄，一名缃膏。又用龙衔藤一两合煎名为龙衔膏。

裴氏五毒神膏《肘后方》（晋）

【主治】疗中恶暴百病方。

【处方】雄黄　朱砂　当归　椒各二两　乌头一升

【用法】以苦酒渍一宿，猪脂五斤，东面陈芦煎五上五下，绞去滓，内雄黄、朱砂末，搅令相得毕。诸猝百病，温酒服如枣核一枚，不瘥更服，得下即除。四肢有病，可摩。痈肿诸疮，皆摩敷之。夜行及病冒雾露，皆以涂人身中佳。

踯躅风膏方《太平圣惠方》（宋）

【主治】治风，肢节多疼、肌肉顽痹或遍体疮癣或瘾疹风瘙，宜用。

【处方】踯躅花　羌活　防风（去芦头）　芎䓖　杏仁（汤浸去皮）　细辛　当归以上各一两　白蔹　白及　白芷　丹参　苦参玄参　桂心　附子（去皮脐）　川乌

头（去皮脐）　皂荚（去黑皮）汉椒（去目）　莽草　川大黄以上各半两

【用法】上件药细锉，以米醋一升拌令匀湿，经三宿后以慢火炒令干，用腊月猪脂二斤以慢火同煎一日，候药味出尽，以新麻布绞去滓，更以绵滤过，再入锅中熬，以柳木篦不住手搅成膏，候凝收于瓷盒中。每取一弹子大摩于疼上。如腊月煎之经久不坏也。

第二章　内　科

1. 内科通治

乌头膏《千金翼方》（唐）

【主治】主贼风身体不遂、偏枯、口僻及伤寒其身强直方。

【处方】乌头去皮，五两　野葛　莽草各一斤

【用法】上三味切以好酒二斗五升淹渍再宿，三日以猪膏五斤煎成膏。合药作东向露灶，以苇火煎之，三上三下膏药成。有病者向火摩三千过，汗出即愈。若触寒露鼻中塞，向火膏指头摩入鼻孔中即愈，勿令入口眼。

神验摩风毒膏方《太平圣惠方》（宋）

【主治】风毒积年，四肢挛急，肌肉顽麻，气脉不宣通，腹中百病，老少宜用。

【处方】牛膝去苗　赤芍药　当归　白术　白芷　川椒去目　厚朴去粗皮　雷丸　半夏　桔梗去芦头　细辛　吴萸　附子生去皮脐　木香　大腹皮　槟榔以上各一两　酥二两　野驼脂　野猪脂各五两

【用法】上件药细锉，以酒浸一宿，先煎猪脂然后入诸药，从平旦至日入，以慢火煎之其膏即成，以绵滤去滓，却入铛中，然后下酥并驼脂，待稍冷收于瓷器中。每取如枣大，于患处摩之，仍须避风。若腹中有病，即以酒化如弹子大，空心服之。

雄黄摩风膏方《太平圣惠方》（宋）

【主治】痛风及白虎风，脚膝筋脉不利，挛痛抽掣，鬼疰贼风并骨髓疼痛。

【处方】雄黄半两，细研　硫黄三两，细研　朱砂半两，细研　鬼箭羽　犀角屑　侧子生去皮脐　羚羊角屑　鹿角胶　附子生去皮脐　踯躅　川乌头去皮脐　木香　汉防己　牛膝去苗　细辛以上各一（二）两　虎胫骨六两　石斛去根　败龟　菖蒲以上各五两　熟干地黄　沙参去芦头　薯蓣　巴戟　川芎　续断　杜若　当归　秦艽去苗　狗脊　草薢　茵芋　白蔹　桂心　杜仲去粗皮　川椒去目　天雄生去皮脐，以上各一两

【用法】上件药细锉，以炼了腊月猪脂六斤内铛中，同诸药以文火煎，自早至午候药味尽，

用新布绞去滓，更以绵滤，拭净
铛更煎炼，然后入硫黄、雄黄、
朱砂等，以柳木篦搅令匀，候凝
收于瓷器中。但有痛处先用膏摩
三二百遍，后涂膏于帛上贴之。
如内有风毒，即空心以温酒下如
弹子大。

裴公八毒膏《千金方》（唐）

【主治】主卒中风毒、腹中
绞刺痛、飞尸入脏及魇寐不寤、
尸厥、奄忽不知人、宿食不消，
温酒服如枣核大，得下止。若毒
至甚，咽喉闭塞不能咽者，折齿
内葱叶口中，以膏灌葱叶中令
下。病肿者，向火摩肿上。若岁
中多湿，欲省病及行雾露中，酒
服之，内鼻中亦得方。

【处方】蜀椒 当归 雄黄
丹砂各二两 乌头 巴豆各一升
薤白一斤 莽草四两

【用法】上八味咬咀，苦酒
三升渍一宿，用猪脂五斤，东向
灶，苇薪火煎之，五上五下，候
薤白黄色，绞去滓，研雄黄、丹
砂如粉内之，搅至凝乃止，膏
成，盛不津器中。诸蜈蚣、蛇、
蜂等毒，以膏置疮上。病在外悉
敷之摩之，以破除日合。一方用
礜石一两，蜈蚣二枚，是名八毒
膏。肘后不用巴豆莽草，名五毒
膏。

膏。

崔氏陈元膏《外台秘要》（唐）

会稽太守思翊昧死再拜上
书。皇帝陛下思幸得典郡，视事
六年，处地下湿，身病苦痹，饮
食衰少，医疗不瘥，命在旦暮。
苍梧道士陈元卖药于市，思取药
摩之，日至再，十五日平复。思
男尝坠马、苦为腰痛，天阴雨转
发，思取元膏摩之，复愈。思妻
年四十五苦心腹积聚，得病三
年，思复从元取膏摩之，六日下
宿食，即愈。思铨下郭少苦头
眩，思取膏摩三日、鼻中下水二
升，所病即愈，思知、元药验，
谨取元本方奉上。

【处方】当归三两一方（陇西
者） 生地黄二斤（捣取汁） 附
子三两 细辛二两 桂心一两 天
雄三两（去皮） 干姜二两 丹砂
一两 芎䓖二两 雄黄二两半 乌
头三两 苦酒三升 白芷一两 松
脂半斤 不中水猪脂十斤（炼去滓）

【用法】上十五味咬咀，以
地黄汁苦酒渍一宿，取猪脂内诸
药，微火煎之令十五沸膏成、去
滓，内朱砂等末，熟搅。勿令鸡
犬等见。有人苦胸背胁痛，服三
七日所下状如鸡子汁，日二升即
愈。又有人胁下积聚如杯、摩药

十五日即愈。又有人苦脐旁气串痛，药摩之，去瓜中黄穰者升许即愈。有人患腹切痛、时引背痛数年，以膏摩之，下如虫者三十枚即愈。又有妇人苦月内塞无子数年，膏摩少腹，并服如杏子大一枚十日，下崩血二升即愈，其年便有子。又疗风瘙肿起累累如大豆，以膏摩之五日即愈。老少患脚膝冷痛，摩之五日便愈。又有人患面目黎黑消瘦、是心腹中病，服药下如酒糟者一升余、即愈。内外诸风及腹中积聚可服之。百病无不愈。所疗人无数，不可悉记。

摩风神验膏方《太平圣惠方》（宋）

【主治】治风，身体痛痹、头风目眩、伤风项强、耳鼻俱塞。

【处方】硫黄三两（细研）雄黄三两（细研）　朱砂三两（细研）　附子四两（生去皮脐）　天雄四两（生去皮脐）　人参三两（去芦头）　当归三两　细辛三两　防风三两（去芦头）　白芷二两　桂心三两　干姜三两　芎蒻三两　川椒三两（去目及闭口者）　独活三两　菖蒲三两　川大黄三两　藁本三两　白术三两　吴荣黄三两　松脂半斤

（后入）

【用法】上件药细锉，以酒浸一复时，然后别取生地黄半斤捣绞取汁，同入猪脂五斤中，以火慢煎之，以药味尽为度，以绵滤去滓，后下松脂雄黄硫黄朱砂等，以柳枝不住手搅至膏凝，收于瓷盒中。病在内、以酒服弹子大，病在外、即取弹子大热炙手摩之。

2. 风　湿

乌头摩风膏方《太平圣惠方》（宋）

【主治】风痛及皮肤不仁，筋脉拘急。

【处方】川乌生去皮脐　防风去芦头　桂心　白芷　藁本　川椒去目　吴萸　白术　细辛　川芎　白附子　藜芦　莽草　羌活以上各半两　黄蜡五两　炼猪脂一斤　生姜三两

【用法】上件药细锉，先以铛中煎之，后入诸药煎令白芷色黄，候药味出尽，以新布绞去滓，更以绵滤过，拭锅令净，重入膏于锅中慢火熬之。次下黄蜡令消，去火待稍凝，收于瓷器中。每有痛处，于火边暖手乘热取膏摩之一二百遍，以手涩为度。

乌头摩风膏方《太平圣惠方》（宋）

【主治】风、身体疼痛、手足顽麻及伤寒身强并用。

【处方】川乌头五两（生去皮脐）　野葛一斤　莽草一斤

【用法】上件药细锉，用酒拌匀，经三日以猪脂五斤与前药内铛中，以草火煎之，以乌头色焦黄为度，用绵滤去滓，收于瓷器中盛。或有患者近火摩三二千遍。

白膏方《太平圣惠方》（宋）

【主治】伤寒一日，劫色恶寒、肢节疼痛，并恶疮、小儿头疮、牛头马鞍疮、痈肿，摩之皆瘥。

【处方】天雄三两，去皮脐生用　川乌头三两，去皮脐生用　莽草三两　踯躅花三两

【用法】上件药以酒三升浸一宿，漉出，用炼子猪脂三斤与药一同于铜器中文火煎令诸药焦黄色，即成膏，去滓，瓷器中盛。有患者摩三百遍，即药力行。如伤寒咽痛，含如枣核大，日三咽之瘥。其膏不可近目。

当归摩膏方《圣济总录》（宋）

【主治】诸风寒湿，骨肉痹痛。

【处方】当归切焙　细辛去苗叶，各一两半　桂去粗皮，一两　生地黄一斤，切碎研绞取汁　天雄十枚，去皮脐生用　白芷三分，留一块不全用　川芎半两　丹砂研，一两　干姜炮，三分　乌头去皮脐生用，一两三分　松脂四两　猪脂五斤，别炼去滓

【用法】上一十二味，先将八味锉如大豆粒，以地黄汁浸一宿，与猪脂松脂同慢火煎，候前留者一块白芷黄色，以厚绵滤去滓，瓷盒盛，入丹砂末不住搅，至凝即止。每用药，用火炙手摩病处千遍。

陈元膏《圣济总录》（宋）

【主治】风湿痹。

【处方】当归生　附子生去皮脐　天雄生去皮脐　乌头生去皮脐，各一两半　生地黄一斤，捣取汁　细辛去苗叶　干姜生　川芎各一两　桂去粗皮　白芷生用留一块不锉　丹参别研，各半两　雄黄别研，一两一分　醋一升半　松脂四两　猪脂不中水者去筋膜别炼，五斤

【用法】上一十五味，除二味研者并地黄汁、猪脂、松脂、醋等相次入外，余锉切如豆粒，先将地黄汁与醋拌匀浸一宿，取猪脂、松脂于净器中煎，常令小

沸，候白芷色黄停，温，用厚绵滤去滓，瓷盒盛，入雄黄朱砂末熟搅至凝止。每用涂抹病处。凡修无令鸡犬见。

涂抹膏方《圣济总录》（宋）

【主治】风湿痹、肌肉顽痹、四肢挛急，疼痛日久不瘥，令机节纵缓，不能维持身体，手足不随。

【处方】牛膝去苗 芍药 川芎 当归 白术 白芷 蜀椒去目及合口者 厚朴去粗皮 雷丸 半夏汤浸七遍去滑 桔梗炒 细辛去叶苗 吴萸 桂去粗皮 附子炮裂去皮脐 木香 大腹 槟榔各一两 酥二两 驼脂三两 腊月猪脂三斤

【用法】上二十一味，除后三味外，并细切，量药多少以酒渍一宿，先炼猪脂成膏去滓后，尽入众药，以慢火从旦至晚，其膏成，以绵滤去滓，再入铛中投酥并驼脂，候消搅匀，以瓷器盛。每用不拘多少，以药摩之，经七日，歇三两日，再摩。

莽草膏《圣济总录》（宋）

【主治】风痹不仁、风毒。

【处方】莽草用叶 当归 白芷 防风 蜀椒出汗去目合口者，各二两 吴萸汤洗焙干炒 丹参 川芎 商陆根切焙，各四两 犀角屑二

两 沉香 木香 零陵香各三两 附子去皮脐生用，八两 鸡舌香二两

【用法】上一十五味锉碎，以新绵裹，内净器中，以苦酒三升浸一宿，取出用真酥三斤伺入锅中，以文火煎三上三下，候变色，稀稠得所，滤去滓裹，搅匀，倾入瓷器中密封头，每有患旋取以手涂抹敷之，令入皮肉。

摩风膏《张氏医通》（清）

【主治】风毒攻注，筋骨疼痛。

【处方】蓖麻子去壳，一两，研 川乌头生去皮，半两 乳香一钱半，研

【用法】上以猪脂研成膏，烘热涂患处，以手心摩之，觉热如火效。

摩风膏《圣济总录》（宋）

【主治】风湿着痹，服药虽多，肌肉仍顽痹，摩风膏摩之。

【处方】防风去叉 羌活去芦头 川芎 细辛去苗叶 蜀椒去目并闭口者，炒出汗 当归 踯躅花各半两 白蔹 白及 丹参 苦参 黑参 桂去粗皮 附子去皮脐 乌头去皮脐 皂荚去皮 莽草各一分 杏仁去皮尖双仁，半两

【用法】上一十八味细锉如麻豆，以米醋二升拌匀，浸三

宿，熬干，同腊月猪脂二斤以文武火煎一日，绵滤去滓，瓷瓶贮。每用少许点摩顽痹处。兼治一切风毒，其膏年岁深久者尤佳。

摩风白芷膏方《太平圣惠方》（宋）

【主治】风毒流注、骨节疼痛、筋脉挛急。

【处方】白芷半两 防风半两,去芦头 附子半两,去皮脐 白芍药半两 当归半两 川椒半两,去目及闭口者 羌活半两 独活半两 藁本半两 川乌头半两,去皮脐 细辛半两 生姜五两 白僵蚕半两 黄蜡五两 猪脂二斤,水浸二宿逐日一换水

【用法】上件药都细锉，先煎猪脂去滓，入诸药煎白芷色焦赤，以绵滤去滓，澄清，拭铛令净，慢火熬，入蜡消为度，用瓷盒盛。每取少许于火畔烤手摩之。

蠲痛五汁膏《疡医大全》（清）

【主治】寒湿气袭于经络血脉之中为痛，痛于两臂、二两股、腰背、环跳之间。

【处方】凤仙梗捣汁 老姜汁 蒜汁 葱汁 韭汁各等分

【用法】熬至滴水成珠，用

蓖麻油同黄蜡收起。每以此膏贴上，追出湿气，水液自愈。

3. 痛 风

摩风膏方《太平圣惠方》（宋）

【主治】一切痛风。

【处方】当归三两 白芷一两 附子三两,生去皮脐 细辛二两 桂心一两 天雄三两,去皮脐 干姜二两 川芎二两 川乌头二两,生去脐 朱砂一两,细研 雄黄一两,细研 醋三升 松脂半斤 生地黄三两,捣绞取汁 猪脂五斤,炼成者

【用法】上件药细锉，以地黄汁及醋浸一宿，滤出入猪脂中慢火煎之，即成膏，滤去滓，入丹砂、雄黄及松脂等，以柳木篦搅令匀，于瓷器中盛，每取少许摩于病上。如胁聚如杯者，摩及涂之即瘥。又面目黧黑消瘦，是心腹中冷，酒调半匙日三服，病无不愈。合时勿令鸡犬见之。

4. 头 痛

头痛膏《千金方》（唐）

【主治】头中二十种病，头眩、发秃落、面中风，以膏摩之。

【处方】蜀椒 莽草各二两 桂心 菖茹 附子 细辛各一两半 半夏 干姜各一两

【用法】上八味㕮咀，以猪生脂合捣，令脂消尽，药成。沐头令净，以药摩囟上，日一即愈。如非十二月合，则用生乌麻油和涂头皮，沐头令净，乃揩之，一顿生如昔也。《必效方》（无蜀椒、莽草、半夏、干姜）。

青膏方《太平圣惠方》（宋）

【主治】伤寒初得，一日在皮肤，头痛项强，四肢烦痛。

【处方】当归三两　川芎三两　川椒三两，去目及闭口者　吴萸三两　白芷三两　附子三两，去皮脐生用　川乌头三两，去皮脐生用　莽草三两

【用法】上件药细锉，以醇酒浸之良久漉出，以炼成猪脂四斤煎至药色黄，绞去滓，不计时候以温酒服如半枣大，日三服，稍稍增之。若头项强即摩之。

黄膏方《太平圣惠方》（宋）

【主治】伤寒一日，头痛颈项强直，贼风所中。

【处方】川大黄半两　附子半两，去皮脐生用　细辛半两　干姜半两　川椒半两，去目及闭口者　桂心半两　巴豆二十一粒，去皮心

【用法】上件药细锉，以醋浸一宿漉出，以腊月猪脂一斤煎之。附子色黄即止，滤去滓，瓷盒中盛之。伤寒发热，酒服一丸

如梧桐子大，又以摩身数百遍。兼治贼风及毒风走注肌肤之间，随风所在摩之，甚良。

摩顶细辛膏方《太平圣惠方》（宋）

【主治】风头旋。

【处方】细辛三两　当归三两　桂心二两　天雄二两，去皮脐生用　白芷一两半　川芎一两　干姜一两　乌头二两，去皮脐生用　松柏柏叶各四两　生地黄五斤，取自熬汁　朱砂一两，细研　猪脂二升

【用法】上件药九味，捣筛如麻子大，以地黄汁浸一宿，先煎猪脂剥去筋膜，下火停拎，下地黄汁并浸诸药同煎，令白芷黄色去滓，入朱砂末，用柳木篦不住手搅令凝，收于瓷盒内。用摩头顶甚效。

5. 伤　寒

黄膏方《太平圣惠方》（宋）

【主治】时气瘴疫。

【处方】川大黄，锉碎微炒　附子炮裂去皮脐　细辛　干姜炮裂锉　川椒去目及闭口者微炒去汗　桂心以上各一两　巴豆三十粒去皮心纸裹压去油

【用法】上件药细研，以醋浸一宿漉出，用腊月猪膏二斤煎

三上三下，绞去滓，密器盛之，初觉不安便以热酒服如梧桐子大一丸，未瘥再服。又水调三丸，热炙手以摩身体数百遍。并治贼风游走皮肤。

黄丹膏《太平圣惠方》（宋）

【主治】伤寒毒气攻，手足虚肿。

【处方】黄丹半两 蜡三两 松脂一两 麝香一分 麻油一两

【用法】上件药，各研为末，以瓷器内先炼松脂并油，次下蜡及黄丹香等。慢火煎少时，候冷摊于绢上贴肿处。一切肿毒并宜用之。

摩风膏方《太平圣惠方》（宋）

【主治】一切风毒、筋急、肿硬疼痛。

【处方】桂心半两 没药半两 麒麟竭半两 白芷半两 白附子半两，生用 附子半两，生用 天麻半两 吴萸半两 青盐半两 马牙硝一分 川朴硝一分

【用法】上件药捣罗为末，入油锅子内，用慢火熬，从卯时至巳时已来，入黄蜡六两，消尽蜡倾在盒内，入麝香一分，雄黄半两，腻粉半两，三味一处研烂，入药盒内，用柳枝搅令匀，每有患者频摩之，立效。

6. 积聚痞块

茄灰膏《本草纲目》（明）

陈酱茄烧存性，入麝香、轻粉少许，脂调贴之。治腹内鳖癥

7. 脚 气

丹参膏方《太平圣惠方》（宋）

【主治】脚气风毒肿甚难消，宜用。

【处方】丹参三两 莽草一两 附子三两，去皮脐 汉防己一两 川芎一两 川椒一两 吴萸一两 白芷一两 沉香半两 零陵香半两 鸡舌香半两 犀角屑一两 当归一两 商陆二两 木香半两

【用法】上件药细锉，用绵裹以醋二升渍一宿，以好猪脂二斤慢火煎令药色黄，绞去滓，膏成，以瓷盒盛。每取摩所患处。

汉防己膏方《太平圣惠方》（宋）

【主治】脚气风毒筋脉拘急，肿满疼痛。

【处方】汉防己一两 野葛一两半 犀角屑一两 莽草二两半 川乌头一两，去皮脐 吴萸一两 川椒一两，去目 丹参一两半 踯躅花二两 川升麻一两 干姜一两 附子一两，去皮脐 白芷二两 当归一

两 桔梗一两 巴豆一两,去皮心 雄黄一两,细研 蛇衔草一两 防风一两,去芦头 鳖甲一两

【用法】上件药细锉,用绵裹以醋二升浸一宿,以猪脂三斤慢火煎,令药色黄,膏成,绞去滓,盛瓷盒中。每取摩所患处。

牡丹膏《圣济总录》(宋)

【主治】脚气、风痹、手足痛弱、鼠漏、恶疮、风毒所中、腹中急痛,百病摩之皆愈。

【处方】牡丹皮 芫花生用 皂荚去皮炙,各半两 藜芦生 附子炮裂去皮脐 莽草叶各三分 大黄锉炒 蜀椒去目并闭口者炒出汗,各一两

【用法】上八味捣罗,以新绵裹纳净器中,苦酒三升浸经一宿,取腊月猪膏三斤入锅中,炼去筋膜后,入前苦酒中,同裹药慢火煎之,候变色,稀稠得所,即滤去裹药搅成膏。入瓷器中密封,旋取揩摩患处。修合此药勿令鸡犬见。

附子膏方《太平圣惠方》(宋)

【主治】脚气风毒疼痛及缓弱无力。

【处方】附子二两,去皮脐 吴萸一两 川椒一两,去目 白芷二两 前胡一两,去芦头 川芎二两 白术一两 桂心一两 当归二两

细辛一两 汉防己一两

【用法】上件药细锉,用绵裹以醋二斤渍一宿,用猪脂三斤慢火煎令药色黄,膏成绞去滓,盛瓷盒中,每天取摩所患处。

冶葛膏《外台秘要》(唐)

【主治】脚气肿痛。

【处方】冶葛 犀角屑 汉防己 莽草各二两 乌头生用 吴萸各五两 椒生用 丹参各三两 踯躅一升 升麻三两 干姜二两 附子五两 白芷一升 当归 桔梗各三两

【用法】上十五味切,酢渍,以成煎猪脂七升煎五上五下,去滓用之。以酥代肪膏,忌猪肉冷水。旧方无白芷、防己、吴萸、附子、当归,有巴豆、雄黄、蛇衔草、防风、鳖甲。

神明膏《外台秘要》(唐)

【主治】脚气。

【处方】附子十四枚,小者三十枚,炮 吴萸一升,生用 蜀椒一升半 白芷 前胡切,各一升 川芎切 白术切,各一升 桂心 当归各三两 汉防己切,一升,风多去之 细辛二两,肿者去细辛

【用法】上十一味切,渍一宿,以成,煎猪脂五升煎五上五下,去滓。摩肿及不仁,大试有

验。有牛酥代猪脂大佳。忌猪肉、冷水、生葱、生菜、桃、李等。

莽草膏方 《太平圣惠方》（宋）

【主治】脚气风毒，肿满疼痛。

【处方】莽草三分　牡丹半两　川椒一两, 去目　藜芦三分　芫花半两　川大黄一两　皂荚半两　附子三分, 去皮脐

【用法】上件药捣筛，用绵裹。以醋半升渍一宿，以不中水猪脂一斤于微火上煎令药色黄，膏成，绞去滓，收瓷盒中，以摩肿处。

野葛膏摩方 《太平圣惠方》（宋）

【主治】江南风毒脚气肿满及筋脉拘急疼痛，宜用。

【处方】野葛三两　蛇衔草二两　犀角屑, 二两　乌头二两, 去皮脐　桔梗二两　茵芋二两　防风三两　川椒二两　干姜二两　巴豆一两, 去皮心　川升麻二两　细辛二两　雄黄一两, 细研　鳖甲一两

【用法】上件药捣筛用绵裹，以酒二升渍一宿，以不中水猪膏五升和前药于微火上煎令药色变黄，勿令焦黑，膏成，绞去滓，

乃下雄黄搅令匀，每日三两度，用少许炙手摩之。

8. 腰　痛

摩腰方 《太平圣惠方》（宋）

【主治】久冷腰痛。

【处方】巴戟一两　附子一两, 去皮脐　阳起石一两, 细研　硫黄一两, 细研　雄雀粪一两　川椒一两, 去目　干姜一两, 锉　木香一两, 锉　菟丝子一两, 酒浸三日, 曝干别捣为末　韭子一两, 微炒

【用法】上件药捣罗为末，以真野驼脂熬成油，滤去膜，待冷入诸药末和丸如弹子。洗浴，取一丸分作四丸，于腰眼上热炙手摩之。

摩腰丸方 《太平圣惠方》（宋）

【主治】五种腰痛，肾脏久冷。

【处方】丁香末, 半两　麝香半两, 细研　芸苔子末一两　硫黄半两, 细研　龙脑二钱, 细研　腽肭脐末二两

【用法】上件药熬野驼脂和丸如鸡实大，每用两丸，热炙手于腰间，摩令热彻为度，却风寒益肾气，若摩两脚渐觉轻便。

第三章　外　科

1. 外科通治

黄连膏《奉天汉药成方汇编》

【主治】皮肤诸疮疡、汤烫火烧诸症及胎毒、血风症。

【处方】黄连三钱　当归尾五钱　黄柏三钱　生地黄一两　姜黄三钱

【用法】香油十二两，将药煎枯捞去渣，下黄蜡四两熔化尽，用夏布将油滤净，倾入瓷盒内，以柳枝不住手搅之，候凝为度。摊敷。

一擦光《串雅内编》（清）

【主治】疥疮及妇人阴蚀疮、漆疮、天火丹、诸恶疮神效。

【处方】蛇床子　苦参　芜荑各一两　雄黄五钱　枯矾一两五钱　硫黄　轻粉　樟脑各二钱　川椒五钱　大风子取肉，五钱

【用法】为末生猪油调涂。

三黄膏《千金翼方》（唐）

【处方】雄黄　雌黄　硫黄　白矾烧　胡粉　松脂各二两　水银三两，七味细研如粉，以水银不见为度，内后膏中，以十支筋搅之数千匝，冷、密贮勿泄。藜芦　漏芦　狼牙　羊蹄根　青葙　地榆　当归　萹蓄　蔄茹各二两　白蔹　蛇床子各一两半

【用法】上一十一味捣筛为散，以醋浸一宿，以成煎猪膏四升煎三上三下，膏成绞去滓，以极微火煎之。凡一切恶疮、癣、疽、瘘、瘑疥诸患，悉敷之。勿令近目及阴。其石等研之如粉，膏欲凝乃下，搅令匀。摩之，随手瘥矣。

马齿膏《疡科选粹》（明）

【主治】三十六种风疮、多年恶疮及臁疮、湿癣、白秃、杖疮，旋加梳垢可封疔疮。

【处方】马齿苋煎汁一锅，澄去渣，入黄蜡五两慢火熬成膏，涂疮上。

白龙膏

【主治】丹毒草疮、小疮、漆疮、汤火烧伤等证。

【处方】白胶油二两六钱　椰子油一两三钱　白蜡六钱半　枯矾细末，四钱　铅粉细末，二钱半　龙脑一钱半

【用法】上蜡油入瓦锅熔化去滓，他药次第和匀。

青龙五生膏 《奇效良方》（明）

【主治】痈疽、痔漏、恶疮，脓血出者。

【处方】生桑白皮　生青竹茹　生柏白皮　生梧桐白皮（生槐白皮）　蜂房　猥皮　蛇蜕皮　雄黄　雌黄以上各一两　附子　川芎　蜀椒各五分

【用法】上㕮咀，以五年苦酒二斗浸一宿，于炭火上炙干捣筛，以猪脂二升半微火煎，搅令相得如饴，注冷水中，新白瓷器盛。稍稍随病深浅敷之。并以清酒服枣核大，日一服。

卓氏白膏 《外台秘要》（唐）

【主治】疗痈疽、发背、金疮已坏及未败火疮、诸癣疥患方。

【处方】当归　附子炮　细辛　川芎　续断　牛膝　通草　甘草炙　白芷各二两　蜀椒三合　芍药　黄芪各一两

【用法】上十二味㕮咀，以猪脂二升煎之，微火上以白芷色黄药成，绞去滓，以敷疮上，日三。忌海藻、菘菜。

神明白膏 《千金方》（唐）

【主治】百病、中恶气及头面诸疾，青盲风目、烂眦、翳、耳聋鼻塞、龋齿、齿根痛痛、痔

疮、癣疥等悉主之。

【处方】吴萸　蜀椒　川芎　白术　白芷　前胡各一升，崔氏作白前　附子三十枚　桂心　当归　细辛各二两

【用法】上十味㕮咀，用苦酒于铜器中淹浸诸药一宿，以成煎猪膏十斤炭火上煎三沸，三上三下，白芷色黄为候。病在腹内，温酒服如弹丸一枚，日三。目痛，如黍米内两眦中，以目向风，无风可以扇扇之。诸疮、痔、耳鼻百病主之，皆以膏敷。病在皮肤炙手摩病上，日三。肘后九味，无桂心。

莹珠膏 《外科大成》（清）

【主治】溃疡，去腐定痛生肌，并梅疮、杖疮、臁疮、下疳。

【处方】猪脂油十两、白蜡三两熔化，离火候温，入轻粉、樟脑各一两五钱为末，搅匀，候稍凝，再入冰片末一钱搅匀成膏，罐收听用。

【用法】先用甘草苦参各三钱水煎洗净，贴膏。杖疮用荆川纸摊极薄贴之，热则易之，其疮瘀即散，疼痛立止。杨梅疮加红粉三钱。顽疮、乳岩加银朱一两。臁疮加水龙骨三钱或龙骨四

钱。

野葛贴《千金翼方》（唐）

【主治】痈疽、痔漏、恶疮、妇人乳疮。

【处方】野葛　芍药　薤白　通草各半两　当归三分　附子一分

【用法】上六味切之，醋浸半日，先煎猪脂八合令烟出，内乱发半两令消尽，下，令热定，乃内松香二两，蜡半两，又着火上令和，乃内诸药令沸，三上三下，去滓，冷之。浣故帛去垢，涂贴肿上，干即易之。春，去附子。其乱发净去垢，不尔令疮痛。

又方　煎地黄汁如胶，作饼贴之。日四易，三日瘥。

紫金膏《疡医大全》（清）

【主治】一切无名肿毒、恶疮，兼治风湿、流火、小儿痘毒。宜端午、七夕、重阳、天医、天德、月德日配合。

【处方】明松香四两，夏用红者冬用白者，秋冬红白各半，以火熬滚入水内，扯拔百十下，研末，若贴痘毒用黄豆浸水入锅内煮化，待温照上扯拔，研细末　蓖麻仁二两，研细如细筛罗底上用山甲往来刮之，取罗下者用之，上面粗者乃去之　轻粉五钱　银朱铜绿各二钱五分

【用法】制毕用猪油去衣膜，拌药放青石上，用铁锤捣数千

下，盛瓷瓶内，用时摊油纸上贴。凡贴毒，将膏中剪一孔露顶透气，能贴多年痘毒。若贴流火，竟贴顶上不必剪孔。

蜜膏《临证指南医案》（清）

【主治】一切臁疮、痰疬、黄疮下疳，久不收敛者。

【处方】松香一斤四两，醋葱汁煮过为末筛净，一斤　黄占　白占各一两　轻粉一两　乳香　没药　樟冰　象牙末炒　竹蛀屑　龙骨煅　赤石脂醋煅　海螺蛸去壳　人中白煅　面粉炒，各五钱　儿茶三钱　血竭六钱　白蜜一两　桐油十三两

【用法】上十八味，先用松香熔化，次下桐油，次下黄白二占，次下龙骨等药，次下轻粉，次下象牙末，次下乳、没，次下樟脑，次下白蜜。

摩风膏《奇效良方》（明）

【主治】面唇鼻诸疮，肌肉裂破。

【处方】当归去芦　白芷　杏仁去皮尖　桃仁去皮尖　藿香去土　檀香　零陵香　川芎各三钱　沉香　木香　白附子　天麻　独活　白及　白蔹各一钱半　黄芪去粗皮，一两一钱　防风　茅香　白芍药　甘草各二钱半　木通二钱　栝楼瓤锉，一两　龙脑四钱，研　黄蜡夏十二两

半，冬九两半

【用法】上药锉，用清油二斤二两浸七日，净石器银器中慢火煎，候白芷微黄，绵滤去渣，于净瓷罐内密封，澄一宿，再滤过，于瓷碗中慢火轻温熬动，次下黄蜡搅匀，放温，次下研细龙脑面，于瓷盒内盛，每用少许摩擦患处。

摩风膏《外科精义》（金）

【主治】头面五发疮肿、疥、癣等疾，及畅火破伤，磨风止痛，灭瘢痕。

【处方】好附子　白芍药　白茯苓　零陵香　白及　白蔹　白芷　白檀　藿香　升麻　细辛　黄芪　甘草　杏仁去皮尖以上，各五钱　脑子一分　栝楼根一两　大栝楼二两，去皮　黄蜡六两　芝麻油一斤

【用法】先将上药十四味锉，油内浸百日，于腊日慢木炭火上银石器内煎至白芷微黄色，离火入栝楼二味内煮百沸，重绵滤去渣，再慢火上炼油香，下削净黄蜡溶开为度，倾在石器内收贮，上掺脑子密封，旋用摩风涂之。

2. 瘘　疮

马齿苋膏《奇效良方》（明）

【主治】一切瘘。

【处方】马齿苋阴干　腊月烛烬各等分，一作腊月鼠灰

【用法】上为细末，以腊猪脂和，先以温泔清洗净，拭干，然后以药敷之，日三。

千金小儿疽瘘方《外台秘要》（唐）

【主治】一切疽瘘。

【处方】丹砂　大黄各五两　雌黄　雄黄　茼茹各四分　矾石烧如马齿者佳　莽草各三分　黄连六分

【用法】上八味㕮咀，以猪脂一升三合微火煎三上三下，膏成去滓，下诸药末，搅凝涂之，瘥。

反花疮膏《太平圣惠方》（宋）

【主治】反花疮及诸恶疮久不瘥方。

【处方】鼠尾草根细切熬干

【用法】上捣罗为末，用猪脂调涂之。

牛蒡根敷膏《千金方》（唐）

【主治】反花疮，并治积年诸疮方。

【用法】取牛蒡根熟捣，和蜡猪脂封上，瘥止。

附方　取马齿菜捣封，瘥止。

丹砂膏方《太平圣惠方》（宋）

【主治】小儿诸疮久不瘥，

作瘘孔。

【处方】丹砂半两, 细研 雄黄一两, 细研 苦参一两 白矾灰半两, 细研 川大黄一两 黄连一两, 去须 莽草半两 茼茹一两

【用法】上件药并细锉, 用炼猪脂二升于铛中煎药, 候紫色以绵滤去滓, 入丹砂等三味, 以柳木篦子搅令匀, 以瓷盒盛, 涂于疮上, 每日换之。

天灵盖膏方《太平圣惠方》(宋)

【主治】一切瘘。

【处方】天灵盖一分, 净洗涂醋炙黄 虎下颌骨一分, 炙令黄 腊月猪脂四两 附子一分, 炮裂去皮脐 人参一两, 去芦头 铁精一分 川乌头一分, 炮裂去皮脐

【用法】上件药捣罗为末, 用猪膏和稀稠得所, 可涂于四肢, 不可侵着疮内。

陈猪油膏《集验良方》(清)

陈猪油四两入锅内化开, 即下黄蜡一两滚百滚, 次下黄丹五钱, 即起火, 用绵纸滤去渣, 盛入器内, 再加乳香二钱去油, 没药二钱去油, 儿茶一钱五分, 血竭一钱五分, 麝香少许入前药内, 用柳枝或槐枝搅匀。春夏黄蜡稍加, 秋冬稍减, 必用铜锅熬

或砂锅亦可。其猪油即香脂油, 必须隔年腊月收藏者方用, 新猪油不可用。

附方 收猪油法

每年腊八或腊月预买香脂油不拘多少, 收入净瓷罐内, 将口封好吊在背阴透风处, 临时听用。以便年年添入, 此油愈久愈佳。此方系河东一姓辛者, 官游海南得来, 其效验不能殚述。慎勿误传匪人。治漏疮。

狗骨涂敷方《圣济总录》(宋)

【主治】瘘疮。

【处方】狗颊连齿骨 煅铁屑 虎屎 鹿角各二两

【用法】上四味烧灰捣罗为散, 每用以猪脂调, 内疮孔中, 日五六度换, 以瘥为度。

恶实根涂敷方《奇效良方》(明)

【主治】反花疮并诸疮积年不瘥者。

【处方】恶实根研末, 四两猪脂二两

【用法】上调和如糊, 涂疮上, 日三四次。

陷脉散《疡科选粹》(明)

【主治】瘘疮, 及远年瘿瘤, 惊惕卧寝不安, 肢体疼痛。

【处方】干生姜炮 琥珀另研附子炮, 去皮脐 大黄煨, 各一钱

丹参三钱　石硫黄　钟乳粉　白石英　乌贼鱼骨俱另研，各七分

【用法】上为末，瓷器内收贮，勿令泄气。疮湿干敷，疮干用猪脂油和敷。死肉不消者朴硝二钱。

猏肝膏方《圣济总录》（宋）

【主治】诸瘘、瘰疬、阴偏肿坚或发溃脓血不绝。

【处方】猏肝炙熟，二两　芍药　川芎　细辛去苗叶，各半两　羊肾脂五两　当归切焙　蜡各一两二钱　松脂一两半

【用法】上八味，除羊脂、蜡、松脂外捣罗为末，先熬脂令沸，下蜡、松脂销熔，即下诸药末搅令匀，以瓷盒盛，涂疮上，日三度换。

煅落铁屑膏方《太平圣惠方》（宋）

【主治】一切瘘。

【处方】煅落铁屑半两　虎（骨）粉半两，曝干　鹿角一两，烧灰　狗头连齿骨二两，炙黄

【用法】上件药捣罗为末，用猪脂调成膏，每用看疮大小涂，日三两度用之。

瘘疮生肉膏《肘后方》（晋）

【处方】楝树白皮　鼠肉当归各二两　薤白三两　生地黄五两　腊月猪脂三升

【用法】煎膏成，敷之孔上，令生肉。

附方　瘘疮膏《圣济总录》（宋）

1. 鸭脂膏方

【主治】蚯蚓瘘。

【处方】鸭脂三两　胡粉二两　巴豆去壳细研去油尽，半两

【用法】上三味，先熔脂，入二味末调和如膏，每日三五度涂疮上，即瘥。

2. 胡粉膏方

【处方】胡粉不拘多少

【用法】上一味，用猪脂和调，涂抹疮上，日再涂即瘥。

3. 蛇蜕膏方

【主治】蛇瘘。

【处方】蛇蜕烧灰

【用法】上一味细研，用猪脂调涂，日三上，即瘥。

漏芦膏方《太平圣惠方》（宋）

【主治】转脉漏。

【处方】漏芦二斤　藁本二斤　白马粪半斤　白牛粪半斤　白猪粪半斤　白鸡粪半斤　白羊粪半斤

【用法】上件药漏芦藁本细锉，诸粪等各于石上烧作灰细研，以炼猪脂二斤煎，以乱发一两半令发消尽，乃下漏芦等煎五六沸，滤去滓，再煎成膏，倾于

瓷盒内盛。每用时先以盐汤洗，新帛拭干，然后敷膏，当以帛裹，勿使冷风吹着，每日两上贴之。

鲮鲤甲散方 《太平圣惠方》（宋）

【主治】狼瘘。

【处方】鲮鲤甲一两 鸱鸟嘴半两 猬皮一枚 犬牙一分 蜈蚣一枚

【用法】上件药入一瓦罐子内烧烟绝，便以盆合之，勿令成灰，候冷研令细，以腊月猪脂炼过者调敷疮上，日二换之。

藜芦膏 《医学入门》（明）

【主治】翻花疮。

【用法】藜芦一味为末，猪油调涂，周日一易，须候元气渐复，脓毒净尽时涂之，则瘜肉自出，不然虽入复出，若误用针刀蚀灸，其热益甚。出血如注、寒热呕吐等证，急补脾胃为善。

露蜂房膏 《太平圣惠方》（宋）

【主治】久瘘生九孔。

【处方】露蜂房炙黄为末

【用法】上以腊月猪脂和，涂于疮孔，神效。

雄黄膏方 《太平圣惠方》（宋）

【主治】积年冷瘘出黄水不瘥者，宜用。

【处方】雄黄半两（细研）

清油三两 乱发半两 硫黄半两（细研） 黄蜡半两

【用法】上先油煎乱发令焦尽去滓，便入硫黄、雄黄及黄蜡，以慢火搅为膏，摊帛上贴之。疮孔中可纳下药。

附方 青黛散方

【主治】多年冷瘘疮，宜敷。

【处方】青黛一分（细研）麝香一钱（细研） 莨菪子一分 茼茹一分

【用法】上件药捣罗为末，都研令匀，用一捻纳疮孔中，更以上雄黄膏贴之。

3. 诸 疮

十神膏 《外科真诠》（清）

【主治】血风疮，生于两胫内外臁上，上至膝，下至踝骨，乃风热、湿热、血热交感而成。

【处方】蚯蚓粪一两 上血竭三钱 马齿苋一两，生 黄柏五钱 扫盆粉一钱 乌柏根三钱 银朱四钱 胡粉三钱 潮脑二钱 元麝三分

【用法】共研细末，用猪油调为膏，摊油纸上，照疮之大小贴之。

大黄膏 《疡科心得集》（清）

【主治】足三阴湿热腿脚红

肿、皮破脂流，类乎血风、浸淫不止，痛痒非常者。

【处方】先用桐油一斤入锅熬，起白星为度，加黄蜡一两五钱熔化，入研细炒黑大黄末一斤搅匀，再入冰片二分，摊贴。

生肌玉红膏《医宗金鉴》（清）

【主治】痈疽发背、诸般溃烂、棒毒等疮，用在已溃流脓时，先用甘草汤，甚者用猪蹄汤淋洗患上，软绢拭净，用抿把挑药于掌中捺化，遍搽新肉上，外以太乙膏盖之，大疮洗换二次，内兼服大补气血之药，疮自敛，此外科收敛药中之神药也。

【处方】当归二两　白芷五钱　白蜡二两　轻粉四钱　甘草一两二钱　紫草二钱　瓜儿　血竭四钱　麻油一斤

【用法】上将当归、白芷、紫草、甘草四味入油内浸三日，大杓内慢火熬微枯色，细绢滤净，将油复入杓内煎滚，入血竭化尽，次下白蜡微火亦化。用茶盅四个预放水中，将膏分做四处倾入盅内片时，方下研极细轻粉各一钱搅匀，候至一日夜用之，极效。

方歌：生肌玉红膏最善，溃烂诸疮搽即收，归芷蜡轻甘紫草，瓜儿血竭共麻油。

甘草膏方《太平圣惠方》（宋）

【主治】疮疽浸淫扩大㶸赤黑烂成疮。

【处方】甘草二两，生用　川大黄一两　胡粉一两，细研　羊髓二两　猪脂二合

【用法】上件药捣细罗为散，入铛中与脂髓同煎之，五沸膏成，下胡粉搅令匀，收瓷盒中。每用可疮涂之。

玉容膏《外科百效全书》（清）

【主治】发背痈疽溃烂，用此生肌止痛，外护如神。

【处方】香油二两　黄蜡一两，二味火化开　入黄丹末，一钱　寒水石煅，一两，为细末

【用法】熔化为膏，纸摊贴患处。

玉红膏《疡科心得集》（清）

【主治】疮肿溃后。去腐生新，此外科收敛药中之神方也。

【处方】白芷三钱　甘草一两　归身二两　瓜儿　血竭　轻粉各四钱　白占二两　紫草五钱

【用法】用麻油一斤，先将白芷、甘草、归身、紫草四味入油熬枯，滤去渣，复煎滚，下血竭化尽，次下白占微火亦化，退火下轻粉搅匀，倾入瓷罐内听

用。凡用药，将牙签挑药施于疮头上，以膏盖之。

坐板疮膏《寿世保元》（清）

【主治】坐板疮痛痒经年不愈。

【处方】人言一分 密陀僧三分 硫黄三钱 石膏一钱五分

【用法】上为末，生猪油调，搽患处。

芦甘石膏《医宗金鉴》（民国）

【主治】血风疮。

【处方】芦甘石三钱，用黄连、黄芩、黄柏各一钱，煎汤火煅石淬汤中七次有余汁煮干 象牙末三钱，微炒 银朱三钱 黄蜡五钱 白蜡五钱 轻粉一钱五分 官粉一两，炒黄 冰片三分 猪油四两

【用法】上先将猪油熬去渣，入二蜡化开，离火下各药搅匀，用连史纸七张摊就。先用葱汤将患处洗净，然后将膏药七张一齐贴上，三日揭去一张，揭完痊愈。

方解：本方以芦甘石银朱轻粉官粉收湿燥脓，象牙二蜡生肌收口，冰片止痒定痛，猪油和阴润燥，使肌肤润泽则风自灭而疮自愈也。

虹玉膏《穴位救伤秘方》（清）

【主治】破伤溃烂不得收敛者，疮疡并治。

【处方】黄蜡 白蜡 乳香 没药各五钱 樟冰 血竭 轻粉 象皮各四钱 儿茶二钱 熟猪油四两

【用法】将二蜡化去渣，取起入前药末搅匀。先以葱白汤洗净患处，拭干后，敷药，以纸盖，勿令见风。

神效当归膏《薛氏医按》（明）

【主治】杖扑汤火疮毒，不问已溃未溃，肉虽伤而未破坏者，用之自愈。肉已死，而用之自溃，新肉易生，搽至肉色渐白，其毒殆尽，生肌最速。如棍杖者，外皮不破，内肉糜烂，其外皮因内燃干缩坚硬不溃，连好肉作痛，故俗云丁痂皮致脓，瘀血无从而泄，内愈胀痛，腐溃益深，往往不待其溃，就行割去，而疮口开张难以溃敛，怯弱之人多成破伤风症，每致不救。若杖疮内有瘀血者，即用有锋芒磁片于患处砭去，涂以此药，则疔痂自结，腐肉自溃，脓秽自出，所溃亦浅，生肌之际，亦不结痂，又免皱揭之痛，殊有神效。当归、地黄、麻油、二蜡主生肌止痛，补血续筋，与新肉相宜。此方余已刊行，治者亦多用之。

【处方】当归一两　麻油六两
黄蜡一两　生地黄一两

【用法】上先将当归、地黄入油煎黑，去渣，入蜡熔化，候冷搅匀，即成膏矣。白蜡尤妙。

莹珠膏《医宗金鉴》（清）

【主治】溃疡，去腐定痛生肌并杨梅疮、杖臁疮、下痔等证。

【处方】白蜡三两　猪脂油十两　轻粉一两五钱　樟冰一两五钱

【用法】先将白蜡猪脂熔化，离火候温入轻粉、樟冰搅匀，候稍凝，再入冰片一钱搅成膏，罐收听用。凡用先将甘草苦参各三钱水煎，洗净患处，贴膏。杖疮用荆川纸摊极薄贴之，热则易之，其疮瘀即散，疼痛立止。杨梅疮加红粉二钱。顽疮乳岩加银朱一两，臁疮加水龙骨五钱或龙骨四钱。

方歌：莹珠膏用治溃疡，定痛生肌功效强。白蜡猪脂樟冰粉，杨顽乳杖并臁疮。

黄连膏《疡科心得集》（清）

【主治】足三阴湿热，腿脚红肿，皮破脂流类乎血疯，浸淫不止，痛痒非常者。

【处方】先用桐油一斤入锅熬起白星为度，加黄蜡一两五

钱，入研细炒黑黄连末一斤搅匀，再入冰片二分，摊贴。

黄连膏《医宗金鉴》（民国）

【主治】疮疡溃后。

【处方】黄连三钱　当归尾五钱　生地二两　黄柏三钱　姜黄三钱

【用法】香油十二两将药炸枯、捞去渣，下黄蜡四两熔化尽，用夏布将油滤净，倾入瓷碗内，以柳枝不时搅之，候凝为度。

方解：本方黄连黄柏清热气，生地清血热，归尾破血行瘀，姜黄利气行滞。

4. 瘰疬结核鼠瘘

鼠骨膏《医学入门》（明）

【主治】瘰疬溃烂久不愈者。

【用法】用鼠骨、乱发如鸡子大，以三年腊月猪脂煎令骨发俱消，半酒调服，半涂疮，须臾鼠子从疮口出。

蜘蛛膏《本草纲目》（明）

瘰疬结核无问有头无头，用大蜘蛛五枚晒干去足细研，酥调涂之。日再上（圣惠方）

大黄膏《外台秘要》（唐）

【处方】大黄六分　附子四分炮　细辛三分　连翘四分　巴豆一分

【用法】上五味，以苦酒浸一宿，以蜡猪膏煎三上三下去滓，以绵滤之，用敷之。日三五度，涂之良。

丹参膏 《外台秘要》（唐）

【主治】恶肉、结核、瘰疬、脉肿、气痛方。

【处方】丹参八分　白蔹　独活　连翘　白及各四分　升麻　蒴藋各六分　防己　玄参　杏仁各五分，去皮尖

【用法】上十味，以生地黄汁腌渍一宿，以炼成猪脂四升微煎五上五下，药成绞去滓。以摩病处，日三四。

丹参膏方 《太平圣惠方》（宋）

【主治】瘰疬风毒结肿不散。

【处方】丹参二两　蒴藋二两　秦艽一两，去苗　独活一两　川乌头一两　白及　牛膝去苗，各一两　甘菊花一两　白术一两　汉防己一两　踯躅花半两　莽草半两　川椒半两，去目及闭口者

【用法】上件药细锉，以酽醋一升浸一宿，旦以猪脂二斤慢火煎令醋竭，勿令过焦，绵滤去滓，收于瓷器中，日三度于患处涂之。

半夏膏方 《太平圣惠方》（宋）

【主治】鼠瘘。

【处方】半夏一两，捣罗为末　鲮鱼脂二两，煎子者

【用法】上件药，一处调如膏，旋取敷疮上。

又方　死蛇膏

取死蛇一条酒浸去肉只取骨，微炒捣罗为末，以生油调敷于疮上，必有大痛，以杏仁研为膏涂之即止。

地黄膏 《外台秘要》（唐）

【主治】鼠瘘复发，乃不愈出脓血。

【用法】以不中水猪脂，咀生地黄内脂中，令其脂与地黄足相淹和，煎六七沸去滓，桑灰净洗疮去恶汁，以地黄膏涂上，日一易。

鸡矢膏 《千金方》

雄鸡烘烧灰，腊猪脂和敷之。

砒霜膏 《太平圣惠方》（宋）

【主治】小儿瘰疬已结成，外贴令自出方。

【处方】水银一分，手心内用津研如泥　粉霜一分　砒霜一分　燕子粪一分　斑蝥一分，用糯米同炒令黄，去翅足用

【用法】上件药细研令匀，用腊月猪脂和稀稠得所，取一小豆大每在疬子上，以消毒膏药封

之。六七日当有穴出脓水，半月其病子自出，后以生肌膏贴之，取瘥。

附方

【主治】小儿瘰疬成疮有脓水。

【处方】颗盐一分　黄丹半两黄柏一分，锉　白矾一分，以上三味以瓷瓶盛，以大火烧令通赤细研　白蔹一分　腻粉一分

【用法】上件药捣细罗为散，都研令匀，每使时先用温盐浆水洗疮令净拭干，贴之，日二度用。

蛇床子膏《太平圣惠方》（宋）

【主治】瘰疬瘘作数孔。

【处方】蛇床子三两，末　黄蜡二两　乱头发灰半两，细研　大麻油四两

【用法】上件药以文火养油，先煎蛇床子十余沸，滤去滓，次下发灰并蜡，熬成膏。旋取摊于帛上贴之。

斑砒膏《太平圣惠方》（宋）

【主治】瘰疬结核，外贴令自出。

【处方】腻粉一分　粉霜一分斑蝥一分　砒霜一分　燕子粪一分，微炒

【用法】上件药，都研令细，用腊月猪脂调匀，每用一小豆大

安在病子上，用面糊纸封定，至六七日有脓水下，至半月核自出，速用生肌膏贴之。

瘰疬膏《仁术便览》（明）

【主治】瘰疬疮溃后用膏贴。

【处方】乳香　没药　大黄各二钱半　赤石脂二钱　儿茶三分轻粉二分　冰片半分，另研

【用法】上为细末，先以菜油二两煎滚，入黄蜡一两化，入药末搅匀，下火入冰片，再搅收。

燕粪膏《太平圣惠方》（宋）

【主治】气毒结聚，生瘰疬渐多，肿硬，宜用此药贴焙令消烂自出。

【处方】燕粪一分　斑蝥一分芜青一分　砒黄一分　青黛一钱麝香一钱　水银一皂子大　猪脂半两

【用法】上以猪脂先研水银星尽，后入诸药同研令细，每用小豆大安在病子上，或先灸破亦得。经五七日看病子溃烂，经丝脚断，即款款揭纸花子，其病子随药自出。后用煮猪蹄汤温洗之，别贴膏药止痛生肌。

附方　内服药方

1. 雄鼠粪丸方

【主治】治热毒瘰疬坚硬不消。

【处方】雄鼠粪二十一枚，研　绿豆粉二钱　腻粉一钱　斑蝥二十一枚，去头翅足，以糯米拌炒令米黄为度，去米为末

【用法】上件药相和研令匀，以冷水为丸绿豆大，每服空心以温酒下二十丸，两日后再服，即病根并出。

2. 内硝地胆散方

【主治】治热毒瘰疬。

【处方】地胆一分，去头翅足，以糯米拌炒，米黄为度　滑石半钱　川朴硝一分，熬令汁尽

【用法】上件药捣细罗为散，每日空心以米饮调下半钱，服后小便中觉下恶物即减地胆少许，十日见效。

3. 斑蝥丸

【处方】鸡子十枚，开一眼子　斑蝥二十枚，去头足翅，以糯米拌炒令黄，去米为末　腻粉一钱

【用法】上件鸡子去黄望白，入二味药在内，以纸盖之，蒸两炊久，取出丸如小豆大，每日五更初以温酒下五丸，当泻出宿根，如服未效，即隔日再服。

4. 斑黄散

【处方】斑蝥十枚，去头足翅，糯米同炒令黄色　川大黄一两，锉碎微炒

【用法】上件药捣罗为散，每于食前以温酒调下一钱。

5. 斑蝥散方

【主治】治热毒瘰疬。

【处方】斑蝥三枚，糯米拌炒令黄色，去头翅足　滑石一分

【用法】上件药捣细罗为散，分为两服，空腹以糯米粥饮调下，如人行十里再服，如觉小肠涩，即煎黑豆汤服，须臾小肠内取下烂肉片子即瘥，未愈隔日再服。

麒麟竭膏方《太平圣惠方》（宋）

【主治】瘰疬久穿穴，伤风冷脓水不住，宜用暖肌生肉。

【处方】麒麟竭一分　白蔹一分　黄连一分　槟榔一分　丁香二分　麝香一钱，细研　龙骨一分

【用法】上件药捣罗为末，入乳钵内更研令匀，用野驼脂调如膏，涂于帛上贴之，日二用之。

5. 骨　疽

平肌散《东医宝鉴》（朝鲜享保）

【主治】附骨疽或漏久不合。

【处方】老狗头骨煅　露蜂房　乱发灰各二钱半　新桑白皮末一钱二分半

【用法】上为末，入轻粉、

麝香各少许，湿则干掺，干则油调敷之。

杏仁膏 《太平圣惠方》（宋）

【主治】附骨疽及鱼眼疮方。

【处方】杏仁五十枚，烧为灰　乱发灰一两　腻粉一分

【用法】上件药同研令细，入油三合、蜡半两煎搅令匀，入瓷盒盛，净洗贴之。

骨疽膏 《千金方》（唐）

龙骨粉疮四面厚二分，以膏著疮中，日二易之，虫出如发，尽愈。膏方如下。

【处方】大虾蟆一枚，自死者　乱发一块，鸡子大　猪脂一斤

【用法】上三味内脂中煎之，二物略消尽，下，待冷，更内盐一合，搅和之。

黑鲫膏 《三因方》（宋）

【主治】附骨疽肿热已破未破或脓不愈。

【处方】黑色鲫鱼一尾去肠脏，入白盐令满，以线缝，煎，用铜石器煮水一盏尽，鱼干焦为末，脂油调敷，已久破则干掺，少有痛意，勿怪。

6. 痔

马蹄灰方 《圣济总录》（宋）

【主治】牡痔蜃虫。

【处方】马蹄一两，烧灰研

【用法】上一味，以猪脂调和，涂绵上，内下部中，日三五易即瘥。

五痔脱肛膏 《千金方》（唐）

【处方】槐白皮二两　薰草　辛夷　甘草　白芷各半两　野葛六铢　巴豆七枚　漆子十枚　桃仁十枚　猪脂半斤

【用法】上十味叹咀，煎三上三下去滓，以绵沾膏塞孔中，日四五过，虫死瘥。止痒痛，大佳。

乌蛇膏方 《太平圣惠方》（宋）

【主治】痔疾年月深远，旁生孔窍有头脓血出，疮痒痛难忍。

【处方】乌蛇一两，烧灰　马齿一两，烧灰　猬皮一两半，烧灰　乱发三分，烧灰黄　矾三分，细研　斑蝥三分，去翅足　糯米拌炒黄色　杏仁四十九枚，去皮研如膏　麝香一分，细研　猪脂一升，腊月者　猪牙皂荚一分，炙，捣末　水银三分，入胡粉点水研令星尽

【用法】上件药都研令极细，先煎猪脂候熔滤去滓，入诸药煎二三十沸，欲成膏入麝香搅令匀，更煎三两沸，入黄蜡三两，候冷置瓷盒内。每以少许贴于痔

上，日三两度用之。

天雄膏《圣济总录》（宋）

【主治】冷痔疮久不瘥者，追风毒、去疼痛。

【处方】天雄去皮脐，一枚　天南星一枚　天麻半两　丹砂研，一钱　黄蜡半两

【用法】上五味为末，先用生油少许熔黄蜡，次入诸药，熬成膏。每使用时，用旧帛摊药贴疮甚效。

外痔膏《千金方》（唐）

【主治】恶疮、瘑疮。

【处方】珍珠　雄黄　雌黄各一两　竹茹三两　猪膏一斤

【用法】上五味末之，内猪膏中和调，又和乱发如半鸡子大，东向煎，三上三下，发焦出。盐汤洗，拭干敷之。

妙应膏方《圣济总录》（宋）

【主治】肠痔，肛边有核痛，发寒热生疮。

【处方】猪悬蹄壳五枚　生梧桐白皮四两　龙胆二两　生桑根白皮半两　蛇蜕皮　雄黄研，各一两　生青竹皮　生柏皮各二两　露蜂房二两　蜀椒去目并合口者炒出汗三分　猬皮　附子各一两　杏仁去皮尖双仁，二十枚　猪脂一斤

【用法】上一十四味，除雄

黄脂外锉碎，以醋一升拌一宿，先熬脂令沸，即下诸药，候桑皮赤黑色，以绵绞去滓，再煎下雄黄以柳篦搅令匀，于瓷盒内盛。每日空心温酒调服一枣许，日晚再服。更取枣核大用绵裹内下部，日再换，以瘥为度。

虎骨膏方《太平圣惠方》（宋）

【主治】痔疾，肛边生鼠乳，痒痛不可忍宜用。

【处方】虎颈骨一两，炙令黄　犀角屑一两

【用法】上件药捣细罗为散，以猪脂和如膏，涂痔上，日三五度用之。

又方　牙皂膏

【处方】猪牙皂荚一两，去黑皮，炙微黄

【用法】上捣罗为末，以猪脂和丸如枣核大，上以赤绵裹一丸，纳入谷道中，当下积滞恶血，有头者自消。

家传神异散《疡科选粹》（明）

【主治】痔漏良方。

【处方】乳香定痛　没药定痛　牛黄消痔毒　冰片收水止痛　熊胆去火毒药毒　朴硝霜消痔除硬　青鱼胆凉心透胆　黄连清凉脏腑　黄柏消余毒　赤石脂生皮　孩儿茶凉血解药毒　轻粉去旧生新　白占滋润肛门，量酌

用

【用法】上药十二味为末，入麻油少许熬化，再入前药十二味药末煎成膏，贴之。

黄芪膏方 《太平圣惠方》（宋）

【主治】痔瘘年月深远，兼杀虫。

【处方】黄芪一两半，锉 漏芦一两半 黄药一两半，锉 槐子仁一两半 木通一两半 苦参一两半，锉 狸骨二两，捣为末 雄黄三分，细研 虎骨三两，捣为末 硫黄一两，细研 麝香一钱，细研 蜣螂末半两

【用法】上件药，以腊月猪脂三斤炼诸药二十余沸，以布绞去滓，更入铛炼一两沸，又以绵绞过，以瓷盒盛之，下雄黄等搅令匀，于故帛上摊贴之，日三两度换，虫出即瘥矣。

附方 砒霜条

【主治】痔漏下脓血，有疮窍疼痛，宜用此方。

【处方】砒霜半两，研如粉 黄蜡八分

【用法】上件药先熔蜡作汁，后入砒霜搅和令匀，看疮口大小捻为条子，每于发时用绵裹纳疮窍子中，良久却取。或未有窍子，即纳下部中，良久取出，日三两度用，即效。

槐皮膏方 《千金方》（唐）

【主治】谷道痒痛、痔疮。

【处方】槐皮 楝实各五两 甘草删繁用蜂房 白芷各一两 桃仁六十枚 当归三两 赤小豆二合

【用法】上七味㕮咀，以成煎猪膏一斤，微火煎白芷黄，药成。摩疮上，日再，并导下部。

删繁无当归，治肾虚或酒醉当风所损，肾脏病所为，肛门肿生疮，因酒劳伤，发泻清白，肛门痛痒。

槐皮膏 《外台秘要》（唐）

【主治】千金疗五痔脱肛、止痛痒血出方。

【处方】槐白皮二两 薰草辛夷 甘草 白芷各半两 野葛六铢 巴豆七枚，去皮 漆子六枚 桃仁十枚，去皮 猪脂半斤

【用法】上十味切，以猪脂煎三上三下，去滓，以绵沾膏塞孔中，日四五过，虫死瘥。止痒痛大佳。

槐皮膏方 《千金方》（唐）

【主治】谷道痒痛、痔疮。

【处方】槐皮 楝实各五两 甘草（删繁用蜂房白） 白芷各一两 桃仁六十枚 当归三两 赤小豆二合

【用法】上七味㕮咀，以成

煎猪膏一斤，微火煎白芷黄，药成。摩疮上，日再。并导下部。

删繁无当归，治肾虚或酒醉当风所损，肾脏病所为，肛门肿生疮。因酒劳伤，发泻清白，肛门痛痒。

槐白皮膏涂方《太平圣惠方》（宋）

【主治】痔疾下部痒痛，肛边生肉结如鼠乳，肿硬疼痛，宜用。

【处方】槐白皮五两，锉　赤小豆五合，捣碎　白芷二两　甘草二两　木鳖仁二两　槐子三两，捣碎　楝子三两　当归三两

【用法】上件药细锉，以猪膏一斤半以慢火煎，候白芷黄赤色，绵滤去滓，取膏涂抹痔上。

蜂房膏《外治》（唐）

【主治】疗肾劳虚或酒醉当风所损，肾脏病所为酒痔。肛门肿、生疮，因酒劳伤，发泻清血，肛疼痛。

【处方】蜂房三两，炙　槐白皮十两　楝实　桃仁各五十枚，熬　白芷二两　赤小豆一合，碎　猪膏一升半

【用法】上七味㕮咀，绵裹以苦酒一升渍一宿，下猪膏煎取酒尽膏成，去滓，取杏子大绵裹

内肛中。又酒服一方寸匕。

藜芦膏涂方《太平圣惠方》（宋）

【主治】痔疾，肛边生鼠乳宜用。

【处方】藜芦半两，去芦头　川大黄半两，锉碎　黄连半两，去须微炒　楝子十四枚，捣碎　桃仁十四枚，汤浸去皮尖双仁　巴豆三枚，去皮心研碎

【用法】上件药以猪脂五合煎二三十沸，绵滤去滓，放冷。以涂痔上。

7. 脱　肛

猝脱肛膏《外台秘要》（唐）

1. 范汪，以缘桑枝螺取烧末，猪脂和敷之，立缩，亦可以末粉之。

2. 千金，以猪膏和蒲黄敷之，指推内之，粉之亦佳。

脱肛软膏《本草纲目》（明）

【主治】圣惠治大肠久积虚冷，每因大便脱肛。

【处方】蜗牛一两，猪脂和敷，立缩。

蒲黄膏《千金翼方》（唐）

【主治】脱肛。

【处方】蒲黄二两，以猪脂和敷肛门上，纳之，日二三愈。

8. 疬疡风

女萎膏 《六科准绳》（明）

【主治】身体疬疡斑驳。

【处方】女萎 附子 鸡古香 木香 白芷各半两 麝香研，一钱

【用法】上件细锉，用腊月猪膏半斤煎药，看黄焦便去滓，入麝香搅匀，放凝，用粗布擦斑驳上微痛，涂之即瘥。

疬风膏 《外科传薪集》（清）

【处方】大枫子肉五钱 木鳖子五钱 当归一两 小生地一两 防风五钱 紫草五钱 黄柏五钱 元参五钱 麻黄五钱 黄占二两 麻油八两

【用法】常法熬膏，涂搽患处。

蜀水花膏 《六科准绳》（明）

【主治】疬疡。

【处方】蜀水花 鹰粪白 白附子 白蔹 当归各一两 麝香一钱，另研 蜀水花即鹭鹚粪

【用法】上件锉碎用猪脂一斤合煎诸药，焦黄去渣，候冷入麝香搅匀，于瓷盒中盛，先擦微破，涂敷之。

9. 癫 疾

大白膏 《千金翼方》（唐）

【主治】五风、癫风。

【处方】白芷 白术 前胡 吴萸各一升 川芎二升 蜀椒 细辛各三两 当归 桂心各二两 苦酒四升

【用法】上一十味，以苦酒浸药经宿，取不中水猪脂十斤，铜器中煎令三沸，三上三下，候白芷色黄膏成，贮以瓶中。随病摩之，即愈。若遍体生疮，脓血溃坏，当作大黑膏摩之。

大黑膏 《千金翼方》（唐）

【处方】乌头 川芎 雄黄 胡粉 木防己 升麻 黄连 雌黄 藜芦 矾石各半两 杏仁去皮尖 巴豆各四十枚 黄柏一钱八分 松脂 乱发各如鸡子大

【用法】上一十五味，捣筛为末，以猪脂二升合药煎乱发消尽，膏成。用涂疮上，日敷。先以盐汤洗然后涂之。

勿令鸡犬见。若患人眉睫堕落不生者，服药后经一百日外，即铁浆水洗眉睫处所，一日三度洗之，生毛则速，与不患时同也。

大黑神膏 《医宗金鉴》（清）

【主治】乌癞。

【处方】头发鸡子大一团 川芎 黄连 黄柏 防己去皮 川乌 升麻 藜芦各五钱 巴豆 杏

仁各四十粒

【用法】用猪脂油二斤，将药炸至头发化尽为度，捞去滓，再用雄黄、雌黄、白矾、铅粉各五钱，松脂一块如鸡子大，同研末入油内搅匀。先以热盐汤洗净患处，次擦药，日三次，勿令入口。

乌癞膏《圣济总录》（宋）

【主治】乌癞。

【处方】大腹皮生者二枚，如无生者干者亦得

【用法】上一味用皮全者，勿令伤动，以酒一升浸，缓火熬令酒尽药干，捣罗为末，炼腊月猪脂调和如膏，敷之。

摩风膏《圣济总录》（宋）

【主治】风疾瘥后，肌肉顽痹，遍体疮癣，或瘾疹瘙痒。

【处方】防风去叉　羌活去芦头　川芎　白蔹　细辛去苗叶　蜀椒去目及合口者炒出汗　当归切焙　踯躅花各三分　白及　丹参　苦参　玄参　桂去粗皮　附子去皮脐　乌头去皮脐　杏仁去皮尖双仁　皂荚去黑皮　莽草各一分

【用法】上一十八味细锉，以米醋一升拌匀，三宿后以火微炒令干，用腊月猪脂二斤再以文武火煎一日，常小沸，莫令火急，以绵滤去滓，于瓷瓶内盛，

勿令水污。如腊月煎可留十年，每用少许点于手中，于患处摩令热透。

10. 汤火烧伤

三合油《孟氏家传方》

方歌：三合油敷汤火烂，猪毛黑液军冰按，如将醋浸法无痕，酒浴烧身重勿惮。

【处方】大黄五钱　冰片一分　香油　茶油　腊猪油　蜡烛油

【用法】凡汤火伤已烂脱皮肤，唯有鲜肉或臭烂不堪，诸药不治者，用猪毛一篮放入锅内炭火煅之，待猪毛消化悉成黑液，取起冷定，略加大黄、冰片共研细末，以三油和匀调搽，最治汤火伤，久经效验，至神至灵之方也。

附方　醋浸法　米醋

曾见烈火烧手至掌，以米醋升余浸之，出醋尚疼，少时痛止，不痛不脓、不结疤痕，真奇方也。

烫疮膏《古方汇精》（清）

【处方】全当归　栀子各六钱　槐枝十四寸　榆皮八钱　菜油八两　白蜡二两

【用法】熬膏，隔水化开，涂伤处。

罂粟膏《医宗金鉴》（清）

【主治】汤火烧伤。

【处方】罂粟花十五朵（无花以壳代之）　香油四两

【用法】将罂粟炸枯滤净，入白蜡三钱熔化尽倾入碗内，待将凝之时，下轻粉二钱搅匀，炖水中令冷取出，临用时抿脚挑膏手心中捺化，搽于伤处，绵纸盖之，日换二次，其痛目止，次用软绵挹净腐皮，再搽之。

方歌：罂粟膏治汤火伤，香油罂粟共煎熬，白蜡更兼真轻粉，患上搽涂，痛即消。

千金火疮败坏方《外台秘要》（唐）

柏白皮切，腊月猪脂合淹相和，煮四五沸，色变去滓，涂疮。

大麻子膏方《太平圣惠方》（宋）

【主治】小儿猝被汤泼火烧，苦剧。

【处方】大麻子一合　柏白皮一两　白芷一两　甘草一两　栀子仁一两

【用法】上件药细锉，以猪脂一斤煎白芷黄色为度，以绵滤去滓，盛于瓷器中。候冷涂于疮上，日三四度用之。

火烫神方《玉历宝钞》（民国）

用扁柏叶半斤麻油一斤煎枯去渣，半冷入黄白蜡各一两搅匀。入土埋好。必先预办，愈久愈良。取出涂之止痛立效。

火烧水烫膏（民间验方）

【处方】乳香　没药　儿茶　血竭　琥珀　红花　珍珠以上各三分　漳丹三分　黄蜡一钱　香油二两五钱　台麝一厘　冰片一钱

【用法】共为细末，将油熬开，入药搅匀，下黄蜡出火后，下冰片、麝香。涂患处。并治破伤。

丹能膏《疡医大全》（清）

【主治】滚汤煎膏所伤、溃烂。

【处方】丹参细切，羊油熬膏敷。

白膏药《仁术便览》（明）

【主治】汤火伤及各种杖疮。

【用法】用腊月猪油四两砂锅内熬，加嫩柳条四十九寸熬焦为度，去柳枝随加黄蜡二两溶开下火，入朝脑三钱烟尽为度，后加轻粉一钱五分、乳香没药各一钱，贴，止痛甚好。

白膏子药《经验灵方汇编》（民国）

【主治】火烫、冻疮、薄皮疮，神效。又治小儿秃疮、胎毒。

【处方】黄蜡一两　梅片一钱，研　轻粉三钱，研　香油三两熬成膏贴患处。

【用法】先将香油熬开，次下蜡，将梅片、轻粉研细，候油蜡落滚，稍温，即下梅片、轻粉，用力搅之，以白色为度。如火烧汤烫抹上药不疼后，即以此膏敷之。

白膏方《太平圣惠方》（宋）

【主治】小儿汤火疮。

【处方】白松脂　白蔹　白及　定粉各半两　乳香一分　清油二合　黄蜡一两

【用法】上件药捣罗为末，先以油入瓷锅，用慢火熬令香，下蜡令熔，次下诸药末，不住手搅熬成膏，以瓷盒盛，候冷，日三四度涂之。

又方一

【处方】柏叶一两　栀子仁一两　胡粉半两

【用法】上件药捣罗为末，以羊髓互合入铛中于微火上化之，后下诸药末，不住手搅成膏，盛于干净器中，候冷涂之，以瘥为度。

又方二

【用法】上丹参捣末，以羊脂和涂之。

又方三

【处方】柳白皮细锉，半斤

【用法】上以猪脂一斤相和，煎，候柳皮黑去滓，放冷，日三涂之。

归蜡膏《外科秘录》（清）

【主治】汤火伤疮，焮赤溃烂，用此生肌拔热止痛。

【处方】当归一两　黄蜡一两麻油四两

【用法】以油煎当归焦黄去滓，纳蜡搅成膏，出火毒，摊贴，最效。

生地黄膏方《太平圣惠方》（宋）

【主治】小儿被汤泼火烧，赤痛者。

【处方】生地黄一两　柏白皮二两　苦竹叶一两　甘草一两

【用法】上件药细锉，以猪脂一斤煎令地黄色黑，以绵滤去滓，盛于不津器中，候冷，日三度涂之。

当归膏《疡科选粹》（明）

【主治】凡疮疽、汤火等证，此膏能去旧生新，补血，勿以其药品易而忽之也。

【处方】当归一两　淮生地一两　黄蜡七钱　白蜡五钱

【用法】上以麻油四两煎当归、生地至黑，滤去渣，再以油入锅煎沸，入二蜡不住手搅，至冷乃匀，收瓷罐候用。

羊髓膏方《太平圣惠方》（宋）

【主治】小儿火烧伤败坏宜用。

【处方】羊髓一斤　柏白皮一两　生地黄一两　蛇衔草一两　黄芩一两　栀子仁一两　苦竹叶一两

【用法】上件药细锉，先于锅中炼羊髓令沸，次下诸药同煎，候地黄色黑为度，以绵滤去滓，倾于瓷器中，候冷涂于疮上，日三四度用之。

附方　汤火烧伤膏方《太平圣惠方》（宋）

1. 神效白膏方

【主治】治汤泼火烧疮疼痛甚者。

【处方】白蜡一两　麻油四两　当归一两，生锉

【用法】上前药，先将油煎当归令焦黑，滤去滓，次入蜡候消，相次急搅之，放冷，入瓷盒中盛。每使用，以故帛涂贴之。

2. 止痛膏方

【主治】治汤火所损，昼夜热痛

【处方】羊脂三分　松脂三分　猪脂三分　蜡半两

【用法】上件药取猪羊脂于铫子内，以肥松木节点火煎三五沸，次下松脂、蜡等令熔，搅和，倾于瓷器内盛，日三两度涂之。

3. 薤白膏方

【主治】治火烧疮

【处方】薤白二两　当归二两，锉　白芷二两，炒　羊髓一斤

【用法】上件药和煎，候白芷色黄膏成，去滓，以敷疮，日再用之。

4. 莲子草膏

【处方】莲子草一两　栀子一两　黄芩一两　胡粉一两　柏叶一两

【用法】上件药捣细罗为散，以羊髓和，看稀稠，日可二三度以翎羽涂之。此法去毒止痛，令无瘢痕，甚妙。

5. 栀子膏

【主治】治火烧疮急痛方。

【处方】栀子二两，烧灰细研　柳白皮二两，切

【用法】上以猪脂二升于铛内缓火煎柳白皮焦黄去滓，入栀子灰搅令匀，膏成，待经宿即用涂之。

6. 柏白皮膏

【处方】柏白皮四两，锉　竹叶二两　甘草二两，生用锉

【用法】上件药以猪脂一升

煎五七沸去滓，以涂疮上。

7. 楸条膏

【处方】楸树上楸条半斤，湿者　猫儿毛一两　蜡半两

【用法】上件药以油煎二味令焦，滤去滓，下蜡令消，收于津器中，先以温水洗疮后用药涂之。

8. 丹参膏

【用法】上以丹参捣罗为末，以羊胫髓调涂之。

9. 云母膏

【用法】上以云母粉同生羊髓和如泥，涂之。

10. 乌牛粪灰膏

【用法】上以乌牛粪烧灰细研，以腊月猪脂调涂之，立效。

汤火伤膏《本草纲目》（明）

【主治】焮赤肿痛、毒腐成脓，用此拔热毒、止疼痛、敛疮口。

【处方】用麻油四两，当归一两煎焦去滓，入黄蜡一两搅化放冷，摊帛贴之，神效。

汤泼火伤膏《疡医大全》（清）

【处方】白蜡三两　藤黄一两五钱

【用法】用瓷碗一个，生姜搽过黄土和泥涂之，碗不能碎，于火上将蜡熔化，藤黄捶如豆大同熬，如炭形为度，将藤黄拣

去，蜡熬鹅黄色，然后加麻油三斤煎匀收贮，调搽之。

疗火疮败坏方《外台秘要》（唐）

【处方】柏白皮　生地黄黄芩　蛇衔草　栀子　苦竹叶各一两

【用法】上六味切，以羊髓半升煎之三上三下，去滓，涂疮上瘥。

又方　取柳白皮细切，以猪脂煎之涂之。以柏白皮佳。以上二方皆能止痛。

又方　猪脂和米粉涂之，日五六过，即令不痛，又使速愈，无瘢痕，已试有效。

冷金膏方《圣济总录》（宋）

【主治】汤火疮并瘘疮瘰疬恶疮金疮等。

【处方】油一升　杏仁半升，去皮尖双仁炒焦捣碎　乱发灰，五两　黄柏三两，末　石灰半两　黄狗脂少许　鼠一枚，去皮切

【用法】上七味，先煎油，次下鼠及发，待鼠肉尽即去鼠骨，又煎入诸药，更煎令黑色。若稀下蜡二三两，候得所，故帛或软纸上摊贴患处。

治水烫神方《经验灵方》（民国）

地榆为细末，香油调搽，一

夜即愈。

治汤火疮方 《临证指南医案》（清）

【处方】当归　生地各一两
麻油四两　黄占一两，白蜡只用五钱

【用法】先将当归生地入油煎枯去渣，将蜡熔化，搅匀，候冷即成膏矣。用涂患处将纸盖之，极效。若发背痈疽溃烂者用之甚效。凡死肉溃烂将脱只有些相连者，宜用剪刀剪去，盖死肉有毒，去迟则伤新肉矣，死肉去尽，尤宜速贴，盖新肉最畏风寒，切不可忽也。

柳白皮膏 《医心方》

极要方，疗汤火烧灼烂方。猪膏煎柳白皮，涂上。

神效当归膏 《奇效良方》（明）

【主治】汤火疮初起瘭浆、热毒浸染、焮赤痛、毒气塞盛、腐化成脓，此药敛口生肌、拔毒热、止疼痛。

【处方】当归　黄蜡各一两
麻油四两

【用法】上将当归入油煎令焦黑去滓，次入黄蜡急搅化，放冷，以瓷盒盛。用时以故帛摊贴，一方用白蜡。

保肤膏 《外科大成》（清）

【主治】汤烫火烧及臁疮、秃疮。

【处方】大蜂房一个　血余一团

【用法】用香油半斤炸枯去渣，入黄蜡二两熔化，离火，待温，入大黄末二两，潮脑末一两，二味研匀和入。

柏皮膏 《六科准绳》（明）

【主治】火灸久不瘥。

【处方】柏树白皮　伏龙肝各四两　猪脂半斤，炼为油

【用法】上同熬成膏，滤去滓，入瓷器中，每用时薄薄涂上，以油纸隔，软帛裹。

柏叶散 《奇效良方》（明）

【主治】汤火伤。

【处方】柏叶　栀子仁各一两
胡粉研，半两

【用法】上为细末，以羊髓五大合熔化合药，以木椎研三五百遍，一日三次涂之，瘥。

烧伤膏 《寿世保元》（清）

【处方】黄蜡一钱　白蜡一钱
铜绿二钱　黄丹一钱　童女发一钱

【用法】上用香油二两入铜勺内熬，入药同煎，将纸折作十数层，入锅内熬，贴疮。

清凉膏 《奇效良方》（明）

【主治】汤泼火烧，止痛解毒，润肌生肉。

【处方】栀子仁　黄连去须

白芷各一分　生地黄二两　葱白十茎，劈　黄蜡半两　清麻油四两

【用法】上锉细于油铛中煎地黄焦黑色，绵滤去渣澄清，却于铛内入蜡慢火熬，候蜡消倾于瓷器盒内。

用时以鸡羽沾少许涂疮上，以瘥为度。

清凉膏《寿世保元》（清）

【主治】汤烫火烧，此药止痛、解毒、生血。

【处方】生地黄二两　黄连　山栀子　白芷各一两　葱白十根

【用法】上锉碎，用香油四两煎至地黄等焦黑，滤去渣，再煎入黄蜡五钱，慢火熬蜡化，倾瓷盒内。以鸡翎扫疮上。

麻子膏《奇效良方》（明）

【主治】火烧入肉烂坏。

【处方】麻子一合，取仁碎　柏白皮　柳白皮　山栀子　白芷　甘草各二两

【用法】上锉细，以猪脂一斤煎三上三下，去滓，以涂疮上，日三。

蛤粉散《奇效良方》（明）

【主治】汤火伤。

【处方】上以蛤蜊壳不拘多少，炙焦黄色捣为细末，加生油调如膏，敷之如冰，仍无痕。一

方以蜜水调敷之，疼立止，不脓不痕。才伤，随手用之即效。少缓即不及，当预先合，以备用。

紫雪膏《奇效良方》（明）

【主治】汤烫火烧，痛不可忍或溃烂成恶疮。

【用法】上用松树皮烧灰二钱，沥青一分，研为细末，清油调敷，湿则干掺，忌冷水洗，日三。

一方不用沥青以松树皮阴干为末，入轻粉少许生抽调敷。

紫草润肌膏《幼科金针》（明）

【主治】汤火烧伤。

【处方】紫草一钱　当归五钱　麻油四两

【用法】上三味同熬药枯，滤清去渣，将油再熬，加黄蜡五钱熔化，倾入碗内炖冷，听用。

腊鼠膏方《圣济总录》（宋）

【主治】汤火伤，除热灭瘢。

【处方】腊鼠大者连毛，一枚　铅丹研，半两　琥珀研，半两　乳香研　芦荟研　石螺壳　车螯壳　蛤蜊壳各一两

【用法】上八味，除鼠外捣罗为末，用清油一斤，黄蜡并腊月羊脂猪脂各四两，并鼠入银石器内同熬浓去滓，次入麝香、珍珠末各一分调匀，盛入瓷瓶内密封，

沉于井中二七日，欲急用只沉少顷取上，用鹅毛扫五七次立愈。

解毒行血膏《临证指南医案》（清）

【主治】初烫与溃烂方。

【处方】当归　刘寄奴　头发洗净　生地各一两

【用法】将麻油六两铜锅内熬至发化药黑，滤去渣，下白占八钱不住手搅匀，候药稍温，下生寒水石、煨大黄、嫩黄柏、生矾末各一两，轻粉末二钱搅至药冷，埋土内出火毒，患者涂之。

11. 冻　疮

小儿冻烂疮膏类《圣济总录》（宋）

1. 附子散方

【主治】治小儿冻足烂疮。

【处方】附子生锉，二枚　干姜炮，二钱

【用法】上二味捣罗为散，入绵中装。如有疮脓即调腊月猪脂涂之。

2. 柏叶膏方

【主治】治小儿冻疮，手足指欲堕，及耳欲落。

【处方】柏叶炙干为末，三两杏仁二十枚，汤浸去皮尖别捣如膏　麻油三两　头发一团，如鸡子大　盐研，一分　乳香研，半分　蜡半两

【用法】上七味，先煎油蜡

沸，即下诸药以发消为度，搅匀贮瓷器中。先以小便洗疮，绵缠手指挹干，厚涂膏，即以软帛裹之，如脚指相淹处尤须多用膏，裹帛纱，厚以绵裹，勿令寒气得入，每两日一洗疮换药，稍愈后三四天换。

丝瓜敷膏《本草纲目》（明）

【主治】手足冻疮。

【用法】老丝瓜烧存性为末，和腊猪脂涂之。

灵异膏《外科大成》（清）

【主治】冻疮、汤火疮、杖疮、多年恶疮。

【处方】郁金三两　生地二两　粉草一两

【用法】用猪油一斤，浸七日，炸枯，滤去渣，入黄蜡四两熔化成膏，浸水内，久之任用。

冻疮膏《外科百效全书》（清）

是症先痒后痛，然后肿破出血，黄水不止，宜用。

雄黄鸡脑一枚捣烂，黄蜡各等分，清油减半同于慢火上熬成膏，去渣涂之。久不愈者亦效。

附方　附子为末和面为糊涂之，或白及不拘多少为末，油调涂之。

冻疮膏《医学入门》（明）

1. 手足折裂作痛（五倍子

膏）　清油五钱慢火熬沸入黄蜡一块再煎溶，入水粉、五倍子末各少许，熬紫色为度。先以热水泡手足，火上烘干后用药敷，以纸贴之。其痛立止，入水亦不落。或桐油膏涂之亦好。

2. 手足皲（沥青膏）　先用百沸汤泡洗，皮软，拭干后，用沥青二两、黄蜡一两共熬匀敷之。

冻疮方《景岳全书》（清）

【处方】沥青末　黄蜡各一两　麻油一两

【用法】上三味熔化，搽患处。

柏叶膏《太平圣惠方》（宋）

【主治】冻耳成疮方。

【处方】柏叶三两, 微炙为末　杏仁四十九枚, 汤浸去皮尖研成膏　乱发两鸡子大　盐半两, 细研　乳香半两, 细研　黄蜡一两半　清油一斤

【用法】上件药，先煎油令沸，即下乱发以消尽为度，后下诸药同煎，令色焦黄滤去滓，更以绵重滤过，再以慢火煎之，然后入乳香、黄蜡等，搅令稀稠得所，于瓷器内盛。以鹅翎旋取涂之。

猪蹄膏方《圣济总录》（宋）

【主治】冻烂疮。

【处方】猪后悬蹄

【用法】上一味，至夜半时烧成灰研细，以猪脂和敷之。

雉脑膏方《圣济总录》（宋）

【主治】冻面、冻耳，并诸冻疮久不瘥，年年发，先痒后痛然后肿破，黄水及血出不止。

【处方】雄雉脑一枚, 捣乱　黄蜡与脑等分　清油比脑减半

【用法】上三味同于慢火上熬成膏，去滓，以瓷器收。如面油，涂抹。

橄榄散《奇效良方》（明）

【主治】脚冻疮。

【用法】上用橄榄核烧灰存性为末，入轻粉，猪油调涂。

12. 甲　疽

虾蟆散《奇效良方》（明）

【主治】甲疽皮厚肿痛。

【处方】虾蟆灰半两　黄连研末　腻粉各半分　蚺蛇胆　麝香研　雄黄研　白矾枯研, 各五分　鹿角七寸, 烧令热细研　杏仁十枚, 炒黑研如泥

【用法】上研匀，用腊猪脂调。先以甘草、蛇床子、槐白皮煎汤洗疮，拭干敷药，以油纸外裹，更以绵布裹之。三日其剩肉、剩甲皆当自落，三日一换。

虾蟆散方《太平圣惠方》（宋）

【主治】甲疽皮厚肿痛。

【处方】虾蟆灰半两 杏仁七枚,熬黑研如泥 黄连半分,末 雄黄半钱,细研 白矾灰半钱 腻粉半分 鹿角七寸,烧令熟细研 麝香半钱,细研 蚺蛇胆半钱

【用法】上件药相和细研,以腊月猪脂调如膏。先以甘草、蛇床子、槐白皮煎汤洗疮拭干。敷药以油单裹,外更著绵帛裹之。三日其剩肉剩甲皆当自落,三日一换。

黄芪膏《太平圣惠方》（宋）

【主治】甲疽,赤肉生甲边上裹甲者。

【处方】黄芪二两锉

【用法】上以酒浸一宿,以猪脂五合微火煎取三合,绞去滓,以涂之,日三两度,即消。

蔄茹膏《六科准绳》 明

【主治】甲疽日夜倍增,赤肉生甲边裹甲者。

【处方】蔄茹 黄芪各二两 猪脂五合

【用法】上㕮咀,苦酒浸一宿,与猪脂一处微火上煎取三合,绞去滓,以涂疮上。日三两度,其赤肉即消散。

13. 杨梅毒

一扫光《外科百效全书》（清）

【主治】梅疮、风癣、男妇疥癫神方。

【处方】白砒一钱 硫黄四钱

【用法】俱研为末,用生猪膏拌匀,将纸卷定以麻油灯上燃着取油调后项药末。轻粉一钱,水银一钱,斑蝥（去头翅）三个,藜芦一钱,槟榔一钱,磨制死水银,白附一钱,和匀搽上即愈。

马蹄膏《太平圣惠方》（宋）

【主治】时气下部重疮方。

【处方】马蹄烧为灰

【用法】上件药捣罗为末,以猪脂和涂之,日可五六遍,即瘥。

杨梅癣膏《寿世保元》（清）

【主治】杨梅疮愈后遗癣毒,一层一层顽皮痒不可当。

【处方】牛油 香油 柏油黄蜡各一两,捣化待温入 银朱一钱五分 官粉一钱 麝香五分

【用法】上为末入油内和匀。先将火烤癣令痒,抓破擦上药,再烤再擦如神。

梅疮膏方《冯氏锦囊》（明）

猪油煮去渣二两加香油三钱同熬离火,稍冷加乳香没药各五钱,入孩儿茶七钱搅匀。离火入冰片一分,轻粉五分,麝香一

分。临用摊贴神效。

蛇床子膏《千金翼方》（唐）

【主治】下部痒如虫行方。

【处方】黄连二两　蛇床子半两　黄柏　栀子各一两

【用法】上四味捣筛散，以腊月猪脂和涂，内下部中，日再。

碧玉膏《疡医大全》（清）

【主治】结毒溃烂臭秽疼痛不敛，以及血风臁疮并效。

【处方】轻粉　杭粉各一两　白蜡五钱　乳香　没药各三钱　樟冰二钱

【用法】用公猪净熟油五两同白蜡熔化，倾入碗内，将药和匀，水内炖一时取起，临用抿脚挑膏手心中捺化，摊油纸上，用葱汤洗净疮上，贴之。

14. 灸　疮

灸疮膏《外台秘要》（唐）

肘后论曰：凡灸不依明堂脉穴，或是恶日、神恶时，杀病人。年神、人神所犯，天地昏暗、日月无光、久积阴沉及灸日食毒物方毕，或灸触犯房室等，其灸疮洪肿发作疼痛、病人加甚，灸者疾本不痊、增其火毒、日夜楚痛。遇其愚，取次乱灸，

此皆因火毒伤脏、即死矣。今用方疗之。

【处方】柏白皮三两　当归一两　薤白一握

【用法】上三味切，以猪脂一升煎三上三下，以薤白黄绞去滓，以涂疮上。亦疗风水中疮、火疮。

千金疗灸疮方《外台秘要》（唐）

【处方】甘草炙　当归各一两胡粉六分，一作胡麻　羊脂六分

【用法】上四味切，以猪脂五合煎之去滓，以敷疮上，忌海藻、菘菜。

甘草膏方《圣济总录》（宋）

【主治】灸疮痛不可忍。

【处方】甘草为末，半两　乳香少许，研　蜡少许

【用法】上三味，熔蜡入二药末成稀膏贴之。

当归膏《太平圣惠方》（宋）

【主治】灸疮久不瘥，疼痛方。

【处方】当归一两　甘草一两胡粉一两半　羊脂三（二）两半

【用法】上件药捣细罗为散，用脂煎数沸去火，瓷盒中盛。每日一两度涂贴。

柏皮膏方《太平圣惠方》（宋）

【主治】灸疮久不瘥。

【处方】柏树白皮_末，四两 猪脂_{半斤，炼为油} 伏龙肝_{末，半两}

【用法】上件药同熬成膏，滤去滓，入瓷器中收，每用时薄薄涂之，上以油单隔，软帛裹。

薤白膏 《圣济总录》（宋）

【主治】灸疮经久不瘥。

【处方】薤白切，一握 生地黄拍碎，三两 栀子仁一两 杏仁去皮尖，一两 胡粉三两 白芷一两 酥二两 羊肾脂一升，炼成者

【用法】上八味，除酥脂外细锉，先以酥脂微火煎烊，下薤白等药，候白芷色赤，以绵滤去滓，用瓷器盛，下胡粉搅令匀，涂帛上贴之。日三两上。以瘥为度。

薤白膏 《外台秘要》（唐）

【主治】灸疮、生肌止痛。

【处方】薤白 当归各二两 白芷一两 羊髓一斤

【用法】上四味㕮咀，以羊髓煎白芷色黄，药成去滓，以敷疮上，日二。

薤白膏 《太平圣惠方》（宋）

【主治】灸疮脓坏久不瘥方。

【处方】腊月猪脂一斤 胡粉一两 薤白一握

【用法】上件药，先用脂煎薤白令黄去滓倾入瓷盒中，入胡粉搅令匀，每取故帛上涂贴，日

再易之。

15. 鹤膝风

鹤膝风敷膏 《古方汇精》（清）

【主治】由于外感寒湿，本质未溃者，敷此可消。如小儿先天不足或大人气血久衰须内服五益膏。

【处方】牛膝一两五钱 当归一两 虎胫骨五钱

【用法】浸无灰酒三斤，每晚一杯化膏（五益膏）五钱服之。外敷此方，乃可取效。

肥皂二个（去子）、五倍子（去灰）、皮硝各一两，共研末，用头酒糟四两，沙糖一两，姜汁半盅，和捣蒸热敷膝上，如干加烧酒润之，十日愈。又方：白凤仙连根叶捣汁一大碗，同姜汁兑熬，入广胶四两和化成饼，贴裹患处，冷即烘热贴之。

附方 五益膏

【处方】玉竹 黄芪蜜炙 白术土炒，各一斤 熟地酒洗 枸杞子酒洗，各八两

【用法】上方文火如法熬炖成膏，每早晚二钱，用酒一杯或开水一杯调下。

16. 风 肿

风肿涂敷方 《圣济总录》（宋）

1. 杏仁膏方

【主治】治风肿。

【处方】杏仁生五合

【用法】上一味烧令烟出，窨灭、细研，取驼脂二两，熬滤去筋膜，和匀成膏。敷肿上，点烛遥灸。

2. 蒴藋煎方

【主治】治风肿。

【处方】蒴藋根洗切，八斤

【用法】上一味烂研，以水三斗浸绞取汁，熬如稀膏，取猪脂一斤，熔去滓，下火停冷与前膏和匀，更煮三五十沸。每服一匙至二匙，空心临卧热酒调下。又取涂抹患处。

17. 跌打损伤

天下第一金疮药《疡医大全》（清）

【主治】刀斧伤损并跌扑打碎，敷上立时止痛、止血，更不作脓，胜于他药多矣。

【处方】雄猪油一斤四两　黄蜡　松香各六两　乳香箬烘去油　血竭　儿茶各一两　银粉炒筛，四两　樟脑三钱，研极细末　冰片　麝香各六分　没药箬烘去油，三钱，以上药研极细

【用法】先将猪油松香黄蜡三味熬化，滤去渣，待冷后，用余药末调匀，瓷器收贮，不可泄

气。

白膏方《圣济总录》（宋）

【主治】一切跌落打扑及肿毒疼痛。

【处方】柳白皮切，半两　白蜡四钱　铅丹二钱　胡粉三两　油四两　商陆根切，三分

【用法】上六味，先以热油入柳白皮、商陆根煎，候变色去滓，入诸药数搅，良久膏成。每用看肿大小，以故帛或软纸摊贴。

当归膏《沈氏尊生》（清）

【主治】跌扑闪挫。

【处方】当归　生地各一两　黄蜡七钱　白蜡五钱　麻油四两

【用法】先煎归地黑去渣，下二蜡。

黄白跌打损伤膏《临证指南医案》（清）

【处方】白蜡一两　滕黄三钱

【用法】将麻油四两煎滚后，下二味，再煎数滚，涂伤处，即愈。此方止痛、止血，并金疮及汤火伤皆妙。

一方用白蜡二钱，藤黄一钱，麻油一两。

18. 瘿　瘤

乌硫膏《太平圣惠方》（宋）

【主治】二三十年痈及骨瘤、肉瘤、脓瘤、血瘤、癋肉大如杯盆,久不瘥,致有痈溃,令人骨消肉尽,或溃令人惊惕,寝寐不安,身体瘿缩,愈而复发方。

【处方】乌贼鱼骨半两,烧灰硫黄半两,细研 白石英粉半两 钟乳粉半两 丹参三分 琥珀末,一两 附子一两,炮裂去皮脐 燕粪一两 干姜一两,炮裂锉 川大黄一两 川芒硝一两

【用法】上件药捣细罗为散,以囊盛勿泄气。若疮湿即干敷之,若疮干以猪脂和敷之,日三四上,以效为度。

去瘤膏《串雅内编》(清)

【处方】水银一钱 儿茶三钱 冰片三分 硼砂一钱 麝香三分 血竭三钱

【用法】各为细末(猪脂调),将此药擦于瘤之根际,随擦随落,根小者无不落也。

消瘤膏《外科秘录》(清)

【主治】仲景张公秘传。统治各瘤神效,但不可治日久之瘤也。小瘤根细最效。

【处方】水银一钱 儿茶二钱,共研至无星为度 冰片二分 麝香五厘 硼砂五厘

【用法】共研细,不见水银

始可用。此药以生猪脂调敷于瘤处,肉瘤、血瘤、粉瘤、气瘤俱化为水,约三日必消尽。然后服消瘤丹,每用一两滚水吞服,不拘时。如筋骨之瘤,内外二法俱不必用,概二瘤无害于人,不必治亦不须治也。

陷脉散方《圣济总录》(宋)

【主治】积年瘿瘤、骨瘤、石瘤、肉瘤、脓瘤、血瘤,大如杯盂,或漏溃骨消肉尽,或坚或软,惊惕不安,身体掣缩者。

【处方】乌贼鱼骨去甲 琥珀石硫黄各一分 白石脂 紫石英钟乳各半两 丹参三分 大黄 干姜 附子各一两

【用法】上十味,捣罗为散,贮以韦囊,勿令泄气,若疮湿日三四敷,无汁以猪膏和敷之,以干为度,若汁不尽者至五剂。诸药不令人疼痛,若不消加芒硝二两。

银锈散《外科秘录》(清)

【主治】初起血瘤。

【处方】水银一钱 冰片三分 轻粉一钱 儿茶三钱 黄柏三钱 朝脑一钱 镜锈一钱 贝母一钱

【用法】各为末,猪脂调搽,即堕落。

紫苏膏方《圣济总录》(宋)

【主治】咽喉气噎塞成气瘿。

【处方】紫苏子炒 桂去粗皮 大黄锉炒 当归切焙 干姜炮,各半两 陈橘皮汤浸去白焙,一两 蜀椒去目并闭口者炒出汗,一分 猪脂腊月者煎去滓,半斤

【用法】上八味,㕮咀七味如麻豆大,先以水六升煎至二升,绵滤去滓,内猪脂再煎成膏,取涂瘿上,日二夜一,以瘥为度。

19. 牙 痛

丁香膏方《圣济总录》(宋)

【主治】牙齿痛。

【处方】丁香三两,好者以水三升煎至半升 黄蜡三两 麝香别研,一两 松脂一两,炼 黄芪锉,一分 丹砂半两,研如粉 硫黄一两,研如粉 铅丹三两 沉香二两,以水三升煎至半升 细辛三两,去苗叶以水三升煎至半升

【用法】上一十味,先以银器中煎丁香、沉香汁,次入细辛汁煎一半,次入松脂,又煎松脂,次下诸药末,候药无水气即入好麻油五两,以柳木篦子搅,不得住手,候膏成即入银器中盛之。如牙齿疼痛,以涂绢可牙齿大小贴之,立效。贴药后或龈

肿,出脓血,是病虫出也。

五灵膏《奇效良方》(明)

【主治】牙齿动摇。

【处方】五灵脂半两 松脂 黄蜡各一两 黄丹一分 蟾酥半两

【用法】上于瓷器中慢火熬成膏,用白熟绢上摊,候冷剪作片子,每夜贴于龈上,有津即吐,误咽不妨。

此药临卧时用一次于恶硬物的一个牙根下,里外贴之。若是牙儿坚固,自然得力,不恶硬物也。

牙痛膏方《圣济总录》(宋)

【主治】风蛀牙疼不可忍者。

【处方】白芥子 胡椒各四十九粒 白僵蚕七枚 草乌头尖七枚 干蝎七枚 乳香一块,酸枣大

【用法】上六味,捣罗为散,每用真酥调少许如膏,点在疼处。

牛酥膏方《圣济总录》(宋)

【主治】风疳齿䘌,口内诸疾。

【处方】牛酥半斤 蜡二两 雄黄研 丹砂研 藜芦去芦头 川芎 白芷 升麻各半两 鳗鲡鱼一枚 杏仁汤浸去皮尖双仁炒 藁本去苗土,各一两

【用法】上一十一味,先于

铛中煎酥令沸，即下鳗鲡鱼煎令黄熟去鱼，下诸药候杏仁赤色，以绵滤去滓，安瓷器中，下雄黄、丹砂末搅之勿住手，至冷成膏。每用少许涂患处。

甘草膏方 《圣济总录》（宋）

【主治】牙齿挺出，疼痛不可忍。

【处方】甘草生捣末　雄黄研，各半两　泔淀一合　牛尿汁一合　羊肾脂三两，炼过　青黛研，半分

【用法】上六味，先于铜器中微火煎三味脂汁五七沸，次下三味药末搅匀，慢火熬成膏。取桃枝如筋大，以绵裹头点药，热烙齿缝中十余遍，日三，好肉生即止。

牢牙方 《圣济总录》（宋）

【主治】齿风动摇，捍齿。

【处方】丹砂别研，一两　青矾别研，半两　白矾别研，半两　防风去叉，半两　马牙硝别研，半两　蜡一两　麻油三两　松节锉，半两　当归切焙，一两　细辛去苗叶，半两　松脂二两　黄芪锉，一两　腊月猪脂半斤

【用法】上一十三味，除脂蜡油外，并细锉，先于铛中煎脂滤去滓，次下油煎三两沸，续下锉药煎十余沸，以绵滤过去滓，

更下蜡并别研药，慢火养成膏，于瓷盒盛。每用少许涂患处即瘥。

护齿膏 《万病回春》（清）

【主治】牙齿宣露。

【处方】防风　独活　槐枝各等分　当归　川芎　白芷　细辛　藁本各等分，上锉碎，入香油半斤浸三日，熬焦去渣，入后药　白蜡　黄蜡各一两半　官粉　乳香　没药　龙骨　白石脂　石膏　白芷各五钱，俱为末　麝香五分，为末

【用法】上先将二蜡熔化成膏，方入八味药末搅匀，收瓷器内。好皮纸摊贴牙宣处。即愈。

雄黄膏方 《圣济总录》（宋）

【主治】齿匿、虫蚀牙齿。

【处方】雄黄别研，半两　牛酥五两　黄蜡　白蜜各一两　藁本去苗土，三分　丹砂别研，一分　藜芦去芦头，一分　川芎　升麻　杏仁汤浸去皮尖双仁焙　白芷各半两

【用法】上一十一味，除别研药并蜜蜡外，余细锉，先于铛中以酥煎所锉药，候杏仁赤黑色，滤去滓，下蜜蜡煎一二十沸，候膏成，续下别研药搅勿住手，候疑成膏，于瓷器中盛。每以少许涂齿病处，点虫孔中大验。

膏碉着方 《圣济总录》（宋）

【主治】齿风动摇，嚼物不稳，坚齿牢牙。

【处方】青矾研,半两　绿矾研,半两　白矾研,半两　马牙硝研,一两　丹砂研,一两一分　防风去叉,一两　蜡二两　猪脂一斤　黄芪锉,一两　细辛去苗叶,一两　当归切焙　麻油各三两　松脂一两

【用法】上一十三味，捣罗为末，先煎脂化去滓，次下油蜡，然后下诸药，更煎令凝，膏成。于瓷盒内盛。每用如樱桃大，涂患处。如腊日合可久停。

齲齿膏方《圣济总录》（宋）

【主治】齿疳蚀齿及唇鼻风痛，齿龈宣露。

【处方】猪脂五两　羊脂二两　野驼脂一两　黄蜡三分半　盐炒,半两　雄黄研,一两　莨菪子炒,一分　丁香二十枚　白芷半两　黄柏去粗皮熬　青木香三分　细辛去苗叶,一分　蜀椒去目及闭口炒出汗　桂去粗皮,半分　松节一分　沉香半两　乳香研,半两　麝香研,一分　川芎三分　藁本去苗土,三分　当归锉焙,半两　升麻三分　莎草根半两　甘草炙,半两

【用法】上二十四味，除脂及研药外，捣罗为细散，入研药重细研如面，然后取三般脂煎熔

入药，匙搅勿住手，至欲凝即膏成，以瓷器贮之，腊日合妙。当于静处勿令鸡犬见之。每取少许敷齿上良。

20. 头面风

胡粉膏《太平圣惠方》（宋）

【主治】面上风毒恶疮方。

【处方】胡粉二两　水银二两,合胡粉入少水研令星尽　松脂二两　腊月猪脂四两

【用法】上件药，先以猪脂煎松脂令消，纳水银胡粉搅令匀，候冷涂之。

硫黄膏《太平圣惠方》（宋）

【主治】面上风毒恶疮。

【处方】硫黄半分,细研　杏仁一分,汤浸去皮尖　胡粉一分

【用法】上件药都烂研令匀，以腊月猪脂调匀，日二三度涂之。

摩风膏《太平圣惠方》（元）

【主治】摩风止痒，消肿定痛，治头面唇鼻诸疮及肌肉裂痛。

【处方】沉香　白附子　木香　独活　白蔹　白及　天麻各一钱半　当归去芦　白芷　檀香　零陵香　杏仁去皮　桃仁去皮,各三钱　藿香三钱　茅香　甘草　防

风 白芍药各一钱半 川芎 木通各一钱 黄芪一两二钱 龙脑研,二钱 半夏十二两半 清油二斤二两 黄蜡冬用九两 大栝楼连穰一个,锉碎

【用法】上锉,用油浸七日,于石器内慢火煎,候白芷微黄色,以白绵滤去渣,放净罐内密封,澄一宿再滤过,于上等瓷碗中,慢火再轻温动,次下黄蜡搅匀放温,次下研细龙脑糁面于瓷盒内盛定。每日用少许摩患处。

21. 脚 疮

足茧膏《病源辞典》(民国)

【处方】蜈蚣二条 白胶香 黄蜡各等分 麻油一杯

【用法】先将蜈蚣入油内熬枯去渣,再熬至滴水成珠卜胶香、黄蜡成膏,摊贴。

麦皮膏方《圣济总录》(宋)

【主治】脚跟痛,不问左右但觉隐隐疼痛并是风毒气,此皆凝寒三月人多忍冷,血凝不散,宜先用暖水淋洗,洗后拭干,遥以火灸,觉痛处令人点药,揩摩直候药气透热,揉纸拭去药,如常盖覆。

【处方】麦皮 熊白脂

【用法】上二味等分相和,

以微火炒,更入甲煎口脂少许调匀如膏,旋旋取摩痛处,即瘥。

治脚上松皮烂膏《外科百效全书》(清)

【处方】黄柏 黄芩 黄丹各一两 大黄四钱 防风一两 滑石一两 樟脑 枯矾 松香 水粉 雄黄各四钱

【用法】为末,柏油、栎油、黄蜡熔,调搽。

松脂膏《奇效良方》(明)

【主治】肉刺。

【处方】松脂 白胶香各一两 黄蜡半两

【用法】上于火上溶成膏,冷贴,用物系定。

胡粉涂方《圣济总录》(宋)

【主治】诸疮中水毒,攻肿。

【处方】胡粉 石灰研罗,各三分

【用法】上二味炼猪脂为糊,涂疮上,水即出。一方用炭白灰。

栝楼膏《太平圣惠方》(宋)

【主治】脚疮方。

【处方】栝楼一枚 豉三两

【用法】上件药分为两处,将一半烧为灰,一半捣罗为末,相和研令匀,用腊月猪脂调涂之。

脚疮膏《外科百效全书》(清)

【主治】脚疮作痛。

【处方】乳香　没药　轻粉各二分　儿茶五分　片脑半分　水银一分

【用法】共为末，用蜡三钱同清油少许熔化调搽。如疮大红痛，先宜用臭桐温水洗后，涂前药。

22. 口唇疮

唇痒膏《孟氏家传方》

【主治】口唇赤肿发痒，或破烂流水。

【处方】铜青五钱　官粉三钱明矾钱半　冰片一分　黄连二两

【用法】常法熬膏，临用加麝香一厘，冰片五厘。（猪脂五两）

口角烂疮膏《疡医大全》（清）

乱头发洗净煅存性，研细，猪油调搽。

乌蛇散敷方《圣济总录》（宋）

【主治】小儿紧唇及脾热攻唇疮肿。

【处方】乌蛇烧灰

【用法】上一味细研以酥和，敷唇上，频换为效。

水银膏方《圣济总录》（宋）

【主治】紧唇。

【处方】水银研　乳香研，各一两　绿矾研，半两　苦参锉，二两　乱发如鸡子大　细辛去苗叶，一两半

【用法】上六味，各捣研为末，先以绯帛一片裹发，麻油一斤蜡五两先煎十余沸，次下苦参、细辛，以绯帛发消尽去滓，又以水银绿矾乳香一处细研，投于膏中，搅令匀，慢火煎成膏。每用少许涂唇上，以消为度。

白蔹膏方《圣济总录》（宋）

【主治】唇疮。

【处方】白蔹一两　白及一两白蜡三两　黄芪一分　麝香研，一分乳香研，一分　牡丹皮一分　芍药一分　丁香一分　麻油半斤

【用法】上一十味，除油并研药外并细锉，先用油煎十余沸即下锉药，候黄芪赤黑色，用绵滤过，慢火煎十余沸，次下诸研药，搅不住手，候凝成膏，于瓷器中盛，下麝香搅令匀。每用少许涂贴患处，日三五上，即瘥。

松脂膏方《太平圣惠方》（宋）

【主治】脾胃热毒唇生结核肿痛。

【处方】松脂一两　白胶香一两　薰陆香一两　蜡一两　当归末，一两　甘草末，一两　猪脂一合　羊肾脂一合　生地黄汁半合

【用法】上件药，先以慢火

煎脂令沸，次下松脂、白胶香、薰陆香、蜡，候消滤去滓，入地黄汁更煎令稠，去火然后下药末和搅令匀，贮于瓷盒中。每用少许，涂贴唇上。

胡粉膏方 《太平圣惠方》（宋）

【主治】紧唇疮，疼痛不可忍。

【处方】胡粉三分 黄连三分，去须 甘草一分，微炙赤，锉 麝香一钱，细研

【用法】上件药捣细罗为末，用腊月猪脂调令得所，每以少许涂于疮上。

桃仁膏 《太平圣惠方》（宋）

【主治】冬月唇干裂血出。

【处方】上用桃仁烂捣，以猪脂调涂于唇上，效。

硫黄膏方 《太平圣惠方》（宋）

【主治】紧唇疮久不瘥。

【处方】硫黄一分，细研 矾灰一分，细研 朱砂一分，细研 水银一分 麝香一分，细研 黄柏末，一分

【用法】上件药和水银于瓷钵中研，用腊猪脂和如泥，先拭唇令净，然后以膏涂之。

紫草膏 《太平圣惠方》（宋）

【主治】唇面皱。

【处方】蜡半两 羊脂半两

甲煎一合 紫草半分，锉 朱砂半两，细研

【用法】上件药，先将蜡于铜锅中微火煎稍溶，入羊脂煎一沸，次下甲煎、紫草、朱砂等，更煎三两沸，绵滤去滓，以竹筒贮之，候凝，任意使用。

23. 射工毒

野葛膏 《千金翼方》（唐）

【主治】射工恶核、卒中恶毒方。

【处方】野葛二升 巴豆去皮 乌头 蜀椒各五合 附子 丹砂 茵芋各一两 雄黄 大黄 蹢躅各二两

【用法】上一十味捣筛为散，以不中水猪膏十斤煎三上三下，去滓，内丹砂雄黄末搅至凝。以枣核大摩病上，勿近眼。

葛芋膏方 《圣济总录》（宋）

【主治】射工中人，恶核寒热。

【处方】野葛一升 茵芋 羊蹢躅 附子去皮脐生用 丹砂研，各一两 巴豆去皮心膜 乌头去皮脐生锉 蜀椒去目，各五合 雄黄研 大黄各二两

【用法】上一十味，除研外捣为末，以不中水猪膏三斤先入

药八味，煎三上三下，去滓，内丹砂、雄黄末搅至凝，取枣核大摩痛上，勿近眼。合此膏勿令鸡犬见。

24. 恶蛇虫伤

蛇咬膏《太平圣惠方》（宋）

【处方】独根草　腊月猪脂等分

【用法】上件药相和，捣烂敷毒上，立瘥。

25. 咬　伤

金箔膏《外科大成》（清）

【主治】咬伤。

【处方】当归四两　猪油二两　黄占　藤黄各半两　釜中煎。黄占蜡也。

26. 蜂　螫

蜂螫膏《千金方》（明）

【主治】蜂螫肿疼。

【用法】蜂房为末，猪脂和敷，或煎水洗。

27. 竹刺伤

拔刺膏《太平圣惠方》（宋）

【主治】被刺入肉或是针棘竹木等多日不出疼痛。

【处方】人参一两，去芦头

龙葵根一把，净洗去皮　醋少许　腊月猪脂一两

【用法】上件药和捣令匀，每用时取少许敷疮上，其刺自出。

治针刺入肉膏《治疗大全》（清）

【主治】有眼者随气血走至心即死。无眼者不走。

【处方】磁石五钱　双杏仁三钱　花粉一两

【用法】为末，猪油调敷三次。或用指甲磨涂针口，针头即出。内治以韭菜蚕豆煮食。

大黄食肉膏《外台秘要》（唐）

刘涓子在发背部，千金方食肉散后，用大黄附子等十物者，乃是次兑膏方。

【处方】当归　芎䓖　白芷各二两　乌头一两　巴豆二十枚（去皮）　松脂二两　猪脂二分

【用法】上七味㕮咀，内膏中微火合煎三沸已，内松脂搅令相得，以绵布绞去滓，以膏着棉絮兑头大疮，虽深兑之，脓自出，就兑尽即生善肉，疮浅者不足兑，著疮中日三，恶肉尽即止。

大黄蚀肉膏方《圣济总录》（宋）

【主治】痈疽疮。

【处方】大黄　附子（炮裂去皮脐）　莽草　芎䓖　雄黄（研）雌黄（研）　珍珠（研）　白蔹白矾（研）　黄芩（去黑心）　蔄茹各一两　猪脂二斤

【用法】上十二味，除研者并猪脂外锉碎，先熬脂令沸，下诸药煎，候赤黑色，绵滤去滓，下研者药搅匀，倾出，瓷器盛，每日涂疮，日三五次，以恶肉尽为度。

去恶肉膏《千金翼》（唐）

【主治】去恶肉。

【处方】当归　芎䓖　白芷松脂　乌头各二两　巴豆三十枚（去皮）　猪脂三斤

【用法】上七味切，内膏中微火煎三沸，内松香耗令相得，以绵布统去滓。以膏着棉絮作兑，兑之，随病深浅兑，脓出，食恶肉尽，即生好肉，疮浅者勿兑，着疮中，日三，恶肉尽止。

生肉膏《千金方》（唐）

【主治】痈疽发背溃后令生肉方。

【处方】甘草　当归　白芷苁蓉　蜀椒　细辛各二两　乌喙六分（生用）　蛇衔草一两　薤白二十茎干地黄三两

【用法】上十味以醋半升渍一宿，猪膏二斤煎令沸，三上三下膏成，涂之，立瘥。

生肉膏《千金翼》（唐）

【主治】痈疽金疮方。

【处方】大黄　黄芪　芍药独活　当归　白芷各一两　薤白二两　生地黄三两（取汁）

【用法】上八味捣筛为散。切薤白，以地黄汁、成煎猪膏三升煎之，三上三下，以绵布绞去滓，以敷疮，多少随人意。

生肉膏《外台秘要》（唐）

【主治】疗痈疽败坏。

【处方】生地黄一斤　辛夷独活　当归　黄芪　大黄　芎䓖各一两　薤白五两　白芷　芍药黄芩　续断各一两

【用法】上十二味切，以腊月猪脂四升煎，敷之佳。

生肉膏《外台秘要》（唐）

【主治】主痈疽发背已溃令生肉方。

【处方】甘草（炙）　当归白芷　苁蓉　蜀椒　细辛各二两乌喙六枚　薤白二十茎　干地黄三十两　续断一两（无以蛇衔草替之）

【用法】上十味以好酢半升相和，渍二宿，猪膏三斤煎令三沸，三上三下，膏成。使用。

生肌收口膏《临证指南医案》（清）

【主治】诸疮并下疳及轻粉毒。

【处方】乳香　没药（去油）儿茶　血竭　轻粉各一钱　寒水石　龙骨（各煅）　韶粉各三钱　发灰　黄占　白占各二钱　麻油四两

【用法】将油先熬数沸，下蜡后下药末，用槐枝搅匀、摊膏。先以防风、荆芥、苦参、黄柏、连翘、黄连、银花、甘草、槐花、绿豆粉各三钱，煎汤洗净其疮，然后贴之。一方有郁金一味。

生肌长肉膏《医学入门》（明）

【处方】龙骨三钱　白芷二钱半　血竭二钱　黄丹　神砂各五钱　石膏一两　樟脑少许

【用法】为末，先将黄蜡一两熔化，入香油少许，然后入药末搅匀得所，捻成条子，塞疮口内，肌肉自长，如痛甚加乳香、没药各二钱。

生地膏《外科传薪集》（清）

【处方】细生地四两　白占一两半　麻油八两

【用法】熬膏，贴患处。

生肌地黄膏方《圣济总录》（宋）

【主治】诸疮不合。

【处方】生干地黄三分　白及　白蔹　甘草（生锉）各半两　白芷三分　猪脂半斤炼

【用法】上六味，除脂外捣罗为末，入脂熬成膏，候冷，日三四上涂之。

生地黄膏方《圣济总录》（宋）

【主治】痈疽败坏，生肉。

【处方】生地黄四两　辛夷　独活（去芦头）　当归（切焙）　大黄　芎䓖　黄芪　白芷　芍药　黄芩（去黑心）各半两　续断一两　猪脂二斤　薤白二七茎

【用法】上十三味，除猪脂外并锉碎，先熬脂令沸，下诸药煎，候白芷赤黑色，以绵绞去滓，瓷盒盛。涂疮上，日三两次。

加味当归膏《医学心悟》（清）

【主治】一切疮疹并痈肿，收口皆效。

【处方】当归　生地各一两　紫草　木鳖子肉（去壳）　麻黄　大枫子肉（去壳研）　防风　黄柏　元参各五钱　麻油八两　黄蜡二两

【用法】先将前九味入油煎枯，滤去渣，再将油复入锅内熬至滴水成珠，再下黄蜡，试水中不散为度，倾入盖碗内，坐水中出火气三日。听搽。

芍药膏方 《圣济总录》（宋）

【主治】痈疽，恶肉疮蚀尽，生肌。

【处方】芍药　大黄　黄芪　独活（去芦头）　白芷　当归各一两　薤白三两　生地黄一两半（椎碎）　猪脂一斤半

【用法】上九味，将八味锉碎。先熬脂令沸，下诸药煎，候白芷赤黑色，绵滤去滓，每取少许涂敷疮，日三五度。

华佗神膏 《华佗神医秘传》（汉）

【主治】凡皮肤溃烂，欲使之去腐生新，及施割后宜急用此膏敷之。

【处方】乳香　没药　血竭　儿茶　三七各二钱　冰片一钱　麝香二分　（热则加）黄连一钱　（腐则加）轻粉一钱　（有火则加）煅龙骨一钱　（欲速收口则加）珍珠一两　（或加）蟹黄二钱（法取团脐螃蟹蒸熟，取黄，晒干收用）

【用法】上为末掺用。或以前七味加猪脂半斤，蜂蜡一两，稍温用棉纸拖膏，贴痈疽破烂处，若系杖伤则三七须倍之。

补烂丹 《外科秘录》（清）

【处方】枯矾三钱　乳香五分

没药五分　轻粉三分　珍珠三分　黄丹五分

【用法】共为细末，掺湿处，如干用猪油调敷。

食恶肉膏 《千金方》（唐）

【处方】大黄　芍药　莽草　珍珠　雌黄　附子（生用）各一两　白蔹　矾石　黄芩　菌茹各二两　雄黄半两

【用法】上十一味㕮咀，以猪脂一升半煎六沸，去滓，内菌茹、石末搅调，敷疮中，恶肉尽、乃止。

神效当归膏 《医宗金鉴》（清）

【主治】此膏敛口生肌，拔毒止痛，并诸疮毒气壅盛，腐化成脓。

【处方】当归　黄蜡各一两　麻油四两

【用法】上将当归入油煎令焦黑去滓，次入黄蜡急搅化放冷，以瓷器收贮。用时以旧绢布摊贴。一方用白蜡。

润肌散 《临证指南医案》（清）

【主治】一切疮疖结盖后干痛，及冬月手足冻裂，并汤火伤。

【处方】当归　生地各五钱

【用法】真麻油四两，将药入油内熬数十沸去渣，加黄蜡一两，瓷瓶收贮。一方用黄蜡七钱，白蜡五钱。

腐尽生肌散《外科大成》（清）

【处方】乳香 没药 血竭 儿茶 三七各二钱 冰片一钱 麝香二分 （热加）黄连一钱 （腐加）轻粉一钱 （有水加）龙骨（煅）一钱 （欲速收口加）珍珠一两（或加蟹黄二钱法取团脐蟹蒸熟取黄硒干收用）

【用法】为末掺用。或以前七味加猪油半斤，黄蜡少许，稍温，用绵纸拖膏贴痈疽破烂等

疮。若杖疮则三七倍之。

止血膏《少林寺伤科秘方》

【处方】轻粉四两（炒研）黄蜡六两（热化去渣） 樟脑二两（研末） 麝香六分 冰片六分 乳香（去油） 没药（去油）各一两 真血竭 儿茶各一两

【用法】共研极细末，先将黄蜡、松香、猪油热化，待冷加入前诸药末，拌匀，盛瓷瓶内，勿泄气，备用。

第四章 骨 伤 科

1. 骨 折

神效续骨方 《少林寺伤科秘方》

【处方】猪板油（拾两腊月者佳） 白蜡八两（炼过） 飞丹四两（水飞） 自然铜四两（醋淬七次） 白矾十二两 密陀僧四两（研） 麒麟 血竭各一两 没药（去油） 乳香（去油） 辰砂各一两

【用法】以上十味药先入锅内熬油，次下蜡，将锅留火放地上，入密陀僧、飞丹、自然铜和匀，细火熬至滴水成珠，方下矾、竭、乳、没、砂五味药。用柳枝不住手搅匀，待凝作丸如弹子大，入笋壳。每遇跌打伤者，用一丸再加猪抽少许，火上化开涂伤处，以油纸包缚。甚者以灯草包好用竹片夹绑。再用一丸，分作小丸滚热葱酒吞下，痛止。若再痛乃骨折者，四次即愈。如牙痛者，一贴牙根，即止。

附子膏方 《圣济总录》（宋）

【主治】腕折伤损。

【处方】附子（生去皮脐为末）二两 猪脂四两

【用法】上二味，先炼猪脂去滓，入附子末拌匀，酒少许调如膏，摊贴伤处，日一易。

黄蜡膏 《圣济总录》（宋）

【主治】折伤风肿疼痛。

【处方】黄蜡五两 桂（去粗皮） 吴茱（炒为末）各一两 盐一分（火烧）

【用法】上四味，捣罗三味为细末，熔黄蜡并麻油五两，与药末同煎数滚，搅匀倾出，瓷盒收，每用依所伤大小，摊贴，频易。

黄金膏 《疡医大全》（清）

【主治】跌打损伤、筋骨断落、刀伤杖疮、汤火伤。

【用法】麻油半斤熬至滴水成珠，离火，入白蜡、黄蜡各五钱，搅化，再入藤黄一两搅匀，收贮。此药愈陈愈炒。如收久膏老，加熬过麻油炖化搅匀冷透敷之。唯刿颈者勿用，因藤黄毒入耳。

接骨金丹 《疡医大全》（清）

【处方】猪板油腊月者，十两 白蜡八两 白矾十二两 辰砂 滴乳香（去油） 没药（去油） 瓜

儿 血竭各一两 飞丹 自然铜火煅醋淬，七次 密陀僧各四两

【用法】逐件研极细，另包听用。先将板油入锅熬枯滤清，复入锅内熬，下白蜡化尽，离火放地上，将密陀僧、黄丹、自然铜搅匀放下，再煎滴水成珠为度，始下血竭、辰砂、乳、没、明矾，用柳枝不住手搅匀，待凝，丸如弹子大，笋壳衬收。凡遇跌打损伤重者一丸，再加猪油少许，火上化开，涂伤处，以油纸缚包。如最重者，以药涂上，灯草裹好，外用竹片夹缚。再用一丸作小丸，用滚汤葱酒吞下，若仍痛，再进一丸。骨折者用一丸。如牙痛，纳一丸于牙龈即止。

槐子膏《外台秘要》（唐）

【主治】折腕伤筋骨。

【处方】槐子中仁 秦艽 白术 续断各一两 桂心六分 巴豆十枚，去皮心熬 大附子一枚，炮

【用法】上七味㕮咀，以醇苦酒渍槐子等一宿，以成炼猪脂二斤于微火上煎三上三下，候膏成绞去滓，温酒服枣子大一枚，日三，并涂敷。忌生葱、猪肉、冷水、芦笋、桃、李、雀肉等。

2. 夹 伤

六真膏《医宗金鉴》（清）

【主治】夹杖伤。

【处方】樟脑三两 孩儿茶 滴乳香 血竭 没药 三七各三钱

【用法】共为末，用猪脂油十二两碗盛水煮化，将药入油内和匀，摊贴。

方歌：六真膏贴夹杖伤，樟脑儿茶滴乳香，竭没三七脂油化，先敷诸疮亦相当。

琼液膏《医宗金鉴》（清）

【主治】夹破伤。

【处方】当归尾 闹羊花 红花 白芷 蒲黄各二两

【用法】香油一斤浸七日，炸枯去渣，入白蜡、黄蜡各一两熔化尽，绢滤净，稍温再入冰片六分，没药、乳香末各六钱搅匀，摊贴。

方歌：琼液膏贴夹伤破，归闹红花芷蒲黄，油炸又下白黄蜡，再加冰片乳香没。

3. 杖 疮

三黄膏《外科秘景》（清）

【主治】杖疮神效。

【处方】生大黄三两（为末）樟脑二两五钱（研末） 黄丹三两

（水飞） 黄香三两生 猪油三两

【用法】将猪油熬熟，入余药化为膏，一大个贴棒疮上，外用布缠紧，神效。

止痛膏 《仙拈集》（清）

【主治】凡杖夹拶伤、死血郁结、疼痛坏烂、命在顷刻，涂此立刻止痛，真起死回生之圣药也。

【处方】乳香 没药各钱半 轻粉 血竭各三分 樟脑二钱 冰片三分 麝香一分 黄蜡一两 猪板油一两二钱

【用法】研末。将蜡、油同化，调药成膏。昼夜流水，即时苏醒。

牛脂膏 《六科准绳》（明）

【主治】杖疮神效。

【处方】乳香 没药 樟脑各五分 黄蜡四两 水牛油一斤

【用法】上末，先熔蜡，次入油和匀，调末搅匀，油纸摊贴。或以天芋叶摊贴，极妙。

生肌玉红膏 《外科真诠》（清）

【主治】杖疮亦治汤火疮。

【处方】当归二两 白芷五钱 白蜡二两 轻粉四钱 甘草一两二钱 紫草二钱 血竭四钱 香油一斤

【用法】将当归、白芷、紫草、甘草四味入油内浸三日，大

勺内慢火熬微枯色，细绢滤清，将油复入勺内煎滚，入血竭化尽，次下白蜡亦化，取起候片时，方下轻粉末搅匀，去火毒用之。

白膏药 《六科准绳》（明）

【主治】杖疮、臁疮。

【处方】光粉一两 甘石（煅水淬飞过） 白石脂（煅） 龙骨 乳香 没药 枫香 樟脑 水银各一钱 麝香 片脑各一钱 黄蜡半两 柏蜡 猪油各一两半

【用法】上先熔蜡，次入油和匀，候冷调末搅匀，油纸摊贴。臁疮作隔纸膏贴之。

白龙膏 《云林神毂》（明）

【主治】杖后溃烂，久而不愈，补气生血，肌肉渐起。

【处方】白龙神膏医杖疮，黄蜡二两慢火炀，续入黄香末二两，没药五分同乳香，香油煎温入三两，搅匀待冷入水缸，三日拔去火中毒，油纸摊药贴其伤。

白龙棒疮膏 《寿世保元》（清）

方外异人传。

【处方】腊猪油一两七钱 白蜡 轻粉 淀粉各五钱 黄蜡三钱 潮脑二钱五分 乳香一钱 没药二钱 冰片一分

【用法】上为末，先以猪油

同二蜡化开，入群药末，调摊贴之。

白蜡膏《外科秘录》（清）

【主治】专贴杖疮、神效。

【处方】真白蜡一两　猪骨髓五个　潮脑三钱

【用法】共入铫内熬成膏，用甘草煮油纸摊贴，神效。

红膏药《六科准绳》（明）

【主治】杖疮及臁疮。

【处方】黄丹飞二两　乳香　没药　儿茶　血竭　朱砂　樟脑　水银各一两　麝香　片脑各一分　黄蜡　水牛油　猪油各一两

【用法】上末，先以蜡熔化，次入油和匀，候冷入末搅匀，油纸摊贴。臁疮作隔纸膏贴之。

当归膏《寿世保元》（清）

【处方】当归一两　生地黄一两　黄蜡一两　麻油六两

【用法】上先将当归、地黄入油煎黑去渣，入蜡熔化，候冷搅匀，即成膏矣。当归、地黄、麻油、黄蜡主生肌、止痛、补血、续筋，与新肉相宜，白蜡尤妙。

治杖扑、汤火伤损、疮毒，不问已溃未溃、肉虽伤而未坏者，用之自愈。肉已死用之而自溃、新肉易生。搽至肉色渐白其

毒始尽，生肌最速。如棍杖者，外皮不破、内肉糜乱，其外皮因内燉干缩、坚硬不溃、爬连好肉作痛，故俗云疗痂皮，致脓瘀无从而泄，内愈胀痛，难以溃敛，怯弱之人多成破伤风症，每至不救。若杖疮内有瘀血者，即用有锋芒之磁片于患处砭去，涂以此膏，则疗痂死肉自溃、脓秽自出，所溃亦浅，生肌之际亦不结痂，又免皱揭之痛，殊有功效。

杖疮膏《六科准绳》（明）

【处方】水银　樟脑各二钱　乳香　没药　血竭各一钱　片脑一分　黄蜡　水牛油　猪油各一两

【用法】上末，先将油蜡熔化，候冷和末搅匀，油纸摊贴。

杖疮膏《仙拈集》（清）

【处方】当归二两　黄蜡　白蜡各一钱　香油四两

【用法】将当归入油内煎枯去渣，入二蜡熔化成膏，贴之。

杖疮膏《奇效良方》（明）

【处方】血竭　轻粉　干胭脂　密陀僧　乳香　没药各等分

【用法】上研细末，先以冷水洗净拭干，以猪脂调搽，红纸贴之愈。

杖疮膏《寿世保元》（清）

【主治】杖疮，及远年近日

一切顽疮。

【处方】黄蜡二两　黄香二两（为末去油渣不用）　香油三两温　乳香（末）五分　没药（末）五分

【用法】上先将蜡入瓷碗内慢火化开，用箸敲碗边，续续入黄香乳没，取碗离火，入温香油于内，搅匀待冷，入水缸内去火毒，三日取出，油单纸摊药，贴患处。

杖疮膏《陈修园全集》（清）

【处方】猪板油半斤　黄占二两　轻粉三钱　水银三钱　冰片三分

【用法】先将水银轻粉同研细，俟猪油熬熟去滓，先下黄占熔化，后入末药搅匀收贮。以水浸二三时，令出火毒。用竹纸摊贴，觉热即换，轻者即愈，重者不过间日。

护身仙丹《辨证奇闻》（清）

【主治】刑杖伤。

【处方】大黄一两　没药三钱　乳香三钱　白蜡一两　松香五钱　骨碎补五钱　当归一两　三七根三钱　败龟板一两　麝香五分

【用法】各为细末，猪板油一两将白蜡、松香同猪油在铜锅内化开，后将各药末拌匀为膏。贴在伤处。外用油纸包裹，再用布缠住。轻者一膏即痊，重者两膏足矣。如夹棍重伤、大约不须四个即可行走无虞。

灵异膏《奇效良方》（明）

【主治】杖疮、金疮、跌扑皮破、汤火伤、久年恶疮。

【处方】川郁金三两　生地黄二两　粉草一两　腊猪板脂一斤

【用法】上锉细，入脂煎焦黑色、滤去滓，入明净黄蜡四两熬化搅匀，以瓷器贮之、水浸久、去水收。用时先以冷水洗疮拭干，却敷药在疮上，外以白纸贴之，止血定痛且无瘢痕。汤烫火烧不须水洗，治冻疮尤妙。

治棒疮神膏《临证指南医案》（清）

用猪板油一斤熬去渣，再入黄蜡三两同熬，滴水软硬得中，再下乳香没药去油、儿茶各一钱二分，冰片一钱，共为细末，即倾入瓷器内，候温、再加轻粉末三钱，布上摊贴，三日满口，五日平复。

神效打板膏《集验良方》（清）

【主治】死血瘀结，呃逆不食并夹棍伤内烂，真起死回生之药。

【处方】乳香（去油）一钱五分　没药（去油）一钱五分　轻粉三钱

血竭三钱　冰片三分　麝香一分
樟脑二钱　黄蜡一两二钱　猪板
（油熬去渣净油）三两　儿茶二钱

【用法】共研极细末，再将
油蜡同化成膏。贴患处。昼夜流
出恶水，即时苏醒。

莹玉膏《外科大成》（清）

【主治】杖伤，消瘀定痛，
亦治臁疮。

【处方】猪脂油三两　白蜡一
两，熔化离火　入樟冰一两　轻粉五
钱　冰片三分　麝香三分

【用法】疮黑者加银朱五钱，
为末加入和匀，收用。

第五章 皮肤科

1. 皮肤科通治

金华散《六科准绳》（明）

【主治】痘后证、肥疮、疳疮、疥癣，能收水、凉肌、解毒。

【处方】黄丹（水飞过火煅红）一两 黄柏 黄连各五钱 黄芩 大黄各三钱 轻粉一钱 麝香一分

【用法】上为细末，疮湿干掺，燥用腊猪油熬化调搽。

一扫光《丸散膏丹自制法》（民国）

【主治】治疥癣癞风。

【处方】苦参 雄黄各一两六钱 烟胶三两 枯矾 木鳖 川椒 大枫肉 蛇床子 潮脑 硫黄 明矾 水银 轻粉各二两 白矾五钱

【用法】细研，猪油调搽。

大风水银膏（良方）《疡科选粹》（明）

【主治】远年近日疮癞、脓窠、风癣及鹅掌风。用川椒葱白甘草煎汤洗去脓，软绢拭干后用药。一丸手内揉软，揩擦疮上，二三次神效。忌食鸡鹅、羊肉、猪首肠蹄、辛辣发毒之物。

【处方】牙硝 绿矾二味，烧酒炒过 白矾各四两

上同入阳城罐内盐泥封固，煅二炷香足，取出为极细末听用。

水银 黑铅各二两

上同入铁勺内化开煅过为细末 胆矾五钱，另研极细末 川椒好研 杏仁去皮尖另研 蛇床子另研 半夏 硫黄另研 槟榔以水浸一宿，切细片同水磨二三次连水晒干 土木鳖去壳细切薄片另研，雄黄另研，共九味，各二两 大枫子去壳细切片 油核桃三两，二味共研 柏油烛二斤

【用法】以上十六味为极细末和匀，柏油化开，为丸。

飞乌膏《千金方》（唐）

【处方】倾粉是烧朱砂作水银上黑烟也，一作湘粉 矾石各二两

【用法】上二味为末，以煎和如脂，以敷乳疮，日三敷。作散者，不须和，汁自著者可用散，亦敷诸热疮及黄烂疮浸淫汁痒，丈夫阴蚀痒、湿疮、小儿头疮、月蚀、口边肥疮、病疮等并敷之。

柏油膏《疡医大全》（清）

【主治】小儿头上肥疮、羊

胡疮、奶癣疮、脓窠疮、脚上血风疮、癣、妇人纽扣风、裙边风症、耳上湿疮，如神。

【处方】柏油一升　麻油四两　明矾　铜绿各二两　铅粉一两

【用法】共入锅内熬成红色，下黄蜡二两化尽，俟温，不住手搅匀，离火入羊胆汁二个，如无入牛胆汁一个、猪胆汁二个搅匀，瓷钵收贮，搓之，或调金毛狮子疮药搓疮，更妙。

2. 疥　癣

三黄膏《杨氏家藏方》（宋）

【主治】疮癣、疥痨、紫白癜风。

【处方】雄黄（别研）　雌黄（别研）　砒（别研三味）各半钱　白矾（别研）　黄丹　蛇床子（取末）　蔺茹四味各一两　白胶香一钱（别研）　轻粉一钱

【用法】上件用麻油四两，入巴豆四枚煎黄色，去巴豆入众药，又入黄蜡少许熬作膏子。先用荆芥汤洗，后用药搓。

附方　独黄散

【主治】紫癜风。

【处方】硫黄（研细）

【用法】上以茄蒂蘸药少许痛搓良久，以温汤洗去。

牛皮顽癣软膏《仁斋直指方》

雄黄末，入轻粉和猪膏敷之。

癣疮敷膏方《神验良方集要》（民国）

【处方】白蒺藜三两（炒）　麻油三钱　雄黄　硫黄　水银　巴豆末各三钱（去油）

【用法】其水银用锡制过，加硫黄同炒、醋煮，并前药共为细末，蜡烛油调搓神效。

癣膏方《便易经验良方集》（清）

【处方】黄连　明矾（煅）各半两　胡粉　黄丹　水银各二钱

【用法】为细末，用猪油一两夹研，令水银尽散，瓷盒收用。

癣疮膏《肘后方》（晋）

取蟾蜍烧灰末，以猪脂和敷之。

癣疮膏《肘后方》（晋）

羊蹄根捣绞取汁，用调腻粉少许如膏，涂敷癣上，三五遍即瘥。如干，即猪脂调和敷之。

癣膏《医心方》（日安政）

1. 蟾蜍烧末、以猪膏和涂之，立愈。

2. 蛇床子末，猪膏和敷之。

3. 水银和胡粉涂之。

4. 蛇灰膏取自死蛇烧作灰，

腊月猪脂和涂，即愈。

5. 极要疗湿癣方。日未出时，采取羊蹄根，其根须独不得有叉枝，不得令见风。切捣为末，和杀羊酥，着少盐，于日中曝两食久，以涂癣上。

6. 干癣积年痂厚，搔之黄水出，适阴雨即痒。

上取巴豆肥者一枚、炭火上烧之令脂出，即于斧上以脂研之，涂癣上，薄涂之，不过一两度便愈。

7. 博济安众方，治一切病癣、恶疮、小儿头疮方。

以水银、白矾、蛇床子、黄连和猪脂敷之。

8. 去湿止痒膏。广利方治诸癣疮或湿痛痒不可忍方。苦楝皮烧作灰和猪脂涂上。

癣膏《医学纲目》（明）

牛皮癣膏。清油一两入全蝎七枚、巴豆二十枚、斑蝥十枚同熬，候色焦者先去之，去了入黄蜡一钱，候溶收起，朝搽暮愈，勿损皮肉。

柏脂膏。治干癣。柏油一斤黄蜡半斤　杏仁四十五粒（锉碎）　朴硝一抄。上件相和，于铁器内用老生姜五钱葱白三根一顺搅五七次煎沸，滤过成膏。于

疮上搽之。

治五种疥癣。以韭菜根炒存性旋捣末，或山豆根末，以猪脂调敷之，三五度瘥。

癣膏《医学入门》（明）

1. 湿癣。枯矾、黄连各五钱，胡粉、黄丹、水银各二钱。为末，用猪脂油二两夹研令水银星散尽，瓷罐收贮，搽之。

2. 牛癣。旧皮鞋底烧灰存性，入轻粉少许为末，用生油（猪板油）调擦。

3. 通用。麻油二两入巴豆、蓖麻子各十四粒，斑蝥七枚，熬至三味枯黑去渣，却入白蜡五钱，芦荟末三钱搅匀，瓷罐收贮。刮破涂之。

癣膏《丹溪心法》（元）

【处方】芦荟（研）三钱　江子（去壳）十四粒　斑蝥七个（去翅足）　白蜡一两　蓖麻子（去壳）十四粒

【用法】上以香油二两熬江子、斑蝥、蓖麻三药，以黑为度，去药入蜡并芦荟末在内搅匀，用瓷罐盛贮。微微刮癣令破，以膏涂上，过夜略肿即愈。

癣膏《太平圣惠方》（宋）

干癣积年生痂，搔之黄水出，每逢阴雨即痒方。巴豆十枚

肥者。

上于炭火先烧之令油出尽，即于乳钵内以少酥和研如膏，薄涂之，不过一两度愈。

又方　上取青葙子末，以口脂调，先用浆水净洗后，敷之。

一扫光膏《集验良方》（清）

【主治】疥癣。

【处方】蛇床子一两　苦参一两　芫荑一两　雄黄五钱　川椒炒去汗，五钱　大枫子肉五钱　硫黄五钱　枯矾一两二钱　轻粉二两　樟脑二两

【用法】共为细末，猪油调搽。

一上散《奇效良方》（明）

【主治】诸般疥癣必效。

【处方】雄黄透明手可碎　熟硫黄　黑狗脊　蛇床子炒，各半两　寒水石六钱　斑蝥三个，去翅足研碎

【用法】上另研雄黄、硫黄、寒水石如粉，次入斑蝥和匀。蛇床子、黑狗脊另为细末，同研匀。洗疥癣令汤透去痂。油调手中擦热，鼻中嗅两三次，擦上可，一上即愈。如痛甚肿满高起者，加寒水石一倍，如不苦痒只加狗脊，如微痒只加蛇床子，如疮孔中有虫加雄黄，如喜火炙汤烫者加硫黄。只嗅不止，亦可愈。

附方　瘙痒内服方

【主治】遍身瘙痒。

威灵甘草石菖蒲，苦参胡麻何首乌，药末二钱酒一碗，浑身瘙痒一时无。

一扫光《嵩崖尊生》（清）

【主治】疥癣。

【处方】苦参　黄柏各一两六钱　烟胶一两　木鳖肉　川椒　蛇床子　白矾　枯矾　硫黄　枫子肉　潮脑　水银各二钱　轻粉二钱　白砒五分

【用法】为细末，猪油调搽。

一抹光《外科方外奇方》（清）

1. 上白猪板油一斤，去膜　麻黄四两，去根节　木鳖肉四个　全斑蝥四只　明矾二钱　大枫子肉四十个

将猪油放瓦罐内文武火熬化，先宜入水半杯于罐中恐罐烧破，以夏布作袋，将麻黄放于袋中，以线扎口，放油内，先要芦根数条放罐底，煎半炷香为度，取出，再将斑蝥、木鳖放入原袋中，扎口，仍煎半炷香取出，沥干，将大枫子肉敲碎同明矾入油内略煎，掇放地上一夜。取油搽擦。

2. 麻黄三两（去根）、小磨麻油二两，同入铜锅内熬黑捞去

渣，将油沥清后，入锅内熬热，投入白蜡二两研末，黄蜡二两切碎熔化搅匀，离火再入

硫黄研细，一两二钱　花椒炒，六钱　生明矾六钱　枯白矾八钱　甘草炒，四钱，各研细末

调成膏，隔夜取出搽抹。

3. 熟猪油一碗　麻油一两　川椒三钱　同熬去渣，再投入

硫黄研极细末，五钱　樟脑三钱　血竭三钱　轻粉一钱　明矾二钱　搅成膏，搽。

一切疥疮方 《外科方外奇方》（清）

【处方】樟脑一钱　蜈蚣两条　冰片五分　大枫肉二钱　猪板油一两　白矾二钱　雄黄二钱　白砒二钱

【用法】共捣匀，搽。

小儿疥癣膏 《儒门事亲》

【处方】白胶香　黄柏　轻粉等分

【用法】为末，羊骨髓和敷之。

大黑神膏 《外科大成》（清）

【主治】诸癞遍身生疮及多脓血。

【处方】川乌　川芎　升麻　防己　黄柏　黄连　藜芦各五钱　巴豆　杏仁各十四粒　猪油二斤，煎药熔化为度，去渣　雄黄　雌黄　胡粉　白矾各末，五钱　松脂鸡子大一

团

【用法】上为末，入油内搅匀，收瓷器内，先以热盐汤洗净，次搽药，日三次，勿令入口。

大黄膏方 《太平圣惠方》（宋）

【主治】一切疥。

【处方】川大黄一两　干姜半两，锉　黄连一两，去须　藜芦半两，去芦头　蔄茹一两　莽草一两

【用法】上件药捣细罗为散，入炼成猪膏一斤相和，同煎成膏，候冷旋取涂之。

附方　内服酒方

【处方】苦参五两，锉

【用法】上以酒五升浸三日，每于食后温服一中盏。

大枫膏 《疡科选粹》（明）

搽脓滚疥疮神效。先服后煎剂二服再搽。三五日痊。

【处方】川椒　轻粉水银代亦可　枯矾　蛇床子另研净末　樟脑各三分　蜂窝烧存性　蝉蜕烧存性，各三分　柏油烛三两　大枫子去壳，四十九个　杏仁不去皮尖，四十九个

【用法】上将诸药研细，以柏油烛化开，和匀，调涂，三五日内愈。

附方　煎剂四黄散

【主治】风癣、脓滚疥疮煎

方。一应诸疮毒，皆宜服，无不效。

【处方】赤芍药　黄连　黄芩　黄柏各一钱　大黄三钱七分　防风　当归身尾各一钱五分　木鳖子一个,去壳　金银花　苦参各一钱二分

【用法】上用水一盏，酒一盏煎至一盏后，下大黄煎四沸，取去露一宿，五更服，若肠风脏毒下血，去木鳖子，加槐花一钱，验。

三黄膏《圣济总录》（宋）

【主治】疥疮。

【处方】白矾一两,烧灰　硫黄一两,细研　黄连一两半,去须末　雌黄一两,细研　蛇床子三分, 末

【用法】上五味，细研令匀，炼猪脂油和如饧，每用先以盐浆水洗净，拭干涂之。

干癣膏

【处方】硫黄一两　木鳖仁四个　大枫子仁四个　水银钱铅制　银朱一钱　枯矾五钱　黄占五钱

【用法】先将黄占化开，入群药搅匀成锭，用香油调搽，五七次愈。

五黄膏《外台秘要》（唐）

【主治】刘涓子疗久病疮疥癣恶疮毒方。

【处方】雄黄二两,研　乱发如鸡子大烧　黄连一两　黄柏　黄芩　青木香各二两　鸡舌香一两　白芷二两　狼跋子四十枚　雌黄二两, 研

【用法】上十味㕮咀，以苦酒半升渍诸药一宿，以腊月猪膏三升煎取发三四沸，内诸药又三沸止，绞去滓，膏成。敷疮日五遍。

五龙膏《奇效良方》（明）

【主治】疥癣。

【处方】硫黄　白矾　白芷　吴萸　川椒各等分

【用法】上为细末，煎油涂之。

水银膏《圣济总录》（宋）

【处方】黄连去须为末　糯米粉各二两　水银一两,研　胡粉炒研,一两半　吴萸汤浸炒为末　赤小豆为末,各一分

【用法】上六味，先以水银和津于手中研如泥，次与猪脂四两入瓷器内慢火化去滓，下五味药末搅匀成膏，先洗疮拭干涂之。

水银软膏《千金翼方》（唐）

【主治】久癣瘥方。

【用法】细研水银霜如粉，和腊月猪脂，先以泔清洗疮拭

干，涂之，一涂即瘥。后肘重发再涂，即瘥，妙。涂时须薄，慎勿厚。

巴豆膏方 《太平圣惠方》（宋）

【主治】一切疥疮有虫，时作瘙痒。

【处方】巴豆七粒，去皮研 硫黄半两，细研 白矾半两，烧灰 芫荑半两 猪脂三两

【用法】上件药捣罗为末，炼猪脂成油，入前药末调和令匀，每用莲子大于手掌内搓涂之。

巴豆斑蝥膏 《卫生鸿宝》（清）

【主治】湿癣方。

【处方】巴豆去壳 斑蝥各十个，猪油熬焦去斑豆 雄黄 密陀僧 芦荟各二钱，研

【用法】将药入油搅匀，加蜡作膏，向火搽之。（卢氏信验方）

丹砂膏方 《太平圣惠方》（宋）

【主治】一切恶疥疮、瘙痒不止宜用此杀虫。

【处方】丹砂一两，细研 雄黄一两，细研 雌黄一两，细研 乱发一两 白蜡一两 莨茹二两，捣末 松脂一两，细研 猪脂二升 巴豆十枚，去皮心细研

【用法】上件药，先以猪脂煎乱发令消尽，次下巴豆、蜡、松脂煎十余沸，用绵滤去滓，稠即下雄黄、丹砂等末，搅令匀，瓷盒内盛，不拘时摩涂之，取瘥为度。

白硫膏 《太平圣惠方》（宋）

【主治】疥、干癣。

【处方】白矾一两，烧灰 硫黄一两，细研 黄连一两半，去须末 雌黄一两，细研 蛇床子三分，末

【用法】上件药都研令匀，以炼猪脂和如饧，每用先以盐浆水洗令净，拭干涂之。

白矾散方 《太平圣惠方》（宋）

【主治】一切疥。

【处方】白矾烧为灰，一两 硫黄一两，细研 胡粉一两 黄连一两半，去须 雌黄一两，细研 蛇床子三分

【用法】上件药捣细罗为散，都研令匀，以猪膏和稀面糊，每以盐浆水洗拭干，涂之。

白黄膏 《太平圣惠方》（宋）

【主治】风癣。

【处方】白矾一两，烧灰 硫黄一两，细研 腻粉一分 黄连一两半，去须 雌黄一两，细研 蛇床子一两

【用法】上件药捣细罗为散，都研令匀，入猪脂调如稀面糊，

以盐水洗疮，即涂药于上。如冬月即微火暖用之。

龙脑膏方 《圣济总录》（宋）

【主治】一切干湿癣痒痛不可忍。

【处方】龙脑 石硫黄 斑蝥去翅足 腻粉各半两

【用法】上四味细研为末，用面油调成膏，发痒痛时抓破涂之，日三五度即瘥。

百部膏 《医学心悟》（清）

【主治】顽癣。

【处方】百部 白鲜皮 蓖麻子去壳 鹤虱 黄柏 当归 生地各一两 黄蜡二两 明雄黄末，五钱 麻油八两

【用法】先将百部等七味入油熬枯，滤去渣，复将油熬至滴水成珠，再入黄蜡，试水中不散为度，端起锅来，将雄黄末和入，候稍冷，便入瓷盒中收贮，退火听用。

如圣膏 《疮疡经验全书》（宋）

【主治】一切风痦疥癣，痒痛终年不收。

【处方】麻油八两 巴豆三钱 当归五钱 轻粉二钱 黄蜡三两

【用法】上为细末，先将清油锅内熬，次入巴豆、当归末，后下轻粉黄蜡，搽患上。

扫疥膏 《串雅内编》（清）

【主治】诸疥疮、热疮、遍身疖疮神效。

【处方】大黄 蛇床子 黄连 狗脊 黄柏 苦参各五钱，为末 硫黄 水银各四钱 雄黄 黄丹各二钱五分 轻粉一钱 大枫子去壳 木鳖子去壳，各五钱

【用法】上药同研细末杵匀，猪脂调好，洗浴后擦疮上，立效。合药时宜晒，不宜见火，切记。

乱发膏 《医心方》（日安政）

【主治】癣及疥等。

【处方】乱发如鸭子大一枚 鲫鱼一尾 雄黄二两 八角附子一枚 苦参一两 猪膏一斤

【用法】凡六物捣附子等三物为末，猛火煎猪膏发鱼令尽，纳药末，敷癣上。

疗疥及风瘙苦痒方 《外台秘要》（唐）

【处方】丹参 苦参各四两 蛇床子一升

【用法】上三味以水六升煎之，以洗疥疮，日再为之瘥。

皂荚膏方 《太平圣惠方》（宋）

【主治】皮肤风热生疥，干痒宜涂之。

【处方】猪牙皂荚 腻粉

硫黄细研　臭黄细研　白矾灰　黄蜡　巴豆去皮　乌头生用　吴萸

【用法】上件药各一分捣罗为末，都研令匀，先以麻油三二合以慢火消蜡，搅和令匀，日二涂之。

附子膏方 《太平圣惠方》（宋）

【主治】一切疥、癣、恶疮不瘥。

【处方】附子一枚，别捣为末　鲫鱼一尾，长五寸　乱发如鸡子大　猪脂四两

【用法】上件药先以猪脂煎鱼乱发令消，滤去滓，入附子末，熟搅膏成。旋取涂之。

妙应膏 《中藏经》（汉）

【主治】疥癣。

【处方】莨菪　藜芦

【用法】上等分为粗末，油（麻油）煎焦黑去滓，入黄蜡成膏，涂搽之。

治癣膏 《外科百效全书》（清）

1. 湿癣。枯矾　黄连各五钱　胡粉　黄丹　水银各二钱。为末，猪脂油二两夹研令水银星尽，瓷器收贮，搽之。

2. 鹅掌风癣。有虫吃开，用黄丹、轻粉各三钱，猪脏头烧油调搽之。

治癣膏 （民间验方）

【主治】干癣。

【处方】轻粉钱半　广丹一钱　飞辰砂一钱

【用法】上药共为细末。先以麻油煎微滚，入黄蜡一两再煎，后无黄沫为度，离火后再将药末渐投入调膏。

治湿癣方 《奇效良方》（明）

【处方】黄连　明矾煅，各半两　胡粉　黄丹　水银各二钱

【用法】上为细末，用猪脂油一两夹研，令水银星尽，瓷盒收。

治久疥癣方 《千金翼方》（唐）

【处方】丹砂　雄黄　雌黄各一两　莨菪三两　乱发一两，洗净　松脂　白蜡各一两　巴豆十四枚，去皮　猪膏二斤

【用法】上九味，先煎发令消尽，内松脂、蜡等三上三下，去滓，莨菪石药等内中，更煎一沸止，敷之，三数度瘥。

治癣七攻散 《遵生八笺》（明）

【主治】疥癣。

【处方】木鳖子四个　水银　轻粉　白生矾　川椒各五分　人言五厘

【用法】共为末，用猪脂油调和，擦之。

治疥膏 （民间验方）

【处方】水银一钱　核桃四个

硫黄二钱　枯矾　明雄各一钱

【用法】为末合捣猪脂为膏搽之。

治恶疮瘑疮方 《千金翼方》（唐）

【处方】杏仁去皮　巴豆去皮，各二两　藜芦　黄连各一两　水银一钱许

【用法】上五味以青羊脂合研水银令灭，先以盐汤洗之，去上痂，敷疮日二。

治疥神效膏 《奇效良方》（明）

【处方】狼毒　细辛　水银各一钱　轻粉半钱

【用法】上为细末油蜡和剂作两丸，两手将于周身疥多处擦之。

治疥神方 《幼幼集成》（清）

【处方】大枫子肉三钱　轻粉明矾各五分

【用法】共为细末听用，先以蜡猪油二两入麻黄五钱同入锅内熬之，以麻黄色黄为度，滤去滓，退火冷定，调末搽之。

定粉膏 《奇效良方》（明）

【主治】干湿癣、风癣不拘年月。

【处方】定粉　水银　芜荑胭脂各一分

【用法】上同研匀，同陈猪脂同研成膏，先用汤洗，后以膏子临卧时涂之，一上便瘥。本法

猪脂须用三年以上者，若无但陈者亦可。仍用后方淋洗。

洗方。橡实（半升，如无以根皮代之）、蛇床子、地榆、丹参、皂荚、苦参（并细锉）各三两，同煎浓汁，热洗患处。

金不换 《万病回春》（清）

【主治】血风疮、癣疮、疥疮、虫疮及坐板疮、疥癞等疾。

【处方】蛇床子五钱　大枫子去壳，五钱　水银二钱　白锡一钱枯白矾一钱

【用法】上各为末，先将锡化开，次入水银研匀不见星，再入末药、柏油共捣匀。搽疮宜干些。或无柏油，腊猪油亦可。

苦参膏 《疡医大全》（清）

【主治】疥疮。

【处方】苦参　密陀僧　蛤粉　儿茶各等分，研细

【用法】先将疮洗净拭去皮、拭干疮，陈腊猪油调搓，如有脓水干掺可也。

驼脂膏方 《圣济总录》（宋）

【处方】蛇床子　驼脂

【用法】上二味，先研蛇床子令细，以驼脂调成膏涂之，日三五上即瘥。

韭根膏 《千金方》（唐）

【主治】寒热疮及风疥。

【处方】千年韭根 好矾石 雄黄 藜芦 瓜蒂 胡粉各一分 水银三分

【用法】上七味，以柳木研水银使尽，用猪脂一升煮藜芦、瓜蒂三沸去渣，内诸药和调，令相得即成。以敷之，神良。（救急方）用治癣疮。

韭根膏 《疡科选粹》（明）

【主治】诸疮癣年久不愈。

【处方】千年韭根炒存性为末，猪油调敷，三次即愈。

草狼膏 《太平圣惠方》（宋）

【主治】干癣痒痛不止方。

【处方】草乌头一分 狼牙一分 斑蝥七枚

【用法】上件药生用捣细罗为散，以面脂调，用竹篦子刮破涂药，揩入肉，候出黄水，三两日瘥。

又方 乌蝎膏

【处方】川乌二枚，生用 干蝎五枚

【用法】上件药捣罗为末，用面脂调作膏，涂之。

胡粉散方 《太平圣惠方》（宋）

【主治】干癣痒不止，宜涂。

【处方】胡粉 黄连去须 蛇床子 白蔹以上各半两

【用法】上件药捣罗为末，

面脂调涂，湿即干贴之。

神异膏 《济生验方》（清）

【主治】一切疥疮。

【处方】全蝎七个，去毒 皂角一钱，锉研 巴豆七个，去壳 蛇床子末，三钱 麻油一两 黄蜡半两 轻粉半两 雄黄别研，三钱

【用法】先用皂角、全蝎、巴豆煎油变色，去了三味，入黄蜡化开，取出冷处，入雄黄、蛇床子、轻粉和匀成膏。先用苦参汤温洗，以药擦疮疥上。

疥疮膏 《奇效良方》（明）

【主治】一切男子女人浑身疥癣，一家染易，经年瘙痒不效者。

【处方】百部半两，碎切 乱发 木香碎切 槟榔捶碎 苦参研切，各一分 川椒三铢 鲫鱼一个，不要见水切成片

上以油（猪油）五两煎药，得所去药。却用麝香一分 腻粉一钱 硫黄 雄黄各半两，同研令匀

【用法】入油内，更煎搅五七沸，泻出，瓷器盛之，非时使用。

疮疥方 《外科方外奇方》（清）

【处方】大枫子肉三钱 蛇床子一钱 花椒一钱 雄黄三钱 樟脑一分 硫黄五钱 明矾一钱 水

银四钱　腌猪油七钱

【用法】研和搽之。

疥癣膏《千金方》（唐）

【处方】丹砂　雄黄　雌黄
刘涓子无　乱发　松脂　白蜜各一
两　蔺茹三两　巴豆十四枚　猪脂
二升

【用法】上九味，先煎发消
尽，内松脂蜜三上三下去滓，内
诸末中，更一沸止，以敷之。
（千金翼）用蜡不用蜜。

又方

【处方】水银　矾石一作礜石
蛇床子　黄连各一两，一作雄黄

【用法】上四味为末，以猪
脂七合和搅，不见水银为熟。敷
之。一方加藜芦一两又云蔺茹。

疥癣方《疡科选粹》（明）

春天发焦疥，开郁为主，不
宜抓破。

【处方】蛇床子　吴萸　白
矾各二钱　黄柏　大黄　硫黄各一
钱　樟脑五分　寒水石二钱五分
槟榔一枚　轻粉一钱

【用法】上为末，猪油调敷。

柏脂膏《济生拔萃》（明）

【主治】干湿癣疥。

【处方】柏油一斤　黄蜡半斤
杏仁四十五个，研碎　朴硝一抄

【用法】上同于铁器内，加

老生葱三根，一顺搅五七沸，去
滓，搽用。加白矾尤妙。

诸疮疥癣膏《疡医大全》（清）

【处方】烟膏即硝皮，房内灶上
烟熏油腻　黄丹水飞，各二两　硫黄
五钱，熔了地下掘一孔贮醋倾入冷定
土贝母　白芷　羌活　枯矾各二钱
麝香一钱　轻粉三分

【用法】共为细末，瓷瓶收
贮，有脓水干搓，无脓水烛油调
搓。如秃疮、剃净头，以豆腐水
洗拭干搓。

臭灵丹《医宗金鉴》（清）

【处方】硫黄末　油核桃
生猪油各一两　水银一钱

【用法】捣膏，用搽患处。

方歌：臭灵丹擦脓湿疥，硫
黄末共油核桃，生猪脂油各一
两，水银一钱同捣膏。

臭黄膏方《太平圣惠方》（宋）

【主治】小儿胎中受风长后
或身体生疥，瘙痒不止。

【处方】臭黄二分　硫黄一分
葱白一茎，细切

【用法】上件药研令细，用
清油一两入锅内熬令熟，下少许
蜡及葱白，次下硫黄、臭黄搅令
匀，膏成，以瓷盒中盛，旋旋涂
之。又方捣蛇床子末，以猪脂和
涂之。

脂调散《玉机微义》（明）

【主治】疥疮、脓窠疮。

【处方】蛇床子二两　蒿茹　草乌　花椒　苦参　荆芥各一两　雄黄　硫黄　明矾各半两

【用法】上为细末，猪脂调搽。

剪刀散《医学入门》

【主治】砂疥

【处方】蛇床子三钱　寒水石　芫荑各二钱　剪刀草　枯白矾　吴萸　黄柏各一钱　苍术　厚朴　雄黄各五分　轻粉一钱

【用法】上为末，香油调敷。

救急疗癣疮方《外台秘要》（唐）

【处方】白矾石熬　多年韭根　雄黄研　藜芦　瓜蒂　胡粉各一分　水银三分

【用法】上七味，以柳木杵研水银使尽。用猪脂一升煮藜芦、瓜蒂、韭根三沸，去滓入石药等，搅令相得，以敷疮上，甚妙。

麻豆膏《医学入门》

【主治】诸癣。

【用法】麻油二两入巴豆肉、蓖麻子肉各十四粒，斑蝥七个，煎至枯黑色去滓，却入白蜡五钱，芦荟末三钱，搅匀成膏。涂擦之。

麻黄膏《医学心悟》（清）

【处方】雄猪油四两　斑蝥三个　麻黄五钱　蓖麻子一百个，去壳研烂　大枫子一百粒，去壳研烂

【用法】先将猪油化开，下斑蝥煎数沸，随去斑蝥，再下麻黄煎枯，滤去渣，将大枫子蓖麻肉和匀，听搽。

麻黄膏《疡科心得集》（清）

【主治】牛皮血癣，营枯血燥，遍体发癫发痒。

【处方】川连　黄芩　黄柏　紫草麻黄各一钱　小生地三钱　斑蝥七枚

用雄猪板油十两，将上药熬滤去滓，入黄蜡一两，白蜡五钱烊化，再入蓖麻子肉、大枫子肉各二钱捣烂如泥，调和，离火俟半冷后入

雄黄三钱　樟冰一钱　生矾三钱　五倍子二钱　轻粉一钱　铜青二钱　东丹二钱　金底二钱

【用法】研细调匀，瓷碗收贮，不时频擦。

又方　直指方

【主治】牛皮癣方。

【用法】石榴皮蘸明矾末抹之，且勿用醋，即虫沉下。

蛇床实膏《千金方》（唐）

【主治】小儿癣方。

【用法】以蛇床实捣末，和猪脂以敷之。

黄连膏方 《圣济总录》（宋）

【主治】小儿癣疥赤肿，及湿癣久不瘥。

【处方】黄连去须 黄柏去粗皮炙 蛇床子炒 菖茹 礜石煅，别研 水银手掌内唾研如泥入膏中，各一两

【用法】上六味捣罗前四味为末，以腊月猪脂四两同入铫子内煎四五沸，下礜石末，又煎三两沸，取下良久，下水银搅如稀泥，候冷，先以清泔皂荚汤洗拭干，以火炙痒涂之，日三。

黄连散方 《太平圣惠方》（宋）

【主治】干癣搔之白屑起。

【处方】黄连一两，去须 藜芦半两，去芦头 川大黄一两 干姜半两，生锉 菖茹一两 莽草一两

【用法】上件药捣细罗为散，入猪脂一斤，以慢火煎成膏，滤去滓，收于瓷器中，先以新布揩拭疮上令伤，然后涂药，无不瘥者。

黄连散方 《太平圣惠方》（宋）

【主治】小儿疮，遍身皆有，痒痛不止。

【处方】黄连二两，去须 胡粉二两 吴黄一两 赤小豆一百粒

水银二两，与胡粉点少水同研星尽

【用法】上件药除胡粉水银外，捣罗为末，入胡粉水银令匀，以腊月猪脂和涂之。亦治头疮。

搽疥疮方 《神验良方集要》（民国）

【处方】冰片二分 寒水石七钱 硫黄三钱 飞滑石一钱

【用法】共研极细末用鲜猪油捣匀涂搽，若痒切忌手搔受风，须将药用细夏布包好搽，连搽自然痊愈。

雄黄膏 《太平圣惠方》（宋）

【主治】风毒疥癣。

【处方】雄黄一两，细研 附子半两，去皮脐 腻粉一分 白矾一分，烧灰 藜芦一分，去芦头 川椒一分，去目及闭口者

【用法】上件药捣细罗为散，入乳钵内再研如粉，以炼了腊月猪脂半斤，黄蜡二两净铛内慢火煎，候蜡消，倾于瓷盒中，入雄黄等末搅令匀，每日四五度取少许，涂揩之。

雄黄膏方 《太平圣惠方》（宋）

【主治】小儿疥瘙痒，搔之成疮，脓血不止，宜用。

【处方】雄黄一两，细研 雌黄一两，细研 乌头一枚 松脂一分 乱发一分

【用法】上件药除雄黄雌黄外，以炼成猪脂一斤于铛中煎，下乌头、松脂、乱发等，候乌头色黑，乱发消尽，膏成，绵滤去滓，入雄黄雌黄搅令匀，盛于不津器中，候冷涂疮上，日三用之。

茵茹膏方 《千金方》（唐）

【处方】茵茹　狼牙　青葙　地榆　藜芦　当归　羊蹄根　萹蓄各二两　蛇床子　白蔹各六分　漏芦二分

【用法】上十一味，以苦酒渍一宿，明旦以成煎猪膏四升煎三上三下，膏成，绞去滓，内后药

雌黄　雄黄　硫黄　矾石　胡粉　松脂各二两　水银二两

上七味研细，看水银散尽，即倾前件膏中，以十只箸搅数百遍止，用瓷器贮之，密封，勿令泄气。煎膏必微火，急即不中用。一切恶疮、疥癣、疽漏悉敷之，不可近目及阴。先研雄黄等令细，候膏小冷即和搅，敷之。

硫巴膏 《太平圣惠方》（宋）

【主治】疥疮。

【处方】猪脂一斤　巴豆半两，去皮研烂　蜡半两　硫黄一分，末

【用法】上件药先煎猪脂令

沸，入巴豆煎候黄，次下蜡令熔，又下硫黄末搅令匀，盛于瓷盒内，日三五度涂之。

硫黄散方 《太平圣惠方》（宋）

【主治】湿癣痒痛不可忍。

【处方】硫黄半两　斑蝥半两，去翅足　龙脑一两（钱）　腻粉一两

【用法】上件药都细研如粉，用面脂调如泥，痒痛时抓破后，以药揩之。

紫草膏 《卫生鸿宝》（清）

【主治】眉风癣，作痒流脂，蔓延眼胞者。

【处方】紫草　白芷各二钱　归身五钱　甘草一钱

【用法】麻油二两熬至白黄色，滤清，和白蜡、轻粉各二钱收膏涂之。

腻粉膏 《和剂局方》（宋）

【主治】风热毒客于皮肤，身体生疮，痛痒无时及大疥作疮、赤疼痛、肌汁不绝。拔热毒、止疼痛、生肌肉、敛疮口、神效。

【处方】黄连为末　腻粉　甘草为末　胡粉各一两　松脂半两　猪脂六两

【用法】上件药先用猪脂煎松脂，次入黄蜡二两滤去渣，次下腻粉并四味，搅匀，倾于瓷器

中。每用少许涂，日三四易。

漏芦膏方《圣济总录》（宋）

【主治】一切癣。

【处方】漏芦　地榆　附子去皮脐　杏仁汤浸去皮尖双仁，各一两　藜芦去芦头　木通　莽草　白芷　吴萸　细辛　蜀椒去目并闭口　蜡各二两　清油一斤

【用法】上十三味，细锉十一味，先熬油令沸，下诸药煎，候白芷赤黑色，停，冷，绵绞去滓，拭铛令净，再下油并蜡同煎，候蜡熔尽，瓷盒盛收，旋涂患处。仍用后丁香散粉之，日三五上瘥。

附方　丁香散方

【主治】一切癣，涂漏芦膏后宜敷丁香散方。

【处方】丁香捣末　虾蟆灰各一两　麝香研，一分　五倍子捣末　白矾熬令汁枯　腻粉各半两

【用法】上六味合和为散，敷于癣止，以瘥为度。

雌黄膏方《太平圣惠方》（宋）

【主治】小儿癣，不计干湿瘙痒不结。

【处方】雌黄半两，细研　黄连半两，去须　蛇床子半两　黄柏半两，锉　芜荑半两　藜芦半两，去芦头　硝石半两　莽草半两　苦参半两，锉　松脂三两　杏仁一两，汤浸去皮别研如泥

【用法】上件药捣细罗为散，以腊月猪脂半斤和松脂煎令溶，先下杏仁，次下诸药搅令匀，煎成膏，收于不津器中。用时先以泔清净洗疮拭干，涂于故帛上贴之，日二换之。

又方一

【主治】小儿干湿癣方。

【处方】雄黄一分　麝香一分

【用法】上件药细研，煎油调涂之。

又方二

上取乱发烧灰细研，以猪脂和涂之。

鲫鱼膏方《太平圣惠方》（宋）

【主治】一切疮癣或干或湿，痛痒不可忍。

【处方】鲫鱼一头　雄黄半两，细研　腻粉半两　猪脂半斤　乱发鸡子大

【用法】上件药先将猪脂熬令沸，即下鱼煎令焦，次下发令消，去滓，下雄黄、腻粉搅令匀，泻于瓷器中，待冷涂之。不过五七度，无不瘥者。

附方　白蒺藜散方

【主治】一切癣及疥，风痒痛疮等。

【处方】白蒺藜二两，微炒去刺玄参一两 沙参一两，去芦头 丹参一两 苦参一两，锉 人参一两，去芦头 秦艽二两，去苗 栀子仁一两甘菊花一两 枳壳一两，麸炒黄，去瓤 黄芩一两 乌蛇四两，酒浸去皮骨炙微黄 独活二两 茯神一两 薯蓣一两 细辛一两 防风二两，去芦头 麻黄一两，去根节

【用法】上件药捣细罗为散，每于食前以温酒调下二钱。

藜芦膏方《外台秘要》（唐）

【主治】广济疗诸病病经年，依手拂疽痒，引日生不瘥，疮久则有疽虫。

【处方】藜芦六分 黄连八分矾石熬汁尽 松脂 雄黄研，各八分苦参六分

【用法】上六味捣，以厚绢筛之，用猪脂二升煎之，候膏成去滓，入雄黄、矾石末搅匀和调，待凝以敷之。诸疮经年或搔之汁出不生痂，百药疗不瘥，悉主之。病疥头疮亦效。热疮者，起疮浅但出黄汁，若肥疮是也。浸淫疮者，浅疮黄汁出，兼搔之蔓延，长不止是也。病疮者，喜著手足相对。痛痒折裂，春夏随瘥。集验同。

藜芦膏《外科大成》（清）

【主治】病疮痒痛、黄水浸淫。

【处方】藜芦 苦参各一两

【用法】猪脂半斤浸七日，煎数沸去渣，入松香一两化，离火入雄黄末、枯矾末各一两搅匀，涂之。以瘥为度。

3. 脓窝疮

樗鸡膏方《圣济总录》（宋）

【主治】病疮——疥癣之类也。

【处方】樗鸡十二枚 蜜蜂十二枚 芫青八枚（去足翅炒） 蜈蚣二条（长五寸者无以野葛二两代之）斑蝥六十枚（去翅足） 藜芦（去芦头） 茴茹 铅丹各一两 附子（炮裂去皮脐）二两 巴豆二十粒（去皮） 猪脂二斤

【用法】上一十一味，除猪脂铅丹外锉碎，先煎猪脂令沸，下诸药、煎至半日，漉去滓，绵布绞滤过，再煎下铅丹，以柳篦搅令匀，以瓷盒盛。取涂疮上，日三五上，以瘥为度。

五黄膏方《圣济总录》（宋）

【主治】久病疮毒。

【处方】雌黄研 黄连去须黄柏去粗皮 黄芩去黑心 雄黄研

木香　白芷各一两　乱发如鸡子大
鸡舌香半两　狼跋子四十枚　猪脂
一斤半

【用法】上一十一味，除猪
脂外锉碎，先煎脂令沸，下诸药
乱发，煎至发尽滤出，以绵布滤
去滓，瓷盒盛。取涂抹患上，日
三五度即瘥。

丹砂膏方《圣济总录》（宋）

【主治】三十年病疮及小儿
干湿病疮坏烂。

【处方】丹砂研　雄黄研　雌
黄研，各一两　菵茹三两，末　乱发
灰半两　猪脂一斤

【用法】上六味，面向东先
熬猪脂令沸，下诸药末，以柳篦
搅匀，瓷盒盛。先用盐汤洗疮，
取涂抹疮上。日三五上即瘥。

水银膏方《太平圣惠方》（宋）

【主治】小儿病疮及疥癣恶
疮。

【处方】水银一两　白矾一两
蛇床子一两　黄连一两，去须

【用法】上件药除水银外捣
罗为末，以腊月猪脂七两入水银
和研以不见水银，膏成，敷疮，
神效。

乱发灰膏涂敷方《圣济总录》（宋）

【主治】湿病积年不瘥，四
边肉青起。

【处方】乱发灰　蛇蜕灰各一
分　猪脂一两

【用法】上三味，细研二味，
以脂调如糊，先用曲未一升石灰
汤二升搅合令匀，洗疮，涂敷疮
上，日三五度即瘥。

杏仁膏方《圣济总录》（宋）

【主治】痈疮久不瘥。

【处方】杏仁四十粒，汤浸去皮
尖双仁　黄连去须为末　藜芦去芦头
为末，各一两　水银一分　猪脂十两
巴豆四十粒，去皮心研

【用法】上六味，先煎猪脂
令沸，下诸药，以柳篦搅，下水
银令匀。以瓷盒盛，先用盐汤洗
疮去痂，取涂疮上，日三五上，
以瘥为度。

苦参藜芦膏《疡科心得集》（清）

【处方】苦参　藜芦各一两

【用法】用猪油八两熬枯去
渣，入松香一两化开，离火加枯
矾、雄黄各一两搅匀。治脓窠
疮，以此涂之。

神效脓窠疮方《神效良方集要》（民国）

【处方】川椒　水银　枯矾
木鳖子　信石　硫黄　雄黄　樟
脑　蛇床子　大枫子各一钱

【用法】共为细末，猪油调
搽。

373

浓窠疮膏《卫生鸿宝》（清）

【处方】麻黄一两　硫黄五钱
樟脑　血竭　川椒各三钱　明矾二
钱　轻粉一钱　熟猪油一饭碗

【用法】先将麻黄、川椒熬
焦去渣，入余药末油内，候凝，
蘸搽。

脓窠疥疮方《外科方外奇方》（清）

【处方】蜈蚣　全蝎　雄黄
明矾　绿柳树根　真潮脑　花椒
猪油

【用法】以火纸卷成筒，烧
取油，搽之神效。

野葛膏方《圣济总录》（宋）

【主治】久病疮。

【处方】野葛　黄连去须　细
辛去苗叶　杏仁去皮尖　莽草　芍
药　藜芦去芦头　附子去皮脐　乱
发灰　菌茹　川芎　白芷　桂去
粗皮　藁本去苗土　乌头去皮脐　白
术　吴茱洗焙干炒　雌黄研　矾石
研　天雄去皮脐　当归各一两　斑
蝥去翅足　巴豆去皮　蜀椒去目及合
口　黄柏去粗皮　蛇床子各半两
猪脂三斤半

【用法】上二十七味，除雌
黄、矾石、猪脂外锉碎，先熬脂
令沸，下诸药煎，候白芷黄黑色
漉出，以绵布绞滤过，即下雌
黄、矾石末，以柳篦搅令匀，瓷

盒盛。每日三五度取摩涂疮上，
即瘥。

黄连膏涂敷方《圣济总录》（宋）

【主治】湿病。

【处方】黄连去须　黄柏去粗
皮　杏仁去皮尖　蔓荆子　胡粉
水银各一两一分　猪脂一斤　豉心三
合

【用法】上八味，除胡粉、
水银、猪脂外锉碎，先熬脂令
沸，下诸药煎，候黄黑色漉出，
以绵滤过，入胡粉水银搅令匀，
以瓷盒盛。取涂抹疮上，日三五
度即瘥。

疬疮膏《医学入门》（明）

【主治】疬疮生手足间，相
对如新吴萸，痒痛折裂，搔则黄
汁淋漓，有孔如蜗，久而生虫。

【处方】杏仁　乳香各三钱
硫黄　轻粉各一钱半，为末　麻油三
钱　黄蜡五钱

【用法】麻油煎沸入黄蜡熔
化，入前药末煎，搅成膏，去火
毒，瓷器收用。

雄黄膏方《圣济总录》（宋）

【主治】疬疮。

【处方】雄黄研　黄连去须为
末，各一两　黄芩去黑心末之　松脂
各二两　乱发灰一分，末　猪脂六两

【用法】上六味，先熬脂令

沸，下松脂煎令熔尽，即下药末，以柳篦搅令匀，瓷盒内盛。取涂抹疮上，以瘥为度。

雄黄膏方《圣济总录》（宋）

【主治】小儿病癣风痒。

【处方】雌黄研 黄连去须 莽草 蛇床子炒 黄柏去粗皮炙 苦参 芜荑炒，各半两 藜芦 硝石研，各一分 松脂二两半 杏仁汤浸去皮尖双仁，别研如膏，一两

【用法】上一十一味，除雌黄、松脂、杏仁外，捣罗为末，取腊月猪脂半斤和松脂入铛中煎令沸，下杏仁，次下诸药末搅匀，凝为膏。每用先以醋泔洗拭干，涂之日三。

薰陆香膏《太平圣惠方》（宋）

【主治】病癣疮，经年不瘥，宜用。

【处方】薰陆香半两 杏仁半两，汤浸去皮尖 硫黄一分，细研 黄蜡一两 腻粉一分 油三合

【用法】上件药细研如粉，先熬油沸，下蜡令消，次下诸药末同煎如稀膏，候冷收于瓷器中，旋取涂之。

藜芦膏方《太平圣惠方》（宋）

【主治】诸病疮，经久则生虫。

【处方】藜芦二两，去芦头

白矾二两，烧灰细研 松脂二两，细研 雄黄二两，细研 苦参二两，锉

【用法】上件药先捣藜芦、苦参为散，入猪脂一斤相和，煎十余沸，绵滤去滓，次入松脂、雄黄、白矾等末搅令匀，待冷收于瓷盒中，旋取涂之，以瘥为度。

附方 楝子汤洗方

【处方】楝子一斤 地榆五两 桃皮五两 苦参五两

【用法】上件药并细锉，以水二斗煮取一斗，滤去滓，稍温，每日一度洗之。

4. 粉刺酒刺

肺风粉刺膏《疡医大全》（清）

【处方】生硫黄 白芷 栝楼 腻粉各五分 蝉蜕洗 芜青去翅足 全蝎各七枚

【用法】上研细听用。以麻油黄蜡火熬化，离火入药在内，每用少许涂面上。勿沾眼内。

面疮软膏《肘后方》（晋）

【主治】妇人颊上疮，瘥后每年再发，甘家秘方，涂之永瘥。

【处方】黄矾石二两，烧令汁尽 胡粉一两 水银一两半

【用法】捣筛矾石胡粉，更筛，先以斤许猪脂于瓷器内熟研

水银令消尽，更加猪脂并矾石胡粉和，使黏稠。洗面疮，以涂上。又别熬胡粉令黄，涂膏讫，则薄此粉，数日即瘥，甘家用大验。

粉滓膏《华佗神医秘传》（汉）

【主治】粉刺酒刺。

【处方】硼砂研，四分　麝香二分　牛黄半分　水银四分，以面脂合研　雄黄三分

【用法】上五味并精好药，捣筛研如粉，以面脂一升内药中，和搅令极调，一如敷面脂法，以香浆水洗，敷药避风，经宿粉滓落如蔓荆子状，此方秘不传。

腊脂膏《外科秘录》（清）

【主治】肺风疮。

【处方】大枫子肉二十个　木鳖肉二十个　轻粉五分　枯矾五分　水银一钱

【用法】上研末，用腊肉猪脂调涂面上，一夜即愈。

硫蜜膏《太平圣惠方》（宋）

【主治】面上粉刺。

【处方】硫黄一两　密陀僧一两　乳香一两　白僵蚕一两，末　腻粉一两　杏仁一两，汤浸去皮研如膏

【用法】上件药同研如粉，都以牛酥调稀稠得所，暖浆水洗面，拭干以药涂之。勿使皂荚，

不过三五上甚效。

5. 面　疮

白膏《千金翼》（唐）

【主治】鼱疮疥痛恶疮方。

【处方】附子十五枚　蜀椒一升　野葛一尺五寸

【用法】上三味切、醋浸一宿，猪膏一斤煎附子黄去滓，涂之，日三。

石粟膏涂方《圣济总录》（清）

【处方】石灰二两　粟米二合

【用法】上二味将石灰罗细，同粟米内瓶中，以水浸经三宿，取出研如膏，曝干重研如粉，以面脂调匀，入瓷盒中盛，每洗面后，拭面涂之。

赤鼻酒齄膏《冯氏锦囊》（清）

【处方】黄柏　苦参　槟榔各等分

【用法】上为末，以猪油调敷。

木兰膏《医心方》（日安政）

【处方】木兰皮二两　栀子三两

【用法】凡二物，细切渍苦酒中一宿，明旦以猪膏一升煎去渣，稍以摩之。

木兰膏方《圣济总录》（宋）

【主治】面鼱疱。

【处方】木兰皮 防风_{去叉}
白芷_{留两小块验药熟} 独活_{去芦头}
藁本_{去土} 辛夷_{去毛} 木香 牛膝_{酒浸切焙} 芍药 白附子_炮 杜蘅
当归_{切焙} 细辛_{去苗叶} 川芎_{各一两}
麝香_{研，半两} 腊月猪脂二斤，以水
浸去赤汁

【用法】上一十六味，除麝
香与猪脂外并锉碎，先猪脂入锅
中令消，下诸锉药，以文火煎三
上三下，候白芷块黄色膏成，用
新绵滤去滓，入麝香搅匀，稀稠
得所，瓷盒盛。每临卧时，先以
温浆水洗面后涂膏，日三次。

白芷膏方《圣济总录》（宋）

【主治】面䵟疱。

【处方】白芷_{留两小块验所煎膏}
白芜荑 木兰皮 细辛_{去苗叶} 藁
本_{去苗叶} 白附子_{炮，各三分} 川芎
半两 防风_{去叉，半两} 丁香零
陵香 松花 麝香_{研，各一分} 熊
脂三分，如无以酥代

【用法】上十三味，除麝香熊
脂外，并锉碎入净器中，以酒二
升浸一宿，先将熊脂入铜锅中化
令消，次下酒中诸药，以文火煎
之三上三下，候白芷黄色膏成，
用新绵滤去滓，入麝香搅匀，稀
稠得所，瓷盒盛。每临卧时先以
温浆水洗面，后涂膏，大效。

白附子膏方《太平圣惠方》（宋）

【主治】面䵟疱，令面悦泽。

【处方】白附子_{一两，生用}
木香_{一两} 商陆_{一两，锉} 细辛_{三两}
酥_{三两} 羊脂_{三两} 密陀僧_{一两，}
_{细研如粉} 金牙石_{三两，细研如粉}

【用法】上件药细锉，以酒
三升渍一宿，煮取一升去滓，然
后纳酥羊脂煎成膏，入金牙石、
密陀僧搅令匀，盛不津器中。夜
卧时涂面，日以温水洗，不得见
风。

玉屑膏方《太平圣惠方》（宋）

【主治】面䵟疱。

【处方】玉屑_{一两半，细研如粉}
珊瑚_{一两半，细研如粉} 木兰皮_{一两}
半 辛夷_{一两半，去壳} 白附子_一
_{两，生用} 川芎_{一两} 白芷_{一两} 冬
瓜子仁_{四两} 桃仁_{半斤} 商陆_{半斤}
牛脂_{二两} 猪脂_{四两} 白狗脂_{一斤}

【用法】上件药，除玉屑、
珊瑚及诸般脂外并细锉，先于银
锅中以文火大消诸般脂，令溶后
下诸药同煎三上三下，令白芷色
黄为度，滤去滓，下玉屑珊瑚末
搅令匀，于瓷器盛。每夜涂面神
效。

羊胆膏方《太平圣惠方》（宋）

【主治】面䵟疱及产妇黑疱

如雀卵色。

【处方】羊胆三枚，取汁　猪脂三合　细辛三分，捣罗为末

【用法】上件药相和，煎成膏，每夜涂面，且以浆水洗之。

杏仁膏方《圣济总录》（宋）

【主治】面䵟疱。

【处方】杏仁汤浸去皮尖研，半两　硫黄研，一分　密陀僧研，半两　硇砂研，一钱　白鹅脂炼成油，二两

【用法】上五味除鹅脂外，同研，入鹅脂油更研令匀，倾入瓷盒，坐火中养之。搅令稀稠得所成膏，每临卧以纸拭疱令干，涂之。

赤膏方《圣济总录》（宋）

【主治】妇人面上粉䵟。

【处方】光明砂四分，研　麝香二分　牛黄半分　水银四分，以面脂和研　雄黄三分

【用法】上五味捣研如粉，面脂一升内药中和搅匀，令如敷面脂法，香浆水洗，涂面避风，经宿粉䵟如蔓菁子状自落，大效。

治糟鼻验方《寿世保元》（清）

硫黄为细末，甚者加草乌同为末，以酥油调稀，涂患处，如觉痛苦，用栀子煎汤服之，或洗

病处即愈。

猝得面疱方《外台秘要》（唐）

【主治】面疱。

【处方】土瓜根　水银　胡粉　青羊脂等分

【用法】上四味为粉和敷面疱上，瘥止。

胡粉膏《太平圣惠方》（宋）

【主治】面疱。

【处方】胡粉半两　水银一两，合胡粉入少水，研令星尽

【用法】上件药以腊月猪脂一两同研令匀，夜卧时薄涂之。

涂面玉屑膏方《圣济总录》（宋）

【主治】面䵟疱，令光白。

【处方】玉屑　珊瑚　木兰皮各三两　辛夷去毛　白附子炮　川芎　白芷各二两　冬瓜子　牛脂　猪脂腊月者，各十八两　商陆切碎，五两　桃仁汤浸去皮尖别研，五两

【用法】上十二味，除牛猪脂入锅中化成油外，诸药同捣研为细末，入脂油内，以文火煎令稀稠得所，滤去滓，瓷盒盛。每洗面后，涂药。

黄连膏《医心方》（日）

【主治】头面生疮，痒。

【处方】黄连四两　白蔹二两　大黄三两　黄柏二两　胡粉二两

【用法】上五物捣研，下筛，

以猪脂和涂之，时以盐汤洗之。

雄黄膏《太平圣惠方》（宋）

【主治】面上生油疱疮。

【处方】雄黄一两, 细研　胡粉一两　水银一两

【用法】上件药细研，以水银星尽为度。用腊月猪脂旋调，以敷面上。

蓖麻子膏《奇效良方》（明）

【主治】酒齄鼻及肺风面赤生疮。

【处方】蓖麻子去壳研　轻粉研　沥青研　硫黄研　黄蜡各二钱　麻油一两

【用法】上熬成膏，以瓷盒盛，每用少许擦于患处。

麝香膏方《太平圣惠方》（宋）

【主治】面奸皰。

【处方】麝香半两, 细研　白附子一两, 生用　当归四两　川芎四两　细辛四两　杜蘅四两　白芷四两

【用法】上件药细锉，以蜡月猪脂同煎三上三下，候白芷色黄为度，去滓下麝香搅令匀，盛瓷盒中。勿令著尘，以敷皰上，日三度。

6. 鹅掌风

鹅掌风膏《孟氏家传方》

【处方】白鲜皮　地骨皮

大枫肉　川乌（滚水泡去皮尖）各一两　槟榔　蔓荆子各五分　潮脑一钱　皮硝一两（提净）

【用法】共研细以猪脂捣丸弹子大，布包搽之，先以椿根白皮煎汤洗、再上药。

附方　提皮硝法

以硝入瓦器内滚水棍搅数次，待定去水取硝。

鹅掌风癣《孟氏家传方》

【处方】牛油　香油　柏油黄蜡各一两

【用法】化开待温，入银朱一两，官粉二钱，麝香五分搅匀，火烤癣热，将药搽上。

玉脂膏《万病回春》（清）

【主治】杨梅愈后发出鹅掌风癣，起白皮，去一层发一层，久不愈者。

【处方】牛油　香油　柏油黄蜡各一两, 化开待温　入银朱一两　官粉三钱　麝香五分

【用法】以上三味为细末，入油内搅匀，火烤癣令热，将药搽上，再烤再搽即效。

玉脂膏《东医宝鉴》（朝鲜享保）

【处方】牛脂　柏油无则鹅脂代之　香油　黄蜡各一两　熔化，乃入胡粉二钱　轻粉一钱半　麝香五分

【用法】上为末，搅匀，抹癣上，火上烘搽，再烘再搽。如神。

当归膏《医学心悟》（清）

【主治】疠风，并可搽去游丹、鹅掌诸风。

【处方】当归 生地各一两 紫草 麻黄 木鳖子去壳 大枫子去壳 防风 黄柏 玄参各五钱 麻油八两 黄蜡二两

【用法】上先将前九味入油熬枯，滤去滓，再将油复入锅内熬至滴水成珠，再下黄蜡，水中不散为度。候稍冷，倾入碗内，坐水中，出火毒三日，听用。擦鹅掌风。

鹅掌风膏《济生验方》（清）

【处方】麻油一两 黄蜡五钱 生信石一钱

【用法】麻油煎滚，先下黄蜡后下信石，成膏油，搽患处。

熊脂膏《外科秘录》（清）

【主治】数十年鹅掌风。

【处方】熊油一两 瓦松三钱 轻粉一钱 樟脑一钱

【用法】各为末。先以甘草三钱，桂枝二钱煎汤洗之。烘干，以熊油调各末搽而烘之，一日三次，一连三日即愈。

附方

【主治】治鹅掌风足癣方。

【处方】熟地八两 山茱萸四两 山药四两 丹皮三两 泽泻三两 柴胡一两 麦冬三两 当归三两 白芍三两 肉桂一两 菖蒲五钱 茯苓三两

【用法】各为末，炼蜜为丸，每日早晚空腹滚水送下各五钱。一料即愈。

7. 秃疮

小儿头疮膏《外科百效全书》（清）

小儿头疮成块久不愈者。以花椒末新猪油煎膏，调涂三五次即愈。

头疮膏《仁术便览》（明）

1. 治头疮。用猪油二钱半生半熟，调雄黄末、水银各二钱，和匀搽。

2. 小儿头疮。腊猪油（半生半热） 雄黄 水银各等分 上研匀，封疮上。

秃疮软膏（启玄）《疡医大全》（清）

【主治】秃疮有虫痒痛。

【处方】烟胶五钱 水银 雄黄各一钱 枯矾 轻粉各五分

【用法】研细，用陈腊猪油或马脂抽调搓。

秃疮膏（民间验方）

【处方】铜绿三钱 松香二钱 黄蜡三钱

【用法】共为细面，香油半两熬滚，下蜡熔化、离火下药面搅匀，一日一次涂疮。

秃疮膏（民间验方）

【处方】胆矾一钱　雄黄一钱　黄蜡三钱

【用法】共为细面，麻油半两煎沸、入蜡熔化，下火入药面搅匀，搽患处。

治秃疮膏《神验良方集要》（民国）

【用法】俗名腊梨头，并治臁疮、蚂蚁窝。

【处方】大枫子油五合　油核桃肉八钱　麝五厘　红升丹一钱　冰片一分　陈蜡烛油二两

【用法】蜡熔化入诸药、候冷、搽。

神应软膏《东医宝鉴》

【主治】白秃头疮。

【用法】羊粪烧存性为末，用雁油调涂，一二次即愈。

小儿秃疮膏《本草纲目》（明）

松香五钱，猪油一两熬搽，一日数次，数日即愈。

秃疮膏《卫生宝鉴》（民国）

沥青二两，黄蜡一两半，铜绿一钱半，麻油一两半，文武火熬收，每摊贴之。神效。

木兰皮膏方《太平圣惠方》（宋）

【主治】白秃及百疮。

【处方】木兰皮　牡荆子　秦艽去苗　附子去皮脐生用　川大黄　石南　苦参以上各一两　白矾　珍珠末　雄黄　水银　松脂以上各半两，一处细研至水银星尽

【用法】上件药，先以木兰皮等七味细锉，醋拌令匀，经宿用炼猪脂二斤，于锅中煎令附子等焦黄为度，以绵滤去滓，后入白矾等五味，更煎三五沸，离火候冷，于瓷盒中盛。日三度涂之。

水银膏方《太平圣惠方》（宋）

【主治】白秃疮不瘥。

【处方】水银二两　黄连二两，去须　细墨一两

【用法】上件药，先以黄连并墨二味捣细罗为散，用不着水猪脂和水银同研令星尽，用涂疮上神效。

又方　黑豆桃花膏

【处方】黑豆一合，炒令微黄　干桃花一两

【用法】上件药捣细罗为散，以腊月猪脂调涂疮上，用帛子裹，勿令见风冷。

头疮方《幼科大全》（民国）

【处方】猪油一钱，半生半熟

雄黄　水银各二钱半

【用法】上研和匀，敷疮上。

生发膏《千金方》（唐）

【主治】白秃发落，生白痂，终年不瘥方。

【处方】五味子　蛇床子　远志各三分　菟丝子五分　苁蓉　松脂各二分　雄黄　雌黄　白蜜各一分　鸡屎白半分

【用法】上十味制下筛，以猪膏一升二合，先内雄黄，次内雌黄，次内鸡屎白，次内蜜、松脂，次内诸药煎之，膏成。以桑灰汁洗头，燥，敷之。

秃头癣痹油疮膏《寿世汇编》（清）

大蜂房一个，以白矾末填孔内，以罐底盛之，炭火煅令白矾化尽为度。

研末，腊猪油和涂，药完愈。

附方

【处方】麦芽二钱　元明粉钱半　元参钱半

【用法】共研末，多用烟油，少加麻油调和，剃头搽之，不痛不痒，五六次渐愈，除根乃止。如间断则复发。烟油即烟店刨烟叶榨上打出之油。

秃疮药膏《丹溪心法》（元）

【处方】轻粉五钱　黄蜡三两

【用法】上用鹅油一二两，调搽。

杜蘅膏方《圣济总录》（宋）

【处方】杜蘅　雄黄研　木兰皮锉　矾石研　附子炮裂去皮脐　大黄锉炒　石南　秦艽去苗土　珍珠研　苦参　水银　松脂各六两　猪脂去膜，五斤

【用法】上十三味，先将药捣罗为细末，次将石药及水银合研如粉，方熬猪脂、松脂化，次下诸药，文武火煎令稀稠得所，以新棉滤去滓，瓷盒盛贮。每用先以泔浆水洗头净，后涂药。

治白秃膏《千金翼方》（唐）

【处方】桃花三月三日开者阴干　柏子　赤桑根

【用法】上三味为末，猪脂和，先以灰汁洗净秃处，拭干涂之。

附方　柳枝膏

细柳枝一握　水银　皂荚各三钱　上三味以醋煎如饧，涂之。

治秃疮膏《临证指南医案》（清）

【主治】一切秃疮并阴阳顽癣。

用不落水猪网油摊开，将松香细末掺在网油上，卷如炭头，在灯火上烧着，下用蚌壳内放生矾末少许受滴下之油，乘热搅

匀。冷定搽在患处，或油纸摊膏贴更好。

治小儿白秃疮膏《寿世保元》（清）

【处方】黄柏皮五钱　枯矾一钱五分　硫黄　韶粉　轻粉各一钱

【用法】上为细末，腊月猪脂调，日搽三次。又用大蒜每日早晚搽白处。

肥油膏《医宗金鉴》（清）

【主治】秃疮。

【处方】番木鳖六钱　当归五钱　藜芦五钱　黄柏五钱　苦参三钱　杏仁三钱　狼毒三钱　鲤鱼胆二个　白附子三钱

【用法】上用香油十两，将前药入油内熬至黑黄色，去渣，加黄蜡一两二钱熔化，用布滤过，罐收。每用少许，用蓝布裹于手指，蘸药涂疮。

方解：本方黄柏、鱼胆清热解毒，白附疏风泄邪，木鳖、藜芦、狼毒、苦参杀虫止痒。秃疮用此搽之有神效。

松脂膏《千金方》（唐）

【主治】白秃及痈疽百疮。

【处方】松脂六两　矾石　杜蘅一作牡荆　雄黄　附子　大黄　石南　秦艽　珍珠　苦参　水银　木兰各一两

【用法】上十二味咀，以醋渍一宿，猪膏一斤半煎之。以附子色黄去滓，乃内矾石、雄黄、水银，更着火三沸，安湿地，待凝，以敷上，日三。

松脂膏《沈氏尊生》（清）

【主治】白秃

【处方】松脂　黄连各七钱半　黄芩　苦参各一两　蛇床子二钱半　大黄　枯矾各五钱　水银半两　胡粉五合，水银入少水同研令无星为度

【用法】共研匀，腊猪油调涂疮上。

松脂膏《太平圣惠方》（宋）

【主治】小儿白秃疮及诸癣。

【处方】松脂半两　天南星一分　川乌头一分，去皮脐　腻粉一分　杏仁一两，汤浸去皮别研如膏　清油二两　黄蜡一两

【用法】上件药捣罗为末，先取油蜡入于瓷器内，以慢火熔之，后下诸药末和搅令匀，熬三五沸膏成，候冷涂疮上，日再用之。

又方　桑桃膏

【主治】小儿白秃疮，痛痒不瘥方。

【处方】赤桑根一两　桃花一两，三月三日收未开者阴干

【用法】上件药细捣罗为散，以腊月猪脂和如膏，每使时先以

桑柴灰汁净洗，拭干涂之，即瘥。

贯众膏《太平圣惠方》（明）

【主治】头疮白秃。

【处方】贯众　白芷为末

【用法】油调涂之。

又贯众烧研末，油调涂。

细辛膏方《圣济总录》（宋）

【主治】头疮有虫，变成白秃。

【处方】细辛去苗叶　乌喙　莽草　续断　石南　辛夷仁　皂荚　泽兰去苗　白芷　防风去叉　白术　松叶　竹叶各二两　猪脂半斤　生麻油一斤

【用法】上十五味，除猪脂、麻油外细锉，以醋五升入瓷瓶中水浸一宿，取用大铛先下脂油微火煎一两沸，次下诸药煎，候白芷黄即膏成，去滓以瓷盒盛。临卧时先以热浆水洗头，后用药涂匀，如痒勿搔动，经宿即洗去再涂。

润肌膏《外科正宗》（明）

治秃疮干枯白斑作痒发脱，用麻油四两，当归五钱，紫草一钱同熬药枯，滤清将油再熬，加黄蜡五钱化尽，倾入碗内，炖冷搽擦自愈。

方歌：润肌膏内用麻油，紫

草当归一并投，熬透去渣黄蜡入，秃疮搽后发盈头。

桃花膏《外台秘要》（唐）

【主治】秃疮。

【用法】取三月三日桃花开者阴干，与桑葚等分捣末，以猪脂和，以灰水洗后，涂药，瘥。

蛇床子膏方《太平圣惠方》（宋）

【主治】白秃遍头生疮，经年不瘥。

【处方】蛇床子三两　五味子三两　远志三两，去心　菟丝子五两，别捣　苁蓉二两　松脂二两　雄黄一两，细研　雌黄一两，细研　鸡屎白半两，细研

【用法】上件药细锉，以猪脂一升二合、白蜜二合，先煎前五味药三上三下，滤去滓，次下雄黄、雌黄，次下鸡屎白、松脂同煎。候稀稠得所膏成，用瓷盒贮之。先以桑柴灰汁洗头，候干即敷膏，隔日一用。

踯躅花膏方《医宗金鉴》（清）

【主治】秃疮。

【用法】踯躅花根四两捣烂，用菜油一两炸枯去滓，加黄蜡少许，布滤候冷，青布蘸搽。凡用三次，毡帽戴之，勿令见风。

方歌：踯躅花油疗秃疮，驱

虫止痒擦之良，踯躅花根研极烂，菜油炸枯入蜡。

鲫鱼膏《太平圣惠方》（宋）

【主治】头上一切恶疮及秃疮，诸药不瘥者，宜用此方。

【用法】上以鲫鱼一头长五寸者，留鳞去肠胃，纳头发令满，即以湿纸数重裹之，烧为灰，入雄黄一分同研令细，用腊月炼猪脂和，更研令匀。先以泔清洗疮，拭干涂之，日三上自瘥。用麻油调亦得。

8. 头　疮

一抹全《外科方外奇方》

【主治】小儿头上诸疮。

【处方】藜芦　蛇床　飞黄丹各一钱六分　硫黄　白矾　赤石脂　五倍子　川柏各一钱五分　轻粉五分

【用法】共研细末，猪油调敷，或清油亦可。

又方　小儿白秃方。用炮长（声）（爆竹）药油调，先以米泔腐泔洗后，敷二次即愈。

小儿头疮膏《外科百效全书》（清）

【处方】松香一两　铅粉三钱　水银一钱　银朱一钱

【用法】用猪油调搽。

小儿秃头疮膏《丹溪心法》（元）

1. 小儿头疮。腊猪油（半生半熟）　雄黄　水银等分

上研和匀，洗净敷疮上。

2. 小儿头疮膏。猪牙皂角（去皮）　胡椒　枯矾　轻粉　樟脑

上为末，烛油调搽。七日如樱桃脓窠者，去椒搽之。

千金疗赤秃方《外台秘要》（唐）

烧羊角灰和猪脂敷之。马蹄灰和腊猪脂涂之。

附方　捣黑椹三升如泥，先灰汁洗后、以涂之。又服之甚妙。

水银膏方《太平圣惠方》（宋）

【主治】小儿遍头生疮。

【处方】水银一两　胡粉一（二）两入（少水与水银同研令星尽）松脂四二两（细研）　猪脂三两

【用法】上件药先煎猪脂令消，去滓，下松脂，下水银胡粉，不住手以柳枝搅令匀，膏成去火，倾在瓷盒内，净洗疮拭干，涂疮上，日二用之。

又方一　露蜂房膏。上以露蜂房烧灰细研，以腊月猪脂调涂之。

又方二　吴萸膏。上吴萸炒令焦细研，入腻粉，以猪脂调涂之。

又方三　虎脂膏。以虎脂敷疮上，瘥。

白屑风膏《病源辞典》

玉肌散。白附子　白芷　滑石各二钱　加绿豆五合（研细）每用三匙，猪脂调涂。

疗头风痒白屑生发膏《外台秘要》（唐）

【处方】乌喙　莽草　石南草　细辛　皂荚　续断　泽兰　白术　辛夷　白芷　防风各二两　柏叶（切）二升　松叶（切）二升　猪脂四升

【用法】上十四味以苦酒浸一宿，脂煎三上三下，膏成、去滓、滤收。沐发了，以涂之，妙。

二黄膏《太平圣惠方》（宋）

【主治】小儿头疮久不瘥，恶汁出不断方。

【处方】黄连一两，去须　黄柏一两，锉　白矾一两，烧灰　蛇床子半两　胡粉三分

【用法】上件药捣细罗为散，以熬成猪脂调如膏，日二涂之，效。

头疮膏《医学入门》（明）

【处方】雄黄　水银各等分

【用法】为末，以腊月猪脂半生半熟和匀。洗净敷之。湿烂者用燕窠土黄柏为末干掺。痂高者，用黄蜡沥青煎敷。

旱莲膏方《圣济总录》（宋）——

【主治】头风白屑，长发令黑。

【处方】旱莲草子十升，捣取汁二升　桐木白皮四两　松叶　川芎　白芷　辛夷仁　藁本　沉香　秦艽　商陆　犀角屑　青竹皮　细辛　杜若　牡荆子　零陵香各二两　甘松　天雄　白术　升麻　柏木白皮　枫香脂各一两　生地黄十升，捣取汁五升　乌麻油四升　马脂一升　熊脂二升　猪脂一升　蔓荆子油一升　枣根白皮三两　防风二两

【用法】上三十味，除脂油外并细锉，以旱莲子地黄等汁入瓷瓶内浸一宿取出，与脂同入大锅内，微火煎，候白芷黄色成膏，去滓，贮入不津器中。先洗发令净，候干用药涂抹。明早取桑根白皮二两，细锉，以水一斗五升煮取一斗，放温洗发。每夜涂药一次。

软膏方《丹溪心法》（元）

【主治】一切风热小儿头疮。

【处方】巴豆七个　沥青　黄蜡　香油各五两

【用法】上先将沥青、黄蜡、香油熬，次入巴豆不住手搅，候巴豆焦黑色，去巴豆，却入腻粉一钱令匀。放冷敷疮上。

肥油膏《医宗金鉴》（清）

【主治】白痂如钱生发内，小者如豆大如钱，俗名钱癣，逐渐成秃疮、癞头疮。

【处方】番木鳖六钱　当归　藜芦各五钱　黄柏　苦参　杏仁　狼毒　白附子各三钱　鲤鱼胆二个

【用法】用香油十两将前药入油内煎成黑黄色，去渣，加黄蜡一两二钱熔化尽，用布滤过，罐收。每用少许，用蓝布裹于手指蘸膏搽疮。

方歌：肥油膏能治肥疮，散风杀虫长发强，黄柏苦参白附子，番鳖狼毒杏仁良，藜芦当归鲤鱼胆，炸焦入蜡实奇方。

肥疮膏《仁术便览》（明）

【主治】大人肥疮，坐板疮及小儿奶癣疮。

【处方】大枫子肉五钱　黄柏末，五钱　蛇床子二钱半　枯矾二钱　雄黄一钱　轻粉一钱二分半

【用法】共为细末，腊猪油调搽。

泽发膏《千金方》（唐）

【主治】头中风痒白屑。

【处方】蔓荆子　附子　细辛　续断　皂荚　泽兰　零陵香　防风　杏仁　藿香　白芷各二两　松叶　石南各二两　莽草一两　松脂　马鬐膏　猪脂各二升　熊脂二升

【用法】上十八味㕮咀，清醋三升渍药一宿，明旦以马鬐膏等微火煎三上三下，以白芷色黄膏成，用以泽发。

又方

【处方】乌喙三两　莽草　石南　细辛　续断　皂荚　泽兰　白术　辛夷　防风　白芷各二两　竹叶　松叶　柏叶各半升　猪脂四升

【用法】上十五味㕮咀，以清醋三升渍一宿，明旦微火以脂煎三上三下，白芷色黄膏成，去滓滤取。沐发后涂之。一方用生油三大升。《千金翼方》中无石南用杏仁，不用白芷。灰汁洗头去白屑。

胡粉膏方《太平圣惠方》（宋）

【主治】小儿头面身体生疮，久不瘥。

【处方】胡粉一分（两）　水银一两，与胡粉相和点少许水研星尽　白松脂一两　猪脂二两

【用法】上件药先将松脂、猪

脂入铫中煎成膏，以绵滤过，入水银胡粉搅令匀，日二涂之，瘥。

润肌膏 《外科大成》（清）

【主治】白屑风及秃疮白斑作痒。

【处方】麻油四两　当归五钱　紫草一钱

【用法】浸三日，文火炸枯去渣，入黄蜡五钱熔化倾碗内，搽患处。

莲子草膏 《外台秘要》（唐）

【主治】疗头风白屑，长发令黑。

【处方】莲子草汁二升　松叶青桐白皮各四两　枣根白皮三两　防风　川芎　白芷　辛夷仁　藁本　沉香　秦艽　商陆根　犀角屑　青竹皮　细辛　杜若　蔓荆子各二两　零陵香　甘松香　白术　天雄　柏白皮　枫香各一两　生地黄汁五升　生麻油四升　猪鬐脂　马鬐膏各一升　熊脂二升　蔓荆子油一升

【用法】上件药细切，以莲子草汁并生地黄汁浸药一宿，如无莲子草汁，加地黄汁五升浸药，于微火上，内油脂等和煎九上九下，以白芷色黄、膏成。布绞去滓。欲涂头，先以好泔沐发后，以敷头发摩至肌。又取枣根

白皮锉一升，以水三升煮取一升，去滓，以沐头发，涂膏。

涂顶膏方 《太平圣惠方》（宋）

【主治】头风痒白屑。

【处方】乌喙去皮脐，去苗　莽草　石南　细辛　皂荚去皮子　续断　泽兰　白术　辛夷　防风去芦头，以上各二两　柏叶一斤　松叶二斤　猪脂四斤

【用法】上件药细锉，以酒一升浸一宿滤出，以猪脂煎药焦黄，膏成去滓，沐发，以涂之，妙。

黄柏散方 《太平圣惠方》（宋）

【主治】小儿头面身体生疮热痛。

【处方】黄柏二两　水银半两　苦参三两，锉　黄连一两，去须

【用法】上件药捣罗为散，以猪脂和，搅乳入，研水银星尽。每先用泔清洗疮令净，拭干敷之，凡三上效。

雄黄膏方 《太平圣惠方》（宋）

【主治】小儿头疮，经年不瘥，瘥而复发，宜用。

【处方】雄黄一两，细研　雌黄一两，细研　黄柏一两　黄芩一两　姜黄一两　白芷一两　当归一两　木香一两

【用法】上件药除雄雌黄外并细锉，用头醋浸二宿，以猪脂

一斤煎，候白芷色赤黄膏成，去滓，入水银一两，以唾于掌中研令星尽，入膏内搅令匀，次入雄黄、雌黄末，又搅之，用瓷盒盛。每使先以盐浆水洗疮令净拭干，以膏涂之效。

雌黄膏方《太平圣惠方》（宋）

【主治】头上生疮，及一切恶疮诸药治不瘥者，宜用。

【处方】雄黄一两，细研 黄连一两半，去须 苦参一两 礜石 蔄茹各一两 莽草半两 朱砂二分，细研

【用法】上件药先细锉四味，以腊月猪脂一斤慢火同煎三上三下，去滓，下研了药不住手搅令成膏，入瓷盒中盛。每用少许涂于疮上。

藜芦膏方《太平圣惠方》（宋）

【主治】小儿头疮久不瘥，痒不生痂。

【处方】藜芦二两 黄连二两，去须 白矾五两，烧令汁尽 雄黄二两，细研 黄芩一（二）两 松脂二两

【用法】上件药除雄黄、松脂外，并捣罗为末，以猪脂一斤入铫子内熬令消，绵滤过，入药末煎，稀稠得所，入雄黄、松脂搅令匀，膏成，以瓷盒盛。每用

先以桐树白皮、天麻、甘草各一两煎汤放温，洗疮令净，拭干，以膏敷疮。

癞头疮膏《东医宝鉴》（朝鲜享保）

1. 雄黄 水银等分。为末，腊猪脂半生半熟调敷之。

2. 松皮灰五钱 黄丹 白胶香各二钱半 白矾枯 大黄 黄柏各一钱二分。上为末，熟（猪）油调敷。

3. 连床散。治小儿癞头疮及身上诸疮。黄连五钱 蛇床子五倍子各二钱半 轻粉少许。上为末，荆芥汤洗后，猪油调敷。

9. 紫白癜风

二黄一白膏《太平圣惠方》（宋）

【主治】紫癜风。

【处方】雄黄三分 硫黄二分 白矾一两

【用法】上件药都研如粉，以猪脂调令匀，每取涂于患处，日三度用之。

三黄膏《六科准绳》（明）

【主治】紫白癜风、疮、癣、疥。

【处方】雄黄 雌黄 砒霜各半钱，并另研 白矾 黄丹并另研 蛇床子为末 蔄茹各一两 白胶香

另研 轻粉各一钱

【用法】上件，用清油四两入巴豆四粒煎黄色，去巴豆，入诸药又入黄蜡少许，熬成膏子。先用荆芥汤洗后，用药搽。神效。

三灰膏《太平圣惠方》（宋）

【主治】白癜风。

【处方】红灰藋五斤 茄子根茎三斤 苍耳根茎五斤

【用法】上件药并晒干，一处烧灰，以水一斗煎汤淋取汁，却于铛内熬成膏，以瓷盒盛。别用好通明乳香半两生研，又入铅霜一分，腻粉一分相和，入于膏内。别用炼成黄牛脂二合入膏内，调搅令匀，每取涂抹所患处。日三用之。

白癜风膏《六科准绳》（明）

【处方】硫黄 密陀僧 腻粉 乳香四味，并另研 杏仁 白僵蚕炒

【用法】上为细末，酥调成膏。用浆水洗疮，以生白布搽破涂之。日夜四五次，甚妙。（量酌用）

白癜风膏《华佗神医秘传》（汉）

【主治】白癜风。

【处方】附子 天雄 乌头各三两 防风二两

【用法】以豚脂煎膏涂之。

附方 内服粉剂

【处方】苦参三斤 露蜂房炙 松脂 附子炮 防风各三两 栀子仁五两 乌蛇脯六两，炙 木兰皮五两

【用法】共捣研为末，一服一匙，陈酒下。

白癜风膏《太平圣惠方》（宋）

【主治】白癜风遍身斑点瘙痒。

【处方】附子二两，去皮脐 凌霄花一两 川乌头二两，去皮脐 防风二两，去芦头 露蜂房一两 踯躅花一两

【用法】上件药细锉，以猪脂三升煎炼，看药黄焦去滓，候冷于瓷盒中盛，用摩风癜上，以瘥为度。

附子膏《太平圣惠方》（宋）

【主治】白癜风如雪色。

【处方】附子二两，去皮脐生用 天雄二两，去皮脐生用 川乌头二两，去皮脐生用

【用法】上件药细锉，以猪脂二斤煎，令附子色焦黄去滓，候冷于瓷盒中盛。用摩风癜上，以瘥为度。

治紫癜风方《太平圣惠方》（宋）

硫黄二两（细研）。先以粗

布揩患处令伤，用面脂调硫黄末如膏，日三度涂。

鱼脂膏《外科秘录》（清）

【主治】白驳。

【用法】用鳗鲡鱼脂搽上，微痛，一上即愈。

附方 用蛇蜕烧末，醋调敷上，神效。

硫黄膏方《太平圣惠方》（宋）

【主治】紫癜风。

【处方】硫黄一两，细研 雄黄三分，细研 白矾一两，细研 白附子半两 硇砂半两 附子三分，去皮脐 蛇蜕皮一条

【用法】上件药捣罗为末，入研令匀，用油四两，黄蜡二两，先煎油三五沸下蜡后入药末，调煎成膏。每取涂抹患处，日三度用之。

10. 面骭黯

面骭方《外台秘要》（唐）

【处方】白芷 白蜡各八两 白附子 辛夷 乌头（炮） 防风 藿香 商陆各二分 藁本 葳蕤各四两 零陵香三分 麝香一分 牛脂 鹅脂各一升 羊脂五合 麻油二合

【用法】上十六味细锉，以酢渍浃浃然一宿，以诸脂煎白

芷，色黄膏成，以皂荚汤洗面敷之，日三瘥。

奸疱膏《华佗神医秘传》（汉）

【处方】麝香三分 附子一个 当归 芎劳 细辛 杜蘅 白芷 芍药各四分

【用法】上七味切碎，以腊月猪脂一升半煎三上三下、去滓、下香膏成，以敷疱上，日三，瘥。

酒齄方《外台秘要》（唐）

【处方】珍珠 胡粉 水银等分

【用法】上三味以猪膏研令相和，涂之，佳。

齄奸膏《华佗神医秘传》（汉）

【处方】木兰皮 防风 白芷 青木香 牛膝 独活 藁本 芍药 白附子 杜蘅 当归 细辛 芎劳各一两 麝香二分

【用法】上十四味锉，以腊月猪脂二升微火煎三上三下，去滓，入麝香。以敷面上妙。

千金翼面药方《外台秘要》（唐）

【主治】奸黯及痘瘰，并皮肤皱劈。

【处方】防风 藁本 辛夷 芍药 商陆根 白芷 牛膝 当归 细辛 密陀僧 川芎 独活

葳蕤 木兰皮 零陵香 鸡舌香 丁香 麝香 珍珠各一两 蕤仁 杏仁各二两，去皮 腊月猪脂三升 炼油一升 獐鹿脑一具，无以羊脑充 牛髓五升

【用法】上二十五味，先以水浸脑、髓使白，丁香已上㕮咀如麦豆，乃于脑髓脂油中煎三上三下，以绵绞去滓，入麝香及珍珠末等研搅千遍，凝，即涂面上。

谨按千金翼云二十九味，遂以诸本并千金翼数之，但二十五味，云藿香以上恐并藿香更有三味。

木兰膏 《外台秘要》（唐）

【主治】面皯。

【处方】木兰皮 防风 白芷 青木香 牛膝 独活 藁本 芍药 白附子 杜蘅 当归 细辛 川芎各一两 麝香二分

【用法】上十四味锉，以腊月猪脂二升微火煎三上三下，绞去滓，入麝香调。以敷面上，妙。

白附子膏方 《圣济总录》（宋）

【主治】面皯黯。

【处方】白附子 青木香 丁香各一两 商陆根一两 细辛三两 酥半两 羊脂三两 密陀僧一

两，研 金牙三两

【用法】上九味捣筛为散，酒三升渍一宿，煮取一升，去滓，内酥脂煎一升成膏，夜涂面上，旦起温水洗，不得见大风日，瘥。

玉屑膏 《外台秘要》（唐）

【主治】面黯、皯疱。

【处方】玉屑 珊瑚 木兰皮各三两 辛夷去毛 白附子 川芎 白芷各二两 牛脂五两 冬瓜仁十合 桃仁一升 猪脂五合 白狗脂一升 商陆一升

【用法】上十三味切，煎三上三下，白芷色黄其膏成。洗面涂膏。

羊胆膏 《外台秘要》（唐）

【主治】古今录验，疗面皯疱及产妇黑皯如雀卵色方。

【处方】羊胆一枚 猪脂一合 细辛一分

【用法】上三味以羊胆煎三上三下，膏成，夜涂敷，早起洗，以浆水洗去，验。

防风膏方 《圣济总录》（宋）

【主治】面皯黯，涂之能令光润。

【处方】防风去叉 藁本去苗土 辛夷 芍药 当归切焙 白芷 牛膝切焙 商陆 细辛去苗叶 密

陀僧_{细研} 川芎 独活_{去芦头} 葳
蕤 木兰皮 蕤仁_{各二两} 杏仁_汤
_{浸去皮尖} 丁香 鸡舌香 零陵香
珍珠屑 麝香_{各一两} 油_{一斤} 獐
鹿髓_{各一升，如无猪骨髓亦得} 牛髓
_{一升，如无脂亦得} 蜡_{四两，炼过者}

【用法】上二十六味，先将
髓以水浸令白，取出，除珍珠屑
麝香外，余药并锉碎，次油髓蜡
入锅中熬令消，入诸药，用文火
煎之，若白芷黄色，量稀稠得
所，以新绵滤去滓，方将珍珠屑
麝香别研为细末入前汁中熬成
膏，贮瓷器内。临卧涂面上，旦
起温水洗去，避风日妙。

杏仁膏方《圣济总录》（宋）

【主治】面䵟黯涂之，令光
白润泽。

【处方】杏仁_{汤浸去皮尖双仁}
_{一两半} 雄黄_{一两} 瓜子_{一两} 白
芷_{一两} 零陵香_{半两} 白蜡_{三两}

【用法】上六味，除白蜡外，
并入乳钵中研令细，入油半升，
并药内锅中，以文火煎之，候稠
凝，即入白蜡又煎搅匀，内瓷盒
中。每日先涂药及敷粉，大去䵟
黯。

易容膏方《太平圣惠方》（宋）

【主治】面上疮及䵟。

【处方】麻油_{半斤} 乳香_{一两，}

_{细研} 松节_{一两} 松脂_{二两} 黄蜡
_{二两} 白及_{一两} 川升麻_{一两} 白
芨_{半两}

【用法】上件药，捣升麻、
白芨细罗为末，先以油煎松节并
白及令黄赤色，滤去滓，后入松
脂黄蜡又煎令消，即入乳香、升
麻等末熬成膏，倾于瓷器内收。
凡面上䵟黯、风刺，诸般恶疮敷
之。

又方　（乌蛇灰膏）

【处方】乌蛇_{二两，烧灰}

【用法】上细研如粉，以腊
月猪脂调涂。

11. 雀　斑

雀斑膏《本草纲目》（明）

【处方】蓖麻子仁 密陀僧
硫黄_{各一钱}

【用法】为末，用羊髓和匀，
夜夜敷之。

12. 月蚀疮

水银膏《奇效良方》（明）

【主治】月蚀疮，多在两耳
上及窍旁，随月盈虚。

【处方】水银_{一分} 胡粉_研
松脂 黄连_{去须为末，各半两} 猪脂
_{四两}

【用法】上先熬猪脂令沸，

下松脂诸药末及水银，搅令匀，瓷盒盛。先以盐汤洗净疮，涂敷，日三五度。

月蚀疮膏《太平圣惠方》（宋）

1. 斑蝥散方。

【主治】治小儿月蚀疮久不瘥。

【处方】斑蝥半分，与糯米同炒微黄去翅足　硫黄半两，细研　莨菪半分

【用法】上件药捣细罗为散，重入乳钵内同研如粉，贴于疮上即瘥，或干即以猪脂和涂之。

2. 虎头骨二两。上捣细罗为散，以猪脂一升煎令黄色，膏成，倾于不津器中，候冷即涂之。

矾石涂敷方《圣济总录》（宋）

【主治】月蚀疮。

【处方】矾石研　石硫黄研，各半两　五月五日虾蟆一枚，自死者烧作灰

【用法】上三味细研为末，先以盐汤洗疮，以猪脂二两调匀涂敷之。日三五上，以瘥为度。

豉皮膏《太平圣惠方》（宋）

【主治】小儿月蚀疮立效。

【处方】败豉皮一两，烧灰蛤蟆一枚，烧灰

【用法】上件药细研为散，

以炼成猪脂和如膏，涂之。

硫黄涂敷方《圣济总录》（宋）

【主治】月蚀疮。

【处方】石硫黄细研　莨菪末，各一两　斑蝥去足翅，半两细研

【用法】上三味捣研和匀，先用盐汤洗疮后，涂敷疮上，如干者，以猪脂调和，涂敷之，日三度。

酥粉涂敷方《圣济总录》（宋）

【主治】月蚀疮。

【处方】酥二两　胡粉一两，细研

【用法】上二味调和如糊，涂敷疮上，日三五度。

13. 瘾　疹

乌蛇膏方《太平圣惠方》（宋）

【主治】风瘾疹结肿，攻冲遍身，发热痒痛，及治筋脉挛急。

【处方】乌蛇一两　天麻半两附子半两　白附子半两　僵蚕半两乌喙半两　天南星半两　桂心半两细辛半两　吴萸半两　羌活半两当归一两　苍术半两　防风半两牛膝半两　汉椒半两　干蝎半两木鳖子一两　枳壳一两　大黄一两白芷半两

【用法】上件并生用细锉，

以头醋半升拌浸一宿，用腊月炼成猪脂二升于铛中入药以慢火煎，看白芷变黄紫色，下火滤去滓令净，入于瓷盒中盛之。用时涂抹于患处，立效。

升麻犀角膏《外台秘要》（唐）

【主治】诸热风毒气，痒冲出皮肤，搔却隐疹赤起，兼有黄水出，后结为脓窠疮，悉主之。

【处方】升麻　犀角　白蔹　漏芦　枳实炙　连翘　生蛇衔草　干姜　芒硝研，以上各二两　黄芩三两　栀子二十枚，劈　蒴藋根四两　玄参三两

【用法】上十三味切，以竹沥二升渍一宿，以成炼猪脂五升煎令竹沥水气尽，绞去滓，内芒硝搅令凝膏成。用摩患处。日五六度，益佳。

赤瘾疹膏《外台秘要》（唐）

【主治】身体赤瘾疹而痒，搔之随手肿。

【处方】莽草二分　当归　川芎　蹄躅花　大戟　细辛　芍药　芫花　附子炮　蜀椒各四分　猪脂二升半

【用法】上十一味切，以猪膏合煎之，候附子色黄膏成，滤去滓，收贮，敷病，日三，以瘥为度。

青羊脂膏《千金方》（唐）

【主治】风热亦疹，搔之随手作疮。

【处方】青羊脂四两　甘草炙　芍药各三两　白芷　寒水石　防风　黄芩　白及　黄芪　升麻各四分　石膏一升　竹叶切，一升

【用法】上十二味，㕮咀，先以水八升煮石膏竹叶取四升去滓，浸诸药，以不中水猪脂二升合煎，膏成，敷病上良。

莽草膏《千金方》（唐）

【主治】身体赤瘾疹而痒，搔之随手肿起。

【处方】莽草二分　当归　川芎　大戟　细辛　芍药　芫花　蜀椒　附子　蹄躅各四分　猪膏二升半

【用法】上十一味㕮咀，以酒渍药一宿，猪膏煎之，候附子色黄膏成，去滓，以敷病上，日三。

野葛膏方《太平圣惠方》（宋）

【主治】风瘾疹如茧栗。

【处方】野葛一两　附子三两，去皮脐　牛蒡子并根五两

【用法】上件药并生用，锉如大豆许，醋浸腌一宿，用腊月炼成猪脂一斤，下药同于银石锅中慢火煎，待附子色黄赤，下火滤去滓，入瓷盒中收。每用摩于

所患处，频用立效。

犀角竹沥膏《外台秘要》（唐）

【主治】风热，发即头项脉掣动急强，及毒疥痒方。

【处方】犀角十二分，屑　升麻八分　蒴藋根　秦艽　独活　白及　菊花　白术　防己　白芷　当归　防风　川芎　青木香　寒水石碎　苦参　漏芦根各四分　蒺藜子二合　莽草二分　枳实二枚，四破　栀子仁七枚　竹沥三升　吴蓝一两

【用法】上二十三味切，以竹沥渍一宿，明旦于炭火上和猪脂五升煎令九上九下，以候白芷色黄膏成。绞去滓，内于不津器中。用摩风处，日三。

蒴藋膏方《太平圣惠方》（宋）

【主治】风瘙痒疹，皮肤中苦痒，搔之出血。

【处方】蒴藋根二两　白蒺藜一两　附子一两，去皮脐　独活一两　犀角屑一两　蔷薇根二两　白芷一两　防风一两　苦参一两　川升麻一两　漏芦一两　汉防己一两　川椒一两　木香一两　蛇衔草一两　芫蔚一两　枳壳一两　莽草二两

【用法】上件药，并生用细锉，以头醋冷浸腌一宿，明旦用铜石锅器中盛，于慢火上用腊月

炼成猪脂二升半与药同煎，令白芷赤色膏成，滤去滓，盛于瓷盒中。每取涂于所患处，累用即瘥。

瘾疹膏《千金翼方》（唐）

【处方】当归　川芎　大戟　细辛　芍药　附子去皮　芫花　踯躅　椒各一两　莽草半两

【用法】上十味切，苦酒浸药一宿，以猪膏二升半煎三上三下，膏成去滓，敷病上，日三夜一。

14. 狐　臭

狐臭膏《医心方》（日）

水银、胡粉和涂之，大良，验。

又方　牛脂、胡粉合煎，涂腋下，一宿即愈。不过两三次。

腋气膏《太平圣惠方》（宋）

【主治】腋气，人不敢近者，宜用。

【处方】胡粉一两　麝香一钱

【用法】上件药同研令细，以牛脂调，每日用涂之。

15. 臭　汗

银粉膏方《圣济总录》（宋）

【主治】液下、手掌、足心，常如汗出而臭者。

【处方】水银　胡粉各一分

【用法】上二味研令极细，以面脂研和涂之。

附方　十香丸方

【主治】含化令人遍体俱香。

【处方】沉香锉　白檀香锉　木香　零陵香　甘松去土　藿香　白芷　细辛去苗叶　川芎　槟榔锉　肉豆蔻去壳，各一两　龙脑别研　麝香各一分，别研　丁香　鸡舌香各半两

【用法】上十五味，除别研外同捣罗为末，入脑麝拌匀，炼蜜和丸如鸡实大。每日三四度，用绵裹一丸含化咽津。

16. 面脂方

千金翼面药方《千金翼》（唐）

【处方】朱砂（研）　雄黄　水银霜各半两　胡粉二两　黄鹰屎一升

【用法】上五味合和，洗净面夜涂，以一两霜和面脂令稠如泥，先于夜卧时，以澡豆净极洗面，并手干拭，以药涂面。厚薄如寻常涂面厚薄，乃以指细细熟摩之，令药与肉相入，乃卧。一上经五日五夜勿洗面，只就上粉即得，要不洗面，至第六夜洗面，涂一如前法，满三度涂洗，

更不涂也，一如常洗面也，其色光净，与未涂时百倍佳。

千金疗人令面悦泽好颜色方

《千金翼》（唐）

【处方】猪胰三具　芜菁子二两　栝楼子五两　桃仁三两（去皮）

【用法】上四味酒和之、捣如膏、以敷面。慎风日。

文仲令人面白似玉色光润方

《外台秘要》（唐）

【处方】羊脂　狗脂各一升　白芷半升　乌喙十四枚　大枣十枚　麝香少许　桃仁十四枚　甘草一尺（炙）　半夏半两（洗）

【用法】上九味合煎，以白芷色黄去滓，涂面，二十日即变，五十日如玉光润，妙。

治面色晦暗膏《华佗神医秘传》（汉）

【处方】羊脂　狗脂各一升　白芷半升　乌喙十四枚　大枣十枚　麝香少许　桃仁十四枚　甘草一尺（炙）　半夏洗半两

【用法】上九味合煎，以白芷色黄去滓，涂面，二十日即变，五十日如玉光润。

面膏方《外台秘要》（唐）

【处方】香附子十枚大者　白芷二两　零陵香二两　茯苓一两（并以大两）　蔓菁油二升（如无以猪

膏充） 牛髓 羊髓各一升水渍
白蜡八两 麝香二分

【用法】上九味，以油髓微火煎五物令色变，去滓，内麝香研千遍，凝用。澡豆洗面后，涂敷之。

附方 澡豆方

1. 广济疗澡豆洗面、去黯黵、风痒，令光色悦泽方。

【处方】白术 白芷 白及白蔹 茯苓 藁本 威蕤 薯蓣土瓜根 天门冬 百部根 辛夷仁 栝楼 藿香 零陵香 鸡舌香各三两 香附子 阿胶各四两（炒） 白面三斤 楝子三百枚 绿豆五升 皂荚十挺（去皮子）

【用法】上二十二味捣筛，以洗面，令人光泽若妇人，每天以水和浆涂面，至明温浆水洗去，甚去面上诸疾。

2. 千金疗澡豆方

【处方】丁香 沉香 桃花青木香 木瓜花 钟乳粉各三两麝香半两 棕花 樱桃花 血蜀葵花 白莲花 红莲花各四两 李花 梨花 旋覆花各六两 玉屑珍珠各二两 蜀水花一两

【用法】上十八味捣末，乳等并研，以绢下三合，和大豆末七合，研三千遍，密贮勿泄。常

以洗手面，百日面如玉，光润悦泽，去臭气粉滓，咽喉、臂膊皆用洗之。悉得如意。

3. 澡豆方

【处方】猪胰一具（去脂）豆末四升 细辛 土瓜根 白术藁本 防风 白芷 茯苓 商陆根 白附子 杏仁 桃仁各四两（去皮尖） 栝楼三枚 皂角五挺（炙去皮子） 冬瓜仁半升 雀屎半合 菟丝子一合捣末

【用法】上十八味捣末，以面一斗用浆水和猪雁研令烂，和诸药及面作饼子曝干，捣、绢筛收贮，勿令遇风，洗手极妙。

4. 澡豆方，令人洗面光润

【处方】白鲜皮 鹰屎白白芷 青木香 甘松香 白术桂心 麝香 丁香各三两 冬瓜子五合 白梅三七枚 鸡子白七枚猪胰三具 面三升 土瓜根一两杏仁二两（去皮） 檀香三两

【用法】上十七味，以猪脂和面曝令干，然后诸药捣散和白豆末三升，以洗手面，十日如雪，三十日如凝脂，妙无比。

5. 崔氏澡豆 悦面色如桃花，光润如玉，急面皮，去黯黵粉刺方。

【处方】白芷七两 芎藭五两

皂荚末四两　葳蕤　白术各五两
蔓荆子二合　冬瓜仁五两　栀子仁
栝楼（仁）各五合　荜豆三升　猪
脑一合　桃仁一升（去皮）　鹰屎
三枚　商陆三两细

【用法】上十四味，诸药捣
末，其冬瓜仁、桃仁、栀子仁、
栝楼仁别捣如泥，其猪脑、鹰屎
合捣令相得，然后下诸药，更捣
令调，以冬瓜瓤汁和为丸。每洗
面用浆水以此丸当澡豆用讫。敷
面脂如常妆饰。朝夕多用之。亦
不避风日。

6. 备急荜蓝香澡豆方

【处方】荜豆一升　白附子
芎䓖　芍药　白术　栝楼　商陆
根　桃仁（去皮）　冬瓜仁各二两

【用法】上九味捣末，以洗
面如常法。此方甚妙。

7. 延年澡豆，洗手面疗豆屑方

【处方】白茯苓　土瓜根
商陆根　葳蕤　白术　芎䓖　白
芷　栝楼　藁本　杏仁各六两（去
皮）　皂荚五挺（去皮子）　豆屑
二升　猪胰三具（曝干）　猪蹄四具
（制如其法烂煎取汁）　面一斗

【用法】上十五味，取猪蹄
汁拌诸药，曝干捣散，以作澡
豆，洗手面妙。

8. 苏澄药澡豆方

【处方】白芷　芎䓖　栝楼
子各五两　青木香　鸡舌香各三两
皂荚十两（去皮子炙）　荜豆　赤
小豆各二升

【用法】上八味捣末，和散，
任用。洗手面，去皯皰妙。

摩风黄芪膏《杨氏家藏方》（宋）

【主治】嫩容去风面脂方。

【处方】黄芪　当归（洗焙）
防风（去芦头）　檀香　栝楼（去
皮）　香白芷六味各半两　甘松
（去土）　零陵香　川芎　甘草
生干地黄　木香　藁本　白蔹八
味各五钱　杏仁四十九枚（去皮尖）
赤芍药一钱　麻油一斤（如水清者）

【用法】上件药除油外十六
味皆锉碎、焙干，入油内慢火熬
一伏时，去诸药不用，再秤熬者
油、每一两入黄明蜡四钱，再于
火上化开蜡熬少时，用新绵子滤
去滓，盛于瓷器内。熬时不得用
铜铁器，须是银器内熬。

二脂膏《太平圣惠方》（宋）

【主治】令人面似玉色光润方。

【处方】羊脂一升　狗脂一升
白芷半斤　乌喙一（二）两，生去皮
脐　甘草一两　半夏一（半）两，生

用

【用法】上件药细锉，并脂同入在铛中煎，候白芷色黄膏成，以绵滤去滓，瓷器中盛。每夜取用涂面。

千金面膏《外台秘要》（唐）

【主治】去风寒令面光悦，耐老去皱。

【处方】青木香　白附子　川芎　白蜡　零陵香　白芷　香附子各二两　茯苓　甘松各一两　羊髓一升半,炼之

【用法】上十味，以酒水各半升渍药经宿，煎三上三下，候酒水气尽，膏成，去滓，收贮，任用。涂面作妆，䵟黯皆落。

三香膏《太平圣惠方》（宋）

【主治】令人面色悦泽如桃花。

【处方】香附子三两　白芷二两　零陵香一（二）两　牛髓一升　白茯苓一两　蔓菁油二升　麝香半两,细研

【用法】白蜡八两，上件药细锉，以蜡髓微火都煎，候白芷色黄为度，去滓入麝香研千遍，待冷入瓷盒内收之。每夜用澡豆洗面，然后涂之。

玉容膏《东医宝鉴》（朝鲜）

（一名玉容西施膏，涂燥疮）

【处方】黄芪　当归　白芷　川乌　藿香　零陵香　白檀香　香附子　白蔹　白芍药　白及各一两　栝楼一个　龙脑二钱　清油四斤　黄蜡一斤

【用法】上除龙脑并锉，浸油中春五、夏三、秋七、冬十日，日满于石器煎，候白芷焦黄色乃去滓，入蜡熔化，又去滓，入龙脑搅匀，密封用之。冬则蜡减半。

玉屑面膏方《太平圣惠方》（宋）

【主治】面无光泽，皮肉皱黑，久用之令洁白光润。

【处方】玉屑一两,细研　川芎一两　白芷一两　葳蕤一两　冬瓜子一两　木兰皮一两　商陆一两　辛夷三分,去毛壳　藁本三分　菟丝子三分,别捣　当归三分　白僵蚕三分　细辛三分　防风半两,去芦头　黄芪半两　桃仁一两,汤浸去皮　白附子一两,生用　麝香半两,细研　土瓜根一两　鸬鹚粪一合　鹰粪白二分　藿香二分　木香三分　猪脏三具,细研　鹅脂一升　熊脂一升　猪脂三升　白猪脂一升

【用法】上件药细锉，用绵裹以清酒一斗浸三宿，滤出，将诸脂用慢火于银锅中入药同煎，

以白芷黄焦膏成去滓，入玉屑、麝香和匀，收于瓷器中。每夜洗手面，拭干涂之。

华佗面膏《华佗神医秘传》（汉）

【处方】杜衡 杜若 防风 藁本 细辛 白附子 木兰皮 当归 白术 独活 白茯苓 葳蕤 白芷 天门冬 玉屑各一两 菟丝子 防己 商陆 栀子花 橘皮 冬瓜仁 藨芜花各三两 藿香 丁香 零陵香 甘松香 青木香各二两 麝香半两 白鹅脂半升 白羊脂 牛髓各一升 羊胰三具

【用法】上三十二味，先以水浸膏髓等五日，日满别再易水，自后每隔五日一易水，阅二十日止，以酒一升挼羊胰令消尽去脉，乃细切香于瓷器中密封一宿，晓以诸脂等合煎，三上三下，以酒水气尽为度，即以绵布绞去滓，研三千遍，待凝乃止，使白如雪。每夜涂面，昼则洗却，更涂新者，十日以后色等桃花。

当归膏《太平圣惠方》（宋）

【主治】面上诸疾，黑䵟，疱刺，令白净如玉。

【处方】当归一两 川芎一两 细辛一两半 白术一两 辛夷三分 白芷一两半 木兰皮三分 栝楼仁

三分 白附子二（三）分 藁本二（三）分 桃花三分 鸬鹚粪三分 密陀僧三分，细研 白僵蚕三分 零陵香三分 杜蘅二分 鹰粪白三分 葳蕤三分 麝香三分，细研 丁香三分 鹅脂五合 鹿髓一升 羊髓一升 白蜡四两 猪脂二升

【用法】上件药捣碎，以酒一斗渍一宿，明旦滤出以鹅脂等煎，候白芷色黄膏成，去滓入麝香搅令匀。夜以敷面，慎风。

防风膏《太平圣惠方》（宋）

【主治】令人面色润腻，鲜白如玉。

【处方】防风一两半，去芦头 葳蕤一两半 川芎一两半 白芷一两半 藁本一两半 桃仁一两半，汤浸去皮 白附子一两半 白茯苓二两 细辛半两 甘松香半两 零陵香半两 当归一两 栝楼瓤一两 川椒五十枚，去目 鸬鹚粪三分，细研 甜瓜子仁三分 麝香一分，细研

【用法】上件药捣碎以酒一斗浸一宿，明旦滤出，以薄绵裹之，用白鹅脂三升，羊脂二升于铜器中微火煎之令沸，看白附子色黄膏成，滤去滓，入麝香、鸬鹚粪等搅令稠，待凝以瓷器盛。

用鹿角锤子研二日，唯多则光滑。任用涂面。

延年面脂方《外台秘要》（唐）

【处方】白术 茯苓 杜蘅各六分 葳蕤 藁本 川芎 土瓜根 栝楼各五分 木兰皮 白僵蚕 蜀水花 辛夷仁 零陵香 藿香各四两 菟丝子八分 栀子花 麝香酒浸绵裹 鹰屎白各三分 冬瓜仁五分 桃仁五合，并令碎 白蜡三两 羊脂肾边者一升 猪脂三升，水浸三日，日别易水 猪胰一具 白附子四分

【用法】上二十五味并细切，酒二升，取猪胰、桃仁、冬瓜仁绵裹内酒中，按令消，绞取汁，用渍药一宿，别煎猪脂令消去滓，以鹅油、羊脂、白蜡于铛中，用绵裹药内铛，微火煎三上三下，药黄色，去滓，待澄候凝内鹰屎末搅令匀，以涂面妙。

面膏方《外台秘要》（唐）

【处方】玉屑 川芎 土瓜根 白芷 冬瓜仁 木兰皮 葳蕤 桃仁去皮 白附子各四两 商陆根五分 辛夷 菟丝子 藁本 白僵蚕 当归 黄芪 藿香 细辛 防风 麝香 青木香各三分 猪胰三具 蜀水花一合 鹰屎白一合 白狗脂一升 鹅脂一升 熊脂二升

【用法】上二十七味细切，

以清酒渍一宿，微火煎一日，以新布绞去滓，以涂面。慎风，任用之。

面脂方《外台秘要》（唐）

【处方】防风 白及 川芎各三两 白术八分 甘松 白蔹 木兰皮 栝楼 白芷 藁本 桃仁 蜀水花鸀鳿屎 商陆 密陀僧 白僵蚕 零陵香 杜衡 鹰屎白 葳蕤 土瓜根各三分 麝香 丁香各二两 白附子 玉屑各四分 鹅脂五合 鹿髓一升 羊髓一升 白蜡四两 猪脂二升

【用法】上二十九味细切，醋渍密封一宿，明旦以猪膏煎三上三下，白芷黄色为药成，去滓搅数万遍，令色白。慎风。

面脂方《外台秘要》（唐）

【主治】人面无光润，黑及皱。

【处方】细辛 葳蕤 黄芪 白附子 薯蓣 辛夷 川芎 白芷各一分 栝楼 木兰皮各二分 猪脂二升，炼成者

【用法】上十一味切，以绵裹，用少酒渍一宿，内脂膏煎之七上七下，别出一斤，白芷色黄药成。去滓搅凝。以敷面任用之。亦主金疮，止血良。

面脂方《外台秘要》（唐）

【处方】防风 葳蕤 川芎 白芷 藁本 桃仁去皮 白附子各六分 茯苓八分 细辛 甘松香 零陵香各二分 当归 栝楼研，各四分 蜀椒五十粒 鸱鹠屎 冬瓜仁研，各三分 麝香一分

【用法】上十七味酒浸腌润一夕，明日以绵薄宽裹之，以白鹅脂三升、羊脂三升并炼成者以煎之，于铜器中微火煎，使之沸，勿使焦也，乃下之，三上，看白附子色黄，膏成。去滓，又入铛中上火，内麝香，气出。更以绵滤度三，乃内栝楼仁、桃仁、冬瓜仁、鹰屎、鸱鹠屎粉等，搅令调，膏成。待凝，以瓷器贮。柳木作槌子，于钵中研，使轻虚得所生光，研之无数，二三日研之始好，唯多则光滑。任用。

面脂方《太平圣惠方》（宋）

【主治】面上皱黑，凡是面上之病皆主之。

【处方】丁香一（二）两 零陵香三两 桃仁三两，汤浸去皮 白蔹二（三）两 白及三两 白僵蚕三两 辛夷二两 商陆三两 防风三两，去芦头 当归三两 沉香三香 麝香一两，细研 栀子花三两 川芎三两 兔丝子三两，别捣为末 鸱鹠粪二两 木香二两 白芷三分（两） 甘松香三两 土瓜根二两 木兰皮二两 藁本二两 白茯苓四两 冬瓜子仁四两 鹅脂二升 牛髓二升 羊肾脂一升 猪胰六具，细锉以酒五升渍二宿

【用法】上件药细锉，以猪胰汁渍药一宿，都入于锅中煎令白芷色黄为度，去滓，微火煎成膏，入麝香和匀，盛于瓷盒内，任用敷面。

面油摩风膏《疡科选粹》（明）

【处方】麻油半斤 升麻 防风各二钱 当归身 白及 羌活 白檀末各一钱

【用法】上为末，以绵裹之，用油半斤入砂器内熬，澄清去渣，入黄蜡一两再熬，收用。

面油摩风膏《医学纲目》（明）

【处方】麻黄二分 升麻根二钱，去皮 羌活去皮，一两 防风二钱 归身一钱 白及一钱 白檀五分

【用法】上以绵裹定前药，于银石器中用油五两同熬得所，澄清去渣，以黄蜡一两再煎熬为度。

耐老面脂方《太平圣惠方》（宋）

【主治】悦泽人面。

【处方】白芷三两　冬瓜仁三两　葳蕤一两半　细辛一两半　川芎一两　木兰皮一两　栀子花三分　甘松香三分　当归一两　辛夷二两　土瓜根一两　麝香半两,细研　商陆二两　桃仁一两,汤浸去皮　藁芜一两　防风一两半,去芦头　白附子三分,生用　零陵香三分　藁本一两　白僵蚕三分　猪胰三具,切,水浸去赤汁

【用法】上件药细锉,绵裹用酒一斗浸一宿后,取猪脂六升及猪胰于银锅中以慢火炼令消,次入药煎,候白芷黄焦为度,去滓入麝香和匀,收于瓷盒中。夜洗手面,拭干涂之。

常用蜡脂方《外台秘要》(唐)

【处方】蔓菁油三升　甘松香一两　零陵香一两　辛夷仁五分　白术二升　细辛五分　竹茹一升　竹叶切,五合　白茯苓三分　藁芜花三分　羊髓半升,以水浸去赤脉炼之　麝香

【用法】上十二味切,以绵裹酒浸经再宿,绞去酒以脂中煎,缓火令沸三日许,香气极盛,膏成。乃炼蜡令白,看临熟下蜡调,软硬得所,贮用之。

崔氏蜡脂方《外台秘要》(唐)

【处方】白蜡十两,炼令白　桃花　菟丝子　白芷　木兰皮　细辛　辛夷仁　白茯苓　土瓜根　栝楼根　白附子　杜蘅　桃仁去皮　杏仁去皮,各三分　蔓菁子油二斤半　羊髓　牛髓　鹿髓各一合

【用法】上十八味并细切,以苦酒渍一宿,用上件蜡油髓脂等煎如面脂法,其蔓菁油酒在前煎,令烟出后始下蜡髓讫,内诸药,候白芷色黄,膏成,任用。每以澡豆洗面后,以涂之。

雄黄膏《太平圣惠方》(宋)

【主治】面黑皯黯皮皱散,宜用之。

【处方】雄黄一两(细研)

【用法】上以猪脂和,每夜涂之效。

雄朱膏《太平圣惠方》(宋)

【主治】面黑精光令洁白润滑,光彩射人。

【处方】雄黄一两,细研　朱砂一分,细研　白僵蚕一两,捣末　珍珠末半两

【用法】上件药都研令匀,以面脂和胡粉一钱入药末二钱,和搅匀,夜卧涂之,旦以浆水洗面良。

麝香膏方《太平圣惠方》(宋)

【主治】面上百疾。

【处方】麝香半两, 细研　零陵香一两　土瓜根一两　白蔹一两　防风一两, 去芦头　沉香一两　栀子花一两　当归一两　藁本一两　木兰皮一两　白僵蚕三分　鸬鹚粪一两　桃仁二两, 汤浸去皮　冬瓜仁一两　辛夷一两　白茯苓一两　白芷一两　商陆一两　丁香一两　牛脂半升　猪脂半升　鹅脂半升

【用法】上件药细锉绵裹, 用酒一斗浸一宿, 取诸脂用慢火于银锅中与药同煎, 候白芷焦黄为度, 去滓入麝香和匀, 于瓷盒中盛。夜临卧洗手面, 拭干, 涂之。

17. 手足皲裂

手足皲裂膏《千金方》(唐)

【主治】煮茄根洗之, 或加猪脂煎去滓, 敷患处。

【处方】川芎三分　蜀椒二分　白芷　防风　盐各一两

【用法】上五味咬咀, 以水四升煎脓, 涂之, 或加猪脂煎膏更良。

手足皲裂膏《六科准绳》(明)

【主治】手足皲裂春夏不愈者。

【处方】生姜汁　红糟　白盐　猪膏腊月者佳

【用法】上研粒炒热, 擦入皱内, 一时虽疼, 少顷便皮软皱合, 再用即安。

东垣润肌膏《六科准绳》(明)

【主治】手足皱涩皮肤裂开, 疼痛不能见风。

【处方】珠子沥青四两　白黄蜡八钱　乳香二钱

【用法】上三味于铁器内文武火敷, 下沥青在铛内, 随手便下黄蜡乳香, 次入麻油一二匙, 候沥青尽焙开, 微微熬动, 放大净水盆于其旁, 以搅药用匙取一二滴, 滴于水中试之, 如硬再入油, 如软硬合宜, 新绵入水中, 折叠扯之, 以折为度。油当徐徐加入勿令软了。以瓷器盛之, 或油纸裹亦得。每用不拘多少, 先于火上炙裂子口, 却捻合裂子, 药亦火上炙软涂于裂子上, 用纸少许贴之。自然合矣。

足底开裂敷膏《病源辞典》(民国)

【主治】足底开裂燥痛不易收口。

【处方】蛇蜕　乱头发　猪板油各二两　清水十二碗

【用法】用铁锅露天熬煎, 以棍频搅至水气全去, 蛇蜕与发无形, 再入黄蜡二两, 俟蜡化, 倾入瓷体, 待其自凝。先以温汤洗足, 睡时敷满裂缝, 立能定

痛，润燥。

备急手脂方《外台秘要》（唐）

【处方】猪胰—具　白芷　桃仁去皮　细辛各—两　辛夷　冬瓜仁　黄栝楼仁各二两末　酒二升

【用法】上八味煮白芷黄去滓，膏成。以涂手面光润妙。

油胭脂《串雅外篇》（清）

【主治】手足开裂。

【处方】生猪油去筋膜—两入锅熬净，再入黄占五钱，白占二钱同化清，入银朱、黄丹各五分搅匀，以软能摊开为妙，敷之愈。

黄蜡膏《奇效良方》（明）

【主治】冬月手足开裂。

【用法】用清油两盏内慢火煎沸，入黄蜡—两同煎，熔入光粉、五倍子末少许，熬令稠。紫色为度。先以热汤洗，火上烘干，即用药敷，以纸贴之，其痛立止，入水亦不落。若合药入粉多，则硬而成块，旋以火炙，勤挑敷不妨。一方无五倍子。一方加鱼胶、白及末。

皴裂膏《六科准绳》（明）

【主治】脚跟皴裂。

【用法】头发一大握，桐油一碗，于瓦器内熬，候油沸发熔烂，出火摊冷，以瓦器收贮，不令灰入。每用百沸汤泡洗皴裂令软，敷其上即安。一方加水粉，一方加黄蜡五钱、大黄末三钱。

五倍子膏《外科百效全书》（清）

寒天手足皲裂作痛，宜清油五钱慢火熬沸，入黄蜡一块再煎熔，入铅粉、五倍子末少许熬、紫色为度。先以热水泡手足。火上烘干、后用药敷，以纸贴之。其痛立止，入水亦不落。桐油熬膏涂之亦妙。

冬月手足裂伤方《临证指南医案》（清）

名油胭脂。用生猪板油支筋膜一两，入锅熬净，再入黄占五钱，白占三钱同化清，次入银朱、黄丹各五分，搅匀，以软能摊开为妙。敷之即愈。

冻疮膏验方《万病医药顾问》（民国）

【主治】冬令严寒皮肤燥裂、死血冻疮。

【处方】麻油三两，松香一钱，入黄占一两八钱烊化搅匀，抹于疮上。

黄丹膏《太平圣惠方》（宋）

【主治】手足皲裂成疮方。

【用法】上以羊髓熬成油，入黄丹搅匀令凝，遍涂之，三五上瘥。

又方

【处方】猪脂五合　干姜末二两

【用法】上件药相和，煎三五沸，候冷热得所，纳指于中浸之。

18. 皮肤燥裂

不龟手膏《外科大成》（清）

【主治】冬月手背裂痛。

【处方】猪脂油四两　白蜡二两，融化，离火加白芷二钱　升麻一钱　牙皂一钱　丁香五分　麝香二分

【用法】为细末，入前蜡油和匀。先用葱汤洗手净，拭干，烘手热，取前膏一块于手心内搓之，令手掌油润，去药则只手于火上烘之，搓之，油干为度，则裂痛立愈，且滋润肌肤，胜裂口药多矣。

润肌膏《医宗金鉴》（清）

【处方】香油四两　奶酥油二两　当归五钱　紫草一钱

【用法】将当归、紫草入二油内浸二日，文火炸焦去渣，加黄蜡五钱熔化尽，用布滤，倾碗内，不时用柳枝搅冷成膏。每用少许，日擦二次。

方歌：润肌膏擦由屑风，肌肤燥痛用更灵，酥香二油归紫草，炸焦加蜡滤搅凝。

皲揭膏《理瀹骈文》（清）

当归、紫草、奶酥油、麻油熬，黄蜡收，涂。或麻黄、羌活、防风、当归、白及、白檀香、升麻、香油熬，黄蜡收，涂。

黄连膏《安东汉药成方辑要》

【主治】皮肤燥裂、唇疮、鼻痔等证。

【处方】黄连三钱　当归尾五钱　生地一两　黄柏三钱　姜黄三钱　香油十二两

【用法】将油灼枯、下药，下黄蜡四两熔化，用夏布将油滤净，倾入瓷盆内，以柳枝搅之，候凝为度。

摩风膏（验方）

【主治】一切肌肤燥裂、游风、白屑等证。此膏能去风润肌。

【处方】麻黄四钱　羌活八钱　防风三钱　白及三钱　升麻三钱　当归三钱

【用法】用香油十两入药煎枯去渣，下净黄占一两烊化，倾入盆中，候冷用之。

19. 瘢痕

灭瘢膏《千金翼》（唐）

【处方】丹参 羊脂

【用法】上二味租煎敷之，灭瘢神妙。

灭疮瘢膏《千金翼》（唐）

【处方】衣鱼二枚 白石脂一分 雁屎二分 白附子一分 白僵蚕半两

【用法】上五味为末，腊月猪脂和敷，慎生冷风日，令肌腻。

灭疮瘢膏《东医宝鉴》

1. 灭瘢膏。治痘落后宜用灭瘢痕方。羊骨髓一两（炼一二沸） 轻粉一钱。上研如膏，每日涂疮上。

2. 灭瘢散。韶粉一两（即铅粉） 轻粉二分半。研细，炼猪脂调和，涂瘢上，日三次。（纲目）

治面瘢膏《病源辞典》（民国）

面多瘢痕形状不雅。猪脂三升，饲乌鸡一只，二日后取屎同白芷、当归各一两煎十沸，去渣，再入鹰屎白五钱，调敷。

胡粉膏《太平圣惠方》（宋）

【处方】胡粉一两 腻粉一分

【用法】上件药相和研令匀，入炼猪脂拌和如膏。薄涂瘢上，每夜涂之，至明以浆水洗之。

又方一

【处方】羊胰一具（用酒一升浸一宿来日绞滤去汁取羊胰 尽去筋膜） 牛酥四分

【用法】上件二味入银铫子内，慢火煎三五沸，新绵滤入净器中盛，每夜取涂面上，来日用生甘草一两以浆水三大盏煎七八沸去滓，放温洗面。

又方二

【处方】鸬鹚粪二两

【用法】上一味研如粉，以炼了腊月猪脂三合调搅令匀，涂于疮瘢上。

小品灭瘢方《外台秘要》（唐）

【处方】鸡屎白一两 辛夷四分 白附子 细辛各二分

【用法】上四味酒浸一宿，以羊脂六合微火煎三上三下，去滓。伤瘢以甘草洗讫，涂之。

玉屑膏方《太平圣惠方》（宋）

【主治】面上斑痕。

【处方】玉屑二两，细研 密陀僧二两 白附子二两，生用 珊瑚二两，细研

【用法】上件药捣罗为末，入乳钵内都研令匀，每度用药末二钱，以真牛酥调匀，夜卧时涂面，旦用温浆水洗之。

白附子膏方《太平圣惠方》（宋）

【主治】伤寒生豌豆疮，瘥后瘢痕不消。

【处方】白附子 密陀僧 牡蛎烧为粉 川芎 白茯苓以上各半两

【用法】上件药，捣细罗为散，更研令极细，以酥调敷疮瘢上。

白僵蚕膏方《圣济总录》（宋）

【主治】面上瘢痕。

【处方】白僵蚕炒，半两 白鱼十枚 白石脂 白附子炮 鹰屎各一分 腊月猪脂二两

【用法】上六味除猪脂外，捣罗为末细研，以猪脂和令匀，瓷盒中盛。旋取敷瘢痕上，避风。

灭瘢膏《千金方》（唐）

【主治】诸色痈肿、恶疮瘥后有瘢。

【处方】矾石 安息香一作女萎 狼毒 乌头 羊踯躅 附子 野葛 白芷 乌贼骨 赤石脂 皂荚 干地黄 天雄 芍药 川芎 大黄 当归 莽草 石膏 地榆 白术 续断 鬼臼 蜀椒 巴豆 细辛各一两

【用法】上二十六味捣末，以成煎猪脂四斤和药，以此为准煎之，三上三下，以好盐一大匙

下之，膏成。须服者与服之，须摩者与摩之。摩之忌近眼，服之忌妊娠人。若减瘢者，以布揩令伤，敷之。鼻中息肉，取如大豆内鼻中。如瘀血酒服枣核大。痔漏，以绵裹如梅子内下部。若中风，摩患上取瘥。崩中，亦内。若灭瘢取少许和鹰屎白敷之。取腊日合之神效。（千金翼）有窬石一两。

灭瘢膏《千金翼方》（唐）

【主治】面疱疮瘢三十年以上，并冷疮、虫瘢令灭。

【处方】斑蝥去翅足熬 巴豆去心皮熬，各三枚 胡粉 鹅脂 金洮沙 密陀僧 高良姜 海蛤各三两

【用法】上八味为粉，以鹅脂和，夜半涂，晓以甘草汤洗之。

灭疮瘢膏《东医宝鉴》（朝鲜享保）

1. 灭瘢膏。治痘落后宜用灭瘢痕方。羊骨髓一两（炼一二沸），轻粉一钱。上研如膏，每日涂疮上。

2. 灭瘢散。韶粉一两（即铅粉），轻粉二分半。研细，炼猪脂调和，涂瘢上，日三次。

当归膏方《圣济总录》（宋）

【主治】面上瘢痕。

【处方】当归　白芷　乌鸡粪以猪脂三斤饲鸡三日令尽收其粪，各一两　鹰屎白半两，与鸡屎同研细

【用法】上四味先将当归白芷锉碎，酒浸一宿，别熔猪脂一斤，消后入浸药并酒文火煎之，候白芷黄色去滓，将鸡屎鹰屎内膏中搅匀，倾入瓷盒中，每日三涂瘢痕，避风。

辛夷膏《圣济总录》（宋）

【主治】面上斑痕。

【处方】辛夷一两　鹰屎白　杜若　细辛去苗叶，各半两　白附子三分

【用法】上五味，除鹰屎外并锉碎，以酒两盏浸一宿，别入羊髓五两，银石锅中以文火煎得所去滓，将鹰屎研如粉内膏中搅匀，再以微火和合。每日三涂病瘢上，避风。

瓷末膏《太平圣惠方》（宋）

【主治】久患疮痍，瘥后瘢痕不灭。

【处方】定州瓷末一两　白僵蚕三分　白附子一分，生用　白芷一分　珍珠末一分　野驼脂二两　酥一两

【用法】上件药，捣罗为末。先消野驼脂与酥二味为汁，候热气退，即下诸药搅之，候凝如膏，即涂瘢上。

韶粉散《六科准绳》（明）

【主治】痘疮才愈，毒气未尽，痂虽落其瘢尤黯或凸凹肉起，当用此药涂之。

【处方】韶粉一两　轻粉一钱

【用法】上研细末，猪骨髓熬熟调成膏，薄涂疮瘢上。如痘疹欲落，当灭瘢痕。一名灭瘢散。

蜡脂膏方《圣济总录》（宋）

【主治】面上瘢痕。

【处方】腊月猪脂四升　大鼠一枚

【用法】上二味入铛中，以文火煎之，待鼠销尽，以新绵滤去滓，入瓷盒盛，每用先以布拭令瘢痕赤色，次以膏涂之，三五度瘥，避风。

鹰粪膏《太平圣惠方》（宋）

【主治】一切疮瘥后赤黑瘢痕不灭，时复痒不止方。

【处方】鹰粪白一合　辛夷一两，去毛壳　白附子三分，生用　杜若三分　细辛半两

【用法】上件药捣筛为散，以酒一升浸三宿，用羊脂六合以慢火同煎，候酒欲尽，绵滤去渣，再煎成膏，于瓷盒中盛，以敷瘢上，日三五度妙。

20. 止　痒

唇痒膏《孟氏家传方》

【主治】口唇赤肿发痒或破烂流水。

【处方】铜青五钱　官粉三钱　明矾钱半　冰片一分　黄蜡二两　黄连二两　香油一斤

【用法】共熬膏敷，临用加麝香一厘，冰片五厘。

痒疮初起方《外科方外奇方》（清）

【处方】五倍子（大者一斤逐个钻一小孔绿矾不拘多少装五倍子满为度）

【用法】二味用粗纸包好，火灰中煨存性研细，每药二两配入大枫子肉一两，小升底一两，共研极细，以猪板油捣搽，或用麻油亦可。

莽草膏方《太平圣惠方》（宋）

【主治】风瘙痒，皮肤生痦，体肿疼痛。

【处方】莽草一两　当归二两　川芎二两　大戟二两　川椒二两　附子二两，去皮脐　细辛二两　赤芍药二两　芫花二两　踯躅花二两　茼蒻二两

【用法】上件药细锉，以醋三升浸一宿，用猪脂三升煎，令附子色黄为度，绵滤去滓，每取摩病处，日二三上。

摩风膏《病源辞典》（民国）

【主治】身痒或一处或遍及全身，甚则抓破见血。

【处方】麻黄　羌活　升麻　防风　白檀香　白及　当归身

【用法】用香油熬，加黄蜡熔成膏，用以涂擦痒处。

21. 去黑痣方

千金方疣赘疣痣方《医心方》（日安政）

【处方】雄黄　硫黄　珍珠　矾石　芦茹　巴豆　黎芦各一两

【用法】七味为散，猪脂和合如泥涂病上，须成疮，去面点、皮中紫赤、疣、痣、黡秽。

赤土膏《太平圣惠方》（宋）

【主治】面上印文。

【处方】赤土细研（土之赤色者）

【用法】上先以物刺破字上，以酥调涂之。或刺破，以醋调敷，干又易之，以黑灭为度。

灵奇方白面膏《医心方》（日安政）

【处方】乌贼鱼骨　细辛　栝楼　干姜　蜀椒等分

【用法】以苦酒渍三日，牛髓一斤煎黄色，绞去滓。以涂面令白，去黑子。

今案范汪方，去黑丑，人更鲜好也。

22. 鸡　眼

去疣目方《圣济总录》（宋）

1. 松脂　柏脂　上等分，合和涂之，一宿失矣。

2. 猪脂　上一味，于痒处揩之，令少出血，即瘥。

附方　艾。上一味作炷于疣目灸之，三壮即除。

附方　杏仁二十枚。上一味烧令黑，研如膏，涂疣目上。

足趾鸡眼膏《本草纲目》（明）

作痛作疮。地骨皮同红花等分研细，猪脂调敷之，次日即愈。

23. 疬疡风

女萎膏方《太平圣惠方》（宋）

【主治】身体疬疡斑驳。

【处方】女萎半两　附子半两（去皮脐）　鸡舌香半两　木香半两　麝香一钱（别研）　白芷半两

【用法】上件药细锉，以腊月猪膏半斤煎药，看黄焦便去滓，内入麝香搅令匀，放凝。先以物磨疬疡上小伤，便敷之。

雄黄散涂方《圣济总录》（宋）

【主治】疬疡风，面颔项忽生斑驳，其状如癣。

【处方】雄黄　硫黄　白矾并研如粉，各一分

【用法】上三味合研令匀，以炼成猪脂调和，涂疮上。

蜀水花膏方《太平圣惠方》（宋）

【主治】疬疡。

【处方】蜀水花一两　白附子一两　白蔹一两　当归一两　鹰粪白一两　麝香一分，别研

【用法】上件药，细锉和匀，以猪脂一斤合煎诸药，焦黄去滓，候冷入麝香搅令匀，于瓷盒中盛。用摩疬疡，以瘥为度。

24. 生发乌发

生发膏《华佗神医秘传》（汉）

【主治】发落不生神方。

【处方】蜀椒三两半　莽草二两　干姜　半夏　桂心　蔺茹　附子　细辛各一两

【用法】上八味捣筛极细，以生猪油剥去筋膜，取二十两和前药合捣令消尽，药成先以白米泔沐发令极净，每夜摩之，经四五日其毛孔即渐生软细白皮毛，十五日后渐变作黑色，月余后发生五寸，即可停止。

生发膏《千金翼》（唐）

令发速长而黑，敷药时特忌

风。

【处方】乌喙　莽草　续断　皂荚　泽兰　白术　细辛　竹叶各一两　防风　辛夷各一两　柏叶（细切）四两　杏仁（别捣）　松叶各一两　猪脂三升

【用法】上一十四味切，先以三年大醋三升渍一宿，内药脂中，煎三上三下，膏成去滓。涂发及顶上。（千金）有石南。

生发膏《华佗神医秘传》（汉）

【主治】头发脱落神方。

【处方】乌喙　莽草　石南星（叶）　续断　皂荚（去皮熬子）　泽兰　白术各二两　辛夷仁一两柏叶半升　猪脂三升

【用法】上十味，以苦酒渍一宿，以脂煎于东向灶釜中，以苇薪煎之，先置三堆土，每三沸即下置一堆土，候沸定却上，至三沸又置土堆上，三毕成膏讫，去滓，置铜器中，数北向屋溜，从西端至第七溜下埋之，三十日药成，小儿当刮头，日三涂，大人数沐，沐已涂之。

广济生发膏《外台秘要》（唐）

【处方】莲子草汁一大升　白腊一合　猪鬐膏　生麻油各一合柏白皮切　山韭根切　瓦衣切，各三合

【用法】上七味以铜器煎之，候膏成，去滓收贮，每欲梳头涂膏，令头肌中发生又黑。

千金翼生发膏《外台秘要》（唐）

【主治】令发速长黑，敷药时忌风。

【处方】乌喙　莽草　续断　皂荚去皮子　泽兰　竹叶　细辛白术各二两　辛夷　防风各一两柏叶切，四两　杏仁别捣　松叶各三两　猪脂三升

【用法】上十四味先以米醋渍一宿，以脂煎三上三下，膏成，去滓。涂发及顶上。

长发神验方《太平圣惠方》（宋）

【处方】蔓荆子三两　青葙叶三两　莲子草三两　附子三两，去皮脐生用　乱发灰半两

【用法】上件药细锉，以酒五升于瓷器中渍，密封头，经二七日药成，仍先以米泔洗发令净，每日以乌鸡脂和涂之，月余可长一尺也。

长发方《千金翼方》（唐）

【处方】蔓荆子三升　大附子三枚

【用法】上二味㕮咀，以酒一斗二升渍之，盛瓷瓶中，封头二

十日，取鸡肪煎以涂之。泽以汁栉发，十日长一尺，勿逼面涂。

五味子膏方 《圣济总录》（宋）

【主治】白秃发落。

【处方】五味子　苁蓉切，焙　松脂　蛇床子　远志去心，各三两　菟丝子五两，以酒浸一宿，焙　雄黄研　鸡粪白　雌黄　白蜜各一两　猪脂二升

【用法】上十一味，先将草药捣罗为细末，次将石药及鸡粪白再研令如粉，下猪脂松脂入锅中同熬化后，下诸药，文火煎稀稠得所，以新绵滤去滓，瓷盒盛。每先以桑柴灰汁洗头令净，后涂药，不过三次发生。

生发膏 《外台秘要》（唐）

【主治】疗热风冲发发落。

【处方】松叶切　莲子草切炼成马鬐膏　枣根白皮切，各一升　韭根切　蔓荆子碎，各三合　竹沥　猪脂各二升　防风　白芷各二两　辛夷仁　吴兰　升麻　川芎　独活　寄生　藿香　沉香　零陵香各一两

【用法】上十九味，以枣根煎汁竹沥等浸一宿，以脂等煎之，候白芷色黄，膏成。以涂头发及顶上，日三五度妙。

生发膏 《外科百效全书》（清）

【主治】髭发脱落不生。

【处方】黑附子　蔓荆子柏子仁

【用法】为末，乌鸡脂和捣研干，置瓦盒封固，一日取出，涂在脱处。如因癞落者，先用生姜搽三次，后用半夏末、麻油调搽。

生发膏 《千金翼方》（唐）

【主治】发鬓秃落不生。

【处方】升麻　莽尼各二两　莽草　白芷　防风各一两　蛴螬四枚　马鬐脂　驴鬐脂　雄鸡脂一云熊脂　猪脂　狗脂各五合

【用法】上十一味，五味脂取成煎者，并切，以醋渍一宿，晓合煎之，沸则停火，冷更上，一沸停，三上三下，去滓，敷头。以当泽用之，三十日生矣。

生发松脂附子膏 《外台秘要》（唐）

【处方】附子　松脂各二两　蔓荆子四两，捣筛

【用法】上三味以乌鸡脂和，瓷器盛，密缚头，于屋北阴干百日，药成。马鬐膏和以敷头，如泽，勿近面，验。

生须发膏 《千金翼方》（唐）

【处方】附子　荆实各二两

松叶　柏叶各三两　乌鸡脂三合

【用法】上五味㕮咀，合盛新瓦瓶中，阴干，百日出捣。以马鬐膏和如薄粥，涂头发如泽法，裹扎中无令中风，三十天长。

令发易长方《太平圣惠方》（宋）

【处方】蔓荆子二斤　附子五枚，去皮脐生用

【用法】上件药细锉，以酒一斗渍，以瓷器盛之。十日后渐用涂之，二十日别取乌鸡脂同煎以涂之，半月当长一尺，勿令近火。

又方一

【处方】熊脂一两　蔓荆子一两，末

【用法】上件药相和令匀，以醋调涂之，发渐长。

又方二

【处方】莲子草绞汁三升　羊乳一升　麻油二升　猪脂一斤

【用法】上件药先煎乳一沸，次入脂等更煎三两沸，放冷以瓷盒贮之。每日涂发，七日之外不长者尽长。

附方一

益发令黑，光滑润泽，梳头零陵香油方。

【处方】零陵香半两　乌麻油二两（斤）　茅香半两　莲子草一两　细辛半两　藁本半两　川芎半两　白芷半两　生铧铁五两，捣碎　诃黎勒皮一两　没石子一两　酸石榴皮一两　牛膝一两，去苗　白檀香一两　沉香一两　地骨皮半两

【用法】上件药细锉并铧铁以绵裹入油中浸四十九日，药成。常用梳头，经年尤验。

附方二

【主治】风益发，令润泽不白，冷油涂头方。

【处方】干莲子草半两　胡桃二十颗，去皮　铧铁一斤，捣碎　蔓荆子　细辛　藁本　柏子仁　川芎　白芷　甘松香　零陵香　白檀香以上各一两

【用法】上件药都锉并铧铁以绵裹，用清油五斤于瓷器中浸半月，药成。常用涂头。

令发速长而黑方《太平圣惠方》（宋）

【处方】乌喙三两，去皮脐生用莽草三两　续断三两　皂荚三两，去黑皮并子　泽兰三两　白术三两　细辛三两　辛夷一两　柏叶一两　防风一两，去芦头　竹叶一两　杏仁一两，汤浸去皮尖双仁生用

【用法】上件药细锉，以隔年米醋三升渍一宿，滤出，以麻

油二斤，猪脂二斤同煎药焦黄药成，去滓，以瓷器盛。每夜净洗头涂之。三十日效。

发鬓秃落生发膏方 《千金方》（唐）

【处方】莽草一两　防风　升麻　白芷　茅尼各二两　蜣螂四个　驴膏　豹膏一作狗膏　马鬐膏　熊膏一作雄鸡膏　猪膏

【用法】上十一味，诸膏成煎各半升，合煎诸药，沸则下，停冷复上火，三五沸止，绞去滓，敷头，当泽用之。

白发还黑膏方 《千金翼方》（唐）

【处方】八角附子一枚　大醋半升

【用法】上二味于铜器中煎，取两沸，内好矾石大如棋子一枚消尽，内脂三两和令相得，下之，搅至凝，内竹筒中。拔白发，以膏涂上，即生黑发。

矾石膏 《千金翼方》（唐）

【处方】矾石烧　蜡　松脂　乱发

【用法】上四味各半两，猪脂四两煎之令发焦，内矾石令消，内松脂，次内蜡去滓。先刮洗疮以涂之，日再三。不痛久疮时愈，新疮迟愈，痒疮、头秃皆即愈生发。此膏胜飞黄膏及诸药。

松叶膏方 《太平圣惠方》（宋）

【主治】血气风热所攻，眉发髭不生。

【处方】松叶半斤　莲子草半斤　马鬐膏半斤，炼成膏者　韭根半斤　蔓荆子二两　防风一两，去芦头　白芷一两　辛夷半两　川升麻半两　吴兰半两　川芎半两　独活半两　桑寄生半两　藿香半两　独活半两　檀香半两　沉香半两　零陵香半两

【用法】上件药细锉，先以桑根白皮二斤以水八升煮取五升去滓，又以竹沥一升相和，浸润诸药一宿后，以猪脂二升煎，候白芷色黄成膏，滤去滓，于瓷器中盛，每用涂之，日三五度妙。

松脂膏方 《太平圣惠方》（宋）

【主治】眉发髭不生。

【处方】松脂二两　附子二两，去皮脐生用　蔓荆子半斤

【用法】上件药捣罗为末，以乌鸡脂和，瓷器中盛，密封头，于屋北阴干，百日药成，细研以马鬐膏和，薄涂于不生处，勿令近面。

附方　洗药方

【处方】柏叶切，一斤　附子二两，去皮脐

【用法】上件药，捣罗为末，

以猪脂和作三丸，每日纳一丸入米泔化破洗之，每日用之，十日后再生新者。余药以帛裹，密器贮之，勿令泄气。

胡麻膏方《太平圣惠方》（宋）

【主治】长发令速生及黑润。

【处方】胡麻油一升　腊月猪脂一升　乌鸡脂一升　丁香一两半　甘松香一两半　零陵香三两　川芎二两　竹叶二两　细辛二两　川椒二两，去目　苜蓿香三两　白芷一两　泽兰一两　大麻仁一两　桑根白皮一两　辛夷一两　桑寄生一两　牡荆子一两　防风三两，去芦头　杏仁三两，汤浸去皮尖双仁　莽草一两　柏叶三两

【用法】上件药都细锉，米醋浸一宿滤出，纳入麻油、猪脂、鸡脂中，以慢火煎，候白芷色焦黄膏成。绵滤去滓，以瓷盒盛。净洗头涂之，日二用，三十日发生。

附方一　摩发油方

【处方】细辛一两　防风一两，去芦头　续断一两　川芎一两　皂荚一两　柏叶二两　辛夷一两　白芷二两　桑寄生三两　泽兰二两半　零陵香二两半　蔓荆子四两　竹叶切，三合　松叶切，三合　乌麻油四升

【用法】上件药细锉，以桑根白皮半斤以水三升煮取一升，又取韭根汁三合相合浸药一宿，以绵裹入于油中，微火煎三上三下，候白芷色黄去滓，以瓷器盛之。用涂抹头发，日夜三两度妙。

附方二　长发涂香油方

【处方】松皮一两　天麻二两　莽草一两　秦艽二两，去苗　独活二两　川乌头三两　川椒二两，去目　白芷二两　川芎二两　辛夷二两　甘松一两　零陵香一两　沉香一两　羊踯躅一两　木香一两　郁金香一两　甘菊花一两　牛膝二两，去苗　松叶半斤　杏仁二两，汤浸去皮

【用法】上件药细锉，以醋五升渍一宿滤出，以生乌麻油六斤于铛中微火煎令沸，候白芷色焦黄膏成，以绵滤去滓，瓷器内盛，依涂油之法，任意涂之，以发生为度。

香薷煎方《太平圣惠方》（宋）

【主治】小儿白秃不生发，燥痛，宜用。

【处方】陈香薷二两　胡粉一两　猪脂半两

【用法】上件药以水一大盏煎香薷取汁三分，去滓入胡粉、猪脂相和令匀，涂于头上，日再

用之。

莲子草膏方 《太平圣惠方》(宋)

【主治】须发脱落，令重生，并黑润。

【处方】莲子草汁一斤　熊白脂一合　猪鬐脂一合　生麻油一合　柏树皮切，三合　韭根切，三合　瓦上青衣切，三合

【用法】上件药相和于铜器中煎之，三上三下膏成，去滓，瓷盒中收，每夜用涂，其须发即生。

莲子草膏方 《太平圣惠方》(宋)

【主治】头风白屑，长发令黑。

【处方】莲子草汁二升　松叶　桐树白皮　防风去芦头　川芎　白芷　辛夷　藁本　零陵香　沉香　秦艽　商陆　犀角屑　青竹茹　细辛　杜若　牡荆子以上各二两　甘松香　白术　天雄去皮脐　柏树白皮　枫香以上各一两　生地黄汁五升　生油四升　马鬐膏一升　熊脂二升　蔓荆子油一升

【用法】上件药细锉，以莲子草汁、地黄汁浸药一宿，用脂膏油等微火煎三上三下，以白芷色焦黄膏成，滤去滓，于瓷盒中贮之。每用时取枣树根白皮锉三

升，以水一斗煮取五升去滓，以沐头，然后涂膏热摩入肌肉。

蒿茹膏方 《太平圣惠方》(宋)

【主治】须发脱落、头眩及头面风宜之。

【处方】蒿茹　莽草　半夏生用　桂心　附子去皮脐生用　川椒去目及闭口者　细辛　干姜锉，生用，以上各一两

【用法】上件药捣罗为末，以猪脂二十两合煎令稠成膏，夜沐头令净，以药摩于秃上，令须发顿生如旧也。

葛根膏 《太平圣惠方》(宋)

【处方】葛根末　猪脂　羊脂以上各二两

【用法】上件药入铫子内，以慢火熬成膏，收于瓷盒中。每取一钱涂抹头上，日再用，不过五七度效。

蔓荆子膏 《太平圣惠方》(宋)

【主治】头风白屑瘙痒及长发膏方。

【处方】蔓荆子二两　附子二两，去皮脐　泽兰二两　防风二两，去芦头　杏仁二两，汤浸去皮尖　零陵香二两　藿香二两　川芎二两　天雄二两，去皮脐　辛夷二两　沉香二两　松脂二两　白芷三两　马鬐膏一升　松叶切，一升　熊脂一升

生麻油四升

【用法】上件药细锉，以酒五升浸一宿，滤出以油脂膏煎三上三下，候白芷色焦黄膏成，滤去渣，瓷器中盛。每日三两度，用摩涂头上。

25. 臁　疮

四应膏《外科百效全书》（清）

应圆制。先以桐油二两，黄蜡七钱煎化，入煅过石膏七钱，生大黄七钱搅匀开膏。主臁疮、裙褴、杖疮、松皮烂等疮，但每用膏一日一换，不用水洗，不见风处贴。如脓水干及肉满，再不必换药上，用原膏贴老皮，若四弦作痒，用生姜自然汁或擦痒处，或入膏药。如臁疮用姜葱煎汤洗后、方贴。仍服荆防败毒散四贴，十全大补汤四贴。虚疮不痒如痛用大附子肉桂为末，以少许涂疮口上、贴膏药。如多年肉烂、内外臁疮先以萝卜一斤切片、葱四两同煮熟、以汤洗，以萝卜葱捣烂敷，一日一洗一换，油纸隔绢扎，五日方贴膏。

治臁疮膏《医药顾问》（民国）

1. 炉甘石童便制八九次，猪油调搽。（古今录验）

2. 地骨皮一两　白蜡　甘草节各半两

以香油入地骨皮甘草节文武火熬熟去渣，入黄丹一两半，紧火熬黑，下蜡搅匀提起。白纸摊贴之。次用冬青叶醋熬过，以叶贴之。（丹溪心法）

3. 黄丹一两　黄蜡一两　香油五钱

熬膏，先以椒姜汤洗，贴之。《积德堂方》

4. 黄蜡一两熔化，入银朱一两搅匀，纸上刺孔摊贴之。

神捷散《东医宝鉴》（朝鲜享保）

【主治】内外臁疮，久年不愈。

【处方】清油半斤先煎　入黄蜡一两　松脂五钱熬至成珠，候冷入乳香　没药　轻粉　血竭　儿茶　枯白矾　龙骨煅各三钱　川椒四钱，上为末搅匀收贮。

【用法】先以药水洗净，用油纸以针刺孔、摊药贴疮上，一日换三次，二日后一日换一次，每换药必洗净，贴上。（医鉴）

黄蜡膏《疡科选粹》（明）

【主治】内臁。

【用法】香油一两入胎发如梅大，先熬化，入白胶香、黄蜡各一两熔化后，入生龙骨、赤石脂、血竭三末各一两搅匀，候冷瓷器收贮。每用捏作薄片、贴疮上，外以绢帛缚之，三日后翻贴外面。又以活血药煎汤洗。

隔纸膏《神验良方集要》（民国）

【主治】内外臁疮神效。

【处方】香油三两　白蜡一两　棕灰一茶杯　头发一团（洗净烧灰）　官粉一两

【用法】先将发灰入油内搅匀，再入三味搅匀，摊纸上，先将药纸扎数小孔后摊药，将针扎孔眼对疮口贴定，外加油纸盖上，又用青布扎紧，一日一换。

隔纸膏《疮疡经验全书》（宋）

【主治】里外臁疮。

【处方】自然铜五分　乳香　没药　血竭各一钱　黄蜡五钱　铜青五钱　细芽茶八钱各（另研为末）　黄柏（末）四两

【用法】先用生桐油四两煎滚取出，先加柏末，后加茶末，待略温，再加细药，次加麝香五分。

臁疮膏《奇效简便良方》（清）

樟脑三钱，铜绿一钱和猪板油三两捣烂，以油纸夹之，贴患处。一二日翻转贴，三四日脓尽愈，如脓尚未尽，再换一贴愈。（须针刺多孔）

臁疮膏《家庭至宝》

【处方】真铜绿　漳丹　川占　松香各三钱　上香油一两半

【用法】先将香油锅内温热，后下川占、松香熔化，次入诸药和匀。糊患处，以灰平纸包，三日后去之。若年代久者，可先以陈豆酱糊之，去脓血后，淘米水洗净，再用马兰焙焦干存性加枯矾少许搽之。

臁疮膏《疡医大全》（清）

陈烛油去渣四两，白蜡、黄蜡各五钱共入锅内熬数滚，入研细铜绿二钱，熬一滚，倾入瓷瓶内，退火气。取陈油纸一块、银针多戳小孔，照疮大小将药摊上，不可见火，再用穿孔油纸一块盖上，四周缝合听用。先将花椒、葱煎汤洗疮，绢片拭干，贴上，软袄缚紧，一昼夜揭开，又洗拭干净，将膏翻贴。戒房事发物。

臁疮膏《疡医大全》（清）

【处方】石决明一个（煅）　赤石脂一钱（煅）　芦甘石（煅童便浸）一两五钱　冰片四分　麝香二分

【用法】研细，键猪油调搽。

臁疮膏《疡医大全》（清）

先用腊猪油一两黄蜡六钱熔

化，入研细铅粉二两，轻粉三钱
搅匀，加冰片一分，任搽之。

臁疮膏《疡医大全》（清）

【处方】白蜡八钱 黄蜡五钱
川椒三钱 铜青三钱

【用法】先将麻油四两同黄
白蜡入铜勺内熔化，次川椒铜青
末收之。以油纸作夹纸膏，用银
针穿眼数百孔，先以葱椒汤洗净
贴之。日换三次，四五日自痊
愈。

臁疮膏《疡医大全》（清）

【处方】嫩松香 铅粉各二钱
葱白七寸 猪板油一两

【用法】同捣成膏，贴之。

臁疮膏《外科百效全书》（清）

【处方】初起用独脚乌桕或
根叶 三七 生地 稂新茶叶
(共捣烂罨，每日一换，盐茶洗。不效试
用) 海螵蛸 龙骨 乳香 没
药 儿茶 黄柏（末） 血竭各一
钱五分 鲜猪肉四两 轻粉五分
冰片三分 鸡子油五分 黄白蜡各
一钱 麻桐油各半盏 柿油一匙

【用法】以上七味为细末，
轻粉、片脑各另包。先各油及黄
白蜡熔化去渣，将七味入锅内熬
沸数次，提起倾入碗内，候略
冷，将轻粉入在内调搅，待冷将
冰片和内摊膏，每毒但用一匕即

愈，一日一换。

臁疮膏《陈修园全集》（清）

马齿苋煎汁一锅去渣，入黄
蜡五两，慢火熬膏涂之。

又方 棉花子炒脆，取末填
满疮内，扎好不可开，自然痂
愈。

臁疮膏《外科秘录》（清）

【主治】内外臁疮。

【处方】白蜡一两 松香一两
铜绿五分（为末） 猪油二两 乳
香一钱 轻粉一钱（为末）

【用法】先将猪油熬去筋，
入松香乳香等捣为膏，作隔纸
膏，先将油纸照疮口略大，以针
刺数百孔，摊膏药，将纸背贴在
疮口上。不须一日即愈。其疮先
用葱一株煎汤洗净脓血，后贴膏
可也，一日一换，神验。

臁疮膏《病源辞典》（民国）

1. 通治法

桐油二两，川椒三十粒，煎
枯去椒，加轻粉二钱，白蜡一两
收膏。用绵纸摊贴。先以苦参汤
洗净患处，然后贴之，两日一
换。

2. 白玉膏

白蜡二两，猪板油四两熔
化、滤清，入潮脑六钱研匀，冷
定加轻粉三钱，冰片二钱和匀。

抵脚挑涂油纸上，贴患处。

臁疮血风疮膏 《疡医大全》（清）

【处方】白蜡 黄蜡各一两 头发（面洗去油罐内煅灰） 银朱各三钱 金头蜈蚣十条（煅）

【用法】上用麻油四两熬滚、调搅匀，以陈油纸或旧毡摊匀听用。先将患上用五加皮汤或甘草汤、蕲艾汤、葱汤、童便俱可淋洗，洗去疮上黑腐秽物，绢帕拭干，用黄蜡纸贴患上、拔去恶水，务须勤洗勤换为主，俟恶水去尽、约十日外，后用此膏贴之，腐肉自脱，新肉渐生。再上红玉膏收。

二蜡膏 《疡科选粹》（明）

【主治】臁疮。

【处方】黄蜡 白蜡各四两 百草霜烧杂草者佳，五钱 铜绿二两

【用法】上用香油十二两，慢火熬至黑，滴水成珠为度。先下二蜡熔尽，次下铜绿、百草霜不住手搅匀，离火再搅，候凝方止，作隔纸膏，用针均匀刺眼，两面轮贴各三日。内服黄芪丸。

八仙膏 《临证指南医案》（清）

【处方】龙骨 赤石脂 儿茶 血竭 乳香 没药各一钱 轻粉五分或一钱 冰片二分

【用法】用麻油二两入当归五钱煎枯去渣，入龙、石、茶、竭四味，再煎一二沸，入乳没略煎匀，后入黄占五钱熔化，冷定入轻冰，摊贴。

万金膏 《丹台玉案》（明）

【主治】臁疮久不收口。

【处方】黄连 粉霜各三钱 轻粉 铅粉各二钱 樟脑 银朱各五分 冰片二分

【用法】上为细末，以猪脂熔化，入前末，留冰片候冷加入和匀，摊贴神效。

大全黄蜡膏 《疡科心得集》（清）

【主治】臁疮。

【处方】龙骨煅 赤石脂 血竭各三钱

【用法】研末，用香油一两入血余一小团，炸枯去渣，再入黄蜡一两，白胶香三钱熔化，窝火再入前药末搅匀，候冷瓷瓶贮之，用时捏作薄片贴疮上，间三日翻转再贴。

马齿膏 《东医宝鉴》（朝鲜享保）

【主治】臁疮。

【处方】马齿苋不拘多少，煎取汁一釜，入黄蜡五两，再熬成膏，涂之。

白玉膏 《疡医大全》（清）

【主治】多年臁疮，兼治大

毒、刀疮久不收口。

【处方】白蜡二两，猪板油四两，熔化滤清，入潮脑六钱研匀，冷定加轻粉二钱和匀。挑涂，油纸盖上。

白玉膏《疡科选粹》（明）

【主治】臁疮。

【处方】炉甘石一两，火煅白占五钱　象牙末，三钱　轻粉五钱　好雄猪板油七钱

【用法】捶千余下，和同一处，净罐盛之。临用以油纸摊膏贴在患处，神效。

白油膏《治疗汇要》（清）

【主治】臁疮数十年不愈，数日即可收功。并治秃头疮、坐板疮及一切年久湿热诸疮，脓血不止，久不收口等证。神妙非常，乃臁疮第一方也。

【处方】真桐油三两　防风白芷各一钱五分

【用法】放油内泡一夜，入铁器内慢火熬枯，去药沥尽渣滓，将油再熬，待油将开，用鸡蛋一个去壳放油内炸深黄色，去蛋不用，再将油用慢火熬，俟油明可照人须眉，当入白蜡六分，黄蜡四分熔化，速用竹纸十余张，乘热浸入油内，一张一起，摊冷令去火气，又须逐张隔开，

风前吹透。若堆放不隔，虽累日火气难泄，用此贴上，毒反内攻，不能收功。如法去火气贴之，片刻脓黏膏纸，随弃随换，须十余次，数日脓尽，肉满生肌，不贴亦可。脓多者，用黄蜡六分，白蜡五分，不生肌者，用白蜡六分，黄蜡五分，量勿稍增加。

白膏药《外科方外奇方》（清）

【处方】炉甘石一两，先用黄芩黄连黄柏以童便浸渍滤汁，将甘石倾银罐内煅通红，淬九次　水龙骨一两　乳香去油　没药去油，各五钱　川连五钱　龙骨煅，五钱　官粉一两　麝香五分　冰片一钱　轻粉三钱　黄占三两　白占一两

【用法】共为细末。公猪油四两熬，去渣，入二占化，略冷，然后入药末搅成膏。若硬加香油少些。

凡一切夏月疮毒不收口者，并伤筋、手疮、臁疮，摊贴神效。

夹纸膏《卫生鸿宝》

【主治】远年臁疮。

【处方】甘石二两，用三黄汤淬干　血竭八钱　黄蜡一两二钱，三味和猪油熬化贮瓷瓶内　乌贼鱼骨去壳　青果核制存性　大黄各三钱　朱砂

六钱　龙骨醋淬，五钱　白蜡二两二钱

【用法】共为细末，入前油内调匀听用。以油纸摊膏，刺十数孔，贴一二日翻转，再刺孔贴之。

夹纸膏《外科传薪集》（清）

【主治】多年及新起臁疮并效。

【处方】紫草　归身　细生地　黄柏　白芷　冬青　桑叶各一两　黄占　白占　飞丹　密陀僧　血竭各二两　轻粉三钱　银粉一两　铜绿五钱　乳香　没药各五钱　冰片二钱

【用法】用麻油一斤，入前七味煎枯去渣，入二占熔化，再将后药研细末和匀，摊纸上贴之。如干加公猪油调亦可。作夹纸膏贴更好。

夹纸膏《外科传薪集》（清）

【处方】煅石膏一两　炉甘石一两，童便浸煅　龙骨醋煅，三次　轻粉　寒水石煅，各五钱　嫩松香五钱

【用法】放铜勺内熬至黑色起烟，倒在水内候冷用葱白煮滚。上味为末，以公猪油调匀作夹纸膏，以葱汤洗净贴之，用裹脚紧紧缚定，开看黑色即换。

血风疮膏《疡医大全》（清）

【主治】牛皮癣。三日见效，除根。

【用法】轻粉、黄蜡各一钱，真麻油半盅煎化调匀，用油纸摊膏贴上，外将布扎紧，不可轻动，自有功效。

血疯疮膏《疡医大全》（清）

【主治】血疯疮流水作痒。

【处方】枯矾　海螵蛸　黄蜡　铜绿　轻粉各一钱

【用法】研细，入麻油熬成膏，敷。

赤玉膏《丹台玉案》（明）

【主治】内外臁疮。

【处方】血竭　黄丹　血余煅灰　寒水石煅过，各一两　珍珠一钱五分　黄蜡一两　猪脂六两

【用法】上为极细末，先以黄蜡、猪脂熔化，再入前末搅匀，摊贴疮上。

附方　洗药方

【处方】黄柏　花椒　杏仁　防风　苦参　荆芥等分

【用法】上药水煎去渣，洗疮，以绢拭干，再贴赤玉膏。

松香膏《外科大成》（清）

【主治】臁疮血风等证。

【处方】白松香四两用葱汁煮干为末，加生猪板油二两捣成

膏，贴之。次用红粉生肌。

附方　红粉

【主治】一切顽疮及杨梅、喉疳、下疳、痘子等。

【处方】水银　白矾　火硝各一两三钱　朱砂三钱三分

【用法】铁锅煨热取起，入白矾一沸，见清，入硝一沸，见清，入朱砂一沸，见清定，取出研末，入锅内，下水银，盖碗封固如法炼制。

一方

【处方】水银一两　焰硝一两，炒干为末用四钱五分　白矾一两，煅枯用四钱五分　朱砂一钱，为末

【用法】用筛过净香炉灰二三斤，盐卤水四五斤听用。

取中样新铁锅一口，以砖架起，安朱砂末于锅中，如莲子大为度，次取硝矾末研匀盖朱砂上，用盘轻轻按硝矾如银底样，周围如茶盅口大，次将茶盅盖之，如口外有硝矾即吹去之，将盅揭起，用筷子在硝矾中轻轻点一小窝，用茶匙挑水银入窝内，仍将先覆茶盅盖之。次取前香灰用盐卤水调干稀得所，先将手按茶盅勿令动，随将湿灰周围涂过，只留盅底在外，用石压之。次锅下发火烧三炷香，二文一

武，不时看看灰，如稍有白色，即用棕蘸卤水于灰上刷之，为浇水。三香完，离火过宿，用斧从旁轻轻凿开，取茶盅，用黄纸包收，临时刮用。

粉霜必以朱砂色为度，如红黄为嫩，上疮必疼，须再封打一香。

先用朱砂末、急性子各一钱五分于锅内炒烟尽，去药，拭净，入硝汞升打如法，为之净锅。

用煅石膏、赤石脂各二两为末，盐水调之，封口，次以香炉灰盖之为佳。

初打出红粉用绵纸包好，入小南星布袋内，用绿豆水或槐花八两、甘草一两煎汤，悬煮一二百沸，取袋埋黄土内一日夜，去火毒及硝矾之气。

下疳嚼细茶罨三次，次掺之即愈。杨梅痘子点之即愈。杨梅喉疳用新笔蘸粉点之即愈。杨梅结毒用麻油四两、黄蜡一两熔化成膏，离火候温，入红粉一钱搅匀，绵纸摊贴之，一日一换立愈。

金氏离洞膏《纲目拾遗》（清）

【主治】臁疮如神。

【处方】万应油五两　藤黄一两五钱　净黄蜡二两

【用法】共熬黑棕色，摊贴。

附方　熬万应油法

【处方】香油六十两　马前四两　荜茇五钱　桂枝一两　白芷二两

【用法】夏浸三日，冬七日，春秋五日，然后熬至渣枯，去渣，每斤生油熬熟汁得八折。此油凡一切膏药可做底子。

绛硼膏《外科大成》（清）

【主治】下部一切寒湿、血风顽臁等证。

【处方】香油半斤　荆芥　防风　川椒各一两　槐枝二两　杏仁五钱

【用法】油浸七日，煎枯去渣，入黄腊一两熔化，离火再下硼砂五钱，乳香、没药、儿茶各三钱，黄丹一钱，血竭二钱，一加樟脑五钱，白花蛇（炙）一钱五分，搅匀用。

烂腿夹纸膏《外科方外奇方》（清）

【处方】梅片四分，煅　甘石一两二钱　轻粉五钱　白占三两五钱　菜油一斤

【用法】先将菜油煎滚，再入白占化开，再将药三味同煎膏成，作夹纸膏贴。

黄柏乳香膏《疡医大全》（清）

【主治】腿上湿疮成片出水、时痛时痒。

【处方】黄柏一两　乳香三钱如痒加潮脑二钱

【用法】共为末，猪油调搽。

黄白膏《疡科选粹》（明）

【主治】臁疮。

【处方】黄蜡七钱　铜绿一分　轻粉　白石膏各六分

【用法】上用麻油二钱五分与蜡熬化，入铜青等三味，将油摊膏。先一日以豆腐作片子，甘草水煮，候温封疮口，以布系定，次早去腐换膏贴。

隔纸膏《疡医大全》（清）

【主治】臁疮、棒疮、肿毒，生肌收口。

【处方】黄连　黄芩　黄柏　银朱　红花　紫草各二钱　苦参　当归各五钱　大黄三钱

【用法】研为细末。先用腊月猪油一斤切碎，隔水煮出油来，去渣，再入药末，加羊胆二三个或牛胆一个，煮半炷香，又滤去渣，又加乳香去油，没药去油，血竭、儿茶、明雄各二钱，潮脑五钱，冰片一钱，黄蜡切片三两，乳细入内搅匀，再煮半炷香，倾入瓷器内，不可泄气。凡一切大毒敷之如神，棒疮贴一二张即好，如有腐烂不尽之肉，少

掺轻粉，腐去肌生。如不收口，用南地铅霜一钱加红升药四分细细筛疮上，一二次即愈。作隔纸膏贴。

隔纸膏 《外科真诠》（清）

【主治】年久烂腿。

【处方】青黛一两　炒水粉二两　蛤粉三钱　石决明二钱　上片三分

【用法】乳匀，用生猪油捣成膏，摊贴，每张一面贴两日。

湿疮臁疮膏 《疡科选粹》（明）

【处方】黄蜡一两　头发一拳大　香油一两　轻粉二钱，另研　猪胆二个

【用法】上先将香油熬四五沸，次下黄蜡，又熬四五沸，再后下头发，文火熬，槐柳条不住手搅，候发消化，滤净后，下轻粉略熬一时，取起放瓷碗内，冷水浸少顷即成膏。一切湿疮、臁疮贴半日，黄水流出拭干，加药再贴，一七愈。

紫脂膏 《临证指南医案》（清）

【主治】臁疮。

【处方】好麻油四两　净花椒三钱　葱头七个，七寸长连须

【用法】三味同煎至葱焦脆，去渣，入白色松香五钱，黄占六钱，文火煎化，去上面浮出渣

滓，煎至油面上有花纹，急离火倾碗内，加好银朱一钱，搅匀收之。待冷凝，将碗合地上三日，去火毒，摊夹纸膏贴之。纸只要一面刺孔，每膏贴五日一换。如痛用甘草汤先洗，痒者花椒汤洗。若贴一膏即流黄水者，贴至五六膏即愈。凡初贴之膏出水者，膏中有毒气在内，揭下则无用。水尽后再贴之，膏须存之以待后用，将长肉结盖时用此贴过旧膏贴之，以为收功最妙。

裙边疮即臁疮膏 《外科秘录》（清）

仲景夫子传。

【处方】白蜡三钱　松香五钱　轻粉三分　黄丹五钱　铜绿五分　猪板油生，一两　冰片一分

【用法】各为细末，同猪油捣千下为膏。先用油纸如疮口大，针刺眼孔数百，摊纸上，将无药一面贴疮口上，以箸包之，一日一换。未贴前葱一根煎汤洗之，连用五个即愈。虚，用八珍汤。

臁疮软膏 《神药良方集要》（民国）

【处方】蓖麻子三分　生地二钱　制炉甘石八分　铜绿五厘　白蜡二钱

【用法】陈蜡烛油二两和药去渣，熬膏，摊贴。

臁疮软膏《疡医大全》（清）

【主治】臁疮五六年者。

【处方】铅一两打极薄片，剪碎和水银三钱，加去膜猪板油研烂，摊油纸上，外以川椒二两煎汤洗净，贴之。

臁疮软膏《寿世保元》（清）

【主治】两足生臁疮，诸疮久不已。

【处方】轻粉一钱　官粉二钱

【用法】上用猪板油同捣烂，摊油纸上贴疮外，帛包紧，一日换一次。先用盐茶洗净，贴药。

臁疮膏《苏沈良方》（宋）

【主治】年久里外臁疮不瘥者。

【处方】槟榔半两　干猪粪烧存性，半两　龙骨一分　水银粉少许

【用法】上三味为细末，入水银粉研匀，先以盐汤洗疮，熟绢裹干，以生（猪）油调药如膏，贴疮。三日一易，三五易定瘥。忌无鳞鱼、热面。凡胫内外疮世谓之里外臁疮，最难愈。

臁疮膏《疡医大全》（清）

【处方】白蜡八钱　黄蜡五钱　川椒三钱　铜青三钱

【用法】先将麻油四两同黄白蜡入铜勺内熔化，次川椒铜青末收之。以油纸作夹纸膏，用银针穿眼数百孔，先以葱椒汤洗净贴之。日换三次，四五日自痊愈。

26. 脚　癣

丫痒膏《孟氏家传方》

【主治】脚癣。

【处方】枯矾二钱　石膏煅二钱　川连三钱　轻粉三钱　黄丹三钱　苦参三钱　蛇床子二钱

【用法】为细末，猪油调涂。须先温汤洗净脚擦干后敷。湿则干掺。

27. 其他疮

一笑散《六科准绳》（明）

【主治】风痒裂折燥疮。

【处方】苦参一两　白芷　焰硝　枯矾各半两　荆芥穗三钱　寒水石二两煅　白及三钱

【用法】上为末，猪油调搽。

竹茹膏《济生验方》　清

【主治】黄泡热疮。

【处方】真麻油二两　青木香二两　青竹茹一小团　杏仁二十粒（去皮尖）

【用法】上药入麻油内慢火煎令杏仁黄色、去滓，入松脂研半两，熬成膏。每用少许，擦疮上。

柏连散《赤水玄珠》（明）

【主治】面上热毒恶疮。

【处方】胡粉 黄柏（炙）黄连各等分

【用法】为末，面脂调敷，猪脂亦好。

猪脂杏仁搽方《医宗金鉴》

【主治】白疕生在遍身，色白瘙痒，入夜尤甚，起白皮。

【处方】猪脂二两 苦杏仁一两

【用法】上二味共捣如泥，绢包搽瘙痒处，使肌肤润泽，风邪疏泄，其痒自瘥。

救败丹《外科秘录》（清）

【主治】手疮。

【处方】人参二钱 三七根末三钱 孩儿茶三钱 乳香一钱 白僵蚕二钱 轻粉一钱 发灰二钱

【用法】各为细末，掺于膏药内贴之。若不用膏药者、干掺妙。猪油调搽亦妙。

琥珀膏《医宗金鉴》（清）

【主治】发际疮。

【处方】定粉一两 血余八钱 轻粉四钱 银朱七钱 花椒十四粒 黄蜡四两 琥珀五分 麻油十二两

【用法】将血余花椒麻油炸焦，去渣，下黄蜡熔化尽，用夏布滤净，倾入瓷碗内，预将定粉、银朱、轻粉、琥珀四味各研极细，共同一处徐徐下入油内，用柳枝不时搅之，以冷为度。绵胭脂摊贴亦可。

方歌：琥珀膏能治诸疮，活血解毒化腐良，定血轻朱椒蜡珀，麻油熬膏亦疗疡。

第六章　妇　产　科

1. 妇人阴蚀疮

一扫光《奇方类编》（清）

【主治】疥疮及妇人阴蚀疮，诸般恶毒，神效。

【处方】蛇床子　苦参　芜荑各一两　雄黄　川椒　大枫子肉　硫黄各五钱　枯矾一两二钱　轻粉二两　樟脑二两

【用法】共为细末，猪油调擦。

当归膏《太平圣惠方》（宋）

【主治】妇人阴疮。

【处方】当归一两　白芷一两　川芎一两　杏仁二两，汤浸去皮尖研

【用法】上件药捣罗，以羊脂半斤和匀，入瓶中蒸之，药成取枣许大，绵裹纳阴中，日一易之。

杏仁膏方《太平圣惠方》（宋）

【主治】妇人阴疮。

【处方】杏仁五两，汤浸去皮研　白芷一两　川芎一两　生干地黄一两　猪脂三两　羊髓三两

【用法】上件药细锉，以猪脂、羊髓拌令匀，入铛中慢火煎，候白芷色黄绞去滓，膏成，用瓷盒贮之。每取如枣大，绵裹纳阴中，频频换之。

赤芍药膏《太平圣惠方》（宋）

【主治】妇人阴疮。

【处方】赤芍药一（三）两　黄芩三两　牡蛎三两　附子三分　白芷三分

【用法】上件药细锉，以猪脂一斤同纳铛中，慢火煎三上三下，候白芷色黄，绞去滓，膏成，用瓷盒盛。每用敷于疮上。

芜蛇膏《疡医大全》（清）

【主治】疥疮及妇人阴蚀疮诸般恶疮。

【处方】芜荑　蛇床子各一两　雄黄　大枫肉　川椒　硫黄各五钱　枯矾一两二钱　潮脑　轻粉各二两

【用法】共研细，猪油调搓。

2. 阴痒阴吹

阴痒膏《病源辞典》（民国）

【主治】阴户内奇痒，每夕非交不可。

【处方】藜芦末与猪脂捣烂，纱布裹作阳物状，纳入阴户中，移时抽出再换，虫尽而愈。

膏发煎 《三因方》（宋）

【主治】妇人谷气实，胃气下泻，阴吹而正喧。

【用法】发灰、猪油调匀，绵裹如枣核大，纳阴中。

广济方 《六科准绳》（明）

【主治】疗妇人阴痒不止。

【处方】蚺蛇胆 雄黄 硫黄 朱砂 硝石 芫黄各半两 藜芦二钱半

【用法】上为末研匀，以腊月猪脂合为膏。用故布作缠子如指长一寸半以膏涂上，纳阴中，日一易之。易时用猪椒根三五两水煮稍热拭，纳之效。

蚺蛇胆膏 《太平圣惠方》（宋）

【主治】妇人阴痒不止方。

【处方】蚺蛇胆一两 雄黄一两，细研 硫黄一两，细研 朱砂一两，细研 硝石一两 藜芦半两 芫黄一两

【用法】上件药捣罗为末，都研令匀，以腊月猪脂和如膏，用故帛作缠子如指，长一寸半，以药涂上纳阴中，日一易之，易时宜以猪椒根三五两水煮稍热洗之，干拭，纳之效。

3. 产后妒乳

野葛膏方 《圣济总录》（宋）

【主治】产后妒乳涂敷方。

【处方】野葛 芍药 薤白 当归 木通各半两 附子一分，春月不用此一味

【用法】上六味，各细锉如豆大，用醋浸半日后同煎沸，即先煎猪脂八分一碗令烟出，次入乱发一分洗去垢煎令消，次入松脂一两半，蜡半两，再煎沸，绵布滤去滓，瓷盒盛，冷则以故帛缚乳上，干则易之。

第七章 儿 科

1. 诸 痫

大黄膏方《太平圣惠方》（宋）

【主治】小儿诸痫，宜用固囟。

【处方】川大黄三分　雄黄二分　丹参一分　黄芩一分　生商陆一两　雷丸半两　猪脂一斤　附子半两，去皮脐生用

【用法】上件药捣碎，以猪脂先入锅中，以文火熬令熔，以绵滤过，然后下药煎令七上七下，去滓，细研雄黄下膏中，搅令至凝，于瓷器中盛。每用少许热炙手，摩儿囟及掌中、背、胁，皆使遍讫，以蛤粉粉之。

除热丹参摩膏方《太平圣惠方》（宋）

【主治】小儿惊痫。

【处方】丹参半两　雷丸半两　猪膏二两

【用法】上件药细锉，猪膏入银器中先煎，然后内诸药煎七上七下，膏成绵滤去滓，用瓷盒中盛，以摩儿身，日三用三。

雷丸膏方《太平圣惠方》（宋）

【主治】小儿痫及百病伤寒。

【处方】雷丸一分　甘草一分（两）　防风一两，去芦头　白术三分　桔梗二分，去芦头　莽草一两　川升麻一两

【用法】上件药捣罗为末，以猪膏一斤先入铛中慢火煎令熔，后下药末，以柳篦不住手搅成膏，绵滤过，瓷盒盛之。每有患者，摩其顶及背胁。

2. 手足惊掣

甘草摩膏方《圣济总录》（宋）

【主治】小儿新生肌肤嫩弱，喜为风邪所中，身体热，或中大风手足惊掣。

【处方】甘草炙　防风去叉，各一两　白术　桔梗各三分　雷丸二两半

【用法】上五味捣罗为粗末，用不入水猪脂一斤锅内火上炼过去滓，入诸药末，更煎令成膏，新绵滤去滓，入瓷盒内贮之。每用特取少许炙手以膏摩三百度效。小儿无病，每日以膏摩囟上及手足心良，辟风寒也。

3. 丹　毒

升麻膏《幼科全书》

【主治】小儿一切丹发无常处，身热如火烧。

【处方】川升麻　川大黄　护火草　蛇衔草　栀子仁　寒水石　川芒硝　兰叶　生地黄　芭蕉根　羚羊角屑　梧桐皮各半两

【用法】上细锉，以竹沥浸一宿，次日滤出入铛中，以腊月猪脂一斤慢火熬一时久，乘热以绵滤去滓，候冷成膏，瓷盒盛。旋取摩涂之，兼以膏如枣大竹沥化服。

升麻膏《幼科大全》

【主治】小儿头面身体赤毒肿起。

【处方】川升麻一两　犀角屑　射干　赤芍药　元参　黄芩　栀子仁　川大黄　大青　羚羊角屑各半两　生地黄二两

【用法】上锉，以猪脂一斤半铛中慢火熬，不住手搅，药色变、膏成，去滓，瓷盒盛，频摩肿处。

羚羊角膏《幼科全书》

【主治】小儿面身猝得丹毒或痒或肿。

【用法】羚羊角屑八两以水五升煎一升，绢滤，入炼过猪脂五两和涂。

4. 诸　疮

神效当归膏《薛氏医按》（明）

【主治】痘毒浸淫或汤火等证，及疮腐不能生肌收敛者。

【处方】当归　黄蜡　生地黄各一两　麻油六两

【用法】先将当归、地黄入油煎枯去渣，入蜡熔化，候温搅匀，即成膏矣。

黄连赤小豆膏《外台秘要》（唐）

古今录验疗小儿头疮、面上亦有、日益甚者方《外台秘要》（唐）　黄连　赤小豆各等分　上二味捣末以腊月猪脂和涂之即瘥。止。

二圣散《医宗金鉴》（清）

【主治】种痘发热以前，小儿面上忽出颗粒似痘，名曰信苗。此痘之将发，毒气之标也，色红而软听之自消，若红紫坚硬有如鱼目者，急以银针挑破，上以二圣散则无虞。

【处方】明雄黄　紫草各等分

【用法】共研细末，以油胭脂调上。

水银朱砂膏《外台秘要》（唐）

【主治】备急疗小儿三岁患

头上起爆浆如钉盖，一二日及胸背皆生，乃成疮方。

【处方】水银　朱砂各半两　石硫黄一两，研　腊月猪脂适量

【用法】上四味，煮桑叶汤洗，以敷之。勿令猪犬等见之。

四圣膏《痘科心法秘本》（清）

【主治】痘出齐数日后，其间有紫黑胀硬独而无根晕者，痘疔也。用四圣膏填入，或拔毒散点之。

【处方】珍珠　豌豆俱烧存性　乱发灰三灰等分　冰片半分

【用法】用油胭脂调成膏，先将金银簪拨开疮口，将药填入疮口，即红活。

附方　拔毒散

雄黄一钱细研，胭脂浸水调，点疔尖上，即时红活。

奶癣疮膏《疡医大全》（清）

【处方】大枫肉　黄柏各五钱　蛇床子二钱五分　枯矾　雄黄各一钱　轻粉一钱三分

【用法】共为细末，腊猪油调搓。

当归膏方《圣济总录》（宋）

【主治】小儿热病，口烂咽喉生疮，水浆不下。

【处方】当归去芦头锉炒　射干锉　升麻锉，各一两　白蜜四合

附子半两，炮去皮脐锉

【用法】上五味切，以猪脂四两先煎成油，后内诸药入于油中，用文火熬令附子黄色去滓，投蜜更熬一两沸成膏，以瓷器收。每取杏仁大含化，咽津无妨，日三四用。

羊髭灰膏《太平圣惠方》（宋）

【主治】小儿鹅口及口内生疮方。

【处方】羖羊髭烧灰

【用法】上研为末，以腊月猪脂和，日三四上涂之效。

又方

【主治】小儿鹅口，两吻生疮方。

【处方】乱发烧灰细研

【用法】上以猪脂和敷之。

朱砂膏方《太平圣惠方》（宋）

【主治】小儿头上爆浆起如钉盖，一二日后面上及胸背生疮。宜用。

【处方】朱砂半两　胡粉二两　水银半两

【用法】上件药点少水都研令水银星尽，以腊月猪脂三两入铫子内慢火上熔化去滓，入朱砂等搅成膏，以瓷盒盛，候冷涂之，瘥。

金华散《陈修园全集》（清）

【主治】痘溃烂。

【处方】黄连　黄柏　黄芩　黄丹　大黄以上生用　轻粉各等分　麝香少许

【用法】共为细末，疮干用猪油调敷，疮湿则掺之。

栀子膏方《太平圣惠方》（宋）

【主治】小儿燎疱。

【处方】栀子仁半两　川升麻半两　犀角屑半两　蛇衔草三分　蓝叶一两　生地黄一两　黄芩半两　川大黄一两

【用法】上件药细锉，以猪脂一斤同于锅内微火煎，令药色变、滤去滓，以瓷盒盛，候冷涂之。

又方　水银膏

【处方】水银一两　腻粉一分，与水银于手掌中以津研如泥　松脂一两　土蜂房一两　黄柏一两　川大黄一两，生用

【用法】上件药捣罗为末，以炼成猪脂一斤与药末同入铛内，慢火熬令稀稠得所，以水银腻粉入膏中搅令匀，膏成以瓷盒盛，候冷涂之，不过三五上瘥。

楝实膏方《圣济总录》（宋）

【主治】灭瘢痕。小儿疹痘穴后。

【处方】楝实去核炒　槐子各一两

【用法】上二味并拍碎，用狗脂、鹅脂各四两，同于铜铫内以文武火煎一二十沸去滓，入瓷盒中，候凝涂瘢痕，日二度。

5. 疳匿

莨苕膏方《太平圣惠方》（宋）

【主治】小儿疳匿、口齿疮悉主之。

【处方】莨苕子一分，生用　葶苈子一分，生用　硫黄一分，细研　臭黄一分，细研　白矾灰一分　熊胆一分，细研　芦荟一分，细研　蚺蛇胆一分，研　麝香一分，细研

【用法】上件药捣罗为末，都研令匀，取腊月猪脂二两入于铫子内，以慢火上熔化，然后下诸药末相和，搅匀为膏，每用约杏仁大以绵裹火炙置齿龈疮上。

绯帛膏《圣济总录》（宋）

【主治】小儿匿虫蚀下部。

【处方】绯帛烧灰研，一分　倒棘刺四十九枚，烧灰研　雄黄研　磁石捣研　麝香研　蚺蛇胆，各一分　槐枝一条长八寸，锉　猪脂腊月者，五两

【用法】上八味，先研六味为细末，次炼脂作油去滓，下槐

枝煎令焦黄，去槐枝下六味药末，煎成膏，以瓷器盛。每用少许涂下部，日三。

附方 苦参膏方

【主治】小儿疳䘌蚀下部。

【处方】苦参五两 艾叶二两 青葙子 甘草炙锉,各三两

【用法】上四味先以青葙甘草为细末，次用水五升煎苦参艾叶成膏，量多少去滓，入二味药末和作梃子，长一寸如筋许大。曝干涂猪脂内下部，日再，虫出尽为度。

6. 耳 聋

细辛膏《太平圣惠方》（宋）

【主治】小儿聋，或因脑热、或因水入、或因吹著，并宜用此。

【处方】细辛 防风去芦头 川大黄锉微炒 黄芩以上各一分 川椒半两,去目 蜡半两

【用法】上件药细锉，用清麻油三合煎药紫色，滤过下蜡，候消为膏，每日三度用一大豆大，点于耳中。

治小儿耳聋不瘥方（杏仁膏）《太平圣惠方》（宋）

【处方】杏仁汤浸去皮 葶苈盐各等分

【用法】上件药捣研如膏，以少许猪脂和合，煎令稠，以绵裹如蕤核大塞耳中，日一易之。

7. 鼻塞不通

木香膏方《太平圣惠方》（宋）

【主治】小儿鼻塞不通，吃乳不得。

【处方】木香半两 零陵香半两 细辛三分

【用法】上件药捣罗为末，用醍醐三分（合）与药相和，入铫子内慢火煎令极香，绞去滓，收瓷盒中，日三四度，取少许涂头上及鼻中。

张涣辛黄膏《六科准绳》（明）

【主治】小儿鼻塞不通。

【处方】辛夷叶一两,洗焙干 细辛 木通 香白芷 木香各半两,以上捣罗为细末 杏仁一钱,汤浸去皮尖研

【用法】上件，同羊髓猪脂各二两同诸药相和，于石器中慢火熬成膏赤黄色，放冷入龙脑麝香各一钱拌匀。每用少许涂鼻中。若乳下婴儿，乳母吹著儿囟鼻塞者，只涂囟上。

细辛膏方《太平圣惠方》（宋）

【主治】小儿鼻不通。

【处方】细辛半两 木通半两

辛夷半两　杏仁三分，汤浸去皮尖双仁

【用法】上件药锉碎，以羊髓猪脂各三合与药相和，入于铫子内，慢火上煎，候药色黄赤绞去滓，入瓷器中贮之。日三四度，以少许涂于鼻内。

细辛膏方《太平圣惠方》（宋）

【主治】小儿冷风拍著囟门，致鼻塞不通，宜以此方涂之。

【处方】麻油二合　细辛末，一两

【用法】上件药以油煎令微黄色，入蜡半两，消后令凝，每日三度薄薄涂于囟上。

摩顶膏方《太平圣惠方》（宋）

【主治】小儿鼻塞脑闷，吃奶不得。

【处方】羊髓三两　当归二分，锉微炒　细辛三分　白芷三分　木通三分　野猪脂三分

【用法】上件药锉碎，先下脂髓于锅中，入诸药，以慢火煎，候白芷色焦黄药成，以绵滤去滓，以瓷盒盛，令凝。每用少许涂顶门上摩之，兼以少许入鼻内，立效。

薰草膏《太平圣惠方》（宋）

【主治】儿头热鼻塞不通方。

【处方】羊髓三两　薰草一两，锉

【用法】上件药于铫子中慢火上熬成膏，去滓，入瓷器内贮之。日三四上，以膏摩背。

8. 久　泻

水泻奶疳敷膏《本草纲目》（明）

蜀椒一分去目碾末，酥调，少少涂脑上，日三度。（姚和仲延龄方）

第八章 耳鼻咽喉科

诱蜒膏《太平圣惠方》(宋)

【处方】白蜜半两 黄丹半两 酥半两

【用法】上件药相和,于瓷器中同煎成膏。如有不觉蚰蜒入耳者,以杏仁一枚和皮尖涂膏于上,绵裹塞耳门中,其虫闻药香即奔耳门来,便急抽药,以物镊出。

鼻塞膏方《圣济总录》(宋)

1. 木香膏方

【主治】治鼻中窒塞,气不通利。

【处方】木香 细辛(去苗叶)当归(切焙) 芎𬞟 木通 蕤仁(研) 白芷各半两

【用法】上七味,内银石器中,入羊髓微火煎,候白芷色黄、膏成,去滓澄凝。每取小豆大,内鼻中,日再,以瘥为度。

2. 当归膏方

【主治】治鼻塞不利。

【处方】当归(切焙) 地薰草 木通 细辛(去苗叶) 蕤仁(研)各三分芎𬞟 白芷各半两

【用法】上七味细锉,以羊髓四两同内银石器中,入诸药微煎,候白芷黄色去滓倾入盒中澄凝。每以小豆大绵裹塞入鼻中,日三,热者以黄芩、栀子代当归、细辛。

3. 如神膏

【主治】治头旋鼻塞不知香臭。

【处方】蓖麻子(去壳) 杏仁(去皮尖) 印子盐 芎𬞟 防风(去叉) 松脂各一分 蜡半两油升

【用法】上八味,先入油于银器中,次将诸药作粗散入油中,微火上煎成膏,滤去滓,瓷器盛。每用约大小贴之。日一换。先灸百会穴三七壮,即贴如神膏。

4. 通气膏方

【主治】治鼻中不利,窒塞不闻香臭。

【处方】木通 当归(切焙)川芎 蕤仁 桂(去粗皮)各半两细辛(去苗叶) 白芷各三分

【用法】上七味,细锉,与羊髓三两同于银石器中微火煎,候白芷黄色去滓澄凝,每取小豆大,塞鼻中,日再。

鼻生息肉膏方《圣济总录》（宋）

1. 治鼻生息肉胡粉膏方。胡粉（炒）　白矾（烧令汁尽）等分。上二味捣罗为散，用青羊脂和成膏，以少许涂敷息肉上。

2. 治鼻生息肉瓜蒂膏方。上一味，捣罗为末，以羊脂和，时以少许敷息肉上。

鼻疳清金散《病源辞典》

【处方】松香二两　蛤粉五钱青黛二钱五分

【用法】研为末，猪油调搽或干掺之。加轻粉、枯矾各三钱尤效，敷患处。

敷鼻瓜蒂膏方《太平圣惠方》（宋）

【主治】鼻中息肉。

【用法】上用陈瓜蒂一分捣罗为末，以羊脂和，以少许敷痣肉上，日三用之。

敷鼻白矾膏方《太平圣惠方》（宋）

【主治】鼻息肉，不闻香臭。

【用法】上以白矾一两烧为灰细研，以羊脂旋和少许敷着息肉上，即瘥。

附方　蛴螬散。上以蛴螬一十枚纳青竹筒中，以刀削去竹青以油单裹筒口令密，纳厕坑中四

十九日，取出曝干，入麝香少许同细研为散。涂瘜肉上，当化为水。

千金细辛膏《明医指掌》（明）

【主治】鼻齆、鼻中流水不止，肺热鼻塞流清水。

【处方】黑附子泡去皮脐，一钱五分　川椒去目炒，一钱五分　川芎一钱五分　细辛一钱五分　干姜一钱五分　吴萸一钱五分　桂心三钱五分皂角一钱二分

【用法】用猪脂二两煎油先一宿用米醋浸药，取入猪油内同煎，以附子色黄为度，用绵蘸药塞鼻中。

丹参膏方《圣济总录》（宋）

【主治】小儿鼻塞不通利。

【处方】丹参　细辛去苗叶川芎　当归锉焙　桂去粗皮　防风去叉，各一两　蜀椒去目并闭口者炒出汗　干姜炮，各半两

【用法】上八味锉如麻豆大，猪脂五两半，羊髓五两与药相和，入铫子内慢火熬，候药黄色取下，绞去滓，贮瓷器中。每日以大豆许，纳鼻中，日三。

木香膏方《圣济总录》（宋）

【主治】小儿鼻塞不通，不能乳。

【处方】木香　零陵香各一两

【用法】上二味为细末，用醍醐三合合与药末同入铫子内煎成膏。用涂头上及鼻内如小豆许，日再。

附方　细辛散方

【主治】小儿鼻塞。

【处方】细辛去苗叶　木通锉，各一两

【用法】上二味为细散，以绵缠裹大豆许，纳鼻中，日再。

白芷膏方《圣济总录》（宋）

【主治】小儿囟气虚肿，鼻塞不通。

【处方】白芷　细辛去苗叶　木通锉　当归切焙，各半两

【用法】上四味，锉如麻豆大，以羊髓四两与药同入铫子内慢火熬，候白芷黄，成膏。绞去滓，贮瓷器中。每用少许敷囟上，兼鼻中。

白芷膏方《太平圣惠方》（宋）

【主治】鼻痛。

【处方】白芷　川芎　木通　当归　辛夷以上各半两　细辛三分　莽草三分

【用法】上件药都细锉，以不中水猪脂一升煎五七沸，候白芷焦黄，滤过滓，瓷盒中盛。每以枣核大，绵裹纳鼻中，日三用之。

白矾膏《丹溪心法》（元）

【主治】鼻生息肉，窒塞不通，有时疼痛。

【用法】白矾烧为末，面脂和，绵裹塞鼻中，数日瘜肉随药落。

四黄膏《养生医药浅说》（民国）

【主治】鼻中生疮。

【处方】川黄连　川黄柏　川大黄　片姜黄　当归尾　大生地　滴乳香　芙蓉叶花更好　白鲜皮各等分

【用法】上药用香油炸枯，去滓留油，熔化黄蜡，兑薄荷冰、梅片少许。搽之甚效。（绵裹塞鼻）

羊髓膏方《圣济总景》（宋）

【主治】小儿鼻塞不通。

【处方】羊髓　薰陆香各三两

【用法】上二件于铫子内慢火熬成膏，去滓，入瓷器中盛贮。以膏摩背，候鼻通为效。

羊踯蠋丸方《太平圣惠方》（宋）

【主治】鼻中生息肉，不通利塞鼻。

【处方】羊踯蠋花半两　白矾半两，烧令汁尽　矾石半两，细研　苁蓉一分

【用法】上件药细罗为末，

以青羊脂和，绵裹如枣核大，纳鼻中，日夜四五换之，以渐渐消烂，即瘥。

芎䓖膏方《太平圣惠方》（宋）

【主治】鼻塞多涕。

【处方】川芎 吴萸 细辛 川椒 干姜炮制 皂荚以上各三分

【用法】上件药细锉，以醋浸一宿，猪脂六两同于银锅中煎五七沸，滤去滓，倾入瓷盒中。每取枣核大，绵裹纳鼻中。

辛夷膏《医学纲目》（明）

【主治】鼻塞脑冷清涕不止。

【处方】细辛 川椒 干姜 川芎 吴萸 辛夷 附子各三分 皂角屑半两 桂心一两 猪油六两

【用法】上煎猪脂成膏，先一日以苦酒浸前八味，取入油煎附子黄色止，去渣成膏以绵裹，塞鼻孔中。

辛夷膏《丹溪心法》（元）

【主治】小儿鼻清涕不止。

【处方】辛夷叶一两，洗净晒干 细辛 木通 白芷各半两 杏仁一两，去皮研如泥 木香半两

【用法】上为细末，次用杏仁泥、羊骨髓、猪脂各一两，同诸药和匀，于石器中熬成膏，赤黄色为度，于地上放冷，入脑麝各一钱拌匀。涂囟门上，每用少许涂鼻中。

杏仁膏方《圣济总录》（宋）

【主治】小儿鼻塞多涕。

【处方】杏仁汤浸去皮尖双仁炒，半两 蜀椒去目并闭口者炒出汗 附子炮裂去皮脐 细辛去苗叶，各一分

【用法】上四味除椒外锉如麻豆大，以醋五合渍药一宿，明旦以猪脂半斤与药相合，入铫子内慢火同煎，候附子黄，成膏去滓，取出入瓷器内，放冷取涂鼻中，兼摩顶上，日三五度。

纳鼻膏药方《太平圣惠方》（宋）

【主治】鼻塞不闻香气。

【处方】当归 薰草 木通 细辛 蕤仁去赤皮研，以上各一两 川芎半两 白芷半两 羊髓六两，猪脂亦得

【用法】上件药细锉，用羊髓入于铛内，以慢火煎令消，次下诸药，令白芷色黄，绵滤去滓，盛于不津器中。每日三度，取枣核大，纳鼻中。

罗太无轻黄散《赤水玄珠》（明）

【主治】鼻息肉。

【处方】轻粉二钱 杏仁去皮尖，一钱 雄黄五钱 麝香少许

【用法】上四味各为细末，

先用杏仁研如泥，后入雄黄、麝香、轻粉同研极细，瓷器收，勿走气，不拘远近，夜卧，用箸头点精米大，在鼻中息肉上，隔一日夜一次，半月见效。

又方　瓜蒂散

【处方】瓜蒂　细辛各等分

【用法】上为细末，以绵包如豆许，塞鼻中，须臾即通。有人患息肉垂出鼻外，用此药则化为黄水点滴至尽，三四日愈。（圣惠方）单用陈瓜蒂以羊脂和敷上，日三次效。

细辛膏《三因方》（宋）

【主治】鼻涩脑冷，清涕出不已。

【处方】细辛　川椒　干姜　川芎　吴萸　附子生去皮脐，各三分　皂角屑半两　桂心一两　猪脂六两

【用法】上煎猪脂成油。先一宿以苦酒浸前八味，入油煎附子黄色，乃止。以绵裹塞鼻孔。

细辛膏方《圣济总录》（宋）

【主治】小儿风冷伤囟，鼻塞多涕。

【处方】细辛末一两　麻油二合

【用法】上二味以油煎细辛令微黑，入蜡半两，候消令凝，每日薄涂囟上，日三易。

栀子膏涂方《圣济总录》（宋）

【主治】肺脏风热鼻内生疮。

【处方】山栀子仁　苦参　木通各三两　酥四两

【用法】上四味将前三味为末，用酥煎成稠膏，涂鼻内。

香脂膏方《圣济总录》（宋）

【主治】米疽生耳中，连头肿痛不可忍。

【处方】郁金　地骨皮各一分　矾石一钱，研　龙脑半钱，研

【用法】上四味，捣研为细末，用猪脂油调涂之，若用鼠脑调，更佳。

消鼻痔方《六科准绳》（明）

【处方】苦丁香　甘遂各二钱　青黛　草乌尖　枯白矾各二分半

【用法】上为细末，麻油搜合得所，旋丸如鼻孔大小，用药纳入鼻中，令至痔肉上，每日一次。

通鼻膏《太平圣惠方》（宋）

【主治】鼻窒塞香臭不闻，疼痛。

【处方】白芷半两　川芎半两　木通半两　当归三分　细辛三分　莽草三分　辛夷一两

【用法】上件药细锉，以猪脂一斤煎，令白芷黄色，绵滤去滓，盛于不津器中，候冷，绵裹枣核大，纳鼻中，日三换之。

桂膏方《太平圣惠方》（宋）

【主治】鼻塞，恒有清涕塞鼻。

【处方】桂心　细辛　干姜炮裂锉　川椒去目及闭口者，微炒去汗，以上各半两　皂荚一分

【用法】上件药捣罗为末，以青羊脂和成膏，每用如枣核大，绵裹塞鼻中。

涂囟膏方《太平圣惠方》（宋）

【主治】鼻塞不通，常有涕。

【处方】杏仁三分，去皮尖细辛　附子　川椒各一分

【用法】上件药生用锉碎，以醋五合，渍药一宿，明旦滤出，以猪脂五两煎之，候附子色黄，药成，去滓，以涂囟上，并鼻上，日再用之。

脑漏膏《赤水玄珠》（明）

【主治】有老人肾经虚寒使然者，用八味丸及暖肾之剂而愈。

【处方】黑附子炮去皮　川芎细辛　吴黄　干姜各五钱　桂心一两　皂角屑五钱

【用法】上将猪脂六两煎油，先一宿以醋浸前药，取入猪脂内同煎，以附子黄色为度，用绵蘸药塞鼻，瘥。

桂心膏方《圣济总录》（宋）

【主治】久聋，耵聍灌耳。

【处方】桂去粗皮，二两　野葛一两

【用法】上二味细锉，以铜器盛，入成炼鸡脂五两，微火煎三五沸，去滓密贮，勿令泄气。以小竹筒盛枣核大，火炙令热，倾灌耳中，十日耵聍自出。久聋者不过二十日瘥，乃以发裹膏，深塞之，勿使泄气，五日后去之。

黄连膏《医宗金鉴》（清）

【主治】鼻疮。

【处方】黄连三钱　当归尾五钱　生地一两　黄柏三钱　姜黄三钱

【用法】上以香油十二两，将药炸枯、去渣，下黄蜡四两熔化尽，用夏布将油滤净，倾入瓷碗内，以柳枝不住手搅之，候凝为度。

方解：此方系清解气血两热之方。

塞耳菖蒲丸《圣济总录》（宋）

【主治】耳聋。

【处方】菖蒲　木通锉　磁石煅，醋淬，研　乳香　杏仁汤浸去皮尖炒　蓖麻子去皮　松脂　蜡各一分

【用法】上八味捣研极细，入鹅脂，同捣一二百杵，捻如枣核大，以针穿中心，作一孔子，

先挑耳，令净，然后内药耳中，日再，初著时，痒及作声勿怪。

鼻塞通膏《华佗神医秘传》（汉）

【处方】细辛 蜀椒 干姜 川芎 吴萸 皂荚_{去皮尖} 附子各三两 猪脂一升三合

【用法】先将各药浸苦酒中一宿，次以猪脂煎之，候附子色黄为止，膏成去滓，俟凝，以绵裹少许，导鼻中，并摩顶。

鼻炎膏《理瀹骈文》（清）

【主治】鼻流清涕曰鼽，属肺寒。

【处方】辛夷_{去毛皮} 细辛 川椒 干姜 川芎 吴萸 附子各七钱半 皂角屑五钱 桂心一两 猪油十两，熬膏

【用法】以苦酒浸前药，取入猪油膏内，熬附子黄色止。绵裹塞鼻效。

又方

【主治】鼻息鼻痔相类，皆肺热也，窒塞疼痛。

【处方】辛夷二两 木通 木香 杏仁 白芷 细辛各五钱

【用法】以羊髓、猪油各二两和药熬膏入冰片、麝香少许为丸，绵裹塞鼻中消。

第三篇　敷膏篇

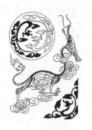

第一章　各科通治

千里光膏《本草纲目拾遗》（清）

谚云：有人识得千里光，全家一世不生疮。

千里光一味熬膏，点赤眼，贴杨梅疮、狗咬，以千里膏掺粉霜贴之，治蛇伤、鹅掌风。加狗油熬尤妙。

伏龙肝敷膏《冯氏锦囊》

伏龙肝即灶中对锅底心黄土，取十年来陈旧色褐者良。醋调或蒜捣泥涂、消痈肿毒气，和水敷脐勤换，辟除时疫、安胎、中风不语、心烦、崩中、吐血、咳逆、去湿消肿、血尿、遗精、肠风、反胃、鼻衄、带下、催生下胞、小儿夜啼，并用极细末，调水服之。

皂角膏《本草纲目》（明）

破坚癥腹中痛，能堕胎。又将皂角浸酒中取尽其精、煎成膏，涂帛贴一切肿痛。

芥子敷膏《本草纲目》（明）

疰气发无常处及射工毒丸服之，或捣末醋和涂之，随手有验。

风毒肿及麻痹，醋研敷之。

扑损瘀血、腰痛肾冷，和生姜研涂，贴之。

止衄血，研末水调涂顶囟上。

喉痹肿痛，芥子末，水和，敷喉下，干即易之。

千捶膏《外科百效全书》（清）

【主治】诸般痈毒、恶疮，拔毒追脓及治软疖、瘰疬、拔肩背诸损如神。若腹中痞块及疟疾贴大椎及身柱穴尤效。

【处方】松香八两　乳香　没药各七钱　铜青一两　蓖麻子一百五十个　杏仁去皮尖，一百五十个

【用法】同捣成膏，不要见

火，或硬用滚极的热水搅开。但摊膏必须用蓝梭布。

大补摩腰膏《奇效良方》（明）

【主治】五劳七伤、腰膝疼痛、须发早白、面色萎黄、水脏久冷、疝气下坠、耳聋目暗、痔瘘肠风，凡百疾病悉能除疗。兼治女子子宫久冷、头发疏薄、面生䵟黯、风劳血气、产后诸疾、赤白带下。

【处方】木香　丁香　沉香　零陵香　附子炮去皮脐　干姜炮　官桂去粗皮　吴萸　腻粉另研　白矾火煅另研　麝香另研　硫黄另研，等分

【用法】上将前八味为细末，入后四味同研匀，用炼蜜和丸，如鸡头实大。每用生姜，自然汁一合，煎令沸，投水一盏，入药一丸同煎，良久化破，以指研之，温室蘸药，摩腰中，药尽为度，仍加绵裹肚，系之，少顷腰上热如火。久用之，则血脉舒畅，容颜悦泽。

冲和膏《赤水玄珠》（明）

【主治】行气疏风、活血定痛、散瘀消毒、去冷软坚，治偏正头风、眼痛，疗痈疽、流注、经络中阴阳不合，一切外证之凝滞皮肤间者。

【处方】紫荆皮五两　独活三两　赤芍药二两　白芷一两　石菖蒲一两

【用法】共研细末。以葱头煎浓汁或热酒调涂，不必留头，一日一换，以消肿不痛为度。

松叶膏方《太平圣惠方》（宋）

【主治】头风、鼻塞头旋、白屑风痒。

【处方】松叶半斤　天雄半两，去皮脐　松脂半两　杏仁半两，汤浸去皮尖　白芷二两　莽草半两　甘松香半两　零陵香半两　甘菊花半两　秦艽一两，去苗　独活一两　辛夷一两　香附子一两　藿香一两　川乌头半两，去皮脐　川椒一两半，去目　川芎一两半　沉香一两半　木香一两半　牛膝一两半，去苗　踯躅花一两

【用法】上件药细锉，以醋五升，浸一宿滤出，以生麻油六升，煎醋味尽，候白芷色焦黄，即膏成，滤去滓，瓷器中盛。旋取，摩头发根下，日夜三两度妙。

第二章　内　科

1. 积聚痞块

三妙膏《医药顾问》（民国）

【主治】胸腹胁痛，积聚痞块。

【处方】松香煎四两　蓖麻肉（去壳）二两　皮硝五钱

【用法】共捣成膏，量痞大小摊青布上，再加麝香三厘贴患处极效。

水红膏《临证指南医案》（清）

【主治】痞块。

【用法】水红花子熬膏，入麝少许，贴之亦效。

化痞膏《孟氏家传方》

净松香一斤先用酸浆水煮二十沸，又用酒煮数十沸，再用白水煮过，以不咸为度，取起。

将松香入香油内浸二三日，取起，用天麻子肉二两，百草霜一两，共为末，捣如泥。入蜈蚣十条去头足、没药、乳香、芦荟、儿茶、天竺黄、阿魏、硼砂各五钱，川山甲土炒过一两，捣烂，后入黄香末，徐徐捣成膏，收贮。每用时以滚汤化开，摊贴。临时又用麝香少许掺上。

化痞块膏《本草纲目》（明）

【主治】腹中痞块。

【处方】皮硝一两　独头大蒜一个　大黄末八分

【用法】捣作饼。贴于患处，以消为度。

马兰膏《奇方类编》（清）

【主治】痞积。

【用法】采马兰根十数斤，烧净水一大锅，熬五炷香去根，再熬至四五碗，入铜锅再熬至半碗，退火入阿魏三钱，麝香一钱搅匀为度，以瓷器收贮，量疾大小摊贴，听其自落。

甲苋膏《孟氏家传方》

方歌：甲苋膏敷积痞慰，甘葱管中蜜阿魏，姜苏煎治积由寒，糯米袋蒸助脾气。

【主治】积聚消痞块，共熬为膏，熬成后入麝香，贴在脐上，外用青布掩着，此即甲鱼苋菜膏。

【处方】小鳖一个　红苋菜二两　阿魏二钱　葱蜜各一两　麝香三分

疟母膏《病源辞典》（民国）

【处方】独蒜头一个　黄丹一

钱　番木鳖（焙为末）五分

【用法】共捣成饼，放患上扎好，口有蒜气则去之，其块可渐消。

胡椒敷膏《和汉药考》（日昭和）

【主治】积块寸白虫痛甚者。

【处方】胡椒　黄芩　大黄白马毛（烧存性）　皂角（烧存性）赤豆　莪术各等分　铅粉二十分之一

【用法】上为末，以稀糊调和，贴痛处，以纸合之，立退。

消痞膏《验方新编》（清）

臭椿树皮、在上中者佳、要一大束，去粗皮，只用白皮二斤，切碎入锅内水熬，沥去渣，用文武火熬成膏，摊布上。先以生姜搓去垢腻，后以膏药在锡茶壶烘热贴痞块上。其初微痛，半日后即不痛，俟其自落。一张即好，永不再发。贴膏时、微撒麝香少许于膏上，然后贴之。贴膏药周围破坏出水即验。此方已验多人，即胀满腹硬过脐者，贴一二张即愈，真神方也。珍之，重之。孕妇忌贴。

痞块敷膏《临证指南医案》（清）

用水红花新鲜者同老蒜打烂，量入皮硝一二两，捏成饼、比痞块大一围、放痞上，用袱扎紧，待干再换，则痞消。

痞块敷膏《临证指南医案》（清）

红芥菜子、即猪血芥不拘多少生姜汁浸一宿，大红芥子一酒杯加麝香一钱，阿魏三钱同捣极烂如膏药，摊青布上，贴患处，外用汗巾扎紧，一宵贴过，断无不消。

三圣膏《冯氏锦囊》（清）

【主治】痞块。

【用法】石灰十两，筛过极细，炒红，用好醋熬成膏。入大黄末一两，官桂末五钱，搅匀，瓦器封存，纸摊烘暖，贴患处。

加减法：

酒积，轻者，葛根、神曲、黄连、白豆蔻，甚者，用甘遂、牵牛。

气积，轻者，木香、枳壳、厚朴、橘红，甚者，枳实、牵牛。

血积，轻者，干漆、桃仁、牡丹、归尾、赤芍药、红花，甚者，大黄、虻虫、水蛭、山甲、花蕊石。

痰积，轻者，半夏、栝楼，甚者，滚痰丸。老痰，海石、瓦楞子。痰在皮里膜外，白芥子。

水积，轻者，五苓散，甚者，商陆、甘遂、芫花。

茶积，轻者，姜黄、芝麻，

甚者，吴萸、椒、姜。

癖积，轻者，三棱、莪术，甚者，巴霜、大黄。

谷积，轻者，麦芽、谷芽、神曲、砂仁，甚者，加鸡内金。

肉积，轻者，山楂、阿魏，甚者，硇砂、硝石。

蛋积，白豆蔻、橘红、豆豉、姜汁。

果积，丁香、肉桂、麝香。

面积，萝卜子、姜酒汁。

狗肉积，杏仁、山楂。

虫积，雄黄、锡灰、槟榔、雷丸、芜荑、榧子、使君子、川楝子。

疟积，鳖甲、草果。

鱼鳖积，紫苏、橘皮、木香、姜汁、白马尿。

五仙膏《万病回春》（清）

凡积块，内服药而外贴者，乃兼济也。

【主治】一切痞块、积气、癖疾、肚大青筋、气喘上壅，或发烧、咳嗽、吐血、衄血。

【处方】大黄　肥皂子　生姜　生葱　大蒜各半斤

【用法】上共捣烂，用水煎，取汁去渣，再煎汁，熬成膏，黑色为度。摊绢帛上，先用针刺患处，后贴膏药。

化铁膏《寿世保元》（清）

【主治】虚弱人患积块，诸方久不愈者。

【处方】肥皂四两，熬膏　生姜四两　葱半斤　蒜半斤　皮硝半斤，化水　大黄末四两

【用法】姜、葱、蒜加水熬浓，去滓，入肥皂膏同煎，入大黄末再熬成膏，贴痞块上，内服保中丸。

附方　消积保中丸

【主治】五积六聚、痰积、血积、食积、气积及一切积块，或中或左或右，或上或下，久不愈者用之。

【处方】陈皮去面，一两　半夏汤浸切　白茯苓去皮，各二两　白术去苗炒，二两　香附醋炒，一两　青皮去穰，四钱　木香三钱，不见火　槟榔七钱　莪术醋炒，八钱　三棱醋炒，八钱　莱菔子炒，一两　砂仁炒，四钱　神曲炒，一两　麦芽炒，六钱　白芥子炒，一两　黄连姜汁炒，一两　栀子仁姜汁炒，一两　桃仁去皮尖，一两　红花五钱　当归酒洗，一两　川芎八钱　真阿胶醋浸，五钱　干漆炒尽烟，五钱

【用法】上为细末，姜汁酒打稀糊为丸，如梧子大，每服八十丸，食后白汤送下。体虚人加

人参一两。外宜化铁膏贴之。

四圣膏《采艾编翼》（清）

【主治】专贴痞块。

【处方】薯叶　独蒜　盐
山甲

【用法】上药好酒捣成饼，
量痞大小贴之，两炷香为度，痞
化为脓水，从大便出。（药量酌
用）

红花膏《幼科大全》（民国）

【主治】痞块。

【处方】没药五钱　血竭　麝
香　阿魏各三钱　当归　赤芍各一
钱　水红花一捆，煎膏一碗

【用法】上为细末，入膏内
搅匀，青布摊贴患处。

攻积膏《理瀹骈文》（清）

【处方】大黄炒，一两　风化
石灰炒，八两

【用法】先分炒，后合炒，入
桂心末五钱，米醋熬，量虚实贴。

又方

【主治】积聚痞块、胀满、
血蛊。

【处方】大黄一两　朴硝三钱
大蒜一个　加麝贴。

治痞膏《救生集》（清）

【处方】葱白汁四两　姜汁四
两　广胶八钱

【用法】好黄酒二盅，同熬

水成珠，摊狗皮上贴，痞去，待
痞化，去药。

治痞块八反膏《临证指南医
案》（清）

【处方】鳖头　苋菜　葱
蜜　甘草　甘遂　芫花　海藻
阿魏　鳖甲　水红花子

【用法】上应为末者，为末，
应捣烂者，捣烂，入末再捣，如
和不匀，加烧酒调之。先以水调
白面，做圈围痞上，六七分厚，
将药敷在痞上，外用锡壶二把放
烧酒在内，熨痞上，冷则更换，
至痞内动痛方止，明日大便下脓
血，即除根。

经验贴痞膏《仁术便览》（明）

【主治】曾经针灸过及病势
大者难治。忌发物。

【处方】阿魏三钱　蜈蚣二条，
炙　全蝎三钱，炙　硼砂三钱　血
竭三钱　栀子二两，为末五两方得
大黄二两　芦荟三钱　雄黄二钱
胡黄连二钱　硇砂三钱

以上俱要真正者，研细听用

蜂蜜五钱　皮硝二两　萝卜汁
二两　黑狗脑子一个　滚发酒糟二
两　葱白汁二两　鸡子清二个

【用法】各汁合前末药，和
成膏子。每贴三钱或五钱，摊于
生布上，外加布，裹于病上。年

老而耐心人常常用熨斗熨之。每一贴，贴一昼夜，待三五日，再一贴，待大便见脓血，是效。消后，须服补药。

贴痞妙方《寿世保元》（清）

【处方】甘草五钱 甘遂五钱 朱砂五钱 没药五钱 葱白七寸 白蜜一盏

【用法】上用马齿苋同鳖肉，捣成膏，贴块上，效。

贴块三圣膏《六科准绳》（明）

【主治】痞块。

【处方】琥珀 大黄 朴硝各等分

【用法】为末，大蒜捣膏，和匀，贴。

消痞膏《验方新编》（清）

臭椿树皮在上中者佳，要一大束，去粗皮，只用白皮二斤，切碎入锅内水熬，沥去渣，用文武火，熬成膏，摊布上。先以生姜搓去垢腻，后以膏药在锡茶壶烘热，贴痞块上。起初微痛，半日后即不痛，俟其自落。一张即好，永不再发。贴膏时，微撒麝香少许于膏上，然后贴之。贴膏药周围，破坏出水，即验。此方已验多人，即胀满腹硬过脐者，贴一二张即愈，真神方也。珍之，重之。孕妇忌贴。

消痞膏《卫生备要》（民国）

【处方】阿魏三钱 麝香二分 银朱一钱 丁香五分 良姜三钱 蒜头十枚 水红花子不拘多少

【用法】先将阿魏一钱，大蒜、红花子三味研作膏，余为末，入膏内。狗皮摊贴。

消痞膏《串雅内篇》（清）

【主治】腹胁痞块。

【处方】雄黄一两 白矾一两

【用法】为末，面糊调膏、摊贴，未效再贴，数月必愈。

消痞膏《仁术便览》（明）

【主治】贴小儿痞块。在两胁下，如面色发红及病上至心，下至脐者，不可贴。忌鸡、鱼、羊肉。

【处方】片脑五厘 透骨草 胆矾 木鳖仁 轻粉 山甲各一钱

【用法】上为细末，大人用一分，小人用三五厘，用大钱一个，将独瓣蒜捣烂，摊在钱上，掺药于蒜上，将钱药合在痞上，布勒之。大人贴一炷香，小人贴半炷香，去药，虽痛无害，觉肚内响，好，见大便恶物下，好。贴后三时，莫食，饮百沸汤一盅，后食。

消痞膏《医宗说约》（清）

【主治】痞块外治法。

451

【处方】小鳖一个　红苋菜二两　贯众五钱　阿魏二钱　葱蜜各一两

【用法】共捣为膏，再入麝香三分，贴在痞上。外用青布掩着。内服消痞熬药，神效。

琥珀膏《仙拈集》（清）

【主治】贴痞捷效。

【用法】蕲艾、独蒜、山甲，为末，入食盐米醋捣成饼，量痞大小，贴之。两炷香为度，化为脓血，从大便出。

痞积膏《济世良方》（民国）

1. 大黄、皂角、老姜、生葱、大蒜各半斤，共捣，煎汁去渣，熬膏黑色为度。摊帛上，先以针刺患处，后以此膏贴之。

2. 葱蜜同捣，摊布上，贴患处，用熨斗熨之，立下。

3. 萝卜子三合、老姜二两、葱白七茎、橘叶一握、白面半合，共捣匀，炒热敷患处，外用布缚之，候半日许，如胸中烦热即解去，后以热手揉之，不拘寒热虚实，皆有效。若无橘叶，以椒叶代之。

4. 玉簪花叶，独蒜、山甲，共捣末，醋和成饼，量痞大小，贴之。少时，即揭去，痞必化从大便出，奇效。虚弱人禁用。

5. 雄黄、白矾各一两，共末面糊摊贴，不效再贴。如欲行大便之状，即愈。

痞块膏《奇方类编》（清）

【主治】小儿痞块。

【处方】生甘草三钱　甘遂三钱　硇砂一钱　木鳖子肉四个　苋菜三钱　鳖肉一两　葱白七根

【用法】入蜜少许捣成膏，以狗皮一块，摊贴之，二次即消。

熨痈方《外台秘要》（唐）

【处方】灶中黄土　生葫（大蒜）各一升

【用法】上二味，先捣葫熟，内土，复捣，以好苦酒浇令泡，先以涂布一面掩病，又涂布上，干复易之，取令消止。

敷痞块方《赤水玄珠》（明）

1. 荞麦面水调，围硬处，内皮硝、葱，重重铺三层，以火熨之，日三次。

2. 以红曲为糟，将生威灵仙同捣，极烂，敷之，外觉痞消即拭去，迟恐坏肌肤。

3. 二仙膏　明矾、雄黄为末，先将二两水糊和成膏，贴患处，俟大便如脓下即愈。未愈再二两和膏，贴之，即效。

2. 黄　疸

黄疸取水膏《串雅外编》（清）

大鲫鱼一条，为青背者，连目鳞骨俱捣乱，上加麝香三分，同鱼熟捣成饼，再加麝香二分，入饼中间，贴在脐上，将荷叶二三层贴饼上，用布缚，不及周时，出黄水即消，永不再发。

3. 大小便不通

田螺泥敷膏《证治汇补》（清）

【主治】热淋不通者。

【用法】田螺十五枚，水养，待螺吐出泥，澄去清水，以泥入腻粉半钱调涂脐上，尿立通，将螺放之，如杀害之则不效。

回生神膏《东医宝鉴》（朝鲜享保）

【主治】阴证大小便不通，已数日，危急者，用之，非急勿用。

【处方】牡蛎　陈粉　干姜炮，各一两

【用法】上为细末，男病，用女人唾调，手内擦热，紧握二卵上，得汗出，愈。女病，用男唾调，手内擦热，紧掩二乳上，得汗出，愈。盖卵子与乳乃男女之根蒂，坎离之分属也。（海藏）。

男女小便不遏敷膏《寿世汇编》（清）

蜗牛七个，捣烂入麝香一分，和匀放脐上，以温暖布覆之，用手摩擦即通。

又方

大田螺一个拔去顶盖，入冰片二分，少停去壳捣烂，加麝香少许和匀，放脐上，以杯覆之，用帕扎紧，片时即通。

豆豉膏《幼科大全》

【主治】尿闭。

【处方】淡豆豉一勺　田螺十九个　葱一大束

【用法】上捣烂，用芭蕉油调，贴脐上，即通。

利尿敷膏《薛氏医按》（明）

【主治】妊娠小便不通。

【用法】用车前草汁调滑石末，涂脐周围四寸，热，易之。

利尿敷脐膏《济世良方》（明）

【处方】水银　轻粉各二钱　巴豆去油，四钱　生硫黄一钱

【用法】共捣成饼，以新绵一片铺脐上，次以药饼当脐安之，外用帛缚，如人行五六里时自泻下，候三五度，除去药。以温粥补之。久患者隔日方取去。一饼可救数人，不必服药。忌饮凉水。

浚牛膏《幼科全书》（民国）

【主治】浮肿、小便不利。

【用法】大田螺用葱盐加麝香捣烂为膏，烘热，细绢摊贴小腹，用手摩之。

涂脐法《冯氏锦囊》（清）

【主治】小便不通。

【处方】大蒜独头者，一枚 栀子七枚 盐花少许

【用法】上捣烂，绵纸上摊，贴脐，良久即通，未通时，涂阴囊上，立通。

莴苣敷膏《卫生易简方》（明）

【主治】小便不通。

【用法】莴苣菜捣，敷脐上，即通。

掩脐法《东医宝鉴》（朝鲜）

1. 转脬一证，诸药不效，失救则死。以甘遂末水调，敷脐下，内以甘草节煎汤，饮之，及药汁至脐，二药相反，脬自转矣。小水来，如泉涌，此救急之良方也。但二药须两人各置各剂之，不可一处同置为妙。

2. 小便闭。大田螺生捣细，封脐上，即通。入麝香更妙。

3. 小便不通。麝香、半夏末，填脐中，上用葱白、田螺二味，捣成饼，封脐上，用布缠，缚定。下用皂角，烟熏入阴中，

自通。女人用皂角煎汤，洗阴户内。

掩脐膏《卫生鸿宝》（清）

【主治】中下二焦积热、二便不通。

【处方】连须葱七茎 生姜一大块 淡豆豉 食盐各三钱

【用法】同捣烂作饼，烘热掩脐，以帛扎定，良久气通，二便自利。

罨脐法《东医宝鉴》（朝鲜）

巴豆肉、杏仁、皂角为末，水调作饼，掩脐上，火炙自通。

蜗牛膏《万病回春》（清）

【主治】大小便不通。

【用法】用蜗牛三枚，连壳研为泥，再加麝香少许，贴脐中，以手按摩之。若用田螺捣烂，填脐中，亦妙。余用此方治大小便不通及热闭者，殊效。

4. 遗尿症

遗尿敷膏《孟氏家传方》

【处方】硫黄二钱 葱头七钱

【用法】同捣烂，用白布包脐上即愈。

【主治】男女尿炕。

【处方】鸡子二个 枣三个，去核 桑螵蛸 龙骨 童子发烧灰，各二钱

【用法】葱心三个，蜂蜜少许，共捣一处，摊白布上，贴在脐上。

5. 肛门奇痒

止痒杀虫膏《卫生鸿宝》（清）

【主治】粪门生虫、奇痒，名脏头风。

【处方】蛇床子　楝树根各三钱　生甘草二钱

【用法】共研细，同蜜煎成膏，作条，导入粪门，听其自消，一条痒止。

6. 肿　胀

利尿膏《万病医药顾问》（民国）

【主治】单腹胀。商陆根、葱白捣，填脐中，以带缚定，水从小便出，其肿自消。

【处方】商陆根三钱　葱白三钱

【用法】上二味捣烂，填脐中。

本方，商陆逐水消肿，葱白温宣通阳，用填脐使腹内水气藉此药力尽由小便而泄，功在力治，不伤脾胃，法至善也。

水肿敷膏《冯氏锦囊》（清）

【主治】腹满如石或阴囊肿

大，先用甘草口嚼，后用此膏。

【处方】大戟　芫花　甘遂　海藻各等分

【用法】共为细末，用酽醋调面和药，摊于绵纸上，覆贴肿处，仍以软绵裹住。

水肿敷膏《刘河间保命集》（金）

【处方】甘遂三钱

【用法】水蜜调成膏，涂脐周满腹，少饮甘草水，其肿便去。

附方　臌胀方

【处方】晒干猪尿胞一个　高粱酒六两　生大黄　胆矾各三钱

【用法】同为末，装胞内，用线扎口，绵带系悬项下，贴于当脐，将布缚住，五昼夜一换，轻者三个，重者六个全消。（兜肚法）

水臌利水敷膏《寿世汇编》（清）

【处方】大田螺四个　大蒜五个　车前子五钱，为末

【用法】共研成饼，贴脐中，以布束缚，则水从小便出、臌消。终身忌食螺蛳。

水肿外治法《证治汇补》（清）

1. 用商陆根打烂入麝香少许，贴脐中，外以绵裹暖，引水下行。

又用蝼蛄劈作四块，分上下

左右烘脆，研细末和入药中，术家以此称奇，终为正法。

2. 用田螺、大蒜、车前草研为膏，作大饼，覆于脐上，从小便出，数日可愈。

田螺敷膏《中外卫生要旨》（清）

【主治】田螺甘寒，清热，通水，利肠。疗目赤、黄疸、脚气、痔疮、小便不通、腹胀如鼓、水气浮肿等证。多食寒中，脾虚者忌。

【处方】大田螺一个　盐半匙

【用法】生捣敷脐下一寸三分处。

田螺解胀敷脐方《陈修园全集》（清）

【主治】一切臌胀肚饱发虚。

【处方】大田螺一个　雄黄一钱　甘遂末一钱　麝香三厘

【用法】先将药末用田螺捣如泥，以麝置脐，放药脐上，以物覆之，束好，待小便大通去之，重者用此相兼，小便大通病即解矣。

外敷神膏《医学入门》

【主治】臌胀。

【处方】大黄　朴硝各四两　麝香一钱

【用法】为末，每二两和大蒜捣成膏，敷患处。

外敷药《东医宝鉴》（朝鲜亨保）

【主治】腹胀硬如石。

【用法】先用热水嚼甘草咽下，次用大戟、芫花、甘遂、海藻等分为末，醋调，遍涂腹上。神效。

严氏涂脐膏《玉机微义》（明）

【主治】水肿，小便绝少。

【处方】地龙　猪苓去皮　针砂各一两

【用法】上为细末，擂葱诞调成膏，敷脐中，约一寸高阔，绢帛束之，以小便多为度，日两易。

肿满敷膏《证治汇外》（清）

【处方】水蓼花　皮硝　牙皂　大黄各五钱　生姜十片　葱蒜各七枚　莱菔子三钱　栀子五钱

【用法】捣烂，作一大膏药，贴脐腹上，外用棉絮裹暖。

贴脐去水法《医宗金鉴》（清）

【主治】内生湿邪，肿从下起者。

【处方1】巴豆去油，四钱　水银粉二钱　硫黄一钱

【用法】研匀成饼，先用新绵一片布脐上后放药饼，外用帛缚，时许自然泻下恶水，待下三五次去药，以粥补住。日久形羸，隔日取一次，一饼可救三五人。

【处方2】鲜赤商陆根

【用法】杵烂贴脐上，以帛缚定，水自小便出。

涂脐膏《冯氏锦囊》（明）

【主治】水肿小便涩少。

【处方】猪苓　地龙生　针砂醋煮　甘遂各等分

【用法】为末，葱汁研成膏，敷脐中一寸厚，以帛缚之。水从小便出为度。日易二次。

消水肿膏《理瀹骈文》（清）

【主治】水肿、黄胖、九鼓等证。

【处方】巴霜四钱　轻粉二钱　生硫黄一钱

【用法】研，醋调作饼，铺棉花于脐上，贴之，俟行四五度，去饼，以温粥补之。久病，隔日一取。

又方

【主治】男、妇头面浮肿，肚腹胀满，上气喘急者。

【处方】黑丑　白丑煅　牙皂煅，各二钱半　木香　沉香　乳香　没药各三钱　琥珀一钱

【用法】以砂糖飞面水调贴。

消水膏《临证指南医案》（清）

【主治】水臌胖肿。

【处方】萝卜子三钱　轻粉二钱　巴豆四钱，去油　生硫黄一钱

【用法】上研末，做成饼。先以新棉一片铺脐上，次以药饼当脐按之，外以帛缚之。如人行五里，自然泻下，候五六次，除去药饼，以温粥补之。久患者，隔日方取去药饼。一饼可救二十人，其效如神。愈后，忌饮凉水。

臌胀取水膏《串雅外编》（清）

【处方】真轻粉二两　巴霜四两　生硫黄一钱，加麝香更妙

【用法】同研成饼，先以白帛一片铺脐上，以药饼放外，上用绵缚住，约人行五六里，自能泻下黄水，待二三度，除去药，温粥补之。久患，隔日取，一饼可治二三十人，病愈后，忌饮凉水。

7. 中　风

口眼㖞斜敷膏《本草纲目》（明）

天南星为末、自然姜汁调之，左㖞贴右，右㖞贴左。

白附子方《慈禧光绪医方选议》

【处方】白附子三钱

【用法】研极细面，用大角子二两掺匀，每锭一两。（每用蜜水磨浓敷）

457

鸡血藤去风活络贴药方 《慈禧光绪医方选议》

【处方】鸡血藤膏面二两　大角子四两　香肥皂十锭

【用法】将大角子、香肥皂用黑糖水化开，和匀为团，每团二钱。（临用温水研浓敷用）

去风活络贴药方 《慈禧光绪医方选议》

【处方】防风三钱　白芷三钱　白附子二钱　僵蚕二钱　天麻二钱　薄荷一钱五分

【用法】共研为细面，兑大皂角六两，蒸透和匀，随意敷用。

去风活络贴药方 《慈禧光绪医方选议》

【处方】白附子五钱　僵蚕一两　蝎尾一钱　薄荷三两　防风一两　芥穗一两　天麻一两　炙草一两　川羌活五钱　川芎五钱　乌头五钱　藿香五钱

【用法】共为细面。用大角子四十个和香肥皂二十个，黑糖水化开，合药为锭，每锭二两。蜜水化开敷贴，每锭加辛夷面五分。

活络敷药方 《慈禧光绪医方选议》

【处方】乳香二钱（去油）　没药二钱（去油）　麝香一分（用时现兑）

【用法】共研细面，合大角子二两，掺匀，敷于跳动之处。

栝楼大麦饼 《慈禧光绪医方选议》

【主治】中风口眼㖞斜。

【处方】栝楼二斤绞汁　大麦面六两

【用法】合作饼，炙热熨之，病愈即止，勿令太过。

僵蚕全蝎敷治方 《慈禧光绪医方选议》

【主治】面肌抽动。

【处方】僵蚕三钱　全蝎二个（去毒）　香皂三个

【用法】共捣成泥，随意糊之。

口眼㖞斜膏 《太平圣惠方》（宋）

1. 治中风口眼㖞斜方

【处方】树东枝上蝉壳（七月七日收，不限多少）。

【用法】细研如粉，入寒食面，用醋调为糊，如左斜涂右口角，右斜涂左口角，候口正，急以汤水洗去其药。

2. 治中风口面㖞斜，肉桂熨法

【处方】肉桂一两半，锉，去粗皮，捣罗为末

【用法】用酒一大盏调肉桂

令匀，以慢火煎成膏，去火良久，用匙摊在一片帛上，贴在腮上，频频更用热瓦子熨，令热透，专看正即去桂膏，患左贴右，患右贴左。

3. 治中风吹着口偏方

上取蓖麻东西枝上子各七粒研粹，手心中涂，用热水一瓷碗，安在手心上良久，看口正便住。患左治右，患右治左。

4. 治中风口㖞立效方

上取巴豆七枚，去皮烂研，㖞左涂右手心，㖞右涂左手心，仍以暖水一盏安向手心，须臾即正，便洗去药，并频抽擎中指立效。

5. 以栝楼绞取汁和大麦面和作饼子，炙令热熨正，便止，勿太过。

6. 鳖甲一两，川乌头一两，二味生用，捣罗为末，以醋调涂之，欲正便拭去之。

天仙膏《杨氏家藏方》（宋）

【主治】男子、妇人猝暴中风，口眼㖞斜。

【处方】天南星一枚　白及一钱　草乌头一枚　白僵蚕七枚

【用法】上件并生为细末，用生鳝鱼血调，敷㖞处，觉正，便用温汤洗去，即服后凉药天麻丸。

附方　天麻丸

【处方】天麻二钱半，去苗　栝楼根　郁金　防风去芦头　马牙硝　天竺黄　甘草以上各一钱　黑参半钱　川乌头炮去皮脐尖，半枚

【用法】上为细末，入麝香、脑子少许，炼蜜为丸，每一两作十一丸，每服一丸，细嚼，煎紫苏汤下，食后。

中风膏《中风论》（清）

【主治】中风舌强不能言，心经蕴热。

【处方】薄荷　硼砂　青黛各二钱　牛黄三分　冰片三分

【用法】先用生姜蘸蜜搽舌，再以前药蜜调涂舌本，并姜汁调涂胸。

又方　舌本缩者。醋煮白芥子，敷颈一周，利气豁痰最捷。

中风口㖞敷膏《太平圣惠方》（宋）

【处方】巴豆七粒，去皮研

【用法】左㖞贴右手心，右㖞涂左手心，仍以暖水一盏，安药上，须臾即正，洗去。

中风口㖞敷膏《外台秘要》（唐）

【处方】皂角五两，去皮为末

【用法】三年大醋和之，左㖞涂右，右㖞涂左，干，更上

之。

白鱼膏《奇效良方》（明）

【主治】中风口眼㖞斜。

【用法】用衣中白鱼七枚摩偏缓一边，才正便止，恐太过。凡患急边，缓边，皆有病，先摩缓边，次摩急边，急边少用。

古转舌膏《中风论》（清）

凉膈散加菖蒲、黄连、远志、青黛之类，可涂胸。

凉膈散 川大黄二两 芒硝一作朴硝 连翘去心 淡黄芩酒炒，各一两 甘草炙，六钱 栀仁炒，八钱 薄荷叶七钱，一方加生石膏

研为末，每服四五钱至一两，加竹叶水煎服。

改容膏《卫生鸿宝》（清）

【主治】中风口眼㖞斜。

【处方】蓖麻子净肉，一两 冰片三分

【用法】共捣膏，寒月加干姜、附子各二钱。㖞左敷右，㖞右敷左，次日改正，即速洗去。

皂角膏《奇效良方》（明）

【主治】中风口㖞不正，语则牵急，余无他苦，此由居处不便，因卧而孔风入耳，客于阳明经，宜敷之。

【用法】大皂角五两去皮子为末，以三年米醋和，左㖞涂

右，右㖞涂左，干，更涂之。

皂荚膏摩方《太平圣惠方》（宋）

【主治】身体手足有顽麻风。

【处方】皂荚肥者，五梃 川乌头一两 乌蛇肉二两 硫黄三分，细研

【用法】上件药，以酒三升浸皂荚经三宿，揉取汁入锅中，同乌头、乌蛇等煎至一升，滤去滓。更熬令稠，离火入硫黄末搅匀，旋取，摩顽处即效。

治邪风口㖞膏《奇效简便良方》（清）

去皮皂角五两研末，陈醋调，左㖞涂右口角，右㖞涂左口角，干，另换。

牵正膏《疡医大全》（清）

1. 蓖麻子去壳研烂，㖞左涂右手心，㖞右涂左手心。仍以热水一盂，安向手心，须臾即正，急洗去药。

2. 巴豆仁七粒去皮研烂，㖞左涂右手心，㖞右涂左手心，仍以热水一盂，安手心，须臾即正，并频以手抽掣中指。

3. 石灰水调，㖞左涂右边，㖞右涂左边，正即洗去。

4. 皂荚去皮研末，陈醋和涂，㖞左涂右边，㖞右涂左边，

否（未正）则更涂之，以正为止。

神仙外应膏《万病回春》（清）

【主治】左瘫右痪、筋骨疼痛、手足拘挛。

【用法】川乌一斤为细末，用隔年陈醋入砂锅内慢火熬酱色，敷患处。如病有一年，敷后一日发痒，如病二年，二日发痒。痒时令人拍痒处，以不痒为度。先用升麻、皮硝、生姜煎水洗患处，然后敷药，不可见风。

追风丸《圣济总录》（宋）

【主治】风口喎。

【处方】磁石煅，醋淬十遍秤，一分研　石硫黄研，一钱　蓖麻子十五粒，去皮研　干莴苣根三钱　芸苔子半两

【用法】上五味，捣研为末。用醋面糊和，临时旋为丸，手心内安之，用汤碗押，左喎安右手，右喎安左手，候口正，即去之。

偏枯膏《中风论》（清）

【主治】偏枯表邪固结者。

【用法】麻黄或白芥子研，酒调，糊半身，留出窍不敷，纸盖，得汗，即去之。

趁痛膏《三因方》（宋）

【主治】中风手足偏废不举。

【处方】山甲左瘫用左足、右瘫用右足　红海蛤如棋子者　川乌头大者生用，各二两

【用法】上为末，每服半两，捣葱白汁和成厚饼，径约一寸半，贴在所患一边脚心，用旧帛紧缚定，于椅子坐无风密室中，椅前用汤一盆，将贴药脚于汤内浸，仍用人扶病人，恐汗出不能支持。候汗出即急去药，汗欲出身麻木，得汗周遍为妙。切宜避风，自然手足可举。如病未除，候半月二十日后，再照前，用一次，自除病根。

疏风膏《中风论》（清）

【主治】中风手足不仁，有湿痰死血者。

【处方】川乌　草乌各六两　胆南星四两　乳香三两　没药三两　干地龙一两

【用法】为细末，陈酒调敷痛处。

蓖麻膏《奇效良方》（明）

【主治】中风，口眼喎斜。

【处方】大蓖麻子一十四个，正东南枝上取七个，正西枝上取七个　巴豆七个，去皮

【用法】上为泥，成膏子后，加麝香半钱，一处和成膏子，左患，安药于右手劳宫穴，内用纸

七重盖定药饼上，以碗坐在药上，碗用热酒蒸之。如右患，用左手。略坐一时辰，用手托碗便正也。一方无麝香。

蒜涂法《奇效良方》（明）

【主治】中风，口眼㖞斜不正。

【用法】用橡斗盛蒜泥、涂合谷穴，右㖞左贴，正则止之。

蜘蛛摩方《奇效良方》（明）

【主治】中风口㖞。

【用法】用蜘蛛大者一枚，摩其偏缓颊车上及耳前，候视正则止，亦可向火摩之。或取蜘蛛大网丝，成团如弹子，摩之亦得。

摩风膏《圣济总录》（宋）

【主治】皮肤湿痹不知痛痒，去风毒。

【处方】龙骨二两 虎骨酒炙，三两 当归切焙 桂去粗皮，各一两，四味同为末 苦酒二升 皂荚去黑皮，炙为末，八两

【用法】上六味除酒外，罗为末，先将酒别取皂荚十梃揉取汁去滓，入铛中，煎减半，即入皂荚末熬，次入前四味，候如稀饧，入瓷盒盛。患者旋取，揩摩身体。

藁本散《证治宝鉴》（清）

【主治】口眼㖞斜。

【处方】藁本 白芷 川乌 草乌 木鳖子等分

【用法】共末，鳝鱼血调匀涂面。左㖞涂右，右㖞涂左。

内服乌药顺气散十剂，次服小续命汤十剂，自正矣。有热，勿用小续命汤，用牵正汤最稳。

附方 牵正汤

白附羌防芥，麻黄薄蝎星，芩翘连橘草，乌芍术归芎。按证加减。

8. 哮 喘

支气管喘息敷膏《中草药验方选编》

【处方】白芥子一钱 细辛二分

【用法】共研细面，用生姜捣成膏状，敷在肺俞穴，十五分钟去掉。

气管炎敷膏《孟氏家传方》

【处方】白胡椒七粒 桃仁七粒 杏仁七粒 江米七粒 栀子二钱

【用法】共为细末，醋调涂，贴足心上。

治痰喘哮敷膏《华佗神医秘传》（汉）

白凤仙花一棵，连根叶捣汁，与烧酒等量相合，曝日候温，以手蘸汁拍膏肓穴（或捣研

如泥敷肺俞、膏肓穴），初觉微冷，旋热、旋辣，继而微痛乃止。以巾拭干，毋令感风，续行数日，轻者当愈。

冷哮敷膏《张氏医通》（清）

冷哮灸肺俞、膏肓、天突有应，有不应。

夏月三伏用，白芥子涂法，往往获效。

【处方】白芥子净末，一两　延胡索一两　甘遂　细辛各半两

【用法】共为细末，入麝香半钱杵匀，姜汁调涂肺俞、膏肓、百劳等穴。涂后麻督疼痛，切勿便去，候三炷香足，方可去之。十日后涂一次，如此三次，病根去矣。

哮吼敷膏《验方新编》（清）

哮吼，喉内有声而气喘者是。

哮吼妙法，发病先一时用凤仙花（又名指甲花）连根带叶熬出浓汁，乘热蘸汁在背心上用力搽洗，冷则随换，以搽至极热为止。无则用生姜搽之。再用白芥子三两，轻粉、白芷各三钱共研为末，蜂蜜调匀、作饼，火上烤热，贴背心第三骨节上，贴过热痛难受，正是拨动病根，必极力忍耐，切勿轻易揭去，冷则将药

饼启下，烘热再贴。一饼可贴二三日。无论病愈未愈，多备药饼换贴，不可间断，轻则贴一二日，重则贴三四日或五六日，永不再发。有人患哮吼四十余年，贴至数日断根。无论寒热虚实、盐酱醋酒哮吼皆治，神验第一方也。药味不可加减。并治痰气结胸及痰喘、咳嗽。

哮喘膏《奇效简便良方》（清）

【处方】白芥子三两　白芷三钱　轻粉三钱

【用法】共为细末，用无灰老酒研匀调好，先用白凤仙花梗擦背骨，后敷此药，俟背骨内如火烧难当之至，方可去药。重症不过二次，即可断根。

附方　白果定喘汤

【处方】白果三七个，炒黄　麻黄三钱　苏子三钱　款冬花　法半夏　桑白皮蜜炙，各二钱　杏仁去皮尖　黄芩微炒，各一钱半　甘草一钱

【用法】水三盅煎二盅，随时分作二服，不用姜。

9. 风　湿

风湿痛敷膏（民间验方）

【处方】荞面一两　芥末面二钱

【用法】用醋一两，鸡子清一个混合一起，摊布上贴患处。如起泡时用针挑破，再起再挑。

风湿脚气药《奇效简便良方》（清）

【处方】生南星二钱　生半夏三钱　川乌三钱　皂角三钱　川椒三钱　北辛一钱半　姜黄二钱　薄荷二钱　防风二钱　赤桂二钱　苍术二钱　良姜二钱　不撵（此药不清）二钱　山奈三钱　独活二钱

【用法】共为末，加尖尾芋头、生葱，用白醋煮成膏，敷患处。

片姜膏《孟氏家传方》

方歌：片姜膏最臂痛疗，片子姜黄浓煮要，虎腿桂枝仙可加，艾包瓦熨皆为效。

【处方】片子姜黄　桂枝　虎前腿　威灵仙

【用法】片子姜黄专治臂痛多用，煎汤收膏，敷臂痛有效，加桂枝者取其能达于四肢。虎骨前腿若能加入，尤为灵验。（药量酌用。）

加味回龙膏《中医杂志》1964年11期

【主治】风湿性关节炎。

【处方】川乌一两　草乌一两　炮姜三两　生南星一两　肉桂五钱

赤芍三两　细辛四钱　附子一两　白芷五钱

【用法】共为极细末。用热好白酒调药，使成糊状，敷于患处，厚二分，用油纸包裹，外用布包再用绷带缠扎。每晚换药一次，重者早晚各换一次。换药时用过已干之药亦可和新药再敷，直至一剂药用完为度。并可辨证内服五积散、当归拈痛汤、羌活胜湿汤、大防风汤等。

拔痹膏《串雅外篇》（清）

用生半夏为末同广胶等分先用姜汁将胶煎烊，调入半夏涂。

神仙外应膏《串雅内篇》（清）

【主治】筋骨疼痛，手足拘挛。

【用法】川乌一斤为细末，隔年陈醋入砂锅内慢火熬如酱色，敷患处。如病一年者、敷后一日必发痒，二年者敷后二日必发痒，痒时令人将手轻拍、以不痒为度。先用升麻皮硝生姜煎汤洗之，然后上药，不可见风。

活络贴药方《慈禧光绪医方选议》（中华）

【处方】乳香一钱　没药五分　威灵仙五分　片姜黄五分　儿茶三钱　独活五分　生香附五分

【用法】上药共研为极细末，

用茶卤调匀，摊于布上，微火熥融，贴于痛处。

贴痛膏《脉因证治》（清）

治关节、腰、胸痛。

1. 芥菜子，研水敷。

2. 吴萸酢，研敷上大效。

寒湿气痛敷膏《本草纲目》（明）

端午日独蒜同辰粉捣涂之。

硫黄敷痛膏《陈修园全集》（清）

【主治】痛风历节、四肢疼痛。

【用法】用醋磨硫黄敷之。

御寒膏《寿世保元》（清）

体虚人背上恶风，或夏日怕脱衣，及妇人产后被冷风吹入经络故常冷痛，或手足冷至骨者，又治腰痛，及一切冷痹痛，又治湿气。

用生姜八两自然汁入牛皮胶三两，乳香、没药末各一钱五分，铜勺内煎化，就移在滚水内，须以柳条搅令成膏，又入花椒末少许、再搅匀，用皮纸将纸作壳子、看病处宽狭贴患处，用鞋烘热熨之，候五七日脱下，或起小痕（疱）不妨。

风湿疼痛敷膏《济世良方》（明）

1.【处方】生紫苏无鲜即用干的　连须葱头各一把　老姜一大块　陈皮二钱

【用法】共捣烂，用菜油一盏，放锅内熬过，再加灰面搅匀，做成饼，乘热敷患处，冷即解下，再用菜油少许煎旧饼，温热再敷，冷则随换，日夜连敷，其患自愈。有人手痛不能抬起，年久不痊，用此饼敷数次即安。不用菜油用好酒亦可。

2.【处方】姜汁、葱汁各一两　陈米醋五钱　牛皮胶三两　陈皮八钱，煎浓汁去渣，和入

【用法】慢火熬成膏，冷退火气，用青布摊贴，疼痛立止。

3.【处方】生南星、生半夏、辣椒子、羌活、独活、苍术等分为末

【用法】用酒炒热敷之，至起肿而愈。

风湿骨节痛敷膏《济世良方》（明）

【处方】乳香　没药各一两　牛皮胶二两　生姜二斤

【用法】先捣姜取汁煮取，次下药末再煮，乘热摊布上、贴患处。更用鞋底炙热熨之。忌铁。或加葱汁、蒜汁各一盏亦妙。

风湿脚气膏《瑞竹堂经验》（元）

【主治】风湿脚气。

【处方】草乌　白芷　防风　独活　羌活

【用法】各等分为细末，用生地龙数条，研烂，酸米醋调敷。

乌头膏 《医学纲目》（明）

【主治】风、脚、腰、冷痹疼痛。

【处方】川乌头三分，去皮脐生为末

【用法】好醋调涂于布帛上，贴之。痛即止。

去风寒膏 《圣济总录》（宋）

【主治】风气攻刺，手脚腰背疼，无药可疗。

【处方】附子炮裂去皮脐，三两 吴萸汤洗焙干炒，一两 木香一两 桂去粗皮 蛇床子各一两 马兰花二两

【用法】上六味捣罗为末，每用半匙头，入白面少许，生姜自然汁调稀稠得所为膏，摊纸上，贴患处，更用油单子隔，以绵衣裹定。

龙虎膏 《圣济总录》（宋）

【主治】风湿着痹，肌肤痹（麻痹）厚不知痛痒。

【处方】龙骨二两 虎骨酥焙 当归切焙 桂去粗皮，各一两 皂荚半斤，肥者去子

【用法】上五味捣罗为末，先别用好肥皂十梃，以苦酒三升，接取汁，去滓，入铛煎减半，即入前药同煎如稀饧，入瓷盒盛。每用少许，揩摩瘰（顽）痹处。

吴萸膏 《验方新编》（清）

【主治】风湿痹痛。

【用法】吴萸一茶杯研末，以黄酒一杯调匀，炒热、摊油纸上，敷患处，用布捆好，立时止痛，如冷再炒再敷。

皂角膏 《儒门事亲》（元）

【主治】腰脚疼痛。

【用法】用醇酒二大碗，皂角一斤去皮弦捣碎，熬至一半去滓，再用前汁入银石器，熬为膏子。随痛处贴之。

皂荚散敷方 《太平圣惠方》（宋）

【主治】白虎风疼痛。

【处方】皂荚 生荞麦 白蒺藜 谷精草 五灵脂 芸苔子以上各半两

【用法】上件药捣细，罗为散，用酽醋调涂之，效。

却痛膏 《杨氏家藏方》（宋）

【主治】寒湿客搏经络，四肢骨节疼痛。

【处方】干姜炮 大麦炒，各二两

【用法】上件为细末，每用

一两，以童子小便半升，同熬成膏，稀稠得所，趁热用篦子摊上痛处，纸盖，以帛子包裹系定，烧新瓦片厚以纸裹熨药上，令干透。

神效膏方《太平圣惠方》（宋）

【主治】风走注疼痛，上下不定。

【处方】牛皮胶一两，水溶作膏　芸苔子半两　安息香半两　附子半两，生用去皮脐　汉椒半两，生用

【用法】上件药捣细，罗为散，入胶中和成膏，涂纸上，随痛处贴之。瘥定。

透骨膏《奇效良方》（明）

【主治】一切风湿走注疼痛。

【处方】生干地黄　马鞭草各半斤　吴萸　白面各三两　败龟板四两，酒炙　鳖甲三两，酒炙　蒲黄三两

【用法】上为细末，用米醋调似膏子，火上温热，摊贴痛处，用纸裹，候冷再炒，放避风处用之。

雄黄散涂方《太平圣惠方》（宋）

【主治】白虎风疼痛，走转不定。

【处方】雄黄一两　莽草一两　藜芦一两，去芦头　斑蝥二十枚　赤小豆半合　白矾三分　芫黄一（三）

分　皂荚三分，烧灰　蛇床子三分　吴萸三分　硫黄半两，细研　附子一两，去皮脐生用　巴豆十五枚，去皮心

【用法】上件药，捣细，罗为散，都研令匀，每用散一钱，生油调薄，涂于痛处，日二易之。

蜡桂膏《圣济总录》（宋）

【主治】白虎风痛不可忍。

【处方】白僵蚕炒　地龙白色少泥者微炒　腊茶炙，各一两　甘草炙，三分

【用法】上四味捣罗为散，每发时空心服两钱匕，午后服一钱匕，临卧服两钱匕，并用热酒调下。

外用膏方，先取蜡一两，铫子中熔成水，投桂末半两搅匀，摊于纸上，火炙令热，服第一服药后，即贴向痛处，用热帛裹之。

膝痛膏《外科大成》（清）

【主治】膝痛并寒湿脚气。

【处方】文蛤醋炙炒　吴萸等分

【用法】为末，用米醋调，敷痛处。

10. 腰　痛

芥子膏《孟氏家传方》

方歌：芥子膏专敷胁痛，胁

467

痰唯此方能中，现加醋炒吴萸，现用虎羊胁骨等。

【主治】胁痛，白芥子水研、敷痛处，能消胁痰，其味辛又可散痛。用吴萸研细醋炒调敷、热主流通也。两药并用有佐使之力焉。加虎肋骨更妙，倘无，即用羊胁骨研兑亦可。

【处方】白芥子　吴萸　米醋　虎肋骨

蚕蛾膏《病源辞典》（民国）

【主治】病后腰痛。

【处方】原蚕蛾八两　糯米五合

【用法】同炒至米色焦，捣罗为末，每用五钱，米醋调如稀糊，煎搅令稠，乘热摊于蜡纸上，贴痛处，以帛缠缚，冷即易之。

痘疮腰痛膏《病源辞典》（民国）

【主治】痘疮毒出肾经，邪火炽盛，元气不足以托邪外出，以致壅滞于内，发为腰痛。腰部作痛转动不舒，或其痛如折，牵及胸背。

【处方】豆豉三两　胡椒一钱

【用法】共捣烂又将生姜四两捣汁调匀，温敷痛处，以定其痛势。腰下见紫黑成片如蚤啮得为肾坏，不治之绝症。

五生膏方《太平圣惠方》（宋）

【主治】腰脚痛甚，起坐不得。

【处方】附子一两　吴萸一两　蛇床子一两　当归一两　桂心一两

【用法】上件药捣细，罗为散，每用一匙，以生姜汁调，摊于蜡纸上，可痛处贴之。

吴萸膏《太平圣惠方》

【主治】五种腰痛不止。

【处方】吴萸一两　芸苔子一两

【用法】上件药捣细，罗为散，每用三钱，生姜一两同研令匀，摊在极薄纸上，贴于痛处。

皂角膏《赤水玄珠》（明）

【主治】腰痛、脚痛。

【处方】皂角一斤，去皮弦捣碎好酒二大碗，熬去一半

【用法】滤去渣，再用前汁入瓷瓶内，熬为膏子，随痛处贴之。

附方　腰痛内服如神汤

【处方】玄胡索　当归　桂心　杜仲各等分

【用法】为末，酒下三钱，甚者不过数服。

芸苔子膏《太平圣惠方》（宋）

【主治】猝腰痛。

【处方】芸苔子一两

【用法】上件药捣罗为末，醋调，涂于蜡纸上，贴痛处，觉热极即去之，痛止。

枣豆膏《仙拈集》（清）

巴豆三粒、红枣一枚，捣烂夹敷脐上，立止腰胁痛。

桂附膏《太平圣惠方》（宋）

【主治】腰疼痛不可忍。

【处方】桂心一两　附子半两，去皮脐生用

【用法】上件药捣细罗为散，以生姜汁调如稀糊，涂纸上、贴腰中，立效。

腻粉膏《太平圣惠方》（宋）

【主治】腰疼痛，俯仰不得。

【处方】腻粉一分　麝香一分，细研　朱砂一分，细研　硫黄一两，细研　白矾灰一两　母丁香一两　干姜一两　木香一两　附子一两　吴萸一两，汤浸七遍焙干微炒　陈橘皮一两，汤浸去白瓤焙　雀粪一两，以绢袋子盛于水中摆取白尽，取此水澄之曝干　杏仁一两，去皮尖研之，依前绢袋子盛于水中摆清，取霜曝干

【用法】上件药捣罗为末，炼蜜和丸，如半枣大，用时取生姜自然汁小半盏于铫子中，煎一两沸，倾于盏内，浸药一丸，良久药破，以指研之令细，旋旋以指点，摩腰上，候热彻摩尽为

度，便以绵裹肚，系之。

熁药方《太平圣惠方》（宋）

【主治】猝腰痛至甚，起坐不得。

【处方】附子一两，生用　吴萸一两　蛇床子一两

【用法】上件药捣罗为末，每用半两，以生姜自然汁调如膏，摊故帛上，于痛处贴焙，用衣服系定，觉痛热即瘥，未退再贴。

摩腰丹《赤水玄珠》（明）

【主治】老人腰痛及妇人白带。

【处方】附子尖　乌头尖　天南星各一钱半　朱砂　樟脑　丁香各一钱半　干姜一钱　麝香三分　雄黄钱半

【用法】为末，炼蜜丸如龙眼大，临用以生姜汁化开如厚糊样，火上烘热，抹掌上擦腰中，候药尽贴腰上，即烘绵衣缚之，俟腰热如火。隔二日用一丸。

摩腰散方《太平圣惠方》（宋）

【主治】五种腰痛，肾气衰冷。

【处方】野狐头及尾骨各一两，炙令焦黄　硫黄半两，细研　硼砂半两，细研　黄狗阴茎一具，炙微黄　针砂一两

【用法】上件药捣罗为末，

取莨菪子半升、酒二升浸一宿后，滤去莨菪子，取酒和前药末令匀，入于瓷瓶中以油单密封，又坐于一大瓶中，以蚕沙埋却，坐于饭上蒸之，以饭熟为度，取出曝干，捣细，罗为散，以黄狗胆及脂，入少许麝香为丸，摩腰须臾即效。

11. 头 痛

止痛膏《慈禧光绪医方选议》

【主治】头痛。

【处方】荆芥穗二钱五分 山甲一钱五分 白芷二钱五分 蝼蛄一钱五分 干蝎（去毒）一钱 土鳖虫一钱 牙皂一钱五分 冰片三分（后兑） 僵蚕一钱 南薄荷五分

【用法】共研极细面，用蜜调匀，摊布上，贴两太阳穴。

头痛膏《孟氏家传方》

【处方】生南星 生乌头等分

【用法】上为末，葱汁调贴太阳穴，亦治气虚头痛。

附方 头痛内服方

【处方】生乌头四两（去皮炮）南星四两

【用法】共末，用薄荷七分，盐梅一个煎汤，临卧服二钱，虽二十年头风亦效。药量可从半钱试服。

头痛膏《孟氏家传方》

【主治】偏正头风，发时虽盛暑亦觉畏风，痛不可忍。

【用法】荞麦粉炒热加醋再炒，乘热敷上用布包紧，勿令见风，冷则随换，日夜不断。有人患头风十年不愈，用此方治立愈。愈后鼻流黄水数日，从此断根，屡试神验。此治头风第一方也。并治寻常伤风头痛。唯气虚及风火虫痛不效。

头痛敷膏《孟氏家传方》

【处方】蓖麻子五钱（去壳）大枣十五枚（去核）

【用法】共研如泥，涂绵纸上，用筯卷之纳鼻中，良久取下清涕，即止。

头痛敷膏《孟氏家传方》

【处方】白芷二钱（研末）盐一两（炒热）

【用法】用烧酒调好，左痛涂左，右痛涂右，发汗立时不痛。

头风膏《孟氏家传方》

1. 用谷精草为末，同面粉调敷患处。

2. 淡豆豉一两 连须葱一把捣烂、敷痛处，以绢巾包住，立验。

头风膏《病源辞典》（民国）

【处方】北细辛 白芷 薄

荷油各等分

【用法】研为细末，调入膏药肉内（单膏、膏药母），每药一分用膏四分，每用一个贴于患处。

偏头风敷膏《续名医类案》（清）

法用，南星、半夏、白芷三味等分为末，烂捣生姜葱头为饼，贴太阳，一夕良已。

蒡根膏《孟氏家传方》

【处方】牛蒡汁二碗　陈酒一碗　食盐八分

【用法】生牛蒡子梗叶、无梗叶用根亦可，取自然汁二碗，合盐酒共熬成膏。须极力搽热乃效。凡头风抽掣作痛者。因此必愈。

马齿苋膏《太平圣惠方》（宋）

【主治】热痛头痛不可忍。

【处方】生马齿苋一握，切　川朴硝一两

【用法】上件药相和，细研，入清麻油，调和如膏，涂于头上，立瘥。

牛蒡膏《奇效良方》（明）

【主治】头风及脑掣痛不可忍者。

【用法】用牛蒡茎捣取浓汁二升、无灰酒一升、盐花一匙，慢火同熬令稠成膏，以摩痛处，

其风毒自散。亦治肘行头痛，摩时须极令热乃速效。冬月无苗以根代之，亦可。

止痛太阳丹《奇效良方》（明）

【处方】天南星　川芎各等分

【用法】上为细末，用连须葱白捣烂作饼，贴于太阳痛处。

气攻头痛方《陈修园全集》（清）

【处方】蓖麻子　乳香各等分

【用法】合捣成饼，贴太阳穴。如痛止，急于顶上解开头发出气，即去药。奇效。

头痛膏《医宗金鉴》（清）

【主治】头痛如破。

【处方】雀脑　川芎　白附子各等分

【用法】研末，葱汁调稠，纸摊贴左右太阳穴，效。

头风膏《陈修园全集》（清）

山豆根为末，香油调涂两太阳穴。

头风膏《太平圣惠方》（明）

【主治】偏正头风。天阴风雨即发。

【处方】桂心末一两，酒调涂额上及顶上。

头风膏《德生堂经验》（明）

【主治】偏正头风，气上攻不可忍者。

【处方】用全蝎二十一个　地

龙六条　土狗三个　五倍子五钱

【用法】为末，酒调，摊贴太阳穴上。

头风摩膏方 《太平圣惠方》（宋）

【主治】风头痛及脑角牵痛，日夜不可忍者。

【处方】牛蒡根洗净切，捣碎，绞取汁，半升

【用法】上将汁入无灰酒一小盏、盐花半匙，慢火煎如稠膏，用热手摩痛处，宜避风。

附方

【主治】风头痛，百医不瘥。

【处方】食吴萸叶

【用法】上件药细锉，洒酒拌匀，以绢囊盛之，于甑上蒸热，乘热分两包子，更换枕之，取瘥为度。

冲和膏 《赤水玄珠》（明）

【主治】偏正头风肿痛，并眼痛者，涂上立止如神。

【处方】紫荆皮炒，五两　独活去节炒，三两　赤芍炒，二两　白芷一两　菖蒲一两

【用法】上为末，葱头煎浓汤调涂（两太阳穴）即痛止。

治头痛不止方 《太平圣惠方》（宋）

【处方】川朴硝二两

【用法】上捣细，罗为散，用生油调涂于顶上。

又方

以冬瓜烂捣敷于疼痛处，神效。

青莲摩顶膏方 《太平圣惠方》（宋）

【主治】头风目眩，风毒冲脑户留热，及脑中诸疾，或脑脂流入目中致令昏暗，往往头痛旋闷脑痛兼眼诸疾，及发生白屑、目中风泪。

【处方】生油一升　真酥三两　莲子草汁一升　吴萸一两　大青一两　葳蕤一两　槐子仁一两，微炒　山栀子仁一两　淡竹叶一握，以上六味细锉绵裹　长理石一两　盐花二两　曾青一两　川朴硝二两

【用法】上件药，先取油酥莲子汁三味，于铜锅中以慢火熬，令鱼眼沸，即入绵袋内药煎之半日，去药别用绵滤过，又净拭铛，却入药油煎令微沸，即下长理石等四味，以柳木篦轻搅十余沸，膏成，收于不津器中。每用涂顶及无发处，匀涂以铁匙摩之，令膏入脑即止。亦不得频，每二三夜一度摩之，摩膏后头稍垢腻，任依寻常洗之，用桑柴灰洗头，更益眼矣。

苦参膏 《太平圣惠方》（宋）

【主治】风头痛或偏攻一边痛不可忍。

【处方】苦参一分　半夏一分
桂心一分

【用法】上件药捣细罗为散，
以米醋调如糊，涂故帛上，当痛
处贴之，神效。

附方　吹鼻散方

【主治】风头痛及偏头痛。

【处方】瓜蒂末一钱　地龙末
一钱　苦瓠末一钱　消石末一钱
麝香末半钱

【用法】上件药末，都研令
匀，先含水满口，后揞药末半
字，深入鼻中，当取下恶物，神
效。

贴顶膏《外台秘要》（唐）

【主治】疗头风闷乱、鼻塞
及头旋、眼暗。

【处方】蓖麻去皮　杏仁去双
仁皮尖　石盐　川芎　松脂　防风

【用法】上六味等分，先捣
石盐以下四种为末，别捣蓖麻、
杏仁，相次入讫，即蜡纸裹之。
有病者先灸百会三壮讫，刮去黑
毛使净，作一帛贴子，裁大于灸
处，涂膏以贴上，两日三日一易
之。其疮于后即烂破脓血出，及
帛贴之，似烂柿蒂出者良。

去痛膏《寿世保元》（清）

【主治】半边头痛。

【处方】防风　羌活　藁本

细辛　菊花各五分　南星　草乌
白芷各一钱

【用法】上为细末，用连须
葱一把洗净，同前药捣成膏，铜
锅炖热，量痛大小，以油纸摊膏
贴痛处，周围以生面糊封之，再
用干帕包定，其痛即止。一方加
菊花、独活各一钱五分，草乌一
钱，麝香一分。

急风散《奇效良方》（明）

【主治】男女偏正头风、夹
脑风太阳穴痛、坐卧不安。

【处方】川乌去皮脐　辰砂研，
各一两　南星生用，二两

【用法】为细末，用酒调涂
痛处，小儿贴囟门。

偏正头风膏《医方易简新编》（清）

【主治】偏正头风。

【用法】川乌头、天南星等
分，为末，葱汁调涂太阳穴。

硝黄膏《医学正传》（明）

【主治】头风热痛。

【处方】朴硝　大黄各等分

【用法】上为细末，用深井
底泥和捏作饼子，贴两太阳穴，
神验。

摩顶膏方《太平圣惠方》（宋）

【主治】风毒攻脑疼痛。

【处方】莴茹三分　半夏三分，
生用　川乌头一两半，去皮脐　莽草

473

半两　川椒三分，去目及闭口者　桂心三分　附子半两，去皮脐　细辛半两

【用法】上件药捣细罗为散，以醋调，旋取摩顶上，以瘥为度。

摩顶油方《圣济总录》（宋）

【主治】脑风头旋，恶心昏闷。

【处方】莲子草五六月收　栀子叶　生麦门冬　生地黄　吴蓝上五味并捣取汁，各三升　连翘　秦艽去苗土　甘草锉　防风去叉　细辛去苗叶　地骨皮　大青　紫草茸紫　苏子叶各一两

【用法】上一十五味，除前五味汁外，粗捣筛，用绢袋盛，同五味汁煎减半去滓，澄清后，入麻油一升和匀，重煎又减半，收入瓶内二七日，细研马牙硝四两搅匀，每用量多少摩顶上。

薄荷膏《采艾编翼》（清）

【主治】头痛。

【用法】用酒入薄荷，研烂，纸贴太阳穴。

12. 脚 气

龙骨散《医宗金鉴》（清）

【主治】脚气疮生足之上膝之下，腿胫胖肿、出黄水、结黄痂，左右皆同。

【处方】白龙骨研　轻粉各二钱五分　槟榔一钱，研　猪粪新瓦上焙干再入火中烧之存性，取出研末，五钱

【用法】共研匀。先以口含薤水或温盐汤洗令疮净见肉。却用香油调药，随疮大小敷之，未愈再敷。

方歌：龙骨散能去湿腐，脚气疮敷自然无，轻槟猪粪香油入，久远恶疮用亦除。

如意金黄散《外科正宗》（明）

【处方】天南星二斤　甘草二斤　陈皮二斤　厚朴二斤　大黄五斤　黄柏五斤　白芷五斤　姜黄五斤　天花粉十斤

【用法】上咀片晒干，磨三次，用细绢箩筛，贮瓷罐，勿泄气。用时以茶清同蜜调敷患处。

方解：本方南星化风痰，陈皮、厚朴、苍术碎秽化湿，白芷疏风，姜黄消肿，大黄、黄柏、花粉、甘草清热解毒。火脚气病、火热肿痛，用此涂之，拔毒外出，病即痊可。

附子散方《圣济总录》（宋）

【主治】脚气连腿肿满，久不瘥。

【处方】附子一两，去皮脐生用

【用法】上一味捣罗为散，用生姜汁调如膏涂肿上，药干再涂，以肿消为度。

芥子膏方《圣济总录》（宋）

【主治】风湿脚气，肿痛无力。

【处方】白芥子　芸苔子　蓖麻子　木鳖子去壳　白胶香各一两

【用法】上五味一处捣三千下，杵成膏，每用皂子大摩痛处。

涂药《赤水玄珠》（明）

【主治】六经脚气发起赤肿者。

【处方】猪牙皂角不蛀者　大皂角不蛀者　南木香各等分

【用法】上为末，醋浓调。先于肿上不肿处用药围涂之，阔三四寸若围然，截断毒气不使冲上，次涂下面肿，只留脚尖不涂，仍剪脚甲出毒气。时时用醋润之。

脚气膏《卫生鸿宝》（清）

【处方】广胶三两　薤白　生葱各半斤　陈酒糟取汁二三两　花椒一两　艾叶二两

【用法】同煎成膏，布摊贴患处立刻止痛消肿。

寒湿脚气膏《丹溪心法》（元）

1. 蓖麻子七粒，去壳研烂，同苏合丸一丸和匀，贴脚心，其痛即止。

2. 草乌末以曲酒糟捣烂，贴患处即止，无曲糟，用生姜汁亦可。

敷药《玉机微义》（明）

【主治】脚气。

【处方】白芷　苍术　羌活各半两　细辛二钱半

【用法】上为末，生姜汁调敷患处。

整痛膏《圣济总录》（宋）

【主治】脚气肿痛，行履无力及打扑伤折，痛不可忍。

【处方】草乌头去皮尖生用　干姜生用　五灵脂生用，各一两　浮麦炒焦黑，一分

【用法】上四味捣罗为细末，每用醋一盏入药三钱匕成膏，纸上摊药敷痛处。

又取麦麸拌醋和得所，铫子内炒热，帛裹熨疼处，如患脚气先烧砖热，将药在脚心贴定熨之，引脚中气，消肿止痛。

13. 伤寒疟疾

三阴疟疾膏《病源词典》

【处方】麝香一分五厘　冰片一钱　附子二钱　白胡椒　肉桂各钱半　公丁香一钱

【用法】研为极细末，用膏药一张上药末一分，于发日五更空腹未发之前，烘热贴于脐上，手揉百转，睡去片时，方可食物。忌生冷、油腻、蛋面、菱芋、鱼腥发物。疟乃可止。疟愈之后仍须八珍汤或人参养荣汤出入以为培补，否则难免有复发之虑也。

疟疾敷膏《本草纲目》（明）

桃仁半片放内关穴上，将独蒜捣烂罨之，缚住。男左女右即止。邻妪用此治人屡效。

疟疾涂方《圣济总录》（宋）

1. 治寒疟涂方。

【处方】鳖甲（去裙襕醋炙）半两 乌贼鱼骨（去甲） 附子（炮裂去皮脐切） 甘草（锉炙） 常山各一两

【用法】上五味捣罗为末，每服五钱匙，酒一盏半煎十数沸，留一宿，次日以酒先涂手足并背上，即不发即止，如发即饮此酒一盏。

2. 治寒疟涂方

【处方】附子一枚生去皮脐

【用法】上一味捣罗为末，未发时用苦酒和涂病人背上佳。

治疟疾外敷偏方《慈禧光绪医方选议》（中华）

【处方】火药七分 硫黄七分

白胡椒五分

【用法】共研极细末，用陈醋和匀成饼，敷于肚脐当中，外用暖脐膏盖贴，务须过三四次者方可用之，早恐变症。

截疟丹《外科传薪集》（清）

威灵仙研末，水调敷脐。

止疟方《良方集腋》（清）

【处方】大枣肉两个，去皮核 斑蝥两个，焙研

【用法】二味同研匀，加猪油少许，捣成饼子指头大，贴两眉间印堂上，一周时即止。

白喉风膏《万宝全书》

以独头老蒜捣泥，如豌豆大，敷经渠穴（近手腕寸脉有窝处即是）。男左女右，用瓦楞子或相类之物盖上扎住，越五六时起一水泡，将银针挑破，揩去毒水即愈。

旱莲膏《卫生鸿宝》（清）

【主治】截疟。

【用法】旱莲草捣烂，置手寸口上，男左女右，以钱压定帛缚住，良久起小泡谓之天灸，疟即止。

治疟仙方《奇方类编》（清）

用草从左中指顶尖处量至中指根处为止，捏断，即用此草从根量至掌，再从掌量至腕为度，

用墨点记，用桃核半个，盛独蒜研烂敷于墨点处，以绵扎上一个时辰却去之，立愈。

拿疟敷膏《串雅内编》（清）

【主治】疟疾。

【处方】黄丹五钱，生用　白明矾三钱，生用　胡椒一钱五分，为末　麝香半分

【用法】上药各为末，临发时对太阳坐定，将好米醋调药，男左女右敷于手掌心，外加绢帕紧扎，待药力热，方可行走，以出汗为度。如阴天以火炉烘脚。此药一料能治三人，年老身弱畏服药者，以此治之。

婴儿疟疾膏《本草纲目》（明）

【处方】代赭石五枚，煅，醋淬　朱砂五分　砒霜一豆大

【用法】同以纸包七重打湿、煨干，入麝少许为末，香油调一字，涂鼻尖上及眉心、四肢等处。

14. 腹　泻

代灸涂脐膏《医学纲目》（明）

【处方】附子　马蔺子　蛇床子　吴萸　肉桂各等分

【用法】上为细末，可用白面一匙、药末一匙，生姜自然汁煨成膏，摊纸上圆之寸许，贴脐下关元气海，自晚至晓其火力可代灸百壮。腰痛亦可贴之。

一法用丁香、荜茇、干姜、牡蛎烧灰，放手心中，以唾调如泥，以手掩其阴，至暖汗出为度。

建阳丹《嵩崖尊生》（清）

【主治】因色欲致手足冷、脐腹痛。

【处方】胡椒十五个　母丁香十个　黄丹一钱（生）　白矾三钱（共为细末）

【用法】醋调、搽脐，被盖出汗，愈。

止痢膏《华佗神医秘传》（汉）

【主治】噤口痢。

【处方】木鳖子六枚，去壳取净仁研泥，分作二分

【用法】用面烧饼一枚，切作两半，以半饼作一窍，内药其中，乘热敷患者脐，约炊许，再换其半，痢止即思食。

止泻膏《串雅外编》（清）

【主治】水泻不止。

【处方】木鳖仁五个　丁香五个　麝香一分

【用法】上研末，米汤调作膏，纳脐中贴之，外以膏药护住。

五倍子敷膏《儿科辑要》（清）

【主治】单泻。

【用法】五倍子为末，醋调敷脐。

玉抱肚《奇效良方》（明）

【主治】一切虚寒下痢赤白，或时腹痛，肠滑不尽，心腹冷极者。

【处方】针砂四两，炒　白矾半两　官桂一两

【用法】上为末和匀作一包，冷水调摊皮纸上，贴脐上下，以帛系之，如觉大热，即以衣衬之。药干再以水湿令润，其热如初，可用三四次。

外灸膏《奇效良方》（明）

【主治】一切虚寒下痢赤白或时腹痛，肠滑不尽，心腹冷极。

【处方】木香　附子炮　蛇床子　吴萸　胡椒　川乌各等分

【用法】上为细末，每末三钱用面二钱，用生姜自然汁调作糊，贴脐中。上下以衣物盖定，熨斗盛火熨之，痢止为度。

纳脐膏《东医宝鉴》（朝鲜）

【主治】噤口痢危重者。

【用法】王瓜藤连茎叶经霜者，晒干烧灰，香油调，纳脐中即效。

建阳丹《嵩崖尊生》（清）

【主治】因色欲致手足冷、脐腹痛。

【处方】胡椒十五个　母丁香十个　黄丹一钱，生　白矾三钱，共为细末

【用法】醋调、搽脐，被盖出汗，愈。

封脐膏《卫生鸿宝》（清）

【主治】噤口痢。

【用法】蜒蚰（即蜗牛）有壳者一个去壳，冰片少许，同捣烂，敷脐内，膏药封贴，即愈。

封脐膏《证治宝鉴》（清）

【主治】泄泻。

【处方】文蛤炒存性，二两　巴霜六钱　麝香三分　乳香　没药　雄黄　儿茶各六钱

【用法】共末，炼蜜丸如扁豆大，放脐中，不拘何等膏药封之，皆效验。

一方有红豆、砂仁、丁香。

痢疾敷膏《串雅内篇》（清）

【主治】痢疾。

【处方】绿豆七粒　胡椒七粒　麝香一厘　胶枣一枚

【用法】共捣烂为丸，放瓶内包好，患者取一丸，贴脐上，宜用端午日合。

寒泻敷膏《万宝全书》（民国）

胡椒末和饭作饼，敷贴脐上，甚佳。

硫黄熨法《杨氏家藏方》（宋）

【主治】脏腑冷，下痢不止，及阳虚阴盛真气脱弱，欲灸不能胜火力者。

【处方】硫黄半两，研细　蓖麻子七枚，去皮细研

【用法】上件同研令细，每用抄二三钱填在脐心令满，以衣被盖定，用熨斗盛，文武火慢慢熨之，白日须熨半日，夜间熨半夜，尽多时为妙。

罨脐法《仁术便览》（明）

【主治】毒热痢久不止，呕恶不食，热气上攻，口噤不食。

【用法】用田螺一个连壳捣烂，入麝少许，罨脐内，外用膏药封之。

摩腰膏《奇效良方》（明）

【主治】补下元虚败白浊，若摩一丸腰下如火，二丸血脉舒畅，三丸颜色悦泽，十丸骨健身轻，气全精足，骨髓坚定。

【处方】母丁香　木香　朱砂　藿香　附子　干姜　沉香　桂心　生硫黄　枯矾　雄黄　杏仁别研　吴萸　陈皮以上各二钱　轻粉别研　麝香别研，各一分

【用法】上为细末，入杏仁、轻粉、麝香同研匀，炼蜜和丸，如鸡头实大。每用老姜一块切碎

煎滚汁倾在盏内，将一丸浸汁中良久，化研如膏，令人手蘸药涂之，至药汁尽为度，逡巡腰上，热如火。但诸虚之症，并皆治之。

螺麝饼《集成》

【处方】田螺蛳　麝香

【主治】噤口痢。

又方《经验百方》

【处方】大蒜饼

【用法】大蒜捣烂贴足心、脐中颇佳。

15. 厥　逆

内伤久发膏《济世良方》（民国）

【处方】生大黄一两，烘干为末勿见火焙炒

【用法】以老姜二两捣烂、滚水绞汁，炖温、调匀如膏，涂于患处，用布缠之，一日一换，三日即愈。

引火法《串雅外编》（清）

人病厥逆之症，不敢用药，以此治之。

吴萸一两为末以面半两水调成糊，以布摊成膏，贴涌泉穴上，则手足不逆矣。

引火法《串雅外编》（清）

厥逆之症，不敢用药，以此治之。

吴萸一两为末，以面半两水

调成糊，以布摊成膏，贴涌泉穴内，则手足不逆矣。

熨脐膏《孟氏家传方》

【主治】寒直中三阴。

【处方】硫黄　麝香

【用法】共为末，纳脐中，上用葱饼盖上，以熨斗盛火于葱饼上熨之，如饼烂又换一饼。

玉抱肚法《东医宝鉴》（朝鲜享保）

【主治】心腹冷痛。

【处方】针砂四两，炒似烟出白矾五钱　硼砂　粉霜各半钱

【用法】上新水拌匀微湿，裹皮纸贴安怀中，候热发置脐中或气海、关元，大补元气，置于他冷处亦汗出立瘥。此药燥则不热，再以新水拌再热，可用十余次。如药力尽，却晒干，再入矾末则如旧。或只用针砂、白矾亦效。

附子膏《串雅外编》（清）

附子一个为末，米醋调成膏，贴涌泉穴上，然后用六味汤大剂与之，火不再发。

16. 汗　症

止汗膏《串雅外编》（清）

【主治】自汗。

【用法】郁金末，卧时蜜调涂乳上。

发汗膏《伤寒蕴要》（明）

【功用】发散寒邪。

【处方】胡椒、丁香各七粒，碾碎，以葱白捣成膏，涂两手心，合掌握定，夹于大腿内侧，温覆取汗，则愈。

回春散《沈氏尊生》（清）

【主治】阴冷。

【用法】歌曰：一钱白矾八分丹，二分胡椒细细研，焰硝一分共四味，好醋调匀手内摊，男左女右合阴处，浑身是汗湿衣衫。比方用者如神效，不义之人不可传。

回生神膏《玉机微义》（明）

【主治】阴毒伤寒。

【处方】牡蛎煅粉　干姜等分

【用法】上为末，男病用女唾调，手内擦热，紧掩二卵上，得汗出愈。女病用男唾调，掩二乳取汗。

回阳膏《寿世保元》（清）

【主治】因女色成阴症者，小便缩入腹内。

【处方】白矾生，三钱　黄丹二钱　干姜五钱　母丁香十个　胡椒十五粒

【用法】上为细末，用醋和得所，以男左手女右手握药搭脐上，被盖，出汗即愈。

又方

【主治】阴症。

【处方】芥菜子七钱 干姜三钱

【用法】上为末，水调作饼，贴脐上，手帕缚之，上放些盐，以熨斗熨之，数次汗出为度。

又方 回阳散

【主治】阴症不能服药，不得汗出者。

【处方】丁香 干姜 乳香 没药 胡椒各三钱

【用法】上为末，每用三钱，以唾调在两手心，安于两膝间，手帕缚定，用绵被盖之，其汗自出。

助阳散《沈氏尊生》（清）

【主治】阴冷。

【处方】干姜、牡蛎各一两，为末，火酒调稠搽手上，用双手揉外肾，妇人揉两乳。

第三章 外 科

1. 外科通治

九龙膏《奉天汉药成方汇编》（伪满）

【主治】疔毒、恶疮、对口、发背、鼠疮瘰疬、乳岩、乳发、穿心疽、鱼口便毒、经年不愈之疮痨等证。

【处方】麝香 当门子六分 梅花冰片六钱 五倍子一两 归尾五钱 绿豆粉三两二钱

【用法】统为细面，量患处大小剪布一块，将药面摊于布上，用酒润湿，贴之。

少林三黄膏《少林寺伤科秘方》

【主治】金伤成疮，阴疮奇痒，恶疮脓毒，无名肿毒，蝎蜇蚊咬等伤。

【处方】雄黄 硫黄各四两 大黄一两 蟾酥三分 冰片一钱 生粉草七钱

【用法】首先将大黄生草二味去皮，研成细末，再把余味研末，混合调匀。然后用生蜜或香油调成膏，贮于瓷瓶内备用，遇患涂于患处，用白纱盖之，每日换药一次。

少林蛤蟆皮膏《少林寺伤科秘方》

【主治】外伤成疮、已破未破、附骨阴疽、脑疽瘰疬、流注痈疽、恶疮等。

【处方】蛤蟆皮一两 山甲一两 自然铜（醋淬七次）五钱 黄柏 土大黄 白芷各五钱 轻粉二钱 冰片一钱

【用法】上列诸药共研极细末，以陈醋调成膏，贮于瓷瓶内备用。遇患涂抹患处，以纱盖之，每日换药一次。

此药是清代少林寺有名武僧湛举大和尚屡医上述诸疾的三十年验方，对恶疮脓毒，效果尤验，曾愈三千名患者也。

芥子敷膏《本草纲目》（明）

走注风毒、一切痈肿、痛肿热毒、热毒瘰疬、五种瘘疾、肿毒初起。

芥子末和鸡子白涂之。《圣惠》或猪胆汁和芥子末贴之，日三上，猪脂亦可。《千金翼》或小芥子末醋和贴之，看消即止，恐损内。或芥子末以水蜜和敷，干即易之。《广济方》或白芥子末醋调涂之。

蓉黄散《治疗大全》（清）

【主治】诸疡已成未成，均效。

【处方】南星　陈皮　苍术　甘草　厚朴各二两　黄柏　姜黄　大黄各五两　天花粉一斤　白芷三两　经霜芙蓉叶五两（去筋）

上药晒干磨三次，细绢罗筛筛过，藏瓷罐勿泄气。

【用法】凡证红肿脓未成者及夏月火令俱用茶化蜜调敷。欲作脓者葱汤化蜜调敷。如漫肿无头、皮色不变、湿痰流毒、附骨痈疽及鹤膝风等证，用葱酒煎调敷。若风热所生皮肤亢热、色亮、游走不定，用蜜水调敷。或天泡疮、黄水、漆疮、火丹、赤游、恶血攻注等证，用大兰根叶捣汁或靛青汁融药调敷。水烫火烧肌肤破烂，麻油调敷。

马齿膏《医学入门》（明）

【主治】三十六种风疮，多年恶疮及臁疮、顽癣、白秃、杖疮，施加梳垢，可封疔肿。

【用法】马齿苋煎汁一釜，澄去渣，入黄蜡三两，慢火熬成膏，涂之。

马齿苋膏《奇效良方》（明）

【主治】诸疮肿、马毒疮。

【用法】上以马齿苋水煮，冷服一升及涂疮上。

治癣、白秃以马齿膏和石灰涂之效。治紧唇面肿，捣汁涂之。冬月干末水调涂。治丹毒发背肿捣敷之，不住者以兰靛和之更佳。治多年恶疮捣烂敷之尤良。治三十六种风结疮，取马齿苋一石水二石一釜煮之、澄清，内腊三两，重煎之成膏，涂疮上并服之。

万灵膏《疮疡经验全书》（宋）

【处方】木香　乳香　没药各三钱　血竭二钱　蟾酥五钱　紫石英二钱　雄黄二钱　犀角一钱　冰片五分　麝香一钱

【用法】上为细末，糯米粥和匀捣千下成条，每条五分。如遇喉闭、痈疽、疔癀、蛇咬等证，以津液或水磨搽（涂）之。

水晶膏《奇效良方》（明）

【主治】疔疮、背疽、瘤疽、奶痈、丹毒、杖疮等疾。

【处方】好白油单纸十张，每张剪作八片　黄连一两去须切碎。

【用法】上用水两碗砂锅内将黄连煎至一碗半，先下油单纸五张，又续下五张，同煎五七百沸，汤耗旋添，不得犯铁器，漉起，擦去黄连滓屑、焙干。如疮破有脓，将药花旋松贴。如杖疮约度大小剪贴，不可过大，先将周边剪下。油纸烧灰热酒调，嚼生姜汤下，次贴药。

五美散 《陈修园全集》（清）

【处方】松脂一两　黄丹一两，炒透　硫黄　雄精各三钱　轻粉一钱

【用法】共为极细末，入洞天嫩膏调敷脓窠、坐板、湿毒、猢狲疳，外以绵纸掩绑，不可动揭，五日后揭下，再敷一二次痊愈。如湿毒痒极先以金银散敷上，次以前膏加敷。

附方　金银散

【用法】硫黄二两，入钢器熔化，加银朱五钱搅和，离火倒油纸上，冷取研细末，醋调敷。

【主治】恶疮极痒，如破烂痒极者。

六灰膏 《六科准绳》（明）

【主治】发背、疔疮、疖子、肿毒、疬疮、痔疮、痣、疣子。

【处方】灰苋　桑木　枣木　荞麦科　茄科各烧为灰　石矿灰研细

【用法】上件多少不妨和匀、汤泡、水淋，淋下之水煎成膏如糊，装瓷器中。一应毒物以膏点之，若点病疳、痔疮待烂去少

许，再点之，再烂去，如是渐渐点去。

无敌丹 《外科方外奇方》（清）

【主治】痈疽、对口、疔疮、发背、一切无名肿毒。

【处方】桑柴灰汁　茄杆灰汁　矿灰汁各一斗

三汁熬稠和匀，名三仙膏，亦可点痈疽之稍轻者。再用碱水熬膏一两，加入后开各药末，则成全方。

三仙膏五两　蟾酥三钱五分，酒化　明矾　火硝各三钱　牛黄　麝香各一钱　冰片　珍珠　硼砂　雄黄　轻粉　乳香　没药各一钱，人乳浸　铜绿　朱砂各一钱五分

【用法】各研极细末和匀，再碾数千下，将前膏加入搅得极匀，收瓷罐内，罐须小口以乌金纸塞口，封以黄蜡，勿令一毫泄气。

牛皮胶蒸法 《医宗金鉴》（清）

方歌：痈疽发背痔漏疮，牛皮胶蒸法最相当，熬稠摊纸贴患上，醋煮软布热蒸良，温易疮痒脓出尽，洗去胶纸贯众汤。

注：痈疽发背、痔漏、恶疮、肿疮、久顽不敛等证，用牛皮胶一块，水熬稀稠得所，摊厚纸上，每剪一块贴疮口，次用醋

醋煮软布二块乘热罩胶纸上蒸之，稍温再易，蒸至疮痒，脓血出尽，预用贯众二两煎汤热洗去胶纸，外用膏药贴之。次日照前蒸洗，直至脓尽疮干为度。

乌头膏《圣济总录》（宋）

【主治】二十种恶疮及风疮、痔瘘、疣子、黑疵、疮肿、鹊面、痤疮。

【处方】乌头二十枚　巴豆十三枚　藜芦二两　大黄三两

【用法】上四味同烧捣研为末，细罗石灰一升，以染青汁合成膏。看病大小敷之。日二三易。

四黄散《疡科心得集》（清）

【主治】一切白泡、痛疮、湿疮、坐板、烫火等疮。

【处方】大黄二两　黄柏一两　黄芩一两　川连五钱　尖槟榔一两　老松香一两　熟石膏三两　厚朴一两　寒水石二两

【用法】共为细末，香油调搽。

白锭子《医宗金鉴》（清）

【主治】初起诸毒、痈疽、疔毒、流注痰包恶毒，及耳痔等证。

【处方】白降丹四钱，即白灵药　银黝二钱　寒水石二钱　人中白二钱

【用法】上四味共为细末，以白及末打糊为锭。大小由人，不可入口，每用陈醋研敷患处，如干再上，自能消毒。

方歌：白锭专敷初起毒，痈疽疔肿与痰包，降丹银黝人中白，寒水白及醋研消。

白降丹《医宗金鉴》（清）

【主治】痈疽发背，疔毒。

【处方】朱砂二钱　火硝一两五钱　硼砂五钱　食盐一两五钱　水银一两　白矾一两五钱　雄黄二钱，水飞　皂矾一两五钱

【用法】上先以朱砂、雄黄、硼砂研为细末，入盐、矾、硝、皂、水银共研匀，以水银不见星为度。用羊城罐一个放微炭火上，徐徐将药入罐化尽，微火逼令干，取起。如火大太干则汞走，如不干则药倒下无用。再用一羊城罐合上，用绵纸截半寸宽，将罐泥草鞋灰光粉研细，以盐卤汁调极湿，一层泥一层纸糊合口四五厘及糊有药罐上二三重，地下挖一小坑，用饭碗盛水放坑底，将无药罐放碗内，以瓦挨坑口四边铺满，不令炭火落碗，有药罐上以生炭火盖之，不可有空处。炼时罐上如有绿烟

起，急用笔蘸盐泥固之，约三炷香刮下研细，瓷瓶蜜贮。

1. 疮大者，每用五六厘，小者一二厘，清水调涂疮顶上，初起即起疱消散，腐者即脱。其妙在不假刀砭，一伏时便见功效。

2. 如阴疽根脚走散、疮顶平陷，即用七八厘水调扫于疮顶坚硬处，次日即转红活。

3. 如疮毒内脓已成久不穿溃，只须出一小头者，可用绵纸一块量疮大小剪一孔，以水润贴疮上，然后调降药点于纸孔内，揭去纸，以膏贴之，则所降之头不致过大，若疮小药大，反焮及良肉。

4. 此丹可点鼻息、耳梃、斑痣，唯初生小儿妇女头面皮肉娇嫩，不可多用，否则必至漫肿遗患。

5. 杨梅疮初起，用此点之，可拔毒外出。唯此药追蚀毒气必至病根方止，所以点后疼痛非常，若内脓已胀，皮壳不厚，点之便不十分痛楚。如用蟾酥化汁调之，则其痛消减。

6. 凡痈疽，以红升提脓，兼用珍珠散收口，每见升提过甚疮口四边起硬，亦有疮口新肉高突者，不如用陈白降丹（气退净）

少许同珍珠散用之，不但四边疮口平坦，且不留余毒。

7. 新炼出白降丹研细，用玄色缎五寸将药筛其上，卷紧、以麻线捆扎，放在铫内清水煮约一伏时，内换水三次，将缎卷取起，挂风处阴干，然后打开，以鹅翎扫下，瓷瓶收贮。用治痈疽并无痛楚。

方解：本方硼砂火硝食盐清热解毒，二矾水银杀虫化痰，朱砂雄黄解毒辟秽。凡痈疽发背一切疔毒用少许，疮大者五六厘、疮小者一二厘，水调敷疮头上，初起者立刻起疱消散，成脓者即溃，腐者即脱消毒，诚夺命之灵丹也。唯一切阴疽险症忌用。

红膏药 《验方新编》（清）

【主治】疔疮、疬子即瘰疬及一切无名肿毒。

【处方】银朱水飞晒干，一钱 蓖麻仁二钱 嫩松香五钱 黄丹水飞晒干，一钱 轻粉五分

【用法】共捣如泥。如治疔疮，以银针将疔头挑破，用此药作一小丸如黄豆大安别膏药上，不论何项膏药当中，贴之，疔即拔出。或畏痛者不必挑破，即以此膏药摊开如钱大，贴之亦可。

凡无名肿毒已破未破，不必

挑动，均照拔疔法用之，自能拔毒收功。铜铁等物入疮入肉亦用此红膏药一小丸加别膏药上贴之，自出。疬子未破者，用此药一小丸加别膏药上，贴在最大之疬子上，或贴初起之疬子上亦可，贴后痒而微痛，至第三日启去，另用此药丸与膏药贴上，换至数次后，皮自微破，用瘦猪肉汤洗之，不用盐，或用金银花煎水洗亦可，再换药丸与膏药贴之，每二日一洗一换，贴至数日，疬子之根即黏在膏药上矣。根浅者易出，根深者功缓。出后仍用肉汤洗之。其余邻近未破之疬子仍用此药丸与别膏药贴。在已破出之疬子原口照前治之，可一一从此而出，如未破疬子相隔尚远或有筋膜隔住，即在未破之处贴之。俟各疬子拔尽，另用生肌膏药贴紧，数日收口而愈。此药初贴稍痛烦躁，无妨。忌发物，勿受风热为要。

夺命散《疮疡经验全书》（宋）

【主治】疔疮，痈疽。

【处方】乌梅　老茄子经霜者　芙蓉叶　青地松　威灵仙　过山龙　马鞭草　苍耳草　益母草俱等分，煅　生甘草　草乌　赤小豆等分，为末

【用法】除甘草等三味，余细锉入瓶内，盐泥固济，火煅存性，为末。疔疮，飞盐醋调，脑疽、背疽加田螺壳灰、皂角灰、黑背蜒蚰捣烂调，锁口疔疮搽药在疮口内，阳症红肿，猪胆汁，蜜调，小儿丹毒，加青靛花、胆汁调，便毒，猪脑调。

冲和膏《外科秘录》（清）

【主治】痈疽发背、流注、折伤损痛、流注痰块、瘰疬、软疖及冷热不明等疮。

【处方】紫荆皮五两，炒　独活三两，炒　石菖蒲二两　赤芍药炒，各二两　白芷一两　共为细末。葱酒随症调。

【方义】凡诸疮疡莫不因气血凝滞之所生也。紫荆皮系木之精，能破气逐血。独活是土之精，能引气活血、拔骨中冷毒、去肌肉中湿痹，更与石菖蒲破肿硬如神。赤芍是火之精，能止痛活血、生血去风。石菖蒲乃水之精，能消肿止痛散血。白芷是金之精，能去风生肌止痛，肌生则肉不死，血活则经络通，肉不死则疮不臭烂，血活则疮不焮肿，故风消血自散、气通硬可除。盖人之五体皮肉筋血骨也。得五行之精而病除矣。

【用法】疮势热极，不用酒调，可用葱泡汤调，乘热敷上最妙。如热减亦用酒，盖酒能行血也。

疮有黑晕、疮口无血色者，是用凉药太过，宜加肉桂当归，是唤起死血，则黑晕自退也。如血回则以正方治之。

痛不止，加乳香没药酒化溶于火铫内，及将此酒调药热敷痛处。

流注筋不能伸者，加没药乳香照前调敷，最能止痛。

疮口有努肉突出者，其症有三，一曰着水，二曰着风，三曰着怒。皆有努肉突出，宜用此膏稍加南星末以去其风，用姜汁酒调敷周围。如不消者，必是俗人误以手着力挤出脓核太重，又或以凉药冷了疮口，以致如此，若投以热药则愈。

疮势热盛，不可骤用凉药，恐凉逼住血凝作痛，痛令疮败，故宜温凉相半，使血得中和则疮易愈。宜此方加对停洪宝膏，用葱汤调涂贴之自效。

发背、痈疽、流注皆赖此方终始，最功最稳，妙在通变治法，取效在于掌握，更无变坏等证，况背痛乃生死相关，轻重皆

能保守，能知此药兼阴阳而夺造化之枢机，真神矣哉。

伤损膏《医学入门》（明）

【主治】金刃、跌扑、狗咬、汤火所伤。

【处方】端午日采一些半含花蕊，量入古坟内、旧屋脊上、旧船底上三样石灰，捣烂阴干。

【用法】为末，干掺。干者麻油调搽。

如意金黄散《医宗金鉴》（清）

【主治】痈疽发背、诸般疔肿、跌扑损伤、湿痰流毒、大头时肿、漆疮、火丹、风热天泡、肌肤赤肿、干湿脚气、妇女乳痈、小儿丹毒，凡一切诸般顽热恶疮，无不应效。

【处方】南星　陈皮　苍术各二斤　黄柏五斤　姜黄五斤　甘草二斤　白芷五斤　上白天花粉十斤　厚朴二斤　大黄五斤

【用法】上十味共为咀片，晒干、磨三次，用细绢罗筛，贮瓷罐勿泄气。凡遇红赤肿痛发热未成脓者及夏月时，俱用茶汤同蜜调敷。如欲作脓者，用葱汁同蜜调敷。如漫肿无头、皮色不变、湿痰流注、附骨痈疽、鹤膝风等证，俱用葱酒煎调敷。如风热所及皮肤亢热、色亮游走不

定，俱用蜜水调敷。如天泡、火丹、赤游丹、黄水漆疮、恶血攻注等证，俱用大兰根叶捣汁调敷，加蜜亦可。汤泼火烧皮肤破烂，麻油调敷。以上调引诸法，乃别寒热温凉之治法也。

方歌：如意金黄敷阳毒，止痛消肿实良方，南陈苍柏姜黄草，白芷天花朴大黄。

围药方《沈氏尊生》（清）

【主治】一切痈毒、发背、便毒、吹乳、横痃，及风湿疼痛、小儿热毒、火丹、无名肿毒。

【处方】五倍子炒黑 陈小粉炒黄黑，各五斤 龟板烧 白及 白蔹 朴硝 榆树皮各十二两 白芷梢 大黄 南星 黄柏 半夏各八两 黄连 牙皂 蓖麻子各四两

【用法】醋调，瓦盆内慢火熬成膏。初起者围敷即消，已成者即生头出脓，定痛散毒。真圣药也。每用加白蜜、猪胆汁、醋三味和匀，围肿处，中留孔，绵纸贴之，如纸干以刷子刷上。

炉灰膏《疡科选粹》（明）

【主治】一切无名肿毒、恶疮及外痔、瘰疬，兼除瘤、点痣，有脓去脓、无脓者散。

【用法】上用响糖炉内灰一升半，风化石灰一升（炒红），

以竹箕盛贮，用滚汤三碗慢慢淋自然汁于锅内，慢火熬如稀糊，先下巴豆末，次下蟾酥各二钱，白丁香五分，石灰一钱搅匀，再熬如干面糊，取起，以瓷罐盛贮，勿令泄气。每用时以簪头挑少许，口呵气调匀如泥，以针拨开患处点之。

唯好肉及眼上忌用。如点瘰疬去蟾酥加轻粉一钱。惧痛者，加乳香、没药各一钱。瘤痣只用灰膏，不必用药。

单糯米膏《医学入门》（明）

拣净糯米三升，入瓷盆内，于端午前四十九日以冷水浸之，一日两度换水，时以转手淘转，勿令米碎，至端午日取出，用绢袋盛之风干。每旋取少许，炒黑为末，冷水调成膏，量疮口大小贴之，绵帛包定，直候疮愈为度。若金疮误犯生水，疮口作脓，急以此药裹定肿处，已消直至疮愈。若痈疽毒疮初觉焮肿疼腮，并贴顶下及肿处。若竹木签刺入肉者，临卧贴之，明日其刺出在药内。若贴肿毒，干即换之，常令湿为妙。唯金疮水毒不可换，恐伤疮口。

烂茶叶敷膏《本草纲目拾遗》（清）

【主治】无名肿毒、犬咬及

火烧成疮,俱效如神。

【处方】此乃泡过残茶积存瓷罐内,如若干燥以残茶汁添入,愈久愈妙。

【用法】捣烂似泥敷之,干则以菜汁调湿,抹去再换,敷五六次痊愈。

神功散 《六科准绳》(明)

【主治】发背痈疽,一切疔毒,并瘰疬等疮。

【处方】川乌头炮去皮尖 川黄柏炙去粗皮

【用法】上二味为细末后,各等分,用小儿或大人唾津调成膏,如唾少漱口水亦可。发背痈疽等疮才起者,敷于患处留头,候药干,用淘米水常润湿,每日换药敷一次。如疮已成重患将溃烂者,先将槐枝艾叶煎汤炖温将疮洗净,用绢帛展去脓血,以香油润患处,用绵纸仍照患处剪成圆钱,留头贴上。后用药涂于纸,如干依前用淘米水润,日换一次,听其自然流脓,不可手挤。如敷药后病人觉疮住痛减热即愈。如生肌则腐肉自落,腐而不落者剪割亦可。最不宜用针,发背不宜贴膏药。忌气怒、房事、劳役,并孝服、体气、饮酒,并羊鸡鱼肉瓜茄姜辣之物。

若因气怒反复发肿者,依前治之。如治对口并脑疽者,不必洗去旧药,逐次添药,恐动疮口惹风也。

珍珠十宝膏 《疡医大全》(清)

【主治】痈疽大毒及刀伤斧砍、咬伤、杖疮,生肌定痛,百发百中。

【处方】珍珠一钱,豆腐包煮轻粉 杭粉各五钱 潮脑四钱 乳香去油 没药去油,各二钱 白蜡八钱 琥珀八分 冰片三分

【用法】先将猪板油四两入锅熬化去渣,再入白蜡化尽,离火入研细珠、轻、杭、乳、没五味,将凝始下冰片、琥珀、潮脑和匀,冷定出贮。用时以净心抿脚挑放掌心熔化涂之,再贴膏药。

郭氏乳香散 《六科准绳》(明)

【主治】诸痔侵蚀,日久不愈,下注臁疮,内外踝生疮,顽疮等证。

【处方】枯矾 白胶香 赤石脂各半两 黄丹 乳香 没药各三钱 轻粉二钱

【用法】上为细末,加麝少许,如疮湿干上,干则香油调敷。

硇砂膏 《六科准绳》(明)

【主治】痈疽肿毒并治瘰疬,

点落疣痣等。

【处方】硇砂生用，一钱　石矿灰一两，炒黄色　白丁香三钱，炒黄色　黄丹半斤，生用　碱一斤　淋水五碗

【用法】前四味研为极细末，次将碱水煎作一碗成膏待冷，以前末入膏子和匀，藏瓷器中。一应毒物以此膏点之。白丁香即麻雀屎，用坚尖者，不用软颏者。

银青散《验方》（民国）

【主治】男子痏疮痛痒，女人阴户两旁湿疮浸淫、脓水淋漓，红瘰肿痛，并治小儿痘疤溃烂及余毒不清、满头发泡，又梅毒玉茎溃烂等疮用此皆效。

【处方】白螺壳取墙上白色者佳，煅，一两　寒水石另研细末，二钱　橄榄核煅存性，二钱　冰片临时用加入，大抵每药二钱加入一分，余可类推

【用法】上药共研细，贮瓶内勿泄气。用时以麻油调搽，湿处干搽，神效无比。

散瘀拈痛膏《正宗》（清）

【主治】凡杖后皮肉损破、红紫青斑、焮肿疼痛坠重者。

【用法】如意金黄散一两加樟冰三钱研匀。用白石灰一升水二碗和匀，候一时许用灰上清水倾入碗内，加麻油一半和匀，用

竹箸百转自成稠膏，调前药稀稠得所听用。杖后带血不用汤洗，将药通遍敷之，纸盖布扎，夏月一日、冬月两日，方用葱汤淋洗干净，仍再敷之。痛止肿消青紫即退。伤重者，另搽玉红膏完口。

黑虎膏《寿世保元》（清）

【主治】杨梅风块、作肿作痛，及痈疽、瘰疬毒、一切无名肿毒。

【处方】草乌四两　南星二两　半夏二两　五倍子三两　绿豆五两，以上共炒焦　大黄　黄柏　姜黄各一两　干生姜五钱

【用法】上各为细末，和匀，用葱汁米醋调成膏，贴块上，时常以醋润之，毋令干燥，其膏一日又取下加些新的，复研再贴，以消为度。

黎洞丸《医宗金鉴》（清）

【处方】三七　生大黄　阿魏　孩儿茶　天竹黄　血竭　乳香　没药各二两　雄黄一两　山羊血五钱，无真者以小子羊鲜血代之　冰片　麝香　牛黄各二钱五分，以上各研细末　藤黄二两，以秋荷叶露泡之，隔汤煮十余次，去浮沉取中，将山羊血拌入晒干

【用法】取秋露水化藤黄拌

药，捣千余下，如干加炼蜜少许为丸重一钱，黄蜡封固，每用一丸黄酒化服。外敷亦用黄酒磨涂。此药如在夏天修合，取天落水拌之为丸。（雨水）

方歌：黎洞金疮跌扑发，伤背痈疽诸恶疮，瘰疬刑伤疯犬咬，蜂蛇蝎毒服敷良，三七大黄冰射魏，儿茶天竹竭藤黄，羊血牛雄黄乳没，和露为丸酒化强。

2. 疮 疡

二青散《医宗金鉴》（清）

【主治】此散治一切阳毒、红肿痛、焮热等证。

【处方】青黛 黄柏 白蔹 白薇各一两 青露三两，即芙蓉叶 白及 白芷 水龙骨即多年舱船旧油灰 白鲜皮各一两 天花粉三两 大黄四两 朴硝一两

【用法】上十二味为末，用醋蜜调敷，已成者留顶，未成者遍敷。

方歌：二青散用敷阳毒，肿痛红热用之消，黛柏蔹薇青露及，芷龙藓粉大黄硝。

二黄膏《六科准绳》（明）

【处方】黄柏 大黄各等分

【用法】上为末，用醋调搽，如干以水润之。

二味拔毒散《采艾编翼》（清）

【主治】此散治风湿诸疮，红肿痛痒，疥癣等疾。

【处方】明雄黄 白矾各等分

【用法】上二味为末，用茶清调化，鹅翎蘸扫患处，痒痛自止，红肿即消。

七叶子膏《太平圣惠方》（宋）

【主治】恶疮多年不瘥，浸淫入骨，或成骨疽，宜用此方。

【用法】上取七叶子捣令烂，以生油调，先洗疮裹干，然后用敷之，初敷极痒，切不得触之。

七厘散《续名医类案》（清）

【主治】金疮、跌打损伤、骨断筋折，血流不止。

【处方】上朱砂一钱二分，水飞 净麝香一分二厘 冰片一分二厘 乳香一钱五分 红花一钱五分 明没药一钱五分 血竭一两 儿茶二钱四分

【用法】于五月五日午时为细末，密贮。每服七厘不可多用。

先以药七厘烧酒冲服，复用药烧酒调敷伤处，疮口则干掺之。定痛止血立时见效。

九熏丹《临证指南医案》（清）

【主治】一切恶毒。

【用法】用上好铜青二三两研细，将上好烧酒拌之，须不干

不湿，涂于粗工碗底内，翻转合地上，以砖垫露一线，下以蕲艾熏之，候干再拌再熏，如此九次，少亦要七次，约以青色带黑为度。然后再研细，将烧酒拌做成锭子。用时以醋磨搽，每日三五次，三五日后，若觉干裂，以菜油少许润之，七日可愈。

人中黄敷膏《六科准绳》（明）

【主治】阳证肿毒并金疮。

【用法】大粉草锉细，用竹一段刮去青，两头留节开一小窍，入草在内，满后却用油灰塞窍，从冬至日放粪缸内，待立春先一日取起，竖在有风无日阴处二十一日，验两窍好，却破竹取草、为细末，用水调敷。

三消散《疡科选粹》（明）

【主治】敷极热赤肿之疮。

【处方】南星　寒水石　山栀炒黑　朴硝　焰硝　大黄各等分

【用法】上为末，生地黄汁或芙蓉叶汁调敷亦可。

三黄宝蜡丸《医宗金鉴》（清）

【处方】藤黄四两，炙法见黎洞丸内　天竹黄无真者九转胆星代之　红芽大戟　刘寄奴　血竭各三两　孩儿茶　雄黄各三两　朴硝一两　当归尾一两五钱　铅粉　汞即水银　乳香　麝香各三钱　琥珀二钱

【用法】各研极细末秤准和一处，将水银同铅粉在铁锅内火上热，研成末，入前药内共研匀，用炼净黄蜡二十四两，放瓷器内坐滚水中化开，将药入内搅匀。病重者每丸一钱，病轻者每丸五分，热黄酒调服，倘受伤至重，连服数次，服药后饮酒出汗更妙。

又治一切恶疮，以香油化开敷之。

方歌：三黄宝蜡琥天竹，大戟儿茶硝寄奴，雄竭藤黄铅粉汞，乳归麝碾去其粗，蜡丸黄酒热调服，外治恶疮油化敷，能疗金疮伤损证，续筋瘀散痛全无。

三白散《外科正宗》（明）

三白散中用石膏，轻粉杭粉共相调，搽时须用生韭汁，肉上漆疮顷刻消。

【处方】杭粉一两　石膏三钱　轻粉五钱

【用法】共为末，韭菜汁调敷、纸盖，如无韭汁冷水调敷。

大黄揭毒散《景岳全书》（清）

【主治】敷热壅肿毒。

【处方】大黄一两半　白及一两　朴硝二两

【用法】上为末，井水调搽，干则润之。

大黄敷方《圣济总录》（宋）

【主治】热毒肿、初觉肿痛。

【处方】大黄锉炒，一两　木通锉　荨苈纸上炒　莽草各半两

【用法】上四味捣罗为末，以水和敷之。干即易。

大黄散涂敷方《圣济总录》（宋）

【主治】热毒疮肿。

【处方】大黄锉炒　赤小豆各二两　石灰一两

【用法】上三味捣罗为散，用酽醋调涂疮上，日三度即瘥。

大蒜膏《验方新编》（清）

【主治】恶疮肿痛，叫号不眠。

【用法】独头蒜数颗捣烂、麻油拌和、厚敷疮上，干又换敷，毒消痛止，无不神效。

大戟膏《验方新编》（清）

【主治】一切恶疮及疔毒，痛不可忍，其效如神，不痛者敷之亦愈。阴疽尤属相宜。

【用法】真红芽大戟（查《药物备要》便知）用整枝的，温茶洗去心，嚼融敷之，立刻止痛而愈。再发再敷收功。嚼时药汁不可吞下。

大黄膏《疡医大全》（清）

【主治】杖疮。

【用法】生大黄末红糖水调敷，候干温汤洗去，又敷数次，

大有散血止痛之功。

大提药方《良方汇选》

【主治】围毒初起，凡对口、发背、恶疽四五日即消。

【处方】雄黄　藤黄　麝香各一钱　朱砂三分　蓖麻肉三钱　红升丹一钱五分

【用法】先将蓖麻研如泥，后和各药研烂，用象牙匣封藏，外以虎皮包之，方不泄气。

马齿苋膏《太平圣惠方》（宋）

【主治】一切热毒肿及发背。

【用法】上取马齿叶熟捣，用铜铫盛，安于新汲水盆中浸，候马齿冷，即摊涂于肿上，热即换之，当时肿消。如已出脓，亦得渐瘥。

马蹄膏《太平圣惠方》（宋）

【主治】灸疮肿及赤烂。

【处方】黄连去须　赤小豆　马蹄烧灰　川大黄　楸叶以上等分

【用法】上件药捣罗为末，以生麻油调涂之，立效矣。

又方

【处方】白蜜一两，炼过　乌贼鱼骨一分，末

【用法】上件药相和，涂于疮上。

水澄膏《奇效良方》（明）

【主治】热肿痛。

【处方】大黄　黄柏　郁金　天南星　白及　朴硝　黄蜀葵花各一两

【用法】上为细末，每用新水一盏半药末二钱搅匀贴，候澄底者去浮水，以纸花子摊，于肿焮处贴之。如急燥，津调润之。此药除热毒赤肿神效。如皮肤白色者勿用之。

水膏药《三因方》（宋）

【主治】敷贴破处及面足上疮，令生新肉。

【处方】陈皮半斤，炒紫　陈米半升，炒紫　马蹄香　藿香各一两　麝香一钱，另研

【用法】上同为末，入麝香用冷水调，扫敷疮上有脓处。如损破煎槐枝汤洗，再上药。

水银膏《太平圣惠方》（宋）

【主治】小儿恶疮。

【处方】水银一两　黄连一两，去须为末　胡粉一两

【用法】上件药，入乳钵内点少蜜研令水银星尽为度，敷于疮上，立效。

又方　腻粉膏

【处方】腻粉三分　黄连一（三）分　蛇床子三分

【用法】上件药捣细罗为散，每使时先以温盐汤洗疮令净拭干，以生油调涂之，三五上永瘥。

又方二　楸叶膏

【处方】楸树叶一两，干者　干漆一分，捣碎炒令烟去

【用法】上件药捣细罗为散，以大麻油调涂，日三用之。

凤仙膏《验方新编》（清）

【主治】对口发背、鱼口便毒及一切无名肿毒，并瘰疬初起，极具神效。

【用法】凤仙花，俗名指甲花，连根洗净风干，捶取自然汁，入铜锅内，忌铁器，不用加水尽原汁熬稠，敷患处，一日一换。诸毒初起，虽肿大如碗，二三次即消。已破者勿用。

凤仙叶敷膏《本草从新》（清）

【主治】治杖扑肿痛。

【用法】根叶苦甘辛，散血通经，软坚透骨，捣叶如泥，涂肿破处，干则又上，一夜血散即愈。冬月收取干者为末，水和涂之。

五音锭《外科全生集》（清）

【主治】红肿恶毒。

【处方】雄黄　熊胆　京墨　朱砂各一钱　麝香五分　牛黄一分

【用法】先将京墨研粉，用酒少许化之，再入熊胆研腻，后入诸末共研作锭。凡遇红肿恶毒

水磨，以新笔蘸药围患，中空毒顶，干再圈，圈至全消。初起者无不神效。白疽忌此。

五金膏《六科准绳》（明）

一名葵花散。

【主治】痈疽热毒。

【处方】黄葵花七朵　川连二钱，去须　山栀三个，肥者　黄柏五钱　川郁金三钱

【用法】上为末，并华水调成膏敷。此药速性急，宜速打之。

木耳膏《疡医大全》

【主治】杖疮烂下肉至重者。

【用法】木耳，水泡发，捣烂，敷在烂处，即止痛生肌。

木香槟榔散《东医宝鉴》（朝鲜享保）

【主治】痈疽疮疖，溃后脓水不生不敛。

【处方】木香　槟榔　黄连各等分

【用法】为细末，新水调涂，湿则干掺。一方加黄丹。

化毒丹《外科传薪集》（清）

【主治】一切火毒。

【处方】金银花二两　夏枯草四两

【用法】共研细末，蜜调敷。

化腐紫霞膏《外科明隐集》（清）

【主治】绵溃之症，毒邪未解之时。

【处方】潮脑一钱　螺蛳肉五分　血竭二钱　轻粉三钱　巴豆五钱，炒胡黄色，押去油不可生用，恐助毒作肿　若上疼甚，将乳香、石膏对用

【用法】以上共研，或干上，以玉红膏盖，或以香油调上。

方解：按原方用金顶砒，其毒过甚，予每不用。若真有僵腐不疼之顽患，亦须酌量以轻用之。否则有害，勿可不慎。如遇腐肉延迟不脱，本堂将此紫霞膏原药倍加血余灰，上于腐面，盖以玉红膏，顽腐脱落甚速。

乌龙膏《医宗金鉴》（清）

【主治】一切诸毒红肿赤晕不消。

【处方】木鳖子去壳，二两　草乌半两　小粉四两　半夏二两

【用法】上四味于铁铫内炒焦黑色为度，研细，以新汲水调敷，一日一换，自外向里涂之，须留疮顶令出毒气。

方歌：乌龙膏用治诸毒，赤晕能收治肿疡，木鳖草乌小粉夏，凉水调敷功效良。

乌龙膏《外科秘录》（清）

【主治】世传治阴发背，黑凹不知痛者。

【处方】老生姜半斤，切片炒黑

为末略摊土地上出火毒

【用法】少顷即用猪胆汁、明矾末调入姜末如糊，敷在患处，周围用纸盖之，干用热水润之，知痛时黑水自出为妙，如不知痛，出黑难治。

乌龙膏《外科真诠》（清）

【主治】半阴半阳之毒，并一切诸毒红肿赤晕不清。

【处方】木鳖仁二两 生半夏二两 生草乌一两 白芷梢一两 京赤芍一两 陈蕨粉四两

【用法】将蕨粉入锅炒成栗色，俟冷研末，再入锅炒成饼，二次另将木鳖仁切成片，炒至黑色，再入半夏等药炒至栗色为度，并合研匀细，用生蜜调敷。

六合丹《疮疡经验录》（民国）

【主治】痈疖疔毒以及一切疮疡阳证，具有红肿热痛者。

【处方】大黄 黄柏各三两 白及二两 薄荷一两半 白芷六钱 乌梅肉一两半 亮煤炭一两六钱 面粉五两

【用法】共研极细末，再加面粉乳匀备用。用蜂蜜调成软糊状或少加清水，厚敷于疮之周围及疮顶，每天换药一次。

万宝代针膏《六科准绳》（明）

【主治】诸恶疮肿核赤晕已成脓，不肯用针刺脓，此药代之。但用小针点破疮头，却贴上膏药，脓即自溃。

【处方】硼砂 血竭 轻粉各一钱半 金头蜈蚣一条 蟾酥半钱 雄黄一钱 片脑 麝香各一字

【用法】上为细末，用蜜和为膏，看疮有头处用小针挑破，以药些许纸花上封贴。次早其脓自出。如腋下有名暗疮，或有走核，可于肿处用针挑破，如前用之。忌鸡羊鱼酒面等物，吃白粥三日为妙。

贝母膏《东医宝鉴》（朝鲜享保）

【主治】诸恶疮。

【处方】贝母三钱半 生半夏 生南星 五倍子 白芷 黄柏 苦参各二钱半 黄丹一钱半 雄黄一钱半

【用法】上为末，水调敷，或干掺。

牛齿散方《圣济总录》（宋）

【主治】诸疮口不合。

【处方】牛齿三两 鸡卵壳二两

【用法】上二味烧研为散，入腻粉少许，生油调涂之，立愈。

反花疮膏方《太平圣惠方》

【主治】反花疮及诸恶疮久

不瘥。

【处方一】燕粪一两　胡粉一两

【用法】上件药捣细罗为散，先以温浆水洗疮后，生油调药敷之。

【处方二】鹁鸽粪三两，炒黄

【用法】上捣细，罗为散，先以温浆水洗疮后，以生油调药敷之。

太素膏《疡医大全》（清）

【主治】凡疮久不收口。

【处方】轻粉三钱　冰片五分

【用法】乳细，用猪脊髓调匀，摊绢帛贴上，必效。

阡张膏《疡医大全》（清）

【主治】肿毒已溃者贴之长肉。

【处方】蓖麻仁八钱　大黄　红花　白芷　木鳖仁　生地　当归各三钱　黄柏　甘草　牡丹皮　赤芍药　黄芩　全蝎　蝉蜕　防风　山甲　独活　乳香去油　白僵蚕　没药去油　川黄连　肉桂　元参各二钱

【用法】共炒黑色，用真麻油八两浸三日，入锅内煎百沸，用大阡张纸放油内提透，铺地上出火毒，随疮大小煎贴。如杨梅疮加活蜈蚣二条同熬。

车前草敷膏《太平圣惠方》（宋）

【主治】金疮血出不止。

【用法】上取车前草叶捣烂敷之，血即立止，连根取亦效。

必胜膏《丹台玉案》（明）

【主治】专贴肿毒。

【用法】葱白不拘多少，捣烂，入蜜和作饼，贴患处。

必效疗反应疮方《外台秘要》（唐）

1. 柳枝叶以水煎成膏，和稠饧，涂之良。

2. 取马齿草烧灰敷之，干则蜜调敷之，频贴，瘥止。

半夏散方《太平圣惠方》（宋）

【主治】猝热毒风肿。

【处方】半夏一两　莽草一两　川大黄一两　白蔹一两　川芒硝一两

【用法】上件药捣罗为末，以水和如泥，涂之，干即再涂。

生地黄膏《太平圣惠方》（宋）

【主治】小儿热毒肿，忽发头项胸背，发即封之不成脓。

【处方】生地黄一升，切　豆豉三两　川芒硝五两

【用法】上件药都捣令熟，以敷肿上，厚二分以来，日六七度敷之，效。

四虎散《采艾编翼》（清）

【主治】痈疽肿硬，厚如牛皮，不作脓腐者。

【处方】草乌　狼毒　半夏

南星各等分

【用法】上四味为细末，用猪脑同捣，遍敷，上留顶出气。

方歌：四虎散敷阴疽痛，顽肿不痛治之平，厚如牛皮难溃腐，草乌狼毒夏南星。

白龙膏《遵生八笺》（明）

【主治】各样肿疮，或腿或臂。

【处方】白及一两　五倍子炒，五钱　白蔹三钱

【用法】共为细末，醋调涂。

白围药《外科方外奇方》（清）

【主治】一切痰毒。

【处方】天花粉三两　生南星四两　生半夏四两

一法又　白蔹一两　白及一两　白芥子二两

【用法】为细末，用酸醋调涂。

白蔹散方《太平圣惠方》（宋）

【主治】恶核㿉肿。

【处方】白蔹一两　川大黄一两　赤石脂一两　赤芍药一两　莽草一两　黄芩一两　黄连一两，去须　吴萸一两

【用法】上件药捣罗为末，以鸡子清和如泥，涂布上贴于肿处。干即易之。

对口疮敷膏《嵩崖尊生》（清）

【主治】对口疮。

【处方】妇人篦下净头垢三钱　活鲫鱼一尾，重二两三两俱可，白色者佳

【用法】将头垢同鱼捣烂敷患处，外用油纸贴，带系紧，未破即消，已破即收，若疮毒盛，隔三四日，再如前法换贴，自效。

甘草膏《太平圣惠方》（宋）

【主治】小儿恶疮，一身如麻豆带脓，乍痛乍痒烦热。

【处方】甘草三分，锉　赤芍药三分　白蔹三分　黄芩三分　黄连半两，去须　黄柏半两，锉

【用法】上件药捣，细罗为散，用白蜜和为膏，涂于疮上，日再用。亦可作汤洗之。

甘草膏《奇效良方》（明）

【主治】反花疮。

【处方】甘草半生半炒　矾石灰　人中白　密陀僧各半两

【用法】上为细末，以童子小便半盏，以无灰火熬，用竹篦搅成膏，取涂疮上，日五次。

玉龙膏《外科真诠》（清）

【主治】一切阴毒。

【处方】草乌二两　南星一两　赤芍一两　三奈三钱

【用法】研末，用热酒和蜜调敷。

玉粉散《奇效良方》（明）

【主治】下阴疮疼。

【处方】滑石　密陀僧　寒水石煅，各半两　腻粉　麝香各少许

【用法】上为细末，油调敷，或干贴患处。

平肌追脓散《外科图说》（清）

【主治】疮头冷。

【处方】干姜研末　鸡子清调搽

【用法】如溃烂，用猪蹄汤洗净疮口，拭干掺之，觉热如烘，平肌易愈。

阴铁箍散《疡科心得集》（清）

【主治】恶疮，阳证者。

【处方】降香末半升　大黄三斤　乳香四两　赤小豆三升　没药四两　黄芩八两　方八十二斤（两）生南星四两　山慈姑四两　陈小粉炒黑研，十斤

阴阳散《景岳全书》（明）

【主治】疮属半阴半阳。

【处方】紫荆皮炒，五两　独活去节，一两　赤芍药炒　白芷石菖蒲各二两

【用法】为末，葱酒调搽。

阴症疮疡围药方《续名医类案》（清）

【主治】阴症疮疡。

【处方】红药子四两　白及一两五钱　白蔹一两五钱　乳香六钱　没药六钱　朱砂三钱　雄黄三钱　麝香一钱　冰片一钱　黑狗下颏一个，煅存性　豌豆粉一两

【用法】各另研极细末，以醋蜜调敷四围，以极滚热醋蘸润。亦可服。

阴疮敷膏《临证指南医案》（清）

【主治】一切阴疮、恶疮、毒疖，初起白色不甚肿、附骨疼痛。

【处方】生半夏　生山栀生白芥子

【用法】上各等分，飞面葱汁调围，顶上留一小孔，干则以葱蜜汁润之，一日两换，自然红肿高起。

阴疮疽发《临证指南医案》（清）

【主治】阴疮疽。

【处方】艾叶一斤　硫黄　雄黄各三钱

【用法】以水同煮半日，捣烂，候温敷上，再煮再易，十余次，知痛者可生。

阴疮敷药方《临证指南医案》（清）

【主治】阴疮疽。

【处方】山栀　苦杏仁各二十一粒　北细辛二钱　青壳鸭蛋清一个　白萝卜一小个　生葱头二个，连须　飞面一文　蜜一两

【用法】上药研末，共捣烂，寒天隔汤炖温，敷患处。每日一换，敷三次即消。

如意散《外科方外奇方》（清）

【主治】痰毒。

【处方】生南星　生大黄　生半夏　朴硝量酌用

【用法】共为末，姜汁调。

百草膏《奇效良方》（明）

【主治】脚面恶疮，如桐油浸淫延漫，及治一切恶疮，不问干湿痛痒，日近年深，百药不瘥者。

【用法】用羊粪二三十粒留瓦上，烧烟住火，筋钳于地上，以盏覆存性，罗成白灰，研细，以纱片筛去砂土，麻油调敷。痒入轻粉，痛入麝香少许，即效。

回阳玉龙膏《薛氏医按》（明）

【主治】跌扑所伤，为敷凉药，或人元气虚寒，肿不消散，或不溃敛，或筋挛骨痛，一切冷症并效。

【处方】草乌二钱　南星一两，煨　军姜一两，炒　白芷一两　肉桂五钱　芍药一两，炒

【用法】上为末，葱汤调涂，热酒亦可。

竹叶灰膏《太平圣惠方》（宋）

【主治】小儿猝得恶疮，不可名。

【处方】淡竹叶二两，烧为灰

【用法】上细研，以鸡子黄调涂之。

冰熊散《丹台玉案》（明）

【主治】脚底心烂。

【处方】辰砂一两　冰片二钱　熊胆二钱

【用法】上为细末，鸡子白调搽，每日洗搽三次。百日痊愈。

夹打伤敷膏《临证指南医案》（清）

【主治】夹打伤痛不可忍者。

【处方】活鲫鱼一尾，约二三两重者　陈酒糟一盅　铜末五钱　胡桃肉四两

【用法】共捣匀，敷患处。

血竭散《沈氏尊生》（清）

【处方】血竭四两　大黄一两二钱　自然铜醋淬七次，二钱

【用法】为细末，姜汁调涂。

牡蛎地黄膏《薛氏医按》（明）

【处方】大黄一两，为末　牡蛎用盐泥封固，煅赤出火毒，研细，二两　生地黄水浸

【用法】上研，生地黄汁调涂患处，如干更用汁润之。

抑阳散《医学入门》（明）

【主治】痈疽属阳症者。

【处方】天花粉三两　姜黄　白芷　赤芍各一两

【用法】为末，茶、汤任调。

抑阴散 《医学入门》（明）

【主治】痈疽元气虚寒、肿不消散，或不溃敛，或筋挛骨痛。

【处方】草乌二两　白芷　赤芍　南星各一两　肉桂五钱

【用法】葱汤或煎酒调敷。

坎宫锭子 《医宗金鉴》（清）

【主治】热毒肿痛，燃赤诸疮，并搽痔疮最效。

【处方】京墨一两　胡黄连二钱　熊胆三钱　麝香五分　儿茶二钱　冰片七分　牛黄三分

【用法】上七味为末，用猪胆汁为君，加生姜汁、大黄（水浸取汁）、酽醋各少许，相和药成锭。用凉水磨浓，以笔蘸涂之。

方歌：坎宫锭子最清凉，热肿诸疮并痔疮，京墨胡连熊胆麝，儿茶冰片并牛黄。

赤小豆散方 《太平圣惠方》（宋）

【处方】赤小豆三合　糯米三合　松脂半两　黄柏半两，微炙锉　白矾灰半两　莨菪子三合　黄丹半两，微炒　密陀僧半两，细研

【用法】上件药捣，罗为末，都研令匀，用生油调，日三两上涂之。

沃雪丹 《疮疡经验录》

【主治】阳证疮疡之皮肤硬结，不痛不痒。

【功效】能软坚散结，清热除湿。

【处方】广滑石三两　芒硝五两　青黛二钱

【用法】共研细末，玻璃瓶装，备用。水调敷患处。

苍耳膏 《太平圣惠方》（宋）

【主治】一切热毒痈肿，疼痛不可忍。

【处方】苍耳子不限多少熬令微黄

【用法】上件药捣罗为末，取油相和，涂于肿上，干即换之。

吴茱膏 《太平圣惠方》（宋）

【主治】恶核肿结不散。

【处方】吴茱一两，末　小蒜二两

【用法】上合捣敷之，日三换，以瘥为度。

走马散 《玉机微火》（明）

【主治】围一切恶疮诸肿。

【处方】大黄三两　黄柏　当归　白及　赤小豆　黄芩各二两　荆芥穗　半夏各一两半　白芷　白蔹　南星各一两　檀香　雄黄各三钱　乳香七钱　没药五钱　红花一

两

【用法】上为细末，以水调敷，如疮色暗，姜汁调，疮来成脓，好米醋调敷。

走马膏方《圣济总录》（宋）

【主治】诸疮，一切打损肿毒。

【处方】猪牙皂角十梃，去皮捶碎　芫花五两　生姜五两，取自然汁　生地黄一升，取自然汁

【用法】上四味，先以米醋一斗入诸药，煎至一升，绞去滓再煎，以柳篦搅，候稀稠得所如膏，以瓷盒盛，埋地内五日取出，以故帛上涂后，日二上，以瘥为度。

走皮痉疮膏《东医宝鉴》（朝鲜享保）

【主治】生满颊项，发如豆梅，蔓延两耳，流汁湿烂。

【处方】先用桑寄生（无则桑耳代之）、桑根白皮各一握，白芷、黄连各少许煎汤洗之，候血尽，次用皂荚竹、笋皮（烧灰存性）、黄柏、白芷、蓝叶各等分。

【用法】上药为末，清油调涂，神效。

又方　手瘫疮

【处方】皂角　枯矾　轻粉　黄柏　黄连

【用法】上为末敷之。（或清油调敷）

芜荑散方《太平圣惠方》（宋）

【主治】冷疮久不瘥。

【处方】芜荑一两，微炒　藜芦一两，去芦头　熏黄半两　青矾半两　雄黄半两，细研　苦参三分，锉　附子三分，炮裂去皮脐

【用法】上件药捣，罗为末，先以温水洗疮去痂拭干，以生油调涂之。

杨叶贴法《外科明隐集》（清）

【主治】诸疮溃后新肉将平，患口不敛，延迟日久。

【处方】青杨树叶数枚剪圆，较比疮大一圈　肉桂　儿茶　白蔹各一钱，上三味研细末

【用法】药末同杨树叶放瓷盘内，入酽醋浸泡之，用时由底取出一张贴于患上，以布帛捆住，每日一换甚效。血晕郁滞，加当归、赤芍、血竭。湿淫水多，加黄柏、枯矾、苦参。风郁多痒，加黄柏、枯矾、苦参。风郁多痒，加干姜、龙胆草、狼毒。燥涩红热，减肉桂加雄黄、甘草、大黄。随因加用。

沙疮膏《丹溪心法》（元）

【处方】芜荑二钱　剪草一钱　蛇床子三钱　白矾　吴萸　黄柏各

一钱　苍术　厚朴　雄黄各半钱
寒水石二钱　轻粉十贴

【用法】上为末，香油调敷。

肘后疗灸疮脓不瘥方《外台秘要》(唐)

【处方】白蜜　乌贼骨各一两, 末

【用法】上二味相合以涂之。

杖疮膏《冯氏锦囊》(清)

【处方】紫荆皮、乳香、没药、生地、大黄、黄柏。

【方义】丹溪云，杖疮用黄柏、生地、紫荆子水蜜调敷，此皆要药也。化血热作痛，宜凉药去瘀血为先，加红花血竭更佳。

杖疮膏《六科准绳》(明)

【主治】杖疮，肿未破。

【处方】无名异　木耳去土
大黄各炒, 各等分

【用法】上为极细末，用蜜水调敷四边肿处。

杖疮膏《脉因证治》(清)

【主治】杖疮。

【处方】虎骨　黄柏　黄连
黄芩　苦参

【用法】以上五味，(香)油煎，去渣，入油再煎，又数沸，次以纸贴之。

杖疮敷膏《医方易简新编》(清)

【主治】杖疮

【处方】川大黄一两加上冰片二分另研，俱为末和匀，凉水调如糊，摊杖处，即时止痛，一日后换膏药贴之，或加甘草一两。

大黄、白芷、生半夏各七钱共为末，以鲜姜汁调敷。干即再敷，以黑处血红为度。则换贴膏药，神效。

生半夏一两、松香一两，共研为末，蜜水调成膏，贴之。勿令见风，如干，再换一个，即愈。

拔毒膏《疮疡经验录》

【主治】一切痈疔火毒恶疮初期，脓汁未成，或脓汁不易排出者。

【处方】蓖麻子肉三两　上松香研, 五钱　银朱研, 五钱　轻粉研, 五钱　樟脑研, 五钱　冰片研, 二钱

【用法】先将蓖麻肉压成细泥，再加松香末、银朱末、轻粉末、冰片末、樟脑末等，然后再用铁臼，使诸药混合后，打成细泥浆状，瓷缸装备用。以泥膏贴于疮上。

拔毒膏《丹溪心法》(元)

【主治】肿毒诸恶疮。

【处方】南皂角　五倍子各五

钱　乳香　没药　雄黄各一钱

【用法】上五味各生用为细末，用好醋熬膏，贴疮上留顶。

拔毒散《奇效良方》(明)

【主治】诸恶疮。

【功效】消毒去毒。

【处方】天花粉　无名异　黄柏　黄芩　木鳖子　大黄　牡蛎各等分

【用法】为细末醋调敷，立效。

金黄散《疡科选粹》(明)

【功效】消肿散毒，生肌止痛。

【处方】黄连　大黄　黄芪　黄芩　黄柏　郁金各一两　甘草五钱　龙脑五钱，另研

【用法】上为极细末，入龙脑和匀，干掺。

若治湿毒、丹肿，新水调涂患处，或蜜水调如稀糊，涂上，用纸外护之。小油亦可。其热毒疮或干掺或水调俱可。

金露散《疡科选粹》(明)

【主治】时气热毒。

【处方】寒水石生用，一两五钱　黄柏一两　白及　白蔹　雄黄各二钱五分

【用法】上为极细末，无根水调敷。

金柏散《圣济总录》(宋)

【主治】一切恶疮。

【处方】黄柏去粗皮　黄连去须　白及　五倍子各一分　腻粉三钱匕　麝香半字

【用法】上六味捣研为散，冷水调敷疮上，纸花子贴之。

金疮膏《疡医大全》(清)

【用法】用鱼胶洗净，用麻布包裹煮烂绞出，乘热加乳香没药(去净其油)各二钱，又用辗粉六分共捣和匀，取青布一幅，用针钉在新板上，将竹刀刮药摊在青布上，候药布俱干，用瓷器收贮。量伤处大小，将药布入滚水泡软，移摊于青绢之上，贴于伤处，能止血止痛。如将愈之际，有一眼仍用前药泡软纳疮眼中，即敛收疮口矣。

青露散《六科准绳》(明)

【主治】背疽一切恶疮。

【处方】白及　白蔹　白薇　白芷　白鲜皮　朴硝　青黛　黄柏　大黄　天花粉　青露叶即芙蓉叶　老龙皮即老松树皮

【用法】上各等分为细末，生姜自然汁调涂，留小孔。如干，再用生姜汁润。

松脂敷膏《东医宝鉴》(朝鲜享保)

【主治】一切恶疮及无名疮。

【处方】黄柏　黄连　松脂^{明者}　腻粉　土蜂窠^{以泥做者}　甘草各一钱

【用法】上为末，另取水银一钱放在手掌心，以唾擦为泥，入瓷器中和药末及清油，令如稀饧。先以药水洗疮，拭干涂之即愈。

松脂膏方《太平圣惠方》（宋）

【主治】久恶疮、黄水出流。

【处方】松脂^{一两半}　薰陆香^{一两半}　白羊脂^{三分}　乱发灰^{半两，}^{细研}　生地黄汁^{五合}　石盐^{半两，细}^研

【用法】上件药，先将羊脂、松脂、薰陆香等烊，次下地黄汁煎令稠，即入发灰并盐，和令匀成膏。日二涂之。

松皮散《奇效良方》（明）

【主治】金刃箭镞伤。

【处方】老松皮^{一两}　石灰^二^{两，矿者以瓦盛之，上用瓦盖炭火四畔，}^{上下炼一夜，至晓研细}

【用法】上为细末，和匀水调敷之，止血收疮口立效。

松肉葱白膏《串雅内篇》（清）

【主治】杖疮。

【处方】猪肉^{不精不肥，二斤，}^{去皮骨}　葱白^{一斤八两}　明松香^{三两}

【用法】研极细末筛净，连葱放在肉内，捣极烂，摊患处，以布脚带扎紧、不可宽，至周时皮肉还原，与不打无异；床上切忌放毡皮等物，脓血水任其流放，不妨。

苦瓠散方《太平圣惠方》（宋）

【主治】金疮中风、水肿、疼痛不止。

【处方】苦瓠^{一两}　蛇蜕皮^半^{两，微炙}　黑豆^{半升，炒熟去皮}　露蜂房^{半两，微炙}　梁上尘^{一合}

【用法】上件药捣细，罗为散，以粥和调，贴疮上，日三易之。

乳香散《儒门事亲》（元）

【主治】贴杖疮肿痛。

【处方】大黄　黄连　黄柏黄芩^{以上各三钱}　乳香^{另研}　没药^另^{研，以上各一钱}　脑子^{少许}

【用法】上四味为末，后入三味，冷水调匀，摊于绯绢上，贴杖疮。

神黄散《疡科选粹》（明）

【主治】一切热肿、攻焮疼痛。

【处方】黄柏　雄黄^{另研，各}^{一两}　黄丹^{淘洗净，炒紫色，二两}

【用法】上为细末和匀，以新汲水调如糊，敷扫，外以纸护。

神效方《奇效良方》（明）

【主治】一切恶疮，医所不识者。

【处方】水银 黄柏 黄连 松脂黄明者 腻粉 土蜂窠着壁上者，南方有之，或云蠮螉窠 甘草各等分

【用法】上将水银于掌中以唾津杀为泥，入瓷器中，以生麻油和研，生绢滤如稀汤，和药末，再研如稠汤。先温水洗疮，帛拭干，涂之。一切无名疮，涂一次即瘥。有黄水者，涂一次随手便干。痒不堪忍者，涂之立止。痛甚者，涂之立定。治疥尤佳，抓破敷药。

神效槟榔散方《太平圣惠方》（宋）

【主治】冷疮不瘥。

【处方】槟榔半两 甘草半两，锉 郁金半两 木香半两 黄连半两，去须 麝香一分，细研

【用法】上件药捣细，罗为散，研和令匀，先取砒霜少许安疮上，用生油调散敷之。有脓水即干掺于上，如法系裹，日再换之。

洪宝膏《外科秘录》（清）

【主治】诸热痈疽等毒。

【处方】天花粉二两 赤芍药二两 姜黄一两 白芷一两

【用法】共为细末，茶酒蜜汤调，乘热涂之。

十分势热，宜用此药相兼用之。盖此药性凉，能化血，又能破肿止痛，若遇阴症、阴疮能助痛、凝血，死肌烂肉不可用也。冲和膏性温，玉龙膏性热，洪宝膏性寒，三膏当参详，临证施治，在于活法加减也。

胡粉散方《太平圣惠方》（宋）

【主治】热毒恶疖及诸疮肿。

【处方】胡粉一两 黄连一两，去须 水银一两，与胡粉同研令星尽 糯米二十粒 赤小豆十四粒

【用法】上件药捣细，罗为末，以麻油和诸药并水银调令匀，薄薄涂之。

贴熁木香散方《太平圣惠方》（宋）

【主治】小儿热毒肿。

【处方】木香一两 紫葛一两，锉 紫檀香一两 川朴硝一两 赤小豆一合 川升麻半两 白蔹半两 白矾半两，烧灰

【用法】上件药捣细，罗为散，用水调如稀糊，量肿大小贴之，日二易之。

追脓散《疮疡经验全书》（宋）

【主治】疮头冷。

【处方】干姜研末，鸡子清

调搽四向。

【用法】如溃烂，用猪蹄汤洗净疮口拭干掺之。

觉热如烘手，易愈。

柏叶散方《太平圣惠方》（宋）

【主治】一切恶疮久不瘥。

【处方】（寒食收）柏叶烧灰，一斤（两） 露蜂窠半两，微炙 蜣螂五枚，烧灰 密砣僧半两 腻粉一钱 石灰一钱

【用法】上件药捣细，罗为散，浓煎浆水淋洗疮后，用鸭子清调贴之。

砒霜膏方《太平圣惠方》（宋）

【主治】久恶疮。

【处方】砒霜一分，细研 附子一分，末 苦参一分，末 硫黄一分，细研 黄蜡一分

【用法】上件药，用麻油二两煎，油熟下蜡，次下药末，和令匀成膏。每用先以蒴藋、柳枝煎汤洗疮拭干，日二涂之。

去风散《玉机微义》（明）

【主治】一切风毒肿痛。

【处方】天南星三两 白矾 草乌各一两

【用法】上为末，酒调敷。生姜汁亦可。

柳枝膏《太平圣惠方》（宋）

【主治】小儿漆疮。

【处方】垂柳枝五两 苦参二两 黄连一两，去须

【用法】上件药细锉，以水二升煎至半升去滓，入墨末一合，搅令匀，熬成膏，以瓷盒盛，候冷涂于疮上。

又方

1. 上捣末，以生油调涂之。

2. 上韭白生捣如泥涂之。

3. 上小麦曲捣末，以鸡子白和涂之。

疮痒难忍敷膏《济世良方》（清）

【主治】疮痒难忍。

【处方】硫黄一两，入铜器内灯火上化熔，切忌放灶火上及火炉上 顶上银朱五钱

【用法】二者搅匀，离火，倾油纸上，候冷研极细，不细则敷之作痛，加醋调敷，其痒立止。如破烂孔内痒极者，白蜜调敷，神效。

胜金散《外科全生集》（清）

【主治】刀斧伤。

【用法】人参、三七磨粉，米醋调涂，患消痛息。溃者干敷，立愈。

消水膏方《太平圣惠方》（宋）

【主治】小儿疳毒肿坚硬疼痛，焮赤。

【处方】羊桃根一两，锉 川

大黄一两, 锉生用　黄芩半两　赤小豆半合　黄柏半两, 锉　绿豆粉半两

【用法】上件药捣细, 罗为散, 用芸苔菜捣取自然汁, 以蜜少许相和, 调药令稀稠得所, 看四肢肿赤处大小, 剪生绢上匀摊, 可厚一钱贴之, 干即换之。

消毒散《疡科选粹》(明)

【主治】诸般恶疮, 火烧汤泡、臁疮、风湿疥癣。

【处方】滑石五两　黄柏二两　乳香五钱　轻粉三钱　黄丹淘洗净, 一两

【用法】上为极细末, 干掺疮口。火烧等疮油调涂之。

铁罐膏《六科准绳》(明)

【主治】一切恶疮内毒。

【处方】桑柴灰　荞麦秸灰　石灰各一碗　炭灰少许

【用法】上用瓦罐一个底傍钻孔, 一个塞住, 将前项灰填在内, 用水注满, 厚纸封固一伏时, 用芦筒插在罐孔内, 淋之, 尽其水, 不用灰罐, 将淋灰水于锅内慢火熬, 用铁片续续搅, 休教定锅, 稀稠滴在水内不散为度。用铁罐子盛之, 封了口。有诸般疮及肠风痔痛, 量疮用之妙。

桃花生肌散《外科明隐集》(清)

【主治】行常溃后等疮。

【处方】煅石膏一斤, 以甘草水飞更佳　东章丹一两

【用法】共研细末, 或干上, 或香油调上。此药最宜皮破湿烂红热黄水阴处等证。

桑螵蛸散方《太平圣惠方》(宋)

【主治】一切恶疮及漏疮。

【处方】桑螵蛸半两　地龙半两　乳香半两　麝香一分, 细研　黄丹半两　黄柏半两, 锉　粳米粉一分　腻粉一分

【用法】上件药捣细研为散, 每月以不食井水和砂糖, 调药少许涂之。

胭脂散《奇效良方》(明)

【主治】反花疮。

【处方】胭脂　贝母　胡粉各一分　硼砂　没药各半分

【用法】上研细, 先以温浆水洗拭, 后以蜜水调药末敷之。

胭脂膏方《太平圣惠方》(宋)

【处方】胭脂一两　胡粉一两

【用法】上件药同研令细, 先以温浆水洗疮, 候干, 然后以药敷之。敷反花疮。

脓泡疮敷膏《丹溪心法》(元)

【处方】黄芩　黄连　大黄

各三钱　蛇床子　寒水石各三两　黄丹半钱　白矾一钱　轻粉　白芷各五分　无名异少许，炒　木香少许，痛者用

【用法】为末，香油调敷。

黄赤膏 《太平圣惠方》（宋）

【主治】肿毒恶疮。

【处方】川大黄二两，生用　风化石灰二两　赤小豆二两

【用法】上件药捣细，罗为末，以醋调涂之，干即再涂之。

黄柏散方 《太平圣惠方》

【主治】久恶疮疼痛，诸药未效。

【处方】黄柏一分，微炒　黄丹一分，炒令紫色　密陀僧一分　白狗粪半两，烧灰　腻粉半两　麝香二钱，细研　麒麟竭三钱

【用法】上件药捣细，罗为散，都研令匀，先用甘草汤洗疮口，后用津唾调涂之。

黄芪散方 《太平圣惠方》（宋）

【主治】恶核焮肿疼痛。

【处方】黄芪一两半，锉　黄芩一两　川芎一两　黄连一两，去须　白芷一两　赤芍药一两　当归一两

【用法】上件药捣，罗为末，以鸡子清调如泥，涂于布上，贴肿处，干即易之。

黄连胡粉膏 《济阴纲目》（清）

【主治】恶疮。

【处方】黄连二两，研末　胡粉二两半　水银一两，同胡粉研令消散

【用法】上三味相和，皮裹熟按之自和合也，纵不成一家，且得水银细散入粉中，以敷乳疮。胡粉加少水与水银研合亦可。

黄泡疮膏 《外科百效全书》（清）

【主治】如遍身四肢俱生黄泡疮、有脓汁而痛者。

【处方】防风　白芷　木瓜　蒺藜　皂刺　何首乌　威灵仙　金银花　当归身　甘草　连翘　黄柏量酌用

【用法】水煎服。

外用

【处方】硫黄一钱　明矾一钱五分，半生半枯　羌活七分，略焙炒　川椒一钱半，焙　吴萸一钱，焙　枝子一钱，焙　大黄三钱，炒

【用法】俱存性为末，麻油调搽。或用简易散，俱妙。

附方　简易散

煅石膏一两，硫黄五钱，共为细末，猪油（或麻油）调搽。

清凉膏 《奇效良方》（明）

【主治】初患痈肿、疮疖，

热焮疼痛，消肿毒。

【处方】大黄不拘多少

【用法】上不拘多少，用浆水调，摊贴之。醋磨亦得。

清凉膏《外科秘录》（清）

【主治】初患痈肿疮疖热焮大痛。

【处方】大黄 芙蓉叶

【用法】共为细末，米醋调敷之。

清凉拈痛膏《医宗金鉴》（清）

【主治】杖疮。

【处方】如意金黄散一两 樟脑末，三钱

【用法】和匀。又用白石灰块三四斤许以水泡开，水高石灰二三指，露一宿，将石灰面上浮起油水结如云片者，轻轻带水入碗内，有水一盅对香油一盅，竹箸搅百转，自成稠膏。调药稀稠得所，不用汤洗，避敷伤处，纸盖布扎，夏月一日，冬月二日方用葱汤淋洗干净，仍用敷之，以肿消痛止为度。

方歌：清凉拈痛金黄散，加入樟脑末三钱，杖疮破后多疼痛，石灰水油调敷痊。

绿矾膏《太平圣惠方》

【主治】一切恶疮，年多不瘥者。

【处方】绿矾末一两 水银半两

【用法】上件药以纸一张安绿矾在上，入水银于中间裹定，用盐泥封裹，候干以文火养一宿，去泥及纸细研，入麝香末半钱和匀，如疮干油（麻油）调涂，湿即干贴之。

蛇床子膏《太平圣惠方》（宋）

【主治】冷疮疼痛不止。

【处方】蛇床子一两 乳香半两 薤白适量

【用法】上二味捣细，罗为末，入薤白捣，看稀稠得所，可疮上贴之。

猪髓膏《疡科选粹》（明）

【主治】诸疮口冷气不收。

【处方】猪筒髓二个 松脂二钱 乳香 黄连暖疮口黄连不宜用 白及各二钱五分 铅丹五钱 黄蜡五钱

【用法】上捣研，黄蜡和为膏，不拘时敷之。

银箍散《外科方外奇方》（清）

【主治】阴症。

【处方】草乌 生南星 乳香 生半夏 五倍子 没药 陈绿豆粉量酌用

【用法】共为细末，酒调搽。

紫金膏《疡科选粹》（明）

【主治】肿赤焮热。

【处方】芙蓉叶白者，二两
紫金皮一两

【用法】生采入生地黄同捣
敷，或为末，鸡子清和蜜调匀，
入生地同捣匀，敷之。

黑末子《疡科选粹》（明）

【主治】热疖。

【用法】用羊角连肉骨烧存
性，为末，酒调三钱，分上下
服。此方用之殊效。尝以治面上
身中猝得赤斑或痒或痛，此物为
末，用鸡子清调涂之，甚效。

揭毒散《外科秘录》（清）

【处方】大黄三两　白及二两
朴硝四两

【用法】共为末，井水调涂。
如干再搽。若疮口焮肿宜用之。
若肿而不痛乃阴症也，断不宜
用。

葵花散《东医宝鉴》（朝鲜享保）

【主治】一切热疮。

【处方】郁金　黄连　黄柏
栀子　葵花各等分

【用法】上为末，冷水调膏
贴之，神效。

硝黄膏《太平圣惠方》（宋）

【主治】小儿身上毒肿，肉
色赤热。

【处方】硝石半两　川大黄半
两　绿豆半两

【用法】上件药捣细，罗为
散，每使时量肿大小取茛菪根研
汁调涂肿上，如有头，即膏药当
心贴之，四肢使散燂之。

若无着迖，用鸡子白，或以
车前根叶代之。

琥珀膏《疮疡经验录》

【主治】疖痈疔毒以及溃疡
瘘管等溃烂，或疮疡溃破后红肿
热痛，及烫伤烧伤等。

【处方】琥珀渣三钱半　江粉
七两六钱　东丹二两　轻粉三两

【用法】共研极细末，用生
清油调匀，搅二三百下如清浆糊
状。以制好之油膏摊于油纸上，
覆盖疮顶。

琥珀膏《外科正宗》（明）

琥珀膏中用大黄，南星白芷
郁金香，同蒜捣稠敷患处，提毒
之法此为良。

【主治】一切皮色不变，漫
肿无头，气血凝滞，结成流毒，
勿论身体上下、年月新久，但未
成脓者。

【处方】大黄二两　郁金　南
星　白及各一两

【用法】共为细末，用大蒜
头去皮捣烂，入上药再捣稠，入

酒一二匙捣匀，遍敷肿上，纸盖。或即热痛，或不痛，俱待药干便效。次日又有起泡又有不起泡者，如有泡起，挑去泡中黄水，膏贴之自效。

徐曰，此吊毒法，亦有必当用之法。此提毒之法毒浅者自消。一切无头肿痛之症，俱效。

援生膏《薛氏医按》（明）

【主治】一切恶疮及瘰疬初起。

【处方】轻粉三钱　乳香　没药　血竭各一钱　蟾酥三钱　麝香五分　雄黄五钱

【用法】用荞麦秸灰或真炭灰一斗三升，淋灰汤八九碗，将栗柴或桑柴文武火，煎作三碗，存一碗以备日久药干添用，取二碗盛于瓷器内，将前药碾为极细末，入灰汤内，用铁杆或柳枝顺搅，再入好细石灰一升，再搅匀，过一宿却分于小磁瓶收贮。凡遇诸恶疮点当头一二点，一日换二次，次日又一次，须出血水为妙。如药干即加所存灰汤少许调之。

椒矾散《外科方外奇方》（清）

【主治】诸疮。

【处方】白占一钱　柏油烛一对　明矾一钱　川椒一钱　水银一钱

【用法】共研细，香油调擦。

瘑茄散方《太平圣惠方》（宋）

【主治】小儿恶疮久不瘥。

【处方】蒿茹一两　桑螵蛸一两　地龙二两　乳香一两　黄丹一两　黄柏一两,细研　麝香细研　糯米粉　腻粉各一两

【用法】上件药捣细，罗为散，每使不食井水和砂糖调药敷之。

硫黄饼《医学入门》（明）

【主治】虫疮及冷疮，喜就火炙，汤泡者。

【用法】矾制硫黄一两为末，用水调成饼，贴瓷器碗底，覆转用蕲艾一两，川椒二钱为末，火烟薰干硫黄。临用先以柳桃桑槐楮五枝煎汤洗拭，然后用麻油调硫黄末搽之。

附方　敷膏加减调法

柳考，退热治干痒出血，须用芩连大黄或松香樟脑，退肿止痛，须用寒水石、白芷；止痒杀虫，用狗脊或蛇床子、枯矾；杀虫，用芜荑、水银、硫黄，甚者加黎芦、斑蝥，干脓，用无名异、松皮炭；头疮，加黄连、方解石。脚上用黄柏，阳囊用吴萸，红色用黄丹，青色用青黛，

喜就火与热汤，用硫黄，湿疮用香油调，干疮用猪油调。

遍体火疮敷膏 《陈修园全集》（清）

【主治】初起似痱，渐如水泡，热似火烧，疮色紫赤，不治杀人。

【用法】芸苔叶即油菜捣汁，调大黄、芒硝、生铁锈（等分）涂。

散肿止痛膏 《疡医大全》（清）

【主治】杖疮。

【处方】嫩松香炖化滤清，四两 蓖麻仁捣化，四两 潮脑一两 上银朱飞过，五钱 铜绿水飞，二钱

【用法】先将松香用重汤炖化，再入四味调匀，用陈油纸、甘草汤煮过阴干，用摊贴杖疮，不可见水，贴上扎紧。

散瘀拈痛膏 《外科正宗》（明）

【主治】杖后皮肉损破、红紫青斑、焮肿疼痛重坠。

【用法】用肿疡门如意金黄散一两加樟冰三钱碾匀，以白石灰一升用水二碗和匀，候一时许，将灰上清水倾入碗内，加麻油对分，以竹节搅百转，自成稠膏，加前药稀稠得所，听用。杖后带血不用汤洗，将药通敷，纸盖、布扎。夏月一日、冬月二日，方用葱汤淋洗干净，仍再敷

之，痛止肿消，青紫即退。伤重另搽玉红膏完口。汤泼火烧伤亦效。

解毒乌龙膏 《仙拈集》（清）

【主治】诸毒、高肿焮痛、赤晕不消。

【处方】木鳖子去壳 半夏各二两 小粉四两 草乌五钱

【用法】四味于铁杓内，慢火焙至黑为度，研细，以新汲水调搽。一日一换。

楸叶膏方 《圣济总录》（宋）

【主治】热毒气肿。

【处方】楸叶一秤，立秋日采切 马齿苋新者半秤切

【用法】上二味净洗控干，沙盆内烂研取自然汁，重绢滤过，慢火熬成膏，瓷器收之。凡有热肿先以浆水洗肿处，次以甘草水洗，然后摊药于薄纸或绢上，随肿大小贴之，日再换。

蜗牛膏 《仙拈集》（清）

【主治】对口初起。

【处方】蜗牛七个 盐少许荔枝肉二斤

【用法】共捣烂，敷疮口，立刻消毒，止痛，神效至极。

蜣螂膏 《太平圣惠方》（宋）

【主治】小儿恶疮及沙虱、甲疽。

【处方】蜣螂十枚，端午日收者佳

【用法】上件药捣细，罗为末，以生油调敷之，立效。

雷丸膏《外科大成》（清）

【主治】黄烂疮。

【处方】雷丸二十一个　大枫子五个　杏仁五个　蛇床子二钱　硫黄一钱　蒲黄　川椒　枯矾各一钱

【用法】上为末，用猪胆汁调搽。

槟榔散《疡科选粹》（明）

【主治】大敛疮口，凡膏粱热疮，溃后恶肉已去，宜用此。若系寒疮不宜用。

【处方】槟榔　黄连　木香各五钱　白芷三钱

【用法】上为细末，蜡油调搽。

蜘蛛敷膏《直指方》（宋）

【主治】一切恶疮。

【用法】蜘蛛晒干研末，入轻粉，麻油调涂之。

熊胆膏《六科准绳》（明）

【主治】一切恶疮。

【处方】熊胆研，一钱　腻粉一钱二分　雄黄研　麝香研，各半钱　槟榔研，一字

【用法】上研匀，于腊日用

獖猪胆一枚取汁和药，仍入胆内，用绵绳系定揉匀，以松明黑焰熏遍黑，挂于阴处。如恶疮有指面大者，用如粟米大贴之，如钱大者，用如绿豆大贴之。恐药干难贴，薄以津唾调如稀糊涂之，仍用薄桦皮盖贴，以帛子系之。药不可多。

雌黄散方《太平圣惠方》（宋）

【主治】小儿恶疮，人不识者。

【处方】雌黄半两，细研　赤小豆半两　胡粉半两，研入　吴萸半两，生用　黄连半两，去须　黄柏半两，锉　干姜半两，生用　蛇床子半两　腻粉半两，研入

【用法】上件药捣，罗为末，以生油旋调如面脂，涂于疮上，每用先以槐枝汤洗疮令净拭干，然后敷药。

又方　漆疮膏

1. 上用蛤粉以新汲水调涂之。

2. 上取油麻子捣令极烂，以蔓菁菜汁调涂之。

敷杖疮散《外科百效全书》（清）

【主治】杖伤重伤成坑，日久不愈。

【用法】用大桐子取茂盛者不拘多少，以米醋煮烂熟，阴

干。临用时随伤大小为末，醋调摊贴。

鲫鱼膏《仙拈集》（清）

【主治】对口发背。

【处方】鲫鱼三尾，活的，重三四两，去鳞肠骨　鲜山药寸半　发垢一两

【用法】共捣烂，初起者满敷即消，已成者留头出毒，换一二次即愈。

蟾蜍膏《太平圣惠方》（宋）

【主治】诸恶疮及肿，人不识者。

【处方】麝香一钱，细研　狗粪一两，烧灰　谷精草一两，烧灰蟾一两，烧灰　腻粉一钱

【用法】上件药捣细，罗为散，都研令匀，以津调贴之，取瘥为度。

麝粉散方《圣济总录》（宋）

【主治】热毒肿。

【处方】麝香研，半钱匕　腻粉一钱匕　马兜铃根一分　黄柏半两

【用法】上四味捣研为散，用（香）油调涂，肿立消。

大黄散涂敷方《圣济总录》（宋）

【主治】热疮。

【处方】大黄（生为末）　硝石（研）各半两　黑胶一分

【用法】上三味先捣大黄消石为末，用醋半合熔胶烊，调散子如糊，涂敷患上，日三五度即瘥。

乌金膏《古方汇清》（清）

【处方】巴豆一斤去壳皮，净肉放锅内炒化为油，去火毒。

【用法】凡疮腐烂，将油薄搽其上，其腐自脱。或患处结实不溃、脓不出，将油搽在疮上，外盖膏药，过夜实化为脓。

乌柏膏《仙拈集》（清）

【主治】肿毒、恶疮。如破不可贴。

【用法】乌柏叶捣如泥敷患处。

六合丹《疮疡经验录》（中华）

【主治】痈疖疔毒以及一切疮疡阳证，具有红肿热痛者，均适用之。

【处方】大黄　黄柏各三两　白及二两　薄荷一两半　白芷六钱乌梅肉一两半　亮煤炭一两六钱面粉五两

【用法】共研极细末，再加面粉乳匀备用。用蜂蜜调成软糊状或少加清水，厚敷于疮之周围及疮顶，每天换药一次。

少林提毒膏《少林寺伤科秘方》

【主治】一切损伤后疮毒溃

疡，已破未破，无名肿毒，或金枪伤成脓，久不收口等。

【处方】金银花　红花各五钱　麝香一分　轻粉二分　枯矾二钱　松香　自然铜（醋淬）七次各二钱　乳香（去油）　没药（去油）　雄黄（水飞）各一钱五分　冰片二分

【用法】共研细末，用香油调成膏，涂抹患处，外用白纱布盖好，每日换药一次，神效。

德禅和尚用此方治愈千名。

附方

【主治】小儿全身生疮秘方。

【处方】当归五钱　赤芍　荆芥　防风各二钱　生甘草一钱半　白鲜皮　茯苓各三钱半　苍耳三钱　水煎服。

少林医疮膏《少林寺伤科秘方》

【主治】金伤成疮、毒液恶臭，痈疽疔毒，已溃未溃、久不收口、无名肿毒等。

【处方】轻粉　儿茶　乳香（去油）　没药（去油）各二两　金银花　白芷　黄柏　土大黄　人中黄各二两　藤黄五钱　冰片五钱　香油一斤十二两八钱

【用法】将右诸药别研为细末，用香油调成膏，放瓷罐内贮藏备用。遇时涂搽患处，用白纱盖之，每天换药一次。此方是贞

绪武僧的经验方，曾用此方治愈上述患者上千名。

少林拔毒生肌散《少林寺伤科秘方》

【处方】白芷　天花粉　儿茶　自然铜（醋淬七次）各一两　金银花　连翘　黄柏　黄连各六钱　乳香（去油）　没药（去油）各五钱　轻粉　生甘草各四钱　麝香二钱

【用法】上诸味药共研细末，装瓶备用，遇患敷于伤口处，外用白纱盖之。若伤口深者，可用此药制成药捻，穿进伤口基底深部，外贴膏药护之。若疮口结痂，可用香油调药粉敷患处，外用白纱盖之，七天换药一次。一般五至十天可愈。

此方是少林寺僧历代珍藏之秘方，治疗一切损伤后所致恶疮脓毒、溃疡久不收口等证，均有可靠疗效，寺僧称谓神效生肌膏。

石痈敷膏《外科秘录》（清）

【处方】莨菪子

【用法】为末，醋和敷疮头，根即拔出。

四虎散《采艾编翼》（清）

【主治】痈疽肿硬，厚如牛领之皮，不作脓腐者，宜用此方。

【处方】草乌　狼毒　半夏　南星各等分

【用法】上四味为细末，用猪脑同捣，遍敷，上留顶出气。

方歌：四虎散敷阴疽痈，顽肿不痛治之平，厚如牛皮难溃腐，草乌狼毒夏南星。

白僵蚕散 《圣济总录》（宋）

【处方】白僵蚕直者不拘多少

【用法】上一味生研为末，每用生姜自然汁调，以鸡翎于疮口扫之，勿令干，斯须肿塌皮皱为效，仍用生姜汁调半钱匙服。

白龙膏方 《太平圣惠方》（宋）

【主治】诸恶疮及肿，人不识者，可用此。

【处方】腻粉一分　乳香半两细研　湿百合根一两烂研

【用法】上件药相和，研令匀熟，每用先以盐浆水洗疮，以厚纸涂药于上，日三贴之。

白金散 《杨氏家藏方》（宋）

【主治】恶疮。

【处方】乌贼鱼骨不以多少削去硬皮

【用法】上为细末，用麻油调敷。

冲和膏 《慈禧光绪医方选议》

【主治】半阴半阳肿毒。

【处方】紫荆皮　乳香　没药　甘草　杭白芍各等分

【用法】共研极细面，蜜水调敷。

红膏药 《经验灵方汇编》（民国）

【主治】诸般恶疮。

【处方】银朱（水飞晒干）一钱　漳丹（水飞）一钱　轻粉五分　蓖麻仁三钱　嫩松香五钱

【用法】用蓖麻仁捣膏合药，摊纸上贴之。

回马丹 《孟氏家传方》

【主治】一切恶疮疔毒。

【处方】枣一支（烧存性去皮核）　巴豆仁三个　麝香（不拘多少）

【用法】共捣烂，贴患处。

吴萸膏 《孟氏家传方》

【处方】明雄一钱　吴萸一两（为末）

【用法】香油一两熬熟调，搽对口疼痛，百药不效敷此立止。真神方也。

杖疮敷膏 《寿世保元》（清）

1. 金凤花科一根捣烂如泥，敷患处，如干又涂上，一夜血散而愈。

2. 杖疮久不愈者。雄猪骨髓，昼夜搽破肿处立已。

3. 杖打血浸肿痛。石灰三钱入水搅澄，再入香油五钱，用金镶脚搅打成膏。以鸡翎扫上，使血水长流，须臾肿消痛止。

4. 杖疮。用麻油二分，水一分，黄丹一钱入碗内，用银簪搅成膏。用鹅毛刷上，用纸贴，日四五次，赶血下行，立时肿消痛止。

杖伤膏《临证指南医案》（清）

【主治】杖伤。

【用法】用细白矿灰成块者五钱，以泉水或井水入于灰内，化碎搅数十下，澄清，将麻油小半碗以前澄清灰水倾去灰脚不用、清者倾入油内，以箸搅数十下，其油即干，次将大黄细末五钱，樟冰五钱同研匀，入油内调和，然后敷上，以皮纸盖好，再加草纸，用脚带扎紧，立时黄水血水流尽，松则再扎，肿消痛止而愈。

一方加生半夏末五钱，白蔹二钱，尤妙。

护心仙丹《病源辞典》（民国）

【主治】杖伤。

【处方】大黄　白蜡　败龟板　当归各一两　三七根　乳香没药各三钱　骨碎补　松香各五钱　麝香五分

【用法】研为末，制成膏。

治小儿颈后对口疮秘方《少林寺伤科秘方》

【处方】猫头鹰一只去毛

【用法】熬成膏，入冰片适量化匀，涂患处，甚效。

治小儿足疽秘方《少林寺伤科秘方》

【处方】土鳖虫一两　釜底灰三钱三分　人乳适量

【用法】前药研末。用人乳调成膏，涂患处甚效。

金箍散《外科外奇方》（清）

1. 赤小豆一两　番木鳖二两　白及五钱　芙蓉叶二两　白蔹五钱　生大黄五钱　黄柏五钱　共为末，葱蜜调涂。治阳症。

2. 凤仙花子　大黄　五倍子各十两　人中白一两五钱（如无用皮硝代）　陈小粉十三两（炒黄）为末醋调。

金花散方《太平圣惠方》（宋）

【主治】一切热毒结聚，燃赤疼痛，消肿解毒。

【处方】叶子雌黄半两（细研）黄连半两（去须）　槟榔一分　郁金半两　川大黄半两　麝香一分（细研）

【用法】上件药捣细罗为散，入雌黄并麝香同研令匀，以麻油调如糊，涂于肿上，日二换之。

柳叶膏 《本草纲目》（明）

【主治】续筋骨、长肉、止痛，主服金石人发大热闷、汤火疮毒入腹热闷及疔疮。并治反花疮。韦宙独行方，主疗疮及反花疮。并煎柳枝叶作膏涂之。今天作浴汤、膏药、牙齿药亦用其枝为最要之药。

【用法】柳枝叶三斤，水五升煎汁二升，熬如汤，日三涂之。

真君妙贴散 《病源辞典》（民国）

【主治】鱼脊疮，状如鱼脊，破流黄水，脓生甚迟。

【处方】荞麦面　白面　硫黄三味等分

【用法】为末，香油调敷。

铅朱膏 《陈修园全集》（清）

【主治】多年恶疮。

【处方】铅粉　朱砂等分为末

【用法】蜜和涂。

又诸药不瘥者，马齿苋捣烂敷之。

黄连散方 《太平圣惠方》（宋）

【主治】小儿头面身体热疮。

【处方】黄连一两（去须）蛇床子二两（微炒）　黄柏二两（锉）　胡粉半两（炒令黄色）

【用法】上件药捣细罗为散，

若头上身上生疮，以生油调如泥涂之。若面上生疮，以猪脂和涂之。

硝石散方 《太平圣惠方》（宋）

【主治】疮疖初生、热毒始结、疼痛防闷。

【处方】川硝石三分　紫檀香半两　甜葶苈一分　莽草一分　白芍药一分　川大黄半两（生用）白蔹半两

【用法】上件药捣细罗为散，以浆水旋调稀稠得所涂于肿上，干则易之，以热退肿消为度。

又方 上以狗头骨灰芸苔子末，醋和封之。

3. 疖 肿

一笔消 《外科全生集》（清）

【主治】疖肿。

【处方】大黄二两　藤黄一两明矾　蟾酥各五钱　麝香　乳香　没药各二钱

【用法】用蜗牛捣烂作锭。小疖空出疖顶，取锭醋磨，新笔蘸药圈围，干再圈，圈至疖消方止。

木槿膏 《仙拈集》（清）

贴暑疖肿毒。槿树花连叶捣敷甚妙。

芙蓉散 《神验良方集要》（民国）

【处方】赤小豆　芙蓉叶香附　菊花叶　白及各四两

【用法】　共为细末，每两加麝香一分，或米醋或鸡子清调敷。

疖肿膏《病源辞典》（民国）

【主治】　疖软多脓生于头上。

【处方】　生半夏　生山药各等分

【用法】　研末，加葱头捣敷。

拔毒散《沈氏尊生》（清）

【处方】　乳香　泥蜂窝（多在壁缝间）

【用法】　为末，醋调涂，干以醋润之，其痛立止。

大马齿膏《外科百效全书》（清）

【主治】　疖疮、臁疮。

【处方】　马齿苋焙干，五钱黄丹　黄柏　枯矾　儿茶各三钱轻粉一钱

【用法】　桐油调，摊油纸上贴患处，葱椒煎汤洗。

大黄木通膏《太平圣惠方》（宋）

【主治】　风毒肿。

【处方】　川大黄二两　甜葶苈二两　木通三两，锉

【用法】　上件药捣细，罗为末，用水调涂之，干即再涂，以瘥为度。

干姜膏《太平圣惠方》（宋）

【主治】　小儿软疖。

【处方】　石灰半两　干姜半两，生用

【用法】　上件药捣细，罗为散，以生油和，捏作碗子，罨在疖上，立瘥。

元珠膏《卫生鸿宝》（清）

【主治】　肿疡将溃，涂之脓从毛孔吸出，已开针者，用捻蘸送孔内呼脓，瘀腐不尽，涂之立化。

【处方】　木鳖子十四个　斑蝥八十一个　柳枝四十九寸　驴甲片三钱　草乌一钱　麻油二两

【用法】　用油浸药七日，文武火炸枯去渣，入巴豆仁三两煎至黑，倾盆内，研如泥，加麝香一分搅匀，罐贮。

（金鉴）：腐肉不去，新肉不生，气实之人用刀割之，若气虚之人唯药力化之。此膏疮科之要药。（汇精）疮烂将巴豆油薄摊其上，腐自脱，或患处结实不溃，脓不出，将油搽疮上，膏盖，过夜实化为脓，去瘀肉不伤新肉。名乌金膏。

天灵盖散《太平圣惠方》（宋）

【主治】　软疖赤肿、疼痛不可忍。

【处方】　天灵盖一枚，涂酥炙令微黄　麻鞋底一只，多年故者烧灰

【用法】　上件药捣细，罗为

散，以油和涂之。

又方 上以麻油四两熬乱发如鸡子大，成膏，入乌猫儿粪末一分调令匀，涂于绯帛上贴之。

乌金散《外科精义》（金）

【主治】痈疖肿硬、无头不变色者。

【处方】米粉四两 葱白一两，细切

【用法】上同炒黑色，杵为细末，每用看多少醋调摊在纸上，贴病处，一伏时换一次，以消为度。

五云散《神验良方集要》（民国）

【主治】肿毒，未溃者全敷，已溃者留头箍之。

【处方】赤小豆九十粒 儿茶四钱 广丹五分 麝香四分 山甲一钱 制乳香 制没药 冰片各五分 芙蓉叶三钱

【用法】共为细末，用鸡子清或蜜糖调敷，初起者敷之即散，已成者，入膏药中贴之，亦散也。

巴豆膏《太平圣惠方》（宋）

【主治】小儿软疖，有脓不穴。

【处方】巴豆一粒 豆豉五十粒 葱白一寸

【用法】上件药同研令烂，涂在疖上，别以醋面糊封之。

头面红疖敷膏《验方新编》（清）

【主治】石疖。

【用法】大黄、远志等分为末，猪胆汁调搽，极效。

黄柏、真川连、黄芩各等分为末，醋调敷效。

菊花叶捣汁调白蜜敷之，敷四围留头不敷，俟毒水流尽即消。

芙蓉膏《外科百效全书》（清）

【主治】软疖。

【处方】芙蓉叶 白马屎 白芷 山枇杷细叶 松木皮

【用法】共为细末，水调敷。治疖毒。

又方，陈早黏谷炒存性，为极细末。有水干掺，无水麻油调搽，不过五六次即愈。

疖肿膏《病源辞典》（民国）

【主治】疖软多脓生于头上。

【处方】生半夏 生山药各等分

【用法】研末，加葱头捣敷。

油泥膏《沈氏尊生》（清）

【处方】塘泥一倍 桐油三倍

【用法】和匀，以鹅翎时时扫涂，勿令干。

肿毒敷药膏《神验良方集要》（民国）

【处方】经霜芙蓉叶二两，研

末，去筋赤　小豆—两六钱　黄荆子二钱

【用法】共研末，鸡子清调敷。

桑螵蛸膏《本草纲目》（明）

【主治】小儿软疖。

【用法】桑螵蛸烧存性，研末，香油调涂之。

鹿角散方《太平圣惠方》（宋）

【主治】皮肉猝风肿赤痛。

【处方】鹿角五两　白蔹二两　牡蛎四两　附子二两

【用法】上件药捣细，罗为末。以醋调涂于帛上，贴肿处，干即换之。

清凉散方《太平圣惠方》（宋）

【主治】风毒攻身体生疮，赤焮肿痛。

【处方】黄连去须　槟榔　枳壳去瓤　黄芩　贝母　赤小豆炒熟，以上各等分

【用法】上件药捣，罗为末，先以白矾葱白煎汤洗疮，拭干后，用麻油调涂，日三上用之。

黄连散方《太平圣惠方》（宋）

【主治】身体生风毒疮，臭秽不可近者。

【处方】黄连去须　胡粉　密陀僧　白芷　白蔹以上各半两

【用法】上件药捣，罗为末，先以盐汤洗疮，用生油调药，以羽毛敷之。甚者，每日只可两上。

梅花散《神验良方集要》（民国）

【处方】凤仙子十两　大黄十两　五倍子十两　陈小粉十三两，陈久者更佳，炒至黄色　人中白一两五钱，漂净煅，若无，用皮硝一两五钱代之

【用法】以上共为细末，米醋调围。凡遇毒有头者留头，无头满敷，未成即消，已成收束不散。

鼠粘膏《太平圣惠方》（宋）

【主治】小儿疖无头者。

【用法】上取鼠粘叶，烂捣敷之。

又方　上雀粪细研，水调敷之。

4. 肿　毒

一笔钩《医方易简新编》（清）

【处方】芙蓉叶（阴阳瓦焙干为末）　土茯苓（焙研为末）　麻油少许　好浙醋调匀。

【用法】一切无名肿毒未灌脓者，照其肿处用笔点药围圈之，愈小愈圈，俱照其肿之大小，不用涂在肿上，无不立消。

二青散 《外科正宗方》

【主治】疮疡肿毒。

【处方】青露三两　青黛一两　黄柏一两　白蔹一两　白薇一两　水龙骨一两　白鲜皮一两　朴硝一两　天花粉三两　大黄四两

【用法】上研为末，醋蜜调敷。已成者留顶，未成者遍敷。

三白散 《云林神彀》（明）

三白散医疮肿毒，白及白芷二两足，枯矾五钱入水中，绵纸蘸水频搭患处，搭后将药敷其中，消毒止痛如神速。

大提毒散 《孟氏家传方》

【处方】雄黄　藤黄　麝香各一钱　朱砂三分　蓖麻肉三钱　红升丹钱半

【用法】醋调敷，效。

五白散 《杨氏家藏方》（宋）

【主治】打扑闪肿及风热攻注，一切肿毒。

【处方】白及　白芷　白僵蚕（炒去丝嘴）　白蔹　白芍药　天南星六味各半两　赤小豆一分

【用法】上件为细末，以生姜汁调，敷肿上，干即再敷。

正铁箍散 《医学正传》（明）

【主治】诸疮。

【处方】贝母（去心）五两　白芷　苍耳草灰（醋拌晒干）各二两　或加龙骨二钱（尤妙）

【用法】上为细末，水调或香油调，贴疮上。

四白膏 《孟氏家传方》

【主治】无名肿毒。

【处方】白及　白蔹　白矾　白芷各等分

【用法】共为细末，淡醋调敷。干再敷之。

围药 《神验良方集要》（民国）

【主治】无名肿毒、一切恶疮，唯阴疽皮色不变者忌用。

【处方】生大黄　生香附　生南星各等分

【用法】细研末，以鸡子清调敷。

附方　外敷麻药

【主治】此药敷于毒上，任割不痛。

【处方】川乌尖　草乌尖　生南星　生半夏各五钱　蟾酥四钱　胡椒一两　一方加荜茇五钱　一方加细辛一两

【用法】以上共研细末烧酒调敷。

围药方 《临证指南医案》（清）

【主治】痈疽疮毒，无脓即消，有脓即溃。

【处方】五倍子一两　白芷六钱　滕黄　百草霜各三钱　生半夏

生南星　白及　陈小粉各四钱

【用法】共为细末，红醋调敷。

妙贴散《疮疡经验全书》（宋）

【主治】散走流注发。

【处方】白芷　南星　肉桂　蛤粉各五钱　五倍子一两　芍药七钱　多年小粉（炒黑）八两　白及四两

【用法】上磨末，每用生姜自然汁、好醋、葱、蜜捣汁和匀，火上熬热，调药如糊，敷四周空中出毒，干再用前汁润之，以助药力。

应手散《临证指南医案》　清

【处方】金银花　白及　白蔹　川乌　草乌　芙蓉叶　南星　半夏　大黄　五倍子（炒黑）陈小粉（炒黑）　陈石灰（用桃桑槐枝拌炒红色为度）各四两　牙皂二两　乳香　没药　蟾酥各五钱　丁香四钱

共研细末，临用时加麝香一分。

【用法】阳毒用醋调敷。阴毒烧酒调敷，加鲜山药、葱白、头垢人头上垢、糖霜，捣和前药，调敷患处，中留孔出气。

拔毒散《孟氏家传方》

【主治】敷痈疽瘰疬。

【处方】白芷八钱　赤芍五钱　大黄一两　雄黄四钱　花粉五钱　甘石四钱　枯矾三钱

【用法】共为细末，或油或醋调敷皆可。

消肿止痛散《病源辞典》（民国）

【主治】肢体肿块，或痛或不痛，或手足拘挛。

【处方】芙蓉叶　陈小粉　五倍子　生南星　生半夏

【用法】共研末，醋调敷。

诸疮一扫光《孟氏家传方》

【主治】疥癣、瘰疬、恶疮。

【处方】苦参　黄柏各一斤　烟胶一升　木鳖肉　蛇床子　点红椒　明矾　枯矾　硫黄　枫子肉　樟冰　水银　轻粉各三两　白砒五钱

【用法】共为细末，熟猪油二斤四两化开，入药搅匀，作丸龙眼大，瓷瓶收贮。用时化开，搽涂患上，二次即愈。

紫金锭《外科方外奇方》（清）

【处方】当门子三钱（一方五钱四分）　川五倍子一两（一方六钱）　块辰砂四钱（一方六钱）　红芽大戟一两五钱（一方六两）　千金子霜一两（一方五两）　山慈姑二两（一方六两）　雄精三钱（一方一两）

【用法】上药共为细末，糯米饮捣成锭，每重一钱，用冷水磨化内服，外敷，能治阴阳诸症，无不见效。一方加草河车六两。

寒水石薄方《千金翼》 唐

【处方】寒水石 黄柏 黄芪 黄连 大黄 石膏 栀子各二两 白蔹四两

【用法】上八味捣筛为末，粉粥和如泥，涂故布上，薄肿上。干则易之。

榆白皮膏《子母秘录》

【主治】身首生疮。

【用法】榆白皮末，麻油和涂之，虫当出。

蟾酥锭《万病医药顾问》

【主治】此方以紫金丹、蟾酥锭二方合成，用作消药极效。无论阴阳之毒均可敷。

【处方】山慈姑二钱（去毛皮焙） 川文蛤二钱（去蚝末炒） 千金霜一钱（去油净） 红芽大戟一钱五分（去芦头根洗净焙唯须杭州紫大戟为佳北方绵大戟性烈不堪用） 原麝香一钱（拣净毛皮） 明朱砂二钱（漂净） 雄黄一钱（拣鲜红者） 寒水石三钱（煅） 铜绿一钱 胆矾一钱 明乳香一钱（去油净） 没药一钱（去油净） 蜈蚣二钱（酒炒） 山甲一钱（炙） 僵蚕一钱（洗去丝炒） 蟾酥二钱（酒化） 血竭一钱 梅花冰片五分 枯矾一钱六分 藤黄四钱（酒化） 轻粉五分 红砒三钱 皂角刺一钱（炒）

【用法】上药分量称准，各研极细末，再合一处研极细。先用蜗牛二十一个微捣去壳，再同蟾酥、藤黄和研稠黏，入各药共捣极匀，做成小锭放石灰坛中收燥，另以瓷瓶装成听用。清水研敷。

方解：此方能辟秽解毒、行瘀活血、利气行滞、散结通塞，不论阴阳二毒敷之皆可消散。

二黄膏《景岳全书》（清）

【主治】敷一切肿毒，热浮在外，或时气热壅者。

【处方】黄柏 大黄各等分

【用法】上为末，用醋调敷。如干用水润之。

八味黄芪薄方《千金翼方》（唐）

【处方】黄芪 川芎 大黄 黄连 莽草 黄芩 栀子 芍药等分

【用法】上八味为散，以鸡子白和如泥，涂布上，随肿大小薄之，燥则易之，疮上开孔，令得泄气。

三灰膏《太平圣惠方》（宋）

【主治】毒肿不问硬软。

【处方】蜀葵根　茄子根　冬瓜根以上各五两

【用法】上件药并烧，候烟绝即出，勿令作灰，细研，以生麻油调涂于故帛上贴之，如脓未出，当便内消，若脓已出，即便撮合，神验。

三黄消毒膏《六科准绳》（明）

【主治】惊毒诸般肿痛。

【处方】蒲黄　大黄　黄柏　连翘　白芷　白及　白蔹　真粉　牡蛎　丹参各等分

【用法】上为末，水调涂肿处。

三消散《医学正传》（明）

【主治】退极热症，赤肿焮开者。

【处方】朴硝　焰硝　大黄　栀子炒黑色　寒水石　南星各等分

【用法】上为末，生地黄汁调涂贴，芙蓉叶汁调亦可。

大黄膏《外台秘要》（唐）

【主治】疗风毒及一切肿。

【处方】大黄五两　白蔹三大两　寒水石　紫葛　青木香各一大两　硝黄　黄芩各二大两　大青三两　苦参一两

【用法】上九味捣散，和牛乳涂故帛上，贴肿上，即消，干复易之。若肿在骨节，自近骨节好肉处，取肿，即消。

五倍子敷膏《本草纲目》（明）

【主治】一切肿毒初起无头者。

【处方】五倍子炒紫黑色

【用法】为末，蜜调敷之。五倍子、大黄、黄柏等分为末，新汲水调涂四周，日三五次。

水仙膏《验方新编》（清）

【主治】对口、发背、乳痈、鱼口、便毒及一切恶毒，无论已破未破，均极神效。凡悬痈及诸疮久不收口者，立能止痛生肌，百发百中。

【处方】水仙花，莞川，黄糖，红砂糖亦可，和捣如泥敷之，此物鲜者平时难得，干则力缓，须存放阴湿之处，不可入土以备用。

水澄膏《疡科选粹》（明）

白及末放水盏内令沉下，收起，用纸摊贴，凡用点药宜以此膏围贴，则不伤好肉。

水澄膏《儒门事亲》（元）

【处方】雄黄水飞，三钱　黄连半两　郁金二钱　黄柏半两　大黄半两　黄丹半两，水飞

【用法】上为细末，量所肿处用药多少，新汲水牛盏抄药在内，须臾药沉，去其澄者水尽，然后用槐柳枝搅药数百余转，如

面糊相似匀，以纸花子摊药涂肿处。更鸡翎撩凉水润之。

乌龙膏 《良朋汇集》（清）

【主治】一切无名肿毒、疔疮初起。

【处方】隔年陈粉子炒黑，一斤　五倍子四两，炒　归尾二两

【用法】上为细末，用醋调，围毒根上。

乌龙膏 《续名医类案》（清）

麦粉不拘多少用陈醋熬膏，贴无名肿毒，神效。

雄案，此名乌龙膏，麦粉乃洗面造面筋澄下之粉也，陈小粉也，乌龙膏应炒焦用。

追脓散 《疮疡经验全书》（宋）

【处方】黄芪　芍药　白芷天花粉　蛤粉　白及

【用法】上为末，蜜水调匀，搽四周。

文蛤膏 （民间验方）

【处方】五倍子研末，半斤黄柏研末，六两　文蛤四两

【用法】以上老陈醋调，熬成膏。

元珠膏 《外科方外奇方》（清）

【处方】木鳖子肉十四个　斑蝥八十个　柳枝四十九寸　驴蹄甲片三钱　草乌一钱　麻油二两

【用法】上药浸油内七日，用文火炸枯去渣，入巴豆仁二个煎至黑。倾于钵内研如泥，加麝香一分搅匀，入罐内。凡肿疡将溃搽之，脓从毛孔吸出。已开刀者，用指护送孔内，脓腐立刻能化。

木香紫葛膏方 《圣济总录》（宋）

【主治】一切热毒肿及乳痈。

【处方】木香　紫葛　檀香锉　朴硝各二两　赤小豆二合　升麻锉　白蔹　白矾研，各一两

【用法】上八味捣研为散，入水和如稀面糊，以榆皮汁更佳，可随肿大小涂贴，干即易。

内消肿毒方 《太平圣惠方》（宋）

【处方】白蔹二两　白及二两白芷二两

【用法】上件药捣细，罗为散，研生姜汁调涂之。干即再涂。

白芋灰敷膏 《千金方》（唐）

【主治】诸疮因风致肿。

【处方】烧白芋灰温汤和之，厚三分敷疮上，干即易，不过五度瘥。

玄珠膏 《外科大成》（清）

【主治】肿疡将溃，涂之脓从毛孔吸出，已开针者用捻蘸送孔内呼脓，瘀腐不化涂之立化。

【处方】木鳖子肉十四个　斑蝥八十一个　柳枝四十九寸　或加驴甲片三钱　草乌一钱　麻油一两

【用法】浸七日，文火炸枯去渣，入巴豆仁三两煎豆黑，倾于钵内研如泥，加麝香一分研匀，入罐内收用。

石灰散方《太平圣惠方》（宋）

【处方】风化石灰一合　小麦面二合　皂荚灰一合　白蔹一合

【用法】上件药捣细，罗为散，以酽浆水和如面糊，涂贴，日三四换之。

玉枢丹《疡科心得集》（清）

【主治】一切无名肿毒。

【处方】山慈姑有毛者佳，洗净去皮，三两　川五倍子捶破洗剔内垢，二两　红芽大戟去芦根洗净焙干，三两　大珠砂水飞，三钱　明雄黄水飞，三钱　麝香三钱　千金子去壳，纸包扭去油成霜，二两

【用法】各研极细，用糯米粥打和，分作四十丸，凡遇无名肿毒或酒或米饮下一丸。外即以清水磨涂诸肿。

又方　黎洞丹

【主治】一切跌打损伤，并可磨涂诸肿。

【处方】血竭研末，三钱　牛黄一钱　阿魏三钱　天竺黄三钱　儿茶三钱　三七三钱　藤黄一钱五分　五倍子焙，三钱　乳香去油，二钱　没药去油，三钱　山羊血五钱　千金子去壳油，三钱　朱砂二钱　冰片一钱

【用法】共研极细末，糯米糊丸，金箔为衣，每丸重一钱，陈酒送下一丸。清水磨涂诸肿。

阴阳散《医学入门》（明）

【主治】痈疽肿毒流注。

【处方】赤芍生血止痛去风　白芷去风生肌止痛　石菖蒲和气行血能破肿硬　五倍子消毒生肌，各二两　独活三两，止风动血　紫荆皮五两，破气逐血消毒

【用法】为末，葱酒或醋调敷。

冲和膏《景岳全书》（清）

【主治】一切疮肿不甚焮热，积日不清。

【处方】紫荆皮炒，五两　独活去节炒，三两　赤芍药炒，三两　白芷　菖蒲各一两

【用法】上为末，葱头煎汤调搽。

地黄膏《中藏经》（汉）

【主治】一切痈疽，兼治毒虫所伤。

【处方】石膏火煅　藿香叶　蚌粉　香白芷　雄黄研

【用法】上等分同研为细末，以生地黄自然汁调稀稠得所，涂疮上四围，留疮头。已破者，亦留疮口勿涂。干即再敷之。药厚以新汲水润之。其效如神，妙极。

压热神白膏《疡科选粹》（明）

【主治】痈疽初起。

【处方】大黄　白蔹　黄柏生用　赤小豆　南星　草乌　黑蛤粉各一两

【用法】上为末，芭蕉汁调涂，如干仍以汁润之。此药虽多寒味，而南星草乌相佐，亦可用者。治寒症，大黄，黄柏不可用。治热症，南星、草乌不可用。

吕祖仙膏《卫生鸿宝》（清）

【主治】一切无名肿毒、痈疽、疮疖、阴阳等证。

【处方】生山药一段，洗净去皮碎火石数钱，和匀

【用法】捣烂涂患处，中留一孔出气，易二三次，神效。

朴硝膏《太平圣惠方》（宋）

【主治】小儿一切毒肿。

【处方】川朴硝一两　川大黄一两

【用法】上件药捣细，罗为散，每用冷水调涂于肿上处，干即更涂，以毒肿消散为度。

芙蓉膏《医学心悟》（清）

【处方】赤小豆四两　芙蓉叶四两　香附四两　菊花叶四两　白及四两

【用法】为细末，每末一两加麝香一分，米醋调，涂住根脚，鸡子清调亦可。

围药《临证指南医案》（清）

【主治】一切无名肿毒。

【处方】藤黄五钱　五倍子二两　白蜜　葱头各一两

【用法】用米醋调围患处，留顶勿敷。

妙贴止疼散《疮疡经验全书》（宋）

【主治】上部一切肿毒。

【处方】白及一两　乳香五钱桔梗五钱　紫花地丁三钱　白蔹五钱

【用法】末之，鸡子清调敷，并润之。

妙胜散《东医宝鉴》（朝鲜享保）

【主治】消毒敛毒排脓。

【处方】落地茄花去白　黄蜀葵花去心，并日晒

【用法】上为末，井水稀调，鸡翎扫敷患处，干则再敷，或收毒平散，或破溃出脓。如疮口开，用末掺亦敛毒，不急涩。

远志膏《医学心悟》（清）

【主治】一切痈疽肿毒初起。

【用法】远志二三两，去心，清酒煮烂捣为泥，敷患处，用油纸隔布扎定越一宿，其毒立消，屡试屡验，其效如神。

芸苔子散方《太平圣惠方》（宋）

【主治】毒肿不消，时有疼痛。

【处方】芸苔子三两　桑叶一两　龙葵一两　牛李子半两

【用法】上件药捣，罗为末，以浆水调涂肿处，干即易之。

治疮神效方《良朋集腋》（清）

【处方】硫黄二钱　生白矾三钱

【用法】上二味研极细末，鸡蛋清调和，再下熬熟菜油搅匀，又于饭上蒸过。敷患处立效。

又方　前药加蛇床子二钱，樟脑二钱，如前法敷之更妙。

又方

【处方】洋樟脑二钱　雄黄二钱　牛明矾二钱

【用法】上三味共研极细末，另将菜油煎滚，用鸡蛋一个敲开冲入菜油内，数十余煎，取出蛋。又用大枫子五钱敲烂，亦入菜油内煎数十余滚，亦取出。但将此油冲入三味内调敷，立效。

单味敷膏《医心方》（日安政）

【主治】一切肿毒。

【处方1】生蛇衔草　生地黄　生蒴藋叶　生慎火叶　生菘菜叶　生五叶藤　淡豆豉　浮萍

【用法】上八物一一别捣，别涂之。

【处方2】大黄　黄芩　栀子　芒硝　榆根白皮

【用法】上五物各捣，水和，各涂之。

肿毒膏《本草纲目》（明）

【处方】松香八两　铜青二钱　蓖麻仁五钱

【用法】同捣作膏，摊贴甚妙。

肿毒敷膏《医心方》（日安政）

孟诜食经方。末赤小豆和鸡子白敷之，立瘥。

金蟾膏《寿世保元》（清）

【主治】痈疽发背、一切无名肿毒初起。

【用法】生白矾末五钱加麝香一分，取活虾蟆一个去肠肚，同捣烂如泥，敷毒四围，留顶出气，不过一夜即愈。

拔毒散《仁术便览》（明）

【主治】各种初生肿毒、焮热者。

【处方】寒水石三两　石膏二

两　黄柏一两　大甘草一两

【用法】上为极细末，水调敷之。

又方

【主治】各种肿毒初起热盛者。

【处方】五倍子炒存性　百草霜等分

【用法】为末，水调敷。

拔毒散《丹溪心法》（元）

【主治】消肿定痛。

【处方】蒲黄　白芷　半夏　黄丹各一两　赤小豆半两，为末

【用法】上将半夏、白芷为末，入蒲黄、黄丹、豆末和匀，金银藤捣自然汁调，敷四围，频频水润，肿退。

拔毒膏《疡科选粹》（明）

【主治】诸般恶毒、疔疮、发背、无名肿毒。

【处方】银朱　雄黄　朱砂　钉锈各一钱　血竭　胆矾各七分　麝香一分，共研细末　荔枝肉去筋，二钱　蜗牛三个　白梅肉三钱五分　雀粪二钱　嫩松香一两，为细末

【用法】上药不见火，酽醋搅成膏，瓷器收贮，勿令泄气，用红绫绢摊贴疮上。

肥皂膏《验方新编》（清）

【主治】一切无名肿毒。

【用法】生肥皂去子弦与筋捣烂，好醋和敷、立愈。不愈再敷，奇验无比。

青敷药（验方）

【处方】大黄八两　姜黄四两　黄柏四两　白芷二两　白及二两　花粉一两　陈皮二两　甘草一两

【用法】上为末，醋调敷。

疮毒敷膏《疡科选粹》（明）

【主治】寒湿等疮。

【处方】飞丹四钱　黄连五钱　苍术五钱　松香五钱　儿茶一钱　轻粉一钱

【用法】上为极细末，用生葱头十根捣烂，加香油调如膏，用樟树叶摊，以隔叶贴一二日再换。如痛者加乳香、没药各五分，先用桑叶葱头煎汤，候温洗净、贴膏。

疮毒敷膏《儿科辑要》（清）

【处方】蜗牛二钱　生甘草三钱　冰片一钱　儿茶三钱　轻粉一钱　麝香三分　地龙粪五钱　樟脑三钱　黄丹三钱　水粉三钱　枯矾三钱，各为绝细末

【用法】上合研极匀，日以麻油调敷疮口上，不须数日自然疮内生肉，而疮口外敛，真神方也。轻者用附方，而不必外治，重才内外合治，无不速愈矣。

532

附方　内服方（以花汤）

【处方】金银花二两　牛甘草三钱　人参一钱　天花粉二钱　黄药子三钱　锦地罗三钱

【用法】上水煎服，二剂而毒全消，倘疮口不愈，可用上方外治。

神秘方《奇效良方》（明）

【主治】一切疮已溃者。

【处方】地黄汁一升　松脂二两　薰陆香一两　羊脂　牛酥各如鸡子大

【用法】先于地黄汁煎松脂及香令消，即内羊脂酥，更用蜡半鸡子大一同相合，以慢火煎令水尽，膏成去滓，涂帛贴疮，日一二易。（软膏）

神应丹《医宗说约》（清）

疮疡围药。

【主治】血气不合壅遏为疮，其肿赤痛，兼痰、兼郁、兼湿、兼寒者。

【处方】小鲫鱼七个　鲜山药四两　大葱头连须，一个

【用法】共捣烂，用千年陈石灰半斤，南星、半夏、白及、赤芍末各一两和匀、阴干，再碾为细末，临用蜜调敷四围，外用棉子掩之。

种福堂提药方《本草纲目拾遗》（清）

【主治】诸毒不起，敷之立起。

【处方】藤黄　雄黄各三钱　蟾酥　红药各二钱　冰片　麝香各一钱　蓖麻肉一两

【用法】先将蓖麻肉去皮打如鱼冻水，入诸药打成膏，瓷罐收贮，勿令泄气。或云宜红药三钱，冰片、蟾酥勿用，只加麝香三分，辰砂一钱。

宣毒散《疡科选粹》（明）

【功效】消疮毒，收赤晕，行经散血。

【处方】白矾五钱　小米一合　赤小豆　南星　草乌各一两　露蜂房三两，炒焦

【用法】上为末，以淡醋调敷四肢，干则频用醋润之。

洪宝膏《寿世保元》（清）

【处方】天花粉三两　赤芍二两　白芷一两　姜黄一两

【用法】上为细末，茶调涂之。此药一凉而矣，能化血为水，凉肌生肉，去死肌烂肉，能退肿破血，又能止痛出脓。或用三分姜汁七分鸡蛋清调敷，能使血退。姜汁性热，能引血潮，故血破散而后成脓。如热盛疮毒，

恐随干随痛、赤肿不退者，用鸡蛋清调敷，取其难干。如汤烧疗亦同也。

保救膏方 《圣济总录》（宋）

【主治】诸肿毒。

【处方】楸叶五斤　马齿苋连根三斤，各净切焙

【用法】上二味，用水二斗慢火煮，时将柳木篦搅至一斗许住火，放冷、去滓，将汁再熬令浓，以新瓷罐子盛，用时以鸡翎扫药，如疮肿痛，以软帛子贴之。

重台散方 《太平圣惠方》（宋）

【主治】痈肿、一切风毒热肿、发背、乳痈等疾。

【处方】重台一两　黄芪一两，锉　川大黄一两，生用　羊桃根三分，锉　硝石三分　半夏三分　白蔹一分　莽草三分　丁香半两　木香半两　没药半两　白芷半两　赤芍药半两

【用法】上件药捣细，罗为散，有患处以醋旋调稀稠得所，涂故布或疏绢上，日三贴之，以肿退为度。

铁桶膏 《外科大成》（清）

【主治】疮疡将已溃时，根脚走散不收束者。

【处方】文蛤微炒，一两　白及五钱　铜绿五钱　明矾四钱　胆矾三钱　轻粉二钱　郁金二钱　麝香三分

【用法】上为末，收之听用。闲陈米醋一碗杓内文火煎至一小盅，起金色黄泡为度，待温入药末一钱搅匀、炖温，用新笔蘸涂根上，绵纸盖之，自生绉纹，渐收渐坚，再不开大。

消毒散 《疮疡经验全书》（宋）

【处方】白及　白蔹　牙皂　僵蚕　赤豆　五倍子　雄黄各三钱　南星　半夏　大黄　黄柏　草乌　白芷　贝母　山慈姑　芙蓉叶各五钱　天花粉　牡蛎各一两

【用法】末之，姜汁、靛青调敷。

消肿膏 《千金方》（唐）

【主治】颈项及胸背有肿赤，发即封，令不成脓。

【处方】生干地黄半斤　香豉半斤　朴硝五两

【用法】上三味合捣令地黄烂熟，敷肿上，厚二分，日三四易，至瘥止。兼治一切肿。

【主治】痈始觉肿令消。

【处方】大黄　通草　葶苈　莽草各等分

【用法】上四味为末，以水和敷上，干则易之。

【主治】治痈。

【用法】芫花为末，胶和如粥，敷之。

消肿散《六科准绳》（明）

【主治】围罨肿毒，一切疮疖。

【处方】大黄 水仙子 山药 苎根 青露 小赤豆 寒水石 水姜 香蛤粉 花蕊石

【用法】将前药捣合，干加醋蜜调匀，毒未成则当头罨退，已成四面围之，留一头用替针膏贴之。

痈肿敷膏《千金翼方》（唐）

1. 伏龙肝以大醋和作泥，涂布上贴之，干即易之，消矣。

2. 烧鲤鱼作灰，醋和敷之，一切肿用之皆愈。以瘥为限，至良。

3. 治万种痈肿方。蒺藜蔓净洗，三寸截之，取得一斗，以水三升煮取二升，去滓，内铜器中煮取一升，内小器中煎稠，下。取涂疮肿上，大良。

诸疮敷膏《串雅外篇》（清）

【处方】昆沙 夜合花叶 黄丹 干姜 槟榔 五倍子

【用法】为末，先用盐浆水洗疮，后用麻油加轻粉调敷。

诸疮围药《本草纲目拾遗》（清）

【处方】南星炒，四两 五倍子炒黑 白及炒，各二两 藤黄 姜黄炒，各一两

【用法】共为细面，醋调涂，重者加牛黄一钱、鹿茸五钱。

壶公丹《惠直堂经验方》（清）

【主治】诸般肿毒阴症。

【处方】附子一两，半生半熟以纸包煨 五倍子五钱，炒微黑 麻黄五钱 枯芩五钱 甘草节五钱

【用法】共为细末。用米醋调涂，留头。

桐泪膏《疮疡经验全书》（宋）

梧桐泪丸如赤豆大，用羊骨针拨破疮头，放药在内，用干面糊围四周，仍用太乙膏贴之。

凉血护肌膏《传信方》（宋）

【主治】痈疽疮疖。

【处方】南星生末，八两 雄黄一两，别研 白矾生末，四两

【用法】上细匀，用生地黄汁调涂四围。

捆仙绳《神验良方集要》（民国）

【主治】无名肿毒。

【处方】朱砂一钱 蜈蚣焙，一钱 原麝一分 明雄三钱 芒硝一钱 冰片一分 藤黄一钱

【用法】共研细末，用醋调搽。

鹿角膏《医心方》（日安政）

【主治】皮肉猝肿起、赤痛。

【处方】鹿角一两　白蔹一两
牡蛎四两　附子二两，炮

【用法】上四物捣下筛，苦
酒和，涂帛以贴之。

鹿角散《疡科选粹》（明）

【处方】生鹿角尖

【用法】上用米醋在砂石器
内浓磨，涂患处四围，一二日
消。

黄敷膏《外科传薪集》（清）

【处方】大黄四两　姜黄四两
花粉半斤　黄柏四两　苍术二两
陈皮二两　白芷四两　甘草二两

【用法】为末，醋调敷。

黄龙膏《遵生八笺》（明）

【主治】无名肿毒。

【用法】用藤黄茶磨稀汁，
露顶涂之一二层，立愈。

敛疮内消膏《疡科选粹》（清）

以黄明胶一两水一盏熔化
讫，入黄丹一两，再煮三五沸，
候冷，以鸡翎涂肿处，自消。

清水膏方《太平圣惠方》（宋）

【主治】痈疽及一切肿毒，
坚硬疼痛。

【处方】羊桃根一两，锉　川
大黄一两，生锉　黄芩一两　赤小
豆一合　黄药一两，锉　绿豆粉一两

【用法】上件药捣细，罗为
散，用芸苔菜捣取自然汁以蜜稍

许相和，调药令稀稠得所，看四
肢肿赤处大小，剪生绢上匀摊，
可厚一钱贴之，干即易。

普救丹《神验良方集要》（民国）

【主治】敷一切焮红肿毒。

【处方】琥珀四钱　雄黄四钱
陶丹三钱　藤黄八钱　冰片一钱
朱砂六钱　熟石膏五两　大贝母一
两

【用法】共研细末，用桐油
调，或醋调亦可。

隔皮取脓敷膏《验方新编》（清）

【主治】疮肿肿痛不破、青
肿不穿、疼痛难受，而患处难以
用刀或畏惧开刀者，俟脓熟时
用。

【处方】驴蹄皮一两，要脚底剔
下者，用砂炒　荞麦面一两　草乌四
钱，去皮研

【用法】共为末和匀，加食
盐五钱，水糊作薄饼，瓦上炙微
黄色，再研细，以醋调摊纸上贴
之，其脓从毛孔而出，或疮旁好
肉之处自会穿破出脓，最为奇
验。

葱蜜膏《寿世保元》（清）

【主治】痈疽发背、一切无
名肿毒初起。

【用法】生葱、生蜜、猪胆
一个，倾在石臼内共捣成饼，贴

患处，日换三四次即消。

蛴螬膏《圣济总录》（宋）

【主治】肿毒未成头热痛方。

【处方】蛴螬不计多少

【用法】上一味生研细，入少面并醋三两点调，纸花子上摊，剪一眼子，时以水润，觉药力尽再用，候痒揭去，自然脓出。

善消散《疮疡经验全书》（宋）

【处方】白及一两五钱　雄黄五钱，另末　大黄八钱　黄柏五钱　山慈菇五钱

【用法】上为末。葱一把捣烂，加蜜少许，再捣取汁，调匀搽四面，留顶勿涂出气，干以醋润之。

割毒丹《疮疡经验全书》（宋）

【处方】黄柏　大花粉　南星　芍药　姜黄　蝉蜕　大黄各等分

【用法】上为末，水或醋调下。

景岳乌金膏《外科正宗》（明）

【主治】发背中央肉死，涂之即腐，未死涂之即生。若初生肿痛，用点数处，则解毒顿消。若瘀血腐黑涂之即溃。

【处方】用巴豆去壳炒黑研如膏，点肿处，或涂瘀肉上则自消化。或加乳香少许亦可，如涂疮内或加香油少许调稀可用。

解毒膏《太平圣惠方》（宋）

【主治】治一切热毒焮肿，忽发颈项胸背发，即封之，令不成脓方。

【处方1】生地黄切，一升　豉三两　川芒硝五两

【用法】上件药捣令熟，厚二分，日六七度以敷之肿上。

【处方2】蔓菁根三两，干者　芸苔叶三两，干者

【用法】上件药捣细，罗为散，以蛋清和贴肿上，干即易之。

【处方3】商陆三两　芸苔叶三两

【用法】上件药捣熟贴于肿上，干即易之。

解毒散《薛氏医按》（明）

【主治】一切痈疽肿毒。

【处方】草乌　贝母　天花粉　南星　芙蓉叶各等分

【用法】上为细末，用醋调敷四围，中留头出毒。如干仍用醋润之。

方解：愚按，此方药性温和，常用，不问阴阳肿溃并效。

楸叶膏《名医类案》（明）

【主治】敷疮疡、一切恶疮、

肿毒。

【用法】立秋日、太阳未升之时，采楸叶熬为膏，摊敷。

琇按，此方简而神，疡医罕用何也。

敷疮膏《景岳全书》（清）

【主治】敷疮疡。

【处方】车前草　豨莶草　金银花　五龙爪草

【用法】上四味鲜草一处捣烂，加多年陈米粉即常用糯衣者，初起时仍加飞盐少许，共调为稠糊，敷疮上，中留一顶拔脓出。冬时无鲜者，用干药为末，陈醋调敷亦可。或五龙草一时难得，即单用三味，亦能奏功。

敷疮药方《幼科大全》（民国）

【处方】剪刀草　黄连　苦参等分

【用法】上为末，先洗净疮，次用麻油、轻粉调敷。

敷药《六科准绳》（明）

【处方】白蔹　白芷　天南星　白及　贝母各等分

【用法】上为末，水调敷，外用围药束定，内用敷药提起。制之有理。

蝌蚪拔毒散《外科方外奇方》（清）

【主治】一切无名肿毒、火毒、瘟毒。

【处方】寒水石　净皮硝　川大黄各等分

【用法】研极细末。蝌蚪不拘多少，装甏内埋入土中三月，白化成水，每蝌蚪水一大碗入前药末各二两阴干，再研匀，收瓷罐内。用时水调敷。

擦摩膏《遵生八笺》（明）

【主治】一切肿毒。

【用法】用广中番打马，并包吃槟榔欧叶，二物各五钱，碾为细末。疮初起时，将末子擦摩手心脚心，须不住擦之，三五日后疮焦隐去，妙不可述。

附方　水蛭吸毒法

治赤白丹肿，以水蛭十余枚令咂病处，取皮皱肉白为度。冬月天，蛭地中掘取，暖水养之令动，洗净人皮肤，以竹筒盛蛭合之，须臾咂咂，血满自脱，更用饥者。亦治痈肿初起。

蟾蜍膏方《圣济总录》（宋）

【主治】一切疮肿、痈疽、瘰疬等疾，经月不瘥，将作冷瘘。

【处方】蟾蜍一枚，去头用　石硫黄别研　乳香别研　木香　桂枝去粗皮，各半两　露蜂房一枚，烧灰用

【用法】上六味，捣罗为末，

用清油一两调药末，入瓷碗盛，于铫子内重汤熬，不住手搅令成膏，绢上摊贴之。候清水出，更换新药，疮患甚者厚摊药贴之。

5. 痈疽

一抹消《孟氏家传方》

【主治】痈疽发背诸疗众疮无名肿毒。

【处方】大黄二两　藤黄两　明矾五钱　蟾酥五钱　麝香二钱　乳香二钱　没药二钱

【用法】为末，蜗牛打烂作锭晒干，每锭潮重二钱五分，米醋调敷立消。白疽忌用。

二合消毒散《寿世保元》　清

【主治】痈疽发背发项发脑等大毒，不拘已溃未溃，俱用此敷贴。如肿毒未溃，通敷自消，如已溃，将此敷周围肿焮之处，其破口处以神异膏贴之，每日换两三次，不许见风，神效。

【处方】文蛤（捶碎炒黑色为末）三两六钱　轻粉（研）三钱　黄柏（去皮蜜炙为末）二两　寒水石（煅为末）一两

【用法】上末合为一处，用新没水一半蜂蜜一半调和，不稀不稠。如疮毒尚未开，将肿处遍敷之，用绵纸敷于上，但干即以

水扫之，朝夕更换二次。如夏月或午时再换一次亦可。若已破，将此药敷于周围焮肿处，正有脓破口处用神异膏满贴之，不必留口，亦一日三换。

八味黄芩散《千金方》（唐）

【主治】痈疽。

【处方】黄芪　芎䓖　大黄　黄连　芍药　莽草　黄芩　栀子仁各等分

【用法】上制下筛，鸡子白和如泥，涂故帛上，随肿大小敷之，干则易之。若已开口，封疮上须开头，令出气。

九物大黄薄方《外台秘要》（唐）

【主治】痈疽发背。

【处方】大黄　黄芩各三两　白芷二两　寒水石　白蔹各五两　黄柏二两　石膏　赤石脂　黄连各三两

【用法】上药下筛以三合投粉糜二升中和之，薄涂纸，贴肿上，燥易之。肿下止，不下厚敷之。忌生冷、热面、大酢。

丁香散方《圣济总录》（宋）

【主治】痈疽发背热毒攻焮，肌肉赤色疼痛欲成脓，令速溃。

【处方】丁香　赤小豆各半两　寒水石二两　羊桃根　消石（研）

大黄各一两　木香　白蔹　榆皮
（锉）　防己各三分

【用法】上一十味，捣罗为
散，先以雄雀屎七粒，乳香一小
块细研，以醋调和，涂疮头上，
以醋调药末如糊，摊故帛上贴
之，干则易。

大黄散方《太平圣惠方》（宋）

【主治】痈肿已作脓，宜敷。

【处方】川大黄一两　当归一
两　细辛半两　木通一两（锉）
芎药一两　黄连一两　赤芍药一两
黄芪一两（锉）　白及一两

【用法】上件药捣细罗为散，
每用鸡子白和涂于故细布上，以
贴肿处，燥复易之。

大黄散方《太平圣惠方》（宋）

【主治】痈肿发背，宜涂之。

【处方】川大黄一两（生用）
黄芩一两　白芷三分　寒水石一两
白蔹一两　黄柏三分　石膏一两
赤石脂一两　黄连一两（去须）

【用法】上件药捣细罗为散，
以浆水调为膏，厚涂于疮上，干
即易之。

大黄散方《太平圣惠方》（宋）

【主治】发痈肿皮剥烂、汁
流出，如火飚（飙）热甚不可
耐，贴此令消。

【处方】川大黄一两（生用）

赤小豆一两　牡蛎一两　黄连一两
白蔹一两　土瓜根一两　当归一两
（锉微炒）

【用法】上件药捣细罗为散，
每以鸡子白调涂故布上，贴肿
处，干即易之。

化腐紫霞膏《孟氏家传方》

【主治】善能川通诸毒，痈
疽已成，瘀肉不腐、不作脓者，
腐烂瘀肉、穿溃脓毒，其功甚
效。

【处方】金顶砒五分　樟脑一
钱　螺蛳肉二两（炙干研末）　轻
粉三钱　血竭二钱　巴豆仁末五钱

【用法】共研细，麻油调涂，
膏盖。

围药《疮疡经验全书》（宋）

【主治】痈疽、对口。

【处方】雄黄（末）二钱　白
及（末）一两

【用法】和匀，用蟹捣汁调
敷、留孔，时用水润之。

赤小豆敷膏《本草纲目》（明）

【主治】痈疽初作、石痈、
诸痛、风瘙痒疹。

【处方】赤小豆末水和涂之。

【用法】或赤小豆五合纳苦
酒中五宿、炒研末，以苦酒和
涂，或赤小豆、荆芥穗等分为
末，鸡子清调敷之。

治搭背疮方 《孟氏家传方》

【处方】铜绿　红丹　陈石灰各等分

【用法】共为细末，用香油合和，油纸作袋，一面针刺小孔，贴。

治痈肿恶肉不尽膏方 《千金方》（唐）

【处方】蘼芜灰（一作藋灰）石灰（肘后作炭灰）

【用法】上二味各淋出汁，合煎如膏，膏成。蚀恶肉亦去黑痣。此药过十日后不中用。

治痈疽方 《名医类案》（明）

阿胶透彻者一两，水半升煎化，然后入虢丹一两，慢火再熬、数数搅匀，俟三五沸乃取出，摊令极冷，贮瓷瓶中。用时以鸡毛扫涂疮回面、而露其口。如疮未成、则遍涂肿处，良久自消。切勿犯手，更无他法。一切恶疮皆可敷，不特痈疽也。

治痈肿发背敷膏方 《太平圣惠方》（宋）

1. 蔓菁子一升　上捣细罗为散，以醋和为膏，封贴肿上，干即易之。

2. 槐子一合　慎火草一握上合捣令烂，以水和涂之。

3. 伏龙肝末一两　上以好醋和作膏，涂布上贴之，干即易之。

4. 地松捣敷之。凡用皆数易之，勿令其燥，燥更生热。

5. 上捣苎麻根、百合根敷之。

6. 用小豆末鸡子清调涂之。

7. 用芫花末，胶汁和贴于上，燥复易之，肿毒当化为水。

8. 莽草末　上以鸡子白和，涂纸上令厚贴上，燥复易之，有痛自瘥。

9. 栝楼根　赤小豆各等分上件药捣细罗为散，以醋调涂之。

10. 白蔹三分　藜芦一分（去芦头）　上件药捣细罗为散，用醋和如膏贴肿上，日三易之。

11. 捣牛蒡根叶　水芥　水荭草　龙葵叶　巴蕉根　车前叶　鸡肠草　夏枯草　积雪草　酸浆叶　芸苔叶　苍耳　蓼蓝　景天草　敷之。

炼石散 《千金方》（唐）

【主治】痈有坚如石核者，复大色不变，成石痈。

【处方】粗理黄石一斤　鹿角八两（烧）　白蔹三两

【用法】上三味以醋五升，先（将石）烧令赤，内醋中，不限数，醋半止，总捣末，以余醋和如泥，厚敷之，干则易，取消止。尽更合。诸漏及瘰疬其药悉皆用之。仍火针针头破敷药。

又单磨鹿角，半夏末和敷之，不如前方佳也。

【用法】蜀桑白皮阴干为末，烊胶和酒调敷，以软为度。

消毒神圣丹《神验良方集要》（民国）

【主治】敷一切痈疽、大小诸毒。

【处方】鲜山药五两（不见火）全蝎十个（焙研）　银朱一两　松香（要白嫩者）　白糖各一两

【用法】上药五味共捣三千捶、极烂、黏如泥。能敷一切大小肿毒，四围敷之，药上盖纸，周时一换。

凡发背、腰疽、腹痈、各种火毒，初起敷之即消，已成搽三次收小、出毒，随愈。神妙不可测度。

消肿定痛散《慈禧光绪医方选议》（中华）

【处方】金果榄三钱　姜黄三钱　乳香一钱　没药一钱　梅花片四钱（另研后兑）

【用法】共研极细面，过重罗后兑梅花片，用清茶卤调匀，

湿上患处，如干时，即用稀药水温温掸之。

痈疽围药《陈修园全集》（清）

【处方】紫荆木皮　芙蓉叶陈小粉　生大黄　土朱　制南星白及（无药量）

【用法】共研细末，醋调敷患处。

黄连饼方《太平圣惠方》（宋）

【主治】脑痈及热毒疮肿，宜贴之。

【处方】黄连一两　乳香一两薰陆香一两　雄雀粪四十九粒（尖细者是）

【用法】上件药，捣罗为散。用蔓菁根二两洗净滤去水、细切、捣如泥，若肿甚、即更用蜀葵根二两入前药四味，合捣调匀，取出于瓷器中贮之。可肿头捻作饼子，厚二分许贴之，干即易之。

黄狗下颊方《疡科选粹》（明）

【主治】肚痈、腹痈及腿上附骨疽。此方治下部痈疽神效，又可治发背。

【处方】黄狗下颊连舌连皮毛劈下，入罐盐泥封固，铁器盖口，煅一炷香，烟尽清即止，存性为妙，视其骨灰正黑者妙，带白者则为已过，研细末，加白芨

末、寒水石、绿豆粉三味各五钱为率，酒调空心服。又将三（四）味等分油调敷患处。其验以出臭汗熟睡为度。此经验过，为下部神药。

黄连散方《太平圣惠方》（宋）

【主治】石痈发热紫赤色，毒气攻冲未定。日夜疼痛宜此方。消肿、化毒、止痛。

【处方】黄连一两　川大黄一两（生用）　白蔹一两　马牙硝一两　黄柏一两（锉）　青盐半两　麒麟竭半两　赤小豆半合（炒热）　杏仁四十九枚（汤浸去皮尖研）

【用法】上件药捣细罗为散，用蜜水调涂痈上，干即易之。

野葛散方《太平圣惠方》（宋）

【主治】痈肿疼痛不止宜贴之。

【处方】野葛皮半两（锉）　川大黄半两（生锉）　半夏半两　莽草半两　川芒硝半两　白蔹半两

【用法】上件药捣细罗为散，以猪胆和为膏，摊于布上敷肿处，干即换之。

雄黄散《玉机微义》（明）

【主治】痈疽发背，疼痛不止。

【处方】粟米小粉三两（炒）　草乌　南星　络石百合各一两　白

及二两　乳香　没药　雄黄　黄丹各半两

【用法】上极细末，温水调敷。

雄黄散方《太平圣惠方》（宋）

【主治】发背肿毒，燄赤疼痛。

【处方】雄黄一两（细研）　黄连一两（去须）　黄柏半两（锉）　赤小豆三分　川朴硝一两　黄芩半两　白及三分

【用法】上件药捣细罗为散，用猪胆调如面糊，日三四次敷肿上，**雄黄散方**《太平圣惠方》（宋）

【主治】石痈风毒初结，燄核坚硬，宜涂之。

【处方】雄黄半两（细锉）　川大黄半两（生用）　磁石半两（捣碎细研）　白矾半两（烧令汁尽）　细辛半两

【用法】上件药捣细罗为散，用鸡子白和生蜜调涂之，干易之。

又方一

【处方】白蔹半两　藜芦一分（去芦头）

【用法】上件药捣细罗为散，日三上以醋和贴。

又方二

【主治】石痈坚硬如石，不

作脓者。

【用法】上用商陆根捣烂敷上，燥则易之。

又方三 用芫花捣为末，水和如膏涂之。

寒水石散方《太平圣惠方》（宋）

【主治】痈肿热毒疼痛攻蚀肌肉、赤色虚肿、手不可近、欲成脓及已成脓者、四肢赤肿宜用。

【处方】寒水石二两 羊桃根一两（锉） 硝石一两 木香半两 白蔹半两 丁香半两 榆皮半两（锉） 赤小豆一合 汉防己半两 川大黄一两（生用）

【用法】上件药捣细罗为散，用头醋旋调和稀稠得所，涂故软布上，贴疮头四肢赤燉处，候干即易之。其疮头别破，波斯青黛，以少许水和，时时以乌翎敷之，勿令干。

腕痈敷膏《六科准准绳》（明）

1. 紫金牛膝散

【主治】手半抻握，及脚上一切肿毒堆核燉肿者。

【处方】紫金皮 赤葛根皮 赤毛桃根 山布瓜根 赤牛膝 鱼桐根皮 天布瓜根 落鸦枪根

【用法】上砍烂，糟炒热，敷患处。

2. 鱼桐根皮 落鸦枪根 紫金皮 上砍烂，糖炒敷之。久不退加山樟子叶及根皮。

槟连散《三因方》（宋）

【主治】痈疽疮肿，未溃已溃皆可敷。

【处方】槟榔 川连各五钱 山甲十片（烧存性）

【用法】上为末，先点好茶，以翎毛刷过疮，仍以茶清调敷疮上，如热甚则鸡子清调敷。脓已溃，则用长肌药。未溃、则用替针散。

1. 替针丸

【主治】痈疽虽溃，而脓不出，用之必快。

【处方】雄雀粪二十七枚（真者） 硇砂一字匕（别研）陈仓米 没药各一字（研）

【用法】上研匀，以米饮丸如粟米，每用一粒贴在疮头或插疮内，即溃而脓出。

2. 生肌散

【主治】敷痈疽疮毒，即生肌。

【处方】黄狗头骨（烧存性）二两 腻粉一钱 桑白皮一两

【用法】上为末，用生麻油调敷良。

磨刀石锉肿方《太平圣惠方》（宋）

【主治】发背。

【处方】磨刀赤石一片用长三寸厚一寸者 白蔹二两 川大黄一两 醋一升 鹿角八两（烧为灰）

【用法】上件药，取磨刀石烧令赤即纳醋中，复出烧赤又纳醋中，候醋减半，即取诸药一处捣细罗为散，以醋调如膏，软布上贴，干则易之。

三神膏《寿世保元》（清）

【主治】痈疽发背已溃者。

【处方】蓖麻子仁一合 陈醋一大碗 盐一撮

【用法】上三味置锅中，用槐条搅成膏，先将猪蹄汤洗净或米泔水洗净，用鸡翎续续扫上，其皮即绉，其肉即生。

三白散《六科准绳》（明）

【主治】痈毒。

【处方】白芷 白蔹 白蔹

【用法】上等分为细末，用新汲水调敷。

广灵丹（验方）

【主治】痈疽大症。

【处方】僵蚕五钱 洋庄五钱 半夏五钱 细辛五钱 白芷五钱 生大黄五钱 木鳖五钱 牙皂五钱 苍术五钱 木香五钱

【用法】研为细末，醋调敷。

大提药方《临证指南医案》（清）

【主治】发背恶疽。

【处方】雄黄 藤黄 真当门子各一钱 朱砂三分 蓖麻子肉要不老不软，三钱 红升药一钱五分，如用一钱则略缓难效

【用法】先将蓖麻子研如泥，后和各药研烂，用象牙匣封藏，外用虎皮包好，则不泄气。

大黄膏《太平圣惠方》（宋）

【主治】痈肿毒热，赤焮疼痛。

【处方】川大黄三分，生用 杏仁三分，去皮生研如膏 盐花三分

【用法】上件药，捣细，罗为散，入杏仁膏都研令匀，以新汲水和令稀稠得所，旋取于肿上，干即易之。

大黄散方《太平圣惠方》（宋）

【主治】痈疮不消，欲结成瘘。

【处方】川大黄一两，生用 黄芩三两 龙骨一两 甘草一两 黄连一两，去须 当归一两，锉微炒 牡蛎一两 白蔹一两 白及一两 赤芍药一两 赤石脂一两

【用法】上件药捣细，罗为散，每用猪胆汁调涂于细布上，如肿大小贴之，燥即易之。

万金水澄膏《疡科选粹》（明）

【主治】一切无名肿毒、发背、痈疽已溃，未溃即散。

【处方】乳香 没药用灯心捻去油 广木香不见火，各三钱 轻粉一钱 雄黄 辰砂各四钱，以上俱另为末 白及八两 黄药子二两，黄色者是 乌鸡骨二钱六分，要白毛乌鸡的一只刮去腿肉的腿骨，晒称如前数，以火煅存性，另研，不许煮熟用之

【用法】上药研末，用冷井水半盏，以药少许调化，候药澄盅底，随以盅内余水滤去听用，将底药敷红肿处，空一顶，再用绵纸贴于顶，纸穿一孔以散毒气，候纸干，将前药水浸润纸外，勿令干。病轻一日二次，病重日夜三四次。

万全金花散《中藏经》（汉）

治发背痈疽疼痛不可忍者，凡肿在脊骨边根株如碗盏大，上面有细头子如粟米粒白色，其间赤有如石榴子者，即疽疮也。

车螯紫色者，出海际，用火煅，地上出火毒气，为细末 生黄柏为末 生甘草为末 干芦皮自东边面西芦篱障上取皮为末

上各为末。旋抄螯末、黄柏末各一钱，甘草末半钱以上、芦皮末一钱半以上拌匀，用津唾调。以竹篦子敷肿上，须盖遍疮根，未穴者自穴，已穴者恶物自出，凡十上取效。每敷疮时，须先用赤根葱三两茎、薄荷少许、盐水许一处煎汤，放冷淋洗，旋旋用帛子拭干方可上药。系恶疮疖并敷之。无头者即消，有头者即脓出，神效。

乌龙膏《串雅内编》（清）

【主治】一切痈疽发背、无名肿毒，初发焮热未破者。

【用法】隔年小粉愈久愈佳，以砂锅炒之，初炒如饧，久炒则干成黄黑色，俟冷定研末，陈米醋调糊熬如漆，瓷罐收之。用时摊纸上，剪孔贴之，患处觉冷，疼痛亦即止，少觉微痒，听其干燥弗动，久则毒自消。药力尽自然脱落矣。

乌头敷膏《本草纲目》（明）

【处方】川乌头炒 黄柏炒，各一两

【用法】为末，蜜调敷。

乌龙扫毒膏《外科秘录》（清）

【主治】一切痈疽发背肿毒已溃未溃并皆治之。

【处方】文蛤八两，炒 多年浮粉一斤，晒干入米醋浸一夜再晒干 蜒蚰三十条

【用法】同捣一处再晒，再

捣成末，再炒至黑，为细末，瓷罐收贮。凡遇疮疽，用醋调敷患处，留头出毒气，绵纸盖之，干再用醋扫润之。如发背痈疽发惯时，痛不可忍，用熟猪脑子（去皮净）一个，捣烂调成膏，毒上敷之，留头出毒气，纸盖之。如疮红紫热毒势甚，用蜂蜜调敷更效。

乌金散《外科精义》

【主治】痈疖肿硬无头、不变色者。

【处方】米粉四两　葱白一两

【用法】同炒黑研末，醋调贴一伏时，又换，以消为度。

乌倍散《外科真诠》（清）

【主治】甲疽。

【处方】草乌五钱　血竭一两　龙骨一钱五分　文蛤四两

【用法】先将前三味捶碎，入文蛤同炒焦，共用文蛤研细，油调搽。

水澄膏《奇效良方》（明）

【主治】痈肿。

【处方】雄黄水飞　郁金各二钱　黄连　黄丹水飞　黄柏　大黄各半两

【用法】上为细末，量所肿处用药多少，以新汲水半盏抄药在内，须臾药沉，澄去其浮者，

水尽然后用槐柳枝搅药数百余转，如面糊相似匀，以小纸花摊药，贴肿处，更以鸡翎撩水不住扫之。

水澄膏《外科秘录》（清）

【主治】痈肿。

【处方】白及四钱　白蔹四钱　郁金一对　大黄七钱五分　黄柏七钱五分　黄药子七钱五分　榆皮七钱五分　乳香五钱　没药五钱　雄黄五钱

【用法】共为细末，用新汲水一碗将药澄于水内，药定去水，敷于肿处，上用白纸封之，用鸡翎掠水润湿。

天南星膏《奇效良方》（明）

【主治】风毒痈疖。

【处方】大天南星一两　厚黄柏半两　赤小豆一分　皂角一挺，不蛀者烧灰存性

【用法】上为细末，以新汲水调，皮纸贴之，已结即破，未结即散之，立效。

凤仙膏《仙拈集》（清）

【主治】贴痈疽发背杖疮。

【用法】凤仙花连根茎叶捣烂敷患处，一日一换。

升麻膏《千金翼方》（唐）

【主治】痈疽。

【处方】升麻　大黄　黄芪

川芎　龙骨　白及各一两　黄芩六两　白蔹　牡蛎熬　甘草各半两

【用法】上一十味，捣筛为散，以蜜和之如泥，涂布，薄痈上，干即易之。

五龙散《外科传薪集》（清）

【主治】痈疽、疔毒、瘰疬初起。

【处方】生南星一两　生半夏五钱　全当归五钱　生大黄五钱　陈小粉一斤四两，炒黑

【用法】共为细末，火盛以芙蓉汁调，寒重以姜汁调。

牛蒡根膏《太平圣惠方》（宋）

【主治】热毒风肿为诸痈发背等。

【处方】牛蒡根半斤，刮去黑皮切

【用法】上件药以无灰酒一升、水二升相合，下牛蒡以慢火煎，候汁浓有少黏即去滓，却向铛中煎如稀饧，即停火膏成。先以膏可肿处涂之，便著故帛贴，日夜二三度易之。

玄参散方《圣济总录》（宋）

【主治】一切痈疽疮肿。

【处方】玄参　黄芩去黑心　羊蹄根　芍药　白芷　丁香　木香　硝石碎　半夏汤洗七遍　白蔹　木鳖子去壳　莽草各一两

【用法】上十二味捣细，罗为散，醋调涂疮上，日三四次，肿消为度。

木香散方《太平圣惠方》（宋）

【主治】风毒气留滞荣卫不通，欲结为缓疽。

【处方】木香一两半　桂心一两　白蔹一两半，生用　赤小豆一合　莽草一两半　附子一两，去皮脐　半夏一两半　羊桃根二两，锉

【用法】上件药捣细罗为散，以酽浆水旋调稀稠得所，涂故软布及生薄绢上贴之，干即易之，以肿消为度。

白及膏《卫生鸿宝》（清）

【主治】发背、搭手。

【处方】白及五钱，炙末　广胶一两，烊化

【用法】二味匀和，敷患处，空一头出气，以白海蜇皮贴之，数次即消。

白蔹贴方《外台秘要》（唐）

【主治】疔痈肿、坚核不消。

【处方】白蔹　大黄　赤石脂　芍药　莽草　黄芩　黄连　吴萸

【用法】上八味各等分捣筛，以鸡子黄和如浊泥，涂布上，随核大小贴之，燥易。

白芷散方《太平圣惠方》（宋）

【主治】痈疮已溃。

【处方】白芷一两 黄连一两，去须 地榆一两，锉

【用法】上件药捣细，罗为散，每用以鸡子白调涂布上贴疮，日三四度换之。

白龙膏《万病回春》（清）

【主治】背疽及臁疮。

【处方】香油四两煎数沸，入官粉二两研细，次入黄蜡一两熔化搅匀，退火待药将皱面，用厚连四纸剪大小下，一拖药在上收，候若贴时，先将葱须汤洗净贴之。

发背膏《万病回春》（清）

官粉不拘多少研细，用槐枝艾梃锉碎，拌炒官粉黄色，去槐枝。每粉一两入银朱一钱研匀，用蜡油调摊旧棉花上贴之。

发背膏《丹溪心法》（元）

【主治】发背已溃未溃。

【处方】厚朴二钱，姜汁制 陈皮二钱，去白 苍术二钱，米泔浸 甘草二钱

【用法】上入桑黄菇五钱同为末，疮已溃则干掺之，未溃则油调涂之。

发背敷膏《疡医大全》（清）

【处方】滴乳香去油 没药去油 白儿茶 银朱 真定粉 黄丹各四两 铜绿三钱

【用法】上研极细末，照疮大小用夹连四纸戳孔，每张称药五钱真麻油调摊，四周用线缝好，贴上，外用软绢扎，自然止痛、化腐、生新，三日翻转贴之。如对口，调膏敷之。

出水膏《六科准绳》（明）

【主治】痈疽破穴后，误入皂角水及诸毒水以致疼痛，及驴马尿粪一切毒水入疮，并治。

【处方】糯米粉 砂糖各三两 甘草生末，一分

【用法】上为细末，水调为膏，摊在绢上贴。毒水出效。

玄参散方《太平圣惠方》（宋）

【主治】痈肿热毒疼痛。

【处方】玄参半两 紫葛半两，锉 川大黄半两，生用 木香半两 黄柏半两 川芒硝半两 黄药半两 紫檀香半两，锉

【用法】上件药捣细，罗为散，以鸡子白调和稀稠得所，薄涂所患处，有疮肿已破者去芒硝。

四虎散《外科传薪集》（清）

【主治】痈疽硬肿，厚如牛领之皮，不作脓腐。

【处方】天南星 草乌 半夏 狼毒各等分

【用法】研细，用猪脑子同

捣敷，留顶出气。

龙骨散方《太平圣惠方》（宋）

【主治】痈疽赤肿未得脓溃，化脓止痛。

【处方】龙骨一两　川大黄半两，生用　白蔹半两　黄芪半两，锉　黄芩半两　白及半两　牡蛎半两，烧为粉　雌黄半两，细研　甘草半两　川芎半两

【用法】上件药捣细，罗为散，用猪胆汁调令如膏，摊于帛上涂贴，取穴为度。

甘草敷膏《验方新编》（清）

【主治】脱疽。

此症生于手足各指或云生手足第四节者是，或生指头，或生指节、指缝，初生或白色痛极，或如粟米起一黄泡，其皮或如煮熟红枣黑色不退，久则溃烂，节节脱落，延至手足背，腐烂黑陷，痛不可忍，古方有截去指头一法，断不可用，宜用。

【处方】顶大甘草研极细末，用香麻油调敷，要敷极厚，一日一换，不可间断，忌食发物，不出十日必愈。真神方也。再用金银花、元参各三两，当归二两，甘草一两，水煎服，一连十剂，永无后患。药味不可减少，减则不效，并忌抓搔为要。

石疽膏《续名医类案》（清）

猪脂捣烂，入肉桂细末、葱头、食盐，杵匀厚敷患处。

以脂膏治血肉，同气相应也。葱头能透窍，盐能软坚，桂能行血，油能浸润皮肤。

内服生脉饮送八味丸，食远志、参、芪、归、芍、苓、术、薄、桂、银花、角刺之类，使阳回，则阴寒自解，血气冲和自能逐毒。三五日后，冰硬者热软，漫肿者高耸，木者疼痛，紫者红活，饮食日进，血气渐长，毒即外出，久凝久瘀之血肉，消者消，脓者脓，而愈。

石疽敷膏《陈修园全集》（清）

如石坚硬，不作脓者。

醋五升，以粗黄石如鹅卵者猛火烧赤淬之，取出再烧再淬，至醋减半，将粹过之石捣细末，即以此醋和，厚涂患处，以消为度。

甲疽膏《陈修园全集》（清）

【处方】硼砂　乳香　黄丹各一钱　铅粉五分　橄榄核三枚，烧存性

【用法】共研，麻油调搽，先用盐汤洗净拭干，再上药。

冲和膏《医宗金鉴》（清）

【主治】痈疽发背阴阳不合，冷热相凝者，宜用此膏敷之。能

行气疏风，活血定痛，散瘀消肿，去冷软坚，诚良药也。

【处方】紫荆皮炒，五两　独活炒，三两　白芷三两　赤芍炒，二两　石菖蒲一两五钱

【用法】上五味共为细末，葱汤热酒俱可调敷。

方歌：冲和发背痈疽毒，冷热相凝此药敷，行气疏风能活血，紫荆独芷芍菖蒲。

红玉锭子《明医指掌》（明）

【主治】痈疽。

【处方】干胭脂三钱　枯白矾三钱　轻粉三钱　砒霜一钱　黄丹三钱　片脑五分　麝香五分

【用法】末之，糊为锭子。临用井花水磨，涂患处。

当归散方《太平圣惠方》（宋）

【主治】痈肿疽疮等热毒炽盛不散，已成脓溃，疼痛不可忍，止痛搜脓。

【处方】当归一两　羊桃根一两，锉　桂心半两　白蔹半两　木香半两　丁香半两　榆白皮一两，锉　汉防己一两

【用法】上件药捣细罗为散，用醋浆水调如膏，贴于肿上，干即易之。

当归贴方《外台秘要》（唐）

【主治】疔痈疮发背有脓血。

【处方】当归　蛴螬　丹参　附子炮　蜡　蜜各一分　栀子十枚　桂心　胶各一分

【用法】上九味合煎，以贴疮上。

当归煎方《太平圣惠方》（宋）

【主治】肠内生痈肿，令人心膈间气滞、急痛、肛热、呕逆，小便黄赤间燃腹表发肿，肠中夜间如汤沸声，须速救疗。

【处方】当归一两　没药三分　麝香半两，细研　乳香半两　桂心半两　朱砂半两，细研　黄芪三分　漏芦半两　自然铜半两　丁香半两　木香三分　川芎半两　麒麟竭三分　槟榔半两　云母粉半两　沉香半两　甘草半两　白蔹半两　白芷半两　密陀僧半两　赤芍药三分　野驼脂三分　黄犬脂三分　生地黄半斤，绞取汁

【用法】上件药，除脂并捣罗为末。银锅内先用好酒五升，以慢火煎去二升，即下地黄汁，更煎渐浓，次入野驼脂，不住手以柳木篦搅如膏，即下药末，更搅令匀，以瓷盒盛。每空心、午时、晚间以甘草酒调一弹丸大服下。外取涂贴患处良。

地黄膏《鬼遗方》

【主治】痈疽恶肉。

【用法】地黄三斤，水一斗，煮取三升，去滓，煎稠，涂纸上贴之，日三易。

羊桃根散贴方 《圣济总录》（宋）

【主治】痈、发脑，拔去疮中毒。

【处方】羊桃根锉 硝石研 凝水石研,各一两 木香 天灵盖慢火烧烟绝 白蔹各半两

【用法】上六味，捣罗为散，清水调如糊，摊于故帛上贴之，干即易，痒则瘥。

多骨疽敷膏 《石室秘录》（清）

【处方】大黄一两 芙蓉叶晒干,一两为末 麝香三分 冰片三分 五倍子一两 藤黄三钱 生矾三钱

【用法】各为末，米醋调成如厚糊，涂于多骨疽之左右四边，以药围其皮肉，中留一头如豆大，以醋用鹅翎不时扫之，若不扫任其干围，则无益也。一日夜即内消，神效。其余痈疽疮疖一以此药敷之，无不神效。

麦饭石膏 《薛氏医按》（明）

【处方】白麦饭石炭火煅醋淬数次，研极细，二两 鹿角生取带脑骨者断之，用炭火烧烟尽，研极细，四两

【用法】上用米醋调和，入砂器煎，以竹片不住手搅熬成膏。先用猪蹄汤洗净，以鹅翎拂涂四围，干则以醋润之。若腐烂用布帛摊贴之。

李氏云，麦饭石膏治发背痈疽神妙，惜世罕知。有患者因脓不溃，以毒药罨之，其热益甚，毒延咽喉脚膝，皆为不治。余用此膏一夕顿溃，凡疽得脓其毒始解。或有不溃者，须用此膏。

沉水膏 《直指方》

【主治】痈疽发背，排脓敛毒。

【处方】天南星七钱半 白及 白芷 赤小豆 半夏生 贝母各五钱 木鳖子仁 乳香

【用法】上为末，蜜水调敷，纱贴。

芙蓉膏 《寿世保元》（明）

【主治】痈疽发背，肿痛如锥刺不可忍者。

【处方】芙蓉叶 黄荆子各等分,为末

【用法】上二味入石臼内捣极烂，用鸡子清调敷患处，留顶，如烟起。此方用在未溃之先或将溃之际。

芙蓉外敷法 《医方集解》（清）

一切痈疽毒肿，用芙蓉花或叶或根皮烂捣，或干研末、蜜调，涂四围中间留头，干则频换，初起者即觉清凉、痛止肿

消，已成者，即脓出，已溃则易敛，疡医秘之名为清凉膏、清露散、铁箍散，皆此物也。或加赤小豆末，或苍耳烧存性为末，加入亦妙。芙蓉辛平、性滑、涎黏，清肺、凉血、散热、止痛、消肿、排脓。

芜菁子膏《千金翼方》（唐）

取芜菁子一升捣作细末，大醋和如泥、封之，干则易之。封肿毒痛肿。

又方　槐子半升、慎火草一把捣细，水和涂之。

还魂散《采艾编翼》（清）

【主治】凡疮欲溃未得溃者，以水浸胶软贴，当头自溃。凡患发背并无名肿毒，能令内消为墨水从小便出，甚可解毒，初起时万无一失。

【处方】知母　贝母　半夏　山甲　天花粉　皂角刺　乳香　金银花各一钱

【用法】不得加减，用无灰好酒一盅煎半盅，去渣作一服。再将渣捣烂，加秋过芙蓉叶一两，用蜜调井花水，和敷疮上，如干再用蜜水润之，立消。

皂荚膏方《太平圣惠方》（宋）

【主治】附骨疽肿痛。

【处方】皂荚十挺　蘼芜融者

细研　吴萸二两，末　杏仁一两，汤浸去皮，炙，研如泥　水银一两，以李枣瓢同研星尽

【用法】上件药以醋三升，煎皂荚取一升五合，滤去滓，下吴萸、杏仁以文火熬成膏，次下水银和匀，置不津器中，放故帛上涂贴于患处。

卵黄膏《太平圣惠方》（宋）

【主治】附骨疽及鱼眼疮。

【用法】上用鸡子五枚煮熟去白取黄，于铫子内。以慢火炒令黑，候自然为膏，沥于盏，纳黄丹、腻粉各三钱，拌和令匀。每用时先用米泔煎汤洗患处拭干，用药敷之妙。

又方　以蜣螂七枚和大麦面烂捣封之。

附子散方《太平圣惠方》（宋）

【主治】妇人乳疽及妒乳作寒热疼痛，宜敷。

【处方】附子一两，去皮脐　藜芦半两，去芦头

【用法】上件药，捣罗为末，用醋调敷之，干即再敷之。

又方一　上于石上磨鹿角取浓汁，涂肿上，干复易之，随手渐消。

又方二

【处方】鸡子白三枚　半夏

末，一两

【用法】上件药和涂之，极效。

又方三 上以醋和吴萸末，或捣生姜，或小蒜和敷之，并良。

足根疽蜡膏《疡医大全》（清）

【处方】乳香　没药　海螵蛸　赤石脂各等分

【用法】研细末，用黄蜡化开和匀，作饼敷上，包扎，即愈。

松脂膏《太平圣惠方》（宋）

【主治】痈疽，疮久不瘥。

【处方】松脂三两　薰陆香三两

【用法】上件药合捣，纳少许盐为饼，贴疮上，得汗出尽即愈。

金菊膏《济生验方》（清）

【主治】一切痈疽、无名肿毒。

【处方】胡麻一两　金菊一两　乳香五钱　没药五钱

【用法】共研细末，加米粉醋熬成膏，热贴患处，用棉花盖疮口，然后敷药，药冷换热的，贴散为度。

金箍散《疮疡经验全书》（宋）

【处方】黄柏去粗皮，一斤

川白及四两　芙蓉叶一斤　紫花地丁一斤　天花粉半斤　白蔹半斤

【用法】上为极细末。随疮疖、痈疽、发背，每用葱一把捣碎加蜂蜜少许，再捣取汁调匀，搽患处四向，空中出毒，干再用余汁润之，以助药力。盖葱性能开腠理，善走诸经、发风邪。蜜乃百花之精，润肌窍、解百毒，与葱相反，助诸药力。如葱汁不便，夏用蜜水、冬用蜜汤。

又方

【处方】白及四两　雄黄一两　榆皮二两　黄柏一钱　麝香少许

【用法】上为末，猪脑一研调匀，搽四向，空中出毒，干再易之。

茄膏《本草纲目》（明）

【主治】跌扑坠损、发背恶疮。

【用法】重阳日收老茄子百枚，去蒂，四破切之，硝石十二两捣碎，以不津器先铺茄子一重，乃下硝石一重，如此间铺令尽，以纸数层密封，安置净处，上下以新砖承覆，勿犯土气。至正月后取出，去纸两重，日中曝之，逐日如此，至二、三月度茄已烂，开瓶倾出，滤出滓，别入新器中，以薄绵盖头，又曝至成膏，乃可用。

每以酒调半匙，空腹饮之，日再，则恶血散痛止而愈。若膏干硬即以饭饮化动用。如发背，以酒服半匙，更以膏涂敷疮口四周，觉冷如冰，疮干便瘥。其有根本在肤腠者亦可内消。茄根及枯茎叶，主治冻疮皲裂者，汤渍之良，散血消肿。

拔毒散方 《太平圣惠方》（宋）

【主治】发背涂疮。

【处方】阳起石 寒水石 矾石 白石脂 石膏 麦饭石以上各一两

【用法】上件药，捣罗为末，重研如面，用新汲水调涂疮上。

抵圣熊胆丸方 《太平圣惠方》（宋）

【主治】发背疮、焮热疼痛。

【处方】熊胆 麝香各一分

【用法】上件药同研为丸如黍米大。凡用药先以温水洗疮令净，安一丸于疮口内，上掺解毒生肌散，后用醋面糊，摊于故帛上盖之。手按不可忍者，立效。

刻效散 《疮疡经验全书》（宋）

【处方】黄栝楼一枚 白矾一钱

【用法】连皮子煅过为末，醋调敷，乳汁尤妙。

神功散 《景岳全书》（明）

【主治】诸发背痈疽及诸疮，不问肿溃。

【处方】黄柏炒 草乌炒，各一两

【用法】上为末，用漱口水调入香油少许，调搽患处，如干仍用前水润之。

神功妙贴散 《六科准绳》（明）

【主治】涂敷痈疽晕内，使脓血化为水出，收晕敛毒。

【处方】大南星圆白者 蓖麻子仁各四钱 五倍子淡红者 半夏生 白芷梢片 姜黄 贝母 白及各三钱 没药 乳香各二钱 花蕊石散二帖

【用法】上为细末，和井水入蜜调敷。疮色黯晦，姜汁调敷，从晕边抹收入里，留中间如钱大贴膏药。若疮开大，全用纱摊药，以旧茶笼内白竹叶尾剪两片如疮大，先贴药上，然后贴疮，久年蓬仰上竹叶亦得。竹叶吐出水籍药以行之。凡敷药须是细末则不痛。

柳木耳饼方 《太平圣惠方》（宋）

【主治】痈疽疮肿，热焮疼痛，宜贴之。

【处方】柳木耳一两 龙葵根

一两，锉　黄连三分，去须　川芒硝一两　麦饭石三分，烧醋淬三遍　雄雀粪一分　乳香一两　杏仁一两，其疮有头作孔者煨去皮尖，无孔者和皮捣用之

【用法】上件药捣细罗为散，用浆水和捏作饼子如五钱厚，贴疮头，以单帛抹之，日二易之。

洪宝丹《疮疡经验全书》（宋）

【主治】发背黑色、四围烂开，用此把住好肉。

【处方】天花粉二两　姜黄白芷各一两　赤芍药二两

【用法】末之，若病势大热，可用热茶清调敷，如病少温，则用酒调。欲箍其脓，加姜汁四分，茶清六分。

退毒散《六科准绳》（明）

【主治】痈肿通用。

【处方】木鳖子去油　天南星　半夏生　赤小豆　白芷　草乌连皮尖，各等分

【用法】上为细末，硬则用醋调敷，热焮则用蜜水调敷。

草乌揭毒散《景岳全书》（明）

【主治】一切痈疽肿毒。

【处方】草乌　贝母　天花粉　南星　芙蓉叶各等分

【用法】上为末，用醋调敷四围，中留头出毒，如干用醋润。

香蟾膏《外科秘录》（清）

【主治】发背疔毒。

【处方】活虾蟆一个，去骨　麝香五厘

【用法】共捣如膏，敷在患处，留头，如无头都敷上，一二日揭去，倘未痊愈，再捣敷。

独蒜膏《太平圣惠方》（宋）

【主治】瘰疬无头脑，出在指甲上宜用。

【处方】独头蒜一两　杏仁一两，汤浸去皮尖

【用法】上件药相和、烂研、炒令热，敷疮上，以软帛系之，数易神验。

骨髓膏《太平圣惠方》（宋）

【主治】附骨疽多年不瘥方。

【处方】多年油脚一两　猪筒骨髓一两　麝香一钱，细研

【用法】上件药都研为膏，涂于疮上。

消肿膏《医心方》（日安政）

【主治】痈肿、瘰疬及欲发背觉痛。

【处方】黄芪一两　黄芩一两　川芎一两　当归一两　黄连一两　白蔹一两　芍药一两　防风一两

【用法】上八味捣、下筛，以鸡子白和，涂故布上，以贴肿上，干复易，患热者加白蔹，患

痛者加当归各一两。

消毒神圣丹《神验良方集要》
（民国）

【主治】敷一切痈疽、大小
诸毒。

【处方】鲜山药五两，不见火
全蝎十个，焙研　土红朱一两　松
香　白糖各一两

【用法】上药五味共捣三千
捶，极烂，黏如泥。能敷一切大
小肿毒，四围敷之，药上盖纸，
周时一换。

凡发背、腰疽、腹痛、各种
火毒，初起敷之即消，已成搽三
次收小、出毒，随愈。神妙不可
测度。

消痈敷膏《千金翼方》（唐）

【主治】痈肿。

【处方】黄芪　青木香　栀
子　干地黄　升麻　龙骨　大黄
黄柏　黄芩　麻黄　黄连　川芎
生犀取末　白蔹　羚羊角

【用法】上十五味等分，捣
筛为散，以醋和之如泥，涂故布
上，开口如小豆以泄热气，干则
易之，瘥止。

痈疽围药《陈修园全集》（清）

【处方】紫荆木皮　芙蓉叶
陈小粉　生大黄　土朱　制南星
白及无药量

【用法】共研细末，醋调敷
患处。

痈肿敷膏《外台秘要》（唐）

【处方】白蔹　乌头炮　黄
芩各等分

【用法】上三味捣筛，和鸡
子白敷上，即愈。

痈疽发背敷药方《疡科选粹》（明）

【主治】此方可以治热症，
然力薄恐不足以胜重任。

【处方】车前草连根　五爪龙
豨莶草　金银花　射干各等分

【用法】上共捣烂，加多年
陈米粉调如浆，加飞盐少许，调
敷疮上，留一孔拔脓出。

若冬时用根，若蓄下干叶陈
醋调敷，其蓄草阴干者佳，不见
日为妙。五爪龙一时采不出，疮
势甚急，只用四味亦能奏功。疮
初发时，取草汁半盏黄酒和服，
其肿内消，其毒自散。射干一名
地扁竹，处处有之，其花似萱花
而略小。端午采者阴干尤妙。

广陵李杜曰，此方初用
（作）药捻熏照，以火引火，毒
气外散，后用药敷围，追脓止
痛，毒从疮口出。一照即起红
晕、状如蒸饼，则阴症变为阳症
无虞。照法每日一次，初用药捻
三根或四根，次四五根，再六七

根止，以重轻为多寡。重者六七日腐肉化脓，新肉如榴子渐生，不必再照。敷药终始用之，不可用膏药，用葱叶贴之。又曰照时用猪蹄汤澄清洗，敷药如法，重照。待疮愈肉满，加用生肌散，护以太乙膏，内服十宣散、护心散，忌寒凉之药，恐伤胃气。

痈肿黄芪贴方 《外台秘要》（唐）

【主治】通按肿，一作疽。

【处方】黄芪一两半　黄芩　川芎各一两　黄连　白芷　芍药各二两　当归一两半

【用法】上七味捣筛，以鸡子白和如膏。诸暴肿起处以涂著布上，已贴燥易，肿处不觉贴冷便愈。热势毒者，加白蔹一两尤佳。

骊龙散 《六科准绳》（明）

【主治】发背痈疽，破与不破二者之间，功能捷奏。

【处方】珍珠五分　牛粪十二月生用，余月烧存性　铁锈各一两

【用法】上研细末，以猪脑和好，醋调敷疮口，三五次愈。初起者自消。凡发毒品味忌食之。

栝楼根膏 《千金方》（唐）

【主治】痈疽、发背已溃未溃及诸毒肿。

【处方】栝楼根　榆白皮　胡燕窠　鼠坌土

【用法】上四味等分末之，以女人月经衣，水洗取汁和如泥，封肿上，干易，溃者，四面封之，亦觉即封，从一日至五日令瘥。

铁围散 《医学纲目》（明）

【主治】痈疽肿毒便毒。

【处方】乳香　没药各半两　大黄　黄连　黄柏　半夏　防风　羌活　皂角刺　木鳖子　栝楼　甘草节　草乌　阿胶另研，各半两

【用法】上为细末，醋调成膏，以石器内火熬黑色，鹅翎敷之。

浮萍草膏 《太平圣惠方》（宋）

【主治】发背初得，毒肿焮热赤痛

【用法】上取浮萍草如鸡子大烂捣，湿裹之一宿，明旦敷后散方。

附方　没石子膏

【处方】没石子一枚　墙上朽骨一分　胭脂一分

【用法】上件药相和，研令匀细，每用敷之，如未结脓作头，只用浮萍草敷之，自消。

桅子散方 《太平圣惠方》（宋）

【主治】痈已溃后散肿气。

【处方】栀子仁一两　川大黄一两　黄连一两，去须　白及一两　牡蛎一两　白蔹一两　木通一两，锉　川升麻一两　黄芩一两

【用法】上件药捣细罗为散，每用以鸡子白调，涂故帛上贴肿处，燥复易之。

清水膏《六科准绳》（明）

【主治】痈疽及一切肿毒坚硬肿痛。

【处方】羊桃根　川大黄　黄芩　绿豆粉　黄柏各一两　赤小豆

【用法】上为细末，用芸苔菜取自然汁，入蜜少许相和，调药令稀稠得所，看四肢肿赤处大小，剪生绢上匀摊可厚一钱许，贴之。干即易。

蛇皮膏《太平圣惠方》（宋）

【主治】痈疽发背未结脓血，散肿气宜涂此方。

【处方】蛇蜕皮二尺，烧灰　鸡子白三枚　芸苔子二两，末　赤小豆三合，末　米醋三合　蔓菁子三合，末　生马齿苋一握　灶中黄土末，二两

【用法】上件药都研令烂熟，用涂肿上，干即易之。

鹿角膏《东医宝鉴》（朝鲜享保）

【主治】主痈疽疮肿，去恶肉生好肌。

【用法】鹿角细末醋熬为糊贴之，当头上开孔，被胶急撮，脓自出尽，恶肉亦去矣。

附方　痈疽掺贴法

凡痈疽初生，似有头者，即贴温热药，引出热毒，火就燥之义也。于四肢赤嫩处，贴生寒药，折伏热势，驱逐邪恶，乃扑火之义也。肿皮厚者，以故软帛或纸花子涂药贴之，肿皮薄者，用疏纱或薄纸涂药贴之。干则换易。新者宜用乳香膏、围药、铁井栏、水澄膏、沉水膏、三神膏、洪宝膏、妙胜膏。贴膏药之法，疮口有脓血不净、痂瘢闭碍，须用药水洗净拭干，候水气干却用膏贴。后有黄水脓血出流，用纸揩，从侧出，一日一换，黄水脓血止，三日一换，贴至愈。宜用神异膏、万应膏、灵应膏、太乙膏、云母膏、善应膏、糯米膏、敛疮散、桃花散、红玉散、生肌散、木香槟榔散、竹筒吸毒方。凡敷贴之药，须是细末则不痛。

鹿角膏《太平圣惠方》（宋）

【主治】石痈结坚若已坏，若未坏或已成痈者宜之。

【处方】鹿角八两，烧灰　白

蔹三两　粗理黄石一斤　醋一升

【用法】上件药捣罗为散，以醋和如膏涂之，干则又涂，五七度即消。

菖蒲膏《太平圣惠方》（宋）

【主治】痈肿发背贴焙方。

【处方】菖蒲不限多少，湿者

【用法】上捣烂捏作饼子，可疮大小贴，干即易之。此方神异，如冬月或无湿者，即以干者杵末，用驴乳和捣为饼子用之，如不住疮上，以帛抹之。

黄芪贴方《外台秘要》（唐）

【主治】疗痈肿有热，数用神效。

【处方】甘草炙　大黄　白蔹　黄芪　川芎

【用法】上五味各等分，捣筛，以鸡子黄和如浊泥，涂布上，随赤热有坚处大小贴之，燥易，甚效。

脱疽膏《串雅内编》（清）

【主治】此症发于脚趾，渐上至膝，色黑、痛不可忍，逐节脱落而死。亦有发于手上者。

【用法】土蜂窠细研，用陈醋调搽，应手而愈。

蛋黄膏《圣济总录》（宋）

【主治】附骨疽。

【处方】黄丹研细　腻粉各三钱，研　鸡子五枚，煮熟去白用黄

【用法】上三味，先将鸡子黄于铫子内以慢火熬令黑，候自然为膏沥于盏内，入黄丹、腻粉和匀，用时先以米泔煎汤洗患处，拭干用药敷之妙。

商陆膏《千金翼方》（唐）

【主治】石痈坚如石不作脓者。

【用法】生商陆根，贴软布帛贴之，数易之，亦可捣敷，燥即易，痈当消除。

逼毒散《疡科选粹》（明）

【主治】痈疽脓尽，恐有余毒，用此围之。

【处方】黄药子　白药子各一两　赤小豆二两　雄黄一钱

【用法】上为末，水调敷。

腕痈敷膏《六科准绳》（明）

1. 紫金牛膝散

【主治】手半抻握，及脚上一切肿毒堆核焮肿者。

【处方】紫金皮　赤葛根皮　赤毛桃根　山布瓜根　赤牛膝　鱼桐根皮　天布瓜根　落鸦枪根

【用法】上砍烂，糟炒热，敷患处。

2. 鱼桐根皮、落鸦枪根、紫金皮，上砍烂，糖炒敷之。久不退加山樟子叶及根皮。

硝雄膏《太平圣惠方》（宋）

【主治】痈初结，赤肿热燍急痛，焙毒散肿。

【处方】川硝三分　雄黄三分，细研　白芷三分　白矾三分　玄参三分

【用法】上件药捣细，罗为散，用生油和蜜调敷痛处，干即易之，以肿消为度。

葶苈膏《太平圣惠方》（宋）

【主治】痈肿疼痛不止。

【处方】甜葶苈半两　木通半两，锉　川大黄半两，生锉　莽草半两

【用法】上件药捣细，罗为散，以水和如稀膏，涂肿上，干即更涂，以瘥为度。

散毒清凉膏方《太平圣惠方》（宋）

【主治】痈初结肿、振燍。

【处方】糯米半升，炒令焦黑于地上出火毒　生甘草二两，锉

【用法】上捣细，罗为散，看患大小取雪水调涂肿上，干即易之。

紫葛散方《太平圣惠方》（宋）

【主治】痈肿及发背有赤肿热痛。

【处方】紫葛三两　川大黄三两，生用　白蔹三两　玄参三两　黄芩二两　川升麻三（二）两　榆白皮二两，锉　木香二两　赤小豆三分（合）　黄连三两

【用法】上件药捣细，罗为散，以新汲水调如面脂，涂于肿上，干即更涂。

蜀葵膏《仙拈集》（清）

蜀葵花连根叶捣烂，敷患处。干者，为末蜜调涂之。

楸叶膏方《圣济总录》（宋）

【主治】发背、痈肿、恶疮。

【处方】楸叶锉，十斤　马齿苋锉，一斤　乌犀角末二两　沉香末一两

【用法】上四味，先取马齿苋楸叶以水五斗煎至一斗，滤去滓，更煎至一升半，下二味药末，以柳篦搅，候稀稠得所，以故帛上涂贴，日二上，即瘥。

楸叶涂敷方《圣济总录》（宋）

【主治】附骨疽。

【处方】楸叶阴干，一两　猪胆半两

【用法】上二味相合捣烂，涂于疮上封之，即瘥。

瑞龙膏《外科大成》（清）

【主治】敷一切肿痈、对口、乳痈、便毒，红肿燍痛者。

【处方】鲜鲫鱼大者，一尾　鲜山药如鱼长一根，去皮

【用法】先将鱼入石臼内杵烂，次入山药，再杵如泥，另加冰片和匀，摊敷肿处，绵纸盖之，黄酒润之。

熊胆药膏

【主治】痈疽初起，红肿热痛。

【处方】川连三两　大梅片一两八钱　元明粉六两　青黛粉八两（方中无熊胆可适当加入）

【用法】用多黄藤熬胶后将药调膏。敷患处，日换二次。

箍药 《薛氏医按》（明）

【主治】发背毒甚，游走不住。

【处方】芙蓉叶　白芷　大黄　白及　山慈姑　寒水石煅苍耳草　黄柏炒，各等分

【用法】各另为末，用水调搽四围，中如干以水润之。

碾朱膏 《外科大成》（清）

【主治】附骨疽痛。

【处方】碾朱为末，烧渣调敷。

【用法】如肿毒生桐油调敷。

壁虎敷膏 《医方摘要》（清）

【主治】痈肿大痛。

【用法】壁虎焙干研末，调麻油敷之，即止。

繁柳草膏 《太平圣惠方》（宋）

【主治】痈末有头，赤肿疼痛。

【处方】繁柳草四两，烧灰白蔹一两　白芷一两　赤小豆二合川大黄一两，生锉

【用法】上件药捣细，罗为散，以新汲水调如膏，涂肿上，干即易之。

麒麟竭散方 《圣济总录》（宋）

【主治】痈肿、发背、恶疮，生肌后用力劳动，努伤出血不止。

【处方】麒麟竭半两　黄连三分　槟榔半两　黄柏半两，锉　白及半两　诃黎勒皮一分

【用法】上六味捣细，罗为散，鸡子白调涂疮口上，以白薄纸贴之，药干即换，忌用力劳动。

蠲毒散 《六科准绳》（明）

【主治】痈疽肿毒。

【处方】天南星一个　贝母七钱半　白芷　赤小豆　僵蚕炒，各半两　雄黄二钱

【用法】上为细末，用醋调敷，后用蜜水调敷。

6. 发 背

柳木耳饼方 《太平圣惠方》（宋）

【主治】乳石气发背，疮赤

黑色。

【处方】老柳树上木耳二两
黄连一两（去须）　龙葵根一握（净
洗去土切）　乳香一两　杏仁一两
（汤浸去皮尖）

【用法】上件药相和，捣三
五百杵，捏作饼子厚五钱以来，
一依疮大小贴。恐药不住，以
单帛勒之。病者觉痒及冷应心则
不得以手搔之，如人行三十里一
换，须臾痒不可忍，四畔便皱，
脓即已也。急去其药，以甘草汤
洗之，用膏药贴之，每日一换，
皆须甘草汤洗之，以瘥为度。痒
即易瘥，或赤色不痒即难瘥。

铁桶膏《理瀹骈文》（清）

【主治】发背将溃，已溃时
箍根。

【处方】五倍子一两（炒）
白及五钱　胆矾三钱　铜绿五钱
明矾四钱　郁金　轻粉各二钱

【用法】陈醋熬如膏，调药
涂，纸盖上，疮根自生绉纹、收
紧矣。

蛇蜕散方《圣济总录》（宋）

【主治】发背毒肿，紫黑坚
硬疼痛。

【处方】蛇蜕五寸　芸苔子二
两　窑中不着水砖末一升

【用法】上三味捣罗为末，

以酽醋和涂肿痛立定。

天蛇头发指敷膏《六科准绳》（明）

手中指头结毒焮赤肿痛，或
不拘何指，名天蛇头。若有脓裂
开有口如蛇头状，是以名焉。属
手厥阴心包络积热所致，宜服活
命饮加柴胡羌活桔梗黄连，消毒
饮，紫金丹，乌金散选用，虽黑
色顽麻溃乱脱指者，亦不死。

1. 蒲公英、苍耳草二味，等
分，为末，以好醋浓煎浸洗，并
捣烂罨患处，累效。

2. 拔毒散

【主治】毒疮生于手指，赤
肿坚硬，俗呼为发指，彻骨疼痛
不可忍者。

【处方】乳香少许研　泥蜂窝
壁间采研

【用法】上为末，同酽醋调
涂，干则以醋滑之，痛立止。

3. 金脑香叶擂酒服，以渣敷
之。

4. 除瘴消痛散

【主治】蛇头子及一切蝮蛇
瘴。

【处方】紫金藤，又名开心
草

【用法】上擂酒服之，以渣
敷患处，大效。

5. 紫金钟、六月雪，二味砍

烂，糟炒敷之。

6. 溪女子叶，过路蜈蚣，砍烂，糟炒敷之，如痛不止，用雄黄末烧烟熏。不拘已成未成即刻取效，或加蜈蚣等分亦妙。

7. 紫金钟，倒金钟，野芋子，香附子，上砍烂炒敷之。

8. 井边羊苋子砍烂，糟炒，敷之。

9. 以赤梗蜈蚣，过路蜈蚣，穿山蜈蚣、飞天蜈蚣煎水薰洗，或捣烂敷。

10. 独龙须根即大叶白檞根，砍烂糟炒敷之。

11. 地蒿蓄散。耳环尻，又名琉璃草，又名花管草，又名地蒿蓄。

搞烂酒服。又砍烂，酒炒，敷之，立效。

12. 敷毒方

【主治】蛇头子一切蝮蛇瘴

【处方】地蒿蓄　金脑香
紫河车　飞天蜈蚣　紫蜈蚣　金
凤尾　金鸡舌

【用法】上砍烂，以酒炒敷之。

13. 蜈蚣叶，溪女树叶，砍烂冷敷之。

14. 软骨草，赤麻，金盏草，耳环尻，砍烂，盐酒炒敷之。

15. 山蓼叶，田麻荚，地蒿蓄，田螺，捣烂，盐酒炒敷之。

16. 治蛇头疮

【处方】雄黄　蜈蚣　全蝎各一钱

【用法】上为细末，看疮湿劈开入药，擦在疮上。却以小油抹，裁帛拴住。如干小油调擦。

五金膏《疡医大全》（清）

【主治】发背对口疮，亦治臁疮。

【处方】乳香去油　杭粉　血竭鲜红者　白儿茶　没药去油　黄丹炒一次淘一次，共九回　银朱各四两　铜绿三钱

【用法】逐味另研无声为度，再合一处，用时照证大小，取夹油连四纸一块，以银针多戳小眼，每张准秤药末五钱，真麻油调摊纸上，再用油纸一块盖之，周围用线缝好，贴患处，软绢扎紧，过三日将膏揭开，浓煎葱汤洗净，软绢揩干，将膏翻过，用银针照前多戳小孔贴之。无火之人，内服十全大补汤，有火之人，减去姜枣肉桂服之，兼以饮食滋补，至重者用二张。

止痛散方《圣济总录》（宋）

【主治】发脑结肿。

【处方】木香二两　紫葛一两

半，锉　檀香三分　川朴硝二两

【用法】上四味，捣细，罗为散，以温浆水调如面糊，涂在绢上，摊贴于肿痛处，候干即再贴，以瘥为度。

木通膏《太平圣惠方》（宋）

【主治】发脑始结，疼痛防闷，欲成痈肿。

【处方】硝石二两　木通一两，锉　紫檀香一两　甜葶苈一两　白蔹一两　莽草一两　川大黄三两

【用法】上件药，捣罗为末，每用时以浆水旋调得所，涂于肿上，干即易之。

发背膏（夹纸膏）（清）

【处方】乳香去油　没药去油　血竭　儿茶　铅粉　黄丹九炒九淘　红银朱漂各四钱　铜绿三钱

【用法】共研至无声为度。用时随症大小，取夹油连四纸一块，以针多刺小孔，每张准秤药末五钱，真麻油调摊纸上，再用油纸一块盖之，周围用线缝好，贴患处。用软巾扎紧，过三日将膏揭开，浓煎葱汤洗净，软绢拭干，将膏翻过，再用针如前刺小孔贴之，至重者用两张。

发背敷膏《陈修园全集》（清）

【处方】紫荆皮为末，酒调箍住，自然撮小不开，再用　干柞木叶

干荷蒂　干萱草根　地榆　甘草节各四两

【用法】上细锉，每服五钱水二碗煎，早晚各一服，未成即散，成亦渐干，乃救贫良剂，忌一切饮食毒物。

羊桃根散方《太平圣惠方》（宋）

【处方】羊桃根一两，锉　硝石一两　天灵盖半两，慢火烧烟绝　寒水石一两　木香半两　白蔹半两

【用法】上件药捣细，罗为末，以清水调如糊，摊于疏布上贴之，干即易之，不过五七度，候痒即瘥。

收毒散《外科秘录》（清）

【主治】发背一两头开发不住，势在危急。

【处方】盐霜梅十个　山皂角一钱，二味同烧存性

【用法】共为细末，如发热者米醋调涂四围及开处厚些即不走开，或姜汁同醋调尤妙。如发热者蜜同醋调，或茶卤调涂之，立愈。

朱砂膏方《太平圣惠方》（宋）

【主治】发脑及乳痈初结。

【处方】朱砂一两　乳香半两

【用法】上件药同研为末，以葱白四两细切，合研成膏，每用生绢上涂贴，候干再上，以瘥

为度。

百草膏《沈氏尊生》（清）

【主治】足跗发。

【处方】羊粪三十粒，瓦上炙烟尽，覆地存性，研筛

【用法】先用椒汤洗净，麻油调敷。

痒加轻粉少许，痛加麝香少许，以山茶叶裹之，绢缚。

围药《外科图说》（清）

【主治】贴发背。

【处方】南星　草乌　木鳖贝母　大蒜另捣　白及　五倍子以上为末，无药量

【用法】生姜取汁和米醋调敷留口，二三日夜即消尽矣，常以醋润之。

妙贴散《外科图说》（清）

【主治】散走流注发。

【处方】白芷五钱　南星五钱肉桂五钱　蛤粉五钱　五倍子一两芍药七钱　多年小粉八两，炒焦白及四两

【用法】上磨末，用生姜自然汁，好醋、葱、蜜捣汁和匀，火上熬热，调药如糊，敷四向，空中出毒，干再用煎汁润之，以助药力。

拔毒散《奇效良方》（明）

【主治】毒疮生于手指，赤肿坚硬，俗呼发指，彻骨疼痛、不可忍者。

【处方】乳香少许，研　泥蜂窠壁间采之研

【用法】上为末，用酽醋调涂，干则以醋润之，痛立止。

独圣膏《杨氏家藏方》（宋）

【主治】发背。

【用法】凡背上初觉疼痛，或痒或已成疮者，便用牛皮胶不以多少，锉碎入水熬，令稀稠得所如膏，摊在纸上，贴患处。次用软白布二条，于酽醋内煮令热，更互漉出，于胶纸上乘热蒸熨，若疮痒时乃是药攻其病，须是忍痒，不住蒸熨，直候脓出将尽，即浓煎贯众汤放温洗去胶纸。次日复看疮中，若尚有脓出即是未效，却再如前法，以胶纸、醋煮布追令脓出尽，然后如前用贯众汤洗去胶纸，次日复看疮中，若尚有脓，又如前法蒸熨，虽连数日蒸熨不妨，只要疮中脓尽，疮干为度。次用后药"红玉散"。

　附方　红玉散

【处方】生肌止痛，合疮口。

【处方】寒水石二两，炭火烧通红候冷，细研　黄丹半两

【用法】上件同研细，干掺

在疮内，后用万金膏贴，每日一上，或再上。如疮肿硬难消，单用煅寒水石细末水调少许涂在肿高处，后用万金膏贴之。每日一上此药之后，肿硬便软结疮头，更用七圣散于膏药周围扫之，如疮破恶肉未化作痛、肌肉未生者，即用煅过寒水石三两研细入腻粉半钱，麝香一字同研细，每用少许掺恶肉处，却以万金膏贴之，每日一上。如疮内脓多，每日两上。

面肿敷膏 《陈修园全集》（清）

【处方】赤小豆 芙蓉叶等分

【用法】研末和蜜涂之。

铁桶膏 《理瀹骈文》（清）

【主治】发背将溃，已溃时箍根。

【处方】五倍子一两，炒 白及五钱 胆矾三钱 铜绿五钱 明矾四钱 郁金 轻粉各二钱

【用法】陈醋熬如膏，调药涂，纸盖上，疮根自生绉纹、收紧矣。

铁桶膏 《外科正宗》（明）

铁桶膏中有麝香，胆矾轻粉郁金镶，明矾及倍并铜绿，调醋箍疮法最良。

【主治】发背将溃已溃时根脚走散不收束者，用此箍之。

【处方】铜绿五钱 明矾四钱 胆矾三钱 五倍子微炒，一两 白及五钱 轻粉 郁金各二钱 麝香三分

【用法】上为极细末，用陈米醋一碗，杓内慢火熬至一小杯，候起金色黄泡为度，待温用药末一钱搅入。每用炖温，用新笔涂膏疮根上，以绵纸盖之。疮根自生绉纹，渐收渐紧再不开大。

黄石散方 《圣济总录》（宋）

【主治】发背。

【处方】粗黄石如鹅卵大

【用法】上一味猛火煅赤投醋中，有屑落醋中，再煅再投，石尽为度，取屑曝干捣散，以醋调敷背上，无不愈。

清凉拔毒散 《外科图说》（清）

【主治】面发毒。

【处方】白及 雄黄 麝香 乳香 山慈姑 天花粉 黄柏 乌药

【用法】上为末，鸡子清调敷，蜜水润之。（无药量、自酌）

清凉膏方 《太平圣惠方》（宋）

【主治】发背焮热疼痛。

【处方】糯米一升 龙脑一分

【用法】上件药糯米水淘令净，入龙脑相和研成膏，摊于疏

布上贴，干即易之。

救生膏方《圣济总录》（宋）

【主治】一切发背。

【处方】密陀僧碎炒 黄柏旁根金州厚者，用黄蜡一弹子，大火炙涂尽为度，各二两 腻粉半钱 乌贼鱼骨，白者去甲，半两以上，三味捣研极细

【用法】上四味和匀，每用新汲水调摊纸上，先令病人口温酸浆水洗疮，然后贴，每日一换。

蓝根膏方《圣济总录》（宋）

【主治】发背如鏊底，又如蒲扇，疼痛不止。

【处方】板蓝根 黄芩去黑心 黄连去须 大黄各一钱 白及一分 乳香半两

【用法】上六味捣研为末，用新汲水调成膏，量大小贴之，日四夜二。

蔓菁子膏方《圣济总录》（宋）

【主治】发背、发鬓、乳痈及诸肿毒。

【处方】黄连去须 蛇床子 乳香别捣，各一两 蔓荆子 杏仁三七枚，去皮尖双仁炒研 盐花各一撮

【用法】上六味捣和作饼子厚如五钱，粗布摊贴，每日三四

度易，夜亦然，每易时以甘草汤洗，药便撮作头，如已穴及脓水亦贴，肌渐生，脓自出。

7. 漏 疮

五烟神膏《疡科选粹》（明）

【主治】年久不愈恶疮成漏，百药不效者。

【处方】石胆 丹砂 雄黄 矾石 磁石各一两

【用法】上为粗末，用有盖大瓦盆一个，装五药于内，烧三日三夜，取盆盖上烟津，以鸡翎取之，注疮内，则恶肉腐骨尽出，而愈。

乌蛇散方《太平圣惠方》（宋）

【主治】小儿诸般漏疮，久不瘥。

【处方】乌蛇肉三分，炒令黄 蒺藜子三分 曲头棘针半两 马齿苋三分，墙上者 乱发半两，烧灰 雄黄一分，细研 绯帛半两，烧灰

【用法】上件药捣细，罗为散，以酒调，内疮孔中，以瘥为度。

平肌散《医学入门》（明）

【主治】漏及一切瘘疮经久不合。

【处方】狗头骨 露蜂房 男头发各烧存性，一钱 桑白皮五分 麝香 轻粉各少许

【用法】为末，津液调敷。

附方　三漏丸

【主治】穿屁漏、通肠漏、瓜藤漏皆湿热之邪毒。

【处方】土蜂窝煅　鬼螺蛳煅　蝉蜕煅，各七钱　乳香　没药　川萆薢酥炙　陈棕煅　管仲煅，各五钱　猪悬蹄甲煅，十个　刺猬皮炙，一个　雷丸三钱　黄蜡四两，化开

【用法】加麻油六七匙，入药为丸，桐子大，每服六七十丸，空心白汤下。

生地膏《丹溪心法》（元）

【主治】漏疮通用。

【处方】露蜂房炙　五倍子　木香各三钱　乳香一钱　轻粉一字

【用法】上为末，用生地黄一握捣细和为膏，摊生绢贴之。

半夏膏《太平圣惠方》（宋）

【主治】蝎瘘、五孔相通者。

【用法】半夏末，水调涂之，日二。

地黄膏《医心方》（日安政）

【主治】千金方疗鼠漏疮瘘后复发及不愈，出脓血不止。

【用法】以不中水猪脂，咬咀生地黄内脂中，令其脂与生地黄足相淹和，煎六七沸，桑灰汁洗疮净，去恶汁，地黄膏涂上，日一易。

龟胆膏《太平圣惠方》（宋）

【主治】蚍蜉瘘。

【处方】龟胆三枚　犬牙三枚，炙令黄色　琥珀半两　虺蛇头一枚，炙令黄色　雄黄半两，细研　猪牙三枚，炙令黄色

【用法】上件药捣罗为末，以醋和匀敷疮，一宿神验。

附方　内服商陆散方

【主治】浮疽瘘，或生颈、或发于腋，肿硬如指，久即穿溃、有脓。

【处方】商陆一两　曾青一分，细研　黄芩一两　防风一两，去芦头　白矾一两，烧令汁尽　人参去芦头　小蓟根一两　石胆一分，细研　甘草一两，炙微赤锉　雌黄一两，细研　赤芍药一两　白芷一两　桂枝一两　知母一两　桔梗一两，去芦头　雄黄一两，细研　狸骨一两，炙令黄色　银星礜石一两，烧赤醋淬七遍　地胆一分，去头足翅　糯米拌炒令米黄去米　斑蝥十枚，去足翅头，糯米拌炒令米黄

【用法】上件药捣细，罗为散，研了药更研令匀，每日空心及临夜卧时以淡醋调下一字，三十日知愈，七十日平复，甚者百日无复所苦。凡服药宁从少起，过度即令人淋沥，淋沥则减服之。

金宝膏《疡科选粹》（明）

【主治】漏疮。

【处方】桑柴灰五碗，用沸汤十碗淋汁，以草纸一层皮纸二层垫箕底，放灰于上面淋洗　山甲二两　信一钱，另研　辰砂一字　粉霜一钱五分　杏仁七枚，去皮同信末研涂山甲　麝香五分

【用法】上将灰汁澄清下锅煎滚，下甲末，候煎干一半下麝香，次下粉霜，干及九分下辰砂，候成膏下石灰，以成块为度，瓷罐密收。不可见风。临用研极细面，香油调敷。

松脂煎方《太平圣惠方》（宋）

【主治】风瘘。

【处方】松脂一两，细锉　硫黄一两，细锉　狼毒半两　白蔹一两　猪脑一具

【用法】上件药先用水二升煮猪脑取汁半升，又以水三升煎狼毒、白蔹取汁半升，滤去滓，与猪脑汁一处煎令稠，次下松脂、硫黄末搅令匀，每用以绵裹如大豆大纳疮中，七日瘥，至三七日病本悉除。

脂灰膏方《太平圣惠方》（宋）

【主治】瘘疮多年不瘥，出于胸前或胁肋脚腰间，无效者。

【用法】上取江淮多年破船上泥缝脂灰，不限多少，捣罗为末，以鸡子清和作团，用炭火烧令通赤，待冷又烧之，如此三遍，即捣细罗成散，入麝香少许，以生油调涂，以瘥为度。年多者不过一月，涂即平复。

蛇硫膏《太平圣惠方》（宋）

【主治】一切恶疮及漏疮等。

【处方】蛇床子末　硫黄　腻粉各等分

【用法】上件药合研为散，以生麻油调如糊，以盐汤净洗疮拭干，即先以口脂涂之，然后敷药，不过三五度瘥。

蛇蜕散《丹溪心法》（元）

【主治】漏疮血水不止。

【处方】蛇皮焙焦　五倍子　龙骨各二钱五分　续断五钱

【用法】上为末，入麝香少许，津唾调敷。

葱白敷膏《千金翼方》（唐）

【主治】痈疽漏有数孔，积年不瘥方。

【用法】葱白一斤细切捣如泥，净洗疮拭干，封涂之，厚一分，日三夜一，瘥止。

敷久漏方《丹溪心法》（元）

1. 辰砂膏（秘方）敷痔漏等疮。

【处方】瓜蒂末三钱　密陀僧

研，二钱　朱砂半钱　片脑少许

【用法】上件为末，疮干津调贴，疮湿干贴。

2. 玉红散（秘方）痔漏等疮。

【处方】硼砂二两，先烧硇砂在锅内次用白矾末放上，枯烟尽为度　白矾二两　朱砂四钱

【用法】上件为末，敷痔，干用津调贴之。

雄黄散方《圣济总录》（宋）

【主治】咽漏疮，初生结喉上如痈肿，破后有眼子。

【处方】雄黄　密陀僧各一钱　腻粉三钱匕　麝香一字

【用法】上四味研细为末，未破用白梅汤调涂，已破挹干去脓汁，干贴。

蜣螂膏《太平圣惠方》（宋）

【主治】冷瘘及诸瘘疮。

【处方】蜣螂三枚　麝香一钱，细研　松脂一两　干蟾一枚

【用法】上件药捣罗为末，入蜜和捻作饼子，先净洗疮上，贴之，以瘥为度。

藜芦涂敷方《圣济总录》（宋）

【主治】诸瘘浮核不尽，及诸恶疮、痈疽在肌中。

【处方】藜芦以鸡子三枚取白涂炙令干　藺茹各一两　雄黄研，二两

【用法】上三味捣研为末，（油调）涂敷，日三五度即瘥。

8. 丹　毒

殃火丹《病源辞典》（民国）

治丹毒皮肤焮赤，发于两胁腋下及腿部。

1. 朴硝　栀子　研为末醋调涂患处。

2. 山栀仁四两　生鲫鱼八两　同杵如泥，每以醋化少许涂丹上。

鬼火丹《病源词典》（民国）

【主治】丹发于两臂，赤如李子。

【处方】景天草五两　蛇衔草三两

【用法】杵如泥，以鸡血调涂。

荠叶膏《太平圣惠方》（宋）

【主治】小儿天灶火丹方。

【处方】荠叶五两　赤小豆一合　煅炉门上灰一两　青羊脂三两　葱茎二茎（切）

【用法】上件药相和，捣如膏摩之。

又方一　细辛膏

【处方】细辛一两　糯米一合　景天草三两

【用法】上件药捣如泥，涂

丹上瘥。

又方二　车前膏

上以车前子末，水调涂之。

消肿散《杨氏家藏方》（宋）

【主治】风热毒气，上攻头面，或遍身赤肿疼痛。

【处方】郁金　甜葶苈　芒硝（别研）　大黄　黄芩（以上五味）各半两　赤小豆一合　伏龙肝二两

【用法】上件为细末，以生鸡子白入蜜少许调，令稀稠得所涂之，干即再涂。

紫荆散《儿科辑要》　清

【主治】丹毒。

【处方】紫荆皮　赤小豆　荆芥　生地榆各一钱

【用法】上药共为细末，鸡蛋清调涂。神效。

一切丹毒膏《太平圣惠方》（宋）

1. 金花散方

【主治】一切丹毒热焮肿痛。

【处方】郁金一两　黄连一两　黄芩一两　糯米三合

【用法】上件药捣细，罗为散，每用蜜水调令稀稠得所，用鸡翎薄扫丹上，干即更涂。

2. 三草膏

【主治】一切丹毒恶气攻刺，身体赤肿，疼痛不可忍。

【处方】车前草　益母草　地胆草以上各等分

【用法】上件药烂研涂之，干即更涂。

3. 蒜泥膏

【主治】一切丹毒恶气五色无常，不即疗之，痛不可忍，若坏皮肤大出脓血，或发节解即断人四肢，此盖疽也。

【用法】上捣大蒜或小蒜如泥，笔涂之，干即更涂，以瘥为度。

4.【处方】赤小豆一升　羊角烧灰，半两

【用法】上二味捣罗为末，以鸡子白和涂之，如无羊角单用赤小豆亦良。

5.【主治】一切丹毒走皮中浸淫疼痛。

【处方】蛴螬研

【用法】上一味，以鸡子清调涂之，干即再涂。

6.【主治】治一切丹毒流肿。

【处方】榆白皮末半两

【用法】上以鸡子白调涂之。

7.【处方】鼠粘草根勿使见风洗去土

【用法】上捣烂贴之，绞取汁饮之亦良。

二黄膏《太平圣惠方》（宋）

【主治】小儿五色丹。

【处方】川大黄　黄芩　川芒硝　栀子仁　干蓝叶　商陆各一两

【用法】上件药捣细，罗为散，以水调涂之，立效。

马勃膏《幼科大全》（民国）

【主治】赤白游肿。

【处方】黄柏末　川大黄末　川朴硝各半两　马勃　水银各一分，研尽星　鸡子三个，去壳

【用法】上同研成膏，先以铍针铍破，然后以膏涂之。

大黄膏《太平圣惠方》（宋）

捣川大黄末，以马齿苋捣绞取汁，调涂。

土黄散《丹溪心法》（元）

【主治】赤流丹毒。

【处方】先用小针刀子刺去流头、赤晕、恶血、毒汁，次用土硝一两，大黄末一两。

【用法】上二件相合，新汲水调拌匀。用鸡翎蘸药时时涂扫。

五色丹敷膏《千金翼方》（唐）

1. 以芸苔菜子末鸡子和涂之。一云芸苔叶汁服三合，滓涂丹上。

2. 榆根皮末鸡子和敷之。

3. 捣慎火草封之神良。

4. 鲫鱼五尾五寸，以上者去鳞熟研，朱砂一合，合捣如泥，封病上，厚三分，干易之。

5. 大黄、蒲黄、伏龙肝各二两，上三味以水和如薄粥，涂之。

6. 大黄一两，紫檀一两，豉一两，上三味捣细筛为末，大醋和敷。

丹毒敷膏《外台秘要》（唐）

【主治】丹毒，一名天火也，肉中忽有赤如丹涂之色，大者如手掌，其剧者竟身体亦有痛痒微肿。

【处方】小豆一升

【用法】上一味末下筛，以鸡子白和如泥涂之，干复涂之，遂手消也，竟身者倍合之，尽复作。

丹毒敷膏《外台秘要》（唐）

赤丹若已遍身赤者方。

1. 生鱼合皮鳞烧捣末，以鸡子白和，遍涂之。

2. 羚羊角无多少即烧之为灰令极细，以鸡子清和涂之，极神效。以水和涂之亦妙。

丹毒敷膏《疡科选粹》（明）

1. 治一切丹毒恶气攻刺、痛不可忍。

车前子、益母草、地胆草等分研烂涂之。

2. 以大蒜杵如泥，厚涂之，干即易。

3. 四色散

【主治】热疮遍身发出脓血赤烂，火丹或如火烧。

【处方】黄连　黄柏各三两　赤小豆　绿豆各二两　紫草　寒水石　漏芦各七钱

【用法】上为末，香油调搽，一日三次。

丹毒敷膏《临证指南医案》(清)

1. 治蛇丹。刺鳝鱼尾血，同蜒蚰捣涂。

2. 火丹方。将蜒蚰捣烂，磨好京墨汁和涂之。

3. 柏叶，蚯蚓泥（韭菜地者尤妙）、黄柏、大黄各五钱，赤小豆、轻粉各三钱，共研末，新汲水调搽。

凡生火丹流毒切不可吃猪肉，吃则发肿不消。

4. 将冬青树叶捣烂和入鸡子清敷患处，以绢敷之，一周时即愈。

5. 治流火毒方。

【处方】大黄　山栀　黄柏　雄黄　南星各等分

【用法】为末，将瓦花捣汁调敷，立效。

丹毒敷膏《东医宝鉴》(朝鲜享保)

1. 拔毒散

【主治】丹毒游走焮热。

【处方】寒水石二两三钱　石膏一两　黄柏　甘草各二钱

【用法】上为末，水调涂之，芭蕉汁调尤妙。（入门）

2. 冰黄散

【主治】丹毒游走焮热。

【处方】焰硝　大黄末各五钱

【用法】井水调匀，鸡翎扫涂。（回春）

3. 泥金膏

【主治】丹毒、热瘰、无名肿毒。

【处方】蚯蚓粪二分　焰硝一分

【用法】上新汲水浓调涂上。（回春）

丹毒敷膏方《太平圣惠方》(宋)

1. 慎火草散方

【主治】小儿一切丹。

【处方】慎火草半两　紫葛半两，锉　硝石半两

【用法】上件药捣细，罗为散，用冷水调涂之，干即再涂，以瘥为度。

2. 消石散方

【主治】小儿一切丹遍身体热。

【处方】硝石一两　乳香一分

【用法】上件药细研为散，以鸡子白调涂之。

3. 太阴玄精（石）一两，白矾一分，细研为散，以水调涂之。

4. 以浮萍草研如泥，敷之。

5. 以蓝淀涂之，热即更涂。

6. 取地龙煮以水，研如泥涂之。

木鳖子膏《东垣十书外科精义》（金）

【主治】小儿丹瘤。

【处方】木鳖子新者去壳

【用法】上研如泥，淡醋调敷之，一日三五次便效。

风化石灰膏《太平圣惠方》（宋）

【主治】小儿黑丹。

【处方】风化石灰二两　屋四角茅草三两，烧灰

【用法】上件药细研为散，以鸡子白调涂之，日三五度效。

又方

【处方】茺蔚子　蛇衔草护火草各一两

【用法】上件药捣令烂，以鸡子白调涂之。

白玉散《小儿药证直诀》（宋）

【主治】热毒客于腠理，搏于血气，发于外皮，上赤如丹。

【处方】白土二钱五分，又云滑石　寒水石五钱

【用法】上为末，用米醋或新汲水调涂。

刘氏方《幼科大全》（民国）

【主治】走马赤肿，走入心腹。

【处方】生槐叶一握　生栝楼去皮同槐叶捣　赤小豆末各三分

【用法】上和，涂患处，其效如神。

伏龙散《儿科辑要》（清）

【主治】鬼火丹。

【处方】伏龙肝末三钱　炒黄柏三钱

【用法】上药共为细末，鸡蛋清调擦，神效。

冰黄散《万病回春》（清）

【主治】赤游丹毒。

【处方】土硝　大黄末，各五钱

【用法】上为末合一处，新汲水调匀，用鸡翎蘸药频频涂扫。

鸡冠花膏《幼科大全》（民国）

【处方】鸡冠花　商陆　紫草　川大黄各半两

【用法】上为末，以鸡子清入生油等分调涂，干再涂。

豆黄膏《全幼必鉴》（清）

【主治】小儿丹毒。

【处方】绿豆五钱　大黄二钱

【用法】为末，用生薄荷汁入蜜调涂。

赤游丹搓药方《疡医大全》（清）

【处方】石膏　密陀僧　雄黄　生大黄各等分

【用法】研细，芭蕉根汁调敷。

赤游风膏《病源辞典》（民国）

【处方】大黄二两　护火草五两

【用法】捣烂涂之，干即易之。

治丹毒瘤《奇效良方》（明）

【处方】蜈蚣一条，干者　白矾如皂子大　雷丸一个　百部二钱

【用法】上为细末，醋调涂。

泥金膏《寿世保元》（清）

【主治】丹毒赤游风。

【用法】阴地上蚯蚓粪，熟皮硝为蚯蚓粪三分之二，共一处研细，新汲水浓调，厚敷患处，干则再上。

矿灰膏《外科全生集》（清）

【主治】流火，患者小腿不溃不烂。

【用法】矿灰化于缸水内，次日水面定结一层如薄冰者，取

起以桐油对调腻厚，每拂上二三次，三四日痊愈，后不复发。医时忌食猪肉。

荠叶膏《太平圣惠方》（宋）

【主治】小儿天灶火丹。

【处方】荠叶五两　赤小豆一合　煅炉门上灰一两　青羊脂三两　葱二茎，切

【用法】上件药相和，捣如膏摩之。

又方一　细辛膏

【处方】细辛一两　糯米一合　景天草三两

【用法】上件药捣如泥，涂丹上瘥。

又方二　车前膏

上以车前子末，水调涂之。

柏叶散《外科正宗》（明）

柏叶散中用大黄，赤石黄柏蚯蚓粪，加上轻粉水调敷，火丹痒痛何须问。

【主治】三焦火甚致生火丹作痒或作痛，延及遍身。

【处方】侧柏叶炒黄为末，五钱　蚯蚓粪韭菜田内者　黄柏　大黄各五钱　赤豆　轻粉各三钱

【用法】上为细末，新汲水调搽。

柏皮散《杨氏家藏方》（宋）

【主治】一切风热毒气，赤

肿疼痛。

【处方】赤小豆 天南星生用黄柏以上三味，各一两 土朱一分

【用法】上件为细末，新汲水调成膏子，摊在纸上贴之。

雄盐膏《太平圣惠方》（宋）

【主治】小儿野火丹。

【处方】雄黄半两 戎盐半两

【用法】上件药细研为散，以鸡子白调，数涂之，以瘥为度。

又方一 灶土竹叶灰膏

【处方】灶中黄土一两 青竹叶二两，烧灰

【用法】上件药细研为散，以鸡子和涂之。

又方二 僵蚕慎火草膏

【处方】白僵蚕二十枚 慎火草一两

【用法】上件药捣令烂，涂之。

盐附膏《太平圣惠方》（宋）

【主治】小儿鬼火丹。

【处方】戎盐一两 附子一枚，烧灰

【用法】上件药细研为散，以雄鸡血调涂之。

又方 景天草膏

【处方】景天草五两 蛇衔草一（三）两

【用法】上件药捣如泥，以鸡血调涂之。

梓皮膏《太平圣惠方》（宋）

【主治】小儿家火丹。

【处方】梓木 白皮三两 蓼叶三两

【用法】上件药烧为灰细研，以鸡子白和，数涂之，以瘥为度。

游肿膏《幼科大全》（民国）

【处方】川大黄末二两 护火草五两

【用法】上相合，杵涂之，干再易。

游肿敷膏《太平圣惠方》（宋）

【主治】游肿赤者。

【处方】川大黄末二钱 慎火草五两

【用法】上件药合捣涂之，干即再换。

【主治】赤白游肿。

【处方】芸苔子半合 米醋一鸡子 盐一钱

【用法】上件药烂捣如泥，看大小涂纸上贴之，如走即随处贴之，不过三两上效。

【主治】赤白游肿，手近微痛。

【处方】川大黄二两，生 蒲黄二两 伏龙肝二两

【用法】上件药捣细，罗为散，以水和泥，薄涂之，干即再涂。

【主治】游肿。

【处方】川大黄一两，生用 豉一合 紫檀一两

【用法】上件药捣细罗为末，以醋和敷之，干即再敷。

【主治】游肿。

【处方】紫檀香二两。

【用法】上捣罗为末，水调涂之。

犀角膏《太平圣惠方》（宋）

【主治】小儿废烂火丹。

【处方】赤小豆末一两 犀角二两，烧灰

【用法】上件药细研为散，用鸡子白调如泥涂。

榆白皮敷膏《千金方》

【主治】五色丹毒，俗名游肿。

【用法】榆白皮末，鸡子白和涂之。

槟榔散《外科辑要》（清）

【主治】胡次丹。

【处方】槟榔末，二钱 生甘草末，一钱

【用法】研和极匀，上末用米醋调擦，自愈。

鲫鱼膏《太平圣惠方》（宋）

【主治】小儿天火丹，遍身赤如绛色。

【处方】麻油五分 生鲫鱼半斤

【用法】上件药捣如泥，涂在丹上，燥复涂之。

9. 疔 疮

乌龙膏《孟氏家传方》

【主治】疔毒、一切痈疽肿毒，收赤晕。

【处方】木鳖子（去壳） 半夏各一钱 陈小粉四两 生草乌五钱

【用法】火炒、研，去火毒，陈醋调味。

白油膏《病源辞典》

【主治】冷疔生于足跟，形如枣栗，紫白起泡，疼痛彻骨，渐生黑色，腐烂孔深，时流血水，气秽，甚则经久不敛。

【处方】真桐油三两 防风白芷各一钱五分

【用法】药放油内泡一夜，入铁器内慢火熬枯去药，沥尽渣滓，将油再熬，待油将开，用鸡蛋一个去壳，放油内炸深黄色，去蛋不用，俟油明可照人，入白蜡六分，黄蜡四分熔化，速用竹纸十余张，乘热浸入油内，取出逐张摊冷，用时随弃、随换，引

毒外出。

如意金黄散 《病源辞典》

【主治】合谷疔。

【处方】天南星 甘草 陈皮 厚朴 苍术各二斤 大黄 黄柏 白芷 姜黄各五斤 天花粉十斤

【用法】咀片晒干，磨三次，用细绢罗筛，贮瓷罐，用菊花根打汁调敷。

轻粉珍珠白蔹方 《医家金鉴》

【主治】痘疔。

【处方】轻粉一钱 珍珠一钱 白蔹末一钱

【用法】上研细末，香油调涂于患处。

方解：本方轻粉珍珠拔毒生肌，白蔹敛疮收口。

二黄膏 《济生验方》（清）

【主治】疔肿。

【处方】雄黄 雌黄各等分

【用法】上为末，先用针刺四围及中心，醋和涂之。

山海丹 《外科秘录》（清）

【主治】疔疮恶疮。

【处方】海马一对，酒炙 黄山甲土炒，三钱 水银一钱 雄黄三钱 儿茶三钱 麝香一分 黄柏五钱

【用法】为末，同水银再研，不见水银星为度。遇疮生处，将药井水调涂即出毒，神效。

巴豆膏 《疡医大全》（清）

【主治】疔怕动刀针用此。

【用法】巴豆仁一粒、饭一粒研贴疮上，立效。

巴附膏 《太平圣惠方》（宋）

【主治】疔疮。

【处方】附子去皮脐生用 巴豆去皮 胡粉以上各一两

【用法】上件药捣细，罗为散，用乌麻油调和稠膏，先以钹针于疮四边刺出血，即用药封之，其四边亦以药盖勿令泄气。从早至午，其根自出。

天疔散 《东垣十书外科精义》（金）名医秘传经验方。

【主治】一切疔疮及诸恶疮初生。

【处方】山丹花 香白芷以上各二钱 牛蒡子根春采去皮 天丁乃皂角刺 苍耳芽 大力子以上各五钱 雄黄一两

【用法】上五月五日受气修合，为细末，每用好醋调涂，纸封之，疔疮上有黑甲者，须胡桃油浸，次涂之，自可。

四圣旋疔散 《六科准绳》（明）

【主治】疔疮生于四肢，其势微者，先以好醋调药涂上，以

纸封之，次服内托里之药，其疔
自旋出根。

【处方】巴豆仁五分　白僵蚕
轻粉　硇砂各二钱半

【用法】上为细末，醋调用
之。

驱毒散《神验良方集要》(民国)

此方其效无比，系三叔祖春
甫公传。

【处方】紫花地丁三钱　草乌
三钱　白芷三钱　香附三钱　细辛
二钱　赤豆六钱　芥子三钱　羌活
三钱　防风三钱　南星三钱　独活
三钱　冰片五分　牙皂四钱　白及
三钱　藤黄一两　明矾四钱　麝香
二分　白蔹三钱　芙蓉叶二两　僵
蚕三钱　明雄一两　麻黄三钱

【用法】上药二十二味，共
研极细末收贮，无论疔疮、肿毒
用此药俱效。其疔疮看阳症，用
蜜调敷；若阴症，用酒和蜜，并
加附子三钱、干姜三钱、肉桂二
钱研细末，和前二十二味调敷。

疔疮通灵丹膏方《验方新编》(清)

【处方】乳香去油，一两八钱
没药去油，一两八钱　广胶三两，捶
碎　晒松香一两八钱，用葱五根清水
煎净研末　老姜汁三两，捣汁拌药匀
晒，一方用六两　猪胆一百二十个，用
竹签挑开挤汁拌药匀晒

【用法】各药切勿见火见铁，
必须日晒，更防见雨。用时将药
挑涂疮口，或青布为膏药贴之。
其效无比，病者须忌荤腥。合药
务须三伏天以便太阳照晒。兼之
虔诚修合，只以济人为念，毫无
图利之心，定然得心应手，受天
之庆矣。

疔肿敷膏《医心方》(日安政)

苍耳根茎子叶皆得烧作灰，
酢泔和作泥，涂上，不过十易，
拔根出。

疔肿敷膏《千金方》(唐)

治一切疔肿。

1. 苍耳根茎苗子，但取一色
烧为灰，醋泔淀和如泥，涂上，
干即易之，不过十度即拔根出，
神良。

余以贞观四年忽口角上生疔
肿，造甘子振母为帖药，经十日
不瘥，余以此药涂之、得愈。以
后常作此药以救人，无有不瘥
者，故特论之，以传后嗣也。疔
肿方殆有千首，皆不及此方。齐
州荣姥方亦不胜，此物造次易得
也。

2. 蒺藜子一升烧灰，酽醋和
封上，经宿便瘥，或针破头封
上，更佳。

疔肿敷膏方《续名医类案》（清）

【处方】艾蒿一担，烧作灰

【用法】入竹筒中淋取汁一二合，和石灰如面浆。以针刺疮中至痛即止，以药点之，点三次其根自拔。亦大神验。正观中以治三十余人，得瘥。

疔毒敷膏《太平圣惠方》（宋）

1. 用附子捣末，醋和涂之，干即更涂。

2. 似鬼伞，形如地菌，多丛生粪堆上，见日消，黑者取烧灰，以针刺疮四边至疮际，作孔，醋调敷，经宿疮发，用镊拔根出，大良。

3. 捣白蔹末，水调敷肿上，神效。

疔疮膏《冯氏锦囊》（清）

用生葱和蜜捣敷患处，过一饭时，疔即拨开。

疔疮猪胆膏《便易经验良方》（清）

【主治】凡遇疔疮，将头砭破，用青布摊膏，一张可以收功。

【处方】猪胆百二十个　煮过松香一两八钱，细末　乳香一两八钱，去油细末　没药一两八钱，去油细末　广胶三两　姜汁六两　葱汁六两

【用法】上药伏天晒成膏，不可遇雨，不可见风，猪胆可陆续添下。

铁箍散围药《治疔汇要》（清）

【主治】散毒消毒，兼治一切外证。

【处方】生大黄三两　白芷二两　川乌　草乌　南星生　生半夏　黄柏　白及　白蔹各一两　五倍子一两五钱　陈小粉四两，醋炒

【用法】共研细末，醋调敷，留头。

苍耳膏《奇效良方》（明）

【主治】一切疔肿。

【用法】上以苍耳草用根红嫩者擂烂，无灰白酒调匀服。次用盐梅肉研烂，以猪胆汁和涂疮顶上，其毒即散。或老苍耳根叶烧灰和腊月猪脂敷。一方用子或叶或根研烂，米醋调涂肿处，立效。仍研汁服，以瘥为度。

芫花根膏《奇效良方》（明）

【主治】鱼脐疔久不瘥者。

【处方】芫花根二两　黑豆三合　猪牙皂角五梃　白矾三两，煅，研细

【用法】上用醋一斗将前三味先浸三日，于釜中以火煎至二升去滓，却入锅中煎至一升，入白矾末搅匀，去火成膏。鱼脐疔、恶疮摊于帛上贴，日二易之。

束毒金箍散《疡医大全》（清）

【主治】疔疮针刺之后，瘀毒走散作肿。

【处方】生大黄　郁金蝉肚者　白及　白蔹　白芷各四两　黄柏二两　绿豆粉一两　轻粉三钱

【用法】共为细末，酸米泔水调箍四边，夏蜜水调。

附子敷膏《千金翼方》（唐）

【主治】疔疮肿痛。

【用法】醋和附子末涂之，干再上。

拔疔膏《验方新编》（清）

【主治】五种十三疔，并三十六疔初起，麻痒怯寒，口嚼黄豆不知腥臭者是也。

【处方】野菊花一钱五分　山慈姑一钱五分　天花粉一钱　木耳三钱，俱用瓦炙　川贝母二钱，去心瓦炙，用黄酒煮透晒焙俱可　知母二钱，瓦炙，用黄酒煮透晒焙亦可　皂角刺三钱，瓦炙　升麻一钱五分，瓦炙　甘草五分，生研不见火　朱砂二钱，飞净　血竭一钱五分　麝香五分　蟾酥二钱，酒化不见火　蓖麻子肉一两，去壳去衣捣为极烂　紫花地丁三钱，瓦炙　金线重楼三钱，瓦炙，一名七叶一枝花，一名蚤休，一名草河车

【用法】以上诸药除麝香、蟾酥、血竭、生甘草、蓖麻子肉、朱砂六味另研，余者十味概用瓦炙存性，俱研细末，再将六味和均匀，干加麻油，再捣成膏，瓷盒收贮。

拔疔膏《瘳惊合璧》（清）

如火疔与发斑愈而复发者，其根必深而难出，最为凶险。

用巴豆一粒去壳、饭一粒同捣烂，贴于疔头斑头，过气三时，其根自出，大者多用一二粒为妙。

拔疔红膏《外科方外奇方》（清）

【处方】上血标银朱水飞，一钱　蓖麻仁二钱　松香五钱　黄丹二钱　轻粉五分

【用法】共捣成膏。凡一切无名肿毒，将疔头用银针挑破，用膏一小团，安膏药上居中贴之，疔即拔出。或畏痛不挑破亦可。

拔疔围药《疮疡经验全收》（宋）

苍耳子捣烂加霜梅肉和匀，贴疮上。叶梗煅灰亦可。

拔毒膏《治疗汇要》（清）

【主治】痘疔刺出血，挤后。

【处方】腰黄二钱，研末　胭脂膏五钱　紫草三钱

【用法】研末，和匀用。

拔毒散《杨氏家藏方》（宋）

【主治】十种疔毒，毒气结

硬如石、疼不可忍。

【处方】铅白霜　胆矾　粉霜　硇砂　朱砂别研五味,各一钱　蜈蚣一条,炙

【用法】上件研为细末,先用针挑令血出,入药一字在内,上用醋煮面糊贴之。一日其根溃,立愈。

治疗新方《医心方》(日安政)

1. 末附子酢和涂上,燥复涂之。

2. 取磁石和酢封之,拔根。

备急疗疔肿方《外台秘要》(唐)

【处方】干姜　胡椒　龙骨　斑蝥去翅足熬　皂荚炙去皮子

【用法】上五味各等分捣筛,以酒和,封疮上,日一敷之。

取疔膏《串雅内编》(清)

【处方】乳香一粒　麝香米大一粒　黄连研末　连翘研末　桃仁二个,取皮

【用法】上药同虾蟆肝肠肺三味入乳钵内捣烂如泥,用白皮纸摊贴患处,三四日连疔揭去。

秋叶散《外秘录》(清)

【主治】疔毒初起。

【处方】丝瓜叶十片　明矾二钱　雄黄二钱

【用法】先将丝瓜叶捣极烂

取汁,调二味药末,以鹅翎敷疔疮上,随干随润,一日即消。

消疔敷膏《良方集腋》(清)

【处方】鸡一只　雄黄　巴豆各三钱

【用法】上三味共捣烂,放疮上,贴而扎之,立刻能消。

消疔敷膏《良方集腋》(清)

【处方】雄黄一钱,研末　乌梅肉三个,打烂　蜒蚰(蛞蝓)二条

【用法】上共捣烂,涂疔上,根即拔出。

铁粉散《六科准绳》(明)

【主治】冷疔疮经久不效。

【处方】多年生铁三钱,炒过　松脂一钱　黄丹　轻粉各五分　麝香少许

【用法】上为细末,用清油调搽疮口,立效。

透骨膏《本草纲目》(明)

【主治】疔毒恶疮。

【处方】用八角儿杨柳树上者阴干去壳,四个,如冬月无此用其窠代之　蟾酥半钱　巴豆仁一个　粉霜　雄黄　麝香各少许

【用法】先以八角儿研如泥,入熔化黄蜡少许,同众药末合作膏子,密收。每以针刺疮头出血,用榆条送膏子麦粒大入疮中,以雀粪二个放疮口,疮回即

止，不必再用。忌冷水。如针破无血，系是著骨疗，即男左女右中指未刺出血、糊药。又无血，即刺蹞趾出血、糊药。如都无血必难医也。

离宫锭子《医宗金鉴》（清）

【主治】疗毒肿毒，一切皮肉不变漫肿无头。

【处方】血竭三钱　朱砂三钱　胆矾三钱　京墨一两　蟾酥三钱　麝香一钱五分

【用法】上六味为末，凉水调成锭子，凉水磨浓涂之。

方歌：离宫锭治疗毒，漫肿无头凉水涂，血竭朱砂为细末，胆矾京墨麝蟾酥。

雄黄散《治疗大全》（清）

【主治】疗毒。

【处方】明雄黄二钱　轻粉五分　蟾酥二分　冰片一分

【用法】研细，用新汲水调浓，汤炖热，敷患处，盏以薄纸，日换三四次。

雄黄散《六科准绳》（明）

【主治】疗疮。

【处方】雄黄　硇砂　苍耳草灰

【用法】上为末，醋调敷。次将菊花捣烂，姜汁调清者服之。浓者敷之。

黑云膏《外科图说》（清）

鱼脐疗及各种疗疮。春用黑云膏，夏用蟾舌膏，秋用桐泪膏，冬用胜金锭。五种疗疮用蟾酥丸，能治诸般恶毒、疗疮，其效不可尽述。

葱蜜膏《万宝全书》（民国）

【主治】敷疗。

【用法】以老葱生蜜杵，贴两时，疗出，以醋汤洗之，神效。

散疗膏《理瀹骈文》（清）

【主治】专敷疗毒，红丝、蛇头及诸恶毒。

【处方】蟾蜍　象皮焙　人言　净青黛　乳香　没药　血结　儿茶各一钱　麝六分　冰片四分

【用法】同枣肉丸，朱砂衣。临用以白蜜调成膏，贴毒顶。

蜣螂膏《六科准绳》（明）

【处方】蜣螂三个，肚白者佳　黄麻虫十个

【用法】上二味捣匀，拨破患处贴之。如患在手足间有红丝上臂，丝尽处将针挑断出血，仍用前药。

愚按，此方常用有效，如无麻虫亦效。毒盛者，更服败毒药。

蜘蛛膏《本草纲目》（明）

【主治】疗肿拔根。

【用法】取户边蜘蛛杵烂醋和，先挑四肢血出，根稍露敷之，干即易，一日夜根拔出。大有神效。

赛金丹《医学入门》（明）

【主治】一十三种疔疮。

【用法】用明矾四两熔化，入黄丹二两银钗搅之，慢火熬令紫色，先以针挑破，用津液调敷数度，无令疮干，其疔即溃。如不溃入信石一钱，雄黄、硇砂各五分，贴之即溃。

敷疗药《医方易简新编》（清）

【处方】奶孩儿草　小将军草　如意草　酱板半枝莲草　马齿苋　蒲公英　野菊花

【用法】皆可捣敷，极效。只须一种取其便者。

敷疗膏《疡医大全》（清）

磁石乳细五钱，以葱头十四根取汁入蜜少许调匀，敷留一孔，一敷即散，妙不可言。内服托里药。

蟾舌膏《疮疡经验全书》（宋）

【主治】诸般恶疮疔疮。

【用法】用虾蟆舌一个研烂，用红绢片摊贴，其根日出。蟾肚皮代绢用妙。

蟾酥丸《医宗金鉴》（清）

【处方】蟾酥三钱，酒化　铜绿　轻粉　枯矾　寒水石煅　胆矾　乳香　没药　麝香各二钱　朱砂三钱　雄黄三钱　蜗牛二十一个

【用法】以上各为细末称准，于端午日午时在净室中先将蜗牛研烂，同蟾酥和研，调黏方入各药，共捣极匀，丸如绿豆大，每服三丸，用葱头五寸令患者嚼烂吐于手心内，男用左手、女用右手，将药丸裹入葱泥内，用无灰酒热一茶盅送下，被盖约人行五六里路，病者出汗为度，甚者再用一服。

如外用之法，搓药作饼，随证贴用之。

方歌：蟾酥丸治诸疗毒，初起恶疮皆可逐，外用化腐又消坚，内服驱毒化汗出。朱砂轻粉麝雄黄，铜绿枯矾寒水石，胆矾乳没共蜗牛，丸如绿豆葱酒服。

10. 阴　疽

五枝膏《少林寺伤科秘方》

【主治】诸般骨毒阴疽，溃破流脓流水，恶臭难闻。

【处方】桃枝　柳枝　槐枝　杨枝　枸杞枝各五斤

以上五种树枝，以鲜者为佳　山甲三两二钱　鲜麻叶三斤　嫩胡桃果皮三斤　癞蛤蟆皮十具　冰片

三钱

【用法】将右诸药（冰片除外）放锅内煎熬成浓汁去渣，取汁继续用文火煎熬成浓膏，然后离火，稍降温后加入冰片，调匀成膏，贮瓷罐内备用。遇时涂于患处，每日换药一次。

贞绪和尚用此膏治疗骨疽亦得良效。

白芷散 （验方）

【处方】白芷半两　黄连半两（去须）　地榆半两（锉）　白蔹半两

【用法】上件药捣细罗为散，每用鸡子白调涂于故细布上贴疮，日三四度换之。

阴疽敷膏 《医药顾问》

【处方】艾叶一斤　硫黄　雄黄各五钱

【用法】煮半沸捣烂，候温敷，冷再易，知痛可生。

阴疽敷膏 《陈修园全集》（清）

毒，自脏发不焮肿，阴证也。

1. 独蒜杵烂，麻油和，厚敷之。

2. 已成未成，草乌、南星等分为末，少加肉桂和匀，生姜汁热酒调敷。未成者内消，已成者即溃，久溃者能去腐烂。

阴铁箍散 《疡科心得集》（清）

【主治】阴疽，此方遇阴证用之。

【处方】细辛半斤　川乌半斤　草乌半斤　官桂半斤　白芥子四两　川椒二两　降香末一升　陈小粉炒黑研十斤　生半夏四两　生南星四两

【用法】用葱头汁调敷四周，使不走散。

抑阴散 《外科方外奇方》（清）

【主治】阴毒。

【处方】川五倍子五钱　肉桂三钱　麝香三分　川郁金一钱五分　生南星一钱五分

【用法】共为末，姜葱捣汁调敷。

松脂饼子方 《太平圣惠方》（宋）

【主治】小儿疽疮久不瘥，宜贴。

【处方】松脂一两　薰陆香一两

【用法】上件药合捣，内少许盐为饼子，贴于疮上，汁出尽即瘥。

消疽膏 《仙拈集》（清）

【主治】一切诸疽。

【处方】松香　官粉　细六安茶各三钱　蓖麻仁去皮，二十九粒

【用法】为末，先将蓖麻捣

烂，然后入药末捣成膏，如干少加麻油捣匀，摊青布上贴患处。再以绵纸扎住，七日痊愈。

黄连散方 《太平圣惠方》（宋）

【主治】小儿疽已溃。

【处方】黄连半两，去须　黄柏半两，锉　地榆半两，锉　白芷半两

【用法】上件药捣细，罗为散，每用鸡子白调涂于故细布上贴之。

鹿角屑膏 《太平圣惠方》（宋）

【主治】小儿疽肿结硬，已成脓或未成脓。

【处方】鹿角屑二分（两）白蔹一两　粗理黄石三两，烧灰以醋淬九遍

【用法】上件药捣细，罗为散，以醋调稀稠得所，厚涂之，干即更涂，五七度即效。

又方一　用蛇蜕皮贴之，经宿自消。

又方二　以商陆烂捣敷之。

又方三　芫花捣罗为末，水和如膏涂之。

11. 瘤

一井散 《疡科选粹》（明）

【主治】瘤。

【处方】雄黄　粉霜　碙（硇）砂各二钱　轻粉　乳香　没

药各一钱　土黄三钱　麝香少许

【用法】上为细末，津唾调涂瘤顶，以湿纸盖之后用小黄膏涂四围，间日一度上药。

附方　土黄

乃造作所成，方用雄黄二两木鳖仁五钱去油巴豆五钱硇砂二钱各另为末和匀，以石脑油和成一块，油纸包裹，埋于地坑四十九日，取出劈作小块子，瓷器内盛，听用。

附方　小黄膏

【主治】凉肌退肿。

【处方】黄柏　黄芩　大黄各等分

【用法】上为细末，水调为糊，涂于一井散四围，间一日一度。

七虎散 《疮疡经验录》

【主治】适应证，阴疽癌肿，皮硬如牛皮，久不作脓腐者。

【处方】草乌一两生　半夏一两　狼毒一两　生南星一两　三棱一两　羌活一两　白芷一两　灰面一两

【用法】上药共研极细末，再合灰面研匀，备用。以水调敷患处。

治瘤方 《奇方类编》（清）

【处方】生姜汁一碗　牛皮胶

四两　葱白汁一碗

【用法】砂锅内熬成膏，灭火，入麝香五分贴之，三日一换。

附方　治猴子方

蒲公英自然汁频点之，自落。

治血瘤子方《孟氏家传方》

【处方】信一文钱　红枣一文钱

【用法】将枣去核将信入枣内，用火焙干为细末，香油调涂在患上。

枯瘤饼《病源辞典》（民国）

【处方】硼砂　阿魏各等分　麝香少许

【用法】研细末，同大蒜捣烂作饼敷瘤上。

小黄膏《沈氏尊生》（清）

【功效】凉肌退肿。

【处方】黄柏　黄芩　大黄各等分，为末

【用法】水调为糊，涂一井散四围，亦间日一度。

化瘤膏《沈氏尊生》（清）

【主治】肉中肿起，生瘤渐大。

【处方】白蔹一两　大黄　川芎　赤芍　当归　黄连　黄芩　白矾各五钱　吴萸二钱半

【用法】鸡子黄调饵，摊帛贴之。

附方　系瘤法

芫花根净洗带湿，不得犯铁器，于木石器内捣取汁，用线一条浸一宿，取出系瘤上，经宿即落，如未落再换一二次，落后以龙骨诃子末敷疮口自合，用之屡效，如无根，芫花泡浓汁浸线亦效。

石瘿膏《续名医类案》（清）

【主治】女子颏下发一硬块而不痛，有似石瘿。

【处方】贝母　首乌各三钱　连翘　白及　花粉各二钱　牛蒡子　苍耳子　青木香各一钱半　银花　菊花　地丁各五钱

【用法】先用夏枯草五两，河水五碗，煎三碗去渣，纳前药煎至一碗，服十剂全消。并外敷后药：南星三两，海藻、昆布、槟榔、姜黄、白蔹、牙皂各一两，为末，醋调敷。

灰浆膏《疡医大全》（清）

【主治】消瘤神散。

【处方】天南星　半夏各一两　草乌煅存性，五钱

【用法】三味煎浓汁去渣，入水木莲蓬蒂上白浆一二两，采时以蛤蜊壳在蒂上刮取、搅匀，

再用石灰以竹片拨炒，俟竹片焦黑成炭为度，徐徐投下调成不稀不厚膏子，入瓷瓶收贮，黄蜡封口，用时如干，以唾津润开，敷瘤上，或木莲蓬浆润敷尤妙。二三日即愈。

饮癗膏《临证指南医案》（清）

【主治】瘿瘤枯落后。

【处方】海螵蛸　血竭　轻粉　龙骨　象皮　乳香各一钱　鸡蛋黄五个，熬油一小盅

【用法】上各研细末，将蛋油调匀，用甘草煎汤洗净患处，以鸡翎扫敷，再将膏药贴之。

治瘤膏《产科四种》（清）

其瘤按之软者为气瘤，硬中带软者是血瘤。

【处方】芫花　甘遂　大戟各等分，研末

【用法】先用甘草熬膏，将瘤四周涂之，然后将药茶水调涂上，切不可近甘草膏，恐性味相反、能腐肌也。

枯瘤方《东医宝鉴》（朝鲜享保）

【处方】砒霜　硇砂　黄丹　雄黄　轻粉各一钱　斑蝥生，三十个　朱砂　乳香　没药各一钱

【用法】上为末，糯米粥和丸，捏作棋子样曝干，先灸三壮于瘤顶，以药饼盖之，以黄柏末水调贴之，数日自然枯落。

枯瘤方《外科大成》（清）

【主治】初起未破者，根蒂小者。

【处方】白砒　硇砂　硼砂　轻粉　雄黄　黄丹　乳香　没药各一钱　田螺大者去壳，三枚，晒干切片　斑蝥二十个

【用法】共为细末，用糯米粥调和，捏作小棋子样，晒干听用。先灸瘤顶三壮，以药饼贴之，次以黄柏末水调敷盖药饼，候十日外，其瘤自然枯落。次用敛口药。

枯瘤散《临证指南医案》（清）

【处方】灰苋菜晒干烧灰，半碗　荞麦烧灰，半碗　风化石灰一碗

三味和一处，淋汁三碗，慢火熬成霜，取下配后药。

番木鳖三个，捣去油　巴豆六十粒，捣去油　胡椒十九粒，擦去粗皮　明雄一钱　人参一钱

【用法】上共为末，入前药和匀，以瓷瓶收贮，不可见风。以滴醋调匀，用新羊毛笔蘸药点瘤当头，瘤有碗大则点药如龙眼核大，若茶杯大则点药如黄豆大，干则频频点之，瘤自枯落。如血瘤破，以发灰掺之。粉瘤破以白麻皮烧灰掺之。外以膏护

好，良能敛口收功。

枯瘤膏《嵩崖尊生》（清）

【主治】瘤初起根小者。

【处方】白矾　硇砂　黄丹
轻粉　雄黄　乳香　没药　硼砂
各一钱　斑蝥二十个　田螺三个，去
壳晒干为末

上共为末，糯米粥调作小饼
子，晒干。先灸瘤顶三炷，以饼
贴之，用黄柏末水调盖药饼，十
日外瘤自枯落。次用生肌散。

血竭　轻粉　龙骨　海螵蛸
象皮　乳香各一钱　鸡蛋煮熟用黄熬
油一小盅

【用法】上药各为末，和鸡
蛋油内，每日早晚甘草汤洗净患
处，用鸡翎蘸涂，太乙膏盖贴。

南星膏《疡科选粹》（明）

【主治】头面生瘤，大者如
拳，小者如粟，或软或硬，不
疼，宜用此药，不可辄用针灸。

【处方】天南星大者，一枚

【用法】上细研稠黏，入好
醋调如膏，先将小针刺肿处令气
通，却以膏摊纸上如瘤大小贴
之。觉痒则频贴取效。说有以攒
针刺瘤通窍，面以新南星醋磨加
麝少许，日敷二次，任如碗大，
半月全消。

点瘤赘膏《外科集要》

凡瘤有六，骨瘤、脂瘤、肉
瘤、脓瘤、血瘤、粉瘤，脓瘤即
胶瘤也。唯脓瘤与粉瘤可决，余
皆不可决溃，血瘤尤不可决，决
则杀人。

【处方】桑炭灰　枣木灰
黄荆灰　桐壳灰各二升半　荞麦灰
二升

【用法】以沸汤淋汁五碗，
澄清入斑蝥四十枚、山甲五片、
乳香冰片不拘多少，煎作二碗，
以瓷器盛之。临用时入新石灰调
成膏，敷瘤上。

消瘤膏《串雅内篇》（清）

极细铁屑醋拌放铜杓内煅
干，再拌再煅如此三次，研细，
再用醋调敷，觉患处不甚适意，
过一宿剥去、再敷，以平为度。

消瘤膏《太平圣惠方》（宋）

【主治】肉中肿起生瘤如梅
李大，渐渐长大。

【处方】川芎　白矾　当归
川大黄　黄连　黄芩　赤芍药以
上各半两　吴萸一分　白蔹一两

【用法】上件药，捣细，罗
为散，每用时以鸡子黄调涂于故
帛上，随大小贴之。

秘传敛瘤膏《外科正宗》（明）

【主治】瘿瘤用枯药落后。

秘传敛瘤膏血竭，轻粉龙骨海螵蛸，象皮乳香各等分，鸡子熬油一处调。

【处方】血竭　轻粉　龙骨　海螵蛸　象皮　乳香各一钱　鸡蛋十五枚，煮热用黄熬油一小盅

【用法】以上各为细末，共再研和，入鸡蛋油内搅匀，每日早晚甘草汤洗净患上，鸡翎蘸涂，膏药盖贴之。徐曰此方用处颇多。

银锈散《外科真诠》（清）

【主治】敷瘿瘤。

【处方】水银一钱　上片三分　轻粉一钱　儿茶三钱　黄柏二钱　潮脑一钱　铁锈一钱　贝母一钱

【用法】共研细末，醋、蜜调敷。

焦瘤膏《仙拈集》（清）

【处方】桑炭灰　枣木灰　黄荆灰　桐壳灰各二升半　荞麦灰炒，二升

【用法】共以沸汤淋汁五碗许，入斑蝥四十个，川山甲五片，乳香五钱，冰片一钱，煎作三碗，以瓷器盛之。临用入新石灰调膏敷，干则清水润之，神效。

箍瘤膏《医方易简新编》（清）

【主治】凡瘤初起者，箍之可以消除，已成者箍之可不再大。

【处方】海藻二两　昆布二两　芫花二两，用灰水熬化成膏，再加入米醋一碗，生南星一两　生半夏一两　五倍子一两　共为细末　风化灰炒红，二两　大黄末二两

【用法】收为膏，箍之。百日为度。箍过百日初起者如不消尽，再箍，俟消尽不箍。已成者箍过百日自然不大，不必再箍矣。

箍瘤方《疮疡经验全书》（宋）

【处方】草乌八两　川乌四两　干桑叶　朽木各三两　桑柴灰二碗　梗灰石灰未化者，一斤

【用法】上朽木等四味烧存性，同二灰研匀，以水十碗淋汁，按熬膏用之。

缩瘤法《疡科选粹》（明）

用甘草煎膏，以净笔蘸涂瘤之四围，干则又涂，凡三次之后，以大戟、芫花、甘遂等分为末醋调，另以别笔妆点其中，不得近甘草，如是而渐渐收小，中点悉如旧法，自然焦缩。

12. 臁疮

止痒散《外科秘录》（清）

【主治】有虫痒臁疮。

【处方】活虾蟆一个，剥去皮乘热贴之，连换二三次，其虫自出。

【用法】仙方，加麝香三厘，擦皮上贴之。

木香散《杨氏家藏方》（宋）

【主治】下脏风毒攻注，臁上生疮，浸溃不止，疮儿不敛，肌肉不生。

【处方】黄连　密陀僧　槟榔　木香四味等分

【用法】上件为细末，每用少许掺疮口，如脓干，以津唾调敷之。

附方　四白散

【主治】下脏风毒攻注，头面生疮，遍身瘙痒。

【处方】白花蛇（酒浸一宿去皮骨秤）　白附子（生用）　白僵蚕（炒去丝嘴）　白蒺藜（炒去刺四味）各一两

【用法】上件为细末，每服二钱，温酒调下，空心食前。

四香散《杨氏家藏方》（宋）

【主治】臁疮。

【处方】地龙粪（煅通红新瓦盆盖覆出火气）五两　寒水石（火煅通红依前出火气）三两　龙骨　木香　槟榔　黄柏（去皮）　降真香　枫香（研）以上六味各一两　牡蛎三两（烧）　乳香（别研）　雄黄（别研）二味各半两

【用法】上件为细末，先用荆芥汤洗，次将帛子拭干，干掺，或麻油调敷，亦得入腻粉。

治臁疮方《孟氏家传方》

【处方】松香七钱　桃仁四十个　杏仁四十个　乳香二钱　没药二钱　铜绿二钱　蓖麻子一两七钱半

【用法】共捣成膏，贴之。

苦参膏《上海中医杂志》1958年10月

【主治】湿热，拔毒灭菌，有镇痛止痒，消炎生肌之效。专贴新久臁疮，不论或痒或痛，溃烂臭秽者均效。

【处方】苦参一两　黄柏　当归　蛇床子　地肤子各五钱　川花椒三钱　黄蜡　白蜡　松香各三两　太乙丹一两　樟脑三钱　麻油二斤

【用法】先将苦参、黄柏、当归、蛇床子、地肤子、川花椒浸麻油中三日夜，入铜锅内，慢火熬至药枯，去渣滓，将铜锅洗拭洁净，再用细绢滤入锅内，再熬。次下二蜡、松香烊化，以手持杨木棍搅之，老嫩须要得中，（夏宜稍老，冬宜稍嫩），起锅置冷水内，拔去火毒，待温度下降，油汁半凝，再下太乙丹、樟脑（研细末）缓缓搅入和透，以十分匀和为准，置瓷器中，即可备用。如无麻油用陈菜油亦可，效果也很好。

附方　妙应丹

【主治】臁疮，初敷杏花散，外盖苦参膏，绷带扎平，一日换药膏（苦参膏）二次。半月后疮面呈红活，疮口亦平，浆液渐少，继敷妙应丹，外盖苦参膏，一月后局部可见鲜红肉芽，浆液少而无臭味，达收敛阶段。以后溃疡面渐次缩小愈合，前后治程不过三月。

【处方】真琥珀　白薇　密陀僧　铅粉　枯矾　百草霜　煅西月石　海螵蛸　老紫草各三钱　煅龙骨　煅石膏　赤石脂　轻粉　乳香　没药各五钱　炉甘石（用黄连二钱煎汁煅红时加入水飞研细三两）

大梅冰片一钱

【用法】上药取净粉，除琥珀、冰片外先行混合，研极细末后下琥珀、冰片，再研至无声为度。瓷瓶收贮，置干燥处，勿泄气。

隔纸膏《孟氏家传方》

【主治】臁疮及一切恶疮神效。生腿上。

【处方】松香一两　百草霜三钱　铜绿三钱

【用法】先用桐油入锅熬滚，再入松香熬化，次入百草霜，次入铜绿搅每，不可熬太老了。旧雨伞纸做隔纸膏。其膏要针眼，一膏可两面贴之，一膏可用二七日，再换。

臁疮膏《孟氏家传方》

【处方】黄柏末　轻粉各一两　猪苦胆三个

【用法】和匀、涂疮，用绵纸裹好，几次即愈。

臁疮膏《孟氏家传方》

【处方】松香　官粉　铜绿　漳丹　黄柏各三钱

【用法】共研细末香油调擦即愈，永不再犯。

臁疮膏《孟氏家传方》

【处方】红萝卜一个（捣烂忌铁）　樟脑　轻粉各一分

【用法】合成萝卜膏，敷疮即疼、流水，重症敷三次愈。

二味隔纸膏《景岳全书》（清）

【主治】臁疮湿毒疮。

【处方】石膏煅　枯矾等分

【用法】上为末，用桐油调成膏，作隔纸膏贴之。更服荆防败毒散，如数剂不愈再服黄芪人参汤。

三香膏 《济世良方》（民国）

【主治】 久近一切臁疮，溃烂在骨，疼痛。

【处方】 乳香二钱　松香三钱

【用法】 共为细末，香油调匀，用薄笋叶，针刺密孔摊贴，再加笋叶盖之，以帛扎住，生肌止痛，其效如神。

三圣膏 《仙拈集》（清）

【主治】 臁疮溃烂。

【处方】 川椒　松香　黄蜡各四分

【用法】 共研，用连根葱白十四段捣烂，作夹纸膏贴之。

三益膏 《外科大成》（清）

【主治】 血风臁疮。

【用法】 先用银朱加蓖麻子肉杵如泥，作夹纸膏贴去黑肉令尽，随用猪头肉汤洗之，次用青布五寸入生猪板油一两，白蜡末三钱，卷条、燃着，接其油搽之愈。

大枫膏 《外科真诠》（清）

【主治】 裙边疮，生妇人内外踝骨之上，极其缠绵，难于见效。

【处方】 大枫子百枚　枯白矾五分　扫盆粉一钱　川椒一钱

【用法】 用真柏油调擦。

小虾敷膏 《直指方》（宋）

【主治】 臁疮生虫。

【处方】 用小虾三十尾去头足，同糯米饭研烂，隔纱贴疮上，别纱罩之，一夜解下挂看皆小赤虫，即以葱姜汤洗净，用旧茶笼内白竹叶随大小剪贴，一日二换，待汁出尽，逐日煎苦楝根洗之，以好膏贴之，将生肉，勿换膏药。忌发物。

马齿膏 《沈氏尊生》（清）

【主治】 臁疮。

【用法】 马齿苋煎汁一锅去渣，入黄蜡五两，慢火熬膏，涂疮上。

四圣膏 《仙拈集》（清）

【主治】 臁疮。

【处方】 银朱二钱　铜绿钱半　松香　杭粉各三钱

【用法】 研末，桐油调搽，作隔纸膏贴之，三五日愈。

生豆渣膏 《本草纲目拾遗》（清）

【主治】 臁疮、裙边疮烂臭。

【用法】 养素园方。生豆腐渣捏成饼如疮大小，先用清茶洗净，绢帛拭干，然后贴上，以帛缠之，一日一换，其疮渐小、肉渐平，此费启彰亲试有效之方也。又可敷脚蛀。

艾熏膏 《疡医大全》（清）

【主治】 血风疮。

【处方】 黄连一两　白芷五钱

轻粉　川椒各三钱　潮脑二钱

【用法】共为细末，用熟菜子油调稠，摊在一个大碗底上，倒合将瓦垫高，用艾四两揉作十团，烧烟熏碗底上药，如油干，再添油拌、再熏，必待艾尽，乘热搽在患上，外用油纸草纸包之，次日即消，不过三宿，全好。

龙骨膏《疡科选粹》（明）

【主治】外臁疮。

【处方】龙骨　乳香　密陀僧　没药各二钱　海螵蛸一钱五分　肥皂子烧存性，五个

【用法】上为末，清油调，用绵纸作夹纸膏，以针穿孔缚贴疮上，隔日一翻，两面贴之。

白胶香散《医学入门》（明）

【主治】内外臁疮。

【处方】白胶香　赤石脂　白矾各五钱　黄丹　乳香　没药　轻粉各二钱

【用法】上为末，干掺，或香油调敷。

米糖膏《仙拈集》（清）

【主治】臁疮。

【治法】米糖即饧也以碗盛，于饭锅上蒸，薄摊疮上，以纸盖定，用帛缚之，数日即愈。

夹纸膏《卫生鸿宝》（清）

【主治】远年臁疮。

【处方】炉甘石二两，煅，用三黄汤淬干　血竭八钱　黄占一两二钱

【用法】三味和猪脂熬化，贮瓷碗内。乌贼骨去壳，青果核炙存性，大黄各三钱，朱砂六钱，龙骨醋煅五钱，白占一两二钱，共为细末，入前油内调匀听用。

以油纸摊膏，刺十数孔，贴一二日，翻转再刺孔贴之，奇妙。《丛桂堂方》（软膏）

夹纸膏《验方新编》（清）

【主治】臁疮。

【处方】樟脑三钱　铜绿一钱

【用法】用猪板油和药、捣烂，以油纸夹之，贴患处，一二日翻转，三四日脓尽而愈。如脓尚未尽，再换一纸无不愈矣。《针刺小孔》（软膏）

血风臁疮膏《本草纲目》（明）

胡粉煅过研，桐油调作隔纸膏，贴之。

又方，用船上陈桐油石灰煅过，又以人发拌桐油炙干为末，仍以桐油调作膏，涂纸上，刺孔贴之。《杨起简便方》

血风疮膏《疡医大全》（清）

【处方】马齿苋焙干净末，五钱　黄丹飞　黄柏　儿茶　枯矾各五钱　轻粉一钱

【用法】共为细末，生桐油调、摊上，先用葱椒汤洗净、贴之。

年久烂腿敷膏《济世良方》（明）

1. 凡腿足湿癣、痒不可忍、毒流延烂用五倍子、枯矾，共细末，茶油调搽。

2. 黄丹五钱，白芷三钱，焙研细末

用麻油调匀，摊纸上对折，以针密穿细孔，贴于患处，两头用带栓住，不可包裹，使得透气，一日一换。

3. 古石上藓、陈石灰均煅存性研末，酌加黄丹、桐油，调敷，均效。

4. 芙蓉鲜叶、阴阳瓦焙燥为细末，将乌背大鲫鱼去鳞骨并舂，先用水熬，便加麻油，炼成稀膏，贮收瓷罐，临用视疮大小油纸摊贴，再用芙蓉叶包好，愈小愈换，无论数十年烂腿，不过一月收功。

杏霜丹《外科秘录》（清）

【主治】臁疮经年累月不愈者。

【处方】杏仁去皮尖，纸垫压去油取霜，五钱　轻粉五分　黄柏一钱，炒末

【用法】将猪脊髓捶和匀，先取黄柏数钱煎水，洗疮口干净，然后将药敷上，外以绢包之，三四日疮即愈。

金花散《济世良方》（明）

【主治】烂腿臁疮、经年不敛，并治一切痈疖疮毒。

【处方】熟石膏一斤，研飞净黄丹一两

【用法】和匀、再研极细末，香油调搽，上盏油纸。一日一换。不可用茶水洗。如有脓水流开，随用药敷水流之处以免延烂。妇女，用此膏者，若遇行经虽愈复发，发后再搽，自有功效。凡诸疮毒用升药提过之后，随掺此散，去脓长肉将收口时，再用生肌八宝丹。

治小腿阴疮膏《经验灵方》（民国）

【处方】猪板油一两　牛油烛二两　铜绿二钱　漳丹三钱　真香油五钱

【用法】共捣烂，糊患处即愈。

治臁疮久不愈《奇效良方》（明）

【处方】龙骨二钱半　轻粉少许　槟榔半两　乳香　没药各一钱　干猪粪半两，烧存性

【用法】上为细末，先以烧盐汤洗疮，以软绢帛拭干，清油调敷。

治臁疮《奇效良方》(明)

【处方】黄丹 轻粉 白及 樟脑 败船灰各等分

【用法】上研末,以桐油调成膏,摊在油纸袋内,先煎葱汤洗净疮,以帛拭干,将药置疮上扎住,用了一面翻转如前洗贴,一方无轻粉。(袋面须针刺小孔多数)

治臁疮方《奇效良方》(明)

先以葱白浆水熬汤洗净疮口,绢帛拭干,徐以轻粉末掺上疮口,却用五灵脂、黄柏各等分碾为细末,凉水调,贴敷疮上,纸盖定,三五次即平复。

治臁湿疮方《临证指南医案》(清)

【处方】黄丹 无名异各五钱 轻粉二钱 乳香 没药 樟冰 水龙骨 百草霜各一两

【用法】共为细末,桐油调夹纸膏贴之,前后翻换神效,或加血竭、血余、儿茶、螵蛸、银朱、铜绿等药。贴过旧膏药藏好,以备日后收疮口之用。

治臁疮久不愈者《儒门事亲》(元)

【主治】臁疮久不愈者。

【处方】川乌 黄柏各等分,为末

【用法】用唾津调涂纸上贴之,大有效矣。

治臁胫烂疮《医林集要》(清)

用桃柳槐椿楝五枝同荆芥煎汤洗,拭净,以生黄蜡摊油纸上,随疮大小贴十层,以帛拴定,三日一洗,除去一层不用,一月痊愈。

治裙边疮膏《疡医大全》(清)

【处方】大枫子一百粒 川椒 轻粉各一钱 枯矾五分

【用法】研细,以真桐油调贴。

治湿毒臁疮《临证指南医案》(清)

【处方】伏龙肝 蚌壳灰各一两 轻粉钱半 或加苍术一钱 黄柏一钱

【用法】各炒焦为末和匀,用菜油调摊夹纸膏,将针刺孔,扎疮上,三日一换,先用花椒米泔煎滚洗疮。

乳香法纸《外科正宗》(明)

法纸方奇用乳香,纸卷浸入甘草汤,摊干再掺真轻粉,止痛生肌贴烂疮。

【主治】臁疮作痛不愈,先碾乳香细末一两,听用。

【用法】以呈文纸四张,每纸一张摊平,用乳香二钱半细摊平纸上,双折,卷一寸阔,将卷纸复作三条,外以线扎之。用甘草一两二钱,水三碗,将卷过药纸浸入甘草汤内，上用重物压之，煮数滚，取起纸来，解去扎线，将纸摊开桌上，每张用轻粉三钱掺乳香上，用棕糊刷排刷令匀，提起药纸带湿以无药一面对板壁贴之，阴干收用。临时随疮大小煎纸多少，先用温汤洗净，随将纸有药一面对疮贴之，绢扎，三日一换，自然止痛生肌。如贴后内无水出，不必换贴，自愈。

奇妙栀子散 《六科准绳》（明）

【主治】远年日久内外臁疮。

【处方】山栀子不拘多少烧作灰研为细末　乳香另研，各半钱　轻粉少许

【用法】上研匀，以瓷器盛。每用时先以葱白花椒煎汤洗净疮，稍歇，再以温浆水洗一次，候恶水去尽，再将白水煎百沸，候温再洗；但疮口无脓水血丝清水各尽，又用绵帛片拭干，然后敷药。如干者香油调敷，湿者干掺，但将疮口实满软绢帛护之。坚硬不作脓者未可用，肿如软有脓者，依前法再洗后，敷贴之，二三次即愈。乃一药二洗之功也。

松油膏 《外科大成》（清）

【主治】血风等疮，诸药罔效者。

【处方】枯矾十两　矾红二两　麝香三分　冰片五分　熊胆一钱　轻粉三钱　乳香　没药　黄丹　甘草　黄柏　大枫子肉　天麻子肉四味，俱炒黑色，各五钱　雄黄一两　苍术　厚朴　苦参各一两

【用法】上为末。先槐枝葱艾川椒煎水洗过，次用松油调敷，纸盖布扎，二日一换，敷洗如前。取松油法：取节松五六斤，劈如指尖粗细，用水缸贮水于内，用铜盆一个水浸盆底与缸平，上用米筛一个堆松节于筛上，次用稻草灰盖松节令密，顶上置火，倘松节烟出即用灰盖之。松油自下盆内，瓷瓶收之，勿令泄气，其松节烧过而米筛不坏为宜。

独胜膏 《仙拈集》（清）

【主治】臁疮。

【处方】炉甘石煅　猪脊髓油调搽。

【用法】凡敷药，先要以防风、荆芥、银花、甘草汤洗净后，敷药。

烂腿膏方 《济生验方》（清）

【处方】滑石三钱　甘草一钱　松香三钱　人中白二钱

【用法】研末，麻油调敷。

烂腿疮敷膏 《疡医大全》（清）

【处方】百草霜　乳香去油
窑煤各三钱　没药去油，一分三厘
血竭　龙骨　轻粉各一分　生芝麻
一撮，研

【用法】生鸡子调作隔纸膏
贴。

轻柏膏 《外科大成》（清）

【主治】血风等疮。

【用法】轻粉为末，用生柏
油调，随疮大小摊纸上，先用米
泔水煎，甘草汤洗净拭干后贴
之。布扎紧勿动。先三日痛、次
二日痒，再三日，共七日去药，
已痊愈矣。

神膏方 《救生集》（清）

此方得之甚难，礼下于人，
设法购求，后方得传。遇患照方
修合，无不效验。

【处方】滴乳香箸包烧红砖压去
油，四两　净没药箸包烧红砖压去油，
四两　鲜血竭四两，要红艳者　白儿
茶四两　上银朱四两　杭定粉四两
好黄丹四两　好铜绿二两

【用法】以上各药各另碾无
声，筛细末，共一处。临时照患
疮之大小，用夹连四油纸一块，
用针多刺小孔，每张称药末五
钱，用真芝麻油调摊在油纸上，
再用油纸一块盖上，周围用小片

扎缚疮上，用软细帛扎紧，自然
止痛、化腐、生新，过三日将膏
揭开。浓煎葱汤，将疮上洗净，
软绸拭干，将膏翻过，用针照前
多刺小孔贴之，取其又得一面之
药力也。无火之人内服十全大补
汤，有火之人减去肉桂、姜枣煎
服。兼以饮食滋补，无不取效。
至重者用膏二张，百无一失。

桑白皮膏 《疡医大全》（清）

【主治】臁疮乳痈。

【处方】桑白皮取在土内根不见
天日者，去外面白皮，又去内里筋骨，
只要皮捶极烂如棉絮者　陈石灰各等
分

【用法】研匀，同生桐油捣
烂、敷之。

桐油膏 《沈氏尊生》（清）

【主治】臁疮。

【处方】桐油　百草霜发灰
黄丹　乳香　鹿角灰各三钱

【用法】共为细末，熬膏，
涂油纸上贴之。血虚痛甚者尤
宜，如年久紫黑者，先用炉灰膏
去瘀肉。

附方　炉灰膏

【主治】一切无名肿毒、恶
疮及外痔、瘰疬，兼除瘤点痣。

【处方】响糖炉内灰一升半
风化石灰一升，炒红

【用法】盛箕内，用滚汤三碗徐徐淋汁，慢火熬如稀糊，先下巴豆，次下蟾酥各二钱，白丁香研末五分，炒石灰一钱搅匀，再熬如面糊，瓷器盛，勿泄气。每用以簪头挑少许，口呵气令化，以针拨开患处贴之。

粉麝散《世医得效方》（明）

【主治】外臁疮臭烂数十年不愈。

【处方】生龟板一个　醋一碗，炙醋尽为度，火煅放冷

【用法】上为末，入轻粉、麝香各一钱和匀，先以葱汤洗后（油调）涂上。

窑土膏《疡科选粹》（明）

【处方】经年窑灶土或只用灶心土　黄丹　轻粉　黄柏　乳香　没药　赤石脂各等分

【用法】清油调成膏，用伞纸夹住，茶清洗过贴之，以绢缚定，痒不可动，直待结痂方揭。未愈再贴。

黄白散《寿世保元》（清）

【主治】臁疮。

【处方】黄柏去粗皮，一两　轻粉三钱

【用法】上为细末，用猪胆汁调涂。湿则干掺。

黄蜡膏《医宗金鉴》（清）

【主治】臁疮。

【处方】血竭　赤石脂煅　龙骨各三钱，煅

【用法】共为细末。香油一两入血余栗子大一团炸枯去渣，再入黄蜡一两、白胶香三钱熔化尽，离火，下血竭等末搅匀，候冷，瓷罐盛之，用时捏作薄片，贴疮上，绢帛缚定，三日后翻过贴之。

方歌：黄蜡血余竭白胶，石脂龙骨入油调，蜈蚣钱厚此膏盖，肌肉能生痛自消。

（蜈蚣钱）蜈蚣、甘草、独活、白芷各一钱，桐油二两，将药煎滚。先以米泔水洗净臁疮，水和白面作圈，围在疮之四边勿令泄气，将腿放平后以茶匙挑油渐渐乘热加满，待油温取下，以后风毒自散，腐肉渐脱，其功甚速。

方歌：蜈蚣钱治久臁疮，皮黑下陷臭难当，桐油煎草独活芷，白面围疮油烫强。

铜绿膏《经验灵方》（民国）

【主治】小腿阴疮。

【处方】猪板油一两　牛油烛一两　铜绿二钱　漳丹三钱　真香油五钱

【用法】共捣烂，糊患处即愈。

隔纸膏《奇效良方》（明）

【主治】内外臁疮。

【处方】当归　白芷　黄连　五倍子　雄黄　没药　血竭　海螵蛸　白及　白蔹　黄柏　厚朴以上各半两　黄丹六钱　乳香二钱半　轻粉一钱

【用法】上为细末研匀，用清油调成膏，用油纸摊药敷疮上，绢帛缚定，有脓水解开刮去不洁，再贴药，如此数次即愈。须先用烧盐汤洗净，片帛拭干，待片刻水气干，然后贴药。

隔纸膏《家庭至宝》（民国）

【主治】臁疮腿。

【处方】石花三钱　铜绿一钱　生矾一钱　枯矾一钱　漳丹二钱，炒松香一钱

【用法】共为细末，加香油和匀，用油纸针刺多孔，孔对患处，上加药糊之，外加纸包固，昼夜不解，以愈为度。

解毒紫金膏《医宗金鉴》（清）

【主治】治臁疮溃烂，杨梅结毒，腐烂作臭，脓水淋漓。

【处方】明净松香　皂矾各一斤，煅赤

【用法】共研细末，香油调稠，先用葱艾甘草煎汤洗净患处，再擦此药。擦此药，油纸盖住，以软布扎紧。

蓖黄膏《疡医大全》（清）

【处方】蓖麻仁研烂　黄丹　乳香　没药　百草霜　松香各等分

【用法】香油或陈烛油调，摊油纸上贴，外以笋壳布条扎紧，三日一换，换时以葱根五七茎，煎汤洗之。

翠玉膏《奇效良方》（明）

【主治】臁疮。

【处方】沥青一两　铜绿研　黄蜡各二钱　乳香研　没药研，各一钱

【用法】上将铜绿以油调匀，将沥蜡火上熔开，下铜绿搅匀，次入乳没末仍搅匀，倾在河水盆内拌匀，以油纸裹、口嚼，旋捏作饼子贴疮，以绯帛包，直候疮好，其药自脱。

蜡矾纸《医学入门》（明）

【主治】臁疮。

【用法】绵纸叠十二层，看疮大小剪成方块，以纸捻钉住。却用麻油二两，入川椒四十九粒，慢火熬枯去渣，入槐枝四十九寸煎枯去渣，入黄蜡一两，枯矾一钱，轻粉二分，俟熔化，即入前纸令油渗透，勿使焦黄取

起。贴时，用槐枝葱椒煎汤洗拭，取前纸齐眷贴上。外另以油纸绯绢紧缚，届时取下近疮纸一重，候纸取尽，则疮痊愈。其效如神。气虚脓多者尤宜。

槟榔散方《圣济总录》（宋）

【主治】里外臁疮，远年不瘥者。

【处方】槟榔锉，半两　干猪粪半两，烧存性　龙骨一分　腻粉二钱匕

【用法】上四味捣罗三味，入腻粉研匀，先以盐汤洗疮，熟绢挹干，以生油调药如膏贴疮，三日一易，三五易定瘥。忌无鳞鱼、酢、热面。凡胫内外疮世谓之里外臁疮，最难得药。

樟脑膏《仙拈集》（清）

【主治】臁疮。

【处方】樟脑五六钱　猪脂油　葱白

【用法】共捣烂，厚敷疮上，油纸裹好，绵花扎紧，一日一换不可见风。

鲫鱼膏《直指方》

敷臁疮。用中鲫鱼三尾洗净、山甲二钱，以长皂荚一梃劈开两片夹住、扎之，煨存性，研末。先以井水洗净脓水，用白竹叶刺孔贴之，候水出尽，以麻油、轻粉调药敷之，日一次。

蕲艾膏《疡科选粹》（明）

【处方】乳香三钱五分　轻粉一钱

【用法】上为细末，研匀，用清油调成膏，用油纸以药油摊上贴疮，以帛缚定。有脓解开，拭干再贴，如此数次而愈。贴时以盐汤洗净、拭干。

蕲艾膏《医学入门》（明）

【处方】蕲艾　川椒各五钱　水粉一两　黄丹三钱　轻粉一钱

【用法】为末，熟桐油调膏。隔纸贴之效。

臁疮膏《奇效简便良方》（清）

会稽奕氏传。

【处方】制甘石一两五钱　铅粉　广丹各三两　铜绿四钱五分

【用法】共研极细末，用薄油纸一张，叠作三层，上下面各用真芝麻油调摊，再用针扎孔百余个，每膏一个，一面贴三日，疮口须用陈茶叶冲开，水洗净，忌房事，并忌食葱、韭、鹅肉等发物，年久者五六贴即愈。

臁疮膏《救生集》（清）

用葱白、键猪油去膜、朝脑五六钱，共捣极烂。先用防风、金银花、甘草煎汤，淋洗患处，候干，将前药厚厚敷上，用薄油

纸裹好，外用旧绵花扎紧，一日两换，不可见风，忌食发物，数日，生肌长肉痊愈。药用瓷罐紧盛，莫泄香气。此方又可治杖疮，并跌打皮肉损伤。

臁疮膏《本草纲目拾遗》（清）

先用白萝卜打烂贴疮口上，一日一换，三日毒血去尽，再用下药。

【处方】松香一两　杏仁三十粒，去皮尖　黄丹八钱　轻粉五钱　旧琉琉灯三钱，羊角所制火焙为末

【用法】研细，麻油调敷，一日一换，数次即愈。

臁疮膏（民间验方）

【处方】麻油二两　头发半两，烧灰为面

【用法】将麻油发灰混在一起，用窗户纸（毛草纸）蘸油贴患处。

臁疮膏《疡医大全》（清）

冬青叶不拘多少，入香油内煎成膏，摊帛上贴之。

臁疮膏《疡医大全》（清）

钱青抡方。

【处方】白炉甘石煅淬醋内七次

【用法】研极细末，麻油调敷。日换取效。

臁疮膏《疡医大全》（清）

【处方】犍猪胆汁四两　嫩松香八两

【用法】共捣干槌，再入土地黄根一寸捣膏，用六安茶篓上筍叶水浸软，以针刺孔，将膏摊贴。

臁疮膏《疡医大全》（清）

【处方】五倍子焙　百草霜各等分

【用法】细研，入黄蜡化匀，摊隔纸膏贴。

臁疮膏《临证指南医案》（清）

【主治】臁疮久不愈者。

【处方】老松香　樟脑　虢丹　水龙骨即旧船煅石　轻粉

【用法】共为细末，熔化松香加小清油和之，以油纸随疮大小作夹纸膏，洗净疮后贴之，二三日一换即愈。若不效，加白芷、川芎、螵蛸于前膏内，若不加入，以此三味煎汤洗之亦效。

凡臁疮用夹纸膏须用旧伞纸，以甘草汤煮，密刺其孔，比他纸尤效。如用寻常油纸须用甘草、白芷、花椒、荆芥煎汤煮过、晒干摊膏则不痛，且不生拐。

臁疮膏《寿世保元》（清）

用松香为末，入葱根须叶等分同捣为饼，外用乳香为末少掺药饼上，搭在疮口，布帛紧扎，二日一换，盐茶洗净。

臁疮膏《医学广笔记》（明）

1. 章宇泰传，六郎母试之神效

【处方】松香一两　轻粉三钱　乳香五钱　细茶五钱

【用法】四味共打成膏，先将葱头花椒煎浓汤熏洗疮净，用布摊膏厚贴患处，以绢缚定，黄水流尽，烂肉生肌。（加香油打成膏）

2. 曹和尚传

【处方】松香四两　好韶粉二两

【用法】先将松香投入滚中水，捞起，另研如飞面，后加韶粉研匀，入真麻油勿令太薄，调如极稠糊，用箸挑起以不断丝为度，仍用极紧细松江布摊成膏，贴于疮上，将寸许阔绢条扎紧，勿使泄气。一日收紧三次，三日一换膏药，半月必愈。

臁疮膏《丹溪心法》（元）

【处方】龙骨生用　血竭　赤石脂各一两　头发如指头大　黄蜡一两　白胶香一两　香油不拘多少

【用法】上件以香油煎头发三五沸，去发入黄蜡、白胶香，却入龙骨、血竭、赤石脂搅匀，安在水盘内，候冷取起，以瓷器盛之。每遇一疮，捻作薄片贴疮口，以竹箸贴在外，三日后翻过

再贴，仍服活血药。

臁疮膏《奇方类编》（清）

大蒜辫子烧灰，麻油调擦患处，即愈。

臁疮敷膏《瑞竹堂经验方》（元）

【处方】轻粉一钱　黄连末二钱

【用法】上用猪胆一个针刺七孔，滴胆汁于碗内，将药调和，用竹篦摊满疮口，用白纸数层盖药，以无粉青绢紧紧拴住，过十日再换药，如法紧拴。

臁疮敷膏《疡医大全》（清）

韭菜地上蚯蚓粪干为末，入轻粉末，清油调搽。

臁疮敷膏《疡医大全》（清）

【处方】天花粉五钱　熟石膏八钱

【用法】研匀，麻油调搽。

臁疮敷膏《疡科选粹》（明）

【处方】槟榔　木香　防风白芷各二钱　白及一钱　龙骨五分，煅另研　蛇蜕一条　麝香一字，另研　腻粉一两五钱

【用法】上为末研匀。先以膳鱼一条同百部一两，花椒、胡椒各三钱，油二两熬令得法，去药，入前末调匀，摊油纸上敷之，帛裹，三日一换。上药时先用柳枝甘草煎汤洗净拭干，片时

敷药。

臁疮妙方《神验良方集要》(民国)

【处方】炉甘石四两 上黄连三分 金银花一钱五分 黄柏 黄芩 防风 荆芥 蝉蜕 薄荷各一钱 甘草五分

【用法】上将炉甘石入银罐内煅红七次，以童便浸七次，再后药九味煎水，又将炉甘石煅红七次，以药水浸七次，研碎为细末，麻油调搽、神效。

臁疮隔纸膏《寿世保元》(清)

【处方】密陀僧八钱 石乳二钱 血竭二钱 铜青八分

【用法】上为末，将油纸刺孔，桐油扫纸上掺药在油上，隔纸贴之效。

臁疮隔纸膏《景岳全书》(清)

【处方】黄占五钱 飞丹四钱 铅粉四钱 乳香二钱 没药二钱 冰片三分 麻油春夏二两秋冬三两

【用法】上先将占油煎五六沸，下乳没再二三沸，下轻粉，随下丹粉，槐柳枝搅，十余沸取起，冷定后下冰片搅匀，瓶盛，浸水中一宿，出火毒。先以苦茶洗之，疮净，将膏用薄油纸刺孔厚摊，间日翻背面贴之，三日一换，三帖即可愈。

13. 血风疮

马齿苋膏《冯氏锦囊》(清)

【主治】两足血风疮并两肩背风湿疮疼痒至骨。

【处方】马齿苋切碎焙干,五钱 黄丹飞 黄柏 枯白矾 孩儿茶各二钱 轻粉一钱

【用法】为末和匀，后入轻粉，用生桐油调，摊于厚桐油纸上，用葱椒汤洗净患处，贴之。

乌金膏《外科传薪集》(清)

【主治】足三阴湿热、腿脚红肿、皮破脂脓。类乎血风疮。浸淫不止、痛痒非常者。

【处方】先用桐油一斤入锅熬起白星为度，加黄蜡一两五钱熔化，入研细炒大黄末一斤搅匀，再入冰片二分，摊贴。

血风疮膏《卫生鸿宝》(清)

【主治】遍身如粟米、瘙痒无度、脂水成片者。

【处方】人指甲三钱 血余 水银 铅同水银煅,各二钱 乳香 没药各一钱 冰片 轻粉各五分 白蜡五钱 桐油一盅

【用法】先将甲发煎至甲焦发化，取出研细，待油滴水不散、离火，下诸药和匀、收贮。

血风疮隔纸膏《外科图说》（清）

【处方】黄柏蜜炙　飞丹各二两　轻粉一钱　面粉一钱

【用法】桐油调，作隔纸膏贴之。

血风疮敷膏《外科图说》（清）

【处方】黄柏蜜炙　黄丹　密陀僧　芦荟各一钱　船底灰二钱　轻粉　樟冰　孩儿茶　五倍子各一钱

【用法】上为细末，清油调搽。痛加乳香，臭加麝香，浸淫加青黛。

又方

【处方】轻粉　黄连　黄柏　飞丹　五倍子　枯矾各等分

【用法】清油调搽。

如意草膏《奇方类编》（清）

【主治】年久脓水疮并血风疮。

【用法】用如意草阴干为末微炒，鸡子清调搽神效。

潮脑膏《外科秘录》（清）

【主治】血风疮。

【处方】黄连一两　白芷五钱　轻粉三钱　川椒三钱　潮脑二钱

【用法】共为细末，用熟菜子油调，摊在一个大碗底上，倒合将瓦高支，用艾四两揉作十团烧熏碗底上药，如油干再添油再熏，必待艾尽，乘热搽在患处，

外用油纸草纸包之，次日即消。不过三日神效。

14. 瘰疬结核鼠瘘

九明膏《孟氏家传方》

【主治】老鼠疬甚妙。熬膏贴，颇灵。（水熬稠膏）

【用法】九里明　夏枯草苦参　甘草节各等分

治湿痰流注《玉历宝钞》（民国）

【处方】刚灰炭四两　火硝一两　白碱五钱

【用法】共为细末，冷水调敷患处即消，春秋敷五寸香，夏敷三寸香，冬八寸香，完，即药洗去。

治鼠疮膏《孟氏家传方》

【处方】大长虫一条　马蛇子七个　蜂蜜半斤　郎猫爪七个　鳖甲三钱　龙骨三钱

【用法】共装瓶内，七天起出，下麝香三分，埋在地里一百天，取出熬成膏，敷之即愈。

治鼠疮方《孟氏家传方》

【处方】猪苦胆一个（用水泡五天）　鸡子七个（煮熟用黄煎油用）白砒三钱（研细末）

【用法】共入一处，用新砂壶（打去嘴），将药装在壶内，微火烧熟，用鸡翎向疮上周围涂

之，如男用雌猪胆，女用雄猪胆。不出头不许用。

治老鼠疮方 《孟氏家传方》

【处方】人言三钱 马莲（蓝）子三钱

【用法】阴阳瓦焙干，共为细面，香油调搽患处。

治老鼠疮方 《孟氏家传方》

【处方】铜绿二钱五分 人言一钱五分 硇砂二钱五分 银朱三钱 红枣四个（焙去皮）

【用法】共为细面，如干香油调搽，如不破鸡蛋清调石灰敷，中间留口，用针扎五六个孔（疮头破后）、洗去石灰，用香油调药涂之。男女忌房事，百日准愈。

金倍散 《医宗金鉴》（清）

【主治】瘰疬坚硬难消溃，敷之神效。

【处方】整文蛤一枚（钻孔）金头蜈蚣一条（研粗末）

【用法】将蜈蚣末装入蛤内，纸糊封口，外再用西纸糊七层晒干，面麸拌炒，以纸焦为度，去纸研细末，加麝香一分再研匀，陈醋调稠，温敷坚硬核处，外用薄纸贴之，每日一换。

方歌：金倍散敷坚瘰疬，蜈蚣末入文蛤中，纸糊晒干同麸

炒，加麝研之醋调灵。

散毒膏 《杨氏家藏方》（宋）

【主治】气血凝滞、结核不消，欲作瘰疬者。

【处方】大黄一两 天南星一枚（重一两者） 当归（洗焙）半两 防风（去芦头）半两 麝香一钱（别研）

【用法】有件为细末，每用三钱，以乌鸡子清调作膏子，于患处敷之。

附方一 必捷丸

【主治】瘰疬多年不消者。

【处方】斑蝥一分（去头翅足糯米炒） 薄荷三分

【用法】上件为细末，乌鸡蛋清和丸如梧桐子大，空心茶清送下二丸，午后服三丸，临外服四丸，次日空心服五丸，脐下痛。小便取下恶物是效。如小便涩，吃葱茶少许。

附方二 神秘散

【主治】瘰疬。

【处方】斑蝥二十八枚（麸炒去头足翅） 荆芥穗二钱（微炒）黑牵牛二钱（微炒） 白僵蚕二钱（炒去丝嘴）

【用法】上件为细末，每服一钱，五更时热酒调下，至巳时当取下恶物永瘥。如当日不下，

至次日更服一服。或又不下，至第三日五更时先吃糯米粥一碗，次服药，其毒物决下。如服药后觉小便涩急、煎灯心汤调琥珀末二钱服之，即恶核自小便出。琥珀末须预先研下、准备服。

鼠疮膏《孟氏家传方》

【处方】马蜂窝一个（焙末）冰片三分

【用法】入老醋熬膏，贴疮、顶留孔出气。

蜘蛛膏（民间验方）

【主治】瘰疬、结核、鼠疮、恶疮久不愈者。有效。

【处方】大黑蜘蛛一两

【用法】用瓦焙干为面，合香油调涂。

醋倍膏《孟氏家传方》

【主治】项上结核肿胀发热。

【处方】五倍子（研）　米醋

【用法】用醋调上，一日二易妙。

瘰疬膏《孟氏家传方》

1. 凤仙花连根洗净风干捶取自然汁入铜锅内熬稠，不用加水，敷患处，一旧一换，二三次即消。已破者勿用根。凡诸疮毒初起，虽肿大如碗，敷之皆消。花白者良。

2. 好陈醋熬至滴水成珠，加生半夏末一钱调匀、敷之。过夜再换，两日即消。

3. 生山药、蓖麻子肉等分，捣如泥贴之。不论久暂或赤肿硬痛均效。

4. 新出窑石灰一块滴水化开成粉，用真桐油调匀、干湿得中，先以花椒、葱煎汤洗净以敷。此治瘰疬破烂连及胸腋、臭秽难闻、久不愈者。

瘰疬膏《孟氏家传方》

曲麻菜十斤，水十斤入锅煮，叶乱不用，再将水煎羔半成，入红矾面二两，候膏成，油纸摊贴。

破头者，将核贴出，无头自消。以愈为止。

瘰疬奇方《串雅内编》（清）

【主治】亦可消瘤去痣。

【用法】石灰半斤研极细末、大黄四两，同入锅内炒通红，去大黄取石灰听用。

又将洗碱四两用水四五碗枇杷叶七片伺煮，候水干至一半，入前石灰搅匀，再煮水将干听用。又以蛇含石二两，醋煅七次为末，又以芫花五钱为末，渐渐加入搅匀成膏。每膏一两加蟾酥、麝香各二分为丸如胡椒大。未破者将一丸黏核上，其丸自入，以淡猪肉汤洗过，又黏又洗，如此三次、其核自动将皮棚开，以银勾取出核，再贴生肌膏即愈矣。取核时先服提气汤：人参　白芷生地　龙胆　川芎　升麻　柴胡乳香　甘草　贝母　橘红　香附桔梗各等分　姜枣畅煎服。

瘰疬敷药方《济生验方》（清）

【处方】沉香五分　草果仁三钱　元胡索一钱　陈皮三钱　郁金一钱　青木香四分　雄精一钱　当门子五厘　乳香五分　降香五分　公丁香一钱　梅片一钱　大黄一钱五分

【用法】共研细末，醋调敷。

瘰疬敷药方《济生验方》（清）

【处方】活鲫鱼一尾去腹杂及鳞　百齿霜三钱（即妇人篦下发垢或加独核肥皂一个去核弦筋若无则用雄猪眼稍肉亦可）

合捣为膏贴。

瘰疬神效方《脉因证治》（清）

牡蛎粉五钱，和鸭蛋为膏贴之。

瘰疬贴疮药《苏沈良方》（宋）

石竹根不以多少为细末，蜜调如膏，用贴疮口，三两日一看后易之。

此方及下内服方得于华亭陶中夫宰君。中夫先得柴胡一方用之如神，偶于里巷医处得贴药。二方皆相须，冥若神契，中夫在华亭半年之久，治二十余人皆愈，此予寓秀州目见者。

附方　治瘰疬柴胡汤方

【处方】柴胡　荆芥穗　秦艽　知母　当归　官桂　藿香　甘松　败龟醋炙　川乌头炮　地骨皮　白胶香　芍药以上各半两　京芎一两　苧根湿秤二两切碎

【用法】上件药并洗净晒干、捣为粗末，每服二钱，水一盏，入姜三片，大枣一个同煎七分，去滓服。早午食后夜睡各一服，三服滓并作一服吃。忌一切鱼面等物，仍忌房事；不善忌口及诸事者，服此药无效。

二乌膏《神验良方集要》（民国）

【处方】生川乌四两，研细末　生草乌四两，研细末　广胶一斤　顶好醋五斤　生葱二斤半，捣汁　老生姜二斤半，捣汁

【用法】以上先将醋熬滚，再将姜葱汁熬滚，后入广胶熬化，再入两药末熬透、收好。贴患处、立愈。不可经铁器，不可入口。

二瘰疬敷膏《济生验方》（清）

1. 白背鲤鱼五寸长、去胆

杂，入打碎皂角子十余粒，阴阳瓦焙枯、研细末，已破者干敷，未破者麻油调敷。

2. 敷药方

【处方】山甲三钱　大黄五钱　黄柏五钱　枯矾二钱

【用法】共研细末，已破干敷，未破者麻油调敷。

千捶膏《仙拈集》（清）

【主治】鼠疮神效，年久不愈者连根拔出。并治一旦恶疮、肿毒。

【处方】松香半斤　蓖麻仁一碗　杏仁三十九粒　铜青　乳香　没药各一两

【用法】用锅化开松香，倒石板上冷定，先将二仁捶为泥，方入乳没等药，捣三千余下，如干入麻油少许捣匀成膏。入瓷器。用时隔汤化并用布绢摊贴。妇人下部忌用，有蓖麻恐堕胎也。

千奇膏《外科集要》（民国）

【主治】鼠疮气瘰。

【处方】乳香三钱　没药三钱　桃仁三钱　杏仁三钱　松香三两　血竭三钱　大麻子七十个，剖皮捣碎

【用法】共研为面捣为膏，以布摊之，贴上。

大红膏《疡医大全》（清）

【主治】瘰疬痰结块不分新久，但未穿破者并效。

【处方】石灰一两，用大黄三钱切片，同炒石灰红色去大黄　滴乳香去油　轻粉各三钱　银朱　血竭　潮脑　硝石各三两　天南星二两

【用法】上为细末，陈米醋熬稠，调药，敷核上，三日一换，后皮嫩微损者，另换紫霞膏贴之，其核自消。

大黄膏《外台秘要》（唐）

【处方】大黄　石灰炒　小豆

【用法】上三味各等分末，白酒和涂立效。忌羊肉、热面、大醋。

山药膏《寿亲养老新书》（清）

【主治】瘰疬。

【处方】鲜山药　秃大麻子光而无毛者

【用法】等分捣敷久久自消，倘已烂加本人头发垢敷之，即合口渐消，半年平复，不可轻视。

马齿苋膏方《太平圣惠方》（宋）

【主治】鼠漏。

【处方】马齿苋切碎，五升　榆白皮一斤，细切　麝香一分，细研　杏仁半斤，去皮尖，煎令黑，研如泥

【用法】上件药前二味以水

二斗煮取三升澄清，次入麝香、杏仁熬搅成膏，瓷器中盛，密封。已成疮者以泔清洗，旋于帛上涂药贴，日三易之。未作疮，如瘰疬者，以艾半升、薰黄、干漆各枣许大，捣为末，和艾作炷灸之三七壮，然后贴药。

附方　内服方

1. 斑蝥散方

【主治】鼠瘘著颈生，小者如杏，大者如杯。

【处方】斑蝥十枚，去足翅头，糯米拌炒令黄色　牡丹三分　海藻一两，洗去咸味烤干

【用法】上件药捣细，罗为散，每日空心及夜卧时，以葱白汤调下半钱，病根当于小便中出如鱼脬，利后只得吃粥。

2. 鳗鲡鱼丸方

【主治】鼠瘘。

【处方】鳗鲡鱼四两，炙令焦黄　野猪皮四两，炙令焦黄　瞿麦一两　蟾蜍一枚，五月五日者炙黄　斑蝥三十枚，去头足翅，糯米拌炒令黄色　腊月猪脂五合，炼成者　巴豆十五枚，去皮心膜纸裹压去油

【用法】上件药，除猪脂巴豆外，捣罗为末，用猪脂、巴豆和捣千杵，丸如梧桐子大，每日空心以米粥饮下二丸，觉者当寒

热，不觉者来日更服三丸，稍稍增之，慎热饮食，当有烦闷，其虫当从小便中出，盛而视之，乃有百数十个便瘥也。

乌龙膏《万病回春》（清）

【主治】瘰疬溃烂久不愈者。

【处方】木鳖子带壳炒存性，去壳　柏叶焙　人中血即乱发烧灰　青龙背即锅背面上垢腻　纸钱灰　飞罗面各一钱

【用法】上共为末，用陈好米醋调成膏，涂疮上，外用纸贴之。

附方

1. 瘰疬内消散

【主治】人壮者宜，治瘰疬结核。

【处方】朱砂　血竭各一钱　斑蝥去翅足，三分，生用

【用法】上为末，每服一分，空心烧酒调服，一日二服。未破者三五服立消，已破者，内服此药，外用金头蜈蚣一条焙研极细末，用麻油一小盅浸三日，搽患处，其疮即肿溃，过一二日肿消，可贴膏药。疮势大者二十日全，小者十日可保平复。

2. 琥珀散

【主治】瘰疬结核。

【处方】斑蝥三钱，去足翅　僵蚕一两　枳壳三钱　滑石　白牵

牛头末，各一两　赤芍　柴胡各五钱
木通　连翘各七钱　琥珀二钱　黄
芩一两　甘草三钱

【用法】上锉六剂，水煎服。

3. 斑蝥散，即神效散

【处方】苦丁香　红小豆
磨刀泥各一钱　斑蝥去翅足，酒炒净，
一钱　山甲炒　僵蚕去头足　丁香
白丁香各一钱

【用法】上为细末，每服一
钱，五更无根水调服，至未时打
下毒物，其形如鼠。后用田中野
菊花焙黄色为末，陈醋调贴疮
上，一日一换，七日安全。

水澄膏《医宗金鉴》（清）

【主治】瘰疬已溃。

【处方】朱砂二钱，水飞　白
及　白蔹　五倍子　郁金各一两
雄黄　乳香各五钱

【用法】上为细末，米醋调
浓，以厚纸摊贴之。

方歌：水澄膏贴溃核验，水
飞朱砂末二钱，及蔹郁金雄黄
乳，五倍子同研用醋摊。

白玉丹《外科易知》（民国）

【主治】瘰疬，破烂多年不愈。

【用法】新出窑矿石灰一块
滴水化开成粉，用生桐油调匀，
干湿得中，先以花椒葱煎汤洗净
疮，以此敷之，不数日痊愈。

白膏药《外科传薪集》（清）

蛇床子石膏对半研细，用麻
油调敷。比黑膏药灵。

白蔹散方《太平圣惠方》（宋）

【处方】白蔹三分　黄连三分，
去须　川大黄三分　黄芩三分　莽
草三分　赤石脂三分　赤芍药三分

【用法】上件药捣细，罗为
末，以鸡子白旋调涂于故帛上贴
之，燥即易之。

白敛膏方《圣济总录》（宋）

【主治】瘰疬、息肉、结硬。

【处方】白蔹　莽草　玄参
木香　芍药　大黄生用，各三两

【用法】上六味捣细，罗为
末，旋取以醋和如膏，涂帛上贴
之，干极即易。

龙珠膏《医学正传》（明）

【主治】瘰疬。

【处方】龙芽草五两　棘枣根
五钱　海藻二钱五分　苏木五钱

上细切，量水二十碗煎到二
三碗，滤去渣，又用桑柴灰二碗
石灰二碗半　苍耳草灰二碗半

【用法】以草纸二层皮纸二
层放罗底，次置灰于上，用前汤
热淋取汁十碗许，澄清入锅内煎
成膏。入巴豆霜、白丁香、石
膏、麝香、轻粉，瓷罐子收贮。
每用取敷核上，再敷即去旧药，

再上新药，其核即溃而愈，根小者但只涂药于根上，其核自溃。（药量酌用）

冯氏援生膏《疡医大全》（清）

【主治】诸般恶疮及瘰疬鼠瘘才起者，点破却愈。

【处方】雄黄五钱 乳香去油 没药去油 血竭各一钱 蟾酥 轻粉各三钱 麝香五分

【用法】上研细末，用真炭灰一斗三升淋灰汤八九碗，用桑柴文武火煎作三碗，取一碗，收留碗盛瓷器内，候温将药入灰汤内，用柳枝搅，再以好风化石灰一饭碗入药汤内搅匀，过宿候冷，盛瓷罐内。凡遇恶疮贴在当头，一日一次，次日又一次，疮头自然蚀破，血水流去即愈。如药干，将前收留灰汁润之。

玉饼子《儒门事亲》（元）

【主治】瘰疬，一切恶疮、软疖。

【用法】上用白胶一两瓷器内溶开去渣，再于瓷器内熬开后，以蓖麻子六十四个做泥人，胶内搅匀，入小油半匙头，箸点水中试硬软，添减胶油，如得所，量疮大小以绯绢摊膏贴之，一膏可治三五疖。

玄参膏方《圣济总录》（宋）

【主治】小儿脑热结瘰疬连两耳下肿痛、身体寒热、坐卧不安、食饮不下。

【处方】玄参 紫葛 黄药子 大黄炒令黄 木香 卷柏 芒硝 紫檀香各一两

【用法】上八味捣细，罗为细末，以鸡子白调和，稀稠得所，涂于疮上，疮肿破时，则去芒硝涂之。

红矾膏《经验灵方》（民国）

【主治】鼠疮已破。

【处方】白豆腐一块，挖成窟窿 红矾二钱 明雄三钱

【用法】研为细末，装在豆腐窟窿里焙干，再研成面，香油调，上于患处，切不可动，俟其疮核落下，再上生肌长肉药收功。

红膏药《外科传薪集》（清）

【处方】蓖麻子去壳，四斤 老松香一斤 纬丹五钱

【用法】先将蓖麻研烂，加松香、纬丹打和，再加麝香二钱再打，看老嫩，老者加蓖麻子，嫩者加松香。贴患处。

地龙膏《保命集》

【主治】瘰疬溃烂流串者。

【用法】荆芥根下段煎汤温

洗良久，着疮破紫黑处以针刺去血，再洗三四次，用韭菜地上蚯蚓一把五更时收取，灰火上烧红为末，每一匙入乳香、没药、轻粉各半钱，山甲九片炙为末，（麻）油调敷之，如神。此武进朱守仁所传验方。

地龙膏《疡医大全》（清）

【主治】瘰疬未破者。

【处方】地龙粪　雄黄　小麦面各等分

【用法】研细，醋调，搽之。

如神散《薛氏医按》（明）

【主治】瘰疬疮口已破，疮口未合。

【处方】松香末一两　白矾三钱

【用法】为细末，香油调搽，干掺亦可。

冰螺散《疡医大全》（清）

【主治】瘰疬日久坚核不消及服消药不效者，用此点落疬核。

【处方】大田螺肉五枚，日中线穿晒干　白矾一钱二分，面包煨热　真番硇砂二分　冰片一分

【用法】先将矾螺研细，再将硇片研匀，小罐密收。凡用时先将艾炷灸核上七壮，次后灸疮起疱，以小针挑破，将前药一二

厘津唾调成饼贴灸顶上，用绵纸以厚糊封贴核上勿动，恐其泄气，七日后四边裂缝，再七日其核自落。换搽玉红膏，内服补药，培助完口。此药又治瘿瘤患大蒂小及诸般高突异形怪状者，并效。

治瘰疬敷药方《临证指南医案》（清）

【主治】疮已破、脓正多、疮正肿。

【处方】蚯蚓粪韭菜地上者佳　细芽茶炒灰存性　肥皂核独核者煅存性　蜣螂虫用泥包煅存性　壁虎瓦上焙干　猫头骨炙　雄鼠粪焙

【用法】上各等分，共为细末，和生麻油调敷，每日清晨用药汤洗净敷之。一日洗五六次，敷五六次，待脓干，即用膏药贴之。

治鼠疮方《陈修园全集》（清）

【处方】豆腐灰一钱　黄豆五钱　水银五分　人言一分半

【用法】共为细末，用香油调搽，过六日起去药，再贴膏药，开列于后。

附方　鼠疮膏药方

【处方】香油半斤　定粉二两　头发四钱　黄丹四钱

【用法】先将油熬滚，再下

头发煎枯黑，去滓离火，入黄丹，再入定粉成膏。纸上摊贴患处，十八日全好。

肥皂膏《疡医大全》（清）

肥皂一斤去核，水浸一宿，去皮筋弦，石臼内捣烂，加上好米醋一斤，再捣，以新布滤汁去渣，入新砂锅内熬如米汤色，用柳枝不住手搅，再入白蜡一两成膏，出火气，油纸摊贴。如已溃者，效更速。熬时择净室，鸡犬忌见。

拔生膏《疡科选粹》（明）

【主治】诸般恶疮及瘰疬鼠疮，才起点破即愈。

【处方】血竭一钱 蟾酥一钱 麝香五分 雄黄五钱 轻粉三钱 乳香二钱 没药二钱

【用法】上用荞麦灰或真炭灰一斗二升淋灰汤八九碗，用栗柴或桑柴文武火煎作三碗，取一碗收留，将二碗盛于好瓷器内，候温将七味药碾为极细末入灰汤内，用桑柳枝搅，又用好细石灰一升，入药灰汤搅匀，候冷盛瓷罐内。凡诸恶疮点在当头，一日二次，以血水出为妙。恐日久药干，将前留灰汤和用。

奇功散《玉机微义》（明）

【主治】瘰疬马刀顽疮等证。

【处方】野粪尖干一两 密陀僧 无名异各半两 皂角 乳香 没药各五钱

【用法】上粪用盐泥封固，炭火煅之，去泥研为末，加麝香少许，用清油调匀、敷上，湿则干掺，其功神妙。

抬头草膏《外科秘录》（清）

【主治】瘰疬已破者。

【用法】抬头草不拘多少，清水煮烂去草，只用汁熬成膏，去火毒，每膏加麝香二厘，贴上一个不必再换，其核自出而愈。

乳香散《刘河间宣明论》（金）

【主治】一切瘰疬疮，新久远近不已者。

【处方】乳香一钱 砒霜一钱 硼砂一钱半 红娘子二十四个，去翅足 黄丹半钱

【用法】上为末，糯米粥和作饼子，如折三钱厚，先将疮头灸破敷之，隔三两日甘草汤洗，挹干、换药。不过一月其瘰疬核自落。后以生肌药敷之。黄柏不以多少为细末，面糊涂患处，甚妙。

荔枝膏《奇效良方》（明）

【主治】瘰疬。

【处方】荔枝肉一两 轻粉 麝香 白豆蔻 川芎 砂仁各半钱

朱砂　龙骨　血竭　乳香各一两
全蝎五个

【用法】上将荔枝肉擂烂，软米饭和为膏，看疮大小摊膏贴，如有三五个者，止去点为头者，妙。

疬不穿方《济生验方》（清）

白芥子研末二钱，生姜汁一酒盅同芥末和匀，用绵纸拖膏贴上，干再换，使疮上起泡及发红，加黄丹少许再贴。

贴恶核方《幼科大全》

【处方】赤小豆　猪牙皂角　硝石　黄药　木鳖子各半两

【用法】上末鸡子清调涂患处。

贴散瘰疬神方《幼科大全》（清）

【处方】白胶香　降真香用心无土气者　海螵硝

【用法】上等分为末，水调摊纸上贴患处，一夜而退。

贴瘰疬方《医学纲目》（明）

【处方】大乌头五个，火炮五个生用并去皮脐　大皂荚二条，一半以好米醋二盅刷炙醋干为度，一半焙干并去黑皮　炒糯米一百六十粒，同研末

【用法】以好米醋于火上略炖微暖，敷贴患处，入蜜少许尤佳。

神功散《医宗金鉴》（清）

【主治】湿毒痰疬。

【处方】制川乌头　嫩黄柏各等分

【用法】共研细末，米醋调稠，温敷肿处，每日一换。

方歌：神功散敷湿痰疬，嫩黄柏与川乌头，等分为末加米醋，调涂肿处即能瘳。

除疬方《疡医大全》（清）

1. 白亮松香研极细末，以雄猪骨髓调搽，即愈。三五年各药不效者，用此方俱效。

研调敷之手法要紧，用左手即用左手到底，用右手即用右手到底，研药、调药、敷药，俱要认定一只手。

2. 单用夏枯草煎浓膏涂之。

3. 野菊花焙黄为末，陈醋调敷，日一换，七日愈。

铅丹涂方《圣济总录》（宋）

【主治】小儿瘰疬。

【处方】铅丹三两

【用法】上以铫子熬，当如黑灰，不计多少，更研如粉，用面脂调涂，以故帛贴。数拭患处，有恶汁出拭去，更贴。半月瘥。内消不作疮，极效。

消诸核膏《医方易简新编》（清）

【主治】凡毒块、毒核及痰核瘰疬初起。

【处方】昆布　天南星各二两，

俱生研忌火　梅花　冰片研,五分

【用法】共和匀研极细末,须晒干生研,切忌近火,研细以锡盒盛贮,勿令泄气。用时以姜汁、醋、蜜三味调涂患处。

消瘰核《疡医大全》(清)

【处方】生半夏　生香附各等分

【用法】研细末熬醋调敷核上,自消。

消毒膏《医学纲目》(明)

【主治】瘰疬赤硬肿痛。

【处方】生山药一两,去皮　蓖麻子一两,去皮

【用法】上研匀,摊贴之如神。丹溪云,山药补阳气,生者能消肿硬。经曰,虚之所在邪必凑之,留而不去,其病为实,非肿硬之谓乎,故其气则留滞,自不容不行。

夏枯草膏《疡科选粹》(明)

【主治】瘰疬溃烂久不愈者。

【用法】夏枯草六两水煎服。甚者多取数斤,煎成膏,水调服,仍以香油调搽。

夏枯草膏《医宗金鉴》(清)

【主治】男妇小儿忧思气郁,瘰疬坚硬,肝脏血燥,骤用迅烈之剂,恐伤脾气,以此膏常服消之。

【处方】京夏枯草二斤半　当归　白芍酒炒　黑参　乌药　浙贝母去心　僵蚕各五钱,炒　昆布　桔梗　陈皮　川芎　甘草各三钱　香附二两,炒　红花二钱

【用法】前药共入砂锅内水煎浓汤,布滤去渣,将汤复入砂锅内,慢火熬浓,加红枣八两再熬成膏,瓷罐收贮。每用一二匙滚水冲服,兼戒怒气、鱼腥,亦可用薄纸摊贴,瘰疬自消。

方歌:夏枯草膏医诸病,化硬消坚理肝虚,血燥忧思肝木旺,烈药伤脾服此宜,归芍贝僵香附结,昆红参草抚陈皮,乌药同熬加红枣,滚水冲服戒怒急。

黄芪膏帖方《医心方》(日安政)

【主治】张仲景方,消核肿。

【处方】黄芪三两　防风三两　真当归三两　大黄三两　川芎一两　白蔹三两　黄芩三两　芍药二两　鸡子十枚　黄连二两

【用法】凡十物捣细,以鸡子白和,涂纸上,贴肿上,燥易。

黄丹膏《太平圣惠方》(宋)

【主治】瘰疬肿破成瘘。

【处方】麝香一分,细研　胡粉一两　黄丹一两,微炒

【用法】上件药都研令匀,

取暖浆水洗净疮，用软帛拭干，以蜜调涂于故帛上贴之，日二换之。

疗鼠瘘方《外台秘要》（唐）

【处方】马齿矾石烧　珍珠粉

【用法】上二味捣下筛为散，蜜调厚涂疮上，不过三愈。

猫骨丹《外科明隐集》（清）

【主治】鼠疮瘰疬，溃久缠绵不愈。

【处方】大枣四个，带蒂炙成炭　信石一两，煅过　猫骨一具，用自死猫埋于土内，经夏皮肉已烂，净取出骨，炙成炭　冰片　麝香不拘多少

【用法】共为细末，用米泔水将疮洗净，用香油将药调上，如疼用香油，不时扫之，伺余腐去尽，再换生肌药上之，渐愈。

银石散《医学入门》（明）

【主治】贴瘰疬。

【处方】朱砂　雄黄　蛇含石　磁石各一钱半　银黝石　乳香　没药各一钱七分　明矾一钱　信石　白丁香各六分　麝香三分　牛黄一分　巴豆二钱半

【用法】为末，唾液调匀，用本身男左女右手涂疮上，外用新笔蘸药圈四围，药点中间，水粉膏贴之。上一七二七其核自落，后用生肌散。

猪胆膏《奇方类编》（清）

【主治】破瘰疬。

【用法】将先破处，面糊作饼贴之。用小砂壶二个烧酒煎滚，去酒，以热壶口覆于面糊上熏疮，如拔火壶一样，壶冷又易一壶，如此将毒气拔尽即愈。熏后用猪胆熬成膏药，贴疮口。

商陆饼子法《太平圣惠方》（宋）

【主治】瘰疬结核肿硬。

【处方】商陆三两

【用法】上件药捣令烂，捻作饼子如钱大，安置病子上，以艾灸饼子上，令热干住，灸三十壮瘥。

黑枣膏《疡医大全》（清）

【主治】瘰疬串痰。

【处方】人言四钱九分　黑枣七个，去核，每枣入信七分

【用法】阴阳瓦焙尽烟为度，埋土内一个月，取出研细末，柏油调搽，以软纸贴之，如无脓血流出即不必换药，自然长肉结疤。

黑膏药《外科传薪集》（清）

皂荚子煅透，研末，麻油调搽患上。

斑蝥膏方《圣济总录》（宋）

【主治】小儿瘰疬结核，久不瘥，追毒。

【处方】斑蝥二枚，去翅足及头炒　巴豆二十枚，去皮心浆水煮　松脂三分

【用法】上三味，先研二味为粉，次入松脂熔化搅令匀，更捣一二百杵作饼，热贴在瘰疬上，药力尽另换，瘥为度。

集成白玉丹（膏）《幼幼集成》（清）

治瘰疬、破烂多年不愈，连及胸腋。

老子曰：下士闻道，大笑之，不笑不足以为道，此则世人闻方大笑之，不笑不足以为方药，则至贱堪功，神丹莫并。

专治瘰疬破烂连及胸腋臭秽难闻，三五载十数载不愈者，药到病起。用新出窑矿石灰一块滴水化开，用生桐油调匀，干湿得中，先以花椒葱煎汤洗净其疮，以此涂之，不数日痊愈，真奇事也。

昔余道门一友患瘰疬烂及胸腋，十数载不愈。一愚人传此方，用之立应。后以治人无不愈者，诚仙方也。

蓖麻膏《仙拈集》（清）

【主治】不拘已破未破，贴鼠疮。

【处方】沥青一两　蓖麻四十七粒　杏仁去皮尖，十三粒

【用法】共捣千余下，自然黏软成膏，贴之。

痰核瘰疬膏《济世良方》（民国）

【处方】肥皂去皮弦核，二斤，长流水浸，春五夏三秋七冬十日

【用法】取出捣碎，仍和水滤去渣，单用水煎至滴水成珠时，再入生白蜜三两或用白蜡成膏。去火气，摊贴。每日换二次。此膏易熔，霉天宜常复火。

鼠疮膏（民间验方）

【处方】大枣四两　人言四钱　蜈蚣七条　狼毒四钱　硫黄一钱　水银四钱　红升丹五分　百草霜五分　麝香二分　银朱三钱　头黄五分　天麻子三个　轻粉四钱　铜绿四钱

【用法】上共为细末，用水或陈醋调成膏，涂患处，用布盖好，周边用浆糊黏上，九日取下再换药。此方有效。

鼠发膏《疡科选粹》（明）

用鼠骨一付、乱发如鸡子大，以三年腊猪脂煎，令骨发俱消，半涂疮上，半以酒调服，须臾鼠子从疮口出。

榆白皮散方《太平圣惠方》（宋）

【主治】风热毒肿项生瘰疬。

【处方】榆白皮　槐白皮　赤小豆　大麦面　桑白皮　川朴硝　皂荚去黑皮，涂酥炙微黄焦去子，以上各半两

【用法】上件药捣细，罗为散，用鸡子清和如膏，以旧布上摊，可肿大小贴之，干即易之。

又方

【主治】风毒瘰疬，赤肿痛硬。

【处方】地菘一斤

【用法】上捣如泥，敷瘰疬上，干即易之，以瘥为度。

敷痰膏《疡医大全》（清）

【处方】石灰　当归尾　皮硝　山甲　川乌　薄荷叶　草乌各五钱　生大黄一两

【用法】研细末，盐卤打糊调敷。

敷痰膏《疡医大全》（清）

【处方】土子漆匠熬桐油的生半夏　川乌　生南星　草乌各等分

【用法】研细末，桐油调敷。

瘰疬膏《奇效简便良方》（清）

瘰疬破烂连及胸腋，臭秽难闻，十数年不愈者，药至病除，极神。

新出窑石灰一块，滴水化开成粉，用真桐油调匀，先以花椒葱煎汤洗净，以此敷之。

瘰疬膏《疡医大全》（清）

【处方】川倍子八两，炒黑研末，只用四两　川乌甘草汤泡　生南星　半夏各一钱　川贝母去心，三钱　绿色海粉四两，炒黑只用二两

【用法】各研细末，共一处，炼蜜茶汁合成胶，贴患处，油纸护之。

瘰疬敷膏《石室秘录》（清）

【处方】白芍一两　柴胡五钱　香附一两　白术五钱　金银花三两　瓦草一钱，瓦葱亦可　青苔一钱，干者只用三分　人参五钱　白芥子二钱

【用法】各为末，人有病瘰串者，用米醋调搽瘰核之上，如已破者不可用醋调，用麻油调之。

胡桃仁烧存性和松脂研敷。

瘰疬敷膏《冯氏锦囊》（清）

1. 消疬膏

【主治】瘰疬。

【处方】用沥青、蓖麻子去壳同研成膏。

【用法】先用葱椒汤洗疮净，以红绢摊膏贴患处。

2. 用白胶香一两，瓷器内熔开。去滓再熔，以蓖麻子六十四粒研烂入胶内，更入油半匙熬匀，滴水中试软硬得所，量疮大小以绯帛摊贴。先以葱椒汤洗疮净后贴，一膏可治三五疮，并治恶疮软疖皆效。

3. 用荆芥煎汤待冷洗疮后，看紫黑处以针刺破，却用雄黄樟脑为末，清油调，搽三四次，候黄水出处，仍取未见日蚯蚓粪如鸡子大一块，火内烧红，山甲九片微灸为末，入乳香没药少许，香油调搽甚妙。

4. 鸡内金烧灰末搽，未破香油调敷，已破干搽。

5. 夏枯草不拘多少，锅内煮烂取汁熬膏贴之。

瘰疬敷膏 《疡医大全》（清）

【主治】瘰疬初起，已溃未溃并治。

【处方】苦杏仁去皮尖，三十粒 蓖麻仁去皮，四十九粒 松香研细末，一两

【用法】先将杏仁捣无白星为度，再入蓖麻仁捣如泥，方下松香，再捣千下，摊贴。

瘰疬神验膏 《幼科大全》（民国）

【主治】瘰疬。未破者即消，已破者即出恶物收敛。

【处方】轻粉 麝香 珍珠 血竭 没药 乳香 黄蜡 铜青各六分 松香八钱 杏仁二十枚，去皮尖 麻子二十枚，去壳

【用法】上十一味，各研极细末搅和，用瓷杵钵捣成泥膏，不犯铁器、不见火，将膏掐敷绢上，以手扑薄贴。

瘰疬软疖膏 《儒门事亲》（金）

白胶香十两化开，以蓖麻子六十四粒研入，待成膏，摊贴之。

瘰疬结核敷膏 《卫生易简方》（民国）

【处方】红娘子十四枚 乳香砒霜各一钱 硇砂一钱半 黄丹五分

【用法】为末，糯米粥和作饼贴之，不过一月其核自然脱下矣。

瘰疬结核圈药 《疮疡经验全书》（宋）

【处方】昆布一两，去砂石晒研末 麝香五分 冰片三分 南星五钱

【用法】末之，用好醋、姜汁、蜜少许调匀，搽四向，空一孔，干再用汁润之。

一方加田螺壳（煅存性）三钱，白及末二钱，五倍子末二钱。

靛花膏 《简便方》（清）

【主治】瘰疬未穿。

【用法】靛花马齿苋同捣，日日涂敷，取效。

麝香膏方《太平圣惠方》（宋）

【主治】瘰疬久经年月成瘘疮者。

【处方】麝香一分，细研　雄黄半两，细研　连翘半两　恒山半两　侧子半两　昆布半两　狼毒半两　黄芪半两　败酱半两　斑蝥三十枚　虾蟆灰一两，细研

【用法】上件药细锉，以腊月猪脂一斤半于净铛中炼十余沸去滓，下诸药以慢火煎搅，候黄芪黑色，绵滤去滓，收瓷瓶中，后下麝香、雄黄、虾蟆灰调令匀，每用故帛上涂贴，日三两度换之。（软膏）

15. 痔瘘

万灵丸《杨氏家藏方》（宋）

【主治】五种痔漏，凡谷道生瘤似鼠奶，时时发动，或出血者，名曰酒痔，又曰冷痔，若生核子者，曰肠风痔。发时热，大便难下，脱肛良久不入名曰气痔。大便或出清血，名曰血痔，此因湿地久坐，肠胃虚冷搏结得之。

【处方】硫黄二钱，别研　白

矾枯二钱　猪牙皂角半两，炙附子一两，炮去皮脐　皂角刺一两，烧留性　刺猬皮一两，烧留性　楒藤子一枚，生广中圆者色如皂子

【用法】上件为细末，煮稀粥糊为丸如梧桐子大，每服二十丸，空心温酒送下。如已有头者，用朱砂少许同药三五丸一处细研，水调涂于痔头上，旬日自落。又用米蘸调药三五丸敷疮上即愈。如疮在里面，即将米醋和糟拌药三两丸烧熏之。

附方

1. 万金丸

【主治】一切痔漏久不愈者。

【处方】木贼　何首乌　荆芥穗　防风去芦头　鸡冠花焙　枳壳去穰　炒五倍子　黄芪焙　槐花炒　槐角以上十味各一两同为细末　猪蹄甲用猪蹄向后小爪不着地者　皂角子　皂角刺　麝香皮子　植藤子　百药煎　刺猬皮已上七味各一两入瓷罐子内盐泥田挤子候于用炭火煅至膏烟出取，出与前药米同研细次入麝香二钱

【用法】上件用酒煮面糊为丸如梧桐子大，每服五十丸，食前米饮送下，痔久者当常服，即去根本。

2.《孟氏家传方》

【主治】痔。

【用法】皂角刺一两洗净装猪肚一个内，慢火煮肚子熟烂，去刺吃肚并饮汁，效。

3.《孟氏家传方》

【主治】痔。

【处方】槐花三两，土炒

【用法】上药水煎服，效。

乌金散方《圣济总录》（宋）

【主治】久患痔疮，疼痛不可忍。

【处方】乌驴乳（屋上尘煤是也细研）　陈蜡茶末各一分　腻粉一字

【用法】上三味，同研细敷痔上，干者以（麻）油调涂之，一两上即消。

外痔搽药《便易经验良方》（清）

用寒水石四两研极细，以蜒蚰无壳蜗牛一百个，同捣阴干括下，再研千余下，碾细如香灰，贮瓷瓶内。临用时每末二钱配冰片一分和匀，以蚌水调搽，或猪胆汁串麻油搽亦可。如洗用瓦松、枳壳煎汤净之。若痔内出血，药内再配炒蒲黄三四分。

此方搽外痔初起者、半月全消，若年久屡好屡发者，搽至一月断根，不发。

龙臑散《杨氏家藏方》（宋）

【主治】痔疮热痛。

【处方】鲫鱼一尾破开去肠肚，入谷精草填满，烧存性。

【用法】上件为细末，入脑并蜜同敷之。

立验膏《杨氏家藏方》（宋）

【主治】痔漏正发，有血者，贴之永除其根。

【用法】用活黄鳝鱼一条以刀断其首，沥热血于掌中，急以大活蜘蛛一枚，以手指只就掌中研细蛛化为度，去蜘蛛皮，刮于瓷器内收，于发时涂敷，不过三两次瘥。

附方　抵金膏

【主治】诸般痔漏，久不愈者。

【处方】花蕊石火煅过研如粉　生疏黄细研　黄丹细研　牡蛎火煅过研如粉　蚌粉细研，以上五味各二两　自然铜一两，火煅醋淬研细

以上六味同研匀，用清油三十二两同入银锅中，用炭火熬去油十两次入后药，草乌头四两，连皮尖生用　骨碎补去毛　汉防己　龙骨　乌药　虎骨（如无，用败龟五味）各二两，以上六味共为细末，入前油锅内熬成稠膏，次入后药，血竭　乳香　没药　白胶香

安息香（五味各二两为细末）

【用法】上件同入前锅内，急以杖子搅匀，少时取出，以瓷盒子盛之，不得盖，收三日，候火力定，每服一小匙，温酒调下，不拘时候。

如圣散《外科大成》（清）

【主治】内外一切诸痔，七日自落。

【处方】鸡粪四两（用雌雄二只饿二日次早用猪胰子切碎拌糯米一二合徐徐喂之六七日，按粪四两为度晒干听用）雌黄六钱 雄黄六钱 明矾一两 皮硝一两 胆矾五钱

【用法】共为末，倾入银罐内，用瓦盖之，火煅青烟为度。取出，加乳香、没药各三钱，冰片五分。共为末，瓷罐收，封口。每用唾津调敷痔上，良久去药，再上药，如此七次，看痔黑色则不须上药，待七日其痔自脱。略用生肌散二三日收口。

附方 生肌散

【主治】痔核用线挂开者、此药收口。

【处方】芦甘石一两，煅三黄汤内淬七次 木香 降香 乳香 没药 血竭 儿茶 黄柏 黄连 白芷 白蔹各五钱 龙骨三钱 冰片一钱 麝香三分 赤石脂一两（煅）

黄丹一两，飞七次 海螵蛸汤泡去皮，五钱

【用法】共为细末。

如神千金方《景岳全书》（清）

【主治】痔无不效。

【处方】好信石黄明严重事故一钱打如豆粒 白矾一两为末草乌光实者去皮生研五钱 黄丹三钱 蝎梢七个

【用法】上用紫泥罐，先将炭火煅红，放冷拭净，先下明矾烧令沸，次下信入矾内拌匀，文武火煅，候沸再搅匀，次看罐通红烟起为度。将罐掇下，等冷取研为末，方入黄丹、草乌、蝎稍三味，再同研极细，以瓷罐收贮。如欲敷药，先煎甘草汤或葱椒汤洗净患处，然后用生麻油调进前药以鹅翎扫药痔上，每日敷药三次，必去黄水如胶汁，则痔头渐消。其年远者，不出十日可取尽。日近者，俱化为黄水连根去净。更搽生肌之药，凡五痔皆可去之。此乃临安曹五方为高宗取痔得效，后封曹官至按察使。

收痔散《外科传薪集》（清）

五倍子研细，用麻油调敷。

血竭散《杨氏家藏方》（宋）

【主治】痔漏疼痛不可忍者。

【处方】血竭须真好者

【用法】上为细末，用自津唾调涂，频用为妙。

附方

【主治】痔疮、乳核。（经验方）

【用法】芫花根一握洗净，入木臼捣烂，入少许水绞汁，于石臼中慢火煎成膏。将丝线于膏内渡过，以线系痔当微痛，候痔干落，以纸捻蘸膏纳窍内，去根，当永除根也。一方，只捣汁浸线一夜用。

当归饼方《圣济总录》（宋）

【主治】痔有头，痛楚不可忍。

【处方】当归四两 杏仁（去皮尖双人）半两 白芷 桂（去粗皮）各三分 芸苔子（研）二两

【用法】上五味捣罗，三味为末与杏仁芸苔子和匀，以醋面调，捻作饼子如钱大坐之，药干频易，以瘥为度。

护痔散《疡医大全》（清）

【处方】白及 大黄 苦参 寒水石 绿豆粉 黄柏各等分

【用法】研细，熟水调涂四边好肉上，方搓枯痔药。

附方 枯痔法

凡痔泛出即用药涂之，痔自干黑枯落。欲用此方，四边好肉须先用护痔散护住良肉。

【处方】明矾四两 轻粉 朱砂各三钱 白砒四钱

【用法】先将矾入铜勺内煅滚，次入砒末搅匀，以矾枯为度，去火片时，次入轻粉、朱砂，再研极细，瓷罐收贮。每日晨午申三时以温汤洗净，唾津（水蜜）调涂，七八日其痔自然枯尽，方上生肌药。

治翻花痔《冯氏锦囊》（清）

用荆芥防风朴硝煎汤洗之，次用木鳖，郁金研末，入龙脑少许，水调敷。或熊胆和匀贴之，尤妙。

治痔奇方《外科百效全书》（清）

生在谷道周围痛极者，名杨梅痔。

【处方】杏仁一钱（去油）轻粉五分 海螵蛸五分 胆矾二分（炒）

【用法】上为末，猪脊髓调敷上。

治痔神枣散《外科方外奇方》（清）

【处方】顶大南枣一枚（去核）真铜绿（须铜上刮下者不拘多少）鳖头一个（煮取净骨碎）

【用法】将铜绿鳖头填满枣

内，将枣合紧线扎，煅存性为末，先将秋海棠根叶煎擦洗疮，后用清水调敷。

枯痔散（张氏医通）

【处方】天灵盖用童子者佳又用青钱水浸片时捞出以火煅红再入青线水内淬之如此七次用四钱　砒霜一两白矾二两　生轻粉四钱　蟾酥二钱

【用法】共为极细末，入小铁锅内，上用粗瓷碗密盖，盐泥封固，炭火煅至二炷香，待冷揭开碗，将药研末。搽痔上，每日辰、午、申三时用温水洗净患处，津调上药三次。上至七八日其痔枯黑坚硬，住药，裂缝待其自落。

方解：本方天灵盖、砒霜、轻粉消痰枯痔，蟾酥消毒解结。

枯痔散《孟氏家传方》

【处方】红砒（旧瓦上火煅白烟将尽取净末）一钱　枯矾二钱　乌梅肉二钱（烧存性）　朱砂三分（飞净）

【用法】共研极细末，用时以水浸湿手指蘸药，于痔头、痔身上搓捻，一日三次，初敷不肿，五六日出臭水，水尽其痔干枯，不用上药。轻者七八日痊愈，重者半月收功。诸痔皆效。自有此药世上断无不愈之痔。人多以砒霜毒药不肯敷用，不知此药有断根之功，且只用一钱有益无损，不可疑而自误。

枯痔方《医宗说约》（清）

【主治】凡痔疮泛出即用此药涂之，痔白干黑枯落。欲用此方，四边好肉上须先用护痔散护好。

【处方】明矾四两　白砒四钱轻粉三分　朱砂三钱

【用法】先将矾入铜勺内煅滚，次入砒末搅匀，以矾枯为度，去火毒片时，次入轻砂，再碾极细，瓷罐收贮。每辰午申三时以温汤洗净痔上，唾津调涂。七八日其痔自然枯尽，上生肌药。

附方　护痔散

【处方】白及　黄连　苦参豆粉　寒水石　黄柏各等分

【用法】为细末，熟水调涂四边好肉上，方上枯痔药。

唤痔散《外科正宗》（明）

唤痔散煅刺猬皮，草乌盐麝捣如泥，枯矾冰片闹研末，津唾调搽痔出齐。

凡医内痔不得出，用此药填入肛门，其痔即出。

【处方】草乌（生用）一钱刺猬皮一钱（烧存性）　枯矾五钱食盐（炒）三钱　麝香五分　冰片

二分

【用法】上碾细末，先用温汤洗净肛门，随用津唾。蜜水调药三钱，填入肛门，片时痔即当出，去药上护痔膏于四边好肉上，后方涂枯痔散。

唤痔散《和汉药考》（日昭和）

【主治】内痔不出。

【处方】草乌头（生用）一钱　刺猬皮（烧存性）一钱　枯矾五钱　食盐（炒）三钱　麝香五分　冰片三分

【用法】上共为散，先用温汤洗净，随用津唾调药三钱填入肛门，片时即出，去药，上护痔膏。

附方　护痔膏

【处方】白及　石膏　黄连各三钱　冰片　麝香各二分

【用法】为末，鸡子清入白蜜少许调成膏。

痔贴药《三因方》（宋）

【处方】蜀葵子半两　蝉壳五个　槟榔一枚

【用法】上为末，用枣肉三枚研细，和药末，如觉硬滴少蜜研成膏，量大小贴病处。

水银枣子膏《疡科选粹》（明）

【主治】虫痔痒痛不止。

【处方】水银一两　枣肉二两

【用法】上和研水银不见星，捻如枣状，薄绵片裹纳肛门中，明日虫出，若痛加韶粉三分。

内痔膏《外科全生集》（清）

候登厕翻出肛外，用温水洗净侧卧，其痔尽出，勿使收入。亦有痔自翻也，大如茶杯，形如一菌，粪从菌心而出，痛极，上面如盆，四边高，中心陷下如菌根。用鲜枸杞根捣烂煎汁热熏温洗，洗净后以洞天膏摊如菜碗大，中剪一孔，以一边剪开，通孔，烘熔，枷于菌根，贴于粪门四边，围护好肉，诚恐上药药汁滴于好肉耳。

每取药一二分入杯津调，笔蘸拂菌之外面四旁，日夜各拂二次，菌之中心通粪门大忌拂药，倘有流入大痛难当。菌边日有脱下，用药一钱，内再增朱砂一分，如前津调，日夜照拂，菌缩小黑硬，再拂，拂至菌根自落、痊愈。方药列后（枯痔药）：

用明矾一斤，红白砒三钱共入阳城罐内，外围炭火烧至矾熔、有烟起，烟即砒毒，位于下风忌闻。俟烟尽，矾枯去炭，次日取出研为细粉，每取一钱加入飞过朱砂一分研和，听用。

五灰膏《丹溪心法》（元）

【主治】脏腑一切蕴毒发为痔疮，不问远年近日，形似鸡冠、莲花、核桃、牛乳，或内或外，并皆治之。

【处方】荞麦灰半斗许 荆柴 老杉枝 蓟柴 山白竹

【用法】以上四般柴竹截作二尺许长，以斧劈破成片，各取一束晒干，放火上烧过，置坛内为灰，防为风所化，俟烧过，却以水于锅内煮，用灰汁。又用酒漏，以布帛实其窍，置荞麦灰于酒漏内，以所煮四般灰汁淋之。然后取汁于锅内慢火熬之，约取一小碗，候冷入石灰同（黄）丹调和成膏，以瓦瓶贮之。用石灰敷之面上，不令走气，临用时却去石灰，以冷水调开，先洗净痔疮，仰卧搭起一足，先以湿纸于疮面四围贴护，却用竹篦挑药涂痔上，须臾痛息，用纸揩去药、再涂，如此三四遍，要痔疮如墨样黑方止，以水洗净。每日常置冷水一盆，以葱汤和之，日洗三五遍，六七日后脓秽出尽，其疮自消。

外痔膏《外科全生集》（清）

【主治】外痔。

【处方】苏合油一两 熊胆 冰片各五钱 槐花粉一两

【用法】研和，加入洞天嫩膏一两五钱，再研和、固贮，勿使泄气。临用取涂痛息，日涂两次，至愈乃止。内服去痔丸。

附方 去痔丸

【处方】地骨皮 生地各三两 黄芩 丹皮各两半 槐花二两 甘草 焦黄柏各五钱 焦苍术二两

【用法】各研细粉和匀，白蜜为丸。每早晚各服五钱。

外痔敷膏《神验良方集要》（民国）

【主治】外痔。

【处方】黄芩 槐角 地榆各五分，以上水煎浓汁 加冰片 青黛 没药 乳香各二分

【用法】共研细末和前汁调敷。

外痔散《华佗神医秘传》（汉）

【主治】外痔。

【处方】金脚砒二钱 白矾一两

【用法】共为末，倾入银罐内，煅至烟尽为度。加蝎尾七个，生乌头末三钱于前药内，津调涂痔上。凡七日而根脱。

护痔膏《仙拈集》（清）

【主治】外痔。

用此药围护四边好肉，上枯痔散。

【处方】白及 石膏 黄连各三钱 冰片 麝香各二分

【用法】研末，鸡子清调膏涂之。

附方　枯痔散

自有此药，世上断无不愈之痔，真仙方也。

【处方】红矾不拘多少，放旧瓦上火煅，白烟将尽取起　枯矾各一钱　乌药烧存性，二钱　一加白灵药五分

【用法】研极细末。用时以口津湿手指，蘸于痔头痔身上搓捻，一日二次，初敷不肿，五六日出臭水，出尽，其痔干枯，不用上药，轻者七八日痊愈，重者半月收功，屡验。

花蜘蛛散（良方）《疡科选粹》（明）

【处方】用蜘蛛不拘多少煅存性为末，加冰片、轻粉、熊胆、枯矾（无量）。

【用法】上为末，猪胆汁调涂痔上，渐消。先宜熏洗。

治痔敷膏《疡科选粹》（明）

1. 熊胆膏

【处方】熊胆五分　冰片一分

【用法】研细末，井华水调，鸡翎扫痔上。

2. 猪胆膏

【处方】猪胆七个

【用法】用粗碗盛，炭火熬成膏，以单纸摊敷。用槐根白皮煎汤洗痔后敷药。

3. 蜗牛膏

【处方】蜗牛一枚，负壳有角者　冰片　麝香各少许

【用法】上以冰麝研细入蜗牛内，以瓷器盛，次早蜗牛自化，取汁敷痔上。

治翻花痔《冯氏锦囊》（清）

用荆芥、防风、朴硝煎汤洗之，次用木鳖子、郁金研末入龙脑些许，少水调敷。或熊胆和匀贴之，尤妙。

枯痔敷膏《济生验方》（清）

【处方】大蜒蚰三条　银花　密陀僧　飞丹　雄黄

【用法】共打和为饼，火煅过，加乳香、没药、龙骨同研末，水调敷上即枯。（原书无药量）

枯痔膏《陈修园全集》（清）

【处方】明矾五钱　蝎梢七条　皂矾煅赤，五厘

【用法】共入银罐内文火煅末，入朱砂四分，冰片五厘，同研细，麻油调敷，十八日瘥。此枯痔秘方也，然非外科所乐闻者。

枯痔方《东医宝鉴》（朝鲜享保）

【主治】诸痔。

【处方】雄黄　硫黄　明矾

各等分

【用法】上为末，用新盏先铺矾末一半，次铺余药，又以矾末盖上，火煅，候矾枯为度，研为末，津唾调敷，干落为度。后以石膏、五倍子为末敷收疮口。神效。

贴痔乳香膏《济生验方》（清）

【处方】信石五钱　白矾五钱　朴硝一两　麝香一分　乳香二钱　没药二钱　绿矾五钱

【用法】用铁锅先将信石铺锅底，以绿、白矾、硝盖之，然后熬成膏，投乳没末搅匀，候干如石放地下，去火气一宿，再与麝香同研，加冰片少许，水（蜜汁）敷痔疮四围，一日三次，其疮自落。

贴痔木香散《圣济总录》（宋）

【处方】木香　槟榔大者　黄连各一分　莽草叶半两

【用法】上四味捣细，罗为散，每用五钱肥水二碗煎之，二沸熏洗后，用温水调匀，以纸花子贴之。

贴痔四妙散《圣济总录》（宋）

【处方】白及　白蔹　木鳖子　桑螵蛸各半两

【用法】上四味捣，罗为散，汤磨乳香调令稀稠得所，摊故帛上贴之，次日连皮拆下更无疮瘢，甚妙。

胜雪膏《薛氏医按》（明）

【主治】痔疮热不可忍。

【处方】片脑铅　白霜各等分

【用法】上为末，好酒研成膏，涂之，随手愈。

点痔方《临证指南医案》（清）

【处方】银朱三钱　大雄黑背蜻蜓三条

【用法】共捣烂，用盐泥封固作团，要留一孔，火升烟尽为度，取出，用田螺水调搽即缩上。不用银朱，将上好黄丹拌之，亦效。

消痔膏《家庭至宝》（民国）

【主治】外痔。

【处方】片砂二分　轻粉一分　生杏仁五枚，带皮

【用法】共为细末，好桃花粉一宗、公猪大梁骨内髓掺和一丸，用手抹肛门边之患处。忌烧酒、牛羊肉百日。

消痔千金散《疡科选粹》（明）

【主治】搽大便诸痔肿痛不已。

【处方】孩儿茶五分　冰片半分　熊胆二分　甘草三分　赤石脂三分　黄连三分　寒水石五分　硼砂一分

【用法】上为末，猪胆汁调涂，或入胆内用竹管套在胆皮中，以线缚口，紧插入肛门内、摔之，自然痔愈。

莨菪子膏 《太平圣惠方》（宋）

【主治】痔漏有头下脓血。

【处方】莨菪子一合，炒熟

【用法】上捣罗为末，以牛皮胶煎汁调和如膏，摊于帛上，贴痔漏处，其痛立止。如有头即渐渐消落。

附方 露蜂房散方

【主治】痔漏脓血不止。

【处方】露蜂房半两，炙黄 猬皮半两，炙令焦黄 麝香一钱

【用法】上件药都细研令匀，每日三五度，半钱敷之。

痔疮涂药 《产科四种》（清）

【处方】鸡冠花 五倍子各一钱

【用法】焙干为细末，加冰片少许，猪胆汁调搽。

痔漏膏 《脉因证治》（清）

【处方】好腊茶细末 脑子等分

【用法】同研津调，纸花贴上。除根用后方。

又方

【处方】白矾枯二钱，生二钱 乳香三钱

【用法】真香油同研为膏，纸花贴。

如便秘，枳实当归汤下三黄丸。

痔药膏子 《东医宝鉴》（朝鲜享保）

【主治】外痔及反花痔，脱肛肿痛，脓水不止。

【用法】柴灰淋浓汁两碗，却入草乌片、大黄片各二钱，慢火熬至半碗，入甘草一钱数沸下净石灰于匙，略沸三五次，用绢两重滤过，再熬成膏，候冷入胆矾五分研极细，瓦器盛贮。临用入龙脑末少许和匀，以银篦子蘸药涂敷，日一次，重者三五次。先以药水洗干，乃涂之，神效。

痔漏秘方 《外科图说》（清）

【处方】砒霜白色，明净者，五钱 白矾一两二钱，明净者 黄丹六钱，水飞过二次焙干 草乌头二钱，为末，抽骨去皮生用 蝎梢八个，瓦上焙干

【用法】上件用旧铁勺或熟铁铫，先将炭烧铁铫通红，放冷揩拭净，将砒打碎如豆大，将白矾烧令滚沸，将碎砒投矾内拌匀，以文武火煅，旋即搅入草乌、蝎梢、黄丹同研。

痔漏以甘草汤或葱汤洗净，将生麻油调药少许，以鹅翎扫药

在痔漏上，日三次。第一日第二日，疮内必出黄水如胶，其痔渐消，看漏深浅，将药薄绵纸裹，猪鬃三根先入在漏内，试漏浅深，就将纸捻之药插入漏内，其药纸捻久不取出，如换药纸捻方取出，再换新药纸捻入漏内，日上三次。早午晚用药，俱要洗净漏，用药三五日，痔漏头并疮口俱黑色，然后不用纸捻药，其漏疮根自落。

如漏不深入内，上用药点搽。如疮口红活平复不收口，方用生肌散药敷之，立愈。其疮根永不再发矣。

附方　生肌长肉药

【处方】血竭五钱　龙骨五钱　光粉二钱　白芷五钱　黄丹三钱，水飞炒　软石膏一钱　黄连五钱　海螵蛸一钱

【用法】上为细末，如疮孔深，用芦管吹入里面，如疮孔浅，干掺入内，生肌平复不用。

蚺蛇胆膏《本草纲目》（明）

【主治】痔疮肿痛。

【用法】蚺蛇胆研，香油调涂，立效。

鸽粪膏《太平圣惠方》（宋）

【主治】痔有头，肿痛下脓血，宜用此方。

【处方】麝香一钱，细研　雄鸽粪一两，细研

【用法】上件药与黑锡二两和，捏作饼子，当于疮上贴之，神效。

蛞蝓膏《本草纲目》（明）

俗名鼻涕虫。

大全方云，痔热肿痛，用大蛞蝓一个研泥，入龙脑一字，胭脂子半钱，同研敷之。先以艾、吴萸煮水，熏洗尤妙。

鹅胆膏《遵生八笺》（明）

【主治】外痔方。

【用法】用乡村食百草鹅，杀取胆，合孩儿茶，敷一二次即愈。

又方一

【主治】外痔方。

【用法】若肛门外有痔碍者，用刘寄奴（一名九里光），取自然汁煎如蜜为度。入孩儿茶、苦参各一钱，轻粉三分，血竭、没药各五分（五味作末），和前膏内，一日三次搽之。痛立消，大有神效。

又方二

【主治】外痔肿痛。

【用法】用白头翁草（一名野丈人），以根捣涂之，逐血止痛。

蜂房膏《疡科选粹》（明）

【主治】止痔痛。

【用法】用蜂房一个烧灰存性，入蜜一匙，加葱白汁一匙调匀，搽之。

蜈蚣油《医学入门》（明）

【主治】痔及疮癣。

【用法】端午取大蜈蚣一条，竹签阴干。临发剪二寸，煅存性，桐油调涂。轻则不发，重则次年对周日又发，再煎一寸，煅，涂断根。

又方　用生蜈蚣数条浸麻油内，待生霉，略熬化，涂痔及诸疮癣。

敷痔方《外科大成》（清）

【处方】胡黄连五钱　血竭儿茶各二钱　熊胆三钱　冰片一钱麝香三分　硼砂一钱　铅白霜一钱

【用法】为末，用苦参磨水调敷。

敷痔膏《六科准绳》（明）

【处方】杏仁去皮，五钱　蓖麻子去壳，七钱　乳香二钱　没药四钱　血竭六钱　片脑一钱　铜绿三钱　沥青三钱　松香二两　山甲灰炒研末，二钱　人乳一酒盅

【用法】先将蓖麻仁捣如泥，次入松香捣烂，次入没药，量入人乳，捣令软硬得所，再捣五六百下，收瓷器中封固。临时以手捻如钱厚摊纸或帛上，贴痔上，拔腐去脓，生新肉。

敷洗药《万病回春》（清）

【主治】痔漏。

【处方】皮硝炒　五倍子炒黄柏炒　黄连　滑石各二钱　血竭乳香　没药　密陀僧　荆芥各二钱

【用法】先将皮硝、五倍子煎汤，洗患处，后将药为细末，燥掺，无水出麻油调敷。

16. 脱　肛

五倍子散（张洁古方）

即文蛤散。

【主治】风火湿毒、疙瘩、脱肛等证。除湿解毒火。

【处方】蚊蛤六钱七分　石膏六钱七分　黄柏三钱四分

【用法】共为极细面。（用香油调）敷于患处。治脱肛。

伏龙肝散《冯氏锦囊》（清）

【主治】小儿阴证脱肛。

【处方】伏龙肝一两　鳖头骨五钱　百药煎二钱五分

【用法】为细末，用紫苏煎浓，候温，和清油调敷。

收肛散《医宗说约》（清）

【主治】脱肛。

【处方】熊胆五分　儿茶五分冰片二分

【用法】为细末，乳调抹肛上，热汁下而肛收矣。热泻脱肛者佳，并治痔痛。

贴顶升阳膏《疡医大全》（清）

【处方】蓖麻子四五粒，去壳　麝香三分

【用法】共捣为膏，将头心发去钱大一块，贴此药，少顷其肛即收入，如缓再用醋一口喷患人面上，立收。

痔漏脱肛敷膏《孙氏集效方》

【处方】丝瓜烧灰　多年石灰　雄黄各五钱

【用法】共为末，以猪胆、鸡子清及香油和调贴之，收上乃止。

蓖麻膏《六科准绳》（明）

【主治】暴患脱肛。

【处方】蓖麻子一两

【用法】上件烂杵为膏，捻作饼子两指宽大，贴囟上，如阴证脱肛，加生附子末，葱蒜同研作膏，依前法贴之。

蓖麻膏《百试百验神效奇方》（清）

【主治】脱肛。

【处方】蓖麻子四十九粒

【用法】捣烂涂头顶心，一昼夜洗去，极有效验。

17. 烧　伤

二黄散《外科秘录》（清）

【主治】汤烫火烧疮。

【处方】大黄（炒）　黄柏（火煅）

【用法】各为细末，以鸡蛋清调之，搽上最妙。

又方，用苦参末或王不留行焙干为末或丝瓜叶为末，香油调敷，亦效。

水烫膏《孟氏家传方》

公鸡骨头烧灰、研末，香油调敷，保证不痛。

瓦楞膏《便易经验良方》　清

【主治】汤泡火烧。

【用法】用蚶子壳煅研细末，配冰片少许。如湿处燥敷，干处麻油调擦，数次收功。真仙方也。蚶子壳一名瓦楞子。

少林烫伤膏《少林寺伤科秘方》

【主治】一切烧伤、烫伤。

【处方】黄柏　大黄　黄连　牡丹皮　黄芩　蛋黄油各一两　生地榆三两　冰片二钱

【用法】共研细末，用蛋油调成膏，敷患处，用白纱盖之甚效。

德禅用此方治愈水火烫伤者

三百八十多名，多获良效。

汤火烧伤膏（民间验方）

治火烧、开水烫伤。

1. 当归三钱　蜂蜡四钱　香油四两　先用香油煎当归候枯去渣滤净，再入蜂蜡熬化，待凉膏成敷患处，上盖油纸。

2. 公鸡骨头烧灰不拘多少，香油调敷患处。立止疼痛有效。

3. 生鸡子清五个　老陈醋一碗　二者调匀，不拘量，随伤处涂之。

4. 大黄四两　冰片一两　猪毛灰五分　共为细面，香油调敷患处。

5. 地榆不拘多少　研为细面，香油调涂患处，一夜即愈。

6. 火烧汤烫膏　鸡子黄不拘多少　黄连末适量

将鸡子煮熟、取出黄，用大勺烤出油，加适量黄连末，调成膏，敷患处。有效。

7. 大黄　黄柏　寒水石各等分　共为细末，香油调敷。

8. 杏仁八钱　飞矾六钱　黄丹六钱　白芷三钱　血余五钱，烧炭　共为细面，香油调敷。

9. 生石灰五斤　香油五两　将石灰放盆内、用凉水五斤搅匀，澄清后将水澄出，入香油搅

匀成羔，外贴患处即可，日换一次。

10. 大黄　黄芩　黄柏　木鳖　寒水石各等分　共为细面，香油调敷。

11. 乳香二钱　白芷二钱　木香二钱　寒水石二钱　共为细面，香油调敷患处。

12. 甘石　冰片　古石灰各三钱　共为细面，用醋调涂伤处，立止疼痛。

13. 陈石灰　地榆　蛇皮各三钱　共为细面，香油调涂。

14. 大黄　石膏各一两　共为细面，破者香油调，不破者酒涂。

汤火烧伤敷膏《太平圣惠方》（宋）

1. 冷灰膏　上取冷灰，以水调涂上，亦以灰汁洗之。

2. 取黍米、曲等分，各熬令黑，捣末以鸡子白和涂之。

3. 取菰蒋根去土，烧灰细研，以鸡子黄和封之。

4. 以醋和雄黄末涂之。

5. 大黄膏　治火烧、汤泼烂、热毒痛闷，神效方。取大黄末细研，以蜜和如泥，涂之疼痛立止。

6. 取大麻子，如常法煮麻子

腐，稀稠得所，以敷之，干即换之。

7. 以白蜜涂疮上，取竹膜贴之，数易之痛止。

8. 破鸡子取白涂之，甚妙。

9. 以柳皮烧灰，蜜和涂之。

10. 止痛散方治火烧疮。桃胶半两　松脂　黄柏各半两　上药捣细罗为散，用梨汁生蜜调涂之，瘥。

11. 寒食节白面半匙　栀子仁一两　上药捣罗为末，与面相和，新汲水调涂之。

12. 柏白皮末一斤　以水五升煎至二升滤去滓，熬成膏，涂之即瘥。

13. 取牛膝苗捣取汁，煎如膏，以乌鸡翎涂令遍，即痛止，日敷三两度瘥。

14. 以麻油和栀子仁末涂之，唯厚为佳。

15. 以酪频频涂之。

16. 取鳝鱼皮烧作灰，细研如面，用生油调涂疮上，并不成瘢痕。

17. 以猪毛烧灰细研，和胶水稀如饧，涂经五日以来，煎椒汤洗去，却重更涂之，即无痕矣。

汤火烧伤敷膏方《太平圣惠方》（宋）

1. 白矾二两（烧灰）　栀子仁三四枚（烧令烟尽为度）　上件药，细研，以鸡子白调涂之。

2. 治小儿猝被汤泼方。

【处方】牛皮胶

【用法】以浆水同入瓷器内慢火煨化，厚涂之，立瘥。

红榆膏《中医杂志》1963 年 9 期

【主治】烧伤。

【处方】紫草　当归　地榆各一两　冰片五钱　甘草二钱　凡士林二两　豆油或麻油一斤

【用法】先将紫草、当归、地榆、甘草共研细末、入豆油或麻油中，加热至沸，放入冰片、凡士林，边加边搅即成。再将制好之红榆膏、纱布块或条高压消毒后备用。一度，七日换药一次，均为一次治愈，疗程四至十日。二度，隔六七天换药一次。多数换药一至二次脱屑治愈。少数换药三五次约十日至一月治愈。三度，五六日。换药一次，约六至八次可痊愈。

凝石散《杨氏家藏方》（宋）

【主治】汤火所伤，皮肉溃烂，赤焮肿痛，脓水不干或疮痂未退，肌肤急痛，一应诸恶疮，悉能收敛。

【处方】寒水石三两（煅成粉）蛤粉一两

【用法】上同研匀，每用鸡子清入生油调稀，以翎毛搵药，扫伤处。

又方一　换肌散

【主治】汤火伤、疼痛不可忍。

【处方】洗麸脚三两（炒黄色）柏叶一两（炒黄色）

【用法】上件为细末，用清麻油调稀，翎毛蘸药拂伤处，疼痛立止。

又方二　神效散

【主治】头面汤泼火伤，肌肉虽已平复，遂成瘢痕，鬓发不生。

【处方】江茶　生面二味各等分

【用法】上件研匀，用生麻油调涂患处，日一易之。

又方三　（奇效方）

【主治】汤火灼疮。

【用法】油调芙蓉末，敷。

治汤火伤《奇效良方》（明）

上用霜后芙蓉叶、桑叶等分，阴干，研为细末，用蜜调涂敷之，湿则干掺。

治汤火伤《奇效良方》（明）

【处方】大黄　黄连　黄芩　山栀子　黄柏　知母　贝母　密陀僧　乳香　没药　轻粉　甘草各等分

【用法】上为细末，用鸡子清加蜜调，不住手时时扫之。

治汤火烧伤《奇效良方》（明）

上以侧柏叶入臼中湿捣，令极烂如泥。凉水调作膏，敷伤处，以帛子系定，三二日疮当敛，仍灭瘢。

一方烧灰存性为末，以鸡子清调敷，如干再上。或蜜调亦可，或捣末以脂调涂疮上，干即易。

治汤火伤方《奇效良方》（明）

上用荞麦面炒黄色，以井花水调敷，如神。

治汤火伤方《神验良方集要》（民国）

【处方】秋石　黄芩　黄柏　儿茶　大黄　花粉　元参　乳香　没药　寒水石各一钱　川黄连五分　冰片五厘　硼砂七分

【用法】共为极细末，用麻油调搽。

又方

【处方】生大黄一两　地骨皮五钱　地榆五钱

【用法】共研极细末，麻油调敷。若火气攻心，尽量服鲜萝卜汁即愈。

泼火散《丸散膏丹自制法》（民国）

【主治】汤火伤。

【处方】生大黄三钱　川连一钱　白蔹三钱　地榆炭三钱

【用法】同研细末，香油调敷。凡汤火药，用陈年干菜泡汤调敷最佳。凡治汤火伤，所用之香油，预采秋葵花不拘多少，泡浸更佳。

清凉拈痛膏《孟氏家传方》

【主治】汤烫火烧、杖疮。

【用法】清凉拈痛金黄散，加入樟脑末三钱，杖疮破后多疼痛，石灰水、油调敷痊。

如意金黄散一两加樟脑末三钱和匀。

又用生白石灰块三四斤，以水泡开，水高二三指，露一宿，将石灰面上浮起油水结如云片者，，轻轻带水起入碗内，有水一盅兑香油一盅，入金黄散、樟脑末，竹筋搅百转，自成稠膏，调稀稠得所，不用汤洗，遍敷伤处，纸盖布扎，夏月一日，冬月二日方用葱汤淋洗干净，仍再敷之，以肿消痛止为度。

山茶花敷膏《本草纲目》（明）

【主治】汤火灼烧。

【用法】山茶花阴干研末，麻油调涂。

支子膏《医心方》（日安政）

【主治】烧伤。

【处方】栀子二十枚　白蔹五两　黄芩五两

【用法】三物咬咀，以水五升，麻油一升合煎，令水尽，去滓，冷之，以淋疮，火热毒则去，肌皮得宽。

火烧开水烫方《济生验方》（清）

【处方】臭花娘子根即土牛夕，十斤　头发四两，洗净

【用法】麻油十斤熬枯，加冰片五钱，文火炖化和匀，敷之，立刻止痛、收功。

火药伤敷膏《幼幼集成》（清）

凡遭火药烧坏者，先以好酒洗净，次用鸡子黄熬油听用。以大黄研末，鸡蛋油调搽即愈。

火烫烧伤敷膏《玉历宝钞》（民国）

【主治】被火烧遍身受伤，重者火毒攻心。

【处方】黄连　花粉各二钱　陈皮　桔梗　山栀各一钱半　淡竹叶二十片　元参二钱

【用法】为细末，蛋清（白蜜、香油）调搽。

止痛膏方《圣济总录》(宋)

【主治】汤火伤皮内未破烂，只热痛者，涂敷止痛。

【处方】朴硝研，一两　炉星灰木炭炉内火正旺时退却火取热炭放冷，细绢筛取二两

【用法】上二味和匀，冷水调如糊，涂所伤处，频换即瘥。

生地黄膏《经验灵方》(民国)

【主治】火烧。

【处方】生地　大黄　薄荷　黄芩　黄柏　黄连各等分

【用法】共为细末，香油调敷。

白蔹大黄膏《经验灵方》(民国)

【主治】一切汤火伤。

【处方】白蔹　大黄各等分

【用法】研末，麻油调搽，神效。

汤火油伤膏《医方易简新编》(清)

生石膏捣烂以熟桐油调搽患处，三四次即愈，如日久腐烂，用狗头骨烧存性为末，掺之。

汤火伤膏《陈修园全集》(清)

1. 已起泡者，龙眼壳焙灰研，桐油调和，敷。生大黄、地榆等分研，麻油调涂。

2. 烂见骨者，百草霜二两，轻粉一两研匀，麻油调搽。

汤火伤膏《万宝全书》(民国)

凡火伤无论轻重，急用童便灌之，以免火毒攻心，或白糖热水冲服，或用蜂蜜调热水灌下，均妙。切不可用冷水及井泥、沟泥等物。即便痛极难受，亦必忍住，倘误用凉水淋之，则热气内逼，轻则乱入筋骨，手足挛缩，缠绵难愈；重则直攻入心，则难救矣。

先用真麻油敷之，再用糯米淘去米，取汁加真麻油一茶盅，多加更妙，用劲顺搅一二千下，切莫倒搅，可以挑起成线，用笔蘸油擦上，立刻止痛，愈后并无疤痕。神效。

又方，火伤之轻者，可用亚麻仁油和等分之石灰水，涂之即愈。

汤火伤膏《万病回春》(清)

1. 蛤蜊壳不拘多少，炙焦黄色，研细末，用生香油调膏涂之。仍无痕迹。

2. 以蜜调敷之，其疼立止，不脓不痂，甚效。

3. 治汤火伤。用桐油二分，水一分搅令匀，入黄丹、石膏末敷之。

4. 黄柏散。用柏皮、榆根白皮（为细末）各一两、黄丹二钱搅匀，看疮大小用井花水调匀敷患处。若干再以凉水敷之。不唯

止痛，三五日即痊。或人家失火烧了牲畜，照患处涂之，须臾流水出可治，不流水是烧太重，却不可治也。人被烧亦同断。

5. 汤火疮方。槐子烧灰为末，香油调上即好。用槐皮炒为末，香油调上亦好。

汤火伤膏《仁术便览》（明）

【主治】解毒膏治汤火伤，赤烂疼痛。

【处方】赤石脂煅 寒水石煅 大黄 黄连 黄柏等分

【用法】为细末，新汲水调敷。

汤火伤膏《医学纲目》（明）

1. 治火烧皮烂大痛。

【处方】寒水石生 牡蛎烧 朴硝 青黛 轻粉各等分

【用法】上为细末，新水或小油调涂，立上。

2. 治汤火所伤赤烂热痛。

【处方】赤石脂 寒水石 大黄各等分

【用法】上为末，以新汲水调涂伤处。

3. 治火烧。

【处方】桐油 水银各等分

【用法】上二件，用柳条不住手搅成膏，再入大黄末、石膏末，和以牛皮胶入少水溶开，外

用猫儿肚底毛细剪掺上，贴之。

汤火伤膏《便易经验良方》（清）

【主治】汤火伤。

【处方】生大黄三两 松香五两，研细末 香白芷二两 赤石脂一两八钱

【用法】研末，用麻油调，鸡翎蘸药搽之，不终日结痂。

汤火伤敷膏《疡科选粹》（明）

1. 凡火烧以好酒洗，用细盐敷于上（恐痛不可忍）。皮塌者以酒熬牛皮胶敷之。

2. 以青槐枝一两，绿豆粉一两（炒黄），轻粉一钱，同为细末，麻油调敷。

3. 蚌肉炙干研末，菜油调敷，即愈。

4. 用蛤蜊壳烧灰研细，麻油调涂，每日三次。

5. 用鸡子黄熬油调胡粉敷之。

6. 以蜡酒洗，以拔其毒，后用鸡子黄煎油一杯，研大黄末一二两调匀敷之。二三日全安。

7. 汤火伤，用大麦（烧灰）一两，绿豆一两（炒黄），片脑三分，各为细末，香油调敷。

8. 墙上白螺蛳壳煅灰，干掺或香油调敷。

汤火伤敷膏《疡医大全》（清）

泡已破者，当收湿解毒生肌为主。

1. 榆树根皮研细，麻油调敷。

2. 石膏研细，桐油调敷，痛即止，热即退。

3. 风化石灰用水调匀澄清，加麻油，约油三灰水七为率，调匀，用鸡翎扫上。

4. 生大黄末、鸡蛋清或桐油、蜜、麻油俱可调敷。

5. 猪毛煅灰，香油调搽。

6. 扁柏叶焙研，麻油调搽。

7. 腊月猪胆汁涂黄柏炙干为末，水油调敷。

8. 槐花炒研末，麻油调搽、立时止痛。

9. 圆眼壳烧灰为末，真桐油调敷，数次即愈。

汤火伤敷膏《冯氏锦囊》（清）

1. 保生救苦散

【主治】火烧热油伤及一切狗啮损伤。

【处方】生寒水石不拘多少为极细末，油调涂之。

【用法】其痛立止，并不作脓。凡汤火初伤慎勿以冷物拓之及井底泥敷，使热气不出，烂入肌肉。

2. 以酒熬牛皮胶敷之。

3. 鲜蚌连壳与肉火中煅过研细，菜油调敷。

4. 黏米炒黑为末，菜油调敷，神效。

5. 鸡子清调大黄末涂之。

6. 猪毛烧灰，香油调搽患处。

7. 陈年螺蛳壳火煅为末，入轻粉研细，疮破湿者干掺，不破清油调敷。

汤火伤秘方《疡医大全》（清）

刘寄奴研为细末，桐油或菜油调敷。其泡立消，其痛即止，顷刻结盖，其验如神。

汤泼火伤皮塌者敷膏《疡医大全》（清）

1. 用酒熬牛皮胶敷之。

2. 陈年白螺蛳壳煅研，入轻粉和研。湿则干掺，不破者则清油调搽。

3. 白芝麻壳烧存性细研，敷之。若患处干燥，则用麻油调搽。

4. 绿豆粉、榆皮面、轻粉各等分，研细，芝麻油调搽。湿则干掺。

5. 先用蜡酒冷洗，以拔其毒，再用煮熟鸡蛋十余枚去白取黄炒焦黑，取油一盏，调生大黄末二两搽。

6. 当归（炒）、生大黄（炒）各等分，研细，麻油或蜡烛油调搽。

汤泼敷膏《疡医大全》（清）

【处方】老松皮去外粗皮去里青皮　生大黄各等分

【用法】研细末，生桐油调如稀糊扫上，即出热气。

汤火疮膏《云林神彀》（明）

1. 保生救苦散大黄，黄柏寒水石为良，等分为末油搽上，火烧汤烫立安康。

2. 汤烫火烧伤，大黄研末良，蜜水调搽上，止痛是仙方，火烧汤烫危，鸡清磨京墨，涂上湿纸盖，其痛立可歇。

3. 汤火所伤。榆皮一两，黄丹二钱，水调敷上。

汤火疮敷膏《外科全生集》（清）

1. 地榆磨细，香油调敷，多则二次痊愈，乃汤火伤之圣药也。破损者，干末撒敷。

2. 溃烂不敛者，取灶心土炭火烧红水飞晒干，再加细研，人乳调敷。

汤火疮敷膏《薛氏医按》（清）

【主治】汤浇火烧疮，止痛生肌。

【处方】大黄末一两，微炒

当归末一两

【用法】用烛油调搽，或芝麻油调搽，干搽亦可。

又方　柏叶散

【主治】汤火伤或痛甚。

【处方】柏叶炒　栀子仁各一两　铅粉半两，研

【用法】上为细末，以羊骨髓五两熔化和药，以木椎研良久，日涂三五次。用烛抽调亦可。

汤火疮方《外科方外奇方》（清）

1. 生大黄　川柏　当归等分，好酒炒炭研末　麻油调搽，或加地榆炭。

2. 赤石脂　寒水石　大黄　川柏各一两　蒲黄二两　红丹五钱为末，麻油调敷。

3. 猪毛炭　轻粉少许　硼砂少许　研匀，麻油调敷，且无疤痕。或地榆炭末麻油调敷。

4. 冻疮汤火伤方。用煅瓦楞子研极细末，加冰片少许，麻油调搽。

汤泡火烧膏《医学入门》（明）

汤泡火烧初时宜强忍痛，急向火炙，甚勿以冷物熨之，使热不能出，烂入筋骨。

【处方】寒水石七两　黄柏　黄连　黄芩　山栀　大黄　赤石脂各一两　甚者加冰片少许

【用法】上为末，酒调或鸭蛋清调敷或阵王丹亦好。

附方　阵王丹

大黄一两，石灰六两同炒，灰紫色为度，去火毒，筛过，水、油调敷伤处立效。

汤火烧敷膏《丹溪心法》（元）

1. 火烧

【处方】桐油二钱　水胶三钱，溶开入油

【用法】上二味以桃柳枝不住手搅成膏，再入油少许溶。外用猫儿肚底毛细剪掺上。

2. 治汤火伤未成疮者。用小麦炒黑为度，研为末，腻粉减半，调涂之。

3. 赤石脂散（经验方）

【主治】汤火所伤，赤烂热痛。

【处方】赤石脂　寒水石大黄各等分

【用法】上为细末，以新汲水调涂伤处。

4. 治汤火所伤。

【处方】大黄　当归各等分

【用法】为末，以清油调敷之，湿则干掺之。

5. 冰霜散

【主治】火伤损伤、热油浇伤，皮烂肉大痛。

【处方】寒水石生　牡蛎煅明朴硝　青黛各一两　轻粉一钱

【用法】上为末，新汲水调或油调，湿则干贴痛处，立止如神。

6. 治火伤。杉木皮烧灰存性为末，湿则干掺，干则鸡子清调涂。

7. 治汤烫火烧疮立效。用挣猪毛烧灰，香油调搽患处。

8. 四黄散（澹寮方）

【主治】汤烫火烧热疮肿痛。

【处方】大黄　黄连　黄柏黄芩　白及各等分

【用法】上为末，水调成膏，以鸡翎时涂疮上。

9. 治汤火疮（澹寮方）

螺蛳壳多年干白者，火煅为末，如疮破干掺之，如不破加轻粉，清油调敷之。

百草霜膏《疡医大全》（清）

【主治】汤火伤烂见骨者。

【处方】百草霜三钱　轻粉一钱五分　乳香一钱五分

【用法】为细末，麻油调搽。

烫火疮敷膏《外台秘要》（唐）

芸苔菜不限多少捣绞取汁，芒硝、大黄、生铁衣各等分。捣大黄末相和芒硝等，以芸苔汁调如稀糊，以秃笔点药敷疮上，干即再点，频用，极有效。阎师云：芸苔冬日取汁洗亦可。

鸡黄油《奇效良方》（明）

上用鸡子煮熟去白用黄，于银石锅内炒干再炒直待都化作油，去火毒，毛翎扫下入韶粉、夜明砂为末，香油调敷。

治火烂疮蜜膏《医心方》（日安政）

【处方】食蜜一两　乌贼鱼骨二铢

【用法】凡二物，捣乌贼鱼骨、下筛，内蜜中，搅令相得，薄涂疮上，日二次。

附方

酱清和蜜涂良。一分酱二分蜜，合和。

治火烧烂神方《临证指南医案》（清）

凡遇此症切不可浸水中，热毒内攻，必烂至骨，如药不便，先饮童便一碗，或生萝卜汁一碗。

再将生大黄细末，或香油或生桐油调敷。如烂至肌肉者，用山野人家百草霜三钱，轻粉一钱五分研末，香油调敷，甚效。

治汤火烧伤方《六科准绳》（明）

1. 用荞麦面炒黄色，蜜水调敷，如神。

2. 保生救苦散。治火烧、热油所损，或至肌肉亦脱，一切犬咬损伤并刀斧所伤。用生寒水石不计多少为极细末，香油调涂，或干上，然不如油调，其痛立止，并不作脓，无分毫苦楚，日近光复，永无破伤风证。

沸水油汤火伤《医方易简新编》（清）

【处方】甜三七一钱　生甘草二钱　黄连一钱

【用法】共为细末，熟茶油调搽。

胡桃仁膏《本草纲目》（明）

胡桃仁烧黑，研敷。

保生救苦丹《疡医大全》（清）

【主治】火伤、热油及一切狗咬损伤。

【处方】生寒水石不拘多少

【用法】研细，麻油调涂之，其痛立止。

保生救苦散《明医指掌》（明）

【主治】火烧汤烫或热油烙及脱肌肉者。

【处方】寒水石三钱　大黄三钱　黄柏三钱

【用法】上为末，香油调涂患处。如湿烂干掺之。

烫伤膏《疡医大全》（清）

【主治】火疮痛不可忍。

【处方】生大黄 黄连 黄柏 黄芩 白及各等分

【用法】研细末，麻油调搽。

烫伤油膏《疮疡经验录》（清）

【主治】一切烫伤烧伤有红热痛者。

【处方】白及四两 刘寄奴四两 苦参二两 栀子二两 青黛一两

【用法】共研为末，再用乳钵研极细，清油调成膏。涂搽患处。

秦真人方《外科秘灵》（清）

【主治】汤火伤。

【处方】大黄一斤 古石灰八两 滑石四两

【用法】各为细末，麻油调敷患处，即止痛生肌，且无瘢痕。

珠宝散《疡科心得集》（清）

【主治】火烫灼伤腐烂不堪者。

【处方】珍珠三分 西黄一分 轻粉五分 密陀僧一钱 熟石膏一钱 冰片二分 大黄三钱 寒水石三钱 人中黄三分

【用法】共为极细末，用鸡子清调敷，如湿烂无皮者干掺。

清凉膏《仙拈集》（清）

汤火圣药。陈石灰用水澄取细者，鸡子清或香油调敷。

清凉贴痛膏《仙拈集》（清）

【主治】消肿止痛。

【用法】石灰陈者一两，水四碗搅浑澄清，取清汁一碗，加香油一碗，以筋搅百转，其稠黏如糊，鸡翎蘸扫伤处。

清凉膏方《太平圣惠方》（宋）

【主治】汤泼火烧，止疼痛、解火毒、润筋生肉。

【处方】栀子仁一分 黄连一分 生地黄二两 葱白十枚,擘 白芷一分 黄蜡半两 清麻油四两

【用法】上件药，并细锉，于油铛中煎，以地黄焦黑为度，绵滤去滓，澄清却于铛内入蜡，慢火煎，候蜡消倾于瓷盒中。每使用时用鸡翎蘸少许，涂抹上，瘥为度。

黄柏散《疡医大全》（清）

【主治】汤火伤。

【用法】黄柏一大块用生猪脂涂，炙酥、为末，麻油调搽。

黄柏散《奇效良方》（明）

【主治】汤火伤。

【处方】黄柏 大黄 朴硝 鸡子壳 寒水石各等分

【用法】上为细末，用水调涂，极效。

猪毛膏《幼幼集成》（清）

【主治】凡汤火伤烂、皮已

645

脱去，唯有鲜肉或臭烂不堪，诸药不治者。

【用法】用猪毛一篮，以破锅炭火烧红，入猪毛在内煅之，少时猪毛消化而成黑液，取起冷定，略加大黄数钱，共研细末，再加冰片一分研匀，香油、茶油、蜡烛油俱可调擦，至神至灵之方也。

黑龙散 《丹台玉案》（明）

【主治】一切汤火伤，以此敷之。

【处方】山木炭　黄连　大黄各等分

【用法】上为末，以生桐油调敷患处。

黑白散 《明医指掌》（明）

【主治】汤烫火烧，烧烂去肌肉见骨者。

【处方】百草霜三钱　轻粉一钱五分

【用法】为末，狗油调，搽患处。

蓖麻子膏 《本草从新》（清）

【主治】古今录验，治汤火灼伤。

【处方】蓖麻仁　蛤粉等分

【用法】汤火伤以油调，火伤以水调，涂之效。

18. 冻 疮

川椒膏 《太平圣惠方》（宋）

【主治】小儿小足冻破，皲裂欲脱方。

【处方】川椒半两　川芎半两　白芷一分　防风一分　干姜一分

【用法】上件药捣碎，以水一大盏煎令浓去滓，稍热数用涂之。

六香膏 《东医宝鉴》（朝鲜享保）

【主治】冬寒冻伤、皲裂。

【处方】白檀香　沉香　丁香　零陵香　甘松香　八角香各一两

【用法】为粗末，入三升蜜中浸之，封固，经七日或十日取出，于火上微温，下筛去滓，乃入山奈子细末五钱，樟脑末三钱，冬瓜仁细末七两或十两搅匀，再下疏筛，贮器中用之。其滓作团，于火中烧之甚佳，谓之江梅香。

手足冻裂膏 《本草纲目》（明）

附子去皮为末，以水面调涂之。

文蛤膏 《仙拈集》（清）

【主治】冻疮立效。

【用法】五倍子焙黑，猪脂捣成膏，填入裂缝内。

又，冻耳姜汁煎涂，冻脚茄根煎洗。

白蔹散方《太平圣惠方》（宋）

【主治】小儿冻手皲裂成疮。

【处方】白蔹末三分　白及末半两　生油麻二合，生捣

【用法】上件药同研令匀，更用蒸萝卜一个烂研一处，以酒调似稀膏，先以童子小便洗，便涂之效。

冻疮膏《济世良方》（明）

1. 白及研末，麻油调敷。

2. 头发一大握、桐油一碗，放瓦器内熬，候油沸发烂出火，以瓷盒收贮，不令灰入，每用百沸汤洗皲裂令软，拭干，敷之效。

3. 生姜自然汁熬膏涂之。

4. 老丝瓜烧存性为末和猪油涂之。

5. 暑伏时捣大蒜如泥，敷在生过冻疮之处，过一日夜洗去，迟三四日再敷之，则肉上起泡、破皮矣。冬中极寒，亦不再生冻疮。凡未起过冻疮者，敷两次亦可耐寒。此法可传之船夫脚夫，大有功德。

冻疮膏《冯氏锦囊》（清）

【主治】冬月冻疮及裂疼痛。

【处方】黄蜡一两，熔化　松香末三分，搅匀

【用法】每以温汤洗拭患处，用前药熔化滴入裂缝，经宿而愈。

又方　以五倍子为末，和牛骨髓添缝内，即好。

又方　煎熟桐油，调密陀僧末敷。

冻疮膏《医学入门》（明）

【主治】冬月下虚，身触寒冷，血涩生疮，顽滞不知痛痒，内服升麻和气饮（去大黄）。外用下方。

【处方】木香　槟榔　硫黄　吴茱　姜黄　麝香

【用法】为末，麻油调涂。

冻疮膏《儒门事亲》（元）

1. 腊月雀脑子烧灰研细，小油调涂冻疮口上。

2. 以黄柏为细末，乳汁调涂疮口上。

3. 以生山药少许，于新瓦上磨为泥，涂疮口上。

4. 治手足裂。白及末，水调涂裂处。

冻疮敷膏《本草纲目》（明）

甘草煎汤洗之，次以黄连、黄柏、黄芩末入轻粉，麻油调敷。

冻疮皲裂膏《本草纲目》（明）

桐油一碗、发一握熬化，瓶收。每用以温水洗令软，敷之即

安。

冻耳成疮敷膏《本草纲目》（明）

【处方】白蔹　黄柏等分

【用法】为末，生油调搽。

冻脚裂膏《本草纲目》（明）

蒸熟藕捣烂敷之。

冻耳疮敷膏《万宝全书》（民国）

生姜自然汁熬膏，涂耳上，神效。

冻疮方《儿科百效全书》（清）

1. 用茄秧全棵经霜者或霜打茄子煎浓水洗，或浓煎成膏涂敷。并雀粪水调或雀儿脑髓涂之。

2. 治冻疮久不愈、年年发不竭，先痒后痛，然后肿破，出黄水不止。用明雄黄（研末）、黄蜡各等分，清油减半，同于慢火熬熔，调搽患处。

冻疮方《儿科秘录》（清）

【主治】冻疮破烂。

【处方】不拘手足面上冻伤成疮，痒痛不一者，如神。

【用法】用麻雀脑子涂之立愈。猪脑子加热酒洗更效。

治小儿脚成冻疮方《儿科病中药疗法》

生附子为末加白面，水调敷患处。

独胜膏《仙拈集》（清）

【主治】冻疮。

【用法】大蒜捣如泥，于五六月三伏日，在手、足、耳每年患冻疮处厚敷上，一昼夜洗去，迟三四日再敷一次，本年冬虽极冷再不复冻。若不隔几日连敷，则患处起泡、肿痛不止。

柏皮膏《太平圣惠方》（宋）

【主治】冻耳成疮方。

【处方】柏白皮二两　榆白皮二两　桑根白皮二两　杏仁二两，汤浸去皮　甘草一两　羊脑髓一斤

【用法】上件药细锉，以羊脑髓煎令黄，滤去滓，于瓷器中盛。以鹅翎旋取涂之。

蚶子壳膏《便易经验良方》（清）

【主治】冻疮溃烂。

【用法】以蚶子壳煅研极细，以麻油调擦。如湿处干掺，数日痊愈，此秘传也。

19. 跌打损伤

山栀外敷药方《慈禧光绪医方选议》（中华）

【处方】山栀子一两（为末）

【用法】用白面烧酒和匀，作饼贴患处。敷外伤肿痛。

少林神通散《少林寺伤科秘方》

【主治】跌打损伤、金伤成疮甚效。

【处方】乳香（醋制）　没药（醋制）各一钱半　血竭　儿茶　人中黄三七各三钱　白芷　花粉各三钱　冰片一钱

【用法】共研细末，每服三至六分，黄酒送下，亦可外用，已溃者将药敷患处，未溃者用醋调药粉涂患处，即效。

栀子乳香膏《少林寺伤科秘方》

【主治】跌打皮肿溃破秘方。

【处方】生栀子　生乳香　老麦面（即发面酵头）各等分

【用法】共研细末，用清油或醋调成糊，涂抹患处，肿痛自消。

天地半膏《六科准绳》（明）

【主治】扑伤损肿痛伤风者。

【处方】天南星　半夏　地龙各等分

【用法】上为末，用生姜薄荷汁调搽患处。

天南星贴方《圣济总录》（宋）

【主治】打扑损瘀、疼痛。

【处方】天南星一两　黄柏去粗皮，半两

【用法】上二味捣为末，用生姜汁调贴肿痛处。

木鳖膏《杨氏家藏方》（宋）

【主治】跌扑闪肭。

【处方】木鳖子一百粒，去壳　大鲫鱼一尾，去鳞头尾肠肚

【用法】上件同捣成膏，涂于痛处。

闪跌殴打腰痛敷膏《验方新编》（清）

生军散。

先以葱白捣烂炒热，将痛处擦遍，随以生大黄研末、姜汁调敷，盖以粗纸，一日一换，尽量饮以好酒，三日即愈。年余不愈者，皆极神效。并治闪跌内伤，肩挑重物受伤，初时不觉，日久忽然疼痛，浮面按之不痛，或咳嗽牵扯作痛，三五年不愈者，用此亦效。

白芥子敷膏《冯氏锦囊》（清）

【主治】扑损瘀血冷痛。

【用法】白芥子同生姜研贴。麻痹、风毒肿痛酽醋和敷。

芙蓉膏《疡科选粹》（明）

【主治】跌打损伤、肿痛紫黑。

【处方】紫金皮　南星各一两芙蓉叶二两　独活　白芷　赤芍药各五钱

【用法】上为末，生姜汁、清茶调温贴。紫黑不退加肉桂五钱。

治跌打伤损方《丹溪心法》（元）

【处方】南星　白芷　半夏　白及　黄柏皮　赤小豆各等分

【用法】上为细末，姜汁调敷患处，蜜糖亦好。

松肉葱白膏《临证指南医案》（清）

【主治】青肿，不拘破不破，不用开刀，一夜复原不痛。

【用法】将不精不肥鲜猪肉二斤去皮骨，加葱白一斤半，再加明松香三两研极细末，以筛过方可，连葱放在肉内，研为极细，摊敷患处，以布脚带裹扎紧、不可宽，至周时，皮肉还原与不打无异。床上房内最忌放毡皮等物，须切忌。若脓水任其流放，总不妨。

又方　用生半夏末醋调涂之，神效。

定痛乳香神应散《沈氏尊生》（清）

【主治】胁痛。

【处方】乳香　没药　雄黑豆　桑皮　独棵栗子　当归各一钱　水蛭五钱　破故纸炒，二两

【用法】为末，每五钱醋一杯，瓦器煎，入麝少许。此方主跌扑伤损、疼痛难忍，并腹中痛。

活血散《疡科选粹》（明）

【主治】跌打损伤。

【用法】用绿豆粉在铁铫内炒令紫，用热酒醋调成膏，敷贴损处，用纸盖贴，以杉木一二片缚定，神效。

附方　一黄散

单大黄为末，姜汁调，温敷。

退肿膏《沈氏尊生》（清）

【主治】跌扑闪锉。

【处方】白芙蓉叶　地薄荷　耳草叶　泽兰叶　金桐叶　赤牛膝　大黄另研，等分

【用法】捣敷伤处，中留一孔出气。此方兼治一切破伤肿痛。

消肿紫金皮散《疡科选粹》（明）

【主治】诸伤浮肿。

【处方】紫金皮醋炒　南星　半夏　当归　黄柏　草乌　川芎　桑白皮　川乌　杜当归　乌药　破故纸　白芷盐炒　刘寄奴　川牛膝

【用法】上各等分为末，生姜汁、薄荷汁同水调，涂肿处及伤处。皮热甚加黄柏皮、生地黄各五钱，有疮口者，勿封疮口，四围敷之。

消肿定痛散《薛氏医按》（明）

【主治】跌扑肿痛。

【处方】无名异炒　木耳炒　大黄炒，各五分

【用法】上为末，蜜水调涂肿处，内有瘀血者砭去，敷之。患处溃者，用当归膏敷之，尤效。

桃花散《临证指南医案》（清）

【主治】跌损刀伤、狗咬、烂脚等证。

【用法】年久风化石灰十升，炒至桃花色，存性，锦大黄一两焙干脆研末，二味和匀，将真麻油调敷，当日敷更效。

黄姜敷膏《疡医大全》（清）

【主治】伤损肿痛、瘀血流注，紫黑或伤眼上青黑不散。

【处方】大黄为末，生姜汁调敷患处，即消。

黄半膏《薛氏医按》（明）

【主治】跌扑瘀血不散，肿痛不止或筋骨伤损疼痛。

【处方】黄柏一两　半夏五钱

【用法】上各令为末，用姜汁调涂患处，以纸贴之。如干再用姜汁润之，日易新药。

跌打损伤方《本草纲目拾遗》（清）

【处方】大鲫鱼一尾　独核肥皂一个　胡椒七粒　黄栀子九个　老姜一片　葱头三个　野苎麻根一段　干面一撮　香糟一团

【用法】绍酒随数用，同前药和捣如泥，炒热敷患处，立愈。外用布包扎紧，次日青出即愈。

跌打损伤方《沈氏尊生》（清）

【处方】乳香末　五倍子　狗骨煅研末，各一钱　釜底墨　小麦面各五钱

【用法】酒调敷患处。如烂者，只以凤尾草捣罨患处，并煎汤洗。

又方一　跌扑伤秘方

【处方】葱　姜　韭菜汁　松香　铜绿各等分

【用法】用米醋共熬成膏，烘贴即愈。

又方二　伤科桃花散

【主治】跌打损伤、刀伤、狗咬伤、烂脚等证。

【处方】年久风化石灰一斤，炒至桃花色存性　锦纹大黄一两，焙脆研末

【用法】上药用真麻油调敷，当日敷，更效。

跌打损伤敷膏《临证指南医案》（清）

【处方】白附子十二两，研末　白芷　天麻　生南星　防风　羌

活各一两，研末

【用法】就破处敷上，伤重者用黄酒浸服数钱，青肿者水调敷上。

葱白膏《卫生鸿宝》（清）

【主治】跌打青肿，不拘破不破，不用开刀，一夜复原不痛。

【处方】鲜猪肉不精不肥二斤去皮骨净　葱白半斤　明松香末三两

【用法】同捣匀，摊敷患处扎紧，周时皮肉如旧，脓血水任流不妨，房床忌放毡物。（种福堂方）

蓖麻膏《杨氏家藏方》（宋）

【主治】打扑闪肭。

【处方】蓖麻子去壳别研　木鳖子去壳别研，二味各二两　苍耳子烧去烟，一两　雄黄一两，别研　金毛狗脊去毛，半两

【用法】上件药各自为末和匀，用羊筒骨髓二两合成膏得所，每用箆子挑在手心内，醋调量疮口大小涂遍，用薄纸盖了，上用沙木板夹定，频用醋扫。此药兼消一切痈肿，或因酒后卧湿地，或原有寒湿背肿冷麻，依前调药涂，用纸盖了，频用醋扫即愈。

截血膏《卫生鸿宝》（清）

【主治】跌打砍伤诸症，化血、破瘀、退肿、定痛。

【处方】天花粉三两　赤芍片姜黄　白芷各一两

【用法】为细末，不见火，茶清调敷。头面伤，血不止，涂颈上周围。手伤，涂臂周围。足伤，涂腿上。伤各处，涂伤口周围。使截住其血，不来潮作。若疮风袭肉硬，加独活酒调敷，又不消，加紫荆皮末和敷。（卢心信验方）此名少林截血丹。徐鲁培先生曾亲救多人。

20. 杨梅疮

广疮膏《六科准绳》（明）

【主治】结毒。

【处方】黄连　黄蜡各三钱木鳖子去壳　蕲艾各二钱　韶粉白蜡各一钱五分　雄黄一钱　炉甘石五钱　龙骨五分　冰片一分

【用法】香油煎膏。原方有樟脑三钱，恐胀痛，故去之。

丹砂敛毒丹《外科秘录》（清）

【主治】阴阳杨梅疮，兼治痄疮。

【处方】丹砂一钱　雄黄二钱粉霜一钱　孩儿茶三钱　露蜂房烧灰，五钱　冰片三分　生甘草一钱轻粉一钱

【用法】各为细末，猪胆汁

调搽，自愈。

杨梅疮敷膏《寿世保元》（清）

【主治】杨梅疮。

【处方】雄黄二钱五分　真轻粉一钱　杏仁去皮尖，三十个

【用法】上研细末，和杏仁再研如泥，用雄猪胆汁调擦，疮要先洗净拭干，搽药二三日效。

杨梅疮围药方《六科准绳》（明）

【处方】丁香　檀香　沉香　乳香各五钱　赤石脂三两　麝香一钱　桑霜二两

【用法】碱水调围。

杨梅疮外治法《医宗说约》（清）

【处方】铜绿　胆矾各五钱　轻粉　热石膏各一两

【用法】共碾极细末，瓷罐收贮。湿疮干掺，干疮公猪胆汁调点。一日三次自愈。

杨梅疮搽药《医学入门》（明）

【处方】杏仁十四枚，针挑火上烧半生半熟　轻粉一钱　片脑二厘

【用法】上为末，猪胆汁或香油调搽。不畏痛者加胆矾三分。

杨梅癣膏《云林神毂》（明）

玉脂膏治杨梅癣，黄蜡香油牛柏油，各秤一两慢火化，二钱官粉入裹头，钱半银朱五分麝，同入搅匀瓷器收，患处火烤后擦

药，久年顽毒一时瘳。

轻粉膏《疮疡经验全书》（宋）

【主治】梅毒疮。

【处方】轻粉三钱　炉甘石一两，火煅过，黄连汁浸之　牡蛎一两，盐泥裹火煅过研　真绿豆粉二两，焙干

【用法】上为末，生桐油调匀，入瓷盆中，以艾火熏熟，作隔纸膏贴之，两日一换。

点梅疮《疡医大全》（清）

【主治】大毒瘿瘤。

【处方】红升丹五分　轻粉一钱　铅粉煅红，一钱五分　胆矾煅，四分

【用法】乳极细，用人乳或鹅胆调，以羊毛笔蘸扫，二三次即愈。

点杨梅疮方《仁术便览》（明）

【处方】雄黄二钱半　杏仁三十粒，去皮尖　轻粉一钱

【用法】雄猪胆汁调搽。先洗净疮。

指甲膏《外科全生集》（清）

【主治】杨梅疮。

【用法】人指甲、头发，瓦上炙存性，研粉，每一两加麝香一钱再研和，香油调，日三敷。

神效敷药方《医学广笔记》（明）

【主治】梅毒。

【处方】夜合花白者良，阴干象皮同黄沙炒，候软切片，再炒候脆方研

降香炒研　乳香　没药各去汁　血竭　儿茶湿纸包煨　花蕊石　五倍子色带红者良，半生半煅，各一两　白占八钱　珍珠五钱　冰片一钱

【用法】各为极细末，方入白占研匀，最后入冰片。如欲去腐，每两加五灵脂二钱。欲生肌，每两加前散三分或五分。如治痘后脓水淋漓、下疳等证，只加一二分。治汤火伤，每两加丝绵灰二钱，剔牙松皮五六钱，韶粉煅黄五六钱，或干掺，或香油调。一切外证俱效。

附方　升药五灵散（马铭鞠传）

【处方】胆矾治筋而滋肝，其色青应东方木　辰砂养血而益心，其色赤应南方火　雄黄长肉而补脾，其色黄应中央土　明矾理脂膏而助肺，其色白应西方金　磁石荣骨液而壮肾，其色黑应北方水

【用法】此方见焦氏（笔乘），喜其不用水银制而用之，功效迟缓，后因加水银一两与前五味等分和匀，入阳城罐内打火三炷香，取出加敷药中，用之效如神。

秘传水银膏《景岳全书》（清）

【主治】擦杨梅风毒，溃烂危恶、多年不愈者，经验神方。

【处方】黄柏一钱　黄连一钱　川大黄五分，三味另研　雄黄三分　胆矾三分　青黛三分　儿茶三分　铜青三分　轻粉四分　枯矾四分　大枫子去油取净霜，五分，黑者勿用　珍珠一分半，生用　冰片一分半，二味另研　人言人壮者七厘，人弱者半分，人中者六厘半

【用法】上十四味为极细末，分作三份，每份约一钱八分。番打麻另为末，若疮重而人壮能食者，每份用五分，人弱不起者，每份用三分，中者四分，以末入药各等量，研匀。

水银，人健者每份用一两或用八九钱，中者或五六钱，卧床不起而极弱者只可用三钱，决不可再多矣。

先将麻汞并前药各一份俱入盏内，再入真麻油少许用手指研开，务使汞药混为一家，渐次增油，久研以不见汞星为度，大约如稀糊可矣。

擦法：用此药擦手足四腕动脉处，每药一份，分擦三日，每日早晚各擦一次，每次以六七百数为度，擦完用布包之。

擦药时凡周身略有破伤处，俱用无麝香膏药贴之，膏药须厚摊，每二日一换，换时不可经风。

常须避帐幔中，冬月须用厚被暖坑，他时亦须常暖，南方则多用被褥盖之可也。擦至七日毒必从齿缝中发出，口吐臭涎，若口齿破烂出血，须用甘草煎汤候冷漱解，不可咽下，轻者只以花椒汤漱之亦可。擦处必皮败，不可畏痛而少擦也。

忌盐十余日，多更好，并忌膻腥生冷、动气发风等物一个月，尤忌房事，外如牛肉、烧酒团鱼之类须忌二三年，唯荞麦面、羊肉则终身忌之也。

治杨梅疮初发者，五六日可愈，但每份用汞四五钱，足矣。

若治蛀干（阴茎）疳疮或咽喉溃烂或通身牛皮疮癣，但照前中治法。

若治久烂疮，烂处难擦，则擦脚心俱照前中治法，亦布包贴膏如前。

自擦起三日即当服后败毒散至七日后则止。

附方　二十四味败毒散
随前水银膏服。

【处方】当归　川芎　生地　熟地　芍药　牛膝　防风　荆芥　白芷　防己　忍冬　桔梗　羌活　独活　白鲜皮　薏仁　连翘　木通　陈皮　粉草　黄柏　知母　栀子　方后加土茯苓干者四两，鲜者半斤，药量酌用

【用法】用水六碗煎三碗，分三次每早午晚各服一碗。上方后四味须查其人阴阳寒热酌而用之。

梅疮擦药方 《冯氏锦囊》（清）
【处方】水银一两　胆矾　枯矾各五钱　麝香二分

【用法】先将矾香石器中研碎，后入水银，加香油少许研匀。分作三服。密卧在床不可见风，以右手托药擦左脚底，左亦如之。擦时须吃参汤补接。壮者擦一服以出汗为度，弱者只擦半服，微汗即止。若病人无力代擦亦可。擦完仰卧，用被盖，以绵物掩脐，更用帕子包头，再擦手心，连擦三日，食淡粥七日。若口齿发肿流涎水，火也，用绿豆汤含吐。

鹅胆膏 《疡科选粹》（明）
【主治】凡杨梅疮发于面不便见人，发于肛门不解大便，以此解之立效。

【处方】杏仁七个，去皮尖

轻粉　胆矾各五分

【用法】上为极细末，鹅胆调点疮上。

解毒紫金膏《疡医大全》（清）

【主治】杨梅结毒腐烂作臭，脓水淋漓，诸药不效者。

【处方】细块红矾　明净松香各一斤

【用法】共研细末，麻油调稠。先用熏洗法洗净拭干，敷上此药，油纸盖好，软绢扎紧，毋令血行，三日一换。如无后汤熏洗，只煎葱艾甘草汤俱可洗换。又治诸毒、顽臁等疮神效。忌食发物、煎炒。

附方

熏洗法。

【处方】苍术一两　川椒三钱

【用法】水五碗煎至四碗，入罐内，将患处对罐口以热气熏之，俟半热倾入盆内，淋洗患上，以洁净布挹净后，用解毒紫金膏。

翠云散《外科正宗》（明）

翠云散中用铜绿，胆矾轻粉石膏加，干用胆调湿末掺，杨梅一点便生疤。

【主治】杨梅疮已服内药，根脚不红，疮势已退者。

【处方】铜绿　胆矾各五钱

轻粉　石膏煅，各一两

【用法】共研极细末，瓷罐收贮，湿疮干掺，干疮公猪胆汁调点，三日点三次，其疮自干而愈。徐曰，此收湿方，但极痛，亦各有所宜，非必效也。

熨烙方《疮疡经验全书》（宋）

【主治】凡筋骨疼痛，先服化毒丸七日，外用后方熨烙。

【处方】川乌　草乌　肉桂军姜　胡葱各等分，捣细

【用法】煮糯米饮和药捣匀，敷患处，外以水熨之。

21. 疬疡风

风病敷膏《证治汇补》（清）

【主治】风病遍身穿烂者。

【处方】柏油六两，煎滚黑色去渣　芝麻三合，炒焦研　大枫子肉六两，研　桃仁一两，去皮　水银三钱，研　杏仁一两，去皮尖

以上五味，候油未冻，调和乳香没药各一钱，箸上炙　樟脑面二钱　牛黄三分　冰片二分　麝香一分

【用法】以上六味研细，候油冻捣合好，埋土中一日夜去火气，用指搽患处，一日二次，十日见效。

附硫膏《太平圣惠方》（宋）

【主治】疬疡斑驳方。

【处方】附子半两，去皮脐　硫黄半两，细研

【用法】上件药捣同研为散，用米醋调如膏，先以布擦疬疡上令赤痛，即涂之。

疬疡膏《太平圣惠方》（宋）

1. 羊蹄草根　上件药，于生铁上酽醋磨，旋旋刮取，涂于患上。未瘥更入硫黄少许同磨涂之。

2. 青胡桃皮三个　硫黄一分，细研　上件药烂捣研之，入少许酱汁调令相入，先以泔洗之，然后涂于患上。

3. 硫黄半两　臭黄一分　细研令匀，以生姜汁调涂，日三两度用之。

4. 乌贼鱼骨　上件药，以三年醋研如糊，先将生布揩肉赤，即涂于上。

5. 五月五日收赤足蜈蚣烧灰，醋调涂之。

疬疡风敷膏《华佗神医秘传》（汉）

【主治】疬疡风。

【处方】石硫黄三两　硇砂生附子各三两　雄黄一两

【用法】共捣成末，以苦酒和如泥，涂疡处，干即更涂，以瘥为度。

治疬疡方《千金方》（唐）

【处方】硫黄　水银　檞皮烧　蛇蜕一具

【用法】上四味各等分，捣筛，以清漆合和之，薄涂白处，欲涂时以巴豆半截拭白处，皮微破然后敷之，不过三两度。

狗脊膏《冯氏锦囊》（清）

【主治】疬风。治疮大烂，遍身涂之，不烂不必敷也。

【处方】黑狗脊三两，如无以杜仲代之　蛇床子一两　寒水石　白矾枯　硫黄各二两　朴硝一两

【用法】为末，腊猪油或香油调敷。

青胡桃皮膏《外台秘要》（唐）

【主治】疬疡风。

【用法】青胡桃皮捣泥，入酱清少许、硇砂少许，先以泔洗，后敷之。

黄白膏《太平圣惠方》（宋）

【主治】疬疡。

【处方】硫黄一两，细研　白矾一两，细研　水银一两　灶墨一两，细研

【用法】上件药，都入葱汁和研，令水银星尽，每夜临卧时涂之。

麻风敷药 《丹溪心法》（元）

【主治】疮大烂，遍身涂之。

【处方】黑狗脊二两，如无以杜仲代之 蛇床子一两 寒水石 硫黄 白矾各二两 朴硝少许

【用法】上为细末，用香油调敷，不烂不必敷。

又方一

【处方】密陀僧 白附子 苍耳子 细辛 香白芷各等分

【用法】上为细末，用生姜汁调，搽患处。

又方二

【处方】蛇床子根烧存性 雄黄 硫黄 白矾 草乌各等分

【用法】上为细末，用香油或蜜水调敷患处。

硫附膏 《太平圣惠方》（宋）

【主治】疬疡。

【处方】硫黄三两，细研 附子一两，去皮脐 铁精一两，细研

【用法】上件药捣，同研为散，以三年米醋和，内瓷盒中盛，密封七日，先以醋泔净洗疮，拭干涂之。三两日慎风。

硫黄散涂方 《圣济总录》（宋）

【主治】疬疡风及赤白癜风。

【处方】硫黄研，半两 砒霜研 腻粉各一分 苍耳实一合，为末

【用法】上四味细研，入生姜汁半合调令匀，少少涂之，勿令近口。

硫黄涂方 《圣济总录》（宋）

【主治】疬疡风。

【处方】硫黄一两半 雄黄半两 硇砂研 附子生，各一两

【用法】上四味捣筛为末，以苦酒调涂之，干即易。

敷疬方 《景岳全书》（清）

【处方】雄黄 硫黄 白矾 草乌 蛇床子烧存性，等分

【用法】上为末，用香油或浓蜜调敷患处。

22. 癞 疾

乌癞膏 《六科准绳》（明）

【主治】乌癞皮肤变黑生疮肿痛，杀虫，雄黄药涂之。

【处方】雄黄水飞 金星石 银星石 紫石英 白石英 太阳玄精石 马牙硝 白矾各一两

【用法】上为细末，入瓷盒中，用白土泥固济，候干，用炭火五斤煅通赤即止，以土盖罨药盒三伏时，再研如粉，取枫树胶煮汁和调，每日涂之，以瘥为止。

白头翁敷膏 《外台秘要》（唐）

【主治】小儿阴癞神效方。

【用法】生白头翁根不问多

少捣之，随病处以敷之。一宿当作疮，二十日愈。

白癞方 《太平圣惠方》（宋）

【处方】斑蝥二七枚，与糯米同炒令黄　大腹蛇一条，干者并头尾全者用炙微黄

【用法】上件药，以酒七升入瓷瓶中，有糠火煨酒及一升，滤去滓，收瓷盒中。每取薄涂于白癞上。

杀虫雄黄涂药方 《太平圣惠方》（宋）

【主治】乌癞皮肤变黑，生疮肿痛。

【处方】雄黄一两　白矾一两　紫石英一两　白石英一两　马牙硝一两　太阴玄精石一两　金星礜石一两　银星礜石一两

【用法】上件药捣研为末，入瓷盒中，用白土泥固济，候干，用炭火五斤烧令通赤即止，以土盖罨药盒，候来日取出，于湿地上纸衬盆。

杏仁霜 《外科真诠》（清）

【主治】癞疯、乌癞、白癞。

【处方】杏仁霜三钱　明雄黄三钱　扫盆粉二钱

【用法】研末，用猪胆汁调刷。

盖，出火毒三复时，再研如

粉，取枫树胶煮汁和调，每日用涂之，以瘥为度。

硫黄散 《太平圣惠方》（宋）

【主治】乌癞，疮久不瘥。

【处方】硫黄　水浮石　槐白皮　寒水石　白矾　不灰木　蜗牛子　牡蛎　金星礜石　蝉壳　握雪礜石　马牙硝　麝香　雄黄　雌黄　乱发灰　蜂窝灰

【用法】上件药各一钱，唯白矾五钱捣研为末，同水银半两以津唾杀研如泥，别入腻粉一分，以生麻油四两都调令匀，每于患处遍涂之效。

斑蝥膏 《医宗金鉴》（清）

【主治】白癞。

【处方】斑蝥十四枚　大蝮蛇一条，头尾全者晒干

【用法】黄酒七碗同药入瓶内，同糠火煨至一碗，滤去渣，收贮。每用薄涂于患处。

方歌：斑蝥膏搽白癞风，蝮蛇黄酒入瓷瓶，糠煨酒取涂患处，以毒攻毒癞自平。

雌黄膏 《太平圣惠方》（宋）

【主治】乌癞疮杀虫方。

【处方】雌黄不限多少

【用法】上件药，细研如粉，以醋并鸡子黄和令匀，涂于疮上，干即更涂。

23. 痄腮

柏花膏《孟氏家传方》

方歌：柏花膏治腮如坟，腮侧痄成肝火蕴，柏叶侧生取象形，瘟加青靛花为近。

【处方】侧柏叶　青靛花

【用法】捣粒，敷贴痄腮甚效，腮在面之侧，痄又在腮之侧，柏有侧生之枝，枝有侧生之叶，同象相应，因形取意，故用之效。（济远）

痄腮膏《病源辞典》

1. 皂角二两　生南星二钱　糯米一合　为末，鸡蛋清调敷。

2. 猪胆汁三个　生姜末　醋各半杯　和匀，磨京墨调敷。

风毒腮肿毒《济生验方》（清）

老丝瓜烧灰存性研末，水调敷之。

两腮肿毒敷膏《济生验方》（清）

生大黄研末，葱汁调敷即效。

治腮膏《中草药验方手册》

取去皮大蒜与食醋等量，先将大蒜捣如泥状，再加入食醋混匀。

敷患处，每日换药两次，至肿胀消退为止。现捣敷为宜。

治痄腮方《临证指南医案》（清）

用陈石灰不拘多少烧七次、地土窖七次，醋调敷立愈。

济世方《赤水玄珠》（明）

治痄腮。

1. 车前草　柏子仁　竹叶杵碎，热敷患处。

2. 赤小豆末，醋调涂之。鸡蛋调敷效。

3. 杏仁，杵如膏敷之。

消腮膏

取食用红小豆若干，研成细末，用水调制成膏，涂于患处。

痄腮膏《华佗神医秘传》（汉）

野菊花叶捣烂四围敷之，其肿自消。或以蜗牛同面研敷之，亦有效。

真君妙贴散《外科正宗》（明）

【主治】痄腮。

【处方】荞麦面五斤　白面五斤　明净硫黄十斤，为末

【用法】上三味共一处，用清水微拌，干湿得宜，捏成薄片微干，单纸包裹，风中阴干收用。临时研细末，新汲水调敷。如皮破血流湿烂者，用麻油调敷。天泡、火丹、酒刺，用靛汁调搽，并效。

方解：本方硫黄流动气血，荞面、白面辟秽去湿。凡痈疽诸毒、顽硬恶疮、散漫不作脓，此药敷之，不痛者即痛、痛者即

止，如皮破血流湿烂痛苦，及天泡、火丹、肺风粉刺等证并用之，皆效。

腮肿敷膏《疡医大全》（清）

【主治】腮肿及口疳难瘥。

【用法】半夏、香附各等分，用鸡子清共捣如泥，左病贴右涌泉穴，右病贴左涌泉穴，贴之即瘥。

敷痄腮《疡医大全》（清）

1. 染房靛花频敷自消。

2. 肥皂同砂糖捣敷，纸盖留孔出气。

3. 黄柏、铅粉各等分，研匀，凉水调敷。

4. 猪胆汁三个，生姜汁、米醋各半酒杯和匀，磨京墨一枚敷即消。

5. 赤小豆捣细，鸡子清或米醋调敷，立消。

6. 霜后丝存性，猪胆汁调敷即消。

7. 扁柏叶捣汁调蚯蚓泥，搽上立消。

8. 生大黄　黄柏　赤小豆　石膏　山甲各等分　共研细末，醋调敷。

24. 破伤风肿

乌头丸《太平圣惠方》（宋）

【主治】破伤风。

【处方】川乌头一两，炮裂去皮脐　盐半两　桑根白皮一两　灶突内煤一两　面半两

【用法】上件药捣罗为末，以浓醋和拌，捣一二百杵，丸如梧桐子大。于破处用醋研一两丸封之，如无风，三五日其疮便可，如有风即出黄水，便瘥。

破伤风敷膏《景岳全书》（清）

【主治】打扑损伤、伤风肿痛者。

【处方】南星　半夏　地龙等分

【用法】上为末，用生姜薄荷汁调搽患处，或用生姜葱白和面同捣敷。

破伤风敷膏《本草纲目》（明）

胡氏五真散又名夺命散。

【主治】跌打金刃伤及破伤风伤湿发病，强直如痫状者。

【处方】天南星　防风等分

【用法】为末，水调敷疮，出水为妙。仍以温酒调服一钱。

破伤风肿杏仁敷膏《千金方》（唐）

杏仁杵膏厚涂上，燃烛遥炙之。

25. 鹤膝风

五圣膏《仙拈集》（清）

【主治】鹤膝神方，有患此

症五年者，敷药三日即愈。

【处方】乳香　没药各钱半
地骨皮五钱　无名异五钱　麝香一
分，为末

【用法】车前捣汁，入前者，
酒调敷患处。

又方　白芷膏《仙拈集》（清）

【主治】鹤膝风妙方。

【处方】白芷一斤，酒煮至
成膏，瓷器收贮。

【用法】每日取膏涂患处，
至消为止。

白芷膏《外科全生集》（清）

【主治】鹤膝风。

【用法】取新鲜白芷用酒煎
至成膏，收贮瓷瓶，每日取膏二
钱陈酒送服，再取二三钱涂患
处，至消乃止。否则用阳和汤日
服，以白芥子为粉，白酒酿调
涂，亦消。

附方　阳和汤

【主治】此方治骨槽风、流
注、阴疽、脱骨疽、鹤膝风、乳
癌、结核、石疽、贴骨疽及漫肿
无头、平塌白陷、一切阴凝等
证。麻黄得熟地不发表，熟地得
麻黄不凝滞，神用在此。

【处方】熟地黄一两　麻王五
分　鹿角胶三钱　白芥子二钱，炒研
肉桂一钱　生甘草一钱　炮姜炭五分

白芷膏《华佗神医秘传》（汉）

【主治】鹤膝风。

【用法】此疾初起时膝下酸
痛，渐至膝盖膨胀，股筋焦瘦，
其病源为肾虚亏。可用新鲜白芷
酒煮成膏。每日以膏二钱陈酒送
服，再用以涂患处，至消乃止。
内服阳和汤。

追风除湿围药《疮疡经验全书》（宋）

【主治】鹤膝风。

【处方】五倍子一两　白芷一
两　龟板焙炙，一两　当归一两　防
风一两　白及三两　乌药一两　乳
香一两

【用法】上为细末。用老姜
汁、酽醋各半，葱汁一分，蜜少
许，火上熬熟，调药，乘通手搽
四向，空中出毒，时用余汁热润
之，以助药力，内服大防风汤。

【处方】人参二钱五分　羌活
独活　甘草　牛膝各一钱　白芍
熟地　白术　防风各三钱　黄芪
杜仲　川芎各二钱　苍术一钱五分
附子二钱

【用法】水二盅、姜三片、
枣肉二枚煎服，饮好酒以助药
力。

鹤膝风膏《奇效简便良方》（清）

【主治】膝大腿细，两膝作

痛。

【治法】肥皂一斤，煮烂去筋，砂糖六两同捣，敷之四日效。

鹤膝风膏《医学广笔记》（明）

一人患此五年，敷药三日即愈，王心涵传。

【处方】乳香　没药各一钱五分　地骨皮三钱　无名异五钱　麝香一分

【用法】共为细末，用车前草捣汁，入老酒少许，调敷患处。

鹤膝风敷膏《疡医大全》（清）

【处方】生姜　葱去须，各二斤

【用法】共捣汁入酒糟半盅，熬一盅听用。先以酒调麝香少许涂手内，擦膝眼上，红赤令透，再用陈油纸摊前膏贴患处，其热如蒸，出大小孔如针眼，其腿即可伸缩、行动矣。

鹤膝风敷膏《张氏医通》（清）

鹤膝风初起漫肿不红，屈伸不便者，乘未溃时，用陈年芥菜子研细，以姜汁、葱涕和白蜜调涂一贴时，患处起泡，泡干脱皮自愈。上法若脓成者不可用也。

鹤膝风敷膏《万宝全书》（民国）

【主治】风胜则走注作痛，寒胜则如锥刺痛，湿胜则肿屈无力。病在筋则伸不能屈，在骨则移动维艰。久则日肿日粗、大腿日细，痛而无脓，颜色不变，即成败症。极宜速治。

【处方】酒糟四两　皂荚去子，一个　芒硝一两　五味子一两　砂糖一两　姜汁半碗

【用法】合一处研匀。日日涂之。加入烧酒尤妙。

26. 痘后痈疮

三豆膏《医学正传》（明）

【主治】痘后痈毒，初起以三豆膏治之神效。

【用法】绿豆、赤小豆、黑大豆等分为末，醋调，时时扫涂即消。

痘痈敷药《医学纲目》（明）

【处方】贝母　南星　僵蚕　天花粉　寒水石　白芷　草乌　大黄　猪牙皂角各等分

【用法】为极细末，醋调敷患处见效。

痘疮四箍散《外科图说》（清）

【处方】黄柏　川乌　赤小豆各一两　石精黄一钱五分

【用法】俱研细末和匀，水调敷，冬天用蜜汤。

痘毒围药 《外科图说》（清）

【处方】白及四两　雄黄五钱　黄柏一两　花粉一两　文蛤二两　紫花地丁一两

【用法】上为末，生豆浆调匀，搽四向，空中出毒气，时用余浆润之，以助药力。

渗湿救苦散 《医宗金鉴》（清）

【主治】痘烂。

【处方】密陀僧　滑石各二两　白芷五钱

【用法】上研末，干用白蜜调搽，湿则干撒。

方歌：渗湿救苦散白芷，密陀僧研入滑石，痘风疮起痒成片，白蜜调搽可去之。

27. 疝　气

阴疝偏坠敷膏 《本草纲目》（明）

痛甚者，木鳖子一个磨醋，调黄柏、芙蓉末敷之即愈。（寿域神方）

暖肾膏 《遵生八笺》（明）

【主治】偏坠方。

【处方】牡蛎一两，烧酒煅七次　良姜一两，酒炒

共为细末，津调手心内，上加薄棉纸一张，按药在手，将药膏手掩在阴子上，一时放开，再吃药

吴萸二两，汤泡七次　山茱萸二两，去核　橘核一两，炒　川楝子肉三两　益智仁一两，炒　小茴香一两，炒　玄胡索一两五钱　巴戟一钱五分，去骨　青皮一两五钱　茅山苍术五钱，炒　木香三钱　沉香一钱

【用法】上为末，炼蜜为丸，空心盐汤下。

28. 肾　风

白胶香散 《外科百效全书》（清）

【处方】赤石脂　枯矾各五钱　黄丹　没药　乳香　轻粉各二钱

【用法】为末，干掺或油调搽。

全蝎散 《奇效良方》（明）

【主治】肾脏风发疮痒。

【处方】全蝎三枚（焙）　明硫黄二钱（研）　生虢丹一钱　轻粉半钱　鸡心槟榔（一大个破研，以好黄丹、钱合在内，湿纸裹煨）

【用法】上为细末，研匀，瓷盒收。每用少许麻油调抹两掌，先以鼻嗅，男以两手掩外肾，女以两掌掩两乳，各睡至醒，次日依前再用药。屡效。

青苋膏 《外科大成》（清）

【主治】肾囊风疮即肾囊风也。以其久之则耳鸣目痒、鼻赤

齿浮及上攻下注，遍体生疮宜之。并妇人脐下连二阴生疮，状如马刀痛出黄水，食减身肿，二便湿滞，由中下二焦风热所致，若热气不出，当作内痔、肠痈。

【用法】马齿苋四两研烂，入青黛一两研匀，涂之。干再换。消毒止痛退热立验。内再服八正散尤佳。

狼毒膏《医宗金鉴》（清）

【主治】肾囊风。

【处方】狼毒三钱　川椒三钱　硫黄三钱　槟榔三钱　文蛤三钱　蛇床子三钱　大枫子三钱　枯白矾三钱

【用法】上共研细末。用香油一茶盅煎滚，下公猪胆一枚和匀，调前药搽患处。

方解：本方系一派收湿燥湿拔毒之品，肾囊风病湿毒凝滞不解，以蛇床子汤洗后，速搽此膏，即可安好。

蚯蚓散《薛氏医按》（明）

【主治】肾子肿硬。

【用法】先用葱椒汤煎洗，次以干蚯蚓粪津调敷，须避风冷湿地。

蚯蚓粪敷膏《薛氏医按》（明）

【主治】治小儿阴囊肿大。

【用法】用甘草煎浓汁调蚯蚓粪涂之，立效。

黄连膏《六科准绳》（明）

【主治】外肾痈疮。

【处方】抱鸡卵壳　鹰爪黄连　轻粉各等分

【用法】上为细末，用煎过清油调涂。

紫芷散《疮疡经验全书》（宋）

【主治】肾痈。

【处方】紫苏叶　白芷　官桂　草乌　白及　黄柏各三钱

【用法】为末，酽醋、姜汁、葱汁、蜜少许和匀，火上熬滚、调药，待温调匀，搽拭出毒，干再润之。冬天加烧酒，夏天宜用好苦茶洗之。

29. 痰　症

万应黑虎膏《疮疡经验全书》（宋）

【主治】敷痰注结核，治痰注如缠袋形者。

【处方】多年小粉八两，炒黑　五倍子四两，炒　黄蛤粉四两　白芷二两　天花粉二两　干姜四两　龟板二两，醋炙　白及五两　南星四两　昆布二两　白芥子二两　肉桂三两　乌药二两

【用法】上各为细末，和匀，用生姜自然汁一碗，好醋一碗，葱半斤捣烂，加蜜三两再捣取汁

半碗，三味和匀，火上熬热、调药，手敷患上，留小洞出气，时用热余汁润之，一日夜方可易之，敷至一月，方得软矣。亦可下行剂。

金凤仙化痰膏《医宗金鉴》（清）

【处方】凤仙花一捧，去青蒂研末　大葱自然汁一茶盅　米醋一茶盅　广胶三钱，切米粒大入葱汁泡之　人中白八钱，火微煅存性为末

【用法】先将葱汁、米醋、广胶投入锅内熬化，次下凤仙花末熬成膏，再入人中白末，将锅离火，不时搅匀。用时以重汤炖化，量痰包之大小，薄纸摊贴，候膏自落，再换新膏。

方歌：金凤化痰消硬坚，湿痰串注贴更痊，凤仙中白广胶醋，葱汁同熬用纸摊。

流痰敷膏《汤医大全》（清）

【处方】生大黄　天南星　白及各等分，为末

【用法】生姜汁同醋调敷。

琥珀膏《外科大成》（清）

敷流注及瘀血顽痰结成肿块者，一次即消。

锦文、大黄为末，捣大蒜调敷，即痛一二时无妨，至次日去药，发斑或起泡，挑破流水，用月白珍珠散搽之即干，或用西圣

膏贴之，以消余毒。

30. 疳疮

疳证膏《病源辞典》（民国）

1. 兰香散

【处方】兰香叶　铜青　轻粉

【用法】研为细末和匀，贴于患处，干者香油调敷。

2. 熊胆膏

【处方】熊胆　蚺蛇胆　芦荟　黄矾　麝香　牛黄　龙脑

【用法】研为细末，煮成膏，涂患处。

敛肌散《杨氏家藏方》（宋）

【主治】下疳疮。

【处方】牡蛎（火炙）　密陀僧（研）　橄榄核（烧灰）　腊茶各等分

【用法】上为细末，入腻粉少许，同研匀，先以甘草汤洗，后用药干掺或油调敷亦得。

又方　地龙散

【主治】下疳疮。

【处方】地龙粪韭菜地内者，不以多少火煅过

【用法】上为细末，入腻粉少许同研匀，先以甘草汤洗了，后用药干掺，或油调敷亦得。

琥珀如意散（验方）

【主治】下疳肿痛。

【处方】赤石脂三钱 龙骨一钱五分 乳香一钱 石膏一钱五分 甘草二钱 没药一钱五分 炙鳖甲三钱 生大黄二钱 扫盆二钱 白芷一钱五分 白蜡三钱 地榆炭三钱 赤小豆四钱 青黛一钱五分 僵蚕三钱 琥珀三钱 炉甘石二钱五分

【用法】研细末，每用药一两加西黄六厘、冰片一分，麝香五厘，以醋或香油调敷，溃烂干掺。

蒲公英敷膏《唐氏方》

【主治】疳疮、疔毒、多年恶疮。

【处方】蒲公黄捣烂敷之。即黄花地丁也。

【用法】别更捣汁和酒煎服，取汗。

七宝槟榔散《六科准绳》（明）

【主治】下元玉茎上或阴头上有疳疮渐至蚀透，久不愈者。

【处方】槟榔 雄黄 轻粉 密陀僧 黄连 黄柏 朴硝药量酌用

【用法】上为细末和匀，先以葱白浆水洗净，软帛挹干。如疮湿干掺，如干，以油调涂。

十宝化毒丹（验方）

【主治】下疳腐烂，消毒提

毒，兼能收口。

【处方】蚌壳粉一钱 琥珀五分 雄精五分 朱砂飞，三分 人中白一钱 人中黄一钱 西黄二分 海浮散（石）五分 朱砂一分 梅片一分

【用法】各研细末和匀，用麻油调敷，或干掺之亦可。

下疳方《外科方外奇方》（清）

【处方】橄榄灰四钱 大梅片二分 红小升四钱

【用法】如自生用菜油调敷，先用麻油调，无论干湿，先须干撒一次，再调搽如法。

下疳膏《中西验方新编》

【主治】下疳之膏也。

【处方】黄柏 猪膏各等分 轻粉少许

【用法】上三味炼，敷患处。（软膏）

下疳膏《冯氏锦囊》（清）

1. 治下疳方

【处方】旱田螺烧灰 片脑 麝香 轻粉各等分

【用法】为末，香油调敷患处。

2. 圣粉散

【主治】下注疳疮，蚀臭腐烂，痛不可忍。

【处方】密陀僧 黄丹 黄

柏蜜炙　孩儿茶　乳香各三钱　麝香少许　轻粉一钱半

【用法】为末，用葱汤洗疮，疮湿干掺，疮干香油调搽。兼治小儿疳疮。

下疳疮膏《仁术便览》（明）

1. 冰片　珍珠烧　轻粉　儿茶　研细，干油调敷，湿则干掺。

2. 下疳生茎物上。天灵盖烧五倍子焙　儿茶略焙，各等分　为极细末，干掺或油调搽。

3. 旱田螺烧　片脑　麝香　轻粉各等分　为细末，油调敷。

4. 珍珠龙脑生肌散

【主治】专治下疳、牙疳，诸色疳疮，神效。

【处方】降真香五钱，用香油滚七次　儿茶五钱　牙皂末二钱　枯矾二分　珍珠二分　片脑二分

【用法】俱为极细末，瓷罐收。黄醋封口。用清米泔温洗拭干，掺上或香油调敷。

下疳敷膏《东医宝鉴》（朝鲜享保）

1. 治阴蚀疮。蛇床子五钱　大枫子十四个　杏仁二十个　枯白矾　樟脑各二钱　川椒　轻粉　水银各三钱　雄黄一钱半　银朱一钱　为末，生麻油和丸弹子大。每用少许呵津遍擦之。（入门）

2. 外肾疳疮。鸡卵壳（煅黄）、轻粉为细末，香油调涂得效。（无药量，酌用）

3. 妒精疮、阴蚀疮。油发烧存性　青黛　麝香少许　为末掺，或津调敷。

4. 下疳疮。蜗牛焙干　枯矾为末　湿则干掺或香油调敷。

下疳阴疮膏《本草纲目》（明）

【处方】炉甘石火煅醋淬，一两　孩儿茶三钱

【用法】为末，麻油调敷立愈。通妙邵真人方。

凤衣散《医宗金鉴》（清）

【主治】疳疮。

【处方】凤凰衣一钱　鸡抱卵壳　轻粉四分　冰片二分　黄丹一钱

【用法】共研细末，鸭蛋清调敷，或干撒亦可。

方歌：凤凰散能敷溃疳，轻粉冰片共黄丹，化腐生肌兼止痒，鸭蛋清调痛即安。

头耳面疳疮膏《疮疡经验全书》（宋）

【处方】枯矾　松香　黄丹　轻粉　甘蔗灰　五倍子　铜青

【用法】各为末，先用葱椒煎汤洗净，干搽，或用菜油调和搽入肌肉，见效。（无药量）

轻粉散《玉机微义》（明）

【主治】下注疳疮侵蚀腐烂，疼痛不可忍者。

【处方】黄柏三钱，炙蜜 密陀僧 黄丹 高末茶 乳香 轻粉各一钱半 麝香少许

【用法】上为细末，先用葱汤洗净后，次贴此药。湿则干掺，干则水调敷。兼治小儿疳疮。

孩儿茶散《六科准绳》（明）

【主治】下疳疮臭烂肿痛。

【用法】以孩儿茶研为细末，先洗疮净，干则小油调敷，湿则干掺，神效。

疳证膏《病源辞典》（民国）

1. 兰香散

【处方】兰香叶 铜青 轻粉

【用法】研为细末和匀，贴于患处，干者香油调敷。

2. 熊胆膏

【处方】熊胆 蚺蛇胆 芦荟 黄矾 麝香 牛黄 龙脑

【用法】研为细末，煮成膏，涂患处。

清凉膏《本草纲目拾遗》（清）

【主治】张子卿秘方，贴疳风毒。

【处方】大黄 黄柏 黄芩 黄连 郁金 皮硝 独角莲 天花粉 玉簪花

【用法】共研细末，鸡子清调敷，留顶。（无药量）

敛肌散《杨氏家藏方》（宋）

【主治】下疳疮。

【处方】牡蛎火炙 密陀僧研 橄榄核烧灰 腊茶各等分

【用法】上为细末，入腻粉少许同研匀，先以甘草汤洗，后用药干掺，或油调敷亦得。

又方 地龙散

【主治】下疳疮。

【处方】地龙粪韭菜地内者，不以多少火煅过

【用法】上为细末，入腻粉少许同研匀，先以甘草汤洗，后用药干掺，或油调敷亦得。

猪胆汁敷膏《外科真诠》（清）

【处方】猪胆二个 胆草三钱 蚯蚓五条 上片三分

【用法】将胆草煎汁和猪胆汁加入上片，再将蚯蚓研烂和匀，入鸡蛋壳内套在龟头上浸之。

熊胆膏方《太平圣惠方》（宋）

【主治】小儿身上及口面生疳疮，并诸般疳疾，宜用。

【处方】熊胆一分 蚺蛇胆一分 芦荟一分 牛黄一分 麝香半

两　龙胆一分

【用法】上件药细研为末，以井华水三合和匀，瓷器中盛，于重汤内煮，数添水，可半日，投三五粒糯米煮烂即膏成，仍数以篦子搅药，勿令药干，每取两豆许渐渐吹鼻中及涂疮，频使药，两日即停一日，看儿发变青即止。

敷药必效散《薛氏医按》（明）

【主治】下疳溃作痛。

【处方】黄连　黄柏　龙胆草各一两　轻粉五分

【用法】上为末，油调搽，入片脑更效，若用当归膏调敷，尤佳。

31. 便　毒

皂角膏《丹溪心法》（元）

【主治】便毒痈疽等疮。

【处方】皂角炒焦　韶粉等分

【用法】上和匀，炒热醋调，以纸摊贴患处，频频以水润之，即效。

便毒敷药方《六科准绳》（明）

【主治】便毒肿痛。

【处方】雄黄　乳香各二两　黄柏一两

【用法】上为细末，用新汲水调敷肿处，自消。

黑膏药《六科准绳》（明）

【主治】便毒痈疽肿毒。

【处方】乳香　没药各半两　大黄　黄连　黄柏　南星　半夏　防风　羌活　皂角刺　木鳖子　栝楼　甘草节　草乌头　阿胶各五钱

【用法】上为细末，醋调成膏，入石臼内火熬黑色。鹅翎蘸敷之。

32. 牙疼牙疳

牙痛膏《孟氏家传方》

【处方】江子　白矾　银朱各少许

【用法】蜜调，贴太阳穴，左疼贴右，右疼贴左。

牙痛膏《病源辞典》（民国）

【处方】山栀、黄柏各五钱煎汁去渣，入麝香五分，杭粉五钱，龙骨五钱煮干，研极细末。

【用法】用明净黄蜡一两熔化，入前药末和匀，捏成锭、摊绢上，剪作细条，临卧贴痛处。

牙痛敷膏《孟氏家传方》

老蒜二瓣、轻粉一钱同捣融，敷经渠穴，此穴在大指湖下手腕处，用蚬壳盖上、扎住，男左女右，少顷微觉其辣即便揭去，随起一泡，立时痛止。泡须挑破，揩尽毒水。襄者年中丞少冠时患此，每发一次呼号累四日，饮食不进，有喇玛僧实儒授此方，用之数十年不发，真仙方也。

又如不知穴处，即用老蒜捣烂如蚕豆大，敷大指二指手背下微窝处，亦极神效。

军足膏《孟氏家传方》

【主治】牙根腐烂名走马牙疳，凡大人热病之后及小儿疳症之后。火毒流于胃经，致有此患，势甚危急，甚至落牙、穿腮、透鼻，一二日即能致命，故有走马之名，言其骤也，此症有五不治不食烂古根不治，黑腐如筋者不治，白色内浮者为胃烂不治，牙落穿腮鼻臭不堪闻者不治，山根上发红点者不治。如是凶险、命在须臾，急用。

【处方】生大黄三钱 丁香十粒 绿豆二钱

【用法】共研末，热醋调敷两足心，最为神效。仍用金鞭散治之，庶几十可救。

附方 金鞭散

【处方】绿矾五两（煅赤透）人中白三两（煅） 明雄二两 真麝香一钱 梅花冰片一钱

【用法】共研为细末。先将

银针挑刮去腐肉紫血，然后将药末敷上，吐出毒血恶涎，方能愈也。

杏粉膏《孟氏家传方》

【处方】杏核 蒜泥 官粉

【用法】将杏核剖开，内填蒜泥、官粉，覆扣肘湾曲折处，可立止牙痛。

拔牙膏《病源辞典》（民国）

齿动摇将落，但拔之难出，疼痛时作。

1. 白龙骨三钱（研末） 大蒜一瓣 捣烂和匀，贴痛处。

2. 白马牙 川乌 紫玉簪花根各等分 研匀，每用少许点牙龈上，其牙自落。

九仙膏方《圣济总录》（宋）

【主治】小儿牙疳龈肿及牙齿诸疾。

【处方】猪牙皂荚二梃，烧存性 白矾研，二两 绿矾研，一两半 黄柏去粗皮 苦楝根白皮各一两，焙 腻粉研 水银各半两 麝香研，一分 密陀僧一两，洗以水银同一处用无灰酒少许，同熬如泥后入诸药

【用法】上九味捣研细，以好酒三升调药，用慢火熬成膏，瓷盒内盛，勿令泄气。小儿患口疮即以米泔化涂之及米泔内服如绿豆大三丸。如大人患口齿臭烂

者，揩之，亦用米泔内服五七丸，神效。牙疼即先以米饮漱口，后以米泔化药如菜子大，点牙缝及蛀穴中。

牙痛膏 《串雅外编》（清）

【处方】轻粉一钱　大蒜一瓣

【用法】杵饼，安锁骨前陷中，先以铜钱隔了，用蚬盖定扎住，一宿愈。左疼安右，右疼安左。又左牙痛敷右大指腕上，右痛敷左。

牙痛蒜泥膏 （民间验方）

【处方】蒜心七个　净轻粉三分，捣烂

【用法】上边牙疼将药贴左边虎口，左边牙疼贴右边虎口，过两刻钟起水泡，一日后放出水，皮即干。

牙疳膏 （民间验方）

【主治】小儿走马牙疳、牙齿脱落及一切疳症。

【处方】人言一钱　雄黄一钱　斑蝥一钱　巴豆一钱五分

【用法】共合一处研如泥，如药干加香油少许，装杏核内贴印堂穴，起泡为度，将泡挑破出水即愈。忌鱼腥辛辣之物。

牙疳膏 《本草纲目》（明）

【主治】走马牙疳恶疮。

【处方】砒石　铜绿等分

【用法】为末，水蜜调，摊纸上贴之，其效如神。

玉带膏 《集验良方》（清）

【处方】龙骨五钱　生栀子仁三钱　生黄柏五钱　生黄芩五钱

【用法】铜锅内熬汁煮龙骨至干，取出为末，再用铅粉五钱，麝香三分共研细末贮碗内，加黄蜡一两隔汤炖化拌匀，用连四纸铺火炉盖上，将药刷在纸上，剪成碎条。临卧贴在牙上，次早取下，有黑色可验。

玉带膏 《济世良方》（民国）

【主治】疳气及摇动不能食物者，去风邪、止火痛、固牙齿。临卧时用花椒水漱净口，每用一片贴牙根上。次早取出，毒重者黑，毒轻者其色黄。

【处方】生龙骨二两　官粉一两五钱　上梅片　麝香　真硼砂各二钱半

【用法】以上五味，共研细末，和匀听用。再将净黄蜡二两熔化离火，即入前药末搅匀，用绵纸将药倾上，用竹刀刮匀。如膏凝滞难刮，可用热汤熏透使软，再刮匀摊纸上。剪作一小指宽、一寸长，贮瓷瓶内封固，勿令泄气。京市有专以此收其利者。

代灸膏《疡医大全》（清）

真轻粉、杭粉各一钱研细匀，用大蒜捣和，填入白果壳内，合鱼际穴上，用绢缚之，痛止即去，迟则起泡。

地黄膏方《圣济总录》（宋）

【主治】风齿牙龈肿痛，热毒上攻头面肿。

【处方】生地黄汁五合　当归切焙，半两　白芷半钱　盐花研，二钱　细辛去苗叶，一分

【用法】上五味，捣研四味为末，以地黄汁于银器中慢火熬成膏。临时涂患处，日三五度。

牢牙乌金散方《圣济总录》（宋）

【主治】骨槽风，牙龈肿痒及风冷痛齿。

【处方】槐白皮　猪牙皂角　威灵仙去土　生干地黄　醋石榴皮　何首乌　青盐各一两，以上七味锉碎泥固济入罐子内，用瓦一片盖口，炭火十斤烧赤，放冷，取出研末　细辛去苗、叶　升麻各半两，并捣罗为细末　麝香一两，别研

【用法】上十味，捣研为细末，相和令匀，每临卧用水调药半钱涂在纸上，于齿龈上贴之，贴三两次即愈。

治痦牙风《济世良方》（民国）

【主治】此症有二，寒则流涎不痛，热则痛甚，内外均肿，口不能开，同治。

【处方】红花　桃仁　牙皂　归尾　白芷各三钱　细辛　陀僧各二钱

【用法】共研细末，用陈茶、片糖煎水调敷。干则易之，二次愈。

固齿白玉膏《外科大成》（清）

【主治】一切牙痛及齿动摇不坚固者。

【处方】龙骨一两　阳起石五钱，二味入火煅通红，淬后药汁内七次　铅粉一两　珍珠三钱　象牙末五钱
麝香二钱

【用法】各为末和匀。黄蜡三两熔化滤净，再化，俟温方入前药末和匀，乘热摊纸上，如冷烧热熨斗仰放，纸铺斗上摊之。用时先漱口净，剪小条贴齿根上，闭口勿语，过宿效。

青金膏《疮疡经验全书》（宋）

【主治】走马牙疳、蚀损腐烂。

【处方】乳香　信　轻粉各一钱　青黛二钱

【用法】上为末，香油调，新笔敷纸上，阴干，每用少许放患上，以白纸封之。

青莲膏《外科大成》（清）

【主治】走马牙疳。

【处方】白砒一分 青黛二钱 轻粉一钱 乳香一钱 麝香五分

【用法】上为末，用香油调，薄摊纸上，用锤捶实，阴干收之。每于卧时漱净口、拭干，随症大小剪药贴之，至晓去药，漱净吐之，三次效。

青黛散方《圣济总录》（宋）

【主治】齿重，日夜疼痛不止。

【处方】青黛一两 柑子皮一两 干虾蟆一枚，五月五日烧灰

【用法】上三味捣罗为细散，以生地黄汁调贴龈上，日二换。

宣牙膏《丹溪心法》 元

【主治】齿动摇不牢，疼痛不止，龈肉出血。

【处方】麝香一分 龙骨 定粉另研，各二钱半

【用法】上二味为细末，后入麝香研匀。用黄蜡一两瓷器内熔开，入药于内搅匀，放冷取出，熨斗烧热，倒置铺纸，内药摊之匀薄。每用剪作纸条儿，临卧于齿患处齿龈间封贴一宿，至次晨取出，每夜用之，如此半月消牙龈肿，忽生龈肉。治疳蚀、去风邪、牢牙齿，大有神效。

贴牙膏方《嵩崖尊生》（清）

【处方】山栀 黄柏各五钱，煎汁去渣 杭粉五钱 麝香五分 龙骨五钱，入栀柏汁内煮干研细 黄蜡一两

【用法】以蜡和药熔化，摊绢上，贴牙，一夜取下，凡黑处是毒，甚效。

柳枝膏方《圣济总录》（宋）

【主治】齿龂蠚。

【处方】柳枝锉，一握 防风去叉 细辛去苗叶 盐花各一分

【用法】上四味，用水三盏煎至一盏半，去滓更煎成膏，以瓷器收。每用薄纸剪如柳叶，涂药贴齿上。

塞耳雄黄定痛膏《六科准绳》（明）

【主治】牙痛。

【处方】大蒜二枚 细辛去苗 朴硝另研，各二钱 雄黄另研，一钱 猪牙皂角四钱

【用法】上为细末，同大蒜一处捣为膏，丸如梧桐子大，每用一丸将绵子裹药，左边牙痛放在左耳，右边牙痛放在右耳，良久痛止。一丸可治数人。

敷药方《三家医案》（清）

【主治】牙龈肿痛。

【处方】石膏 廉珠 入中白 金丝草灰 土贝 青黛 生

赤小豆无药量

【用法】研末，蜜水调敷。

鹤虱散方《圣济总录》（宋）

【主治】牙齿风疳，脓血出，牙根有虫。

【处方】鹤虱半两　细辛半两　腻粉一分　麝香一分，细研　露蜂房半两，烧灰

【用法】上五味除麝香、腻粉外，均捣罗为细末，后入麝香、腻粉，在前药中研令匀。临卧时剪纸如柳叶样涂药，贴于所患处。（滴水调成膏）

蟾酥膏《景岳全书》（清）

【主治】风蛀诸牙疼痛。

【处方】蟾酥少许　巴豆去油研如泥　杏仁烧焦

【用法】共研如泥，以绵裹如粟米大，若蛀牙塞入蛀处，风牙塞牙缝中，吐涎尽愈。

33. 蛇　疮

天蛇疮敷膏《华佗神医秘传》（汉）

此疮生于肌肤，似癞非癞，由花中花蜘蛛螫伤所致，内服宜用秦艽煎汤饮之。外用蜈蚣一条研末，和猪胆汁调涂之。

又，蛇形疮敷膏，形如蛇故名。内用雄黄酒冲服，外用雄黄麻油调敷，颇效。

又，蜂窝疮敷膏，形如蜂窝故名。以胡粉、朱砂等分为末，白蜜调敷，极效。

苦瓜膏《疡医大全》（清）

苦瓜不拘多少捣烂，以盐卤浸收，不可太稀，愈久愈好。凡遇蛇头毒，取一匙敷患上，外以绢缚，过一夜，痛止即愈。

34. 风　肿

风肿涂敷方《圣济总录》（宋）

1. 木香散敷膏

【主治】风肿。

【处方】木香　枫香脂各半两　生菖蒲一两

【用法】上三味捣细罗为散，醋调敷之。

2. 大麻仁膏

【主治】风肿。

【处方】大麻仁生用　赤小豆生用，各二合

【用法】上二味捣研极细，冷水调敷之。

3. 蝙蝠粪膏。

【主治】风毒肿。

【治法】蝙蝠粪，研细，以冷水调涂之。

4. 芸苔膏

【主治】猝风肿。

【处方】芸苔子二两

【用法】上一味以米醋二升略煎三五沸，漉出，烂研，渐入醋调，绢绞取汁，又取桂二寸捣末，杏仁四十九粒（生用，汤浸去皮尖双仁），亦烂研；生姜三两捣汁相和，然后取天灵盖两片各如掌大，洗去土烧灰，捣罗如粉，与诸药和匀，以火养成膏。旋取贴于风肿上，不过三两次，其肿自消。

5. 紫檀敷膏方。

【主治】风毒肿。

【处方】紫檀香二两　芒硝半两

【用法】上二味水磨，每用浓者三合涂肿处，干即易。

6. 磨桂涂方

【主治】猝得风肿。

【处方】桂不拘多少

【用法】去粗皮，以醋于砂盆内磨，涂风肿上，火炙干，又涂之。

山甲膏《摄生众妙方》（明）

【主治】风疮不愈。

【用法】陈菜籽油同山甲末熬成膏，涂之即愈。

风损膏《外科百效全书》（明）

【处方】三角枫　珍珠　藤墨斗草各三斤　水胡椒草十斤

【用法】共洗净捣烂取自然汁，同姜汁半斤，好醋二碗，鲜米泔二碗，黄丹末、密陀僧末各一两，同煎成膏。任用甚效。

莽草散贴方《圣济总录》（宋）

【主治】猝得恶毒风肿不消，结成坚核。

【处方】莽草　附子生去皮脐　木香　白蔹　桂去粗皮，各一两

【用法】上五味，捣罗为细末，别以榆根捣绞取汁调药，摊于故帛上贴，干则易之，开一小窍出毒。

桐乳膏《集简方》（明）

【主治】脚肚风疮如癞。

【治法】桐油、人乳等分相和涂之，数次即愈。

35. 口　疮

马齿苋涂方《圣济总录》（宋）

【主治】紧唇面肿。

【处方】马齿苋不拘多少

【用法】上一味捣涂之。冬用水调涂。

口疮膏《六科准绳》（明）

【主治】满口生疮，此因虚火上攻，口舌生疮。

【处方】草乌头一枚　南星一枚　生姜一块

【用法】上焙干为细末，每服三钱，临卧时用醋调作引子，

贴手足心，来日便愈。

口疮神方《脉因证治》（清）

【处方】焰硝　硼砂

【用法】含，口不开。以南星为末，于涌泉酢调敷之。

又方，唇紧燥裂生疮，用青皮烧灰猪胆调敷。

又方，口疮神效膏。

西瓜外皮烧灰，柏、连、朱砂、孩儿茶、硼砂为末，水调抹，效。

口舌糜烂敷膏《摘玄方》（明）

地龙、吴萸研，醋调生面和涂足心，立效。

石胆膏方《太平圣惠方》（宋）

【主治】久口疮及疳疮。

【处方】石胆一分，细研　密陀僧半两，细研　蜜三两

【用法】上件药相和，于银器中慢火熬成膏，每用少许，涂疮上，咽津立效。

松脂膏《太平圣惠方》（宋）

【主治】唇生肿核。

【处方】松脂半两　川大黄一分　白蔹一分　赤小豆一分　胡粉一分

【用法】上件药捣细罗为散，以鸡子清调，涂贴于上。

贴脐散《和汉药考》（日昭和）

【主治】元脏气虚，浮阳上攻，口舌生疮。

【处方】吴萸醋炒香熟，半两干姜炮，半两　木鳖子五枚，去壳

【用法】上为末，每用半钱，冷水调，以纸屜贴脐上。

南星膏《六科准绳》（明）

治口疮小儿难用药，以大天南星去皮取中心龙眼大为末，却用酸醋调涂脚心。甚妙。

神圣膏方《圣济总录》（宋）

【主治】下口疮。

【处方】吴萸一两

【用法】上一味捣罗为末，用酸醋一大盏调熬成膏，后入地龙末半两搅匀，每临卧时先用葱椒汤洗足拭干，用药遍涂两脚底心或以手帕系定，次日必减，未减再涂。

虾蟆膏《太平圣惠方》（宋）

【主治】小儿久患口疮不瘥，宜用此方。

【处方】虾蟆半两，涂酥炙微黄白矾灰一分　笋灰半两　黄柏一分黄连一分，去须　川升麻一分　蜗牛子三七枚，去壳微炒　晚蚕蛾一分，微炒

【用法】上件药捣细罗为散，每取少许以白蜜和如膏，涂于疮上，日三用之。

铅丹膏方《太平圣惠方》（宋）

【主治】小儿口疮。

【处方】铅丹一分　铅霜三分　蛤粉半两　晚蚕蛾半分，微炒　麝香一分

【用法】上件药研令极细，用蜜二两熬成膏，取药半钱涂在口中。

黄丹膏《太平圣惠方》（宋）

【主治】口舌生疮。

【处方】黄丹半两　舍上黑煤半两，细研

【用法】上件药，入蜜调，用瓷盏盛之，以文武火养，候成膏涂疮上，立效。

黄连膏方《圣济总录》（宋）

【主治】久患口疮。

【处方】黄连去须　升麻　槐白皮　大青　苦竹叶各一两

【用法】上五味细锉，以水二升煎至半升去滓，取汁入龙脑、蜜搅令匀，煎成膏，涂疮上，日三度。

黄柏膏方《圣济总录》（宋）

【主治】小儿口疮。

【处方】黄柏去粗皮，一分　大豆一合

【用法】上二味，粗捣筛，以水一盏煎至二合，去滓，重煎如饧，入少许龙脑研和，涂敷。

黄柏膏敷方《圣济总录》（宋）

【主治】小儿唇疮。

【处方】黄柏去粗皮，为细末

【用法】上一味，浓煎蔷薇根汁调涂疮上，立效。

黄连散敷方《圣济总录》（宋）

【主治】小儿紧唇，疮肿皮急。

【处方】黄连去须　黄柏去粗皮　甘草生　凝水石碎，各半两　槟榔生，一分

【用法】上五味捣罗为散，用蜜调敷唇上，频换为效。

蜂房膏《太平圣惠方》（宋）

【主治】口疮。

【治法】上取田中蜂房烧灰细研，以好酒和，薄敷喉下，立愈。

蟾酥膏《太平圣惠方》（宋）

【主治】小儿口疮肿痛。

【处方】蟾酥半钱　石胆半钱　黄柏三钱半

【用法】上件药细研令匀，炼蜜和丸如皂荚子大，每夜以水化一丸如饧，以篦子抹在口中，每夜一两上，不过两夜瘥。

麝香膏《太平圣惠方》（宋）

【主治】小儿口疮肿痛。

【处方】麝香半分，细研　蜜半两　黄丹一分　生地黄汁二合

【用法】上件药与蜜、地黄汁、黄丹同入铫子内，以慢火熬令紫色，次下麝香攒匀，候冷，日三度涂于疮上。

36. 手足疮

代指膏《外科大成》（清）

【处方】雄黄　朴硝等分

【用法】用猪胆汁少加香油调涂。

杉木灰膏《奇方类编》（清）

【主治】脚面生疮，不收口。

【处方】松香一钱　枯矾一钱　杉木灰一钱

【用法】各等分为末，用真麻油调敷，数次即愈。

足跗发敷膏《六科准绳》（明）

【主治】足跗发足蜘蛛背。

【处方】荞麦　鹿葱根　紫金皮　山布瓜　凌霄根　藜芦子　天南星　赤葛根　鸡屎子　苦薄荷　天布瓜　背子蜈蚣

【用法】上砍烂，加醋，暖涂敷。

37. 恶　刺

胡椒饼《六科准绳》（明）

【主治】出箭头及竹木刺入肉不得出者。

【处方】胡椒研末

【用法】上以饭捣烂入胡椒末和一处，贴伤处，不过一二饼即出。或捣蜣螂敷即出。或以赌钱牛虫捣敷亦妙。

附方　万全神应丹《六科准绳》（明）

出箭头鱼骨针麦芒远近皆治之。

莨菪科即天仙子苗也，于端午前一日持不语戒，遍寻上项科，见即取酌中一棵根、枝、叶、实全者，口道：先生尔却在这里。道吧，用柴灰自东南为头围了，用木篦子掘起周围土，次日端午日，日未出时，依持不语，用木橛只一橛取出，水洗净，净室中石臼捣为泥，丸如弹子大，以黄丹为衣，纸袋封，悬在高处阴干。有诸箭不能出者，以绯绢袋盛此药一丸，放脐中，用绵裹肚紧定，先用象牙末贴疮上，后用此药，若箭疮口生合用刀子微刮开，以象牙末贴之，随出。陕西行省出军曾用有效。

巴豆蜣螂膏《六科准绳》（明）

【主治】箭头入肉取不出，疼痛宜用此方。

【处方】巴豆　蜣螂各三枚

【用法】上研，涂所伤处，候痛定微痒忍之，极痒不可忍，即撼动拔出。次用生肌膏药敷之。以黄连贯众汤洗毕，以牛胆制风化石灰敷之。兼治恶疮。

巴豆丸方 《太平圣惠方》（宋）

【主治】箭头入肉。

【处方】巴豆一枚，去皮　腻粉一钱　砒霜少许，细研　磁石四两，细研　蜣螂一枚

【用法】上件药捣罗为末，以鸡蛋清和为丸如绿豆大，先以针拨破箭疮瘢，用儿孩奶汁化一丸放拨破处上，用醋面纸封贴，当痒，痒极不可忍，其镞自出也。多年两上，当年一上皆出也。

又方一

【处方】雄黄一分　蜣螂一分　腻粉二分　砒霜一分　巴豆一分，去皮

【用法】上件药都研为末，先以儿奶汁湿箸头点药入疮内，当痒，不过三两上便出矣。

又方二

【处方】斑蝥二七个　蜣螂一七个　硼砂一钱

【用法】上件药，捣细罗为散，都入竹筒内封头，然后入厕中七日取出，后于阴地内埋三七日，于瓷盒内盛之。每用时取少许于疮上涂之，其箭镞自出。

牛膝膏 《六科准绳》（明）

【主治】箭头在咽喉中或胸膈中及诸处不出者。

【治法】上捣牛膝不拘多少为末，以热水调涂，箭头即出。若火疮灸疮不瘥者涂之亦效。

出刺膏 《太平圣惠方》（宋）

【主治】刺多时不瘥，宜用此方。

【处方】石鼠一枚　白蔹半两　羊粪半两　栝楼根半两

【用法】上件药，捣如膏，封裹疮上一复时其刺。

出刺膏 《疡医大全》（清）

【主治】芦苇刺入肉内。

【处方】鹿骨煅存性

【用法】水调敷，虽日久不过两次即出。

出箭头方 《六科准绳》（明）

【处方】蜣螂自死者，十个　土狗子蝼蛄，三个　妇人发灰少许

【用法】上将蜣螂去壳取白肉与二味同研如泥用，生涂中箭处，如膏涂后内微痒，即以两手撼之，其箭头自出。

红散子 《六科准绳》（明）

【主治】摩金疮上刺自出。

【处方】草乌尖　麒麟竭　茄子花　曼陀罗子　蓖麻子去壳细研，各半两

【用法】上为细末，好酒调和如膏，疮口上涂抹之，箭头自出。

肉刺膏《圣济总录》（宋）

肉刺者，生于足趾间形如硬胅与肉相附，隐痛成刺，由硬履急穿相摩而成。

1. 肥皂荚一梃　无食子三枚

二味同烧令烟断细研，以酽米醋于砂盆中别磨皂荚如糊，和末敷之。

2. 薰陆香　石硫黄　二味同研令匀，水调涂肉刺上，以烧金叉烙之效。

3. 猪胰　枫香脂研细　二味，先研猪胰令烂，次入枫香脂末相和成膏，挑剔刺处令净，以药敷之。

4. 蟾酥五片汤中浸湿　腻粉一钱　将蟾酥于盆子中以腻粉同和令匀，先用针拨破头边，然后涂药密裹之。

5. 治肉刺结硬方。用针挑破，以鸡子白点三两度即落下。

6. 上捣白芥子如粉，以醋调敷之，密封，经宿揭去，自然落下。

7. 用羊脑髓敷之验。

如圣膏《疡医大全》（清）

【主治】针入肉。

【治法】车脂莝油不拘多少研如膏，调磁石末，摊纸上如钱许贴之，每日换两次。

治肉刺方《太平圣惠方》（宋）

【处方】肥皂荚一梃　没石子三枚

【用法】上件药都烧令烟断细研，以酽米醋于砂盆中别磨皂荚如糊，和末敷之。

狐骨灰膏《太平圣惠方》（宋）

【主治】恶刺方。

【处方】狐骨灰一分　生蜜少许　胡葱少许

【用法】上件药同研之，以醋面纸封三日，其刺自出矣。

狐尿刺敷膏《圣济总录》（宋）

论曰，狐尿刺者，狐狸尿草棘上，人有误犯则发肿痛焮热，多在于手足指节。然亦有端居不出，而被此毒者，盖毒气有相类之证，亦不必狐尿乃尔也。

1. 白蔹膏方

【主治】狐尿棘久不瘥。

【处方】白蔹　羊粪　栝楼根各半两

【用法】上三味，捣如膏，封裹疮上一复时，其刺自出。

2. 牛蒡根敷方

【主治】狐尿刺发肿痛焮热。

【处方】牛蒡根　蘘根各二两

【用法】上二味同捣烂敷肿上，其刺立出。

松脂膏《太平圣惠方》（宋）

【主治】肉刺久不瘥方。

【处方】松脂一升　乳香一分

【用法】同研匀细，先用针拨后，以醋调药敷之，密封效。

象牙敷膏《简要济众》（清）

骨刺入肉，象牙刮末，以水煮白梅肉调涂，自软。

铁箭入肉，象牙刮末，水和涂之即出。

腊肉膏《穴位救伤秘方》（清）

【主治】箭镞入肉。

【用法】肥老腊肉捣烂，加指甲末、象牙末各少许，拌匀敷之即出。

又方一　山中牛屎上所出蕈菰晒干为末，蜜调敷之自出。

又方二　巴豆半粒　蜣螂一个同捣烂敷，痒极即出。

葵膏方《太平圣惠方》（宋）

【主治】恶刺。

【处方】龙葵根半两　莨菪子半两　胡燕窝半两　独头蒜半两　胡荽子半两　鼠粪半两　杏仁半两，汤浸去皮尖双仁麸炒微　黄蓝半两

【用法】上件药，用酱饭相和烂捣，醋调封之，每日一换，经五度瘥。

鼠油膏《六科准绳》（明）

【主治】出箭头。

【处方】鼠一枚，熬取油　蜣螂　皂角烧灰　定粉　龙骨各一钱　乳香少许，另研

【用法】上为细末，以鼠油和成膏，点药在疮口内，其上更用磁石末盖之，箭头自出。

踊铁膏《医学纲目》（明）

【主治】取箭头，一切针刺入肉尽皆治之。

【处方】鼹鼠头一钱（个）或入油内熬　蝼蛄四十九枚　芫青一两　土消虫十个　巴豆　马肉内蛆焙干　信　酱蛆焙干　夏枯草　硇砂　磁石　黄丹　地骨皮　苏木　蜣螂各一两　石脑油三两　蒿柴灰汁三升

【用法】上将石脑油、蒿柴灰汁文武火熬成膏，次下地骨皮等末令匀，瓷器内收贮，临时用，量疮势大小点药，良久箭头自踊出。

箭头入肉敷膏《疡医大全》（清）

【处方】蜣螂十个，去壳去白肉　土狗三个　妇人头发煅灰，少许

【用法】同研如泥，厚涂之。用两手摩之，则箭头自出。

摩疮上红散子方《圣济总录》（宋）

【主治】箭头入肉。

【处方】曼陀罗子　草乌头尖　麒麟竭　茄子花　蓖麻子去壳细研,各半两

【用法】上五味捣罗为细散,以好酒调如膏,于疮口上涂抹之,箭头自出。

38. 针　膏

万宝代针膏《奇效良方》（明）

【主治】诸恶疮、肿核、赤晕已成脓,不肯用针刺脓,此药代之,但用小针点破疮头,却贴上膏药,脓即自溃,此秘妙良方也。

【处方】硼砂　血竭　轻粉各一钱半　金头蜈蚣一个　蟾酥半钱　雄黄一钱　片脑　麝香各一分

【用法】上为细末,用蜜和为膏,看疮有头处用小针挑破,以药些许在纸花上封贴,次早其脓自出,如腋下有耍孩儿名暗疔疮或有走核,可于肿处用针挑破,如前用之。忌鸡羊鱼酒面等物,吃白粥三日为妙。

化腐紫霞膏《外科方外奇方》（清）

【处方】轻粉三钱　蓖麻仁三钱,研　血竭二钱　巴豆霜五钱　金顶砒五钱　螺蛳肉晒干,二钱　潮脑一钱

【用法】共研匀,罐贮。凡发背已成、瘀肉不腐及不作脓者,又诸疮内有脓、外不穿者,俱用此膏。不腐烂者自腐,不溃者自溃,其功甚于乌金膏及碧霞锭子。临用以麻油调搽顽硬肉上,绵纸盖之,或以膏药贴之亦可。

代针膏《仁术便览》（明）

【主治】代针膏,治诸疮脓熟不溃,不敢用针刺者。

【处方】乳香二分　白丁香直细者　碱　巴豆去壳炒焦,各五分

【用法】上为末,热水调,点疮头上。常以碱水润之。

代针膏《丹台玉案》（明）

【主治】疮坚硬作痛,并诸毒难溃者,点上即时出脓。

【治法】碱水二碗入硇砂五分,煎至一碗,加入矿灰二两,待化过,再熬至干,入白矾末三钱,银黝末二钱,仍入好醋研和,收贮器中。

代刀膏《串雅内编》（清）

【处方】桑木灰七钱　矿子灰五钱　荞麦秸灰一两　茄科灰一两

【用法】放于锅内,用水五碗滚十数次,用布袋滤去渣,用铁杓熬成一小杯存用。如肿毒有脓不得破头,将此药在所患顶上画一十字,即出脓,诸般大疮,

有腐肉不脱者，用此药水洗之。如点面上黑痣、雀斑尤神效。

庚生按，用此破头虽效，然往往内溃太甚，沿烂好肉，不若待其脓足时，以刀针穿破为妙。至用此方洗腐肉，痛不可当，切弗轻用。

咬头膏《外科全生集》（清）

【主治】疮疡不溃。

【处方】铜青　松香　乳香　没药　杏仁　生木鳖粉　蓖麻仁等分　巴豆不去油加倍

【用法】捣成膏，每两膏内加入白矾一分，再捣匀。临用取绿豆大一粒放患顶，用膏掩，溃即揭下，洗净，换膏贴。胎前产后忌用。

破头膏《华佗神医秘传》（汉）

【主治】破疮头。

【处方】硇砂二钱五分　轻粉　白丁香各一钱五分　巴豆五分

【用法】共为细末，醋调涂疮上，纸封头自破。

溃疮膏《肘后方》（晋）

【主治】痈疽不溃。

【治法】苦酒和雀屎如小豆大，敷疮头上，即穿也。

替针丸《寿世保元》（清）

【主治】一切恶疮、痈疽发背等证，此药能追毒去死肉，有脓无头，用此点头自然皮破出脓。

【处方】人言为末，入锅内上盖明矾烧不响为度，一钱　硇砂五分　巴豆十粒　乳香三分　没药三分　白雄丁香十分

【用法】上为细末，面糊为丸，如豆大。用时以温水磨化，频点疮头上，神效。

替针散《寿世保元》（清）

用木鳖子、川乌二味磨水，以鸡翎蘸扫疮上，留口一处出脓，如药干再刷，不一时即穿。

39. 移　毒

太素膏《医宗说约》（清）

【主治】凡疮久不收口，是元气虚极，急投大补汤内托之外，外用下方。

【处方】轻粉三钱　冰片五分

【用法】为细末，用猪脊髓调匀，摊帛绢上盖贴，取效。虚甚者加胎骨灰五分或天灵盖灰五分。

木香槟榔散《医学纲目》（明）

【主治】敛疮口方，用之决无疼痛，以蜡油涂敷疮，生肌敛肉甚速，必无恶血，疮口急合易取平复。唯膏粱热疮所宜用也。贫人害地之寒湿，外来寒疮者，

不可用。

【处方】木香 槟榔 黄连各等分

【用法】上为极细末，依法调用。湿则干贴。

元珠膏（验方）

【主治】此膏治肿疡将溃，涂之脓从毛孔吸出，已开针者，用捻蘸送孔内，脓腐不净，涂之立化。

【处方】木鳖子肉十四个 斑蝥八十一个 柳枝四十九寸 驴甲片三钱 草乌一钱 麻油二两

【用法】上药浸七日，文火炸枯去渣，入巴豆仁三个煎至黑，倾于钵内，研如泥，加麝香一分搅匀，入罐内收用。

方歌：呼脓化腐用元珠，木鳖斑蝥共柳枝，驴甲草乌油内浸，炸枯巴豆麝香施。

生肌青散子《医学纲目》（明）

【主治】发背痈疽，脓尽生肉平满，宜用紧疮口生肌。

【处方】槿花叶盛时收阴干，取四两为末 青赤小豆 白及各二两，为末，临时用 槿花末三钱匕 白及小豆末各一钱匕

【用法】相和，新汲水调，摊纸上贴四肢，中心疮口不用贴。

南墨膏《疡科选粹》（清）

【主治】毒发险处，以此药围之，可使移之不险处。

【处方】五倍子一两，炒 南星 草乌 黄柏 白及各二两

【用法】上为末，醋调如糊，随肿处渐渐围逐至不险处。如神。

铁桶膏《医宗金鉴》（清）

【主治】此膏治发背将溃、已溃时，根脚走散，疮不收束者，宜用此药围敷。

【处方】胆矾三钱 铜绿五钱 麝香三分 白及五钱 轻粉二钱 郁金二钱 五倍子微炒，一两 明矾四钱

【用法】上八味共为极细末，用陈米醋一碗，于杓内慢火熬至一小杯，候起金色黄泡为度，待温用药末一钱搅入醋内炖化，用新笔于疮根周围敷之，以绵纸盖药上，疮根自生绉纹，渐收渐紧，其毒不致散大矣。

方歌：铁桶膏收毒散大，周围敷上束疮根，胆矾铜绿及轻粉，五倍明矾麝郁金。

移险膏《理瀹骈文》（清）

【处方】草乌 南星 黄柏 白及各二两 五倍子一两

【用法】醋调涂。

附方

【处方】移山过海散　雄黄　小麦麸　蚯蚓粪

【用法】醋调涂患处，自能移到不致命处。

移毒消肿散《外科传薪集》（清）

【主治】疮肿生于骨际及膝上，不急治难以收功，以此药移之。

【处方】紫金皮炒，五两　赤芍炒，一两　香白芷一两，晒燥不可炒　石菖蒲一两，晒不可炒　独活炒，一两五钱

【用法】共为细末，以好酒和葱白五茎煎滚调搽，不必留头，一日一换，以消为度。

敛疮口膏《医学纲目》（明）

【处方】当归身一钱，洗净晒干　青皮二分，去白　木香一分　黄连五分

【用法】上四味为极细末，蜡油调涂，取效甚速。

隔皮取脓法《便易经验良方集》（清）

凡患深远、万难直取，并畏惧开刀者，俟脓熟时，用此法甚善，如脓不从毛窍出者，若用药搽之，其不涂药之处旁边绽出一洞，自会出脓，予试数人，屡效不虚。

【处方】驴蹄皮一两，即脚底剔下者是用砂炒　荞麦面一两　草乌四钱，刮去皮研

【用法】共为细末和匀，加食盐五钱，以水糊作薄饼，瓦上炙微黄色，再研细，以醋调摊白纸上，贴患处。其脓从毛孔而出，盖以草纸，渗湿再换，水尽纸燥，肿即消。

醋膏（验方）

【主治】一切痈疽大症，以此膏调敷箍疮药，收束根脚散漫奇效。

【治法】用镇江醋不拘多少熬至三分之一为度，调入诸箍疮药，借其醋性使药深入疮中，神效。

40. 生肉膏

九宝丹（验方）

【主治】呼脓定痛，生肌收口。

【处方】带子蜂房煅，三钱　白螺蛳壳煅，二钱　大黄三钱　辰砂二钱　血竭一钱　乳香二钱　没药二钱　儿茶一钱　冰片二分

【用法】研细末，掺疮上，膏药贴之。（或香油调敷，油纸覆盖之，绵帛缚之）

长肌膏《沈氏尊生》（清）

【主治】敛疮口。

【处方】白烛油四钱　黄蜡香油各八钱　大枫子去壳研，五钱　番木鳖二钱　黄连　黄柏　枯矾轻粉各三钱　密陀僧另研，五分

【用法】将前七味先煎去渣，入矾、粉、僧三味拌匀，候凝，看疮口大小，做薄饼，簪穿小孔十数贴疮，日易之。盐汤洗净再贴，此方兼治年久诸般烂疮。

长肉红膏《外科传薪集》（清）

【处方】老松香四钱　潮脑二钱　轻粉八分　铜绿一分半　银朱七分　冰片一分半　麝香一分　蓖麻仁去壳研泥，二钱

【用法】上为细末，香油调敷。

化腐紫霞膏《医宗金鉴》（清）

【主治】此膏善能穿透诸毒，凡发背已成，瘀血不腐及不作脓者，用此膏以腐烂瘀肉，穿透脓毒，其功甚效。

【处方】金顶砒五分　潮脑一钱　螺蛳肉二两，用肉晒干为度　轻粉三钱　血竭二钱　巴豆仁五钱，研用白仁　蓖麻子肉十四粒，研

【用法】上各研为末，共碾一处，瓷罐收贮，临用时用麻油调搽顽硬肉上，以绵纸盖上，或膏贴俱可。

方歌：化腐紫霞膏穿毒，透脓化腐效如神，金砒潮脑螺蛳肉，粉竭麻仁巴豆仁。

元珠膏《医宗金鉴》（清）

【主治】此膏治肿疡将溃，涂之脓从毛孔吸取，已开针者，用捻送孔内呼脓，腐不净涂之立化。

【处方】木鳖子肉十四个　斑蝥八十一个　柳枝四十九寸　驴甲片三钱　草乌一钱　麻油二两

【用法】上药浸七日，文火炸枯去渣，入巴豆仁三个煎至黑，倾入钵内研如泥，加麝香一分搅匀，入罐内收用。

方歌：呼脓化腐用元珠，木鳖斑蝥共柳枝，驴甲草乌油内浸，炸枯巴豆麝香旋。

乌金膏《医学心悟》（清）

去腐肉不伤新肉最为平善。

巴豆去壳新瓦上炒黑，研细听用，多寡看疮势酌量。

附：围药法。书云：用膏贴顶上，敷药四边围。凡肿毒之大者将以成脓，用乌金膏贴疮头上，然后用万全膏贴之，四旁用芙蓉膏敷之。贴膏处取其出脓，敷药处取其消散，并能箍住根脚不令展开。其作三层敷围法：第

一层用乌金膏贴疮头，若漫肿无头以湿纸贴上，先干处是疮头也。第二层万全膏贴之。第三层芙蓉膏围之。然余常用万全膏遍敷肿处，连根脚一齐箍住，其中不消处自消，溃处自溃，竟收全功。可见膏药之妙矣。

乌梅膏 《太平圣惠方》（宋）

【主治】疮中新肉胬出方。

【治法】上捣乌梅肉，更以蜜和捣捏作饼子如钱许厚，贴疮以瘥为度。

生肌膏 《外台密要》（唐）

【主治】疔发背及一切毒肿定讫令生方。

【处方】麝香二钱　枣皮灰半两　生麻油六合

【用法】上三味依法和，用火重汤上煎十余沸，稀稠成膏，取故帛涂膏贴疮上，渐取瘥减。但得吃白羊头肉，但是豆并不得吃。

生肌膏

外证及杖疮久不敛者，疮有膜也，玉簪花即白鹤花于石臼内捣烂敷之，三日一换，五六次即愈。

生肌散 《东医宝鉴》（朝鲜享保）

【处方】寒水石　滑石　龙骨无则狗头骨代之　乌贼鱼骨各一两　定粉　密陀僧　白矾灰　干胭脂

各五钱

【用法】上为极细末，掺之或油调敷。

又方

【处方】老狗头生脑骨碎煅　桑白皮新者，各一两　当归二钱半

【用法】上为极细末，油调敷，或干掺。

生肌散 《薛氏医按》（明）

【主治】疮口不合。

【处方】木香二钱　黄丹　枯矾各五钱　轻粉二钱

【用法】上件各为细末，用猪胆汁调匀晒干，再研细，掺患处，或香油调敷。

方解：此方乃解毒去腐排脓之剂，非生肌药也。盖毒尽则肉自生，常见患者往往用龙骨、血竭之类以求生肌，熟不知余毒未尽，何以得生，反增溃烂耳。亦有气血俱虚不能生者，当用托裹之剂。又有风寒袭于疮所不能生者，宜用豆豉饼灸之。若流注顽疮内有脓管或瘀肉或病核，须用针头散腐之。锭子尤妙。如背疮、杖疮、汤火疮大溃，当用神效当归膏，则能去腐生新止痛，大有神效。

生肌散 《杨氏家藏方》（宋）

【处方】黄狗脑盖骨二两，烧

灰存性，此极难得须预收 桑白皮一
两 腻粉一分

【用法】上件同为细末，用
生麻油调涂疮上。

去水膏《奇效良方》（明）

【主治】痈疽破穴后，误入
皂角水及诸毒水，以致疼痛。

【处方】糯米粉 砂糖各三两
甘草生末，一分

【用法】上为膏，摊在绢上
贴，毒水而出，驴马及尿粪一切
毒水并皆治之。

去恶散《医学入门》（明）

【处方】雄黄一钱 巴豆一个

【用法】同研如泥，入乳香、
没药末少许，又再研匀，如诸疮
毒有恶肉不能去者，每取少许点
上即去。

单巴豆膏《医学入门》（明）

巴豆炒焦研如膏，须临用制
之，庶不干燥。如发背中央肉
死，涂之即腐；未死，涂之生
肌。恶疮臁疮久不收敛，内有毒
根，以纸捻蘸药纳之，根去即
敛。元气虚弱或因克发胃气，以
致毒气散漫，中央肉死，急服大
补之剂，中涂三四寸许，至五六
日赤黯之界自裂纹如刀割状，中
央渐溃。若脾气大虚，肉不知
痛，急补脾胃，肉可复生。

炉灰膏《医学入门》（明）

【主治】痈疽恶疮内点去瘀
肉最妙。

【处方】响糖炉内灰无则桑柴
灰代之，一升半 风化石灰一升，炒
红

【用法】以箕子盛贮，用滚
汤三碗慢慢淋自然汁一碗许，铜
锅盛，慢火熬如稀糊，先下巴豆
末，次下蟾酥各二钱，白丁香末
五分，石灰（炒）一钱搅匀，再
熬如干面糊，取起候冷，瓷器盛
贮，勿令泄气。每用时以簪头挑
少许于指甲上研，调匀如泥，用
针拨开患处，以药点之，勿点好
肉及眼上。

金宝膏《医学正传》（明）

【主治】去腐肉朽肉，不伤
良肉新肉。

【处方】桑柴灰五碗，用沸汤十
碗淋汁，用草纸一层皮纸二层放罗底，
次置灰于上淋之 山甲二两，煨胖
信砒二钱，另研 杏仁七枚，去皮同
信砒山甲研细 生地二两 辰砂一
钱，另研 粉霜另研 麝香各五分

【用法】上将灰汁滤，澄清
下锅煎浓，下甲末候焦干一半，
下麝香，次下粉霜，干及九分下
辰砂，候成膏，下炒石灰末以成
块子，即收入小罐子内，勿见

风。（随用蜜水或油调敷或干掺）

封口药《沈氏尊生》（清）

【功效】生肌。

【处方】花粉三两 姜黄 赤芍 白芷各一两

【用法】茶清调敷。

柳皮膏方《太平圣惠方》（宋）

【主治】诸疮瘘后，疮瘢瘊肉未消，瘰疬风结等疾，宜贴之。

【处方】柳白皮五斤 楸皮五斤 木通一斤 枳壳半斤 皂荚一斤 木香末三两

【用法】上件药细锉，以水八斗煮取汁二斗，去滓，移于小锅中，下木香煮至七升去滓，又移于小锅中，以慢火煎搅勿住手，炼如饧，捻得成丸即住，以细帛裹收之。每日涂于帛上贴之，取平复为度。

桃红生肌丹《疮疡经验录》（明）

【主治】一切痈疖疔疮等已溃破，脓腐已尽，或慢性溃疡，伤口久不愈合，褥疮久不敛口等证。

【处方】龙骨一两 牡蛎一两 轻粉一两 乳香八钱 白及八钱 煅铅粉八钱 广丹三钱半 冰片四钱

【用法】上共研末，再用乳钵研极细。用清油调成乳状，涂敷溃疡面上，盖纱布。

消蚀散《沈氏尊生》（清）

【主治】此方能消恶肉、淫虫、朽骨。

【处方】枯白矾一两 枯绿矾 雄黄 乳香 远志肉 胭脂各一钱

【用法】蜜水研膏，敷恶肉上，麻油调亦可。

猪脑膏《疡医大全》（清）

公猪脑子一个于好陈醋锅内泡透，文武火煮成膏药样，取出细布摊，随疮大小贴之。先将小米泔水洗净疮上，贴膏，二三日揭开，内生肉芽，再用小米泔煎洗，又贴三五日肌肉长平。忌房劳、怒气、发物。

雀屎涂敷方《圣济总录》（宋）

【主治】痈肿速穿。

【处方】雄雀屎二十一枚

【用法】上用醋研和如糊，涂敷肿上，脓便出。

藜芦膏《薛氏医按》（明）

【主治】疮口胬肉凸起或出二三寸肉者。

【处方】藜芦不拘多少

【用法】上为末，以生猪脂擂和，搽凸起胬肉上。（软膏）

41. 止血膏

散血膏《沈氏尊生》（清）

【处方】虎杼叶　泽兰叶

【用法】生捣令敷伤处，先用金毛狗脊毛薄铺患口，次掺封口药，再贴此膏，四周用截血膏贴，令不潮。

附方　封口药

【处方】乳香　没药　当归　儿茶　杉木炭各一钱　麝香五厘　冰片一分　虎杼叶即耳草叶一钱，如无以葛叶代之

【用法】各研称合和，次入麝，次入冰匀之，瓷器收。一应耳断、唇缺，俱可随方施补，用此药掺之，每轻水洗去，搽油换药。

截血膏《外科大成》（清）

【主治】跌扑损伤，敷伤处四围能化血、破瘀、止痛、消肿。

【处方】天花粉三两　姜黄　赤芍　白芷各一两

【用法】上为末，用清茶调敷。如伤头面、血流不止者，涂药颈上周围；伤手足者，涂药腿臂周围；伤余处，药涂疮口周围；能截其血不来。如金疮着水则疮口如翻花者，用韭菜汁调敷疮口四围，次以微火炙之，又用旱稻烟熏之，疮口出水即愈。如疮口肉硬不消者，风袭之也，加独活用热酒调敷。如不消，风入深也，加紫荆皮和敷自消。

截血膏《疡科选粹》（明）

【处方】耳草叶又名虎杼藤，生泽兰叶

【用法】上各生采，捣烂冷敷伤处。先用金毛狗脊毛薄薄铺于患口，次掺封口药，再贴此膏，四围用截血膏敷，令不潮。

麒麟竭散方《太平圣惠方》（宋）

【主治】痈肿恶疮生肌后，用力劳动，弩伤出血不止。

【处方】麒麟竭半两　黄连三分　槟榔半两　黄柏半两　白及半两　诃黎勒皮一分

【用法】上件药捣细罗为散，用鸡子白调涂疮口上，以白薄纸贴定，药干落即换，勿用力，忌着水。

42. 定痛膏

定痛膏《证治准绳》

【主治】打扑伤损。

【处方】芙蓉叶二两　紫荆皮五钱　独活五钱　生南星五钱　白芷五钱

【用法】上研为末，加生采马兰菜、墨斗菜各一两杵捣极烂和末一处，用生葱汁、老酒和炒热敷。若打扑跌磕、压伤、骨肉酸痛、有紫黑色、未破皮肉者，加草乌三钱，肉桂三钱，高良姜三钱研末，姜汁调温贴。若紫黑色已退，除良姜、肉桂、草乌、姜汁，却以姜汁茶清调温贴之。若折骨出血者，加赤葛根皮、宝塔草各二两，捣烂和前药一处，又用皂角十枚、童便煮去皮弦子膜，杵捣极烂，入生姜汁少许、生白面一两研烂和匀，入前药同杵捣匀敷，用芭蕉叶托，同前后正副夹，须仔细整顿其骨、紧缚。看后上下肿痛消方可换药，肿痛未退不可换药。

方解：此方系和伤止痛、利气化痰之剂。治打扑伤损、赤肿疼痛。

定痛膏 《治疗汇要》（清）

【主治】疗疮诸疡溃烂痛不可忍者。

【处方】乳香去油　没药去油，各二钱　寒水石煅　滑石各四钱　冰片一分

【用法】共为细末，用麻油调敷患处，疼痛即止。此方乳没性温佐以寒品，故寒热之痛皆

效。

毒疮定痛方 《济生验方》（清）

【处方】枯矾　麻油

【用法】二味和成膏，敷患处，立止痛。

43. 麻醉方

五生麻醉散 《少林寺伤科秘方》

【主治】专用于外伤取刀枪箭毒者。

【处方】生草乌　生川乌　生南星　生半夏　生甘草各二两

【用法】共研成极细粉末，用时醋调敷。

麻药膏 《孟氏家传方》

【主治】疮疡疼痛，或开刀前，水调敷患处即不痛。

【处方】生半夏二钱　麻雀粪一钱　生川乌一钱　轻粉二钱

【用法】共为细末，临用时水调敷之，不痛。

又方 （麻药敷膏）

【处方】川乌　草乌　淮乌　半夏　南星　川朴　白芷　全虫　细辛　烧盐各等分

【用法】共为细末，临用时水调敷之，止痛。

外敷麻药 《医宗金鉴》（清）

此药敷于毒上，麻木任割不

痛。

【处方】川乌尖五钱　草乌尖五钱　蟾酥四钱　胡椒一两　生南星五钱　生半夏五钱　一方加荜茇五钱　细辛一两

【用法】上为末，用烧酒调敷。

方歌：外敷麻药调烧酒，刀割不痛效如神，川草乌蟾椒星夏，一加荜茇一加辛。

附方　内服整骨麻药

【主治】此药开取箭头，服之不痛。

【处方】麻黄　胡茄子　姜黄　川乌　草乌各等分　闹羊花倍用

【用法】上六味共为末，每服五分，茶酒任下，欲解用甘草煎汤服之即苏。

方歌：整骨麻药取箭头，不伤筋骨可无忧，麻黄姜黄胡茄子，川草乌与闹羊投。

外敷麻药方《临证指南医案》（清）

【处方】荜茇　生半夏　南星　肉桂　乳香　没药　胡椒各一钱　川乌　三七　蟾酥　草乌各二钱　丁香八分　麝香少许　花蕊石二钱半　风茄子三钱

【用法】共为细末，入瓷瓶内贮。临用（蜜水调）敷之。

附方　内服麻药方

此系外科动刀针不痛之药。

【处方】白芷　制半夏　川芎　木鳖去壳，依法炮制　乌药　牙皂　当归　大茴香　紫金皮各二两　木香五钱　川乌　草乌各一两，俱生用

【用法】共为细末，每服一钱，酒调下，麻木不知疼痛。若人昏沉，用盐水饮之即解。

麻药方《石室秘录》（清）

【处方】羊踯躅三钱　茉莉花根一钱　当归一两　菖蒲三分

【用法】水煎服一碗，即人如睡寝，任人刀割，不痛不痒。（药量酌用）

附方　解药

【处方】人参五钱　生甘草三钱　陈皮五分　半夏一钱　白薇一钱　菖蒲五分　茯苓五钱

【用法】水煎服，即醒。

44. 杨梅疮

广疮点药《丹台玉案》（明）

【处方】杏仁（取霜）二钱　胆矾　轻粉各八分　冰片　麝香　银朱各三分

【用法】上为末，醋调点上。

治梅毒疮《孟氏家传方》

1. 红升丹三钱　轻粉三钱

血竭三钱　冰片一钱

研极细末，麻油调涂或干掺。先用药水洗净毒气，拭干水方可上药，忌生冷发物。此方屡用有效。

2. 红升丹二钱（现成）　八宝丹三钱　干石一钱　黄丹二钱　好冰片一钱

共研极细末，麻油调搽患处，先用药水洗清毒，方可搽药。兼吃解毒汤，忌发物。

鹅黄散加雄黄方（医宗金鉴）

【主治】杨梅疮。

【处方】石膏五钱（煅）　轻粉五钱　黄柏五钱（炒）　雄黄五钱

【用法】上研细末，以香油调敷。

方解：本方加雄黄者欲其解毒之力著也，翻花杨梅疮病、毒气较甚，故用此敷。

鹅黄散《外科真诠》（清）

【主治】杨梅疮溃烂成片，脓秽多而痛甚者，宜之。

【处方】煅石膏五钱　生黄柏一两　真轻粉二钱

【用法】研细末，用人乳汁调刷（涂）。

蜗牛柏霜散《外科秘录》（清）

【主治】梅疮。

【处方】黄柏二钱　没药一钱　轻粉一钱　粉霜一钱　雄黄二钱　冰片三分　丹砂五分　孩儿茶三钱　枯矾一钱　蜗牛十个

【用法】各为末，猪胆调搽，日数次搽之，日渐愈，神效。

第四章　骨　伤　科

1. 骨　折

大西洋十宝散《百试百验神效奇方》（清）

晋人尚气，每有事甚细微，一语不合辄即斗殴，刃伤较他省为多，又不善于调拾，动致毙命。十宝散治伤神方，屡试屡验，奇效异常。有牧民之责者极须资助，慎选真实药材，如法备制。一有报伤之案，无论跌打损伤、金刃、他物骨折、骨碎，立即给药，照方医治，勿卧热炕，定有奇效。州县仁心为质，遇有命案，往往执罪，疑唯轻之论，不肯严办。然与其曲为开脱，以致死者含冤，何如速加拯救，俾两命俱得保全，功德岂不更大乎？其方如下：

【处方】冰片一分二厘　乳香（去油）一钱二分　辰砂一钱二分子　红花四钱　麝香一分二厘　雄黄四钱　血竭一钱六分　儿茶二分四厘　没药一钱四分　归尾一两

【用法】以上十味共为极细末，瓷瓶盛贮，黄蜡封口，勿令泄气。

治刃伤并各器械伤、皮破血出者，以药末掺上包裹，不可见风，血止即愈。

治跌打损伤、皮肉青肿未破者，用陈醋调敷患处，肿消即愈。

治内伤骨碎或骨已断折，将骨节凑准，用陈醋调药末，厚敷患处，以纸裹，外加老棉絮包好，再用薄板片夹护，将绳慢慢捆紧，不可移动，药性一到，骨自接矣。须静养百日，如犯房事，必成残疾。

治刃伤深重未致透膜者，先用桑皮线缝好，多掺药于上，以活鸡皮急急贴护。如前骨损养法即愈。

治跌打昏迷不醒，急用一钱同陈醋冲服，自然醒转，以便调治。

此方神奇，虽遇至重之伤，鲜有不起死回生者。

照方医治调养，勿卧热炕，定有奇效，宝之。

止痛接骨散《孟氏家传方》

【主治】此药敷服两兼。倘如但伤筋骨而皮肉不破者，以此为末，酒调厚敷，绑缠平伏可也。

【处方】川断　羌活　红花　乳香　没药　乌药　木瓜　砂仁各五分　木通八分（生地）　加皮各二钱　香附　归身各一钱五分　丹皮一钱二分　玉桂八分　甘草三分

【用法】水酒煎服。

少林接骨丹《少林寺伤科秘方》

【主治】征战损伤，骨折者之良方。

【处方】当归　生地　赤芍　大黄　羊蹄　黄柏　蛴螬　自然（铜醋淬）七次一两　丹皮六钱　土虱一百个　透骨草二两　麝香一钱　红花一两

【用法】水酒各半，煎浓汁泛诸药粉为丸，丸如绿豆犬，阴干备用。骨折时，先整形复位，取药粉（丸）醋调敷患处，以杉板或竹片绷缠固定，然后再服药粉（丸）六分至一钱，黄酒冲下。

如圣散《华佗中藏经》（明）

【主治】一切无异色疮，退肿消毒，并闪朒折伤，接骨定痛，活血养脉，已破者不可用。

【处方】赤小豆一升　川乌头一两　草乌头一两（炮）　乳香半两　芸苔子一两

【用法】上件同为细末，每用一钱入白面一钱，疮肿用水调稀煮一两沸放温，放纸花上贴。伤折用醋调膏。损用黄米粥调，可患处大小敷之，用帛子缠系，或以抄木篦夹，五日一换，六十日当瘥。

折伤接骨膏《孟氏家传方》

【处方】当归七钱半　川芎五钱　乳香二钱　没药二钱　木香一钱　川乌四钱半　黄香六钱　申姜五钱（去毛）　古铜钱三钱（醋淬七次）　香油一两半

【用法】将药共为细面，入香油调成膏，贴患处。

折伤筋骨敷膏《本草纲目》（明）

【处方】接骨木半两　乳香半钱　芍药　当归　芎劳　自然铜各一两

【用法】为末，黄蜡四两熔化，没药搅匀，众手丸如芡实大。若只伤损、酒化服一丸。若碎折筋骨，先用此敷贴，乃服。

折伤骨碎接骨奇方《外科百效全书》（清）

【处方】用当归　白芷各二钱半　草乌三钱

【用法】好酒调服二钱。一

觉身麻，揣正断骨，端坐。随用糯米粥调牡蛎末涂伤处。或用活生鸡打烂贴。外用杉木皮夹定、绳缚，勿令移动。即服乳香　没药　白芍　川芎　当归　川椒各五钱　自然铜（煅过）三钱　共为细末，用黄蜡二两溶开，入药末于内搅匀，作丸如弹子大，以好酒煎开热服。随痛处侧卧少时，数进几次大效。如觉破伤风肿，宜用甫星防风为末，温酒调入姜汁一匙服。仍用酒饼敷贴患处。

折伤筋骨方《沈氏尊生》（清）

【处方】无名异　甜瓜子各一两　乳香　没药各一钱

【用法】每末一钱热酒服。服后，以黄米粥纸上掺牡蛎末裹之，竹片夹住。

折伤续骨方《少林寺伤科秘方》

【处方】破鞋底一只（烧灰）飞罗面（焙黄）各等分

【用法】用好醋调成糊，敷患处，以绢束之，杉木夹定，须臾痛，骨有声即效。

又方一　折伤接骨妙方

大蛤蟆生擒捣如泥，劈竹裹缚，其骨自愈。

又方二　接骨妙灵丹

【处方】白术　香根

【用法】用酒糟捣烂敷之即愈。

又方三　接骨丹方

【处方】云南钱即有锯齿海螺烧灰　千里马即马蹄内小蹄自退卞者佳如无破鞋底烧来亦可　老龙皮烧灰即老桑树皮　飞罗面焙黄

【用法】上药加陈醋熬成膏摊青布上贴之。

又方四　仙传接骨方

【主治】肿痛或损骨者，用醋调糊敷患处即愈。

【处方】生半夏四两（泡制六次第一次米泔水浸三日二次盐水浸一日三次醋浸一日四次童便浸一日五次茋酒浸一日六次姜汁浸一日阴干）　黄芩四两

【用法】共研为细末，老酒送下，每服五分至一钱。

牡蛎散《太平圣惠方》（宋）

【主治】坠车落马伤损，筋骨疼痛，皮肉破裂，出血不止。

【处方】牡蛎一两（以湿纸裹后却以泥更裹候干用大火烧通红）　白矾三两（烧令汁尽）　黄丹三两　腻粉一两　雄黄一两（细研）　雌黄半两（细研）　麝香二钱（细研）　麒麟竭一两

【用法】上件药都细研为散，仍于烈日中摊干半日，后入瓷瓶中盛，如有坠损及骨折、筋断，用生油调稠涂之，如已成疮干敷之，立效。

没药散方《圣济总录》（宋）

【主治】坠折伤损，疼痛不可忍者。

【处方】没药（别研） 乳香（别研） 延胡索 当归（切焙） 甜瓜子各一两 丹砂（研）半两

【用法】上六味，捣研为细散拌匀，每服一钱匕热酒调下。又取药散二三钱，以黄米作粥摊作饼子掺药散在上，用贴痛处，以帛封角定，一二日换佳。

治骨折膏方《良朋汇集》（清）

乳香末掺极痛处。

【处方】五灵脂一两 茴香一两

【用法】共为末，以黄米面醋调涂敷，以帛裹定，用木片夹之，少壮人二日，老者五六日效。

治红伤接骨方《经验灵方》（民国）

此系秘传方，无论骨碎筋断，七日即可痊愈。广布济人功德无量，万不可借此取利，致受天谴。

线麻灰四两 柞木灰四两 陈石灰四两（年久才好） 土虫一两 加皮一两 红花一两 香油四两 红糖四两 公鸡血一个

将前三味共研细末。次将中三味共研细末，秤出三钱，另加木耳三钱研末，共用元酒冲服，此系吃药。复将前中后三味统合一处，搅匀成膏，摊在青布上贴患处，此系贴药。俟药干伤即愈。如患处疼痛，可服后方。

当归二钱 生姜三钱 寄奴二钱 川芎二钱 桃仁二钱 枳壳二钱 乳香三钱 川羌二钱 白芷三钱 牛膝二钱 木瓜三钱 防风三钱 红花三钱 甘草二钱 川断二钱 没药三钱

以上十六味，水煎服。

治打损接骨方《丹溪心法》（元）

【处方】接骨木半两 乳香半钱 赤芍药 川当归 川芎 自然铜各一两（煅醋淬十二次研为末水飞过焙用）

【用法】上为末，用黄蜡四两溶药末搅匀，候温、众手丸如龙眼大。如只打伤筋骨及闪肭疼痛者，用药一丸，好陈酒一盏浸化药、蒸热服之；若碎折筋骨，先用此药贴之，然后服食。

治打扑损伤接骨如神方《传信方》（宋）

【处方】川乌　草乌　白姜　半夏　南星　桂（去粗皮）

【用法】上各等分为末，取生姜自然汁并酽醋各半盏、调上件药，稀稠得所，就绵上摊匀，裹痛处，如干再将姜汁醋润，如药落再换，或伤折甚者，用药了，以杉木片子夹定。此药用后止痛，然后服药。

附方　服药方

【处方】当归（去芦焙干秤）乳香（细研）

【用法】上等分为末，每服二三钱，酒调下。

骨折膏《孟氏家传方》

1. 夏柏膏

夏柏膏固接骨折，续筋活血止痛益，夏须生用柏须黄，骨折鳖敷葱蜜白。

【处方】生半夏　黄柏各三钱　土鳖三钱　葱白十茎　蜂蜜一两

【用法】共捣烂为膏。接骨续筋、止痛活血、痛不可忍者敷之莫缓。《经验百方》

2. 骨折膏　白蜜葱白二味捣匀，厚敷有效。

3. 土鳖膏

【处方】大土鳖

【用法】马跌断腿骨，用大土鳖一味生捣如泥，敷摊断处，一夜骨声不息，次早骨接如旧。真神药也。

骨折膏《孟氏家传方》

【主治】筋骨断、服之即愈，贴膏即可。

【处方】当归七钱半　川芎五钱　乳香　没药各二钱半　木香一钱　川乌一钱二分　黄香二两　古铜钱三钱（煅七次骨碎补）半两

【用法】上末，入香油一两成膏，贴患处。

神效接骨丹《孟氏家传方》

【处方】用大螃蟹一个　生姜五钱

【用法】共捣成膏，贴患处。

损伤揍骨方《孟氏家传方》

【处方】五灵脂一两　茴香一钱

【用法】共末，先用乳香末于极痛处敷之，以小黄米粥涂之，乃掺二药末于粥上，帛裹、竹片夹定，五日效。

附方一　整骨麻药方

【处方】川乌（生用）　草乌（生用）　胡茄子　闹羊花（焙干）麻黄　姜黄各等分

【用法】上为细末，每服五分。

附方二　外敷麻药方

【处方】川乌尖五钱　生南星五钱　生半夏五钱　胡椒一两　蟾酥四钱　荜茇五钱　细辛五钱

【用法】共为细末，烧酒调敷，候麻木任割。

附方三　内服接骨方

红月季花瓣阴干为末一钱，岁用一厘，好酒调服，盖被睡卧一个时辰，浑身骨响即是骨接，不必畏疑。

筋骨俱伤膏《华佗神医秘传》（汉）

捣烂生地黄熬之，以裹折伤处，以竹片夹裹之，令遍病上，急缚、勿令转动。日十易，三日瘥。内服：

【处方】干地黄　当归　独活　苦参各二两

【用法】共捣末，酒服方寸匕，日三。

筋骨损伤膏《经验灵方汇编》（民国）

【处方】用白米粉四两（炒黄）乳香（末）五钱　没药末五钱

【用法】酒调成膏，摊贴之。

黑龙散《薛氏医按》（明）

【主治】跌扑伤损、筋骨碎断。先端正其骨，以纸摊贴。若骨折更以薄木片疏排夹贴，却将小绳紧缚，三日再用前法，勿去夹板，恐摇动患处，至骨紧牢方不用板。若被刀箭虫伤成疮，并用姜汁和水调贴。如口破以玉珍散填涂。

【处方】枇杷叶（去毛入半两一云山枇杷根）　山甲六两（炒黄或炼存性）

【用法】上为末，姜汁水调，研地黄汁调亦好。

附方　玉珍散一名夺命丹

【主治】伤损伤风，头痛、角弓反张。

【处方】天南星（炮）　防风（去芦根）各等分

【用法】上为末，凡破伤风病，用药敷贴疮口，即以温酒调一钱服之。如牙关紧急，童便调服二钱。垂死心头温者，急服三钱，童便一盏煎服。

黑龙散《薛氏医按》（明）

【主治】跌扑伤损、筋骨碎断，先用洗药淋洗，以纸摊贴。

若骨折更以薄木片夹贴，以小绳束三日，再如前法，勿去夹板，恐动摇患处，至骨坚牢方宜去。若被刀箭虫伤成疮，并用姜汁和水调贴。口以风流散（玉珍散）填涂。

【处方】土当归二两　丁香皮

六两　百草霜六两　山甲六两（炒黄或炼存性）　枇杷叶（去毛入半两一云山枇杷根）

【用法】上焙为细末，姜汁水调，或研地黄汁调亦好。

附方　洗药

凡伤重者，用此淋洗，然后敷药。

【处方】荆芥　土当归　生葱（切断一方用生姜）

【用法】上煎汤温洗，或只用葱一味煎洗，亦可。

猢狲骨熁膏方《太平圣惠方》（宋）

【主治】凡一切伤折并蹉跌骨碎、压肿，哓夜疼痛不可忍。

【处方】猢狲骨二两　山甲骨二两　狗食系骨二两　膃肭脐二两　虎胫骨二两　野狸骨一（二）两　水獭骨二两　猫儿食系骨二两

【用法】上件诸骨等粗捣，以米醋拌入瓶子，以泥密封头令干，以大火烧令稍熟为度，候冷取出，捣罗为末，瓷器密盛。每用时先以醋煮黄米粥，看损伤痛处大小，入药末半钱调令匀，摊于油单子上裹之，上面以绵裹系缚。重者不过三度验，其伤折处骨先依法度排正后，即封裹，如贴药时疼痛，先用温酒调药末半钱服之。药入口其痛处立定，热如火灼，神效矣。

螃蟹膏《养生医药浅说》（民国）

【主治】接骨神方。此方治骨断骨碎、筋断皆能续之。

【处方】活螃蟹数个，视伤之大小定数，连壳捣烂，加七厘散、童便合成如泥，按骨断碎处敷上，用柳树皮之中层中凹者竖包住，用桑白皮捆紧，外用木板夹住，以布缚固，令伤者躺着，不准动转，二十一天即愈。

附方　麻药方《孟氏家传方》

【主治】疮疽疼痛，或开刀前，水调敷患处即不痛。

【处方】生半夏二钱　麻雀粪一钱　生川乌一钱　轻粉二钱

【用法】共为细末，临用之时水调涂之不痛。

一炷香《经验灵方》（民国）

【主治】跌打损伤敷药神方。

【处方】桑白皮三钱　生鹿角三钱　土鳖三钱，活的

【用法】共为细末，先用荞面和陈醋摊于布上，再将药末撒于面糊上，随时敷于伤处一炷香久（约一小时），即揭下，令病人行走。伤重酌加药末。筋骨未断及无伤者不可敷用。

八骨散方 《圣济总录》（宋）

【主治】筋骨损折。

【处方】虎骨醋炙　牛骨醋炙　龙骨研碎　鸡骨炙　狗骨炙　兔骨炙　猪骨炙　羊骨炙　枫香脂研　自然铜火烧醋淬，二七遍

【用法】上一十味等分，捣研为散，每有伤折处，掺药在疮上，用黄米粥匀摊帛上裹疮口，用帛裹，软绳缚之。

附方　黑豆散方

【主治】伤折疼痛。

【处方】雄黑豆一两　桑条东枝锉碎，一两　栗楔锉碎，一两以上，三味用醋拌于瓷器内炒存性　枫香脂研，一分　龙骨研，一分　虎骨酥炙，半两

【用法】上六味捣研为散，每用一钱匙麝香热酒调下，连进三服并用八骨散裹之。

乌龙膏 《医宗金鉴》（清）

【主治】跌打损伤，筋断骨折，肿硬青紫。

【处方】百草霜三钱　白及五钱　白蔹三钱　百合五钱　百部三钱　乳香三钱　没药五钱　麝香一分　糯米一两　陈粉子四两，隔年者佳，炒

【用法】共为细末，醋熬为膏。

乌金散 《丹溪心法》（元）

【主治】跌扑损伤。

【用法】用小黄米粉四两，葱白细切一两，同于锅内炒至黑色，杵为细末，用好醋调成膏，摊于纸上，贴于损伤病处，后用杉木皮或板，以纸包裹四面，四片用绢带扎缚，不可动摇，三日一换。内服接骨药。

附方一

【主治】打跌折骨损断散（验方）

服此药自顶心寻病至下，两手遍身，遇受病处则飒飒有声，觉药力习习往来则愈矣。

【处方】乳香　没药　苏木　降真香　松明节　川乌去皮尖　自然铜火煅醋淬七次，各一两　龙骨一两，生用　地龙半两，去土油炒　水蛭油炒，半两　血竭三钱　土狗十个，油浸焙干为末，本草名蝼蛄

【用法】上为末，每服五钱，无灰酒调下，病在上食后服，病在下食前服。

附方二　神圣接骨丹

【主治】打扑伤损、跌折肢体。

【处方】水蛭用糯米于砂锅内炒黄去米，三钱　菟丝子　发灰　好绵灰　没药　乳香　血竭各一钱

半两钱一文，烧七次醋淬七次，另研　麝香一钱，另研

【用法】上研令匀，每服三钱，热酒调下，损在上食后服，损在下食前服。约车行六七里，闻骨作响声。忌听盅鼓砧杵之声震动，恐生芦节，即食驴肉，一服见效。

木鳖子贴熁膏方《太平圣惠方》（宋）

【主治】接骨。

【处方】木鳖子二两，去壳　川椒去目　虎胫骨　龟甲各一两　松节三两，细锉，醋一升炒令醋尽

【用法】上件药捣细罗为散，用小黄米半升做稠粥，调药五钱，摊于绢上，封裹损伤处，立效。

无名异敷膏《和汉药考》（日昭和）

【主治】金疮折伤，止血、止痛、生肌，消痈疽肿毒。

【用法】无名异不拘数量为细末，醋调敷之。

生地黄膏《太平圣惠方》（宋）

【主治】腕折、四肢骨碎及筋伤疼痛。

【用法】上以生地黄不限多少熟捣，用醋熬令热，乘热摊于所伤处，以帛系，每日换之。

伤损接骨膏《本草纲目》（明）

【处方】芸苔子一两　小黄米炒，二合　龙骨少许

【用法】为末，醋调成膏，摊纸上贴之。

伤损骨折敷膏《玉机微义》（明）

【主治】经验方，治打扑损、筋伤骨折，吕显谟传。

【处方】黄柏一两　半夏半两

【用法】上为细末，每用半两生姜自然汁调和稀糊敷，用纸花贴，如干再敷。骨折先以绢帛封缚，次用沙木扎定，良久痛止，即痒觉热，乃是血活筋骨复旧，轻者三五日，重者不过旬、月矣。

附方　内服接骨经验方

【主治】打扑折骨损断，服此药自顶心寻病至下，遇受病处则飒飒有声，觉药力习习往来则愈。

【处方】自然铜醋淬七次，一两　川乌去皮尖　松明节　乳香　血竭各三钱　龙骨半两，生　地龙去土炒，半两　水蛭炒，半两　没药　苏木各三钱　降真香半两　土狗十个，油浸焙干

【用法】上为末，每服五钱，无灰酒调下，病在上食后服，在下食前服。

地黄膏《沈氏尊生》（清）

【主治】此方治损伤及一切肿痛，未破可以内消。

【处方】生地不计数，打如泥　木香末

【用法】以地黄膏随肿大小摊纸上，掺木香末一层，再加摊地黄膏贴患处，不过三五换即愈。

至圣黑龙膏《丹溪心法》（元）

【主治】一切筋骨伤损疼痛。

【处方】米粉四两，于银石器内炒成块子褐色放冷研细末　入后二味

乳香　没药研细，各半两

【用法】上研极细末，每用一盏好酒或醋调如膏，摊在纸上，贴患处。

吊药方《外科方外奇方》（清）

【主治】接骨入骱，打伤骨头，止痛去伤。

【处方】赤芍二钱　麝香五分　乳香二钱　没药三钱

【用法】各研细末，临用糯米饭烧酒调涂。

折伤骨碎接骨奇方《外科百效全书》（清）

【处方】当归　白芷各二钱半　草乌三钱，泡，各生为末

【用法】好酒调服二钱。一觉身麻，揣正断骨，端坐。随用

糯米粥调牡蛎末涂伤处。或用活生鸡打烂贴。外用杉木皮夹定、绳缚，勿令移动。即服乳香、没药、白芍、川芎、当归、川椒各五钱，自然铜（煅过）三钱，共为细末，用黄蜡二两溶开，入药末于内搅匀，作丸如弹子大，以好酒煎开热服。随痛处侧卧少时，数进几次大效。如觉破伤风肿，宜用防风为末，温酒调入姜汁一匙服。仍用酒饼敷贴患处。

折伤筋骨方《沈氏尊生》（清）

【处方】无名异　甜瓜子各一两　乳香　没药各一钱

【用法】每末一钱热酒服。服后，以黄米粥纸上掺牡蛎末裹之，竹片夹住。

走马散《六科准绳》（明）

【主治】折伤接骨。

【处方】柏叶　荷叶　皂角俱生用　骨碎补去毛，各等分

【用法】上为末，先将折伤处揣定令入原位，以姜汁调药如糊，摊纸上贴骨断处，用杉木片夹定，以绳缚之，勿令转动。三五日后开看，以温葱汤洗后，再贴药，复夹七日。如痛再加没药。

灵龟膏方《圣济总录》（宋）

【主治】伤折接骨。

【处方】龟甲醋炙，五两　大黄锉　木鳖子去壳，各三两　当归切焙　桂去粗皮，各二两

【用法】上五味捣罗为末，每用时先将好酒一升煎去一半，停冷后，入药末一两，以柳木篦不住手搅成膏，以油单子摊贴伤损处。立效。

治足骨挟碎方《伤科方书》（清）

【处方】土鳖二个　生蟹一个

【用法】共捣烂，敷患处。内服乳香散。

乳香（炙）、没药（炙），骨碎补（去毛）、当归（酒浸）、硼砂、血竭、土鳖（去头足，醋炙），各等分酒淬瓦焙为末。

定痛膏《疡科选粹》（明）

【主治】跌扑损伤、动筋折骨。

【处方】芙蓉叶二两　紫金皮二两　独活　南星　白芷各五钱

【用法】上为末。生采马蓝菜、黑斗菜各一两，杵烂和末相匀，用生葱汁老酒和，炒热罨敷。

附方　整骨麻药方

可以整骨，可以开取箭头。

1. 川乌、草乌、胡茄子、闹羊花、麻黄、姜黄等分为末，每服三分，茶酒任下。甘草汤解。

2. 蟾酥、川乌、花椒、胡椒各一钱五分，荜茇一钱，闹羊花、生半夏各六分，为末，每服半分，黄酒下。要开大加白酒药一丸。涂患处亦佳。

狗头骨膏《华佗神医秘传》（汉）

【处方】黄狗头骨一具，以汤去其皮毛置炭火中煅，去泥捣细末　牡蛎亦置炭火上煅

【用法】临用时每狗头骨末五钱入牡蛎末三钱，官桂末二钱，并以糯米粥铺绢帛上，乃掺药在粥上，裹损伤处。大段折伤者，上更以竹片夹之，少时觉痒，不可抓，轻以手拍，二三日效。

知母裹方《圣济总录》（宋）

【主治】筋骨伤折。

【处方】知母焙　贝母去心　白及　白蔹　桂去粗皮　乳香研，各半两

【用法】上六味捣研为细末，用好酒调，摊药在新帛子上，裹所伤处，三五日一换。

虎骨膏方《圣济总录》（宋）

【主治】伤折封裹。

【处方】虎骨连项（锁）骨一穿　鲮鲤甲连项锁骨，一穿　败龟背骨　乌贼鱼骨去甲，各二两　狗头骨一枚，以上五味烧成灰研为末

日炙沙二两，雨后地卷皮是也，净者火煅 雄雀屎尖者炒，一两 花乳石二两，煅令化

【用法】上八味捣罗为细散，每用一大匙，醋煮粟米粥入药末，乘热搅匀，摊在帛子上裹痛处，如得痛定，一日一度洗换新药。

乳香膏方 《太平圣惠方》（宋）

【主治】伤折，筋骨疼痛不止。

【处方】乳香一分（二两） 蛇床子一两 皂荚一两，炙去皮子 桂心一两半 附子一两，生用 芥菜子三合 赤小豆三合

【用法】上件药捣罗为末，用生姜汁一中盏调如膏，看伤损处大小，摊于油单上封裹，候干即易之。

松脂膏 《太平圣惠方》（宋）

【处方】松脂三两 当归一两，锉，微炒 细辛一两 白芷一两 川椒二两，去目

【用法】上件药捣细罗为散，用生地黄汁并醋调如膏，随时看患处大小涂贴，每日换之。

骨碎筋断膏 《济世良方》（民国）

【处方】当归七钱半 没药 骨碎补各五钱 川芎煨，四钱 古钱二枚，火煅醋淬七次 乳香二钱半

木香一钱 黄香松脂六两

【用法】共末，香油调成膏，油纸摊贴，复续如初。

骨折膏 《医学纲目》（明）

1. 治跌伤骨折及血黯方。益元散七分，人参汤调之（内服），次用姜汁、好醋二盏，用独子肥皂四个敲碎投于姜汁醋中调和，以绵滤去渣，煎成膏药贴之。遍身亦可。

2. 跌扑骨肉损，醋捣肥皂烂厚罨之，以帛缚之。

3. 闪伤，醋糟平胃散相和罨之。

4. 走马散

【主治】折伤、接骨。

【处方】柏叶生 荷叶生 皂角生用 骨碎补去毛等分

【用法】上为末，先将折伤处揣定，令入原位，以姜汁调药如糊，摊纸上贴骨断处，用杉木片夹定，以绳缚之，莫令转动。三五日后开看，以温葱汤洗后，再贴药复夹，七日痛再加没药。

5. 接骨丹

【处方】天南星四两 木鳖子四两 没药半两 官桂一两 乳香半两

【用法】上为末，姜一斤去皮研烂，取自然汁入米醋少许，

白面为糊同调，摊纸上贴伤处，以帛缚之，用篦夹定，麻索子缠。

6. 接骨膏

【处方】接骨木本草名蒴藋 乳香各半两 赤芍药 当归 川芎 自然铜各一两

【用法】上为细末，同黄蜡四两溶入前药末搅令匀，候温软，众手丸如龙眼大。如打伤筋骨闪着疼痛不可忍者，用此药一丸，无灰热酒一盏浸药，候药溃开乘热呷了，痛便止。若大段伤损碎折，须先整骨，用川乌、草果为末等分，生姜汁调贴罨之。又将帛缚之。然后服此药，表里两治，无不效者。此二方是一副，不可分开。

骨折膏《丹溪心法》（元）

【主治】颠伤骨折及血出者。

【治法】滑石、甘草为末，人参汤调服。次用生姜自然汁一盏，独核肥皂四个，敲破于姜汁米醋中浸泡多时，纱布滤去渣入牛皮胶煎成膏药，贴之。遍身者皆可。

骨折敷膏（民间验方）

【处方】花椒四钱 五加皮四钱 土虫四钱 生姜四钱 活公鸡一只，去毛及内脏

【用法】共为末，将活公鸡捣烂如泥，再将药面兑鸡内，再捣匀为度，用生白布一块将药摊布上、裹伤处，勿令动，用扇子扇伤处。七日即愈。

骨伤敷膏《陈修园全集》（清）

【处方】南星 木鳖各四两 乳香 没药 官桂各一两

【用法】研末，生姜一斤去皮捣汁，入醋少许，加白面共调为糊，摊纸上贴之。外以帛缠，杉木夹缚。

又方

【处方】糯米一升，皂角切碎半升，青钱百枚同炒焦黑，去钱研末，酒调贴。

【用法】自然铜之类虽有接骨之功，而燥散之害烈于刀剑，用者慎之。

骨折肿痛敷膏《本草纲目》（明）

【处方】五灵脂 白及各一两 乳香 没药各三钱

【用法】为末，熟水同香油调涂患处。

神圣散《穴位救伤秘方》（清）

【主治】骨折伤。

【处方】淮乌 白芷 赤芍 白及 枇杷叶 芙蓉叶各三钱 韭根 韭菜各一两

【用法】用姜汁、韭汁、老

酒同调敷。

附方 痹药昏昏散

【处方】草乌一钱五分 骨碎补二钱 香附 川芎各一钱

【用法】为细末，姜汁和酒调服。饮醋冷水即解。

神授散《苏沈良方》（宋）

【主治】伤折内外损。

【处方】川当归半两，洗净别杵 铅粉半两，洛粉最上 硼砂二钱

【用法】同研匀细，每服二钱，浓煎苏枋汁调下，若损在腰以上，即先吃淡面半碗，然后服药，若在腰以下，即先服药，后方吃面，仍不住呷苏枋汁。更以糯米为粥，入药末三钱拌和，摊纸上，或绢上，封裹损处，如骨碎则更须用竹木夹定，外以纸或衣物包之。

神效接骨方《经验灵方》（民国）

【处方】乳香 没药 大黄各一两 马钱子一两五钱 台麝一分

【用法】以上共研为末，用水调敷。天寒时须敷一点钟，可解去看看，再敷即可见效。暑热时半点钟即效，百发百中。共破皮可加象皮五钱。

山甲膏裹方《圣济总录》（宋）

【主治】伤折筋骨。

【处方】山甲烧灰 虎胫骨烧灰，各一两 鸡舌香一枚，生用 麝香研，少许

【用法】上四味研为细末，每用一钱匕，看所患大小以黄米粥摊在纸上，候温掺药末在粥上，封裹所伤处，疼痛立止，隔日换之。

山甲骨贴熁膏方《太平圣惠方》（宋）

【主治】伤折接骨。

【处方】山甲骨三两，涂酥炙令黄 桂心一两 当归一两 生地黄汁三合 飞面一匙 附子一两，去皮脐生用 生姜汁五合

【用法】上件药捣罗为散，热暖地黄汁生姜汁调散五钱令匀，摊于绢上，乘热裹贴折损疼痛处，急系缚，每日换之。

柳木接骨膏

【处方】活柳木锯末三钱 公牛角炭二两 荞面一两 川椒七粒 自然铜三钱 榆白皮一两

【用法】将上药研为细末，装入瓶内。陈米醋一斤煎沸，放药入锅内，煎成糊状，摊于黑布上，趁热外敷伤处，七日揭去。五至十分盅止痛，十二小时即有软骨连接，三十天持拐行走，八十天恢复工作。

虾蟆膏《痔医大全》（清）

大虾蟆生捣如泥敷，缚定，其骨自和。

贴锉败龟膏方《太平圣惠方》（宋）

【主治】伤折、止痛、消毒消气、散瘀血。

【处方】败龟三两，涂醋炙令黄　百草霜二两　木鳖子仁二两　当归二两，锉微炒　桂心二两　没药三两　川芎二两　川大黄三两

【用法】上件药捣细罗为散，每用之时先以好酒一升煎至半升，下火停，酒稍冷，然后入药末一两，却于火上重煎，以匙不住搅成膏，摊于纸上贴之。

厚朴膏《太平圣惠方》（宋）

【主治】伤折，浮肿疼痛。

【处方】厚朴二两，去粗皮　槟榔一两　白芷二两　桂心二两半　当归三两，锉微炒　川芎一两　没药半两　麒麟竭半两　朱砂三分，细研

【用法】上件药捣细罗为散，以酒二升熬药成膏，于帛上摊，贴痛处立效。如食前热酒调下二钱亦佳。

损伤筋骨方《穴位救伤秘方》（清）

【处方】黄榔刺树根二两　红曲粉一两五钱　老山栀三两

【用法】共为末，用糯米饭同捣糊敷伤处，以杉树皮夹上。

损伤接骨敷膏《儒门事亲》

五灵脂一两，茴香一钱为末，先以乳香末于极痛处敷上，以小黄米粥涂之，乃掺二末于粥上，帛裹，木牌子夹定，三五日效。

损伤敷夹法《景岳全书》（清）

【主治】凡损伤骨折者，先须整骨，使骨正，随用。

【处方】川乌　草乌各等分

【用法】上为末，以生姜汁调贴之，夹定，然后服药，无有不效。

消肿膏《疡科选粹》（明）

【主治】胸胁跌伤肿痛，或动筋骨。

【处方】芙蓉叶　紫金皮各五两　白芷　当归　骨碎补　独活　南星　何首乌各三钱　橙橘叶　赤芍药各二两　石菖蒲　肉桂各五钱

【用法】上为末，以姜汁热酒调，乘热涂肿处。或用葱汁茶清调和温敷。若动筋折骨，加山樟子叶，毛银藤皮及叶各五两，为末，酒调暖敷，缚定。

益元膏《六科准绳》（明）

【主治】颠伤骨折及血黯方用。

【治法】益元散七分，人参

汤调之，次用姜汁，醋二盏，用独子肥皂四个敲碎授于姜汁醋中调和，以绵滤过去渣，煎成膏药贴之。遍身亦可。

酒糟敷膏《本草纲目》（明）

时珍曰，酒糟有糟麹（酒曲）之性，能活血行经止痛，故治伤损有力。按许叔微（本事方）云，治腕折伤筋骨痛不可忍者。

用生地黄一斤，藏瓜姜糟一斤，生姜四两，都炒热，布裹罨伤处，冷即易之。

曾有人伤折，医令捕一生龟，将杀用之，夜梦传此方，用之而愈也。又类编所载，只用藏瓜糟一物入赤小豆末和匀，罨于断伤处，以杉片或白桐片夹之。云不过三日即痊也。

桂附贴熁膏方《太平圣惠方》（宋）

【主治】接骨。

【处方】桂心一两　附子一两，去皮脐生用　乳香一两　川椒一两，去目　白矾一两　吴萸一两　生姜汁五合　酒五合

【用法】上件药捣细罗为散，先将姜汁并酒煎取七合，入药末调令匀，于油单子上摊贴于患处，急裹缚之，其痛立定。

接骨膏《良朋汇集》（清）

【处方】当归七钱五分　川芎五钱　没药　乳香各二钱五分　木香一钱　川乌四钱五分　黄香六两　骨碎补五钱　古钱醋淬七次，三钱

【用法】上为细末，入香油一两五钱，调成膏，贴患处，虽骨碎筋断能续，神效。

接骨膏《名医类案》（明）

【处方】川归　铅粉各半两　硼砂二钱

【用法】上研细末，将苏木汁调服一大匙。

另作糯米粥，入药末拌和，摊纸上或绢上，封裹伤处。如骨碎用竹木夹定，仍以纸或衣物包之。其妙如神。

又方，取绿豆粉于新铁铫内炒令真紫色，旋汲井水调成稀膏，然后厚敷损处，须遍满，贴以白纸，将杉木缚定，其效如神。

又方，用腌藏瓜糟罨断处，次将杉木板夹缚定。如更增赤小豆一味拌入糟中，然后夹板，不过三日，即痊愈。

接骨膏《医学入门》（明）

1. 虾蟆膏

【处方】小虾蟆四五个　皮硝三分　生姜一两　酒糟一碗

【用法】肿者加红内消同捣烂，敷手足折伤处。

2. 绿豆粉一味炒令紫色，以热酒同熬，醋调敷损处，用竹纸盖贴，将杉木皮或桑皮二片夹定，其效如神。

3. 小曲散

【处方】小麦曲　锅煤各五分狗头骨　乳香　五倍子各一分

【用法】为末，用热酒调敷痛处，不可敷破处。重者加天灵盖少许尤妙。烂者，只用凤尾草一味捣烂敷之。

附方　麻药方

【处方】牙皂　木鳖　紫金皮　白芷　半夏　乌药　土当归川芎　川乌各五两　草乌　小茴香坐拿草酒煮熟，各一两　木香三钱，伤重手近不得者更加　草乌　曼陀罗花各五钱

【用法】均制煅为末，诸样骨碎骨折出白窝者，每服二钱好红酒调下，麻倒不识痛处，或用刀割开，或剪去骨峰，以手整顿骨节归原，用夹夹定，然后医治。如箭镞入骨不出，亦可用此麻药，或钳出，或凿开取出，后用盐汤或盐水与服立醒。

接骨膏《儒门事亲》（元）

【处方】五灵脂一两　茴香一钱

【用法】上二味为细末。另研乳香为细末，于极痛处掺上，用小黄米粥涂了，后用二味药末掺上，再用帛子裹，用木片子缠，少壮人二日效，老者五六日见效矣。

接骨膏《杨氏家藏方》（宋）

【主治】手脚骨折。

【用法】上取嫩细柳条，量所用长短截数十条，以线穿成帘，裹于损折处，缠一遭就线头系定，又用好皮纸一条量柳帘高下裁剪，即于纸上摊熔黄蜡匀，掺肉桂末在蜡上，厚半米粒许，即于帘子上缠药纸三四重，上用帛子软物缠缚系定，其痛渐止，骨渐相接，即获平复。

附方一

【主治】跌扑伤损。（青囊方）

【处方】古文钱五个，火煅醋淬四十九次　甜瓜子五钱　珍珠二钱，研

【用法】研末，每服一字，好酒调，随上下食前后服。

附方二

【主治】跌打骨折。（永类钤方）

【治法】酒调白及末二钱服，

其功不减于自然铜。

接骨敷膏《临证指南医案》(清)

用母鸡一只（一斤重者），杀后连毛骨剁烂如泥，将鸡血和肉再剁，敷于患处，用绸包紧，三日即愈。

接骨膏方《太平圣惠方》(宋)

【主治】腕折、伤筋、损骨疼痛不可忍，宜用。

【处方】猕猴项骨二两 水獭骨一两 猫项骨二两 龟壳三两

【用法】上件诸骨等，都细捣，入瓶子内不得透气，烧为灰，碾为末，入腽肭脐末半两，每用二钱，以小黄米粥相和，摊在油单子上，裹折伤处，三日一易。

接骨神丹《经验灵方》(民国)

【处方】螃蟹一对 土鳖五钱 红花五钱 红糖八两 王瓜子三钱 生菜子三钱 山榆树皮三钱 桑白皮三钱 马尿梢树皮三钱 红枣八两 真香油八两

【用法】共为细末，捣烂调匀。贴半小时即愈。忌白马肉。

接骨丹《疡科选粹》(明)

【主治】伤折出白。

【处方】南星生，四两 木鳖子三两，净 紫金皮 芙蓉叶 独活 白芷 官桂 松香 枫香各

一两 荞麦面 乳香 没药各五钱

【用法】上为末，米醋生姜汁各少许，入老酒调匀、摊贴，夹缚如法。冬月热敷，夏月温敷。

接骨丹敷贴药《疡科选粹》(明)

【处方】天南星 木鳖子各四两 没药 乳香 官桂各一两

【用法】上为末，姜一斤去皮捣烂取自然汁，米醋少许和白面为糊，摊纸上，贴伤处，以帛缠之，用杉木片夹定，缚之。

接骨奇效良方《经验灵方》(民国)

【处方】筍青皮 陈皮 加皮 香附 没药 乳香 真血竭 儿茶以上每味各三两 台麝一分 白布一尺 白鸽子一只，灰色亦可

【用法】共捣烂，用乌青布将药敷在患处，三天就好。重者使板托之。

绿豆粉膏《太平圣惠方》(宋)

【主治】伤折、跌损、蹉跌、黯肿，皮肉疼痛，涂贴之。

【处方】绿豆末五两 桂心二两 附子二两，生 吴萸一两 当归一两，锉微炒 川椒二两，去目 蛇床子二两 松脂二两

【用法】上件药捣罗为末，用生姜汁调如膏，贴于患处，干

即再换。如有疮口不可用之。

跌打接骨敷膏《卫生鸿宝》（清）

【处方】薄荷骨　刘寄奴　川乌　草乌各四钱　黑栀　飞面各三钱　大黄生　没药各二钱　生姜十片　葱十根

【用法】各药捶烂，加醋一杯，炒热、敷患处。外骨断处用夹板夹紧，对时一换。伤重者加桂枝、松香一钱，骨碎补二钱，生军用五钱，不肿不用醋，皮破不用醋，如碎骨在皮内作脓，田螺捣酒糟和匀、敷四围，中留一孔，其骨自出。（汇精）

跌打损伤膏（民间验方）

【主治】跌打损伤。

【处方】桑白皮三钱　生鹿角三钱　土鳖三钱，活的

【用法】以上共为细末。先用荞麦面和陈醋摊于布上，再将药末撒于荞面糊上，随即敷伤处。用一炷香工夫（约一小时）即揭下，令病人行走。伤重酌加药末。筋骨未断即无伤者不可敷用。

跌打损伤及骨折敷膏《疡医大全》（清）

1. 生蟹一只　白矾三钱　捣化敷伤处，用杉木皮夹好。

2. 肉桂　硫黄各一两　研末，

糯米饭同捣敷，再敷一次痊愈。

嫩鸡膏《云林神彀》（明）

治跌打伤损筋骨，嫩鸡捣烂敷搭，外用杉木夹之，次日再易良法。

又方

打伤瘀血流注，紫黑或伤眼目。大黄姜汁调和，一夜一次调敷。

鲮鲤甲骨贴膏膏方《圣济总录》（宋）

【主治】伤折接骨。

【处方】鲮鲤甲涂醋炙，三两　桂去粗皮　当归切焙，各一两　生地黄汁　面一匙　附子生去皮脐，一两　生姜汁

【用法】上七味，除汁外，捣细罗为散，热暖地黄生姜汁调散五钱匕令匀，摊于绢上，乘热裹贴伤折处，急系缚。每日一换。

藏瓜姜糟敷膏《太平圣惠方》（宋）

【处方】生地黄一斤，切　藏瓜姜糟一斤　生姜四两，切

【用法】上件药都炒令匀熟，以布裹罨伤折处，冷即易之，极妙也。

蟹敷膏《本草纲目》（明）

【主治】筋骨折伤、疥疮、

癣疮。

【治法】蟹生捣炒罨之，或捣膏涂之。

糯米膏《疡医大全》（清）

【主治】扑伤、筋断、骨折。

【用法】糯米一升、皂角（切碎）半升、铜钱百个，同炒至焦黑去钱，为末，酒调膏，贴患处，神效。

2. 断　指

断指敷膏《疡医大全》（清）

【处方】降香烧末多者，六两　荔枝核炒，四两

【用法】先将伤断处接端正，取极细末香油调敷，数日后，骨肉完全如故。

3. 筋　断

急救续断筋方《外台秘要》（唐）

1. 取旋覆花草根净洗去土捣，量疮大小取多少敷之。日一易之，以瘥为度。

2. 取生栝楼根捣之，以涂损上，以重布裹之，热除痛止。

附　捣大豆末合猪膏涂之，干即易之。

旋覆花膏《仙拈集》（清）

旋覆花根捣汁滴伤处，将渣厚封伤处，扎紧，半月筋自续。

接筋膏《医学衷中参西录》（清）

人之筋骨相著，然骨以刚而易折，筋以韧而难断，是以方书中接骨之方甚夥，而接筋之方甚鲜也。诸家本草多言旋覆花能续断筋，（群芳谱）谓菖根能续断筋，菖根愚未试过，至旋覆花邑中有以之治牛马筋断者甚效。其方初则秘而不传，当耕地之时，牛马多有因惊骇奔逸，被犁头铲断腿上筋者，以所制药过两旬必愈。后愚为其家治病时，始详言其方。且言此方授之异人，本以治人，而以之治物类亦无不效。因将其方详录于下。

旋覆花细末五六钱，加白蔗糖两许，和水半茶杯同熬成膏。冷加麝香少许亦无不可。摊布上，缠伤处，至旬日将药揭下，筋之两头均长一小疙瘩，再换药一帖，其两小疙瘩即连为一，而断者续矣。若其筋断在关节之处，又必须设法闭住，勿令其关节屈伸方能续也。

又方，外台有急续断筋方。取旋覆花根洗净，捣敷创上，一日二易，瘥止。是取其鲜根捣烂用之。因药房无旋覆花根，是以后世用者权用其花，想性亦相

近，故能奏效。然旋覆花各处皆有多生泽边，种高二尺许，叶如棉柳即编筐之柳，多斜纹，六月开黄花、作圆形、瓣细如丝，大如小铜钱，故亦名金钱菊。

4. 脱　白

无比膏《圣济总录》（清）

【主治】摊缓风脱臼臂膊不收。

【处方】仙茅一两　蓖麻子二七粒，去皮细研　独头蒜三枚，去皮膜研膏　浮萍草半两　桃胶一分，温汤研化入蒜膏内同研　自然铜煅，醋淬七遍，半两

【用法】上六味，除研外，捣罗为末，入蒜膏内拌和匀，涂白子上，绵被盖之，汗出为效。

香地膏《卫生鸿宝》（清）

【主治】坠跌臂白脱，急与捘入白中，若血渍白，难治。

【处方】生地研烂　木香研细

【用法】以生地摊纸上，掺木香末一层，又摊生地，贴肿上，日换一次。肿至肩背，于是以药下之，泻去黑血，数日愈。

蚕沙膏《本草纲目》（明）

【主治】跌扑伤损并扭闪出骨窍等证。

【处方】蚕沙四两，炒黄　绿豆粉四两，炒黄　枯矾二两四钱

【用法】上为末，醋调敷之，绢包缚定，换三四次即愈。（出骨窍须复位后敷）

海桐皮膏《太平圣惠方》（宋）

【主治】伤折后多时骨未归白，软骨涂药方。

【处方】海桐皮二两　五加皮一两半　远志一两，去心　木鳖子二两，去壳　陈橘皮三两　百合二两

【用法】上件药捣罗为末，每用以米醋调如膏，匀摊于帛上贴之。

5. 诸　伤

至圣黑龙膏《御药院方》（明）

【主治】因伤损筋脉时发疼痛，遇寒则甚。

【处方】米粉一斤，紧者少用，砂锅内炒无令热焦　香白芷　甘松各半两　滑石三两六钱　黄柏　黄丹各一两

【用法】上为细末，每用滴水调成黑膏子，摊在软纸上，可于内损疼痛处敷贴，每日一换。

观音救苦膏《仙拈集》（清）

【主治】诸伤。

【用法】绿豆粉、黄柏、黄连各一钱为末，用猪胆汁一个倾入碗内调匀、敷伤处。止痛消

瘀。

夹伤敷膏 《陈修园全集》（清）

小虾蟆五个，生姜一两，硝三分，酒糟一碗捣敷。

又方，飞面、栀子末水和涂，外护以纸。

又方，绿豆粉炒令紫色，以热酒或热醋调涂。

芙蓉膏 《六科准绳》（明）

【主治】扑打伤损，肿痛紫黑久不退者。

【处方】紫金皮　南星各一两　芙蓉叶二两　独活　白芷　赤芍药各五钱

【用法】上末，生姜汁茶清调，温贴缚。伤损紫黑色久不退者加肉桂五钱。

极损膏 《六科准绳》（明）

【主治】诸伤损。

【处方】天花粉　芙蓉叶紫金皮　赤芍药　南星　独活当归　白芷各一两　牡丹皮三钱

【用法】上为末，姜汁调热敷贴。疼痛甚者，加乳香没药各少许。

补骨脂裹方 《圣济总录》（宋）

【主治】打扑伤损。

【处方】补骨脂微炒，二两

【用法】上一味捣为末，用醋煮黄米粥摊在纸上，封裹损

处。

松葱膏 《六科准绳》（明）

【处方】松香　葱连根叶炒热

【用法】上杵捣成膏，炙热敷伤处。先以葱姜砍烂炒热罨少时，次以此膏贴之，退肿住痛。

退肿膏 《六科准绳》（明）

【主治】头脑破伤损或跌破刀斧伤或被杖棒打破及别处伤。

【处方】芙蓉叶　地薄荷耳草叶　泽兰叶　金铜叶　赤牛膝　大黄另研末，各等分

【用法】上砍烂敷贴伤处，中间留孔出气。用泽兰叶烫软贴住。冬月用芭蕉叶。一日一换药，用茶洗伤处。若伤处浮肿，用小青叶捣敷，后尻池菜、地薄荷捣敷。后痛不住，用葛叶、毛藤叶、枫叶尾砍敷贴，住痛。

洪宝丹 《薛氏医按》（明）

一名济阴丹。

【主治】伤损焮痛并接断。

【处方】天花粉三两　姜黄白芷　赤芍药各一两

【用法】上为末，茶汤调搽患处。

混元膏 《医宗金鉴》（清）

【主治】打扑损伤、骨碎筋翻、瘀血凝聚，消青紫肿痛等证。

【处方】羚羊血五钱　没药五钱　漏芦三钱　红花三钱　大黄二钱　麝香三钱　升麻三钱　白及五钱　生栀子二钱　甘草三钱　明雄黄五钱　白蔹三钱

【用法】上为细末，用醋熬成膏，敷于顶上。

附方　内服正骨紫金丹

【主治】跌打坠扑、闪挫损伤，并一切疼痛瘀血凝聚。

【处方】丁香　木香　瓜儿血竭　儿茶　熟大黄　红花各一两　当归头　莲肉　白茯苓　白芍各二两　丹皮五钱　甘草三钱

【用法】共为细末，炼蜜为丸，每服三钱，童便调下，黄酒亦可。

跌扑伤膏（民间验方）

【主治】足踝关节跌扑多生囊肿，经久不消者。

【处方】陈仓米八两　陈醋一斤　红花三钱　血竭二钱　川芎三钱

【用法】红花、血竭、川芎共为细面，先将陈仓米用急火炒成黑色，把醋加入锅内，用秫秸火熬成膏，后把药面加入，秫秸棍搅匀成膏，即可。先将患部洗净，将膏涂上，一日一次。

紫金膏《沈氏尊生》（清）

【主治】面伤。

【处方】白芙蓉叶二两　紫荆皮一两，生采

【用法】同生地捣敷，或为末鸡子清和蜜匀入生地捣敷之。此膏兼治一切伤肿赤燉热。

截血膏《六科准绳》（明）

【主治】刀斧砍磕等伤，能化血破瘀、退肿止痛。

【处方】天花粉三两　姜黄　赤芍药　白芷各一两

【用法】上末茶清调匀，敷疮口四边。若刀斧伤于头面血不止者，急用此药茶清调匀，涂颈上周围。若伤手则涂臂周围。若伤足则涂腿上周围。若伤各处，则涂疮口周围。使截住其血不来潮作也。

6. 骨变软方

小金莲《串雅内篇》（清）

【处方】乳香　没药各一钱，去油　蓖麻子炒　川乌　草乌各五钱

【用法】共为末，将肥皂二十个去弦及内外筋膜，同药捣极烂。

如恐受夹棍，须先一日做四饼敷两踝骨，次日洗去，任夹无

妨。治妇人金莲，敷在足骨上，次日洗去，骨软如绵。

夹棍方 《疡医大全》（清）

如真遇冤枉者，可送此药救之，功德无量。

【处方】生肥皂六两　真猴骨一两，锉碎末　活鲫鱼大者一条小者二条　没药去油　乳香去油　生半夏各五钱　老生姜四钱　麝香三分生葱二两

【用法】共研匀，做成四饼，贴于两足踝骨上一夜，天明即去。如不受刑，用甘草四两煎浓水趁热洗一二次，即解。

第五章　皮肤科

1. 皮肤科通治

玉肌散《临证指南医案》（清）

【主治】雀斑、酒刺、白屑风、皮作痒。

【处方】真绿豆粉八两　滑石一两　白芷一两　白附子五钱

【用法】共为细末，每晚用数钱，（水蜜调）搽面。

又方

【主治】雀斑，亦治疮疤。

【用法】将清水调鹰粪涂之，自愈。

枫子水银膏《疡医大全》（清）

【主治】血风疮并治癣疮、虫疮、坐板疮疥、癞疮等。

【处方】大枫子肉　蛇床子各五钱　水银二钱　枯矾　白锡各一钱

【用法】为末，先将锡化开，次入水银，再入末药柏油，共捣匀，搽疮。候干。腊猪油亦可用。

松背散《外科方外奇方》（清）

【主治】腿上湿疮。

【处方】雄黄六钱　川柏一两五钱，炒　蛇床子一两，炒　川椒

轻粉　水银各二钱　密陀僧四两　硫黄三钱　明矾一钱二分　烟胶九钱　松香一两三钱，研末，用葱三两捣汁拌熬烊，入冷水内取起再拌入水取起，三次为度

方解：共研极细，专治腿上湿疮、红紫流水奇痒、久不得愈。并治一切疥癣诸疮。湿疮用桐油调敷，诸疮用木鳖子煎菜油调搽。如脓窠疮方中去水银。

柏叶散《医宗金鉴》（清）

【主治】蛇盘疮、黄水疮、秃疮、胎毒、干湿癣疥、肺痈疮、流火毒、腰疮、一切疮毒、蛇缠疮、风湿毒等证。解毒止痒。

【处方】大黄二钱　雄黄二钱　柏叶二钱　赤小豆二钱　黄柏二钱　轻粉二钱　地龙二钱

【用法】共为细面，香油调敷。

黄巴膏《六科准绳》（明）

【主治】酒齄鼻并治鼻上赘肉及雀斑等疾。亦可点痣。

【处方】黄丹五文　硇砂三十文，研极细　巴豆十粒，去壳心膜纸捶去油酒　饼药五十文，罐子盛

【用法】上同入饼药罐子中，慢火煎两三沸，取下续入研细生矿灰三钱，鸡子清调匀。赤鼻以鹅毛拭红处，一日一次上药，追出毒物病退即止。次服消风散、桦皮散之类五七帖。雀斑用小竹棒挑药点患处，才觉小肿即洗去，不洗恐药力太猛。

2. 疥癣

一上散《玉机微义》（明）

【主治】风癣裂拆燥疮。

【处方】苦参一两 白芷 焰硝 枯矾各半两 荆芥穗三钱 寒水石二两（煅） 白及三钱

【用法】上为末，油（香）调搽。

附方 内服宣风换肌散

【主治】一切风癣疥疮疙瘩风疮。

【处方】炙甘草 黄芪 当归各一两 黄连 黄芩各酒浸炒 大力子炒 防风 白芷 荆芥穗 川芎 乌蛇肉各半两 羌活 苍术 何首乌各三钱 全蝎十个炒

【用法】上为细末，酒调服，茶清亦可，下二钱。

一上散《六科准绳》（明）

【主治】诸般疥癣必效。

【处方】雄黄（通明手可碎者）

熟硫黄 黑狗脊 蛇床子（炒）各半两 寒水石六钱 斑蝥三个（去翅足）

【用法】上另研雄黄、硫黄、寒水石如粉，次入斑蝥和匀，蛇床、黑狗脊另为细末同研匀，洗疥癣令汤透去痂，油调手中搽热，鼻中嗅两三次，擦上，可一上即愈。如痛甚肿满高起者，加寒水石一倍，如不苦痒，只加狗脊，如微痒，只加蛇床子，如疮孔中有虫，加雄黄。如喜火炙汤烫者，加硫黄。口嗅不止亦可愈。

一笑散《奇效良方》（明）

【主治】浑身疥癫瘙痒、生恶疮。

【处方】槟榔 藁本 硫黄 蛇床子 枯矾 五倍子 白胶香各等分

【用法】分右为细末，湿者干敷，干者香油调敷，如头上疮便擦上，不用剃，甚者不过三五次，平复如故。

一扫光《寿世保元》（清）

【主治】诸疮、疥癫。

【处方】大枫子肉四十九个 杏仁（泡去皮尖四十个二味同研） 花椒（去子）四十九个 白矾（生用另研）二钱 水银三钱 茶叶（另研

末)一钱　樟脑二钱(另研以上三味同研)　轻粉一钱

【用法】上和匀，再研听用。先以槐柳桃楮桑五木枝煎汤洗疥拭干，将前药量疥多少，用柏油入盐少许，乘热和药，擦上，一日三次。忌羊鸡鱼猪头等物。

二娘子散《疡科选粹》(明)

【主治】癣。

【处方】川槿皮　滑石　白薇各二钱　鹰条七分　斑蝥(去翅头足)十个　蚯蚓泥(干者)一钱七分　青娘子　红娘子各四个

【用法】上为末，井花水调厚、敷患处。年久者五次、新近者三次除根。

八宝散《奇效良方》(明)

【主治】风癫、牛皮顽癣久不瘥者，神效。予乡人患此疾数年不愈，后忽有旧亲传此方，试用有效。

【处方】藿香　破故纸　槟榔　大腹皮　雄黄　轻粉　硫黄　白矾枯各一两

【用法】上为细末，小油调擦，日上三五次，痒则擦之。

大槟榔散《东垣十书外科精义》(金)

【主治】干湿疥。

【处方】雄黄　黑狗脊以上各五钱　轻粉一钱　红娘子　大槟榔(以上)各一个

【用法】为细末，每用药末半钱于手掌中，临卧时油调如糊，两手搓摩极热，鼻孔闻之及摩擦疥上，隔日再用，甚者不过三上必验。

附方　天麻散

【主治】白秃、疳疮及风毒疥癣。

【处方】藜芦　天麻　狼毒　白芷　蔺草　钩苓根　草乌头　贯众　细辛以上各五钱　雄黄三钱　轻粉一钱

【用法】上为细末，每用药半两，纸一重绵裹，油三两浸三日外，指蘸擦患处，如稍干添油一两，添至三两换药，其效如神。

不二散《外科方外奇方》　清

【主治】汗斑、疥癣。

【处方】密陀僧三钱　硫黄一两　草乌三钱　红砒一钱

【用法】共为细末，米醋调搽。

又方

【主治】汗斑、疥、癣。

【处方】硫黄　明矾　雄黄　白附子　海金沙　密陀僧

【用法】共研末，姜汁调搽，

或醋亦可。

一年者去皮一次，十午者去皮十次，搽后勿当风，勿行房事。

三黄丹《疡医大全》（清）

【主治】疥癣。

【处方】硫黄　雄黄　黄丹　潮脑　川椒　枯矾等分

【用法】用麻油四两，鸡蛋一个，将蛋煎枯如絮，去蛋不用，将药末装入粗布袋内，慢慢摆入油内，取起冷定，搽之。

土荆膏（民间验方）

【处方】土荆皮三钱　轻粉一钱

【用法】共为细面，醋调涂之。

土大黄膏《外科正宗》（明）

治干湿顽癣，不论新久，但皮肤顽厚、串走不定，唯痒不痛者。

土大黄膏用白矾，硫黄八两黄柏参，川椒三味研成末，顽癣擦之，效。

硫黄八两　生矾四两　点红川椒二两

上各为细末，用土大黄根捣汁和前药调成膏，碗贮。新癣抓损擦之。多年顽癣加醋和擦。如日久药干以醋调搽。牛皮癣用山甲，抓损擦之妙。

徐曰，此搽药最效，土大黄俗名秃菜根。

楣案，颈项之癣，先用刀剃，次以土大黄醋磨极浓，新笔蘸涂，微觉痒痛，干则再涂，次日即结痂，更数日痂落，皮肉如常。余曾亲试，如不用刀剃，则不痒痛而无效。

马蹄膏《外科大成》（清）

【主治】一切癣。

【处方】白马蹄煅存性为末

【用法】预取马齿苋杵烂加水煎成膏，调前末搽之。

五倍子膏《本草纲目》（明）

【主治】一切癣疮。

【用法】五倍子去虫、白矾烧过，各等分为末搽之，干则香油调涂。（简便方）

五癣敷膏《医宗说约》（清）

五癣者，湿、顽、风、马、牛也。治法宜分上下，上半身为顽癣，治之易，多属风热；下半身为阴癣，治之难，多属寒湿。总之血分受病，皮肤不和也。

一方，轻粉、硫黄为末蜜调搽。

一方，大枣一个去核入白砒三分，泥裹煨透，冷定，去泥为末，香油调搽。

一方，密陀僧、蚊蛤等分为末，蜜调敷。

一方，土槿皮不拘多少为细末，醋调敷，以纸盖之。

一方，商陆根，蜜调搽。

一方，白降丹三分和轻粉七分，醋调搽，最效。

五龙膏《疡科选粹》（明）

【主治】疥癣神效。

【处方】硫黄　白矾　白芷　吴萸　川椒各等分

【用法】上为末，香油调涂。或用枯矾、轻粉，加杏仁、大枫子肉捣膏擦之。

五圣膏《仙拈集》（清）

【主治】血风癣虫、坐板、疥癞，诸疮并效。

【处方】大枫子肉　蛇床子各五钱　水银二钱　枯矾　白锡各一钱，为末

【用法】先将锡化开，次入水银，再入末、柏油共捣匀，擦疮。宜干些。腊猪脂亦可用。

乌蒜膏《太平圣惠方》（宋）

【处方】乌梅十四枚，用肉　大蒜十四枚，去皮　梁上尘三合　盐三合

【用法】上件药相合熟捣，以酸醋一升浸一宿，涂于癣上，即瘥。

乌云膏《外科真诠》（清）

【主治】奶癣。

【处方】松香末，二两　硫黄末，一两

【用法】研匀，香油调如糊，摊南青布上半指厚，卷成条，线扎紧，再用香油泡一日，取出刮去余油，以火点箸一头并向下，用粗碗接之，布灰陆续剪去，将滴下之油坐冷水中一宿，出火毒，擦之。

巴豆油膏《太平圣惠方》（宋）

【主治】一切癣疥。

【用法】上取巴豆四五粒细研，以油一合半用慢火熬一食久，先吃山栀子汤一碗，后涂此药。一两上疮痂干剥，神妙。

风癣膏《太平圣惠方》（宋）

1. 硫黄散方

【主治】风癣久不瘥，皮肤痒痛，宜涂。

【处方】硫黄一分　硝石半两　腻粉半两　白矾半两，烧灰

【用法】上件药细研如粉，以生麻油调如膏涂之。

2. 风癣膏

【处方】麝香一分，细研　腻粉三分　龙胆三分，捣末　巴豆半分，去皮心

【用法】上件药细研如粉，

以生麻油调如膏涂之。

3. 风癣膏

【处方】吴黄一两　粉脚一两
白矾一两,烧灰　臭黄一两

【用法】上件药,细研如粉,
以生麻油调涂之。

牛皮癣膏（民间验方）

1. 土荆皮三钱　轻粉一钱
枯矾五分　榔片一钱　蛇床子一钱
冰片三分　硫黄五分

共为细面,用醋调涂之。如破
皮痛甚者,去蛇床子加田螺七个。

2. 雄黄一钱　斑蝥七个　硫
黄三分　轻粉四分　狗脊四分　蛇
床子五分　芒硝三分　水石五分

共为细面,以香油调,涂患
处。

皮癣敷膏《便易经验良方集》（清）

决明子不拘多少为细末,用
水银、轻粉少许与药共研为膏。

以物搽破癣,用药敷之,立
瘥。

皮肤生癣《便易经验良方集》（清）

【处方】川槿皮四两　海桐皮
大黄各二两　百药煎一两四钱　巴
豆一钱五分　斑蝥一个,全用　雄黄
轻粉各四钱

【用法】共研细末,阴阳水
调药,将癣搔损,薄敷,药干必
待自落。

必效散《医宗金鉴》（清）

【主治】诸癣久顽者。

【处方】川槿皮四两　海桐皮
大黄各二两　百药煎一两四钱　巴
豆一钱五分,去油　斑蝥一个,全
雄黄　轻粉各四钱

【用法】共研极细末,用阴
阳水调药,将癣抓损,薄敷,药
干必待自落。

方歌:必效大黄百药煎,川
槿海桐巴豆斑,雄黄轻粉阴阳
水,调擦诸癣久年顽。

白矾膏《太平圣惠方》（宋）

【主治】久疥癣方。

【处方】白矾半两,烧为末
乱发两鸡子大

【用法】上件药用麻油一盏
煎如稀饧,抓动炙涂,一两立
效。

白矾膏方《太平圣惠方》（宋）

【主治】小儿癣,痒痛不止。

【处方】白矾灰一分　硫黄一
钱　铁粉一钱　绿矾半两　川大黄
一分,末

【用法】上件药同研为末,
以米醋一升熬如黑饧,收于瓷器
中,旋取涂之。

百药煎膏《外科精义》（元）

【主治】炼眉疮癣,小儿面
湮疮,又名炼银疮,乃母受胎时

食酸辣邪物所致。

【处方】百药煎五钱　生白矾二钱

【用法】为末，油调搽之。

羊蹄根散《医宗金鉴》（清）

【主治】诸癣轻者。

【处方】羊蹄根八钱，枯　白矾二钱

【用法】共研匀，米醋调搽癣处。

方歌：羊蹄根散敷诸癣，羊蹄根共枯白矾，二味研末加米醋，搽患渗湿痒可痊。

如意散《刘河间宣明论》（金）

【主治】疥癣无时痛痒，愈发有时，不问久新。

【处方】吴茰　牛蒡子　荆芥各一分　牡蛎半两　轻粉半钱　信砒二钱

【用法】上为细末研匀，每卧抄一钱，油调遍身擦摩上一半，如后有痒不止，更少许涂之。股髀之间，闻香悉愈。

阴癣膏《丹台玉案》（明）

【处方】川槿皮二钱　槟榔番木鳖各五个

【用法】以上三味，用阴阳水三碗煎至一碗，入后药：全蝎、巴豆、大枫子肉、斑蝥各十五个，麝香四分，轻粉三钱，共

为末，以前药水调和。将山甲刮患微破。用笔蘸涂之，六日痊愈。

附方　内服浮萍丸

【主治】一切阴阳顽癣。

【处方】紫背浮萍　苍耳草　苍术各二两　苦参三两　黄芩　僵蚕　钩藤　豨莶草　防风各一两五钱

【用法】上为末，酒法为丸，每服二钱，白滚汤送下。

杀疥药《奇效良方》（明）

【处方】羊蹄根生切，一两　草乌头一个　硫黄一钱　白矾半钱　生姜一分

【用法】上以米泔腌一宿，研极细，入酽醋和匀，入浴时抓破疮敷之，迟以温汤洗去，绝妙。

合掌散《陈修园全集》（清）

【处方】硫黄一两　铁锈一钱　红砒六分

【用法】共研极细如面，取葱汁调和，涂入大碗内勿使厚薄。以碗覆于瓦上，取艾置碗下熏药，药得熏干，敲药碗声同空碗无异为度。取药再研极细。每遇满身疥癞及肾囊痒，用一钱可敷数次，痊愈。临用以右手中指罗纹黏满香油，再在包内黏药，

涂入左手心合掌数摩，只有药气、不见药形，将两掌搽疮，每日早晚搽二次，三日扫光，再搽三四日不发。

皂刺膏《本草纲目》（明）

米醋熬嫩皂刺作煎，涂疮癣有奇效。

皂角膏《六科准绳》（明）

【主治】癣疥疮痒不可忍。

【处方】皂角三锭，煨去皮子 黄连半两，为末 腻粉二钱半

【用法】上将皂角为末，用米醋二大盏同煎如稀饧，用绵滤去滓，入黄连末、腻粉调令匀，候癣发时恶水出，便可先用槿树皮白搔破，后涂药，三两上便愈。

张真人传异方治顽癣膏《外科秘录》（清）

【处方】虾蟆一个，口内入雄黄一钱，外用芋麻扎住，火烧死存性，研末 麝香一分 冰片三分 轻粉一钱 好茶叶三钱

【用法】研为细末，油调搽上，觉少痛即肿起，无惧，三日平复如故，而顽癣脱落矣。遍身不可一时并搽，愈了一处可也。

连粉散《丹溪心法》

【主治】风癣湿疮。

【处方】黄连 胡粉 黄柏 黄丹 枯白矾各五钱 轻粉 龙骨

炉甘石各五分

【用法】上为末，干掺，或麻油调涂。

羌活散《玉机微义》（明）

【主治】顽癣疥癫、风疮成片、流黄水，久不瘥者。

【处方】羌活 独活 明矾 硫黄 狼毒 白鲜皮 白附子 蛇床子各一两 轻粉 黄丹各半两

【用法】上为细末，香油调膏涂之。

麦钱散《医宗金鉴》（清）

【处方】小麦一合，炒焦存性 硫黄四钱 白砒一钱

【用法】共研细，又加烟胶末八钱，枯矾末、川椒末各三钱，共和匀。先以葱汤洗净患处，香油调涂，油纸盖扎，三日一换。

方歌：麦钱痘风成癫恙，小麦炒加砒硫黄，次入烟胶枯矾末，川椒香油调上良。

治癣膏《奇效简便良方》（清）

雄黄、硫黄、密陀僧各等分，末，陈醋调敷。

治癣膏（民间验方）

【主治】一切癣症。

1. 将老茄秧连根拔下晒干，烧存性，研细面，用香油调搽患处。

2. 蜈蚣一条 冰片一分 胡桃仁三个 银朱一钱 朱粉一钱 乌龙尾一撮 为细面，男孩乳调涂。

治癣膏《奇方类编》（清）

1. 已验过癣方

【处方】牛舌草根三钱 蚯蚓粪三钱 雷公藤五分 大枫子肉一钱五分 防风一钱五分 山楂皮三钱

【用法】共末，陈醋调擦，愈。

2. 牛皮癣方。以桃树根同胆矾捣烂敷之，神效。

3. 治各种癣疮方。用新鲜羊蹄叶，不拘多少捣烂，加川椒、白糖并食盐少许，以布包之，浸好醋内半日，取布包擦癣，三日即愈。

治癣膏《六科准绳》（明）

【主治】疮如牛皮模样，痒甚不可忍者。

【处方】用黄连 木香 黄柏皮 杉木节二个 明矾少许

【用法】前三味等分，共为末，用好真香油调涂，大效。

治癣方《幼科秘书推拿广义》（清）

【处方】芦荟 甘草 枯矾 飞丹等分

【用法】共为末，米醋调敷。

治癣方《临证指南医案》（清）

【处方】火硝 石灰 轻粉 硫黄 银朱各等分

【用法】研细末。用老姜汁、谷树汁、大蒜汁、蜜汁、土大黄汁共和一盏，将前药末入汁内搅如糊。先用山甲刮破，取下槟榔切断，蘸药搽，五日愈。

治癣方《临证指南医案》（清）

【处方】生半夏三粒 明矾一钱 凤仙花二十朵，梗叶亦可 土大黄根不拘多少

【用法】上共捣烂和醋少许，先以山甲刮破患处，搽上即愈。

又方

【处方】银朱 藤黄各一钱

【用法】将谷树汁调搽，一二次即愈。

附方 癣酒方

【处方】川槿皮 海桐皮 尖榔 樟冰 苦参 黄柏 白及各二钱 雷丸一钱五分 枫子 杏仁各二十粒 木鳖四个

【用法】用火酒浸七日，将山甲刮癣少碎，以酒搽之，即愈。

治癣神效方《外科方外奇方》（清）

1. 硫黄五两 红矾四两 火酒四两

先将硫黄入铜勺内化开，用

酒煮干与红矾同研细末。米醋调搽。或先用山甲刮微破。

杨梅癣，前药加粉霜四分，如前法擦。

狗疥癣，前药加木鳖三分。

牛皮癣，前药加白砒四分。

顽癣，前药加轻粉二分。

乳癣，前药加松香二钱。

荷叶癣，前药加枯矾二钱。

鸡皮癣，前药加轻粉二钱，同大黄捣烂，以麻布包之，蘸前药搽之。

白风癣，前药加皮硝二钱。

2. 松树根皮四两，海桐皮、白鲜皮、白槟榔、雷丸各三两，斑蝥四十个，下身加倍，共为末，醋水对调，隔一夜用笔蘸搽，一日三次，七日愈。

3. 遍身顽癣

川槿皮一两，牙皂五钱，大枫子肉三钱，米醋一碗，共煎至半碗去渣，澄清入明矾五钱（研细），皮硝五钱（研细），又煎至一小杯，和土大黄根自然汁一小杯，先以山甲刮癣微破，将笔蘸搽数日即愈。

4. 土大黄根三钱　蚯蚓粪三钱　雷公藤五分　大枫子肉一钱五分　防风一钱五分　山槿皮三钱

共为末，陈醋调搽。

附方　癣酒剂

1. 秘制癣疮药灵丹

【主治】风湿内郁阳分，变生癣、癞、汗斑，并治脚缝湿痒、一切风湿、远年坐板痒疮等证，其效如神。

【处方】鲜白槿皮一两二钱　土槿皮六钱　白及四两　冬术六钱　斑蝥一钱　槟榔四钱　大枫子油四钱　川椒三钱　番木鳖四钱

【用法】共为粗末，烧酒浸一月，取酒搽擦。

2. 土槿皮二钱　雄黄　槟榔各一钱　斑蝥四只　轻粉一分五厘　樟冰一分

各细研，火酒浸，搽。

3. 癣药酒

【处方】海风藤　土大黄根　白果肉各五钱　白芷　白及各三钱　槟榔五钱　斑蝥七只　松根皮一两　雄黄三钱

【用法】烧酒半斤浸药七日后用。凡远年牛皮、蛇皮、一切顽癣，以酒搽患处五七遍自愈。

4. 槿树皮一钱　生南星五钱　槟榔一钱　樟脑五分　番木鳖五分　蟾酥三分　斑蝥三只

用烧酒浸搽。

5. 白及　白蔹　槟榔　土槿皮各二钱　轻粉一钱

烧酒浸搽。

治癣敷膏方《太平圣惠方》(宋)

1. 羊蹄根一两 干笋一两, 烧灰 上件药捣罗为末, 以麻油调涂之。

2. 治小儿久癣方。

独蓄根去土, 一把 附子二枚, 去皮脐生用

上件药捣令烂, 以好酒和涂之, 每涂药时先以皂荚汤净洗拭干后用药, 日二涂之。

3. 治小儿干癣方。

水银半两 胡粉一分 上药点少水同研令水银星尽, 以鸡冠血和涂之。

4. 黄矾膏。

【主治】小儿癣久不瘥方。

【处方】黄矾一点, 烧灰

【用法】上细研生油调, 每用先以水净洗, 拭干涂之。

5. 上取桃树青皮炙黄, 捣罗为末, 以醋和涂之。

6. 上以蘸根捣, 醋和涂之。

7. 上以酱瓣雀粪相和, 研涂之。

8. 上取羊蹄根烂捣, 以蜜和绞取汁, 先揩破涂之。

治癣妙方《奇方类编》(清)

用鸡蛋一个开一小孔, 去白存黄, 入硫黄末三钱, 川椒末三

钱, 将湿纸封固, 火内煨熟为末, 先以麻线将癣刮破, 以皮树浆或羊蹄根汁调药末, 搽上效。

又方, 多年竹灯挂一个, 火上烤出汁如胶者为妙, 另将五倍子去虫炒研为末, 二味和一处, 用陈醋火上温热和匀擦之, 其效如神。

治癣久不瘥敷膏《本草纲目》(明)

简要济众方用, 并治疥疮。

羊蹄根杆、绞汁, 入轻粉少许和如膏涂之, 三五次即愈。

治遍身顽癣《寿世保元》(清)

【处方】木枫子四十九个 川槿皮二两 斑蝥去足翅, 五个 川椒一钱 轻粉一钱 杏仁三钱 海桐皮二钱

【用法】上共为细末, 河水井水各半浸一夜, 调涂之。

治小儿癣杂疮《儒门事亲》(元)

【处方】白胶香 黄柏 轻粉

【用法】上为细末, 羊骨髓调涂癣上。

附方 治癣如圣丸

【处方】黄柏 黄芩 黄连 防风各半两 白僵蚕一两 全蝎三分 轻粉钱半

【用法】上为细末, 羊蹄根汁浸, 蒸饼为丸如梧桐子大, 每

服二三十丸，嚼羊蹄根汁送下，随病上下分食前后服。

治癣湿痒不可忍方《太平圣惠方》（宋）

【处方】螺壳一两　乱发灰半两　龙胆半两　胡粉半两，研

【用法】上件药捣细罗为散，研入胡粉令匀，以油淀和涂之。

又方

【处方】羊蹄根半斤

【用法】上件药，日未出时采取，须独茎无枝者，净洗细切，捣令极烂，入羊乳相和得所，着少盐拌和令匀，于日中曝，以涂之。

治多年牛皮顽癣敷膏方《神验良方集要》

【处方】黄丹三钱　锡灰五钱　信石二钱　冰片三分　银黝五钱

【用法】以上各药共研细末，用冷水调成膏，用水打湿竹纸贴癣上，然后将药膏涂在纸面上，约一刻之久，癣内痒不可当，将纸取开，用竹篾刮去粗皮脓血一切毒物。过四五日，再用湿纸上药如前法，再刮。后用黄柏、黄芩、金银花、松皮各八钱煎水洗，即愈。此方神效无比，真仙方也。

治吃发癣方《济生验方》（清）

【处方】番木鳖一钱　毛姜三钱　排草五分　皮硝一钱　川椒五分　川乌一钱　蛇床子一钱　白附子一钱　小茴香一钱　没石子一钱　月石一钱　草乌一钱　白芷一钱　甘松五分

【用法】共研细末，香油调擦。

治头癣方《和汉药考》（日昭和）

【处方】轻粉一钱　绿豆　白附子　硫黄　牡蛎各一钱

【用法】上为末，水蜜调敷。

治疥癣湿疮膏《本草纲目》（明）

松胶香研细少入轻粉，麻油调涂之，二度愈。

治干湿疥癣膏《东垣十书外科精义》（金）

【主治】肺受邪毒，运于四肢，久而不散以生肉蠹。

【处方】硫黄一两　生白矾八钱

【用法】上为细末，香油调，火灸抓破涂之。神效。

治癣疥疮方《临证指南医案》（清）

【处方】生矾　枯矾　水银各二钱　雄黄三钱　尖槟榔五钱，忌见火　蛇床子五钱，炒　斑蝥七个，用糯米同炒熟，去米不用

【用法】先将水银放罐子内，

即入青铅二钱，俟青铅与水银烊成一块，取起，然后将槟榔研细，次将斑蝥研，再将明矾、雄黄研，总以极细为妙，诸药和匀，方入水银再研，用无蜡柏油再研和搽擦，一二次即愈。

凡男妇小儿头上、乳头上、阴囊上，俱禁搽，未出痘小儿忌搽。

抵圣散方《圣济总录》（宋）

【主治】一切癣。

【处方】草决明焙捣末，半两　腻粉一分

【用法】上二味和合为散，先以布揩癣令赤，次以醋调药涂之，当汁出，痛解即瘥。

拂光散《丹台玉案》（明）

【主治】一切顽癣。

【处方】斑蝥去翅足　大枫子各二钱　川槿皮　轻粉各三钱　白砒五分

【用法】上为细末，醋调，擦患处。

枫实膏《玉机微义》（明）

【主治】风疮燥痒、癣、疥。

【处方】大枫子肉半两　轻粉枯矾各少许

【用法】上捣为膏，擦疮上。

枫子膏《奇方类编》（清）

【主治】一切疥癞。

【处方】大枫子肉二两　枯矾二两　轻粉一两　柏油一两

【用法】熔化、和匀，擦之立效。

胡粉散《东医宝鉴》（朝鲜亨保）

【主治】癣。

【处方】胡粉　雄黄　硫黄各二钱半　砒霜一钱二分半　大草乌生，一个　斑蝥一个　蝎梢七枚　麝香少许

【用法】上为末，先以羊蹄根熬醋调药，擦动患处，次用药少许擦之。（醋调擦亦得）

胡粉膏方《圣济总录》（宋）

【主治】一切干湿癣。

【处方】胡粉二两　水银一分

【用法】上二味和研令匀，以醋调成膏涂之，仍以纸贴，日三五上。

疥癣膏《疡科选粹》（明）

【主治】一切浑身疥癣，经年不效者。

【处方】百部五钱　乱发　木香　槟榔　苦参各二分　川椒三钱　鲫鱼一尾，不见水切片

【用法】上以油五两煎前药得所、去渣，却用麝香一分。腻粉一两。倭硫黄五钱同研匀，入油内滚五七沸，贮用。

疥癣膏《寿世保元》（清）

【主治】疥癣疮、血风痛痒神效。（孙方、李存吾传）

【处方】大枫子去壳，四十九个 蛇床子二钱 木鳖子二十个，去壳 川椒二钱 枯矾二钱 轻粉二钱 水银一钱 朝脑一钱

【用法】上为末，柏油捣匀，先将椒艾汤洗令净，痒时抓破擦患处大效。

疥癣膏《陈修园全集》（清）

【主治】疥疮搽上即愈，癣疮亦妙。

【处方】松香一钱 水银 硫黄 枯矾各二钱 樟脑二钱或三钱 麻油

【用法】上先将松香水银加麻油少许研如糊，后入三味研如膏，擦之神效。

疥癣膏《万病回春》（清）

【主治】男妇小儿遍身生疥癣，并脚上风块，痛痒不止。

【处方】硫黄二钱 蛇床子三钱半 水银渣三钱

【用法】上为细末，用生姜汁调搽患处，立止。

疥癣膏《太平圣惠方》（宋）

1. 皂荚膏

【主治】疥癣疮，痒不可忍者。

【处方】皂荚二梃，煨去皮子

【用法】上件药捣细罗为散，以米醋二大盏同煎如稀饧，以绵滤去滓，入黄连末半两，腻粉一分调令匀。候癣发时恶水出，便可先以槿树白皮搔破后涂药，三两上便瘥。

2. 酱瓣半盏烂研。上先洗净疮，入黎芦末半两，调涂之。

3. 上取莨菪叶捣令极烂，以少蜜和封之。

4. 上取羊蹄根三两，捣令极烂，以少蜜和封之。

5. 上取雄黄一两细研，以酽醋调如膏，以新布揩拭疮上，令伤后涂之。

6. 川椒三分，去目 豉三合 上件药并烧为灰，细研如粉，以清油调涂之。

7. 上取楝根，以酽醋摩涂之。

8. 上取狼跋草，以酽醋摩涂之。

9. 上以狼毒醋摩涂之。

10. 上取檞树白皮涂之。

11. 斑蝥半两，微炒 上捣罗为末，蜜调薄涂即瘥。

疥癣膏《集验良方》（清）

【处方】大枫子肉二两 枯白矾二两 轻粉一两 柏油六两 樟

脑三钱

【用法】熔化和匀、搽之。

疥癣光 《景岳全书》（清）

【主治】疥疮搽上即愈，癣疮亦妙。

【处方】松香一钱　水银二钱　硫黄三钱　枯矾二钱　樟脑二钱或一钱　麻油少许

【用法】先将松香、水银加麻油少许研如糊，后入三味研如膏，擦之如神。

疥药神效散 《奇效良方》（明）

【主治】干湿脓窠，诸种疥癣等证，有效。

【处方】槟榔　蛇床子各一两　全蝎半两　明硫黄一两半

【用法】上化开硫黄入荆芥末三钱滚数沸，候冷加轻粉二钱，冷再碾末，加山奈半两妙。上为细末，先将小油滚过，候冷调上药，擦疮上，仍以两手搓药闻药气，神效。

附　内服方　一扫散

【主治】疥癣。

【处方】防风　荆芥　苦参　地骨皮　薄荷　甘草各等分

【用法】上为细末，炼蜜为丸如梧桐子大，每服五七十丸，空心用茶清送下，或为散凉蜜水调下，不过三五服即可痊。大人

用，每服三钱。

疥疮剪草散 《外科方外奇方》（清）

【处方】蛇床子三钱　寒水石二钱　芜荑二钱　剪草一钱　吴萸　枯矾　黄柏各一钱　苍术五分　厚朴五分　明雄黄五分　轻粉一钱

【用法】共为末，香油调敷。

是斋治诸癣方 《六科准绳》（明）

【处方】贯众　吴萸　官桂各等分

【用法】上为细末，先用手抓破，用药擦之，米醋调敷亦得。

砒霜散 《六科准绳》（明）

【主治】诸癣不问干湿，积年不瘥。

【处方】砒霜二钱半　硫黄研　密陀僧研　腻粉研，各七钱半

【用法】上件同研令匀，如癣干即用生油调涂，如癣湿即用药末掺之。

去风白芷散 《六科准绳》（明）

【主治】癣疮。

【处方】白芷三钱　黄连　黄柏　黄丹各二钱　茯苓一钱五分　轻粉一钱

【用法】上为细末，用油调搽，或加儿茶二钱、麝香二分亦可。

栀子膏《保幼大全方》（清）

【主治】眉中癣。

【治法】栀子烧研，和油涂之愈。

凌霄花散《六科准绳》（明）

【主治】癣。

【处方】凌霄花　黄连　白矾各二钱半　雄黄　天南星　羊蹄根各半两

【用法】上为细末，抓破，用生姜汁调药擦之，如癣不痒，只用清油调药，立效。

狼牙膏方《圣济总录》（宋）

【主治】一切癣。

【处方】狼牙捣　雄黄研　丹砂研　硫黄研　雷丸捣　白矾熬令汁枯研　藜芦去芦头捣，各一分

【用法】上七味，细罗为散，蜜调成膏，涂癣上，日三遍，取瘥为度。

顽癣膏《云林神彀》（明）

顽癣斑蝥去足翅，淮枣煮熟去核皮，捣烂和药贴患处，酒齄鼻病亦能医。

顽癣膏《石室秘录》（清）

【处方】楝树皮　白薇各一两　轻粉三钱　冰片一钱　生甘草一钱　蜗牛三钱，火焙干，有壳亦可　杜大黄一两

【用法】各为细末，先以荔枝壳乱刮碎其癣皮，而后以此药末用麻油调擦之，三日即结靥而愈。

顽癣方《外科正宗》（明）

顽癣方中川槿皮，斑蝥轻粉亦相宜，再加七个枫子肉，新笔频涂癣可医。

【处方】川槿皮二钱　轻粉五分　斑蝥七个　大枫子七个

【用法】河井水共一碗煎，露一宿，笔蘸涂之。徐曰，亦烂皮之方。

顽癣必效方《外科正宗》（明）

顽癣必效川槿皮，轻粉雄黄巴豆宜，斑蝥大黄百药饼，阴阳水和海桐皮。

【主治】多年顽癣，诸药熏擦搽洗不效者。

【处方】川槿皮四两　轻粉　雄黄各四钱　百药煎四饼　斑蝥全用，一钱　巴豆去油，一钱五分　大黄二两　海桐皮二两

【用法】上为极细末，用阴阳水调，抓损敷药，必待自落。徐曰，此方要烂皮。

桑螵蛸散方《圣济总录》（宋）

【主治】小儿一切疮癣痒痛不止。

【处方】桑螵蛸十二枚，烧存性，二分　腻粉一钱　麝香半钱

【用法】上三味研为细散，生油脚调，鸡翎扫，候干有裂处再扫。

臭黄膏方《太平圣惠方》（宋）

【主治】风疮疥癣久不瘥。

【处方】臭黄半两，研　乱发半两，烧灰　芜荑半两　硫黄一分，细研　杏仁半两，汤浸去皮尖双仁研　吴茱半两　粉脚半两，细研

【用法】上件药，捣细罗为散，以生麻油调涂于两手心，合手于股内，夹药一宿，如未痊者，次夜更涂。兼吃蜜酒使醉，神效。

诸癣疥顽疮膏《景岳全书》（清）

【主治】有虫者大效。

【处方】油核桃　大枫子　樟脑　水银

【用法】上四味研匀擦之。

黄连膏《奇效良方》（明）

【主治】一切久癣，积年不瘥，四肢潜浸，复变成疮，疮疱赤黑，痒不可忍，搔之出血。

【处方】黄连去须　黄柏去粗皮　豉细研　蔓荆子　杏仁汤浸去皮尖双仁细研，各半两　水银一钱

【用法】上先以水银于掌中唾研如泥，次入乳钵内下生油一合和匀，次入药末同研成膏，瓷盒盛，日三五度涂疮上。

梅实膏方《圣济总录》（宋）

【主治】一切干湿癣。

【处方】乌梅十四枚，取肉　大蒜十四头，去皮切　屋尘细筛　盐各三合

【用法】上四味先研乌梅，次下大蒜、屋尘、盐等和研令匀，以醋调成膏取涂癣上。日三五度即瘥。

蛇床子膏《万病回春》（明）

【主治】遍身疥癣。

【处方】硫黄　白矾各二钱水银淬三钱　蛇床子三钱

【用法】上为末，姜汁调搽。立效。

蛇床子散《薛氏医按》（明）

【主治】风癣疥癞，搔痒脓水淋漓。

【处方】蛇床子　独活　苦参　防风　荆芥穗各一两　枯矾铜绿各五钱

【用法】各另研为末，麻油调搽。

斑蝥膏《肘后方》（晋）

【主治】干癣积年生痂，搔之黄水出，每逢阴雨即痒。

【用法】用斑蝥半两微炒为末，蜜调敷之。

斑蝥膏《太平圣惠方》（宋）

【主治】一切癣。

【处方】斑蝥三十枚, 生用细研腻粉二钱　藜芦末, 一分　硫黄一分, 细研

【用法】上件药同研令匀, 以清油调如糊, 候癣痒发时, 先以生布揩令伤, 后便涂之。

斑麝膏《太平圣惠方》(宋)

【处方】斑蝥五月五日取, 七枚麝香半钱

【用法】上件药都研为末, 以醋调涂在疮上, 出黄水瘥。

硫黄散《太平圣惠方》(宋)

【主治】风毒癣, 遍身皆生瘙痒。

【处方】硫黄一分, 细研　雄黄一分, 细研　朱砂一分, 细研　麝香一分, 细研　巴豆一分, 去皮心研川椒一分, 去目　吴萸一分　附子一分, 去皮脐生用

【用法】上件药捣细罗为散, 都研令匀, 用新布揩癣令水出, 便以醋调涂之。

附方　丹参汤方

【主治】风癣瘙痒。

【处方】丹参三两　苦参五两蛇床子二两　白矾二两, 细研

【用法】上件药除白矾外捣罗为散, 以水三斗煎取二斗, 滤去滓, 入白矾搅令匀, 乘热于避风处洗浴, 以水冷为度。拭干,

以藜芦末粉之, 相次用之, 以瘥为度。

硫黄粉《卫生鸿宝》(清)

【主治】脓窠疥等湿疮。

【用法】硫黄一块五钱, 豆腐见方一块半斤, 中剜一孔纳硫黄, 仍以腐掩口, 放锅内, 注水齐腐止, 勿使水浸入孔, 炭火上煮千滚, 小干则添开水, 煮至腐四面发黄, 取出去腐, 再将硫黄入猪脏内, 两头扎紧, 水煮极透, 其硫着手成粉, 用香油调, 鹅翎蘸涂, 神效。

头项以上癣, 柏油调, 将疮刺破搽上 (丛桂堂方)。

雄黄散《玉机微义》(明)

【主治】癣。

【处方】桱皮　剪草各一两矾　白及各五钱　雄黄三钱五分斑蝥七个, 去足翅　草乌头尖四个

【用法】上为末, 水调敷, 津唾亦可。

搽癣膏《外科图说》(清)

【处方】川槿皮四两　白及四两　剪草四两, 俱为末　巴豆肉十四粒　木鳖肉四枚, 锉碎　川椒末, 一两

【用法】河水调匀, 入竹罐中, 用银簪搅千余下, 埋饭内煮一滚。每用少许搽之。先以山甲

刮损，方可搽药。

番打马膏《遵生八笺》（明）

【主治】远年风癣。

【处方】番打马广东来者，三钱
珍珠一钱　冰片一钱　雄黄六分
轻粉三钱　枯矾一两　胆矾三钱
水银五钱　人言五分，煅　川大黄
二两　孩儿茶五钱　大枫子一百个，
火焙

【用法】上为末，用麻油调
搽手足骨节。

附方一　内服内解煎药方

【主治】远年风癣。

【处方】当归六钱　人参一钱
五分　防风六钱　荆芥六钱　牛膝
三钱　连翘三钱　木通四钱　皂角
四钱　山栀六钱　羌活六钱　甘草
二钱　薏苡仁二钱　白鲜皮六钱
生地黄四钱　熟地黄五钱

【用法】以上分作七贴，水
煎，食前服。

附方二　治癣妙方

【处方】川槿皮一两　斑蝥二
钱　木鳖子一两　槟榔三钱　樟脑
一钱　枯矾一钱　硫黄一钱　麝香
二分

【用法】共为末，用烧酒浸
春秋二日、冬月三日、夏一日，
蘸搭擦癣疮上，略疼些，三日除
根。

紫灵散《疡科心得集》（清）

【主治】一切疥、癞、癣，
瘙痒难忍，诸疮证。

【处方】牛烟胶一斤　松香一
两　净东丹五两　黄芩四两　黄柏
四两　樟冰二两　尖槟三两　西丁
二两　明矾八两　铜坭泥，三两　生
大黄四两

【用法】共为细末，用麻油
调搽。

癞疮膏《疮疡经验全书》（宋）

【主治】诸癞疮。

【处方】松脂四两　川椒二两
白矾二两　轻粉五钱　黄丹五钱

【用法】上为细末，陈茶油
调搽。

蜂房膏《便易经验良方》（清）

【主治】癣验方。

【用法】大露蜂房一个以白
矾末填孔内，火煅，矾烊尽为
度，研匀，以牙硝水调，搽一二
次即除根不发。

蜗牛膏《外科秘录》（清）
岐天师传方。

【主治】牛皮癣。

【处方】杜大黄根鲜者一两，
捣碎日日搽之，搽十日之后用　冰片三
分　麝香三分　楝树根一钱　蜗牛
十八个　白矾二钱　生甘草一钱
蚯蚓粪五钱

【用法】各为细末，同蜗牛肉捣敷之，一月即痊愈。至神至验。

鲜角膏《外科全生集》（清）

五月五日取新鲜皂角刺数斤，捣烂水煮浓汁，沥出再煮二三度，出渣，以汁共归一锅，慢火熬至成膏。如治横痃，每日取三钱同糯米煮粥，日食而愈。如治顽癣，用皂角刺熬成膏剃发后涂敷。日剃日敷，毒水尽，再敷数次，痊愈。

赛金黄《外科方外奇方》（清）

【处方】硫黄四两五钱　白砒一两　火硝二两　明矾五钱　雄黄一钱五分　樟脑一钱五分

【用法】共研为细末，入铜杓内慢火熔化搅匀，以醋喷地，然后倾药于地，如浇汤状结成一片，收贮。脓窠痒痛疮，用香油或猪油磨搽。癣疮先以土大黄打烂搽破，用火酒搽擦，能效。

槿皮膏《疡科选粹》（明）

【主治】诸癣。

【处方】川槿皮　白及各二两　百部五钱　大枫子七钱　槟榔四钱　草乌　文蛤各三钱　南星二钱　草果两个　蝉蜕一钱五分　轻粉三钱　硫黄二钱　雄黄五分　麝香五厘　枯白矾五分

【用法】上轻粉以下五味各为极细末，川槿皮等十味用酽醋四大碗慢火熬至一碗，滤去粗渣，再用慢火熬成膏，入轻粉等五味搅匀，收瓷器。以山甲破癣皮、搽。

癣膏《太平圣惠方》（宋）

1. 砒霜散方

【主治】癣不问干湿、经年不瘥者。

【处方】砒霜一分　硫黄三分　密陀僧三分　腻粉三分

【用法】上件药细研为末，癣干即生油调涂，若癣湿则用药末掺之。

2. 苍耳膏

【主治】干湿癣。

【处方】苍耳汁一合　生姜汁一合　硫黄半两，细研

【用法】上件药相和调匀涂之，干更涂。

3. 燕子粪膏

【处方】燕子粪微炒　斑蝥烧灰

【用法】上件药等分，捣罗为末，油调涂之。

癣膏《济世良方》（民国）

【主治】一切顽癣。

【用法】新鲜皂角刺一二斤，捣烂久熬，至将成膏时，少加好

醋熬稠，将癣剃破敷之，日剃日敷，自有毒水流出，流尽再敷十日，虽数十年阴顽恶癣，无不断根。

癣敷膏《便易经验良方集》（清）

【处方】轻粉　黄丹　白胶香　沥青各等分，为细末

【用法】麻油调，拭净或抓破，竹篦刮，搽二次便干，数次愈。

癣敷膏《冯氏锦囊》（清）

1. 碧玉散

【主治】癣

【处方】铜绿　硼砂　白矾等分

【用法】为末，香油调搽。

2. 槟榔二钱　芦荟　轻粉　雄黄各一钱　大黄　蛇床子　槿皮各三钱

为末，先刮破癣，后用米醋调药，涂之。

3. 治头面癣。用川槿皮研细醋调，汤顿如胶，将癣抓破搽敷即愈。

4. 白矾散

【主治】遍身生癣，日久不愈，上至头面。

【处方】独茎羊蹄根捣细　白矾研细

【用法】以极酸米醋调，抓破搽药，隔日再搽，不过两上即愈。

5. 治牛皮血癣

【处方】旧银罐一个　蜂房灰五钱　枯矾五钱，研细末

【用法】香油调敷。

附方

【主治】湿热生癣丸。

【处方】浮萍干者，一两　苍耳　苍术　苦参各一两五钱　黄芩五钱　香附二钱五分

【用法】酒糊为丸，上身多食后，下身多食前，白汤送服三钱。

癣疮膏《寿世保元》（清）

【主治】一切癣疮瘙痒甚者。

【处方】胡粉另研　雄黄另研　硫黄另研，各一钱五分　大草乌三钱，生用　斑蝥一钱　砒霜五分　全蝎梢三钱　麝香三分

【用法】上为细末，先用羊蹄根蘸醋擦动，次用药（香油或醋调）少许，擦患处。

癣疮膏《仁术便览》（明）

1. 白芷、草乌、南星等分为末，同牛舌头根捣烂，搽之。

2. 治干癣，用枯矾、硫黄为末，姜片蘸搽之，或油调搽。

3. 癣神效方

【处方】朱砂一钱　硼砂一钱

雄黄一钱　象牙烧一钱　磁末二钱,用倾银铜罐煅过　蟾酥五分

【用法】入白内研细,桐油调敷,以火烤揉搓。

癣药妙方《陈修园全集》(清)

【处方】土槿皮　芦荟　蛇床子　生半夏　尖槟榔　白及炒　大枫子　生大黄　炙甘草　白杏仁　番木鳖　苦参炒　雷丸　硫黄少许

【用法】共为细末,用镇江醋调涂患处。

癣疮搽药《疮疡经验全书》(宋)

【处方】川槿皮四两　白及四两　剪草四两,俱为末　巴豆肉十四粒　木鳖肉四枚,锉碎　川椒末一两

【用法】河水调匀,入竹罐中用银簪搅千余下,埋饭锅内煮一滚。每用少许搽之。先以川山甲搽损,方可搽药。

3. 疥 疮

一扫散《东医宝鉴》

【主治】一切疮疥。

【处方】藜芦皮三钱　蚌粉　铅粉各一钱半　雄黄七分　轻粉一钱

【用法】上为末。方用大鲫鱼一个入香油煎,候熟去鱼摊冷,调药搽疮。(得效)

一扫光《万病回春》(清)

【主治】疥疮。

【处方】枯白矾一两　硫黄七钱　五倍子(炒)　花椒五钱　砒二分

【用法】上为末,用香油煎鸡子令熟,去鸡子不用,只用香油调药搽。

附方　疥灵丹,服此可以除根。

【处方】苦参(糯米泔浸)二两　白芷一两　白鲜皮(炒)一两　枳壳(麸炒)　羌活　栀子　当归　荆芥各七钱　连翘七钱

【用法】上为细末,炼蜜为丸,滚汤送下。

一抹光《云林神彀》(明)

一抹光炒蛇床子,大枫为末各五钱,水银二钱矾朱一,柏油调搽立可痊。六味。

一擦无踪《外科方外奇方》(清)

【处方】臭硫黄三钱　鸡子两个

【用法】用真香油一酒钟入锅内,将鸡子放锅内同熬取油,以鸡子焦黄色为度,取出食之。将硫黄末放锅内,令熬数滚,随手搅匀,候冷取起,调搽疮上甚效。已经试验过,三五日即痊

愈，永无再发之理。

二美散《外科全生集》（清）

【处方】吴萸（焙）　硫黄等分

【用法】各研极细如面。专治脓疥杂间者，照前法蘸入手心，合掌磨、擦、每日二次，愈后再搽三四日。

二味拔毒散《外科传薪集》（清）

【主治】风湿诸肿、痛痒疥疮。

【处方】雄精　明矾各等分

【用法】为细末，用茶调，以鹅翎蘸扫患上。

三黄散《医学入门》

【主治】脓疱疥疮，治热为主。

【处方】黄芩　黄连　大黄各三钱　蛇床子　寒水石各二钱　白矾一钱　黄丹五分　轻粉　无名异　白芷　木香各二分

【用法】上为末，香油调敷。

治疥神效方《陈修园全集》（清）

【处方】硫黄一两　轻粉三钱

【用法】将硫黄入锅内炼化，候起烟将燃，含冷水一口喷之，再炼候起烟将燃，再用水如前浇之，或三四次、或五六次，然后将轻粉放入搅匀，放地上候冷即

凝结成块，研极细末，加冰片三分，麝香半分，用瓶装好。擦一切疥疮，神效无比。如畏痛，用麻油调搽亦可。不是真疥疮万不可用，慎之慎之。

油调立效散《东医宝鉴》（朝鲜享保）

【主治】湿疥浸淫久不瘥。

【处方】轻粉　绿矾　黄柏硫黄各等分

【用法】上为末，生麻油调，洗疮后涂擦。（局方）

神效疥疮方《神验良方集要》（民国）

【处方】花椒　白胡椒　白芷　槟榔　硫黄各等分

【用法】共研细末，茶油调搽。

神捷散《奇效良方》（明）

【主治】诸疥疮。

【处方】吴萸　白蒺藜各一两　白芜荑仁　轻粉各半两　赤小豆四十九粒　石硫黄少许研

【用法】上为细末研匀，每用半钱匕，生油涂于手心内，摩热后，遍揩周身有疥处便睡，睡觉其疥自愈。

疥药方《孟氏家传方》

【处方】水银两　枫子七个　江子七个　人言钱半　香粉四分

狼毒两

【用法】共合为细末炒黑，豆油捣之，搽上。不可摸小便。

疥疮及白疱疮涂药《疮疡经验全书》（宋）

1. 用小麦一升锅内炒焦，下水银一两搅和无星取出为末，用菜油调搽。

2. 雄黄一钱 硫黄二钱 槟榔二钱 枯矾五分 为细末香油调搽。

3. 枯矾 苦参 白芷 花椒 蛇床子 枫子肉各一两 轻粉五钱 为细末，柏油为丸，搽入肌肉。

4. 防风 荆芥 白芷 五倍子 枯矾 樟冰 硫黄 轻粉 槟榔 为末，菜油调搽。（无药量）

十香膏《寿世保元》（清）

【主治】干疥疮。

【处方】白矾枯 轻粉 水银 雄黄 川椒去子炒研 樟脑各一钱 槟榔一个，研末 杏仁四十个，去皮同研 大枫子取白肉四十个，另研

【用法】上共和匀，用柏油八钱俱入乳钵内，研至不见水银星为度。丸如弹子大，待疮疥痒，将药丸于患处滚过。

乌头散方《圣济总录》（宋）

【主治】诸疥。

【处方】乌头 吴黄 石硫黄 莨菪子各一两

【用法】上四味，捣罗为散，用生油调如糊，涂患处，日三五度瘥。

水银膏《冯氏锦囊》（清）

【主治】沙疥、疥疮。

【处方】·水银二钱 樟脑三钱 枯矾二钱 雄黄四钱 大枫子四钱 轻粉三钱 铅粉三钱 东丹二钱

【用法】熟菜油或陈蜡油调抹。

水银膏方《太平圣惠方》（宋）

【主治】一切疥疮不瘥，宜涂。

【处方】水银二分 胡粉一两，并水银点少水研令星尽 蛇床子半两，末 黄连三分半，末 硫黄一分，细研

【用法】上件药相和，以麻油和如稀面糊，每用先以盐浆水洗疮令净，以药涂之。干即更换，不过三两度瘥。

立效散《六科准绳》（明）

【主治】鬓疮耳疮及一切疥疮。

【处方】定粉末 松香末 黄柏末 黄连末 枯矾末，各一两

【用法】上各另研为末，用清油烛油调搽。

杀疥药膏（生麻油）《三因方》（宋）

【处方】羊蹄根生切，一两　姜硫黄各一分　矾半分　草乌一个

【用法】上以米泔腌一宿，研极细，入酽醋和匀，入浴抓破疮敷之，迟顷以温汤洗去，绝妙。

合掌散《外科全生集》（清）

【处方】硫黄一两　铁锈一钱　红砒六分

【用法】共研细末，取葱汁调和，涂大碗内，勿使厚薄，以碗覆于瓦上，取艾置碗下熏药，药得熏干，敲药碗声同空碗无异为度，取药再研极细。每遇满身癞疥及肾囊痒，用药一钱可敷数次，痊愈。临用以右手中指罗纹黏满香油，再在包内黏药，涂入左手心，合掌数摩，上有药气不见药形，将两手擦疮，每日早晚搽二次，三日扫光，再搽三四日不发。

吴萸散《疡科选粹》（明）

【主治】干疥及春月发者，宜此开郁为主。

【处方】吴萸二钱　寒水石二钱五分　白矾二钱　蛇床子三钱　黄柏　大黄　硫黄　轻粉各一钱　槟榔一个　樟脑一钱

【用法】上为末，香油调敷。

皂硫膏《六科准绳》（明）

【处方】皂角　硫黄各二两

【用法】共为细末，以醋二升熬为膏，涂之。

鸡心散《东医宝鉴》（朝鲜享保）

【主治】肾脏风发疮疥。

【处方】鸡心槟榔二个，破开以黄丹三钱合，在内湿纸里煨　全蝎六个　硫黄四钱　轻粉　青黛各半钱　麝香少许

【用法】上和匀，瓷器收贮。每用少许，清油调，抹两掌掩外肾，女掩两乳，各睡至醒，次日又用之。得效。

鸡子涂方《圣济总录》（宋）

【主治】恶疥疮。

【处方】鸡子七枚，煮熟取黄铛中熬成膏　腻粉　乱发灰　白矾灰各一分　石硫黄半两，研

【用法】上五味，除鸡子外研为末，入鸡子膏和研令匀，涂敷患处，日三五度即瘥。

豆豉膏《太平圣惠方》（宋）

【主治】湿疥，常有黄水出。

【处方】豆豉一两，炒令烟出

【用法】上细研，以生（麻）油调涂之。

治干疥膏《寿世保元》（清）

香油四两，用花椒一两熬至

焦黑研烂，入大枫子（去壳）七个、轻粉三钱、硫黄一钱、人言三分为末，入油内调搽之。

治疗芜荑膏 《六科准绳》（明）

【主治】治疗不问新久。

【处方】白芜荑一两　槟榔吴萸各半两　硫黄二钱，另研

【用法】上为末，麻油调，抓破揩之。

治湿疮方 《临证指南医案》（清）

【主治】疥疮白泡。

【处方】枫子肉一两　蛇床子炒　烟胶瓦上炒干　黄柏末　自死龟板炒灰，各五钱　黄丹二钱，水飞炒紫　真轻粉五分

【用法】上为细末，桐油调搽，上以油纸覆扎。五日一换，三次即愈。桕油调药更妙。一方无烟胶有煅龙骨，用熟桐油调药。

又方一

【处方】黄柏末　银朱　飞丹各五钱　煨石膏　龟板烧灰　蚌壳灰各一两　轻粉二钱　嫩松香三钱

【用法】共为细末，菜油调作夹纸膏贴。

又方二　葱连膏

【处方】飞丹二钱　乳香　没药　黄连各五分　血竭一钱　冰片一分　松香五钱　蓖麻子十八粒

葱白带须七根

【用法】共为末，将葱头打烂和匀，以菜油调，做夹纸膏贴之。

疗癣膏 《串雅外编》（清）

1. 杜衡生捣搽，或为末敷之亦可。

2. 藜芦末水调涂妙。

疗疮膏 （民间验方）

【主治】干疗。

【处方】香油四两　川椒一两，熬至焦黑去渣　大枫子七个，去壳研烂　轻粉一钱　人言三钱　硫黄二钱

【用法】共为细末，入香油内调成膏。搽抹患处，立愈。

疗疮膏 （民间验方）

【处方】大枫子三钱　狼毒三钱　水银一钱半　甘草一钱半　山奈一钱　蛇床子一钱　核桃仁三钱　榔片三钱

【用法】共为细面，香油调搽。

疗疮膏 （民间验方）

【处方】硫黄三钱　龟板炙三钱　血余炭二钱

【用法】共为细末，香油调敷，脓疗敷之，干疗搽之。

疗疮膏 《医学指南》（清）

【处方】大枫子一两，去皮

白矾三分　巴豆七个，不去油　胡桃七个，去皮生　杏仁十个　水银三分

【用法】共捣如泥为丸三个，夜仰卧擦心口，药化完为度，一夜一回，擦完周身起小红斑，永不再犯。忌发物十二日，此治疥第一方也。

疥疮膏《医学纲目》（明）

【主治】疥不问新久。

【处方】白芜荑一两　槟榔　吴萸各半两　硫黄二钱，另研

【用法】上为末，麻油调，抓破揩之。

疥疮膏《薛氏医按》（明）

1. 大枫膏

【主治】一切疥疮。

【处方】大枫子肉研膏　黄连各二两　真轻粉　枯矾　蛇床子各一两　柏油六两

【用法】上各另为末，入大枫膏和匀，更入柏油杵百余下，即成膏矣。每用少许涂患处。

2. 枫轻膏

【主治】一切疥疮脓窠等疮。

【处方】大枫子肉　枯白矾各二两　真轻粉一两　柏油六两

【用法】上为末，将柏油熔化和匀用之。

疥疮敷膏《外科图说》（清）

1. 用小麦一升锅内炒焦，下水银一两搅和无星，取出为末，用菜油调搽。

2. 雄黄一钱　硫黄二钱　槟榔二钱　枯矾五钱　为极细末，香油调搽。

3. 防风　荆芥　白芷　五倍子　枯矾各三钱　樟冰二钱　硫黄　轻粉　槟榔各三钱　为末，菜油调搽。

4. 枯矾　苦参　白芷　花椒　蛇床子　枫子肉各一两　轻粉五钱　为末，柏油调搽。

疥疮敷膏《续名医类案》（清）秘验方。

石灰随多少和醋浆水调涂，随手即减。一方石灰炒红、出火气，香油调敷。

疥疮大枫膏《丸散膏丹自制法》（民国）

【主治】一切干湿疥疮，并脓窠烂疮。

【处方】大枫子二两，去壳　枯矾四两　蛇蜕烧存性　樟脑　蜂窠烧存性，各三分　水银五分，用锡死之　柏油烛四两

【用法】枫子诸药为末，入烛油，次入水银捣匀，涂搽。

狼毒膏《外科传薪集》（清）

【主治】疥疮。

【处方】狼毒　川椒　硫黄

槟榔 文蛤 蛇床子 大枫子
枯白矾各三钱

【用法】共研细末。用香油
一盅煎滚，下公猪胆汁一枚和
匀，调前药末，搽患处，效。

绣球丸《医宗金鉴》（清）

【处方】川椒 轻粉 樟脑
雄黄 枯白矾 水银各二钱 大枫
子肉一百枚,另研

【用法】共研细末，同大枫
子肉再研匀，加柏油一两化开和
药搅匀，作丸。以掌合搓如圆眼
大，先以鼻闻，次擦患处。

方歌：绣球丸用椒轻粉，樟
脑雄黄矾水银，大风子研柏油
兑，干疥搓擦效如神。

臭皂膏《太平圣惠方》（宋）

【主治】疥疮生干痂，瘙痒
不止。

【处方】皂荚一两 臭黄一两

【用法】上件药捣罗为末，
醋一升熬成膏涂之。

柏硫膏《太平圣惠方》（宋）

【主治】湿疥遍身。

【处方】黄柏微炒锉 绿矾
腻粉 硫黄以上各等分

【用法】上件药捣细罗为散，
都研令匀，以生油调涂之。

麻黄膏《卫生鸿宝》（清）

【主治】疥疮。

【处方】斑蝥三个 麻黄五钱
蓖麻子 大枫子各一百粒, 净肉研
雄猪油四两

【用法】将斑蝥煎数沸，随
去蝥，下麻黄煎枯，滤去渣，入
枫、蓖肉研匀，听搽。

方解：疥疮细小、不作脓
者，多属风热，肥大灌脓者，多
属湿热，俱此膏擦之。十日可
愈。多服银花汤为妙。

剪草散《疡科选粹》（明）

【主治】沙疥。

【处方】寒水石 芜荑各二钱
剪草 枯矾 吴萸 黄柏各一钱
苍术 厚朴 雄黄各五分 蛇床子
三钱 轻粉一钱

【用法】上为末，香油调敷。

黄连散《疡科选粹》（明）

【主治】湿疥生黄水，皮肤
瘙痒。

【处方】黄连二两 蛇床子
赤小豆 糯米 胡粉各一两 水银
一两五钱

【用法】上为末，清油和研，
俟水银星尽如膏，涂之。

黄柏散方《太平圣惠方》（宋）

【主治】小儿疥及身上热疮。

【处方】黄柏一两, 锉 黄连
一两, 去须 赤小豆一两 臭黄一两
水银半两 硫黄一两, 与水银结为砂子

【用法】上件药捣罗为末，与臭黄、水银砂子同研令细，用生油调，日三涂之。

蛇床子散《外科传薪集》（清）

【主治】湿毒、脓滚疥疮。

【处方】蛇床子二斤　川黄柏二斤　生石膏四斤

【用法】湿毒疮小青油调，脓滚疥疮麻油调。

蛇床子散方《太平圣惠方》（宋）

【主治】小儿疥癌痒不止。

【处方】蛇床子一分　吴黄一分　腻粉一钱　硫黄一分，细研　芜黄一分

【用法】上件药捣细罗为散，入硫黄研匀，用油一合，葱一茎切入油内，煎葱黄黑色去葱，候油冷，调散涂之。

紫疥疮搽药《疮疡经验全书》（宋）

【处方】杏仁一两，去皮　枫子肉二两，二味另研如泥　轻粉真者，五钱　川椒末，三钱　硫黄末，五钱　荆芥末，一钱　防风末，三钱　白芷末，一钱　樟冰二钱　枯矾三钱

【用法】上各另研末和匀，以猪胆汁加生猪油调匀，搽入肌肉不见药为效。

硫黄膏《太平圣惠方》（宋）

【主治】小儿疥痒不止。

【处方】硫黄二两　白矾灰四两

【用法】上件药细研为散，以乌麻油调如稀面糊，炙疥热，薄涂抹之。

又方一

【主治】小儿疥痒痛不可忍。

【处方】硝石一两

【用法】上细研以生油调如膏，每用时先以泔清洗之，拭干涂之。

又方二　用硫黄细研，以醋调涂之。

硫黄水银膏《太平圣惠方》（宋）

【主治】遍身湿疥。

【处方】巴豆三枚，去皮　乳头香　硫黄　水银以上各一分

【用法】上件药同研令水银星尽，油调少许，安在手中，夜后合手便卧，神效。

硫黄散《太平圣惠方》（宋）

【主治】湿疥久不瘥方。

【处方】硫黄半两，细研　蛇床子一两

【用法】上件药捣罗为散，同研令匀，夜间欲卧时先以热盐浆水洗疮拭干，取生麻油调涂之。于避风处，以绵被盖之，取汗为度。

硫黄饼《疡科选粹》（明）

【主治】疥疮及冷疮，喜就火炙汤泡者。

【处方】矾制硫黄一两，为末

【用法】少用水调成饼，贴瓷器底覆转，用蕲艾一两，川椒一两为末，如烧香样火燃烟起、熏干硫黄。临用再研。先将桃柳桑槐楮五枝煎汤洗拭，然后以麻油调搽。

葶苈子膏《太平圣惠方》（宋）

【主治】湿疥及恶疮方。

【处方】葶苈子一两，炒令黑色 白矾一两，烧令沸定

【用法】上件药捣罗为末，用生油调涂。

湿疥膏《六科准绳》（明）

【主治】湿疥遍身。

【处方】黄柏 绿矾 腻粉 硫黄细研，各等分

【用法】上为细末，研令匀，用生油调涂之。

4. 脓窝疮

三黄散《明医指掌》（明）

【主治】脓窝。

【处方】芜荑半两 枯白矾半两 软石膏半两 大黄半两 樟脑半两 贯众一两 蛇床子一两 硫黄二钱五分 雄黄二钱五分

【用法】末之，油（香油）调敷。

三黄散《医学入门》（明）

【主治】脓窝疮，退热、消肿、止痛、干脓结痂。

【处方】黄芩 黄连 大黄各三钱 蛇床子 寒水石各三两 黄丹五分 白矾一钱 轻粉 白芷 无名异 木香各少许

【用法】为末，须先洗、刺破，油调敷之。

鸡黄煎《临证指南医案》（清）

【主治】脓窝疮。

【处方】煅石膏三钱 寒水石二钱 黄丹 硫黄各一钱

【用法】共研细末，将鸡子黄熬油，调敷。

又方

【处方】大黄三钱 吴萸去梗钱半

【用法】共研细末，菜油调搽，即效。

苦参膏《太平圣惠方》（宋）

【主治】小儿病疮，及疥癣方。

【处方】苦参三两，锉

【用法】上件药捣罗为末，以蜜和涂之。

厚朴膏《便易经验良方》（清）

【主治】脓窝疮。

【用法】用原块厚朴以真香油磨如酱之状，加枯矾少许擦之，不过三四日退尽。神效之至。

胡粉膏方《圣济总录》（宋）

【主治】病疥疮有虫。

【处方】胡粉研三两　水银二两　皂荚十梃，以水浸滤过浓汁一升

【用法】上三味，先煎皂荚汁至三合，下粉水银，以柳篦搅令匀，瓷盒内盛。先以盐汤洗疮，取涂抹疮上，日三五次即瘥。

胡燕窠膏《太平圣惠方》（宋）

【主治】小儿湿病疮。

【处方】胡燕窠一枚，取大宽者，用抱子处，余处不用

【用法】上捣细罗为散，每使时先以水煎甘草入盐少许作汤，温洗净疮，以散敷之，三两上便瘥。若患恶刺，以醋和，用绵裹之，日三易，当愈。

麻硫膏《便易经验良方》（清）

【主治】脓窠疮。

【处方】麻黄一两　硫黄五钱　樟脑三钱　血竭三钱　轻粉一钱　川椒二钱　明矾二钱

【用法】用熟猪油一饭碗，将麻黄、川椒熬焦去渣，余药研末入油内，候凝蘸擦立效。（软膏）

楝根膏《太平圣惠方》（宋）

【主治】病疮、疥、癣。

【治法】取楝根、生葱白，猪脂和捣涂之。

5. 鹅掌风

鹅掌风糠油膏《济世良方》（民国）

病生掌上，紫白斑点，叠起自皮、坚硬干燥甚则叠叠脱皮、血肉外露，或痒或痛，久则成癣难愈。用大碗以纸紧糊碗口，纸上用针刺破多孔，铺细糠二三寸厚，手钳燃炭放糠上缓缓烧之。烧至离纸三分光景，将炭与糠一并弃去，不可将纸烧穿。取碗中糠油，时时搽之，数日断根。屡试神效。

鹅掌风癣膏《外科百效全书》（清）

【处方】川乌　草乌　何首乌　天花粉　赤芍药　荆芥　苍术　防风　肉地丁各一两　艾叶四两

【用法】煎水熏洗。

一方用杏仁（去皮尖）、轻粉等分为末，猪胆汁调搽患处，炭火上炙二三次，将麦粒大的艾在拇指尽处灸三壮，永远不发。

如多年不愈者，先用磁锋磨刮，次以蓖麻子一两，枯矾二钱

为末，桐油调搽，火烘极热。

再以枣肉三两，水银五钱，枯矾三钱捣烂如泥，每日搽手千余下。次以肥皂、酒糟熬水洗净十次，神效。更灸劳宫或内关一次，断根神效。

鹅掌风膏《医宗说约》（清）

1. 用五倍子为末，菜油调搽上，用炭火烘之，二三次即愈。

2. 凤仙花草一枝　豨莶草一两　蝉蜕三钱　共为细末，菜油调搽之，或并煎汤洗。

鹅掌风膏《病源辞典》（民国）

【处方】土木鳖肉　苦参各一两　白附子五钱　轻粉三钱

【用法】各研细，生桐油调匀，涂患处。

鹅掌风膏《景岳全书》（清）

【处方】猪胰一具，去油与血水　花椒三钱，为细末

【用法】好酒温热浸二三日捣如泥，不时擦手，微火烘之，自愈。

6. 灰指甲

油灰指甲膏《病源词典》（民国）

每日取凤仙花连根蒂叶捣敷指甲上，用布包好，一日一换，月余可愈。

鹅爪风敷膏《外科全生集》（清）

即油灰指甲。日取白凤仙花涂指甲，上下包好，日易凤仙，过时灰甲换好。

7. 粉刺酒刺

风刺赤鼻敷膏《本草纲目》（明）

【处方】大枫子仁　木鳖子仁　轻粉　硫黄等分，为末

【用法】夜夜蜜调涂之。

五倍子膏《杨氏家藏方》（宋）

【主治】面上风刺。

【处方】漏芦去芦头，二两生用　五倍子半两，微炒　黄柏去粗皮，一两，蜜涂炙五七次

【用法】上件为细末，临卧蜜调涂，如微赤疮，即以面油调敷。

又方一　矾石散

【主治】面上䵟黯。

【处方】矾石烧研　硫黄研　白附子

【用法】上件各等分，为细末，以醋浸一宿，涂之。

又方二　如圣散

【主治】出䵟子。

【处方】荞麦梗灰　茄梗灰　桑柴灰　矿灰　炭灰

【用法】上件各等分为末，水三碗淋取汁，将淋下汁再淋两

次，慢火熬成膏，每用少许针刺
靥子，敷之。

去粉滓方 《外台秘要》（唐）

【处方】白敛　白石脂　杏
仁各等分

【用法】上三味捣散，以鸡
子白和，以井花水洗，敷之，三
五遍即瘥。

白敛膏涂方 《圣济总录》（宋）

【主治】粉䵟。

【处方】白敛　白石脂　杏
仁汤浸去皮尖双仁研，各半两

【用法】上三味捣罗为末，
更研极细，以鸡子白调和稀稠得
所，瓷盒盛，每临卧涂面上，旦
以井华水洗之良。

红玉散 《东医宝鉴》（朝鲜享保）

【主治】面上一切酒刺、风
刺、黑䵟、斑子。

【处方】白芷　藿香　牙皂
各二钱　甘松　山奈子　木香　白
丁香　细辛　杏仁　密陀僧各一钱
天花粉　白茯苓各一钱半　樟脑五
分　白及三分

【用法】上为末，临卧用津
唾调或乳汁调敷面上，明早温水
洗去，其面如玉。

红膏方 《太平圣惠方》（宋）

【主治】面上粉刺。

【处方】朱砂一两　麝香半两

牛黄半分　雄黄三分

【用法】上件药都细研令匀，
以面脂为膏，匀敷面上，避风，
经宿粉刺自落。

朱雄膏 《太平圣惠方》（宋）

【主治】面上粉刺及黑䵟方。

【处方】朱砂一两　雄黄一两
密陀僧一两　麝香半两

【用法】上件药同研令匀，
用面脂调，夜时匀以涂面，至明
以温浆水洗之。

鸡子膏 《太平圣惠方》（宋）

【主治】面粉刺及野黯。

【治法】上以三年醋一升渍
鸡子五枚，经七日，鸡子当如
泥，去醋倾于瓷器中，以胡粉两
鸡子大和研如膏，瓷瓶盛，盖
口，于五升米下蒸之，米熟药
成，封之勿泄气。夜欲卧时涂
面，旦以浆水洗之。

治面疮风刺膏 （民间验方）

【处方】木鳖子去壳，一两
大枫子一两　轻粉一钱　硫黄一钱

【用法】细面，蜜水调涂患
处。忌发物。

酒刺敷膏 《济世良方》（民国）

由肺经血热而生，发于面
鼻，碎如黍粟，色赤肿痛，破出
粉汁。

大黄、硫黄等分共末，凉水

调敷。内服清肺热药自愈。

面疮风刺敷膏（民间验方）

【处方】极臭咸鸡蛋二十个
细辛二钱　菊花二钱

【用法】鸡蛋煮熟取黄煎出
油，将后二味为面，以蛋黄油调
之擦患处。

面生粉刺膏《肘后方》（晋）

【处方】白蔹二分　杏仁半分
鸡屎白一分

【用法】为末，蜜和杂水拭
面。

面疱敷膏《外台秘要》（唐）

鹰屎白二分，胡粉一分，蜜
和敷之。

粉刺膏《肘后方》（晋）

【处方】黄连八分　糯米　赤
小豆各五分　吴萸一分　胡粉　水
银各六分

【用法】捣黄连等下筛，先
于掌中研水银使极细，和药使相
入，以生麻油合稀稠得所，洗疮
拭干敷之。但是疮即疗。神验，
不传。

粉刺膏《六科准绳》（明）

【主治】面部生疮或脸赤风
刺粉刺用尽药不效者，唯此药可
治，神效不可言。每以少许临卧
时洗面令净，如面油用之。数日间
疮肿处自平，赤亦自消。如风刺粉

刺一夕见效，仍涂药勿近眼处。

【处方】生硫黄　香白芷
栝楼仁　腻粉各半钱　全蝎七枚
蝉蜕五枚，洗　芫菁七枚，去足翅

【用法】上为细末，麻油、
黄蜡约度如合面脂之法，火熬
熔，取下离火，入诸药末在内，
每用少许涂面上。

粉刺膏《太平圣惠方》（宋）

【主治】粉刺及面疮。

【处方】黄连二两　粳米二两
赤小豆二两　吴萸一分，炒黄　水
银一两半，胡粉入少水同研令星尽　胡
粉半两

【用法】上件药捣罗为末和
研令匀，入生麻油调稀稠得所，
浆水洗疮拭干，日再敷之。

粉刺膏《石室秘录》（清）

【主治】肺热而风吹之，多
成此疵。

【处方】轻粉一钱　黄芩一钱

【用法】各为细末，蜜调为
丸，于每日洗面时多搽数遍，临
睡之时又重洗面而搽之，不须三
日自然消痕灭瘢矣。

粉滓面鼾《女科切要》（清）

【处方】炉甘石二两　白蔹十
二两

【用法】上为细末，鸡子清
调，夜涂旦洗。

粉滓面䵟敷膏《太平圣惠方》（宋）

【处方】皂角子　杏仁各等分

【用法】研匀，夜以津和涂之。

酒刺膏《疡医大全》（清）

【处方】枯矾一两　白附子　硫黄各二钱

【用法】研细末，临睡以唾津（水蜜）调搽，朝起洗去。

附方　清肺散

【主治】谷嘴疮。（酒刺）

【处方】连翘　川芎　白芷　黄连　苦参　荆芥　山栀　黄芩　贝母　桑白皮各一钱

【用法】河水煎服。

颠倒散《疡医大全》（清）

【主治】肺风酒刺。

【处方】硫黄　大黄各等分

【用法】研末，凉水调涂。

鹰粪膏《太平圣惠方》（宋）

【主治】粉刺面生䵟黯。

【处方】黄芪二两半，锉　白术二两半　白蔹二两半　葳蕤一两半　商陆一两　鸬鹚粪一两　鹰粪白一两　防风一两半，去芦头　川芎一两半　白芷一两半　细辛一两半　木香一两　白附子一两半　杏仁一两半，汤浸去皮别研如膏

【用法】上件药捣罗为末，以鸡子白和之，作梃子曝干，以浆水研涂面，夜敷朝洗。

8. 面　疱

小品方治面疱方《医心方》（日安政）

【处方】胡粉二分　水银四分

【用法】以猪膏和研，敷面，天晓以布拭去，勿洗水。（软膏）

白附子散方《外台秘要》（唐）

【主治】疗面疱痒肿。

【处方】白附子　青木香　由跋各二两　麝香二分

【用法】上四味为散，以水和涂面。

白附子散方《太平圣惠方》（宋）

【主治】面疱痒肿。

【处方】白附子一两（生用）　木香一两　由跋一两　麝香一分（细研入）

【用法】上件药捣细罗为散，以水旋调涂之。

白蔹膏《太平圣惠方》（宋）

【主治】面生黑䵟疱方。

【处方】白蔹三分　白石脂一两　杏仁半两，汤浸去皮尖研如膏

【用法】上件药捣细罗为散，研入杏仁令匀，以鸡子白调，夜卧时涂面，旦以井华水洗之。

极要方 《医心方》（日安政）

【主治】面疱痒肿。

【处方】白附子二两 青木香二两 麝香二两 菝葜二两

【用法】并为散，水和涂面上，日三。

治面疱方 《千金翼方》（唐）

【处方】白附子 青木香 麝香 由跋 细辛各二两

【用法】上五味细末，水和之，涂面，日三。（外台）无细辛。

治面上疱子方 《太平圣惠方》（宋）

1. 用川大黄末，以水调，每夜涂之。

2. 以白附子末，以水调涂之。

3. 土瓜根半两，末 胡粉半两 青羊胆一枚，取汁 水银半两，合胡粉入少水研令星尽

上件药相合研令匀，每夜涂面，且以暖浆水洗去，极妙。

4. 鹰粪白半两 胡粉一分
上件药细研，以蜜和敷面上。

5. 鸡子三枚，轻损破大皮 好酒一升

上二味都入瓷瓶内盛密封头，候七日取出鸡子去壳，每夜涂面上，且以温浆水洗之。

矾石散方 《圣济总录》（宋）

【主治】面皯疱，令光白。

【处方】矾石烧令汁尽 白石脂各一分 白蔹三分 杏仁汤浸去皮研，半两

【用法】上四味并研为散，以鸡子白调令匀，入瓷盒中盛，临卧时先用浆水洗面，后涂药，明旦以井华水洗之。

面疱膏 《外台秘要》（唐）

【处方】黄芪 白术 白蔹 葳蕤 商陆 蜀水花 鹰屎白各一两 防风 川芎 白芷 细辛 白附子炮 杏仁去皮尖 青木香各六分

【用法】上十四味捣为粉，以鸡子白和之，作梃子曝干研之，以浆水和涂，夜敷朝洗，瘥。

面皯疱敷膏 《太平圣惠方》（宋）

1. 蜂子膏 七月七日取露蜂子于漆碗中，以少酒渍取汁，重滤过，以胡粉相和，涂之。

2. 桃花膏

【处方】桃花 冬瓜仁各一两

【用法】上件药捣罗为末，以蜜调敷之。

3. 茯苓膏 白茯苓末，以蜜和敷之。

枸杞子散敷面方《太平圣惠方》（宋）

【主治】面皯疱。

【处方】枸杞子一两 白茯苓一两 杏仁一两，汤浸去皮 细辛一两 防风一两，去芦头 白芷一两

【用法】上件药捣细罗为散，先以腻粉敷面三日，即以白蜜一合和散药，夜卧时先用水浆洗面敷之。不得见风日，能常用大佳。

疱疮敷膏《肘后方》（晋）

【处方】黄连 牡蛎各二两

【用法】二物捣筛，和水作泥，封疮上。浓汁敷之，神验。

浮水膏《圣济总录》（宋）

【主治】面皯疱，令光白。

【处方】水萍曝干，五两

【用法】上一味捣罗为末，以白蜜调和稀稠得所，入瓷盒中盛，每卧时涂面。

猪蹄膏《太平圣惠方》（宋）

【主治】面皯疱，令悦白润好，及治手皴。

【处方】猪蹄二具 白粱米一升，以水一斗与猪蹄同煮极烂，取汁三升入后药用 白芷一两 商陆三两 白茯苓三两 葳蕤一两 藁本二两 桃仁三合，汤浸去皮

【用法】上件药捣筛，以前药汁更研，入桃仁都煮取一升，滤去滓，瓷盒中盛之。纳甘松香、零陵香末各一两，入膏中搅令匀，每夜卧时用涂手面极良。

黄连膏《太平圣惠方》（宋）

【主治】面上忽生疱疮方。

【处方】黄连二两，去须 牡蛎粉一两

【用法】上件药捣罗为末，研令匀细，以水和如泥，敷疮上妙。

葛氏膏方《医心方》（日安政）

【主治】年少气盛，面生疱疮。

【处方】鹰屎白二分 胡粉一分

【用法】蜜和涂上，日二。

9. 酒齄鼻

牛黄擦方《万病医药顾问》（民国）

【主治】酒齄鼻

【处方】牛黄五分 硫黄五分 明雄黄五分 白硼砂一钱 胡矾一两

【用法】研极细，卧时以唾津擦之。神效。

元珠散《孟氏家传方》

【主治】鼻齄，因喜饮热酒伤肺所致，硫黄入布袋中，外用

豆腐煮，煮毕取起，共研细末，以津（水、蜜）调涂佳。（摘要）

【处方】硫黄　元明粉各五钱　朱砂五分　密陀僧　轻粉各一钱　冰片五分　明矾五钱

方歌：元珠散搽鼻赃效，热酒肺伤有此貌，元粉朱砂轻粉僧，硫矾冰片津涂效。

赤鼻膏《孟氏家传方》

用芒硝大黄为末水调敷患处。

治赤鼻方《孟氏家传方》

【处方】硫黄三钱　杏仁三钱　轻粉二钱　菖蒲三钱

【用法】研为细末，再将黄茄种打汁，调搽上，如无茄汁津唾亦好。

治面上齄鼻酒刺膏《孟氏家传方》

【处方】雄黄钱　硫黄五分　铅粉钱

【用法】共为细末，用乳汁调涂，温水洗之。

治男妇酒齄齄面药《孟氏家传方》

【处方】皂角二钱半　白芷二钱　藿香钱　僵蚕钱　山柰钱　陀僧钱半　白丁香二钱半　白果肉四十九粒（共为末）　猪胰二两

【用法】同捣乱，酒调成膏，临卧涂面上，次日用肥皂洗之。

面上粉刺酒刺敷膏《孟氏家传方》

【处方】枯矾一两　生硫黄　白附子各二钱

【用法】水调，临睡搽，次早洗。

洁皮膏《孟氏家传方》

【主治】鼻齄鼻疱黚黯面上瘢黚。

【用法】用密陀僧一味细研二两，以人乳调敷，面皮光润。

酒齄鼻膏《孟氏家传方》

【主治】齄鼻紫肿。

【处方】半夏　硫黄　白盐　枯矾各一钱

【用法】共为末，水调敷面上，立消。

酒糟鼻酒刺膏《孟氏家传方》

【处方】雄黄　铅粉各一钱　硫黄五分

【用法】共为细末乳汁调敷。

硫粉散《孟氏家传方》

【主治】面上酒齄红鼻。

【处方】生硫黄　轻粉各一钱　杏仁五分

【用法】为末，临卧时蜜水调涂鼻上，次早洗去。

搽赤鼻酒刺验方《孟氏家传方》

【处方】柏油钱　水银一分

【用法】共捣不见水银星为度，先洗净，搽用。灯草探鼻打嚏，每日搽三次愈。

鼻齄膏《病源辞典》（民国）

鼻头皮色发赤，先红后紫，由淡入深，甚则变为黑色。

1. 川椒　雄黄　枯矾　硫黄　天仙子　山柰各一两　轻粉　射香各少许　研为细末，不时用麻油调敷。

2. 金色密陀僧二两研极细，人乳或白蜜调如薄糊，每晚略蒸，敷鼻上，次早洗去。

鼻红肺风搽药《孟氏家传方》

【处方】白矾一钱　杏仁四十九粒　轻粉七分　白杨花十个　大枫子四十九个　五味子四十九个　核桃肉七个　京墨一钱

【用法】共为末，鸡子清调搽鼻。

由跋膏《太平圣惠方》（宋）

【主治】肺脏风毒及酒齄疱痒。

【处方】白附子一两　木香半两　由跋半两　麝香一分，细研　细辛一两

【用法】上件药捣罗为末，入麝香研匀，水调如膏，夜卧涂之。

又方

【处方】白蒺藜二两，微炒去刺

栀子仁二两　豉一合　木兰皮二两

【用法】上件药捣罗为末，以浆水和如膏，每夜临卧时涂之。

玄参膏《外科大成》（清）

治酒齄鼻，玄参为末，用猪胆汁和丸，每服钱许，食后白滚汤送下。外以玄参末仍用猪胆汁调敷鼻上。

赤鼻头敷膏《本草纲目》（明）

【处方】雄黄　硫黄各五钱　水粉二钱

【用法】用头生乳汁调敷，不过三五次愈。

杏黄散《外科秘录》（清）

【主治】赤鼻、酒齄、粉刺。

【处方】硫黄五钱　杏仁去皮及双仁者研烂，取二钱　轻粉二钱

【用法】各研匀，临卧时用萝卜汁调敷赤处，七日愈。贴粉刺一夜，次早洗去，一日即愈。

治酒齄鼻方《六科准绳》（明）

【处方】生硫黄三钱　黄连　白矾　乳香各一钱半　轻粉半钱

【用法】上为细末，用津唾蘸药擦之，日二次。

治赤鼻及面上风疮膏《奇效良方》（明）

【处方】大枫油五十文　草乌一个，为末　轻粉　麝香各一百文

【用法】上先将草乌入油内熬令匀，取出少时后下轻粉、麝香末搅匀，每用少许擦患处令热，旬日得瘥。一方无轻粉以生姜擦患处，敷药。

赤鼻肺风膏 《奇效良方》（明）

诗曰：肺风鼻赤最难医，我有良方付与伊，但用硫矾为细末，茄汁调涂始见奇。

肺风齄鼻敷膏 《嵩崖尊生》（清）

【处方】杏仁二十个，去皮油 胡桃二十个，连皮

【用法】二味在瓦上焙不可焦，大枫子肉三个，水银三分，唾津在手上研成黑水上共研匀，搽之。二三次即愈。

面鼻酒齄敷膏 《太平圣惠方》（明）

白丁香十二粒，蜜半两调，早夜点之，久久自去。

酒齄鼻膏 《医学纲目》（明）

1. 粉黄膏

【主治】肺热赤瘰，俗曰酒齄。

【处方】硫黄一分，为末，萝卜切去盖剜作穴子，入硫黄在内以竹针盖定安正，入糠火煨一宿，取出细研 轻粉 乌头尖各少许，为末

【用法】上药研匀，以面油调，卧时敷，早晨洗去，以酥调尤佳。

2. 酒齄鼻膏

【处方】乳香 硫黄 细辛 轻粉等分

【用法】为末，水调敷。

酒齄鼻膏 《济世良方》（民国）

1. 大黄，朴硝，为末，香油调涂。

2. 密陀僧二两，研细，乳调，夜涂早洗。

3. 白矾、硫黄、乳香等分，茄汁调敷。

4. 硫黄、轻粉各一钱，杏仁五分，为末，用蜜酒调，夜涂早洗。

酒齄鼻膏 《济生验方》（清）

【处方】硫黄用豆腐水煮三次净研 轻粉一钱 白芷一钱 密陀僧一钱 杏仁五分

【用法】共研细末，水（蜜）调搽，极效。

酒齄鼻膏 《奇效良方》（明）

【主治】酒齄鼻并鼻上赘肉及面上雀斑等，点之。

【处方】黄丹五文 硇砂二十文，研极细 巴豆十个，去壳心用纸捶去油 酒饼药五十文，罐子盛

【用法】上同入饼药罐子中，慢火熬两三沸，取下续入研细生矿灰三钱，鸡子清调匀。酒齄鼻以鹅毛扫红处，一日二次上药，

追出毒物，病退即止。次服消风散、桦皮散之类五七贴。雀子斑，用小竹棒挑药点患处，才觉微肿即洗去，不洗去恐力太猛。赵君献所传，治人良验。

酒齄鼻膏《丹溪心法》（元）

用桐油入黄连末，以天吊藤烧灰，调敷之。

酒齄鼻敷膏《疮疡经验全书》（宋）

四五年久藏糟茄露调硫黄末涂之，四日后即消。连翘仁、细茶各半为末，临睡清茶送下三钱。

酒齄鼻疱方《千金翼方》（唐）

【处方】蒺藜子　栀子仁豉各一两，熬　木兰皮半斤，一方无

【用法】上四味为末，以醋浆水和之如泥，夜涂，日出时以暖水洗之。亦灭瘢痕。

鸬鹚粪膏《太平圣惠方》（宋）

【主治】鼻面酒齄疱宜用。

【处方】鸬鹚粪一合，细研

【用法】上以腊月猪脂合，每夜薄涂之。（软膏）

紫葳散《杨氏家藏方》（宋）

【主治】肺有风热，鼻生齄疱。

【处方】凌霄花半两，取末硫黄一两，别研　腻粉一钱　胡桃四枚，去壳

【用法】上件先将前三味和匀，后入胡桃肉研如膏子，用生绢蘸药频频揩之。

硫黄散《东医宝鉴》（朝鲜享保）

【主治】鼻齄。

【处方】生硫黄五钱　杏仁二钱半　轻粉一钱

【用法】上为末，酒调临卧涂之，明早洗去。（回春）

搽鼻去红方《东医宝鉴》（朝鲜享保）

【处方】白矾　水银　京墨各一钱　杏仁四十九个　轻粉七分　白杨叶十个　大枫子四十九个　五味子四十九粒　核桃七个

【用法】上为末，鸡子清调搽患处。

蜗牛壳膏《太平圣惠方》（宋）

【主治】积年酒齄并主面上风疮方。

【处方】硫黄半两，细研　蜗牛壳半两，自死干枯小者为上，净去泥土　木香半两　杏仁半两，去皮尖研如膏　朱粉半两

【用法】上药捣罗为末，入杏仁、朱粉、硫黄都研令匀，以腊日面脂调如稀膏，每夜欲卧时以淡浆水净洗面拭干，以药涂所患处，明日即以温水洗之。湿癣以米泔洗了，涂药，三五上瘥。

颠倒散《医宗金鉴》（清）

【主治】肺风粉刺酒齄鼻。

【处方】大黄　硫黄各等分

【用法】研细末，共和一处再研匀，以凉水调敷。

方歌：颠倒散敷功效极，大黄硫黄各研细，等分再用凉水调，专治酒齄肺风刺。

附方（内服方）枇杷清肺饮

【处方】人参三分　枇杷叶一钱，刷去毛蜜炙　甘草三分，生黄连一钱　桑白皮二钱，鲜者佳　黄柏一钱

【用法】水一盅半，煎七分，食远服。

方歌：枇杷清肺枇杷叶，参草黄连桑白皮，黄柏同煎食远服，肺风粉刺尽皆宜。

10. 鼻　赤

赤鼻方《外科方外奇方》（清）

【处方】硫黄（入布袋内用豆腐泔制三次净重一两）　轻粉　陀僧　白芷各一钱　白矾五分

【用法】共研末，唾擦。晚则擦，日则洗，自能奏功。

红鼻膏《医学集成》（清）

【处方】石膏　葛根　花粉　黄芩　桑皮　杏仁　桔梗　甘草　大黄　雄黄无分量

【用法】研末，香油调搽。

赤鼻膏《嵩崖尊生》（清）

【处方】白矾　硫黄　乳香等分

【用法】抓破患处（麻油调）搽之。

内服四物汤加味。

当归、川芎、白芍、生地、酒芩、酒柏、五灵脂，药量酌用。水煎服。

肺风鼻赤膏《六科准绳》（明）

肺风鼻赤最难医，我有良方付与伊，但用硫矾为细末，茄汁调涂始见奇。

肺风红鼻膏《冯氏锦囊》（清）

【处方】雄黄五分　麝香一分　明矾一钱　半夏二钱　硫黄一钱

【用法】共为细末，清晨用水调搽，临睡浓些，饮淡酒，能戒酒更妙。

枫草膏《六科准绳》（明）

【主治】赤鼻及面上风疮。

【处方】大枫油五十文　草乌一个，为末　轻粉　麝香各一百文

【用法】上先将草乌入油内熬令匀，取出少时下轻粉麝香末搅匀。每用少许擦患处令热，旬日瘥。一方无轻粉，用生姜擦患处，敷药。

酒齄鼻酒刺敷膏《万病回春》（清）

1. 治肺毒面鼻赤疱。密陀僧不拘多少为细末，临卧乳汁调敷面上，次日洗去，不过三五次而已，即瘥。

2. 治面上酒齄鼻红紫肿。

【处方】半夏　硫黄　白盐炒　枯矾各三钱

【用法】上为末，水调敷患处，立消。

3. 治赤红烂脸。

【处方】水银一钱　柏油烛一两

【用法】共捣涂之。

4. 治面上糟鼻酒刺。

【处方】雄黄　铅粉各一钱硫黄五分

【用法】共为细末，乳汁调涂患处，晚上涂，次早温水洗去，如此三上即已。

5. 治酒齄鼻。

【处方】轻粉　硫黄各少许

【用法】上共为细末用蜜调搽之。

6. 治面上粉刺。

【处方】枯矾一两　生硫黄三钱　白附子二钱

【用法】上共为细末，唾津调搽，临晚上药，次早洗去。

铅红散《六科准绳》（明）

【主治】肺风上攻阳明经络，面鼻紫赤刺、瘾疹，俗呼肺风，以肺而浅在皮肤也。

【处方】舶上硫黄　白矾灰各半两

【用法】上为末，入黄丹少许，染与病人面色同，每上半钱，津液涂之。洗漱罢及临卧再上。兼服升麻汤，泻青丸，除其本也。

鹿角膏《赤水玄珠》（明）

治面上肺风疮。以无灰酒浓磨鹿角尖，敷之。

雄丹膏《丹溪心法》（元）

【主治】小儿赤鼻。

【处方】雄黄　黄丹等分

【用法】上同为末，无根水调敷之。

11. 面　膏

二黄膏《太平圣惠方》（宋）

【主治】面䵟黯令悦白方。

【处方】雄黄一两半　雌黄一两（与雄黄同用绵裹浆水内煮一日细研）朱砂三分　珍珠末三分（细研）密陀僧一两（并朱砂二味纳猪肠内煮数沸洗净细研之）　白及三分　腻粉半两　白僵蚕三分

【用法】上件药捣罗为末，

入研了药更研令匀细，旋取以猪脂、面脂等分，调搅令匀。每夜先以澡豆浆水洗净，拭干净涂之，勿冲风及向火。

石菖蒲散 《杨氏家藏方》（宋）

【主治】面上黚黯、风刺、疮癗。

【处方】石菖蒲（九节者）甘草 白茯苓 淡豉 皂角（肥者不蛀者去皮弦子）

【用法】上件各等分为末，临卧先以皂角洗面，拭揩令极干，用鸡子清调涂面上，至来早将此药如澡豆用之。

又方一

【主治】七香嫩容散去风刺，黚黯。

【处方】黑牵牛十二两（生用）白芷 零陵香 甘松（去土）栝楼根（四味）各一两 茶子（去黑皮四两炒）皂角末（去皮尖）四两

【用法】上件为细末，如常用之。

又方二 玉容散

【主治】面黑黚黯及皱皴。

【处方】白附子（生用）密陀僧 牡蛎（煅为粉）白茯苓川芎

【用法】上件各等分为细末，以羖羊乳调如膏，夜以涂面，旦以浆水洗之。

又方三

【主治】面上黚黯。

【用法】用白附子为末，卧时浆水洗面，以白密和涂纸上贴之，久久自落。

加减玉容散 《慈禧光绪医方选议》

【处方】白芷一两五钱 白牵牛五钱 防风三钱 白丁香一两 甘松三钱 白细辛三钱 山奈一两 白莲蕊一两 檀香五钱 白僵蚕一两 白及三钱 鹰条白一两 白蔹三钱 鸽条白一两 团粉二两 白附子一两

【用法】共研极细面，每用少许放手心内，以水调浓，搽搓面上，良久用水洗净，一日二三次。

出靥方 《儒门事亲》（元）

上用荞麦秸一担不烂者烧灰存性，入石灰半斤，同灰一起以热水淋灰，淋下灰水，用铁器内煮，以撩起、搅成膏。于靥上点之自出。或先以草茎刺破亦可。

西施玉容散 《方药合编》（朝鲜）

【主治】面上一切酒刺、风刺。

【处方】绿豆 白芷 白及 白蔹 白僵蚕 白附子 天花粉

各一两　甘松香　山柰子　藿香各五钱　零陵香　防风　藁本各一钱　皂角一锭

【用法】上为细末，每洗面时用之，面色如玉。（或蜜水调每晚洗面后涂擦之，次早洗去。）

治女人雀斑膏《孟氏家传方》

1. 鹰粪　山柰　密陀僧各五钱（为细末）　将乳汁调和，夜睡时擦之，清早洗去，一月后雀斑尽除，加苏合油四钱更妙。

2. 肥皂四两（去核）　甘松　山柰　细辛　白芷　丁香各一钱　鹰粪五钱　为末，枣肉丸，洗面后擦之，其斑渐除，再以玉容香粉拍之，则白而嫩。

治妇人面上雀斑方《经验良方》

1. 用雄雀粪　瓦花　共研末，菜油调擦，一月即光。

2. 霜梅肉　樱桃枝　牙皂角　紫背浮萍各一两　共捣为丸，洗面后擦之。

3. 羊蹄根二两　白附子一两　白蔹八钱　白及七钱　白丁香五钱　鹰粪二钱（共为末）　肥皂一斤（去皮弦）共槌为丸，擦面。

治妇人面上雀斑膏《孟氏家传方》

【处方】樱桃皮　雀卵　紫背浮萍　牙皂　白梅肉各一两

【用法】上研细和匀，日日洗面搽之，肌肤渐嫩。

净面膏《孟氏家传方》

【主治】男妇面上生斑疹、酒刺、糟鼻及满面小疮。

【处方】牙皂三钱五分　白芷三钱　僵蚕三钱　藿香一钱　山柰三钱　白丁香三钱五分　陀僧三钱五分　白果肉四十九个

【用法】俱为末，用猪胰子二两捣成膏，酒调，临卧时涂搽，次早将香肥皂洗去，日日常搽。

糯米膏《杨氏家藏方》（宋）

【主治】出靥子。

【处方】石灰六钱（须矿灰以少水化开）　木炭灰三钱（须旋于烧熟火上轻抄取白者）

【用法】上件拌匀，以水少许调令稀稠得所，瓷器内盛，以竹篦子摊平，然后捡好糯米二三十粒，每粒种之如莲蓬状，每粒插一半在灰内，以好纸遮盖盏口，无令透气，候四五日取一二粒看在灰内者若化作粥浆可用矣。如未化更候一二日。如取靥子，先将洗过，以竹削作针，灯上燎过，其尖稍利，先轻手于靥周围略拨动，即以竹针轻挑糯米浆汁，匀布拨动处，靥上不用，须夷微赤不痛，不作脓，三数日即作痂，勿刺，任其自落，不作瘢痕，其靥自落。

二黄膏《太平圣惠方》（宋）

【主治】面上黑痣及赘方。

【处方】雄黄细研 硫黄细研 珍珠末 白矾 茵茹 藜芦去芦头，各半两 巴豆三枚，去心皮生用

【用法】上件药捣罗为末，都研令匀，以鸡子白和涂之，其痣自落。

二白膏《太平圣惠方》（宋）

【主治】变颜容令悦泽方。

【处方】白附子一两，生用 白芷半两 密陀僧一两半

【用法】上件药捣罗为末，以羊乳和之，夜卧涂面，且以暖浆水洗之。不过三五度，即容颜红白光润。

三白膏《太平圣惠方》（宋）

【主治】令人面白光净悦泽方。

【处方】白蔹一两 白附子一两，生用 白芷一两 藁本一两 猪胰三具，水渍去赤汁，尽切研之

【用法】上件药捣罗为末。先以芜菁子一合、酒水各半升相合，煎数沸，研如泥，合诸药，纳酒水中，以瓷器贮封三日，每夜取药敷面，且以浆水洗之。

三灰膏《太平圣惠方》（宋）

【处方】益母草灰五升 蒺藜灰三升 石灰一斗

【用法】上件药各细罗了，于盆内先着石灰，上用纸盖，渐入热水候湿透石灰；于纸上留取水五升，将此水煮稀糯米粥，拌前件二味灰作球，于炭火内烧令通赤，取出候冷捣罗为末，依前将粥拌更烧，如此七遍后，更以牛乳拌又烧两遍，然后捣罗为末，每夜先洗面，以津唾调少许涂之，且以热浆水洗面，去斑皱、黯黯极妙。

土瓜根膏《太平圣惠方》（宋）

【主治】令面光白腻润，去黯黯面皱。

【处方】牡蛎三两，烧为粉 土瓜根一两，末

【用法】上件药都研令匀，以白蜜和，夜后涂面，且以温浆水洗之。

干漆膏《太平圣惠方》（宋）

【主治】赤疵及黑痣。

【处方】干漆一两 巴豆三枚，去心皮 炭皮一两 雄黄一两，细研 雌黄一两，细研 白矾一两

【用法】上件药捣罗为末，都研令匀，以黑漆和合如膏，于

上点之，当成疮自落，及去面
皯、皮中紫点。其不耐漆人，鸡
子白和涂之良。

六白膏《太平圣惠方》（宋）

【主治】令面光白腻润，去
皯黯面皱方。

【处方】白芷一两　白蔹一两
白术一两　白附子三分，生用　白
茯苓三分　白及半两　细辛三分

【用法】上件药捣罗为末，
以鸡子白和为梃子，每梃如小指
大，阴干，每夜净洗面了，用浆
水于瓷器中磨汁涂之，极效。

丹砂膏《圣济总录》（宋）

【主治】面皯黯，涂之令光
白润泽。

【处方】丹砂一两，研细

【用法】上一味入白蜜少许，
更研如膏，入盒中盛，每到临卧
涂面，明旦以浆水洗之。

太真红玉膏《闺阁事宜》（清）

【处方】轻粉　滑石水飞　杏
仁去皮取霜等分为末蒸过

【用法】入冰、麝少许，鸡
子清调匀，洗面毕敷之。旬日后
色如红玉。

白蓝脂方《外台秘要》（唐）

【主治】疗面黑似土、皯疱。

【处方】白蓝一分　白矾一分
烧石脂一分　杏仁半分，去皮尖

【用法】上四味捣筛，鸡子
和，夜涂面，明旦以井花水洗
之。白蓝即白蔹也，甚妙。老与
少同。

白减瘢散《幼科大全》（民国）

【处方】白芷　白附子　白
僵蚕　鹰矢白　密陀僧各等分

【用法】共为细末，以水调，
搽面皯神效。

白僵蚕敷膏《本草纲目》（明）

【主治】面上黑暗。

【治法】白僵蚕末，水和涂
之。

白附子散《万病回春》（清）

【主治】男妇面上热疮似癣
或黑黯。

【处方】白附子　密陀僧
白茯苓　白芷　官粉各等分

【用法】上为末，先用萝卜
煎汤洗面，后用羊乳调成膏，敷
患处，晨洗去。

白附子膏《太平圣惠方》（宋）

【主治】皯黯皮皱皴散，宜
用此方。

【处方】白附子二两，生用
密陀僧二两　牡蛎二两，烧为粉　白
茯苓二两　川芎二两

【用法】上件药捣罗为末，
以羊乳调为膏，夜以涂面，且以
温浆水洗，不过五六度一重皮

脱，黶尽去矣。

白硫膏《太平圣惠方》（宋）

【主治】令面洁白。

【处方】白矾一（三）分　硫黄三分，细研　白附三分，生用

【用法】上件药捣罗为末，以醋浸三日，每夜临卧时净洗面，薄涂之，勿见风。

白附丹《医学纲目》（明）

【主治】男子妇人面上黑斑点。

【处方】白附子一两　白及　白蔹　白茯苓　密陀僧　白石脂定粉各等分（各三钱）

【用法】上为细末，用洗面药洗净，临睡用人乳调和，如无，用牛乳或鸡子清调和，丸如龙眼大，窨干，旋用温浆水磨开，敷之。

附方（洗面药）莹肌如玉散

【处方】白丁香一两　香白芷七钱　升麻半两　白及一两　麻黄去节，三钱　白牵牛一两　当归梢半两　白附子三钱半　白蒺藜一两楮实子四钱　白茯苓三钱　连翘一钱半　白蔹一两　小椒一两

【用法】上为细末，每用半钱洗之。

白附丹《六科准绳》（明）

【主治】男子妇人面上黑斑点。

【处方】白附子　白及　白蔹　白茯苓　密陀僧　白石脂定粉各等分

【用法】上为细末，用洗面药洗净，临卧用人乳洗之，如无，用牛乳或鸡子清调和，丸如龙眼大，旋用温浆水磨开敷之。

四白灭瘢散《六科准绳》（明）

【处方】白芷　白附子　白僵蚕　鹰屎白　密陀僧各等分

【用法】共细末，以水调搽，神效。

四白散《外科大成》（清）

【主治】点痣去斑。

【处方】糯米三百五十粒　巴豆取肉，五个

【用法】用夏布包之扎之，取石灰鹅蛋大一块，冲滚水一碗泡化，以水煮米泡成饭，取出，乘热加硇砂末一钱杵匀，仍加灰水研如糊，瓷罐收之，听用。

玉容散《医宗金鉴》（清）

【主治】黑斑。

【处方】白牵牛　团粉　白蔹　白细辛　甘松　白鸽粪　白及　白莲蕊　白芷　白术　白僵蚕　白茯苓各一两　荆芥　独活羌活各五钱　白附子　鹰粪白　白扁豆各一两　防风五钱　白丁香一

两

【用法】共研细末，每用少许放手心内，以水调浓搽搓面上，良久再以水洗面，早晚日用二次。

方歌：玉容散退黵皯黯，牵牛团粉敛细辛，甘松鸽粪及莲蕊，芷术僵蚕白茯苓，荆芩独活白附子，鹰条白扁豆防风，白丁香共研为末，早晚洗面去斑容。

玉容散《临证指南医案》（清）

【主治】雀斑。

【处方】白僵蚕　白附子　白芷　山奈　硼砂各三钱　石膏　滑石各五钱　白丁香一钱　冰片三分

【用法】上为细末，临睡用少许水和搽面，人乳调搽更妙。

玉容散《女科切要》（民国）

【主治】妇女面无光彩，色白而不润泽。

【处方】香白芷五分　硫黄　冰片各一钱　细辛　山奈各一钱　丁香　轻粉各二钱　甘松二钱半　木贼　藿香叶　元明粉　杏仁各三钱　荆芥　花粉　薏仁　天虫　陀僧　苏合油各五钱，此味后入　肥皂　铅粉各一两

【用法】上共为细末，临睡蜜水调匀擦面，过夜次早用煮酒

一杯冲热水洗去，再拍玉容粉。

玉容散《赤水玄珠》（明）

【主治】面上黑斑雀斑。

【处方】甘松　山奈　茅香各五钱　白芷　白僵蚕　白及　白蔹　白附子　天花粉各一两　防风　藁本　零陵香各三钱　肥皂二个　绿豆粉一两

【用法】为细末，每洗面用之。（蜜水调敷，次早洗去）

玉盘散《疡医大全》（清）

【主治】男妇面上雀斑、粉刺。

【处方】白牵牛　甘松　香附　天花粉各一两　藁本　白蔹　白芷　白附子　官粉　白及　大黄各五钱　肥皂一斤，槌烂

【用法】上药捣研和匀，每日搽面，有效。

玉面桃花粉《疮疡经验全书》（宋）

【主治】雀斑。

【处方】杏仁三钱，研如泥　轻粉一钱　官粉三钱　白芷末，二分　麝香二分　冰片二分

【用法】用鸡子白调匀，每用少许如妇人搽面脂法。

去雀斑膏《济生验方》（清）

夜娇娇花一名夜饭花，秋后之子颗粒尽黑者，晒干后剥去黑壳、再去黄衣，如未尽燥，置石

灰内数日取出，研末，用蜜调至成浆，每晚临睡时擦之，一月后全形消灭。

去身面雀斑膏（民间验方）

【处方】硫黄　陀僧　火硝等分

【用法】共为细末，盐水调点皮上，自觉微痛，次日其斑高起，数日即平。

又方

大沙石上生长的石花，刮下为末，醋调点亦退。

令面部莹白如玉方《养生医药浅说》（民国）

【主治】面上雀斑，粉刺。

【处方】真杭粉二两　白檀四钱　轻粉一钱　蛤粉一钱　金色密陀僧四钱

【用法】共研极细末，加麝香二分、冰片二分，再研匀，每晚临睡时将脸洗净，鸡蛋清调搽面上，十数日后面色莹白如玉，似梨花且香美。

令面光泽方《千金翼方》（唐）

母猪蹄一具煮汁如膏，夜涂旦洗，老妇渐嫩如少女。

附方　悦泽面容方《肘后方》

【处方】冬瓜仁五两，去壳　桃花四两　白杨皮二两

【用法】为末，食后米饭服，欲白，倍加冬瓜仁，欲红，倍加桃花，服三十日，面如玉，五十日后手足皆白。

汗斑散《医方集解》（清）

【主治】一切雀斑、汗瘢、黑痣、面生疙瘩等证。

【处方】陀僧二钱　轻粉一钱　石黄一钱四分　明雄黄一钱四分　床子一钱四分　硫黄一钱四分

【用法】共为细末。以醋调，搽患处。

朱雄膏《太平圣惠方》（宋）

【主治】面多新皱粗涩，令人面色光泽。

【处方】朱砂一两，细研　雄黄一两，细研　黄鹰粪白一合　胡粉二合　水银一两，并胡粉入少水同研令星尽

【用法】上件药相和细研令匀，以面脂和，净洗面，夜涂之，以手细摩面令热，明旦以暖浆水洗之。

皂荚子膏《太平圣惠方》（宋）

【主治】黔黯，斑点。

【处方】皂荚子末，半两　杏仁半两，汤浸去皮尖研如膏

【用法】上件药都研令匀，每夜用津唾调涂之。

改容丸《疡医大全》（清）

【主治】雀斑。

【处方】雄雀粪　瓦花各等分

【用法】研细，同菜油调搽，一月即光。

时珍正容散《医宗金鉴》（清）

【主治】雀斑。

【处方】猪牙皂角　紫背浮萍　白梅肉　甜樱桃枝各一两，焙干　鹰粪白三钱

【用法】共为细末，每早晚在手心内用少许调浓搓面上，良久以温水洗面，用至七八日后，其斑皆没，神效。

方歌：正容散洗雀斑容，猪牙皂角紫浮萍，白梅樱桃枝鹰粪，研末早晚水洗灵。

杏仁膏《太平圣惠方》（宋）

【主治】令人面色悦泽如桃花。

【处方】杏仁二升，汤浸去皮尖　白附子末，三两　密陀僧二两，细研　白羊髓二升半　珍珠末，一分　白鲜皮末，一两　酒三升　鸡子白七枚　胡粉二两，细研

【用法】上件药先取杏仁入少酒研如膏，又下鸡子白研一百遍，又下羊髓研二百遍，后以诸药末纳之，后渐渐入酒令尽，都研令匀，于瓷盒中盛，每夜以浆水洗面，拭干涂之。

玛瑙膏《太平圣惠方》（宋）

【主治】令面光白腻润，去

黚黯面皱方。

【处方】白附子半两　杏仁半两，汤浸去皮尖研如膏　香附子半两　白檀香半两，锉　紫苏香半两，锉　玛瑙半两，细研

【用法】上件药捣罗为末，以白蜜和令匀，夜卧涂面，旦以温水洗之。

芙蓉膏《刘河间宣明论》（金）

【主治】遍满头面大小诸黡子或身体者。

【处方】料炭灰　桑柴灰　荞麦秸灰各半升　石灰用热汤淋取二升熬至五分，独角仙一个，不用角　红娘子半钱，不去足翅　糯米四十九粒　石灰一两，风化者

【用法】上为末，将前灰汁调和面糊相似，在瓷盒子内于土底埋五七日，取出使用。取瘢痕黡内刺破，用细竹签子点之放药，用湿纸盖药，再点至三上，见瘢痕时冷水淋洗。忌姜、醋、鱼、马肉。

治雀斑敷膏《陈修园全集》（清）

【处方】白石脂六两　白敛十二两

【用法】为末，鸡子清和，夜涂、旦洗。

治雀斑秘方《赤水玄珠》（明）

【处方】樱桃枝　紫背浮萍

白梅肉　猪牙皂角等分

【用法】焙干为细末，每洗面后蜜水调敷，次早洗去，用之七八日后其斑皆没，神效。加鹰屎白少许尤妙。

净面膏方《太平圣惠方》（宋）

治面黑黔黶皮皱，宜用此方。

1. 鸡子三枚　丁香一两，末　胡粉一两，细研　上药先以醋一升渍鸡子七日后，取鸡子白调丁香胡粉令匀，以浆水洗面，薄涂之妙。

2. 杏仁一两，汤浸去皮尖炙研成膏　腻粉半两　上药以鸡子白和匀，夜用敷面，经宿拭去，甚妙。

3. 白附子五两，生用　捣罗为末，以酒和，临卧涂之。

4. 桂心一两　石盐一两　上件药捣罗为末，每夜以蜜调涂之。

5. 羖羊胫骨半斤，晒令极干。上捣罗为末，以鸡子白和敷之，且以稻泔洗之，不过五七日大效。

6. 治面黔黶黑子方。

【处方】杏子仁汤浸去皮，三两，细研

【用法】以鸡子白和如稀膏，每夜涂面，至晓以淡浆水洗之，便涂丹粉，不过五十日有效，慎风。

7. 云母膏

【主治】黔黶、斑点兼瘢痕方。

【处方】云母粉一两　杏仁一两，汤浸去皮尖

【用法】上件药细研，入银器中，以黄牛乳拌，略蒸过，夜卧时涂面，且以浆水洗之。

取痣饼《医学纲目》（明）

【处方】糯米百粒　石灰拇指大　巴豆三粒，去壳研

【用法】上为末，入瓷瓶同窨三日，每以竹签挑粟许，点上，自然蚀落。

面上黑气敷膏《本草纲目》（明）

半夏焙研，米醋调敷，不可见风，不计遍数，从早到晚，如此三日，皂角汤洗下，面莹如玉也。

面白膏《太平圣惠方》（宋）

【主治】面黔黶及面皮皱。

【处方】白及二两半　白术五两　白芷二两　细辛二两　白附子二两，生用　防风二两，去芦头　白矾一两半　当归一两　藁本一两半　川芎一两半　白茯苓三两　白石脂二两　土瓜根二两　蕤仁二两　葳蕤二两　白玉屑二两，细研　琥珀末，半两　珍珠末，半两　钟乳粉半两

【用法】上件药捣罗细研为

末，取鸡子白并蜜等分和捻作梃子，入布袋盛，悬挂门上阴干，六十日后如铁，即堪用。再捣研为末，每夜用浆水洗面，即以面脂调药涂之，经六十日面如新剥鸡子。

面上雀斑敷膏《本草纲目》（明）

黑牵牛末，鸡子清调，夜敷旦洗。

面鼻雀斑膏《景岳全书》（清）

此为连子胡同方。

【处方】白芷　甘菊花各三钱，去梗　白果二十个　红枣十五个　珠儿粉五钱　猪胰一个

【用法】上将珠粉研细，余俱捣烂拌匀，外以蜜拌酒酿炖化，入前药蒸过，每晚搽面，早洗去。

面脂《肘后方》（晋）

疗人䵟，令人面皮薄如蕣华方。

鹿角尖取实白处，于平石上磨之，稍浓取一大合（另本作两），干姜一大两，捣，密绢筛，和鹿角汁搅，使调匀。每夜先以暖浆水洗面，软帛拭之，以白蜜涂面，以手拍使蜜尽，手指不黏为度。然后涂药，平旦还以暖浆水洗。二三七日，颜色惊人。涂药不见风日，慎之。

面膏《李东垣兰室密藏》（金）

【主治】面有䵟䵌，或生疮，或生痤痱及粉刺之类，并去皮肤燥痒，去垢腻，润泽肌肤。

【处方】皂角三斤，去皮弦子另捣　好升麻八两　楮实子五两　白及三两，细锉　甘松七钱　缩砂连皮白丁香腊月收　山柰子以上各五分　绿豆八合，拣净另捣　糯米一升二合

【用法】上为细末，水蜜调成膏，用之如常。

洁面膏《医学纲目》（明）

【主治】涂䵟䵌不令生疮。

【处方】猪苓　麻黄　桂枝白蒺藜　白附子　连翘　防风香白芷　白蔹　当归身　升麻根白及

【用法】上等分为末，洗面用之。临卧水调少许，涂面上。

珊瑚膏《太平圣惠方》（宋）

【主治】䵟䵌，令面洁白方。

【处方】马珂二两，细研　珊瑚一两，细研　白附子一两，生捣罗为末　鹰粪白一两

【用法】上件药都研如粉，用人乳和，夜临卧净洗面拭干涂药，旦以温浆水洗之。

皇帝涂容金面方《东医宝鉴》（朝鲜亨保）

【处方】朱砂二钱　干胭脂一

钱　官粉三钱　乌梅肉五个　潮脑
五分　川芎少许

【用法】上为细末，临睡时
津唾调搽面上，天明温水洗面，
美如童颜，乃神仙妙用之法。

轻雷膏《外科真诠》（清）

【处方】轻粉一钱　雷丸三钱
茯苓一钱

【用法】共研细末，水蜜调
敷。

点痣膏《疡医大全》（清）

1. 糯米七粒捣烂、石灰和匀
（水调），挑破点之即落。

2. 用栎炭灰半盅以水调不干
不稀，以手按实，入糯米数粒，
摆在灰中，仍按实，将碗覆于地
上勿动，俟明朝灰中流出白浆如
饴，用盅取下，看痣大小点之，
听其自落。

3. 夏至或冬至用醭碱同石灰
捣匀，水磨点之，自落。

4. 白降丹水调少许，点之自
落。

点痣膏《陈修园全集》（清）

石灰一两，熬桑柴灰淋汁熬
成膏，刺破点。

点痣去斑膏《景岳全书》（明）

用石灰、水调一碗如稠糊，
拣好糯米粒全者，半置灰中、半
露于外，经一宿灰中米色变如水

晶。若或面或手有黑痣、黑靥及
文刺者，先须针头微微拨破，置
少许水晶者于其上，经半日许，
靥痣之汁自出，乃可去药，且勿
著水，二三日即愈。

栎木灰膏《太平圣惠方》（宋）

【主治】面上黑痣，令永除
根本方。

【处方】栎木灰二斤，烧热净炉
上消为灰　石灰三合

【用法】上二位相和，以水
淋取脓汁一大盏，即于小铛中煎
至三分，以瓷盒盛之。用小竹针
取药点于痣上，干却又点之，二
日不洗面，痣剥去尽。勿食酸咸
油腻生姜等，即无瘢疮。

益母草涂方《圣济总录》（宋）

【主治】面皯黵，令光白润
泽。

【处方】益母草灰二升

【用法】上一味，以醋和为
团，以炭火煅七度，后入乳钵中
研细，用蜜和匀，入盒中，每至
卧时先浆水洗面，后涂之大妙。

珍珠膏《太平圣惠方》（宋）

【主治】去皯黵，令光泽洁
白。

【处方】珍珠末半两，细研
朱砂半两，细研　冬瓜子仁半两，研
如膏　水银一两，以唾于掌内研令星尽

【用法】上件药都研令极细，入水银同研令匀，以面脂调和为膏，每夜涂面，且以浆水洗之。

雀斑膏《本草从新》（清）

【主治】雀斑。

【治法】白茯苓末，蜜和，夜夜涂之，二七日愈。

雀斑敷膏《本草纲目》（明）

【处方】山奈子　鹰粪　密陀僧　蓖麻子等分

【用法】研匀，以乳汁调之，夜涂旦洗去。

艳容膏《临证指南医案》（清）

【主治】雀斑。

【处方】白芷　甘菊花去梗，各三钱　白果二十个　红枣十五个　珠儿粉五钱　猪胰一具

【用法】上将珠儿粉研细，余俱捣烂拌匀。外以蜜拌酒酿炖化，入前药蒸过。每晚擦面，清晨洗去。

栝楼子膏《太平圣惠方》（宋）

【主治】面黑斑驳，令人光悦洁白。

【处方】栝楼子仁六合，捣罗为末　麝香半两，细研　白石脂二两，细研　雀粪三合，去黑者细研

【用法】上件药都研令匀，以生菟丝苗汁和如稀膏，每夜先用澡豆洗去垢腻，涂于面上，且

以温浆水洗之。

猪蹄膏《儒门事亲》（元）

【主治】面黚。

【用法】用猪蹄一副，刮去黑皮，切作细片，用慢火熬如膏黏，滤过，再入锅内用蜜半盏，又用白芷、黑豆（去皮）、栝楼、白及、白蔹、零陵香、藿香各一两为末，鹅梨二个同一处再熬，滴水不散方成，以绢滤过，临卧涂面，次日用浆水洗面。

猪脏膏《太平圣惠方》（宋）

【主治】令手面光润。

【处方】猪胰一具，细切　白芷一两　桃仁一两，汤浸去皮　细辛一两　辛夷二两　冬瓜子仁二两　栝楼仁二两

【用法】上件药细锉，以好酒二升都煎之，令白芷色黄，绞去滓，更煎成膏，盛瓷器中。旋取以涂手面。

梨花白面法（民间验方）

【主治】雀斑黑气。

【处方】官粉十两　密陀僧二两　白檀香二两　轻粉　蛤粉各五钱

【用法】共研细末，入麝香一钱，每晚用鸡子白调敷，次早洗去，令面莹白，绝似梨花，且香美异常。

鹿角胶膏《太平圣惠方》（宋）

【主治】令人面色润腻，鲜白如玉。

【处方】白附子半两，生用 鹿角胶一两 石盐一分 白术一斤 细辛一两 鸡子白一枚

【用法】上件药各细锉，先水二斗五升煎白术，以布绞取汁六升，于银锅中以重汤煮取二升，后下诸药更煎至半升，又以绵滤过，收于瓷盒中，每夜临卧时洗面，拭干涂之。

鹿角膏方《太平圣惠方》（宋）

【主治】百岁老人，面如少女光泽洁白。

【处方】鹿角霜二两 牛乳一升 白蔹一两 川芎一两 细辛一两 天门冬一两半，去心焙 酥三两 白芷四（一）两 白附子一两，生用 白术一两 杏仁一两，汤浸去皮尖双仁别研如膏

【用法】上件药捣罗为末，入杏仁膏研令匀，用牛乳及酥于银锅内以慢火熬成膏，每夜涂面，旦以浆水洗之。

黑子治法《外科正宗》（明）

宜细铜管将痣套入孔内，捻六七转，令痣入管，一拔便去。有痣浮浅不能拔者，用针挑损，搽水蛳散少许，糊纸盖之，三日

自脱。或灰米膏点之亦可，落后珍珠散干掺，生皮而愈，忌酱醋无斑。

集验去黑子及赘方《外台秘要》（唐）

【处方】生藜芦灰 生姜灰各五升 石灰二升半

【用法】上三味合和令调，蒸令气溜，取甑下汤一斗从上淋之，尽汤取汁，于铁器中煎减半，更闹火煎稠。欲去黑子、疣、赘，先小伤其上皮令破，以药贴之。此名三灰煎，秘方也。

蒺藜膏《陈修园全集》（清）

【主治】面皯黯。

【处方】蒺藜子 山栀子等分

【用法】上为末、醋和，夜涂旦洗。

藜芦灰膏《太平圣惠方》（宋）

【主治】黑痣生于身面上。

【处方】藜芦灰五两

【用法】上以水一大碗淋灰汁于铜器中盛，以重汤煮令如黑膏。以针微拨破痣处点之，大者不过三遍，神验。

12. 手　膏

手膏《太平圣惠方》（宋）

【主治】手膏，令手光润，冬不粗皱方。

【处方】栝楼瓤—两　杏仁一两, 汤浸去皮

【用法】上件药同研如膏, 以蜜令稀稠得所, 每夜涂手。

附方　香药澡豆方

【主治】面黚黑暗, 手皮干皱, 令洁白光润。

【处方】白蔹　白芷　葳蕤白及　细辛　当归　鹿角胶　土瓜根　白茯苓　商陆　鸬鹚粪密陀僧各一两, 细研　栝楼仁　桑根白皮锉　橘子仁　川芎　白附子各一两　冬瓜仁五两　桃仁一两, 汤浸去皮　硼砂一两

【用法】上件药捣罗为散, 先将鹿角胶并硼砂以水三升煮令胶消, 用和白面五升, 薄作饼子曝干, 捣罗为末, 更入绿豆面二升, 并药末相和令匀, 常用洗手面, 令色白。

手膏方《太平圣惠方》（宋）

【主治】手膏, 涂手令润泽方。

【处方】白芷四两　川芎三两藁本三两　葳蕤三两　冬瓜仁三两楝子仁三两　桃仁一斤, 汤浸去皮研如泥　枣肉二十枚　猪胰四具, 细锉冬瓜瓤四两　陈橘皮一两　栝楼子三两

【用法】上件药细锉, 取水

八升煮取三升去滓, 别以好酒三升按猪胰取汁, 入研了桃仁并前药汁都搅令匀, 更煎成膏, 以瓷器中盛, 先净洗手, 拭干涂之。

手膏方《太平圣惠方》（宋）

【主治】令手润泽方。

【处方】桃仁一两, 汤浸去皮杏仁三两, 汤浸去皮　橘子仁一合赤雹十枚　辛夷一两　川芎一两当归一两　大枣三十枚　牛脑一两羊脑一两　狗脑一两

【用法】上件药细锉, 先以酒一升渍诸脑, 又别以酒六升煮赤雹令烂, 绵裹绞去滓, 乃入诸脑等, 后以绵裹诸药纳酒中, 慢火煎欲成膏, 绞去滓, 更煎成膏, 以瓷器盛之。五日以后堪用。先净洗手讫, 取膏涂之, 甚光润, 切忌近火。

13.　白　秃

小儿秃疮膏《外科百效全书》（清）

鸡蛋五个煮熟去白, 用黄炒出油取起, 用花椒三钱, 密陀僧二分, 黄柏皮三钱, 共为末, 蛋黄油调搽。

小儿秃疮敷膏《本草纲目》（明）

冷泔洗净, 以羊角葱捣泥入蜜和涂之, 神效。

小儿白秃膏《本草纲目》(明)

马齿苋煎膏涂之，或烧灰猪脂和涂。

小儿头疮膏《本草纲目》(明)

【主治】白秃。

【用法】吴黄炒焦为末，入米粉少许，猪脂、醋调涂之。

贝母膏《奇效良方》(明)

【主治】头秃疮。

【处方】贝母 半夏生 南星 五倍子 白芷 黄柏 苦参各二钱半 虢丹一钱半，煅 雄黄一钱

【用法】上为细末，先以苦参、蜂房、白芷、大腹皮、荆芥煎汤熏洗拭干，即用蜜水调敷，两三次后，干掺药。

乌硫膏《太平圣惠方》(宋)

【主治】白秃疮，宜用此方。

【处方】乌头末半两，生用 硫黄半两，细研 腻粉一分 狗粪一两，白色者细研 巴豆一分，去皮研

【用法】上件药同研令匀，以生油调拌。先用热米泔洗，又以热浆水洗，又用生甘草水洗令净，然后剃去发、刮去痂令赤色，便涂揾之令入肉，便以故帛包裹，两日一上，三上即愈。后用冬瓜皮烧灰细研，油调涂之，头发生如常。

白秃疮膏《万病回春》(清)

【主治】男妇小儿头生白秃疮。胡前溪传。

【处方】公鸡粪晒干，半斤能去病根 人言一钱，火煅过杀虫 塘中黑泥晒干，筛过二两杀虫 蛇床子五钱，杀虫 白矾煅，三钱，止痒 硫黄五钱，杀虫 五倍子炒，五钱

【用法】上为细末。先用鸡子二个，香油煎饼，热贴在头上，一日搽一次，须先引出虫去尽，用白矾倍子煎水洗一次，后用前药末香油调擦头上，一日搽一次，过六七日即愈。

白秃疮膏《儒门事亲》(元)

夫小儿白秃疮者，俗呼为鸡粪秃者是也。可用甜瓜蔓连蒂不以多少，河水浸之一宿，以砂锅熬取极苦汁，滤去瓜蔓，以文武慢火熬成如稀饧状，盛于瓷器中。可先剃头，去尽疮痂，死血也尽，着河水洗净，却用熬下瓜蔓膏子一水盏加半夏末二钱，生姜自然汁一两匙，狗胆一枚同调，不过三两上立可。大忌鸡猪鱼兔动风发热之物。

白秃疮膏《丹溪心法》(元)

【处方】金头蜈蚣一条 皂角不蛀，一斤，劈开去皮弦以蜈蚣入夹定，以麻扎紧，沉于粪缸底七日，取出焙干，

碾为细末

【用法】先以温汤将疮浸洗温润，然后敷之。如干以清油调搽，数次除根。

白秃敷膏《儒门事亲》（元）

甜瓜蔓连蒂不拘多少以水浸一夜，砂锅熬取苦汁、去滓，再熬如饧，盛收。

每用剃去痂洗净，以膏一盏加半夏末二钱，姜汁一匙、狗胆汁一枚和匀，涂之，不过三上。忌食动风物。

白秃头疮膏《太平圣惠方》（宋）

治小儿白秃疮及诸癣。

1. 芜荑膏

【处方】芜荑一分 豆豉一分 川椒二十四粒，去目

【用法】上件药捣如泥，以陈酱汁调涂。

2. 细柳膏

【处方】细柳枝一握 水银半两，以津研令星尽 皂荚一两，去皮子

【用法】上件药细锉，以醋一升煎令浓去滓，再熬成膏，下水银搅令匀，以瓷盒盛，日二涂之。

白秃头疮膏《医方易简新编》（清）

陈年石灰炒黄色、退火气，以马齿苋汁调敷，干复易之，神效。

头疮膏《便易经验良方》（清）

【主治】白秃头疮，即俗称腊梨头者。

【处方】皂矾一钱，炒红 土楝树子三钱，炒 黄豆五钱 川椒一钱，炒出汗

【用法】共研极细。以豆腐泔水洗之，待干，用柏油调搽，随愈。

戍油膏《外科秘录》（清）

【主治】多年不好秃疮。

【处方】番木鳖子不拘多少用油煎枯木鳖子 真轻粉一钱 枯矾三分

【用法】调敷，一上即愈。

地轻膏《本草纲目》（明）

干地龙为末，入轻粉，麻油调搽。

扫雪膏《万病回春》（清）

【主治】小儿秃疮。

【处方】松树厚皮烧灰，三两 黄丹水飞，一两 寒水石研细，一两 枯矾 黄连 大黄各五钱 白胶香条飞顽石上，二两 轻粉一分

【用法】上为细末，熟熬香油调敷疮上，须先洗净疮痂，后敷药。

如圣黑膏《东医宝鉴》（朝鲜享保）

【主治】小儿白秃头疮。

【处方】豆豉半升 草龙胆

芜荑各二钱半

【用法】上烧存性为末，香油半斤熬至四两，下药调匀、敷之。神效。

麦饯散《嵩崖尊生》（清）

【主治】白秃疮。

【处方】小麦一升炒枯黄色，乘热搅硫黄末四两，白砒末一两搅匀，凉了加烟胶半斤，川椒三两，生矾、枯矾各二两。

【用法】共为末，用葱汤洗净，麻油调搽，纸盖，三日一换，二次愈。

皂荚散方《太平圣惠方》（宋）

【主治】小儿白秃疮，瘥而复生。

【处方】皂荚二梃,烧灰　黄芩二分　朱砂一分,细研　麝香一分,细研　黄丹二分,微炒　槟榔一分　白及半分　干姜一分,烧灰

【用法】上件药捣细罗为末，以浓醋脚调涂之，甚者不过三上瘥。

秃疮膏《疡医大全》（清）

【处方】鸽子粪新瓦焙存性研细

【用法】麻油或菜油调匀，听用。如有疮痂堆起，可用清米泔水同葱川椒煎汤洗去，搓上，三次无不愈者。

秃疮敷膏《产乳方》

【主治】小儿秃疮。

【用法】醋和榆白灰末涂之，虫当出。

秃疮敷膏《寿世保元》（清）

1. 藜芦二钱　枯矾二钱　五倍子二钱　为细末，香油调搽。

2. 胆矾三钱　乳香二钱　没药二钱　紫草五钱　食盐三钱　木柏油一钱

上油同草盐煎久去滓，下前三味，剃秃方搽。

3. 紫草三钱　木柏油二两　胆矾一钱　没药三钱　石乳二钱　樟脑二钱　淮盐炒,三钱

上为末，柏油调匀，先将头发剃光，再洗令净，搽药，一日一次神效。

秃头痞敷膏《外科明隐集》（清）

先洗头将秃痂剃净，涂药。

蚂蜂窝孔朝上，入白矾末，火煅枯焦、研面，对铜花（铜绿）各等分，香油调涂上三二次，凝汁流尽、痛痒渐止。改上香油熬黄蜡为膏，加白芷、大黄、苦参胆草、雄黄、甘草等末，每用薄上数日，发生而愈。

秃疮二方《景岳全书》（清）

1. 大枫子仁　木鳖仁　蛇床子各半两　水银三钱,研散于内

上先以刀刮去疮痂，花椒汤洗净，外用麻油熬成珠调药敷之。八日即愈。

2. 猪骨髓和轻粉捣烂毫之，过夜即愈。

陀僧散《万病回春》（清）

【主治】秃疮。

【处方】鹁鸽粪一两，炒研末用五钱　密陀僧五钱　硫黄一钱　花椒五钱　人言半分

【用法】上为细末，香油调搽患处，晚间洗去。

治头上白秃《本草纲目》（明）

独根羊蹄，勿见鸡犬风日，以陈醋研如泥，生布擦赤涂之。日一次。

治白秃疮方《冯氏锦囊》（清）

【处方】窑内烧红土四两　百草霜一两　胆矾六钱　榆皮三钱　轻粉一钱

【用法】共为末，猪胆调，剃头后抹之，甚效。

治秃疮黄水疮膏《仁术便览》（明）

1. 治头白秃疮、白癣疮。白芥子末，滚水调，乘热搽好。先剪去头发洗净。

2. 治头面生疮燥痒出黄水。

【处方】硫黄　密陀僧各二钱　轻粉少许

【用法】香油调搽。

3. 治小儿头生白秃疮。用榆白皮为末，醋调涂。虫当出，愈。

4. 治面上耳边浸淫疮，黄水出不愈者，各香瓣疮。亦治两口角生疮。

【处方】羯羊须　荆芥穗　干枣去核各烧存性入　腻粉五分

【用法】香油调搽。

5. 治头生黄水疮即肥疮。

【处方】黄柏　黄连　蓖麻仁　草决明　轻粉

【用法】稍痛香油调，痛痒醋调搽。

6. 连床散

【主治】小儿满头癞疮毒，及手足身上阴器肤囊肤痒则抓烂成疮，黄水出、淋漓燥痒。

【处方】黄连五钱　蛇床子二钱半　五倍子一钱二分　轻粉一分

【用法】上为细末，先以荆芥葱白煎汤洗净，香油调敷。

美首膏《串雅内篇》（清）

【主治】小儿白秃疮。

【处方】百草霜一两　雄黄一两　胆矾六钱　轻粉一钱　榆树皮一钱　石灰窑内烧红流结土渣四两

【用法】共为细末，猪胆汁调匀，剃头后搽之，神方也。

粉霜散《外科秘录》（清）

【主治】湿奶白壳疮。

【处方】羊蹄根三钱　轻粉一钱　白矾一钱　天花粉二钱　冰片一分　儿茶一钱

【用法】各为末，醋调搽之。一二次即效。

黄水秃疮方《外科方外奇方》（清）

【处方】嫩松香葱制过，二两　黄丹一两　无名异一两，炒　铅粉一钱　轻粉三分

【用法】共研末，先以米泔洗净患处，用香油调敷。

黄连蛇床散《仁斋直指方》

【主治】头疮。

【处方】满尺皂角去弦核，一钱　黄连净，五钱　白胶香三钱　五倍子三钱　蛇床子一钱　黄丹煅，二钱　轻粉五分

【用法】上细末，先用柳枝煎汤洗后掺。用黄连半两，蛇床子一分，晒干为末，麻油、轻粉调敷。

14. 头　疮

小儿头疮膏《本草纲目》（明）

久不愈，胡桃和皮灯上烧存性，碗盖出火毒，入轻粉少许，生油调涂，一二次愈。

小儿秃头疮膏《丹溪心法》（元）

1. 胡荽子　伏龙肝　悬龙尾即梁上灰尘　黄连　白矾　为细末，香油调敷。

2. 松树厚皮烧灰，二两　黄丹水飞，二两　寒水石水飞一两研细　白矾枯　黄连　大黄各半两　白胶香熬沸倾石上，二两　轻粉四钱（或云四分）　为末，熬热油调、敷疮上，须先洗去疮痂敷之佳。

3. 治小儿癞头并身癞等证。松皮烧灰，白胶香、枯矾、大黄、黄柏为末，用热油调敷。

4. 治头疮。松树皮厚者烧灰，二两　白胶香熬沸倾石上，二两　黄丹一两，水飞　白矾火飞，半两　黄芩　黄连　大黄各二钱　蛇床子　寒水石各三钱　白芷三钱　无名异炒，少许　木香痛者用少许　轻粉二钱

上为细末，熬熟油调敷疮上，洗净疮去痂敷之佳。

小儿头疮方《外科传薪集》（清）

【主治】胎毒及头痒等。

【处方】川黄柏五钱　乌金散五钱　人中白三钱

【用法】研细末，菜油调敷。

附方　乌金散

【主治】食后冷水调下。

【处方】黄丹炒　墨烧，各一

两

【用法】研为末，每三钱。

牛皮膏《太平圣惠方》（宋）

【主治】头生恶疮。

【处方】牛皮烧灰，半两　燕窠土烧赤，半两　麝香半钱

【用法】上件药都细研令匀，以生油调，日二三度涂之。

又方

【主治】治头疮方。

【处方】苦楝子十四枚　杏仁七枚

【用法】上件药都烧令烟尽，捣罗为末，入腻粉半钱更研令匀，以生油调涂，三五上瘥。

五灰膏《太平圣惠方》（宋）

【主治】小儿头上生恶疮方。

【处方】人粪灰半两　狗粪灰半两　猪粪灰半两　皂荚灰半两　香豉半两，炒令微焦　白矾灰半两

【用法】上件药捣细罗为散，每使量疮以生油调涂之，日一易，以瘥为度。

又方

【处方】黄连一两，去须　吴萸半两，生用　腻粉半两　杏仁半两，汤浸去皮　麻油一合

【用法】上件药捣细罗为末，入麻油、杏仁同研如膏，每涂药时先以盐浆水洗了拭干，方涂疮上，日二用之。

头疮敷膏《本草纲目》（明）

【主治】小儿头疮恶疮。

【治法】用皂角烧黑为末，麻油调，去痂敷之，不过三次即愈。或皂荚水洗拭干，以少麻油捣烂涂之。

头上白屑敷膏《赤水玄珠》（明）

山豆根油浸涂，或以乳汁调涂。

又方，白芷、零陵香各等分，为末，如前法用之，候三五日篦去，敷二三次始终不生。

龙胆膏《太平圣惠方》（宋）

【主治】热毒上攻，发赤根白头疮于头上，宜用此方。

【处方】龙胆一分，去芦头，捣为末　熊胆一分，细研

【用法】上件药同研令匀，以生油调，日可两度涂之。

玉红膏《疡科选粹》（明）

【主治】小儿头上恶疮及肥水疮。

【处方】松香一片，同好醋加葱头打碎或取汁同煮　飞丹六两　枯矾六两　川椒二两，另研末　轻粉一两五钱

【用法】共为末，先以猪肉汤洗净，菜油调涂。

决效散《东垣十书外科精义》（金）

【主治】风痒头疮。

【处方】贯众三两　白芷一两

【用法】上为细末，油调涂之。

杀虫芜荑散方《太平圣惠方》（宋）

【主治】小儿头面生疮久不瘥，瘙痒。

【处方】芜荑三分，微炒　葶苈子一两，微炒　白矾一两，烧令汁尽　吴茱半两，微炒

【用法】上件药捣细罗为散，以生油调，可疮涂，日二用之。

吴茱膏《太平圣惠方》（宋）

【主治】小儿头面身体生疮，累医未效，宜用此方贴之。

【处方】吴茱半两，微炒　川大黄一两　腻粉一分　麝香一分，细研　龙胆一两，去芦头

【用法】上件药捣细罗为散，以生油调，可疮涂，日二用之。

鸡子膏方《太平圣惠方》（宋）

【主治】小儿头疮及白秃疮。

【处方】新鸡子二枚，去壳　腻粉半两　麝香一分，细研　妇人油头发一团，如鸡子大

【用法】上件药先将鸡子入铫子内（油）熬，次下发令消，以绵滤过，入腻粉、麝香搅令匀，以瓷盒盛。每用先洗净拭干，涂之。

又方

【处方】水银半两　黄连一两　胡粉半两

【用法】上件药相和，入少水研水银星尽，以生油调涂之。

附子鲫鱼膏《太平圣惠方》（宋）

【主治】小儿头疮，昼开出脓，夜即复合。

【处方】大附子一枚，去皮脐捣罗为末　鲫鱼一尾，长四寸者

【用法】将附子末入鲫鱼肚中，于炭火上炙令焦，细研敷疮上，更烂捣于上封之，甚良。

又方一　以马蹄烧灰细研，以生油调涂。

又方二　以黑豆一合炒令存性，捣罗为末，以水调涂之。

又方三　取槟榔水磨，以纸衬晒干，以生油调涂之。

又方四　乌梅肉烧灰细研，生油调涂之。

又方五　上以菖蒲末生油调涂之。

又方六　上取生油麻嚼敷之效。

青矾膏《太平圣惠方》（宋）

【主治】小儿头疮久不瘥。

【处方】梁上尘五合　青矾半

分

【用法】上件药细研为散，每使以生油调涂之。

青砂散方《太平圣惠方》（宋）

【主治】小儿头疮久不瘥。

【处方】水银一分，以枣肉研令星尽　硫黄一分　狗头骨半两，烧灰　川椒一分，去目　缩砂一分，去皮　竹叶半两，烧灰

【用法】上件药捣细罗为散，研入水银令匀，以生油调涂之，立效。

烂头痒敷膏《济生验方》（清）

【处方】三黄散一钱　轻粉一钱五分　密陀僧一钱五分　百部一钱五分　雄黄一钱五分　白芷一钱五分　辰砂一钱五分　铜绿一钱五分　五倍子一钱五分　麝香二分　梅片三分　官粉一钱五分

【用法】共研细末，麻油调敷。

胡粉散方《太平圣惠方》（宋）

【主治】小儿头上生恶疮及疳疮、软疖并宜敷。

【处方】胡粉一分　黄连一两，去须　糯米二十一粒　赤小豆十四粒　吴黄半分　水银一两，点少水入胡粉研令星尽

【用法】上件药捣罗为末，即以麻油和诸药调匀涂之。

雄黄散方《太平圣惠方》（宋）

【主治】小儿头面身体生疮，皮肤赤焮瘙痒。

【处方】雄黄三分，细研　白矾半两，烧令汁尽　井盐一分　莽草半两

【用法】上件药捣罗为散，以生油调，可涂疮，日三用之。

黑豆散方《太平圣惠方》（宋）

【主治】小儿头面身体生疮。

【处方】黑豆二两　大麻仁二两

【用法】上件捣粗罗为散。着竹筒内，横插入灰火中，以铜器承受，当有汁出，收之，令汁尽，便涂疮，即愈。

紫草膏方《太平圣惠方》（宋）

【主治】小儿头疮。

【处方】紫草二两，去无色皮，捣末　马肠根一两，捣末　杏仁一两，汤浸去皮研　吴黄一分，捣碎　雄黄一分，细研　清麻油八两

【用法】上件药，先以清麻油于净铛内煎，下杏仁、吴黄于铛中，徐徐煎三两沸即去火，以生绢滤去滓，次入紫草、马肠草等末，又煎五七沸，再滤去滓，看膏稀稠得所，入雄黄末搅令匀，用瓷盒盛。每用先以盐浆水洗疮令净拭干，以膏涂之，效。

露蜂房膏《太平圣惠方》（宋）

【主治】头疮及诸般疮方。

【处方】露蜂房 白狗粪各半两

【用法】上件药并烧为灰细研，以蜜和涂之，立瘥。

15. 瘌痢头

连床散《疡医大全》（清）

【主治】瘌痢头及手足、身上、阴器肤囊抓烂淋漓。

【处方】黄连五钱 蛇床子二钱五分 五倍子一钱二分 轻粉二十五贴（三钱）

【用法】为细末，先以荆芥葱白煎汤洗拭，候干清油调敷。

神效瘌痢头药粉《济生验方》（清）

【主治】大人小儿秃疮，剃过即用陈菜油调敷，如头面黄水疮、疳疮用温米泔水洗去疮靥，绵纸揩净，再用麻油调擦，无不神效。

【处方】松香葱头煮三次，五钱 黄柏三钱 红枣炒黑，五钱 大黄三钱 黄芩三钱 炙龟板四钱 麝香五分 冰片五分

【用法】共研细末，瓷瓶收贮，勿泄气。临用麻油调敷。

草牛散《外科秘录》（清）

【主治】癞头胎毒。

【处方】蜗牛十枚，捣烂 生甘草末五钱

【用法】同捣匀，火焙干，麻油调敷头上，三日即痊愈。

猪毛敷膏《疡医大全》（清）

【主治】梅花秃、胎毒、瘰痢。

【处方】雄猪毛一具拣净、洗去油腻、阴干，入阳城罐封固，火煅三炷香，冷定取出为末，每用五分香油调搓，先白花椒葱白煎汤洗透，待干搓药，二七痊愈，发出便佳。

瘌痢膏《疮疡经验全书》（宋）

【用法】先用黄蘗汁洗净，醋汤亦可。

【处方】皂荚七个，厕内浸七日洗净晒干火煅 榆白皮烧皮 枯矾 牛烟膏 铜青 霜梅肉

【用法】浸油调搓，或研极细末香油调搓。

瘌痢头敷膏《济生验方》（清）

1. 大黑枣数枚，河底泥包裹、火煅研末，麻油调敷。

2. 蜈蚣数条煅灰，麻油调敷，数次即愈。

瘌痢头敷膏《疡医大全》（清）

【处方】石灰窑内烧过红土墼流结土渣，轻虚、色赭者，四两 百草霜 雄黄各一两 胆矾六钱 榆

皮三钱 轻粉一钱

【用法】研细，剃头，猪胆汁调搓。

16. 紫白癜风

三黄散《外科百效全书》（清）

【主治】白癜风。

【处方】雄黄五钱 硫黄五钱 黄丹 天南星各二钱 陀僧 枯矾各二钱

【用法】上为末，姜汁调搓患处，或姜块蘸药末擦，后渐黑，次日再涂，再搓，黑散则无患矣。并内服嚼鱼散或金樱丸。

干漆膏《千金方》（唐）

【主治】皮中紫赤斑，去腐秽方。

【处方】干漆 雌黄 矾石各三两 雄黄五两 巴豆十五枚 炭皮一斤

【用法】上六味研、下筛，以鸡子白和涂故帛贴病上。日二易。

白硫膏《太平圣惠方》（宋）

【主治】白癜风。

【处方】白矾半两 硫黄半两

【用法】上件药同研如粉，以醋调和涂之，即瘥。

白癜白驳膏《千金翼方》（唐）

并治浸淫疬疡箸头及胸前方。

大醋于瓯底磨硫黄令如泥，又以八角附子截一头使平，就瓯底（用附子）重磨硫黄使热，夜卧先布拭病上令热，乃以药敷之，重者三度。

白癜膏《千金方》（唐）

【处方】矾石 硫黄

【用法】上二味等分为末，酢和敷之。

白癜风膏《济生验方》（清）

新胡桃秋时可买，劈开去壳，将绿色新肉捣成泥，擦敷患处，即发黑，三数日黑皮退后即愈。

白癜风膏（民间验方）

【处方】密陀僧 枯矾 防风各等分

【用法】为细面，用鲜黄瓜汁调药，搓敷患处。

白癜风搓药方《疡科心得集》（清）

【主治】白癜风，并搓汗斑。

【处方】白及晒干，三钱 陀僧二钱 雄黄二钱 白附子晒，五钱 硫黄二钱 朱砂二钱 雌黄五分 原麝香三分 顶梅片三分

【用法】共研极细末，用生姜蘸搓之，或生姜汁调搓。

又方二 圣膏

【主治】白癜风。

【处方】硫黄生研　黄丹研，各半两

【用法】上件用生绢袋盛，紧缚定，蘸生姜自然汁于病上搽之，日夜十次自愈。

灰藋膏《太平圣惠方》（宋）

【主治】紫癜风。

【处方】灰藋草不计多少烧作灰用重纸衬水淋取汁，熬成膏　雄黄一两　朱砂三钱　腻粉一钱　麝香一钱　虾蟆灰半两　硫黄半两　白矾灰半两

【用法】上件药都研令细匀，以灰藋膏调涂所患处，干即更涂之。

治紫白癜风方《景岳全书》（明）

1. 紫白癜风一般风，附子硫黄最有功，姜汁调匀茄蒂擦，若经三度永无踪。

2. 紫白癜风两般风，水银轻粉最成功，捣取生姜自然汁，只须一擦便无踪。

3. 治紫白癜风汗斑等风。

【处方】雄黄　硫黄　黄丹　密陀僧　南星各等分

【用法】上为末，先用葱擦患处，次用姜蘸药末擦之（或生姜汁调涂亦可）。擦后渐黑，次日再擦，黑散则愈矣。

4. 四神散

【处方】雄黄　硫黄　雌黄　明矾各等分

【用法】研细末，先浴令通身微汗，外以姜汁蘸（调）擦之。再以热汤淋洗，当色淡，五日除根。

胡桃涂方《太平圣惠方》（宋）

【主治】白癜风。

【处方】初生青胡桃五颗　硫黄半两，研细　白矾一分，研细

【用法】上件药都研为膏，日三两上涂之，瘥。

密陀僧散《医宗金鉴》（清）

【主治】紫白癜风。

【处方】雄黄　硫黄　蛇床子各二钱　密陀僧　石黄各一钱　轻粉五分

【用法】共研末，醋调搽患上。

方歌：密陀僧散风湿患，入腠成瘢紫白斑，雄黄轻粉蛇床子，石黄共末醋搽痊。

附方　内服胡麻丸

【处方】胡麻四两　苦参　防风　石菖蒲　威灵仙各二两　白附子　独活各一两　甘草五钱，生

【用法】共为末，白酒浆和丸如绿豆大，每服二钱。形瘦者一钱五分。食后临卧白滚汤送下。

方歌：胡麻丸治紫白癜，除去风湿不致延，苦参白附防风

草，菖蒲独活威灵仙。

黄散《东医宝鉴》（朝鲜享保）

【主治】白癜风。

【处方】雄黄　硫黄各五钱
黄丹　天南星　白矾　密陀僧各
三钱

【用法】上为末，先以姜汁
擦患处，姜片蘸药末擦后渐黑，
次日再擦，黑散无矣。（以姜汁
调药末涂之亦可）

硫墨膏《太平圣惠方》（宋）

【主治】白癜风如雪色方。

【处方】硫黄一两半　香墨一
两半

【用法】上件药同研如粉，
以生布揩癜上微伤，用醋调如膏
涂之，作疮，未瘥，更涂之。

硫附膏《太平圣惠方》（宋）

【主治】白癜风。

【处方】鸡子两枚，和壳以米醋
一斗浸，经七日看壳软取出鸡子白用调
后药　硫黄半两，细研　附子一枚，
去皮脐生用

【用法】上件药捣罗令细，
用米粉一分更相和，研令匀细，
用鸡子白调涂之。

紫癜风膏《外科百效全书》（清）

【主治】紫癜风。

【处方】官粉五钱　硫黄三钱

【用法】为末，鸡子清调搽。
服嚼鱼散，金樱丸。

紫白癜风膏《疡科选粹》（明）

【处方】黑矾　胆矾　川乌
草乌　知母　贝母各二钱　巴豆七
粒　信五分，各为末　银朱一钱　水
银一钱，用锡死之亦为末

【用法】上药为末和匀。将
茄柴烧灰存性，淋水入锅熬滚，
入各末，再熬数沸，收瓷器内，
手搽患处，勿误入眼。

紫白癜风敷膏《疡医大全》（清）

1. 硫黄　密陀僧各一钱　白
砒六分　研细，陈醋调搽。

2. 白附子　硫黄各等分　研
细，姜汁调匀，茄蒂蘸搽。

3. 硫黄　明矾各等分　研细，
麻油调敷。

4. 紫背浮萍阴干，一两　硫黄
五分　研细，麻油调搓。

黑白癜风膏《万病回春》（清）

【处方】硫黄一钱　密陀僧一
钱　信六分

【用法】以上三味俱为细末，
用隔年陈醋调和擦之。一二次即
愈，晚间搽上，次早洗去。

楸木白皮膏《太平圣惠方》
（宋）

【处方】楸木白皮五斤

【用法】上细锉，以水五斗
煎取五升，滤去滓，却于慢火上
再熬如糊膏，用不津器收。每取

膏摩于所患白癜风处，日二三上效。

雌雄四黄散 《外科正宗》（明）

雌雄散用石硫黄，雄雌二黄要相当，槿附共研为末擦，紫癜醋调白癜姜。

【主治】紫白癜风，皮肤作痒，日渐开大，宜用此擦之。

【处方】石黄　硫黄　雄黄　雌黄　白附子　川槿皮各等分

【用法】上为细末，紫癜醋调，用坚槿毛头蘸药擦之。白癜用姜切开蘸药调擦之，擦后三日忌下水汤，戒食鸡鹅牛羊煎炒海腥火酒等物，不复发。

癜风膏 《云林神毂》（明）

白癜紫癜一般风，附子硫黄最有功，姜汁调匀茄蒂擦，但患痒处并无踪。

17. 白　驳

治白驳儿诸方 《太平圣惠方》（宋）

1. 治面上白驳方。

【处方】弊帛一两　蝉头一两　苦帚一两　甑带一两　脯醋一两　胡麻鞋底一两　蛇蜕皮一两

【用法】上件药，以月食之夜乘食时，合烧细研为散，每服以温酒调下一钱，日三服。更以

醋调此散涂之，亦妙。忌鸡鱼猪肉大蒜等。

2. 治白驳方。

【处方】硫黄一两（研入）　蛇蜕皮一条（烧灰）　草决明一两（生用）　半夏一两（生用）　檞树皮一两（烧灰）

【用法】上件药，捣罗为细散，以清漆和之，薄涂白处。欲涂药时，先以巴豆牛截摩白处令皮微起，然后敷药。二三遍即愈。

3. 治白驳方。

【处方】雄黄一两　硫黄一两　附子一两（去皮脐生用）

【用法】上件药捣罗为细散，研如面，醋调涂之。

4. 治白驳方。

【处方】川乌头一两（去皮脐）　硫黄一两（研）

【用法】上件药捣罗为细散，以醋调涂之。

5. 治白驳方。

【处方】雌黄　硫黄各一分　蛇蜕皮灰二条

【用法】上件药捣研令细，用醋调如膏，先以巴豆中截磨白处，令皮起，然后敷药，三两遍即瘥。

6. 细蛎膏　取树孔中水，温

热洗之，然后捣细辛、牡蛎等分为末，以面脂调敷白驳上，日三夜一效。

7. 先以布揩白驳令赤，用醋摩巴豆涂之效。

8. 桂心捣罗为末，以唾调涂于驳上，日再愈。

9. 用蛇蜕皮烧灰，以醋调涂上，甚佳。

白驳方《疡科选粹》（明）

【处方】硫黄　草决明　半夏生　檞树皮各一两　蛇蜕一条，二味烧灰

【用法】上为末，以清漆和之，薄涂患处，先用生巴豆一粒，摩擦白处，然后用药。

白驳方《疡科选粹》（明）

1. 硫黄　雄黄　附子生，各一两　为末，醋调涂。

2. 川乌头　硫黄各一两　为末，醋调涂。

白驳膏《陈修园全集》（清）

俗名癞花风，又名蛇皮癣。

1. 先以布擦透，后以醋磨石、硫黄、附子涂之。

2. 硫黄、白矾为细末，姜汁调搽之。

3. 先以皂角汤洗，再煎茵陈汤洗后，以醋调蛇蜕灰搽之。

海螵蛸膏《外台秘要》（唐）

【主治】白驳。

【用法】先以布拭赤，用乌贼骨磨三年醋涂之。

18. 黄水疮

一二三黄散《局方》

【主治】小儿胎毒、黄水疮、瘙痒等证。解毒去痒。

【处方】官粉六钱七分　轻粉六钱七分　黄连六钱七分　梅片二分

【用法】共为细面，先将官粉、黄连面用水合一处摊于盂钵上，以艾叶着山甲片一片入叶内烧之熏之，晒干再将梅片轻粉研细面兑和一处。香油调，敷于患处。

白玉散《孟氏家传方》

【主治】黄水疮。

【处方】官粉　铜绿　漳丹　红曲各一钱　炉灰三钱（共为细末）

【用法】香油调涂之。

米炭膏《孟氏家传方》

【主治】黄水疮。

【用法】小米烧灰存性，调香油涂即愈。

松绿散《孟氏家传方》

【主治】黄水疮。

【处方】松香三两　铜绿三两枯矾三两　黄柏三钱　红枣八两

【用法】共为细末，香油调敷。

人中黄水疮敷膏 《万宝全书》（民国）

上唇起泡出黄水。经霜后丝瓜根炙灰，用麻油调敷即愈。

三黄丹 《外科传薪集》（清）

【主治】风毒黄水疮。

【处方】大黄三两　黄柏一两　黄连三钱　石膏煅，二两　炉底灰少许

【用法】共研末，川连水调敷。

小儿肥疮妙方 《外科明隐集》（清）

【处方】肥皂子五个，用水微泡捣去内，于每个填巴豆二个并红糖少许，用线扎住盐泥包固成炭，去泥研末　轻粉一钱半　槟榔末，五分

【用法】共研匀，将秃发剃去，小灰水洗净，香油调涂头上。外用大黄或牛膝熬水，即时服之，以引其毒下行，便愈。

头面黄水肥疮膏 《景岳全书》（清）

【主治】小儿头面患疮脓汁作痒痂厚者。若作痒出水，水到即溃者，名曰黄水疮，当用此方。

【处方】松香　枯矾　官粉　飞丹

【用法】上等分为末，麻油调敷。或加香烟垢，于香炉盖上刮取用之，更效。或内服荆防败毒散等药。

又方，用益元散加枯矾少许，以麻油调敷，大妙。

玉红膏 《沈氏尊生》（清）

【主治】黄水疮。

【处方】香椒即川椒一两，另研末筛细　松香八两，用好醋加葱头打碎或取汁同煮　黄丹三两　枯矾三两半　轻粉七钱五分

【用法】共为末，先以猪肉汤洗净，茶油调涂。

红枣膏 《便易经验良方》（清）

【主治】黄水疮。

【处方】红枣烧炭为君　飞黄丹　松香　枯矾

【用法】上共为细末，麻油调搽，立效。

连床散 《丹溪心法》（元）

【主治】婴孩小儿满头如癞疮毒及手足身上、阴器、肤囊痒则抓烂，黄水淋漓、燥痛。

【处方】黄连去须，五钱　蛇床子去土，二钱五分　五倍子二钱二分　轻粉二十五贴

【用法】上为末，先以荆芥葱煎汤洗，拭干后，用清油调敷。

治香瓣疮方 《奇效良方》（明）

【主治】面上耳边生浸淫疮，

有黄水出，久不愈。

【处方】羖羊须　荆芥　干枣去核，各二钱

【用法】上烧灰存性、研匀，入腻粉半钱，同研极细，每用少许清油调搽。先以汤洗净拭干、涂药，二三次效。亦治大人儿童两吻生疮。

治浸淫疮方《幼科大全》（民国）

【主治】马鞍疮。

【处方】鲫鱼一尾，长三寸者　豆豉一合

【用法】上杵烂如膏，涂之。

粉黄膏《外科秘录》（清）

【主治】黄水疮。

【处方】蛤粉二两　石膏五钱　轻粉五钱　黄柏五钱

【用法】共为细末，暑天用无根水，秋冬用麻油调敷。

黄水疮膏《寿世保元》（清）

【处方】红枣烧灰　枯矾　黄丹　官粉　松香各二钱　银朱三钱

【用法】上为细末，湿则干掺，干则香油调搽。

黄水疮膏《奇方类编》（清）

【主治】小儿头上黄水疮及秃痂。

【处方】松香二两，为末，入葱管内用线扎定，水煎融去葱，候干　黄丹水飞，一两　无名异一钱，炒　官粉一钱，炒　轻粉三分，炒

【用法】共为末，香油调擦，神效。

黄水疮膏《外科明隐集》（清）

【主治】耳疳证，俗名耳底子疮。

无论痒痛轻重，但是毒水浸润，皮破湿烂等证，上之无不效验。

【处方】雄黄　五倍子各二钱，焙　血余炭　筋余焙干存性各一钱，即手足指甲

【用法】共为细末，梳头油调上。耳疳干吹耳窍内。

黄水疮膏《外科百效全书》（清）

【主治】小儿头上黄水疮。

【处方】雄黄　朱砂　硫黄　寒水石　枯矾　蛇床子等分

【用法】为末，麻油调搽，湿者干掩。

湿疮膏《外科方外奇方》（清）

【主治】肥疮生发中，黄水疮生周身，坐板疮生臀上等证。

【处方】黄丹一两，水飞炒紫　铅粉一两　白龙骨一两，煅　松香一两二钱，制

【用法】共为细末，麻油调敷。

葱花散（民间验方）

【主治】黄水疮。

【处方】松香七钱　官粉三钱

【用法】共研细,装大葱叶内两端缚住,入砂锅内水煮透,即成凝结管状,用时兑香油研开,擦之即效。

蜂蛇膏《奇方类编》(清)

【主治】干湿痫并脓窠疮、黄水疮,作痒作痛者。

【处方】大枫子肉二两　枯矾四两　樟脑三钱　蛇蜕烧存性,五分　露蜂房烧存性,五分

【用法】共为末,入柏油四两,水银五钱,同研成膏,擦之。

敷药方《外科传薪集》(清)

【主治】黄水疮。

【处方】炙乳没　海螵蛸　赤石脂各等分

【用法】研为末,和黄蜡化开,作饼敷之,扎好。

螵蛸散《外科方外奇方》(清)

【主治】黄水流脓疮。陆定圃先生方。脓窠类久不痊,此方甚效。

【处方】海螵蛸五钱　五倍子炒焦　枯矾　儿茶　黄丹　赤石脂　密陀僧　铅粉各三钱

【用法】共为末,湿者干掺,干者柏油调搽。

19. 月蚀疮

甘草散涂敷方《圣济总录》(宋)

【主治】月蚀疮。

【处方】甘草(末)　青蛙(自死者烧灰)　母猪蹄甲(烧作灰)　救月杖(烧灰)各一两

【用法】上四味捣罗研细拌匀,以蜜调敷疮上,日三五度。

龙化丹《外科秘录》(清)

【主治】月蚀疮。多生于耳边及耳之下也。

【处方】黄丹一钱　枯矾一钱　蚯蚓粪三钱　冰片一分　轻粉三分　烟胶一钱　炉甘石一钱

【用法】各为末、研细,用香油调搽,数日即愈。

腻粉散方《太平圣惠方》(宋)

【主治】月蚀疮。

【处方】腻粉一两　黄连一两(去根末)　胡粉一两(炒含微黄)　松脂一两

【用法】上件药都细研,先以温浆盐水洗疮令净、拭干,以散敷之。如疮干,用生油调涂之,以瘥为度。

附方一　虾蟆散

【处方】虾蟆一枚(五月五日收烧灰)　硫黄一两　白矾一两(烧

灰）

【用法】上件药细研为散，用敷疮上，以瘥为度。

附方二　吴萸汤洗药。

【处方】吴萸根二两　地榆一两　蔷薇根二两

【用法】上件药捣细罗为散，每用半两投入汤中，候温洗之，即瘥。

麝香轻粉散《疡科选粹》（明）

【主治】血疳疮、阴蚀疮、耳疳疮、一切恶疮。

【处方】麝香　乳香　白矾各一两　轻粉五分　没药五分

【用法】上为末，疮湿则干掺，疮干则麻油调敷。

月蚀疮散《沈氏尊生》（清）

【处方】炒胡粉　枯矾　黄连　黄丹　轻粉各二钱　胭脂烧存性，一钱　麝香一分

【用法】共为末，以盐汤洗净，或干掺或香油调敷。

月蚀疮膏《丹溪心法》（元）

【主治】小儿耳后月蚀疮。

【处方】黄连枯　白矾等分

【用法】为末，香油调敷之。

立效散《幼科大全》（民国）

【主治】鬓疮、耳疮及一切疮疥。

【处方】定粉末　松香末　黄

柏末　黄连末　枯矾末，各一两

【用法】上各另为末，合研极细，用清油烛油调搽。

连蛤散《外科真诠》（清）

【主治】小儿月蚀疮并黄水疮毒。

【处方】黄连一钱　蛤粉一钱　枯矾五分　明雄一钱　海螵蛸一钱　黄柏一钱　上片一分　青黛一钱

【用法】研末，用烛油调刷。

穿粉散《医宗金鉴》（清）

【主治】耳疮。

【处方】轻粉三钱，研隔纸微炒　山甲三钱，炙　铅粉三钱　黄丹三钱，水飞过

【用法】上共研极细末，香油调敷。

方解：本方山甲散血行滞，二粉、黄丹收水生肌。

青蜓膏《太平圣惠方》（宋）

【主治】月蚀疮。

【处方】青蜓一枚　母猪蹄甲一枚　救月杖三分

【用法】上件药烧为灰，研为散，以蜜水和涂。

20. 浸淫疮

面药捣膏方《慈禧光绪医方选议》

【主治】浸淫疮。

【处方】大枫子肉六钱　樟脑二钱　风化硝三钱　枯矾二钱　蛤粉三钱　密陀僧三钱　食盐二钱

【用法】共为细末，用猪油捣膏。（软膏）

碧云膏《江苏中医》1958 年 1 月

【主治】浸淫疮。又似癣又似湿疹。用疗癣药无效。

【用法】鲜泽漆六十斤或干泽漆二十斤切碎，武火煎浓榨汁三次，收膏。再以生绿矾二两，东丹四两，柳酸三两研和搅匀，徐徐加入，文火收膏，边收边搅，勿黏底，务匀如泥。每日先以灯心一小把揪擦患部，稍令止痒或出水，（不擦亦可）再搽碧云膏一层。此膏颜色乌黑滋腻，又须连擦一二个月，故患在颈部者，须做一假领子，患在胯部者，要作假裤头子，随患部设计，绷带结扎，常洗涤更换。涂碧云膏、疮面小者，可盖纱布、胶布固定，大者、盖桑皮纸外扎假领、假裤等，以使不弄脏衣服。初上觉微痛，搔痒顿止。以后每日早晚各换药一次。如上药后痛不可忍，则必不是浸淫疮。换药前须以盐水清洗患处，拭干。一月左右有局部吊出小泡者，有局部化脓及出血者，但并无妨碍，仅是将愈之象，但以不起泡、不化脓者居多。多逐渐收敛而愈。

敷药《慈禧光绪医方选议》

【主治】浸淫疮。

【处方】枯矾三钱　雄黄钱半白芷三钱　黄柏三钱　没药二钱苍术三钱　薄荷三钱　百部三钱

【用法】共为细末（香油调）敷之。

四味异功散《疡医大全》（清）

【主治】浸淫疮。

【处方】松香炼者　生矾　枯矾　银粉各等分

【用法】研细，先将猪汤或米泔水熬洗，去净疮靥，拭干秒水，干则麻油调搽，湿则干搽。

仙拈散《外科方外奇方》（清）

【主治】男女远年风湿、皮疮、寒湿浸淫、流水发痒、搔之疼痛，两腿肌肤黑肿、似溃非溃，时或烘热麻木等证。

【处方】寒水石三两　滑石飞，三两，二味同研　蛇床子四两炙鳖甲五两　地肤子四两　东白薇四两　香白芷三两　大黄五两　白鲜皮三钱　百部三两　樟脑二两

【用法】研极细末，麻油搽。

肘后浸淫疮方《外台秘要》（唐）

1. 胡燕巢末，以水和涂之。

2. 取鲫鱼长三寸者，以少豉合捣，涂之良。疗马鞍疮。若先起四肢渐向头面者难疗也。

3. 苦瓠散

苦瓠一两 蛇皮半两 露蜂房半两，熬 大豆半升 梁上尘一合

上五味为散，以粉粥和涂纸上，贴赤处，日三甚良。

4. 疗浸淫疮戎盐散方

戎盐二分 大黄四分 蔄茹一分 上三味捣散，以酒和敷疮上，日三良。

连珠散《外科真诠》（清）

【主治】手足、身上、阴器、肤囊抓烂淋漓。

【处方】川黄连五钱 蛇床子二钱五分 川文蛤一钱五分 轻粉三分

【用法】研细，先以葱白荆芥煎汤洗拭干净，油调刷（涂）。

青黛黄龙油膏《疮疡经验录》（清）

【主治】疮疡溃烂漫淫皮肤，脓水不干，瘙痒疼痛等。

【处方】黄柏二两 二龙丹三两 青黛五钱 黄丹三钱 轻粉一两

【用法】上件共研极细末，以生清油调为浆糊状，装瓷缸内。用时以之贴患处。

又方 蛇黄丹

【主治】疮疡溃烂，黄水淋漓，瘙痒难忍，以及诸癣、疥、癞抓痒不适者。

【处方】黄柏二两半 蛇床子二两 轻粉五钱半 乳香二钱

【用法】上共研极细末，加轻粉末混合均匀，清油调，装瓷缸内。用此搽患处。

香瓣疮方《疡科选粹》（明）

【主治】面上耳边生浸淫疮，出黄水不止。

【处方】殺羊须 荆芥 干枣去核，各二钱

【用法】上烧灰存性研匀，入腻粉五分同研细末，每用少许清油调搽。先以温汤洗净、拭干、涂药。

又治大人小儿两吻生疮。

一方，以猪胆汁调芦荟末涂之，脓水即干。

一方，以鸡冠血和黄连末敷之，日三四次。

一方，伏龙肝七钱五分，乱发七钱五分，以清油调涂。

浸淫疮膏方《太平圣惠方》（宋）

1. 鲫鱼膏

【处方】鲫鱼一枚，五寸长者去

骨取肉　豉一百粒

【用法】上件药相和捣令极烂，敷于疮上。

2. 苦瓠膏

【处方】苦瓠二两　蛇蜕皮半两，烧灰　露蜂房半两，微炙　梁上尘一合

【用法】上件药捣细罗为散，以米粉为糊调涂纸上贴之。数易之。

3. 戎盐膏

【处方】戎盐半两　川大黄一两，锉碎　蔺茹半两

【用法】上件药捣细罗为散，以酒和涂之。

黄连胡粉散《千金方》（唐）

【主治】浸淫疮。

【处方】黄连二两　胡粉十分　水银一两

【用法】上三味，黄连为末，以三物相和，软皮果熟搜之。自合和也。纵不得成一家，且得水银细散入粉中也。以敷乳疮、诸湿疮、黄烂肥疮等，若干，着甲煎为膏。

21. 胎　毒

小儿胎毒方（民间验方）

【处方】陀僧　滑石　白芷各二钱

【用法】为面，香油调擦患处即愈。

小儿胎疮方《外科方外奇方》（清）

【处方】苦参一两（细研）

【用法】用母发一团、鸡子黄十个熬出油，调入，候凝抹之。

又方　小儿胎癞方

【处方】明矾五钱　松香五钱　葱头七枚

【用法】饭锅上同炖熟，待冷研细，加入东丹三钱冰片三分。用麻油调敷。

立效散《薛氏医按》（明）

【主治】一切胎毒疮疥及风疹痛。

【处方】大黄　黄柏　山栀　寒水石煅各等分

【用法】上为末，用清油烛调搽。若破而脓水淋漓，用当归膏。

红梅膏《济生宝鉴》（清）

【主治】胎毒要方。

【处方】大蚊蛤二两　青黛四钱　上梅片一钱　红粉片二钱

【用法】共研为细面，合香油敷患处，立愈。

初生胎毒膏《万宝全书》（民国）

【处方】花椒三钱　黄柏三钱

铅粉二钱　枯矾二钱

【用法】共研为细末，麻油调搽自愈。

治胎毒脓疱疮方《冯氏锦囊》（清）

槟榔磨菜油加硫黄末敷。

松香散《验方新编》（清）

【主治】小儿胎毒并腊梨头疮及男妇一切湿疮。有人施送四十余年，神效无比。

【处方】老松香二两，炒　黄丹一两，微炒　铅粉五钱，炒净勿留铅气　真青黛一两　白矾二两　人发少许同烧以枯为度

【用法】共研细末，湿则干敷，干则麻油调搽。

拔毒散《六科准绳》（明）

【主治】胎毒头面生癣或延及遍身，痒痛不安，浸淫不愈，及眉炼疮、疥癞疮癣。

【处方】黄芩　黄连　白矾三味，俱生用　雄黄各五钱　铜绿二钱，痒甚加之　松香

【用法】上各另为末，干掺患处，或用油调搽。疥癣宜加枯矾三钱。

胎毒膏《陈修园全集》（清）

麻油三两煎鲜嫩槐枝六两，熬枯去渣。以铅粉一两，石膏（煅）三钱，轻粉一钱，研匀入油内熬熟调搽。或用铅粉研细，

桐油和涂。

胎毒敷膏《疡医大全》（清）

【处方】儿茶五钱，焙研　犍猪胆汁

【用法】调匀熬滚，冷定，将疮用甘草汤洗净，敷之。

胎毒敷膏《冯氏锦囊》（清）

1. 耳后月蚀疮。用黄连、枯矾为末或油调或干搽。

2. 面上生疮。用胡粉、轻粉、松香为末，鸡子煎油调敷。

3. 面上耳边生疮，时出黄水，浸淫不愈者。

【处方】羖羊须　荆芥　干枣去核，各二钱

【用法】各烧存性研末，入腻粉五分，每用少许油调，先以温汤洗净拭干，涂上即效。

胶香散《外科秘录》（清）

【主治】胎毒疮。

【处方】轻粉一钱　白胶香三钱　烟胶二钱　大枫子肉十五个

【用法】上为末，用鸡蛋黄调涂，上即痒，加枯矾五分甚效。

22. 诸　疮

二妙散《外科方外奇方》（清）

【主治】湿风烂疮。

【处方】茅山苍术一斤　川黄

柏一斤

【用法】共炒存性研末，麻油调。

二味拔毒散《医宗金鉴》（清）

【主治】风湿诸疮，红胀痛痒，疥、癣等证甚效。

【处方】明雄黄 白矾各等分

【用法】上二味为末，用清茶调化，鹅翎蘸扫患处，痒痛自止，红肿自消。

方歌：二味拔毒消红肿，风湿诸疮痛痒宁，一切肌肤疥癣疾，雄矾为末用药清。

天泡疮敷膏《临证指南医案》（清）

1. 黄柏末钱半 轻粉一钱 雄黄一钱 青黛二钱 滑石一钱 寒水石二钱，火煅 银朱钱半 辰砂五分 铅粉二钱 侧柏叶末，一钱

上为细末，丝瓜叶打汁调敷，立效。

2. 将绿豆装入瓦瓶内，以毛竹筷一把塞紧瓶口，再用瓦盆一个，底下凿一孔，将瓶倒插于盆孔内，盆内用砻糠炭屑烧之，绿豆油即在箸头上滴出，下以碗收之，俟出火毒，用油抹点疮上，二三次愈。

3. 青黛、滑石各等分，马兰汁调敷。

4. 石膏 黄柏 青黛各等分

为末，扁柏叶汁调敷。

天泡疮方《冯氏锦囊》（清）

1. 用通圣散及蚯蚓泥略炒研末，蜜调敷妙。

2. 小麦炒焦为末，生桐油调敷，神效。

天泡疮膏《华佗神医秘传》（汉）

【处方】定粉五钱，炒 轻粉五分 雄黄三钱

【用法】三者共研成细末，用丝瓜叶捣汁半杯调搽疮上，其效如神。

仙炉脂《外科秘录》（清）

【主治】小儿天疱疮。

【处方】香炉盖上烟脂三钱 黄连二钱 青黛二钱 冰片二分

【用法】各为细末，鸡子清调或猪胆汁调敷。甚妙。

羊须疮膏《沈氏尊生》（清）

【处方】羖羊须 荆芥 干枣去核，各二钱

【用法】上炒存性，入腻粉五分同研，先洗净，香油调涂。

羊须疮敷膏《疮疡经验全书》（宋）

【处方】五倍子 枣肉煅，各三钱 铜青一钱 枯矾二钱 轻粉二钱 松香二钱 羊须三钱，煅灰，如无以杨柳根代之 黄连一钱 樟冰一钱 槟榔末 杏仁去皮尖 枫子肉各三钱

【用法】上为细末，香油调敷之。

吴萸散方《太平圣惠方》（宋）

【主治】小儿头面风疮及身上或如麻豆多痒。

【处方】吴萸半两，微炒　赤小豆半两　硫黄半两，研入　鸽粪半两，微炒　白矾灰半两　葶苈子一分，微炒　皂荚一分，烧灰　漏芦一分

【用法】上件药捣细罗为散，以生油旋调涂疮上，以瘥为度。

妙灵丹《外科方外奇方》（清）

【主治】湿乱蛇疮。

【处方】白芷四两，炒黑研末　圆眼核四两，炒黑存性研末和匀

【用法】干者香油调搽，湿者干掺。

陀僧散《外科真诠》（清）

【主治】臭田螺，生于足指，随起白斑作烂，先痒后痛，破流臭水，形同螺靥，甚者脚面俱肿，恶寒发热，由胃经湿热下注而成。

【处方】陀僧一两　石膏三钱　枯矾二钱　轻粉一钱

【用法】研细，桐油调搽，湿则干掺。

治羊须疮《医方易简新编》（清）

【处方】羊胡子烧灰，三钱

轻粉一钱五分　五倍子三钱　麝香三分　雄黄三钱　樟脑二钱　细茶一钱

【用法】共为末，麻油调敷。

治炼头疮《儒门事亲》（元）

小麦不以多少烧令黑色存性为末，以小油调涂疮上。

松脂膏方《太平圣惠方》（宋）

【主治】面上风疮，黄水流出，或痒或痛，宜用。

【处方】松脂一两，研　石盐一两，研　杏仁一两，汤浸去皮尖研如泥　蜜三合　蜡一两　薰陆香二两，研　蓖麻仁一两，研如膏

【用法】上件药先细研松脂、石盐、薰陆香等，次入杏仁、蓖麻仁研令匀，用蜜、蜡煎成膏，摊于帛上贴之，日两度换之。

肥疮方《冯氏锦囊》（清）

【处方】松香二钱，入葱管饭上蒸化，待冷去葱用　真铅粉二钱　东丹八分　枯矾一钱

【用法】共研细末，熟香油调抹。

肥疮膏《病源辞典》（民国）

多生于头面，患者以小儿为多，疮脂最多，疮形肥厚，疮痂层层，滋生蔓延。

【处方】轻粉三钱　雄黄四钱　松香六钱　黄丹三钱　生军四钱

铜绿二钱　密陀僧一两　枯矾六钱

【用法】研极细，麻油调敷，每日二三次。隔日用银花、豨莶草、甘草洗之，再敷此药。

又方

【处方】轻粉　血丹　白矾　雄黄各等分

【用法】研细，装入葱管内，两头扎紧煨熟，加龟板灰少许研，菜油调涂。湿则干掺。

大凡外用之药，研末愈细愈有效，粗则无用，必须注意。

肥疮膏《奇方类编》（清）

【主治】小儿肥疮。

【处方】大黑枣七枚，去核，放在新瓦上焙炙令枯，研末

【用法】用生清油或麻油调搽，数次神效。

定粉散《外科秘录》（清）

【主治】天泡疮。

【处方】定粉五钱，煅为末丝瓜叶捣汁半茶盅　轻粉五分，为末雄黄三钱

【用法】将定粉、雄黄、轻粉共研细末，将丝瓜叶捣汁调搽疮上，即愈。

金黄散《景岳全书》（清）

【主治】天泡湿热等疮。

【处方】滑石　粉甘草此当半用为是

【用法】上为末（香油调）搽敷。

此方或加绿豆末以治湿热肥疮更妙。尝以此方加枯矾少许用治肥疮大效。

柏连膏《东医宝鉴》朝鲜享保

【主治】面上诸热毒恶疮。

【处方】黄柏炙　黄连　胡粉炒，各等分

【用法】上为细末，猪脂调匀，频涂疮上。（软膏）

胡黄膏《太平圣惠方》（宋）

【主治】面上恶疮及甜疮，流出黄汁沾肉为疮方。

【处方】胡粉一两　黄连一两，去须　粳米半两　赤小豆半两　水银一两，合胡粉入少水研令星尽

【用法】上件药捣罗为末，入胡粉、水银研令匀，以清麻油旋调。日二三度涂之。

胡粉散《外科正宗》（明）

【主治】天泡疮，杭粉轻粉石膏良，蛤粉共研为细末，丝瓜汁和效无双。治天泡红肿发热、急胀疼痛，用针挑破掺此药。

【处方】杭粉一两　轻粉　石膏煅　蛤粉各三钱

【用法】共研极细末，将泡挑破揩干，掺之。或用丝瓜叶捣汁调搽亦可。如冬月无此，用染

布青缸汁调搽。

徐曰，此方加入密陀僧、冰片尤妙。

神异膏《外科秘录》（清）

巫真君传。

【主治】燕窝羊须疮神妙。

【处方】轻粉一钱　儿茶三钱　黄丹二钱　黄柏炒，三钱　枯矾五分　冰片三分

【用法】各为末，湿则干掺，干则用麻油调敷，数日即愈。

胶髓膏《外科秘录》（清）

【主治】恋眉疮。

【处方】轻粉一钱　川椒末，五分　烟胶一钱

【用法】上为末，将猪髓入铫内煎熟，调末，搽上即愈。

莲蓬壳敷膏《本草纲目》（明）

【主治】天泡湿疮。

【治法】莲蓬壳烧存性研末，井泥调涂，神效。（海上方）

剪草散《明医指掌》（明）

【主治】沙疮。

【处方】寒水石二钱　芜黄一钱　枯白矾一钱　吴黄一钱　黄柏一钱　苍术五分　厚朴五分　雄黄五分　蛇床子三钱　轻粉二钱

【用法】末之，香油调敷患处。

硫黄膏《太平圣惠方》（宋）

【主治】面上生风疮。

【处方】硫黄一两　麝香半两　蜗牛壳一两　胡粉一两　腻粉一两

【用法】上件药都细研令匀，以面脂调涂之。

释眉丹《外科秘录》（清）

【主治】恋眉疮。

【处方】黄连五分，油调于碗内艾烟熏过　皂矾一分，为末　轻粉一分，末　冰片半分，末　麻油少许

【用法】共为细末，油调涂之。数次痊愈。

解毒丹（验方）

【主治】湿疮痒痛红肿。

【处方】青黛二钱　黄柏二钱　熟石膏二钱

【用法】研末，麻油调敷。

碧玉散《外科真诠》（清）

【主治】羊胡疮。

【处方】生黄柏煅　枣肉等分

【用法】研末，香油调涂。

蝼蛄疮敷膏《仁术便览》（明）

1. 治蝼蛄疮已破未破，蓖麻仁一百个　黄香一两　杏仁七个捣烂，敷上。

2. 治蝼蛄疮已破未破，神效。蓖麻子仁一百个，醋煮　铜绿一钱　黄香五钱　乳香三钱　没药三钱　盛碗中，滚水锅内炖化，敷。

3. 治蝼蛄疮已破未破，丹参末，水调敷。

23. 灭疮瘢膏

灭瘢膏《外台秘要》（唐）

鹰屎白一两，研，白蜜和涂瘢上。日三。

灭瘢膏《外台秘要》（唐）

【主治】疗灸疮及金疮，凡百疮瘢，能令高者平、下者起。

【处方】鸡屎　白鹰屎白各二合　辛夷仁四分　白附子　杜若各三分　细辛三分

【用法】上六味研，下筛，以赤蜜少和。先以布揩瘢微破，涂之。瘥后忌五辛、小豆、油腻及酢饮酒等，要慎口味。大小浅深无不瘥。一本无杜若有桂心。

灭瘢膏《本草纲目》（明）

以猪脂三升饲乌鸡一只，三日后取屎，同白芷、当归各一两煎十沸去滓，入鹰粪白半两，调敷。

灭瘢膏《太平圣惠方》（宋）

治久患疮痍，瘥后瘢痕不灭方。

1. 鹰粪白　燕窠中草烧灰，等分　上件药都研为末，以人乳汁和涂于瘢上，日三四度。夜卧前涂之，旦以浆水洗，自然肉平如故。

2. 鹰粪白二两半　白僵蚕二两　上件药捣罗为末，每用时以蜜和如稀饧，涂瘢上，日三用之。

3. 禹余粮一两　半夏一两，生用　上件药捣细罗为散，以鸡子黄和如膏。先以新布拭瘢上令赤以涂之。勿见风，二十日瘥。

4. 治疮痕无问新久必除方。

【处方】鹰粪白三两，细研

【用法】上以蜜和，日三度涂之。

5. 当归一两　猪脂三斤，细切，逐日饲鸡一只，三日脂尽后收取鸡粪一两　白芷一两　上件药都捣，用绵裹以酒二盏煎十余沸，去滓，日五七度涂之。

6. 治热毒疮瘥后瘢痕不灭方。

【处方】鸡子一枚，酒浸七日后取黄　白僵蚕三七枚，捣末

【用法】上件药与鸡子黄相和令匀，先以布揩疮瘢赤痛，涂之甚效。

7. 治火烧疮灭瘢方

【处方】赤地利二两

【用法】上捣罗为末，以生麻油调敷疮上，以瘢灭为度。

8. 治疮痕无问新久必除方

【处方】鸡子五七枚

【用法】上煮熟取黄，于铛

中炒如黑脂成膏。以布先揩破疮
瘢，然后涂膏，日三两度，自然
瘢灭，与旧肉无别。

9. 治瘢痕凸出方

【处方】鹰粪白一两　衣中白
鱼二七枚

【用法】上研令细，用蜜调
涂于凸上，日三五度。

灭瘢膏《本草纲目》（明）

灭诸疮瘢痕，封疔肿拔根，
极效。白僵蚕为末，清油调敷。

白芷膏方《太平圣惠方》（宋）

【主治】伤寒发豌豆疮瘢后。

【处方】白芷一两　当归一两
鸡屎白五两

【用法】上件用猪脂七两、
麻油三两，以慢火煎白芷色黄去
滓，内鸡屎白搅和，煎如膏，入
瓷器内盛。每日涂抹疮瘢上。

朴硝膏方《太平圣惠方》（宋）

【主治】伤寒发豌豆疮初瘢。

【处方】川朴硝一两，细研如粉
猪胆一枚用汁

【用法】上件药相和调为膏，
用摩疮瘢上，勿令动着，任疮瘢
自落。

栝楼子膏方《太平圣惠方》
（宋）

【主治】伤寒生豌豆疮瘢后，
瘢痕赤肿不消。

【处方】栝楼子一升，汤浸劈取
仁，细研如膏　白石脂一两，捣罗为
末　麝香一分，细研　雄雀粪半两，
白色者细研

【用法】上件药都研令匀，
用菟丝子苗研取自然汁调如膏，
夜间先煎葱白汤洗面，后涂药，
明旦以暖浆水洗之。

蒺藜子膏《太平圣惠方》（宋）

【主治】小儿热毒发疹，痘
疮初愈，或涂疮瘢。

【处方】蒺藜子一两　栀子仁
二两　豉一两

【用法】上件药捣细罗为散，
用醋浆水调和如泥，每夜涂疮
上，来日以淡浆水洗之。

又方一

【处方】鹰粪白一两　衣中白
鱼二十枚

【用法】上件药，细研入白
蜜调和，用涂疮瘢上。

又方二

【处方】牡蛎粉三两　土瓜根
一两

【用法】上件药捣细罗为散，
每夜取二钱，用白蜜调涂面及疮
瘢，明旦以温浆水洗之。

又方三

【处方】猪胰一斤　天鼠二枚

【用法】上二味细切，入铫

子内麻油煎炼令天鼠焦，绞滤取膏。日夜摩涂疮瘢上。

又方四

【处方】赤小豆末，一两

【用法】上一味以鸡子白调如稀饧，涂疮瘢上。

又方五 上好白蜜，不计多少通身涂疮，痂落无瘢。

又方六

【主治】小儿疹豆疮，并灭瘢痕。

【处方】羊筒骨髓一分，炼之，入轻粉一分研成白膏，于瓷盒内盛，用涂疮上，灭瘢极效。

鹰粪白膏方《太平圣惠方》（宋）

【主治】伤寒发豌豆疮，瘥后瘢痕不消。

【处方】鹰粪白半合 辛夷一两 白附子一分 杜若一（二）两

【用法】上件药捣碎，以酒一升浸一宿，入羊髓五两，慢火煎五七沸，去滓，盛于瓷盒中。每用时先以新布揩疮瘢令热，后以药薄涂之。

24. 鸡 眼

乌梅膏《广东中医》1957 年 1 期

【主治】胼胝鸡眼。

【用法】取乌梅一两浸于

20% 盐水三两中，至隔日夜后取出，取肉去核弃去盐水。将肉和五钱醋，同于乳钵中研烂，使成膏状即得。

【用法】先将患部洗净消毒，用消毒之刀将过厚之角质层削薄，然后敷上制成之药膏，用绷带缚紧，一日换药一次，连敷二至四次，即愈。

手足鸡眼方《外科方外奇方》（清）

1. 大蜈蚣干一对，炙研细，掺膏药上贴之，一周时即化黄水。

2. 蜈蚣一钱 硇砂一钱 白矾少许 用麻油浸，埋地下一日，取点之。

肉刺鸡眼膏《疡医大全》（清）

1. 葱根、荸荠捣汁一杯，听用。另用松香四两、麻油同煎，滴水成珠，方入前汁略熬，摊膏贴之即落。

2. 玉簪花根捣烂敷。

3. 荸荠一个、荞面一钱，捣敷，一夜除根。

4. 蜈蚣一条，硼砂等分，放瓷盅内拌匀，埋地下七日取出，银簪点上即落。

鸡眼方《玉历宝钞》（民国）

【处方】荞麦面一钱 荸荠一

个

【用法】共捣匀，照鸡眼大小贴之，一日一夜连根齐落。

鸡眼膏《卫生鸿膏》（清）

【处方】鲜白果不拘多少捶碎桐油熬枯去渣，滴水成珠为度，加雄黄少许搅匀，收贮

【用法】先将鸡眼热水泡软，贴上一伏时揭下，内有红丝拔出。

鸡眼膏《济生验方》（清）

【处方】荸荠一个　蜈蚣二条　硫黄三分　荞麦面三分

【用法】共捣烂，摊之。

鸡眼膏《华佗神医秘传》（汉）

【用法】先将鸡眼以利刀剔开，次以生石灰、糯米尖、湿碱共研细末，用冷水少许调和，经二三时即成糊，每晚临时擦少许，数日即愈。

鸡眼膏（民间验方）

【处方】鸭蛋去皮捣烂成膏。

【用法】将绊创膏按鸡眼大小剪成小孔，贴于脚上，只露出鸡眼，将药贴患处，上再以绊创膏盖之，隔日换一次。约四五天即可脱落。

鸡眼膏《串雅内编》（清）

【主治】足趾鸡眼作痛作疮。

【处方】地骨皮　红花等分

【用法】研细麻油调敷，次日即愈。

脚疔膏《外科百效全书》（清）

男妇俱有之，但用福州碱水浸蜈蚣末，调搽鸡眼上，即时自落。

紫玉簪花根涂方《万病医药顾问》（民国）

【主治】肉刺。

【处方】紫玉簪花根二两

【用法】捣烂，贴涂患处，以油纸盖之。

方解：本方紫玉簪花根善化鸡眼，乃此病之特效药也。

25. 狐　臭

三灰膏《太平圣惠方》（宋）

【主治】腋气，臭于烂恶葱豉，人不可近者，宜用此方。

【处方】石灰二两　桑柴灰一两　炭灰一两　雌黄二两

【用法】上件药同研为末，即用水调涂于腋下，可一食久即以柳木篦子刮药，其腋下毛尽落，用后方。

附方

【主治】腋气用前方落毛讫，次用此方。

【处方】松霜半两　艾仁灰一两　白矾灰半两　密陀僧三分，细研

销铅灰半两

【用法】上件药同研为末，先以醋浆水洗腋下，拭干敷散于上。

六物胡粉膏《医心方》（日安政）

【主治】狐臭。

【处方】干商陆—两 干枸杞白皮半两 干姜半两 滑石—两 甘草半两 胡粉—两

【用法】上六味制末，以苦酒和涂腋下，微汗出，易衣复更着之，不过三，便愈。或一岁复发，复涂之，不可多涂，与伤人腋也。（范汪方同之）

石绿散方《圣济总录》（宋）

【主治】腋臭。

【处方】石绿三钱，细研 腻粉—钱半

【用法】上二味同研令匀，先疏疏拔去腋下毛，然后以醋和药末，摩令热，立效。

石胆散《杨氏家藏方》（宋）

【主治】腋气。

【处方】胆矾 密陀僧 轻粉各等分

【用法】上为细末，津唾调擦之，数次除根。

附方

【主治】腋臭。

【用法】用田螺一个水养，俟开，挑巴豆一个在内，取置杯内，夏一夜、冬七夜自然成水，常取搽之，久久绝根。又方，大田螺一个，入麝香三分在内，埋露地七七日，取出看患洗拭，以墨涂上，再洗，看有墨处是患窍，以螺汁点之，三五次即瘥。

体气（狐臭）敷膏《疡科选粹》（明）

1. 硼砂 密陀僧 明矾 铜青 白附子 辰砂各等分

为末，先以皂角水洗二三次，后蜜调此药末敷，不过二三次痊愈。或加黄丹、水银，以白梅肉为丸擦之。

2. 硼砂五分 密陀僧 铜青 白附子各—钱 白矾二钱 辰砂七分，为末

夜静时先用皂刺煎水洗净，又以皂刺煎浓汁调前药搽，搽两腋，至七日。

3. 将大甘草一两煎浓汁食后服之，外用甘遂末四钱猪油调搽腋下，一昼夜拔出身内臭物。再将枯矾一两，蛤粉五钱，樟脑一钱为末，每以少许搽之，永去病根。

4. 夜明砂为末，豆豉汁调涂立效。

5. 洗净腋下，以轻粉末掺

过，又将好铜青调成膏，涂上立效。

6. 以黄泥、赤石脂捣罗极细，入盐少许杵匀，入大蜘蛛一个做合，火煅通红，放冷剖开，将蜘蛛研细，临卧入轻粉一字，醋调成膏，敷腋下。明如厕必泻下臭秽之物，如黑汁相类，宜埋远处，方不染人。

体气（狐臭）敷膏《疡科选粹》（明）

1. 水银一钱二分　甘遂五钱　白芷五钱　猪脂一块　糯米一撮，研为面，同水银等研至不见星入

洗浴，换去旧穿臭气衣，搽患处立效。以后忌葱蒜。（软膏）

2. 白矾、铜青、水银、铅各三钱，麝香三分，先将铅熔化在粗碗内，入水银研成粉，后入白矾、铜青、麝香研为极细末，猪脂调，洗浴后搽数次，极效。（软膏）

3. 五月五日采有露水百种草，阴干烧灰，用井水和成团，复煅至白，研为细末，醋调作饼夹腋下，干而又易，直待腋下觉痛，或疮出乃止，以小便洗之，三度而愈。

治狐臭方《医心方》（日安政）

【处方】杜衡　藁本　川芎

细辛各二分　胡粉十分　辛夷二分

【用法】凡六物叹咀，以苦酒二升渍，煎取三合、去滓，和胡粉，临卧涂腋下。

治腋臭方《奇效良方》（明）

【处方】密陀僧四两　白矾枯过，二两　轻粉三钱

【用法】上为细末，醋调，频擦两腋下，半月见效，半年痊愈。

治腋气臭于狐狸者《奇效良方》（明）

【处方】白矾烧令汁尽　黄丹各一两　青矾　铁粉　雄黄　腻粉各一钱

【用法】上为细末，每夜先以皂荚水洗后，用蜜水或生姜自然汁调涂。

治腋气方《奇效良方》（明）

以胆矾如琉璃者半生半熟煅为细末，入腻粉少许同研，每用半钱，以生姜自然汁调药，揩擦腋下，亦令十分热痛止。矾以无灰色石头妙。

狐臭膏《太平圣惠方》（宋）

【主治】狐臭熏人。

【处方】蝉壳四十九粒　乌梅肉七枚，微炒　绿矾一两　茧卤一合　青古钱七文　杏仁七枚，汤浸去皮

【用法】上件药，除钱外捣

罗为末，入卤中调之，先以皂荚水洗拭干，用钱腋下摩之，候热拔去腋下毛，便以药涂之，次用腻粉覆上，三两度便愈。

狐臭膏《三因方》（宋）

大蜘蛛一枚，以黄泥入少赤石脂末及盐少许和匀，裹蜘蛛煅之为末，入轻粉一字，醋调成膏，临卧敷腋下，明早登厕必泄下黑汁也。

狐臭敷膏《本草纲目》（明）

【主治】腋下狐臭。

【用法】三年酽醋和石灰和匀、敷之。

狐臭敷膏《疡科选粹》（清）

【主治】狐臭即腋腥，耳内多湿。

【处方】密陀僧一钱　硼砂五分　枯白矾二钱　辰砂七分　铜青白附子各一钱

【用法】共为细末，用皂刺煎浓汁调末擦两腋（腋下）。夜静时先用皂刺煎水洗净，然后擦药，至一七，又将大甘草一两煎浓汁服之，外用甘遂末四钱，猪油调搽腋下，一日夜拔出身内臭物。再将枯矾一两、蛤粉五钱、樟脑一钱为末搽之少许，永去病根。

一方，黑铅二钱熔化，入水银二钱搅匀，入白矾（枯过）三钱，铜青二两，共为末。先将黄荆子煎汤洗患处，后麻油调搽七次。

又方，密陀僧一两，麝香半分，枯矾一钱，轻粉一分，细辛五分，共为细末，用口涎调涂，三日一次。

矾砒膏《太平圣惠方》（宋）

【主治】腋气积久，身体手足心汗出皆臭，宜用此方。

【处方】白矾一钱　麝香一钱　腻粉一钱　砒霜半钱　母丁香末一钱

【用法】上件药，同研如粉，患者先浴，浴了以津唾调涂之，甚者不过三上效。

猪肉贴剂《薛氏医按》（宋）

【主治】男女体气（腋臭）

【用法】五更时用精猪肉二大片，以甘遂末一两拌之，挟腋下，至天明以生甘草一两煎汤饮之，良久泻出秽物，须在荒野之处则可，恐秽气传人故也。依法三五次即愈。虚弱者间日为之。密陀僧、胡粉之类皆塞窍以治其末耳。

腋臭方《和汉药考》（日昭和）

【处方】胆矾　巴豆各等分

【用法】上二味，以麻油炼之，黏腋下。

腋下狐臭膏《寿世汇编》（清）

【处方】石绿三钱　轻粉一钱

【用法】米醋调敷，药完除根。未擦药时，已搽药后，常以生姜自然汁涂之。

又方　加古铜篆字钱，火煅醋淬，研末二钱，入前药涂之。唯终身戒食泥鳅鱼。

腋气膏《圣济总录》（宋）

【主治】腋气，人不可近者。

【处方】石灰二两　桑柴灰一两　炭灰一两　雌黄二两

【用法】上四味同研为末，水调涂于腋下，可一食久即以柳木篦子刮药，其腋下毛并落，然后用四灰散。

附方　治腋气四灰散方

【主治】腋臭。

【处方】粉霜　艾人灰　矾石灰　铅灰无即用胡粉密陀僧代之

【用法】上四味唯艾人灰稍多，余并等分，研令极细，先以醋浆水洗，拭干即敷之，不过三五上，永除臭气。

腋臭膏《太平圣惠方》（宋）

【主治】腋气臭于狐狸者。

【处方】白矾一两，烧令汁尽　黄丹一两　南矾一分　铁粉一分　雄黄一分　腻粉一分

【用法】上件药都研细罗为散，每夜先以皂荚水洗后，用津唾调药涂之。

蝉壳膏方《圣济总录》（宋）

【主治】血气郁积成狐臭。

【处方】蝉壳四十九枚　乌梅七枚，去核微炒　绿矾一两　茧卤一合　青古钱七文　杏仁七枚，汤浸去皮

【用法】上六味，除钱外，捣罗极细，入卤中调之，先以皂荚水洗，拭干，用钱腋下摩之，候热拔去腋下毛，即以药涂之，仍用腻粉覆其上，三两度便愈。

26. 手足皲裂

牛皮胶散方《圣济总录》（宋）

【主治】寒冻、足跟开裂、出血疼痛。

【处方】牛皮胶烧灰

【用法】上一味细研为末，以唾调涂。

羊霍散《外科真诠》（清）

【主治】手脚龟裂又疮毒。

【处方】淫羊藿二两　木鳖仁二两　北细辛一两

【用法】先将羊霍、细辛研末，再入木鳖研细使匀，用热火酒调敷。

治手足皲裂方《丹溪心法》（元）

1. 百一选方

【处方】沥青二两　黄蜡一两

【用法】共熬搅匀，瓦罐盛贮，先以热汤洗令皮软，拭干，将药于慢火上略炙搽敷。

2. 澹寮方

【处方】生姜汁　红糖　盐　猪膏腊月者佳

【用法】上研烂炒熟，擦入皲内，一时虽痛，少顷便皮软皲合，再擦即安。

3. 治脚跟皲。用头发一大握、桐油一碗于瓦器内熬，候油沸头发溶烂，出火摊冷，以瓦器收贮。勿令灰入。每用百沸汤泡洗皲裂，令软拭干，敷上即安。

4. 用五倍子为末，同牛骨髓捣合，添缝内即妥。

5. 治手足裂（张子和）。用白及不拘多少为末，水调涂裂处。

27. 阴囊湿烂

五倍子膏《本草纲目》（明）

阴囊湿疮痒出水不瘥，用五倍子、腊茶各五钱，腻粉少许研末，以葱汤洗，香油调涂，以瘥为度。

龟板膏《百试百验神效奇方》（清）

【主治】肾囊皮烂。

【处方】自死龟板一个，瓦上炙灰存性研细　冰片少许

【用法】用麻油调敷，虽肾囊皮已发痒溃烂者，敷之即生皮复原。

绣球丸《嵩崖尊生》（清）

【处方】朝脑　轻粉　川椒　枯矾　水银　雄黄各二钱　枫子肉一百个

【用法】为末，柏油一两化开搅匀作丸（膏）搽之。

铅粉膏《外科方外奇方》（清）

【主治】阴囊湿烂，名绣球风。

【治法】铅粉研细，生桐油调搽。

28. 疣赘疵痣

五灰膏《疡科选粹》（明）

【主治】点瘤赘神效。

【处方】桑柴灰　枣柴灰　荆芥灰　桐子壳灰　荞麦秸灰

【用法】上烧灰，各用五两，以沸汤淋汁五碗，澄清，入斑蝥四十枚、山甲五片煎作二碗，瓷器装盛。用时用新出窑石灰一两加乳香、冰片少许，调成膏，敷瘤上，如稠加清水，用之神效。

杏仁膏《千金方》（唐）

【主治】身面疣。

【用法】杏仁烧黑研膏，擦破日日搽之，并治小儿头疮。

治疣赘疣痣方《外台秘要》（唐）

【处方】雄黄　硫黄　珍珠　矾石熬　菵茹　巴豆去皮心　藜芦各一两

【用法】上七味为散，以漆合令如泥，以涂病上，顷成疮，及去面上黑子，贴之即除。不耐漆用鸡子白和之。

取痣饼药《串雅内编》（清）

【处方】糯米百粒　石灰拇指大　巴豆三粒，去壳研为末

【用法】入瓷瓶，同窨三日，每以竹签挑粟许，用碱水点上，自落。

点痣膏《通天秘书》（民国）

1. 藜芦灰五两　用滚水一大碗淋灰汁于铜器中，重汤煮成膏。以针微拨痣破点之，不过三次即脱。（传家宝）

2. 水调石灰一盏如稠粥样，拣糯米粒不破者，半插灰中半出灰外，经一宿，米色变如水晶样，用簪挑少许置痣上，半日痣自出，剔去药，不得着水，二三日愈。（集验良方）

3. 荞麦秸灰、桑柴灰、新石灰等分盛贮布袋，滚水淋汁，煎成膏、密收，勿令泄气，用簪点痣上，五六日即落。（良朋汇集）

点痣药《串雅内编》（清）

【主治】疣痣鸡眼。

【处方】桑柴灰　风化石灰各一斤　鲜威灵仙六两，煎浓汁淋二灰

【用法】取汁熬成稀膏，瓷器收贮，用点患处，不必挑破，应手而除。

点黑痣《串雅内编》（清）

李仁为末，鸡蛋清调、点，一宿自落。

洁面膏《千金方》（唐）

【主治】赘、疣、痣及面皯、皮中紫。

【处方】雄黄　硫黄　珍珠　矾石　巴豆　菵茹　藜芦各一两

【用法】上七味研下筛，以真漆合和如泥，以涂病上，须成疮。不耐漆人不得用，以鸡子白和之。

疣赘敷膏方《太平圣惠方》（宋）

治疣目及痣等。

1. 二灰膏

【处方】桑柴灰　艾灰各三升

【用法】上件药以水五升淋之，又重淋三遍，以五色帛纳汁中合煎，令可丸，以敷疣上则烂脱，乃以灭瘢膏涂之。

2. 糯米五十粒　上于湿石灰里埋之，以米烂为度，用针拨破

疣目敷之，经宿自落。

3. 硫黄—两，细研　上以醋调涂疣目上，六七度即瘥。

4. 上用朔藋赤子捼令坏，敷疣目上瘥。

5. 上以醋渍石灰六七日，取汁点疣目上，作小疮子，即瘥。

桑柴灰膏《太平圣惠方》（宋）

【处方】桑柴灰四升，以汤二斗淋取汁，银锅中慢火煎如饧　附子一两，去皮脐生用　硼砂一分　糯米五十粒

【用法】上件药捣罗为末，入煎内调令匀，每取少许点疣目上即自落，兼破一切肿毒，要作头者当上用此药，肿毒即破也。

腻粉膏《太平圣惠方》（宋）

【主治】面及身上生疣目。

【处方】腻粉—两　巴豆—枚，去皮

【用法】上二味相和细研，以针轻拨破疣目上点之，成疮自落，用黄连末敷之便干。

碱灰散《万宝全书》（民国）

【主治】点敷疣赘痣靨。

【用法】用花碱及矿灰，以小麦秸灰汁煎二味令干，等分为末。以针刺破，水调点之，三日三上即去。须新合乃效。

29. 瘾　疹

古今灵验疗赤疹方《外台秘要》（唐）

取生蛇衔草捣极烂，以涂之最验。

防风通圣散敷膏《仁术便览》（明）

【主治】小儿黑斑、红斑、疮痒、瘾疹并宜。

【用法】防风通圣敷为束敷，或油、水调敷。

治风瘾疹膏《圣济总录》（宋）

1. 治风瘾疹色赤，蛇衔草敷膏。

蛇衔草不拘多少　上一味取新者烂捣敷之。

2. 治风赤白瘾疹积年不愈，每发遍身肿，久恐入腹伤人。

3. 矾石涂方。矾石生捣末，三两　清酒三升　上二味，先煮酒令沸，次入矾石末同煮如稀糊涂之。

治风肿及瘾疹方《太平圣惠方》（宋）

【处方】白矾—两　石灰—两

【用法】上件药合和研令匀，以生姜自然汁调和稀糊，薄涂患处，日二上效。

治风瘾疹膏《太平圣惠方》（宋）

【主治】瘾疹。百计不瘥，

神效。

【处方】白矾五两

【用法】上件药捣为末，以酒五合、小便一升煎如稀膏，以绵蘸药于上，轻手揩之令热，彻入皮肤，其风疹须臾消散。

慎火草涂膏《圣济总录》（宋）

【主治】风瘾疹久不瘥，每发或先心腹痛，痰哕麻痹，筋脉不仁。

【处方】小朱散 成块赤土有砂石者不可用 当归切焙

【用法】上二味等分捣罗为散，冷酒调下二钱匕，兼用撩药方：

慎火草大叶者亦名景天花 生姜和皮不洗等分研 盐量多少

上三味，涂抹痒处，如遍身瘾疹，涂发甚处自消。

30. 脚 疮

三黄丹《病源辞典》（民国）

【主治】手丫湿烂、脚丫痒烂，经久不瘥。

【处方】硫黄 雄黄 黄丹潮脑 川椒 枯矾各等分为（细末）

【用法】先以麻油四两煎鸡蛋一个，俟蛋煎枯滤去，将药末贮粗布袋内，轻置油中，取起冷定涂之。

太极黑铅膏《外科真诠》（清）

【主治】年久烂脚，并小儿头疮、疮毒。

【处方】锅煤一两 松香七钱，童便淬三次 青黛七钱 水粉一两半杏仁七钱 西铜绿三钱 乳香五钱，去油 没药五钱，去油 上片一钱上寸（麝）一钱

【用法】先将乳没等研末，再将杏仁一味放入细研乳匀，再入上片，用烛油调刷（涂）。

足癣膏（民间验方）

【处方】滑石 石膏 五味子各等分

【用法】共为细面，豆油调成膏，连上七八天就好。

烂脚疮方《产科四种》（清）

【主治】男女烂脚疮，久不收口者用。

【处方】陈三仙丹八分，煨石膏一钱 轻粉七分 铜绿八分

【用法】共研细末，和入鲫鱼膏药内一两五钱，再酌和麻油调匀如糊，使随时可摊为度。每日摊贴患处，再以米泔水每日洗之，其效更速矣。

脚垫膏《济生验方》（清）

【处方】生南星五个 生半夏五个 生姜一两，连皮捣烂

【用法】研末加酒煮成膏，

乘热贴之。

远年烂脚膏《外科百效全书》（清）

【处方】老松树皮烧灰　烂牛皮烧灰　凤凰窠烧灰　黄竹箬烧灰　硫黄蛇蜕烧灰　独脚乌桕根　蛇床子　雄黄各三钱

【用法】各为末，香油调搽，或隔纸膏。白玉膏亦妙。

31. 去刺字方

去面臂刺字膏《外科百效全书》（清）

用山甲一片，以糯米蒸如泥，照依有字处搽，帕包一夜，次早不见。

32. 汗　斑

汗斑膏《疡科选粹》（明）

1. 牙皂　雄黄　半夏　川椒　荜澄茄　白附子各等分　硫黄等分为末，醋调布搽，三次见效。

2. 海螵蛸三个　硫黄　白矾　焰硝各三钱　以生姜汁醋调，搽患处立效。

3. 硫黄一钱　芜蔚子叶三钱　密陀僧　雄黄各二钱　俱为细末，烧酒调匀，生姜蘸搽患处。

陀僧散《外科秘录》（清）

【主治】汗斑如神。

【处方】密陀僧细末，三钱

白砒一钱　枯矾五分　硫黄二分

【用法】用羊蹄根汁对半调搽，一次即黑，二次即愈。

津调散《冯氏锦囊》（清）

【主治】妒精、妇人阴湿疮，脓汁淋漓臭烂。

【处方】黄连　款冬花各等分麝香少许

【用法】为细末，先以后汤洗，软帛拭干，津调敷之，忌生汤洗。

附方　沐浴长春散

【主治】男子下元阴湿久冷，阴囊瘙痒、疼痛、成疮流水，及治妇人阴湿、子宫久冷。

【处方】牡蛎　蛇床子　破故纸　紫梢花　干荷叶　官桂各等分

【用法】每用一两半，水一小锅，入葱白数茎煎八分，先薰后洗，却用前药（津调散）。

密陀僧散《外科正宗》（明）

【主治】汗斑。

【处方】石黄一钱　轻粉五分硫黄　雄黄　蛇床子各二钱　密陀僧一钱

【用法】共为细末，醋调搽之。

搽药方《丹台玉案》（明）

【主治】遍身发斑。

【处方】川椒一两五钱,炒黑枯矾一两五钱 水银三钱 松香一两 蛇床子一两五钱 大枫子肉一两 苦参一两五钱 硫黄一两 防风三钱

【用法】上为细末,菜油调搽。

33. 生发乌发

三物膏方《圣济总录》(宋)

【主治】荣养髭发。

【处方】柳枝 槐枝 桑枝各锉一升

【用法】上三味,以水三斗同煮至一斗,去滓入好盐一斤熬成膏,瓷盒盛,临卧揩牙。

元戎生眉散《玉机微义》(明)

【处方】桑寄生 南星 半夏 没药各一钱

【用法】上为细末,生姜自然汁调成膏子,先用自然铜擦过,次以此涂之。

一方,半夏生用,羊粪烧焦,各等分为末,生姜汁调涂。

头发不生敷膏《本草纲目》(明)

侧柏叶阴干作末,和麻油涂之。(梅师方)

生发敷膏《病源辞典》(民国)

用生姜擦三次后,用生半夏为末,麻油调敷。

生眉膏《六科准绳》(明)

【主治】疠风眉毛脱落。

【处方】白花蛇 乌蛇 羊粪炒黑 土马鬃 半夏各等分,炒黑色

【用法】上为细末,用生姜自然汁漏匀,擦在眉上,一日涂三次为佳。

生眉敷膏《本草纲目》(明)

【处方】芥菜子 半夏等分

【用法】生姜自然汁调擦,数次即生。

生发膏《医心方》(日安政)

【主治】生长发白黄者,令黑,魏文帝秘方。

【处方】黄芪二两 当归二两 独活 川芎 白芷 乌药 茜草 辛夷 防风 生地黄 大黄 藁本 蛇衔草各一两 生薤白半斤 麻油四升 马鬐膏一升

【用法】凡十六物,微火煎三上三下,白芷黄,膏成,去滓,敷头。一方加麝香二分。

生发神效黑豆膏方《太平圣惠方》(宋)

【主治】小儿脑疳头发连根作穗子脱落不生,兼头疮白秃发不生者,并宜用。

【处方】黑豆三合 苣胜子三合 诃黎勒一两

【用法】上件药捣罗为末,

以水拌令匀，内于竹筒中，以乱发塞口，用糠灰内取油，贮于瓷器中，先以米泔、皂荚汤洗头拭干，日再用，十日发生。

又方一 上用贯众烧灰细研为末，以油调敷之。

又方二 上用鲫鱼一头烧灰研为末，酱汁和涂之。

去毛膏《串雅外编》（清）

1. 剃头不用刀。石黄 石灰各一两 樟脑五钱 为末，水调敷即下。

2. 女人去面毛不用线。石黄三钱 石灰二钱 为末水调，临卧时敷面，则面毛尽去矣。

羊屎膏《陈修园全集》（清）

【主治】癞风眉落。

【处方】生半夏 羊屎烧焦，等分

【用法】为细末，姜汁调，日日涂之。

还春膏《杨氏家藏方》（宋）

每用针砂不拘多少，用水淘洗净，入好米醋内浸之，如要用时将针砂于无油铁铫内研极细，每用针砂末五钱，荞面少许，以重汤熬稀糊，涂髭鬓，用汤浸软荷叶包裹，至三更以热汤洗净、拭干，次用后药。

【处方】诃子二两，将一两炒黑，去核

【用法】上为细末，各令贴（包）起，如用时各用二钱，入荞面少许，以水调，用重汤打成糊，稀稠得所，先将热汤洗净髭须，然后涂匀，用汤浸荷叶包裹，帛子系，至天明汤洗，每日用胡桃油润之。针砂须是好者，若无好者髭不黑。

1. 紫金油

【主治】妇人发落稀黄。

【处方】鲫鱼胆二十个 铁五钱（大一片） 诃子五枚，煨去核 棱郁金二枚，锉 黄芩半两，锉 黑豆一大合 紫草半两 香油半两 生姜汁一大合

【用法】上件药用生绢袋子盛，取竹沥油四两，麻油十二两，入药袋子于有油瓷盒内浸，密封，于凉处半月取出，逐日搽头，百日光黑，永不退落。

2. 香芎油

【主治】头风发落不生。

【处方】秦椒 香白芷 川芎各一两 蔓荆子 附子 零陵香各半两

【用法】上件细锉，用绵裹，以生麻油一斤于瓷器内浸三七日，涂发稀少处，不可滴在面上。

3. 柏枝油

【主治】去风生发。

【处方】柏枝干者　椒红　半夏各三两

【用法】上件㕮咀，用水两碗煎至半碗，入蜜少许，再煎一两沸，每用时入生姜汁少许，调匀，擦无发处。

近效莲子草膏《外台秘要》（唐）

【主治】一切风、耳聋、眼暗，生发变白为黑，坚齿，延年，本是婆罗门方。

【处方】莲子草汁三升　生巨胜油　牛乳各一升，不食糟者　甘草一大两，末

【用法】上四味和，于锅中煎之，缓火熬令鱼眼沸，数搅之，勿住手。看上沫尽清澄，滤不津瓷器中贮之。云本方有青莲蕊六分，龙脑花三分，郁金香二分并末，先煎诸药三分减一，次下汁及油等，膏成。每欲点即仰卧垂头床下，一孔中各点如小豆许，久乃起，有唾却勿咽之，起讫，即啜少热汤，点经一年，白发尽黑，秃处并出。韩庶子处得，每用验。

染发令黑方《太平圣惠方》（宋）

【处方】没石子　乌药　鸡肠草　莲子草　青胡桃皮　酸石榴皮　马齿苋　青盐　熟干地黄　东南柳枝皮锉，以上各一两　猪鬃五两，煎如半豆长　麝香一分，细研

【用法】上件药都捣，用蜜水和为剂，以春大麦面裹，入瓷罐子内盛，用盐泥固济，候干更泥，泥三度为妙，然后用熟火十斤烧罐子令黑焰尽，冷之取出，入麝香同研如粉，以生姜自然汁调如稀饧，遇寅日染之良。

神仙紫金膏《杨氏家藏方》（宋）

【主治】乌须鬓。

【处方】生姜半斤，和皮细锉　皂角四两，不蛀者细锉　细辛去叶去苗，一两　香白芷一两，锉

【用法】上件捣烂为膏，用河水调和得所，用铁铫子先将猪脂擦铫子内方入药，以碗盖定，用湿纸条塞碗缝，然后用纸金泥固缝，不令出气，慢火养一伏时，以手按碗底上，常以通手为度，取出研细，火瓷器收。每用杖子挑药少许，于白髭处熟擦令热，即摘去白髭，用药再擦，肉热即止，后生黑须，永不变白。

柳叶膏《陈修园全集》（清）

垂柳叶阴干为末，以生姜汁于铁器中调，夜夜摩之。生眉。

垣衣散方 《太平圣惠方》（宋）

【主治】眉发髭不生。

【处方】垣衣五合，曝干捣罗为末　铁精一合　合欢木炭二两　水萍末一合

【用法】上件药相和，研令极细，旋以生油调如膏，涂于不生处，日夜再涂即生，极妙。

须发换白令黑方 《太平圣惠方》（宋）

【处方】莲子草汁一升　母丁香半两　铁生一两　诃黎勒一两　东引槐枝灰一两　菴摩勒一两

【用法】上件药捣细罗为散，与莲子草汁相合令匀，每欲换时先点药于髭发根下，即拔却涂药避风，于后生即便黑，永不变也。

其药于瓷器中盛，埋在土中常令较软，稍干即难用，如较干入少蜜和，用之亦得。

胡桃膏方 《圣济总录》（宋）

【主治】荣养髭发。

【处方】新小胡桃三枚

【用法】上一味和皮捣细，用乳汁二盏于银石器内文武火熬，竹篦搅成膏。每用时净洗髭发，以笔蘸点髭发上。

桃皮膏方 《圣济总录》（宋）

【主治】白秃发落。

【处方】桃皮去粗黑者，五两，锉，以水一斗煮取五升，去滓，先温吃半盏余留洗头　豉炒研，半两　白面炒，半两

【用法】上三味，先以桃皮汁洗头，并吃讫，后以水调豉面末敷之。

铁粉膏 《太平圣惠方》（宋）

【主治】眉发髭不生兼令黑方。

【处方】铁粉二两　附子二两，去皮脐生用　羊踯躅三两　莲子草二斤　零陵香三两　投石子五颗　蔓荆子二两

【用法】上件药，捣粗罗为散，以生油五斤浸五七日后，用慢火煎取一半以下，去滓，瓷盒盛。于无眉发髭处每日涂之神效。不可涂他处，恐生毛。

换髭膏 《太平圣惠方》（宋）

【处方】黑猪鬃灰二两　没石子一七枚，酥炒黑焦　酸石榴皮末四钱　母丁香末三钱　旱莲子末四钱

【用法】上件药都研令极细，每拔时药末一字、生姜汁少许，旋折柳枝子搅如稀膏，别以新柳枝子点药，点后三日不得用皂荚水洗，即生黑者。

蔓荆子膏 《太平圣惠方》（宋）

【主治】血虚头风，须发秃

落不生。

【处方】蔓荆子三两　桑寄生五两　桑根白皮二两　白芷二两　韭根二两　鹿角屑二两　马鬐脂五合　松叶三两　甘松香一两　零陵香一两　生乌麻油三斤　枣根皮汁三升

【用法】上件药细锉，绵裹纳脂及油枣根汁中浸一宿，以慢火煎，频频搅，候白芷色焦黄，膏成去滓，收瓷盒中。每日揩摩须发不生处，十日后即生。

蔓菁子膏《太平圣惠方》（宋）

【主治】小儿白秃疮发不生方。

【治法】上取蔓菁子、川乌头等分烧灰细研，以生油和涂之。

又方

【主治】小儿秃发不生，疮有汁出，或无汁干燥痛方。

【治法】上取鸡子七枚，在铜器中急炒令干、出油，细研敷之。

又方二

【处方】马蔺根一两，微炒　藜芦半两，去芦头锉炒令焦

【用法】上捣罗为末，每用时先以泔清洗净疮，拭干，生油调敷之。

34. 动物伤

半夏膏《太平圣惠方》（宋）

【主治】小儿蝎蜇方。

【治法】半夏，以水研涂之，立止。大蒜研令烂，涂之。

枣叶膏《太平圣惠方》（宋）

【主治】小儿蜘蛛咬方。

【处方】枣叶　柏叶五月五日收　生铁衣各等分

【用法】上件药捣细罗为散，以生油和如膏，先火炙疗，然后涂咬处，神效。

又方一

【处方】雄黄一分　麝香半分

【用法】上件药细研，以蓝汁一大盏搅令匀，点咬处，立效。

又方二

【处方】五加皮一两　半夏四两

【用法】上件药烧灰细研，以醋和涂之。

犬伤敷膏《嵩崖尊生》（清）

【处方】细辛　防风　川乌　草乌　薄荷　川芎　白芷　苍术各三两　雄黄四钱

【用法】温酒调敷伤处，以纸盖扎，早晚二次。

附　内服药方

【处方】斑蝥七个，去足翅

杭粉一钱

【用法】同研末，空心温酒调服，一时许小便行，出血片白脂。

如便痛煎甘草汤饮之自利。

如毒未尽，次早再一服，小便变清白为毒尽，外敷上方。

恶蛇虫伤膏《救急易方》

【处方】鱼腥草　皱面草　槐树叶　草决明

【用法】合一处捣烂敷之甚效。

蛇咬膏《疡科选粹》（明）

1. 雄灵散

【主治】毒蛇所伤、昏闷欲死者，此为神方。

【处方】雄黄透明者，五钱
五灵脂一两

【用法】上为末，每服三钱，好酒调服，仍敷患处。良久再一服。

2. 金线却毒丹。金线重楼，水磨少许，敷咬处。仍为细末酒调服。

3. 去毒散

【处方】雄黄　五灵脂　贝母　白芷各六钱

【用法】上为末，热酒调服，并敷。

4. 一方，先服好米醋一二

匙，即服白芷末，麦冬汤下。仍以白水调四五钱敷伤处，黄衣出愈。

5. 一方，大青、青木香、乌桕叶、火炊草、山蕨菜、过山龙、地蜈蚣、天门冬、白芍药、香薷、白术各为末，白酒调服五钱，仍以数钱酒调敷患处，累效。

6. 五神丹

【主治】蛇咬。

【处方】柏树叶　鱼腥草　皱面草　草决明　地松节等分，研细，蜜调敷咬处

7. 用莴苣汁和雄黄末，做饼，候干为末。

每用少许贴伤口立效，或蜜调敷。

蛇咬敷膏《疡医大全》（清）

采鲜大蓝叶捣汁，或小蓝叶捣汁，调乳细雄黄末，敷之。

蛇咬敷膏《太平圣惠方》（宋）

1. 治蛇咬疼痛，宜敷此方。

【处方】合口椒二两　苍耳苗五两　生姜汁二合　硫黄半两

【用法】上件药相和，捣烂敷蜇处良。

2. 地龙五枚　蜈蚣一枚，端午日收赤足者　上件药相和，烂捣敷被蜇处。

3. 治蝮蛇蜇方。

【处方】豉四两　椒三两，去目
薰陆香三两　白矾三两，烧灰

【用法】上件药相和烂捣，
以唾调，敷被咬处。

4. 生椒三两，去目　豆豉四两
上件药，以唾合捣令烂熟，用敷
伤处，须臾即瘥。

5. 桂心　栝楼根各等分　上
件药捣罗为末，以小竹筒中盛，
蜜塞之。以带行，猝为蝮蛇所
中。敷之。此药治诸蛇毒最效。
（唾津调）

附方

【主治】青蛙蛇蜇人方。

【处方】雄黄　干姜等分

【用法】上件药捣罗为末，
以麝香和之，小竹筒中带将行，
有伤者使用敷疮上，兼治众蛇虺
毒效。

雄射膏《幼科秘书推拿广义》（清）

【主治】毒虫咬伤。

【处方】雄黄一钱　麝香半分

【用法】上为末，蓝靛汁和
涂上，如无靛汁以青黛五分入水
内和涂之。立效。

蜂房膏《本草纲目》（明）

蜂房烧末，油和敷蜘蛛咬
疮。

蜈蚣咬方《太平圣惠方》（宋）

1. 腻粉膏　腻粉一分　生姜
汁与上件药相和，调涂咬处，立
效。

2. 胡葱一握，捣如泥　椒一合
上件药，以水煮椒洗之，后封胡
葱泥于咬处，即瘥。

蜈蚣咬伤敷膏《圣济总录》（宋）

1. 腻粉膏

【处方】腻粉半两　麝香少许

【用法】上二味相和研匀，
生姜汁调，涂咬处。

2. 附子膏方

【主治】蜈蚣咬痛。

【处方】附子一枚，生去皮脐

【用法】上一味于砂盆内以
醋少许磨浓，用少许涂咬处。

3. 雄黄膏方

【主治】蜈蚣咬痛。

【处方】雄黄研细，一分

【用法】上一味，用桑根白
皮自然汁调敷咬处。

4. 蒜汁涂方

【主治】蜈蚣咬伤。

【处方】蒜切细研

【用法】上以桑根白皮汁和，
涂咬处。

蜘蛛敷膏《本草纲目》（明）

蜂蝎蜇伤、蜈蚣咬伤、蛇虺
咬伤。蜘蛛研汁涂之，并以活者

安咬处吸其毒。(广利方)

蜘蛛咬伤膏《圣济总录》(宋)

1. 四神膏方

【主治】蜘蛛咬痛。

【处方】皂荚　芜荑　雄黄　青盐

【用法】上四味等分为末和匀，蜜调涂咬处，频易甚效。

2. 雄麝膏

【处方】雄黄二分　麝香一钱

【用法】上二味细研令匀，投于蓝汁中，以涂咬处立瘥。

若是毒蜘蛛咬，即更细细服其蓝汁。

神异立效。

蝎螫方《疡科选粹》(明)

1. 雄黄消毒膏

【处方】雄黄信五钱　巴豆三钱　白矾生，一两

【用法】上为末，黄蜡一两五钱溶开，入药搅为锭子如枣大，用时将锭子于灯上炙开，滴螫处立效。

2. 半夏　白矾末等分　米醋调搽。

3. 南星末，醋调涂，瘥即止。

4. 端午日取猫儿眼草，摘断，滴白浆和热黄蜡团作一块，遇有被螫者，火上烤蜡搽之，即

止。

蝎螫敷膏方《圣济总录》(宋)

1. 乌头涂敷方

【主治】蝎螫疼痛。

【处方】乌头去皮脐

【用法】上一味为细末，每用少许以津唾调涂敷。

2. 马齿苋涂敷方

【主治】蝎螫。

【处方】马齿苋生切　大蒜　生地各半两，共研细　干姜一分，不炮为末

【用法】上三味一处和匀，涂敷。

3. 出毒散方

【主治】蝎螫止痛。

【处方】石榴花　艾叶心　蜀葵花等分

【用法】上三味，捣罗为末，水和调涂之。

4. 苍耳涂敷方

【主治】蝎螫。

【处方】苍耳四月八日午时取之，阴干

【用法】上一味捣罗为细末，每用以醋调敷之。

附方　点眼方

治蝎螫。

1. 荜茇　腻粉　蕤仁　木鳖子各等分　上四味取五月五日午时

面南捣罗为细末，蜇右边以少许
点左眼，蜇左边点右眼。

2. 虎头骨炙　板蓝子　荜茇
各一分　上三味于五月五日午时捣

罗为细末，用灯心点药少许于
眼，男左女右点之，神效。

如猝暴用，不必重午合。

第六章 妇 产 科

1. 难 产

立圣散《东医宝鉴》（朝鲜享保）

【主治】横逆产恶候及死胎不下，神验。

【处方】寒水石四两，内二两，生用二两，煅赤

【用法】研为细末，入朱砂末如深桃色，每用三分，井水调如薄糊，用纸花剪如杏叶大摊贴脐心，候干再易，不过三次便产。

如圣膏《济阴纲目》（清）

【主治】难产并胎衣不下，兼治死胎。

【处方】蓖麻子三粒 巴豆四粒

【用法】上各去壳入麝香研细，贴在脐中。

歌曰：三麻四豆脱衣裳，研碎将来入麝香，若有妇人遭难产，贴在脐中两分张。

如圣膏《六科准绳》（明）

【主治】产难并治胞衣不下，兼治死胎。

【处方】蓖麻子七粒，去壳研细成膏

【用法】涂脚心胞即下，速洗去，不洗肠出，却用此膏涂顶上肠自缩入。

又方，蓖麻子百粒，雄黄一钱细研，用法如上。

如神丹《串雅外编》（清）

【主治】难产。

【处方】巴豆三粒，去壳 蓖麻七粒，去壳 麝香少许

【用法】研成一饼，贴脐上即产，产下即去之。

如神膏《胎产新书》（清）

【主治】难产不下。

【处方】蓖麻仁二两 雄黄二钱

【用法】研成膏，涂产母两足心立下胎，下后速去此膏，迟则肠出。

如至误事，速披开产母顶发，将此膏敷上顶门，肠即收回。

收回后亦须速去顶上之膏，断不可至再误。

如意膏方《圣济总录》（宋）

【主治】难产催生。

【处方】蓖麻子三七粒，去壳研

如膏 丹砂半钱，研细

【用法】上二味一处和研匀，用油单一片，方圆盏口大，将药摊之，当脐下少腹间贴之，外以带帛系令固，候产罢，并胞衣下毕速去之，稍缓即脱人气血。

此药觉腹痛，便宜用之。

交骨不开敷膏《病源辞典》（民国）

【处方】酥炙龟板一钱 大麻子七粒 麝香十分

【用法】捣为膏，贴脐下一寸三分丹田穴，甚效。

独胜膏《仙拈集》（清）

【主治】难产、死胎并胎衣不下，催生简易第一方。

【处方】蓖麻仁十四粒，去壳

【用法】捣如泥，涂两足心，立刻即下。

不去子，肠即出。

如出仍以此膏贴顶心，肠即缩回，急急去之。

此方简易神效，甚便贫寒，好生君子可广传之。

难产仙方《串雅外编》（清）

【处方】蓖麻仁取白仁七个 麝香三分

【用法】共一处捣如泥，用绢帛包之勒在脐中，即时产下。

如倒生者，用稳婆送进，片时即顺下。

遇仙丹《东医宝鉴》（朝鲜享保）

【主治】横逆产恶候及死胎不下。

【处方】蓖麻子十四粒，去壳朱砂 雄黄各一钱半 蛇蜕一条，烧为末，浆水饭和丸弹子大

【用法】临用先以椒汤淋脐下，次安药一丸于脐中，以蜡纸护上，以帛缚定，须臾便生下，急取去药。

催产桂膏贴足方《圣济总录》（宋）

【处方】桂去粗皮为末 雄黄各一钱匕

【用法】上二味，以蓖麻子三七枚去皮烂研，入二味同研如膏，纸上摊，于两足心贴之。

才产讫，急去药。

又方 催产膏

【处方】蓖麻子三个 巴豆去壳，四个 麝香二分

【用法】共研成饼，贴交骨处，其胎即下。

胞衣不下，蝼蛄一枚，水煮二十沸，服之即下。

2. 子宫脱垂

苏茴膏《浙江中医杂志》1960年40期

【主治】子宫脱垂。

【处方】紫苏叶　小茴香各一两半　麻油五钱

【用法】前二味研极细，过筛，用麻油拌匀，以消毒棉棒蘸敷患处，一日二次。

蓖麻子膏《广东中医》1959 年 12 月

【主治】子宫脱垂。

【用法】新鲜蓖麻子连皮壳一两五钱，熟烟五分至二钱，好烧酒五加皮酒为佳适量，以湿润为度。

或干蓖麻子去皮壳取净仁一两五钱，熟烟一钱半至二钱，好酒二至四钱，以湿润为度。

先将蓖麻子或净仁捣碎，加烟捣匀，加酒湿润为度，用手捏成药饼，随作随用，以发挥药效。

以上二方以鲜蓖麻子为好。

敷药法，早饭后，令患者排除大小便，休息片刻，将药敷于脐下关元穴位，用绷带扎好固定位置，防止移动，采膝肘卧位（老弱高血压可不做）三五分钟，休息后再做，至子宫开始收缩，则取侧卧屈膝式，以保宫复位正常，让病人好好休息，最好能熟睡三四小时，如有头晕反应严重者，即停止敷药，次日再敷。三五次为一疗程。

阴痔茄子疾敷膏《济阴纲目》（清）

朴硝为末，黄荆柴烧沥、调敷。

3. 儿枕痛

儿枕痛《和汉药考》（日昭和）

阿胶烊消，投胡椒末和搅为膏，乘热涂少腹，顷刻病人觉发热，乃瘥。

4. 产后病

防己膏《济阴纲目》（清）

【主治】产后中风、四肢筋脉挛急、身体麻痹。

【处方】汉防己去皮，半斤　茵芋五两

【用法】上咬咀，用酒五升浸药一宿，取猪肋脂一斤，文武火熬三上三下成膏，摊在纸花上，贴病人患处，以热手不住摩膏上千遍。（软膏）

桃仁膏《三因方》（明）

【主治】产后阴痛肿闷。

【处方】桃仁去皮尖　枯矾　五倍子等分

【用法】以上二味为末，研桃仁膏拌匀，敷之。

5. 外阴病

马青膏《孟氏家传方》

【主治】妇女下部湿疮，患脐下腹上、下连二阴，遍生湿疮，状如马爪疮，他处并无，痒而痛，大小便涩，出黄汁，食减，身面微肿，医作恶疮治无效，问其人嗜酒食、嗜鱼虾发风物，急令去。

【处方】马齿苋四两　青黛一两

【用法】共研涂之。即时热减、痒痛皆去，仍以八正散日三服之。

阴痒敷膏《孟氏家传方》

【处方】蛇床子　吴萸　苦参各一两

【用法】为细末，蜜调新绵，蘸，纳阴中。

八正散（民间验方）

【处方】瞿麦炒　萹蓄　车前子炒　滑石煅，一作二斤　甘草炙　山栀子仁炒　木通　大黄面裹煨，去面切焙，一作酒炒，一作生用，各一斤

【用法】上为散，每服二三钱，清水一盏加灯心煎至七分，去滓，食前后临卧时温服。

白胶香散《医学入门》（明）

【主治】诸痔白蚀日久不愈，下注臁疮疼痛，内外踝生疮。

【处方】白胶香　赤石脂　枯矾各五钱　黄柏　乳香　没药　轻粉各二钱

【用法】为末，干掺，湿则油调敷。

阴疮膏《六科准绳》（明）

【主治】妇人阴疮与男子妒精疮大同小异方。

【处方】黄丹　枯白矾　萹蓄　藁本各一两　硫黄半两　白蛇皮一条，烧灰　荆芥　蛇床子各半两，研极细

【用法】上细末，另以荆芥、蛇床子煎汤温洗，软帛拭干，清油调涂。

如疮湿，干末掺之。

冰黄膏《疮疡经验全书》（宋）

【主治】女子阴蚀疮。

【用法】黄连三两，用水二碗，文火煎至一碗，滤去滓，再重汤煎至一酒杯，加冰片三分，麝香二分，轻粉五分，硫黄末一钱，俱研细调和，用鹅翎润阴内立效。

吴萸散《太平圣惠方》（宋）

【主治】妇人阴冷痒方。

【处方】吴萸半两，生用　甜

葶苈半两　蛇床子三分（钱）　没食子一枚

【用法】上件药捣罗为末，绵裹枣许大（生油调如膏绵裹）纳阴中，令腹内热为度。

附方

【处方】蛇床子一两　吴萸一两半，生用

【用法】上件药捣罗为末，炼蜜和丸（或为稠膏）如酸枣大，以绵裹纳阴中，下恶物为度。

珠母散《外科方外奇方》（清）

【主治】妇人阴痒，甚者令人发热。

【处方】陈蚌壳煅　儿茶　轻粉飞　滑石　人中白各二钱，煅龙骨煅　枯矾各一钱　冰片三分

【用法】共研细末。先以鸡肝或猪肝切作长条，蒸熟插入阴户过一夜，次早取出，如此二三次痒减虫净，然后用麻油调擦。

6. 带　下

香附饼《笔花医镜》（清）

【主治】带下。

【处方】香附一两　麝香二分

【用法】共研匀，以蒲公英二两捣汁调药敷之。

7. 补阳方

一笑散《房术奇书》（明）

【处方】青木香　龙骨　山萸肉　蛇床子　远志　官桂　石榴皮各等分

【用法】为细末，每用少许男津调涂行事。

附方

1. 金屋得春丹

【用法】石榴皮、菊花各等分，为细末，水一碗煎七分温洗阴户。

2. 飞燕喜春散《房术奇书》（明）

【处方】丁香　香附子　石灰末　胡椒　乌鱼骨　鹿茸　金毛狗脊各五钱　蛇床子　紫梢花菟丝子各一钱　麝香三分

【用法】上为细末，炼蜜为丸如梧桐子大，每付一丸，津化涂玉茎上行事。

附方

1. 受宠丹

【处方】丁香　附子　良姜官桂　蛤蚧各一钱　白矾飞　山茱萸　硫黄各七分

【用法】上为细末，炼蜜为丸如梧桐子大，每服三丸空心温酒送下。行事不泄。

2. 万声娇《房术奇书》（明）

【处方】远志去心，二钱　蛇床子一钱　五倍子二钱

【用法】上为细末，以二三厘津调抹玉茎。

附方

1. 瞿仙秘妙方

歌曰：七粒丁香八粒椒，细辛龙骨海螵蛸，枯矾少许蜂蜜合，十八娇娘闪断腰。

【用法】上为末，炼蜜为丸如梧桐子大，行事纳一丸入阴户。

2. 金枪不倒方

【处方】丁香　僵蚕各二钱　阳起石　木香　乳香各三钱　干葱一根

【用法】上为细末，酒糊为丸桐子大，每服三丸温酒吞下。可久战不泄。

3. 如花夜夜香

【处方】木香　沉香　甘松合香　牡蛎　龙脑　龙骨　附子　飞矾　乌鱼骨各五钱　胡椒　百圭零陵香各一钱　麝香一钱

【用法】上为细末，炼蜜为丸桐子大，每用一丸入户内。

4. 自美方

【处方】韶粉一钱二分　蛇床子一钱　白矾一钱五分　紫梢花一钱

木香五分　川椒五分　吴萸一钱

【用法】上为细末，炼蜜为丸如桐子大，每用一丸入阴户。

5. 御制遍宫思

【处方】川芎　南木香　山栀　薄荷　细辛　天麻子　白芷　防风去壳　砂仁各等分

【用法】上为细末，炼蜜为丸，每一两分作十丸，每服一丸，空心温酒送下，连服七日歇一日再服，以绢袋包茎，慎不可行房，至七日后任意行之。

6. 润户方

【处方】石榴皮　菊花　白矾各等分

【用法】上三味水二盅，煎一盅，洗户数次，极妙不可言。

7. 素女丹

【处方】没药　白矾　荜澄茄

【用法】上为末，蜜丸樱桃大，一丸入户极美。

长相思《房术奇书》（明）

【处方】定粉　蛇床子　川椒去目　狗骨烧灰，等分

【用法】上为末，津调少许涂茎上，行事。

长相思《房术奇书》（明）

歌曰：木鳖干姜及桂枝，花椒狗骨两相宜，津调一服安脐

内，美女恩情动苦思。

【处方】木鳖子五个　干姜一钱　桂枝三钱　花椒一钱　狗骨灰三钱

【用法】研为细末，炼蜜为丸如梧桐子大，每付一丸津调化敷玉茎上。

四时双美散《房术奇书》（明）

【处方】龙骨　胡椒　僵蚕　樟脑　枯矾各等分

【用法】上为末，每用少许津调，纳阴户或涂龟头。

附方

1. 铁钩丸

【处方】熟地　苁蓉　樟脑各二钱　海马一只　滑石　麻雀肉一个，去嘴爪盐酒浸焙干

【用法】上为末，酒糊丸桐子大，每服三十丸，空心乳香汤调酒送下，日进三服，玉茎渐长大，九日行事。

2. 立效丸《房术奇书》（明）

【处方】石燕一双，煅　海马一只，焙　南木香　丁香各三钱

【用法】上为末，每服五分，空心酒下，以干物压之，大能兴阳，或少许津调涂。

3. 木香丸

【处方】木香二钱　无名异一钱　胡椒五分　桂心一钱　五月蚕娥用公母，三对　丁香一钱

【用法】上为细末，炼蜜为丸梧桐子大，每服十丸十二丸，临睡姜汤送下。久战不衰，欲解呵气口，不解饮冷茶一口即解。

4. 千金秘精方

【处方】旱莲蓬　头粉　莲花蕊　莲子心各等分

【用法】上为末，炼蜜成丸如鸡头子大，一二丸口含化下不泄，车前子擦手心便泄。

合欢散《房术奇书》（明）

【处方】紫梢花一钱　母丁香三钱　桂心二钱

【用法】上为细末，每用少许津调入阴户。

颤声散

【处方】白矾三钱　晁脑一钱　蛇床子二钱　木香一钱

【用法】上为细末，炼蜜为丸如黄豆大，每用一丸入阴户内。

兴阳保肾丹

【处方】桂心三钱　附子三钱　柏子仁五钱　鹿茸四钱

【用法】上为细末，春夏日炼蜜为丸如梧桐子大，每服三十丸傍晚温酒送下，秋冬月每服三钱温酒调下。早晚服此药大助阳威，保护肾。

旱苗喜雨膏《房术奇书》（明）

【处方】杏仁　丁香　蓖麻子　白矾　白芷以上各二钱

【用法】上为细末，用蟾酥并炼蜜为膏，调涂玉茎上。入阴户，两情欢怡。

彻夜恣情散《房术奇书》（明）

【处方】蟾酥二钱　胡椒二钱　官桂五分　麝香三分

【用法】上为细末，以二三厘用唾津午后调涂茎上，至晚临行洗去，一夜不泄，久久药自散不必解也。

金锁膏《房术奇书》（明）

【处方】雄狗胆一个　苁蓉二钱，酒浸瓦上焙干　川椒五分　紫梢花一钱　硫黄五分　韭子十个

【用法】上为末，将胆汁流于盏内，将药搅匀仍入胆内，线扎吊当风处四十九日阴干。每用一分津调化涂阴茎上行事，久战不泄，冷水解。

固精丹《房术奇书》（明）

【处方】五味子　远志　木香　蛇床子各等分

【用法】上为细末，每用少许津调涂玉茎，入阴户大能怡神固精也。

贴脐膏《房术奇书》（明）

【处方】阳起石　蛇床子

香附子　韭子各一钱　土狗七个，去翅足煨过　大枫子五分，去壳　麝香五分　硫黄五分

【用法】上为细末，炼蜜丸如指顶大，以油纸盖覆贴脐上，用绢带子缚住行事。能久战不泄，倦即去药，冷水一口解之。

美女倒提金《房术奇书》（明）

【处方】硫黄　吴茰　青木香　麝香各等分

【用法】上为细末，每用津唾调入阴户。

附方　灵龟展势方

【处方】人龙一条　乳香二分　没药二分　远志三分　金丝鳖子三分，去油　丝瓜子七个　木鳖子五分

【用法】上为末，油胭脂调为丸如枣核大，临事时用一粒入马口内。

夜夜娇《房术奇书》（明）

【处方】蛇床子　远志　蜂房　五味子　细辛　地龙各等分

【用法】上为细末，每用少许津调涂玉茎上。

壮阳益肾丹

【处方】沉香　乳香　木香　没药　菟丝子各五钱　大茴香一钱　破故纸五两，酒浸　核桃四十个，去壳

【用法】上为细末，炼蜜为

丸如梧桐子大，每服三十丸，空心温酒送下，服久能令玉茎长大肾气充实。

遇仙丹 《房术奇书》（明）

【处方】母丁香　蛇床子　白茯苓　甘松　白矾　山茱萸　苁蓉　紫梢花各五钱　细辛二钱半　麝香五分

【用法】上为细末，炼蜜为丸如梧桐子大，每用一丸津调涂玉茎上，凡遇交接，男女身体轻健。

遍宫春 《房术奇书》（明）

【处方】阿芙蓉二钱　蟾酥一钱　朱砂五分

【用法】上为细末，以二三厘津调玉茎上妙极。

浴盆双妙丹方

【处方】细辛　川椒　蛇床子　梨花　甘草　吴萸　附子各一两

【用法】上为末，水五碗煎浓，连根葱一握捶碎投入，无风处添水男女尽身并洗。

8. 遗　精

遗精外治法 《新医学妙谛》（民国）

【主治】外治乃治标之法，可暂而不可久，不若内治能拔根清源也。如内外同治，标本兼

施，则收效尤速。故外治法亦不可不知也。

【处方】五倍子一粒　龙骨等分

【用法】共研细末津和塞脐中外敷薄贴，夜寐之后，无论梦与不梦，均可不遗。神验异常。

9. 乳房疾病

二黄膏 《圣济总录》（宋）

【主治】产后乳肿热痛，外敷膏方。

【处方】黄连去须，三分　大黄生　鼠粪炒，各半两

【用法】上三味捣罗为末，用米糊调敷乳四边，凝易之。每易先用热葱汤洗。

大黄散方 《太平圣惠方》（宋）

【主治】妇人乳痈，经年肿硬如石不消，宜贴。

【处方】川大黄一两，锉　当归一两，锉微炒　赤芍药二两　黄芪一两，锉　川芎一两　防风一两，去芦头　黄连一两，去须　莽草一两　栀子仁一两　腻粉一分　乳香半两

【用法】上件药捣细罗为散，入腻粉和匀，以鸡子白并蜜调令匀，涂帛上贴，干即易之。

大黄膏 《太平圣惠方》（宋）

【主治】妇人乳肿不消方。

【处方】川大黄三分　莽草三分　伏龙肝三分

【用法】上件药，捣细罗为散，入生姜汁半合，入少醋和涂乳上，干即再涂。

又方一　桂乌膏

【处方】桂心三分　甘草三分　川乌头一分，炮裂去皮脐

【用法】上件药捣细罗为散，以醋和涂纸上覆之，其脓当化为水。

又方二　野菘膏

【处方】野菘半斤，不用洗

【用法】上和盐烂捣，厚涂肿上，干即换之。

木香饼《病源词典》（民国）

【主治】乳岩。

【处方】生地黄一两　广木香五钱，研末

【用法】和匀，量患处大小作饼，置肿上，以热熨斗熨之。

内消散方《太平圣惠方》（宋）

【主治】妇人乳痈毒，始生结核。

【处方】川大黄一两　黄芩一两　黄连一两，去须　黄柏一两　地龙一两，炒令黄　乳香一两

【用法】上件药捣细罗为散，用生地黄汁调匀，涂于肿上，干即易之，不过三五度。

生地黄涂方《圣济总录》（宋）

【主治】乳痈。

【处方】生地黄五两，切研　豉半升，研　芒硝一两，研

【用法】上三味，细研令匀，涂敷肿上，日三五度即瘥。

玉簪膏《疡医大全》（清）

玉簪花根加盐少许捣如泥，初起敷上自消，已成敷之除脓完口。治吹乳。

白果膏《疡医大全》（清）

【主治】吹乳。

【处方】生白果八两一半

【用法】用酒研服，一半研敷自消。

白芷郁金膏《疡医大全》（清）

【主治】吹乳。

【用法】白芷一两　郁金七钱研匀，水调敷。

冲和膏《病源辞典》（民国）

【主治】内吹乳。妇女怀胎六七月，胸满气上，乳房结肿疼痛，滑之内吹。

【处方】紫荆皮五两　独活三两　赤芍二两　白芷一两　石菖蒲一两

【用法】研为细末，葱头煎浓汤或热酒调涂，不必留头。

玄参膏《太平圣惠方》（宋）

【主治】妇人乳中结塞肿硬

如石。

【处方】玄参半两 白檀香半两

【用法】上件药捣细罗为散。用醋调涂肿结处，干即更涂。

当归散方《太平圣惠方》（宋）

【主治】妇人乳生结核疼痛，散毒气、止疼痛。

【处方】当归三分，锉微炒 甘草一两，锉 川芒硝一两 黄连三分，去须 黄药三分 川大黄一两 蒲公英三分 玄参三分

【用法】上件药捣细罗为散，用鸡子白调为膏，于生绢上涂贴，效为度。

伏龙肝膏《千金方》（唐）

【主治】乳痈。

【处方】大黄 莽草 生姜各二分 伏龙肝十二分

【用法】上四味捣末，以酢和涂，乳痈即止，有效。

吹乳方《本草纲目拾遗》（清）

芝麻根嫩者炒，和白酒酿少许，共捣烂，敷患处，一日夜即消。忌食发物。

吹乳敷膏《疡医大全》（清）

1. 瑞香花二十一朵，如无用叶二十一片，同陈灶糖捣敷，自消。

2. 韭菜地蚯蚓粪二钱，葱子一钱，研细，醋调敷上，干则易

之。

3. 鲜水仙花根不拘多少，同马桶垢捣烂，敷之即消。

4. 鲸鱼鳔，系杂货店卖者，其形两头尖，切去尖，用水煨烂、捣化，摊青布上贴之。

赤蛇散方《圣济总录》（宋）

【主治】乳痈。

【处方】赤小豆末 蛇蜕皮烧作灰

【用法】上二味，以鸡子白和之敷上，少干即易。

赤豆散《太平圣惠方》（宋）

【主治】妇人乳痈，焮肿赤硬，疼痛不止。

【处方】赤小豆三分，微炒 白芷三分 白蔹三分 鸡子一枚，用白

【用法】上件药捣细罗为散，入鸡子白如稀糊，涂乳肿处，干即更涂之。

附方 蔓荆子散

【主治】妇人乳中结塞、肿硬如石成痈方。

【处方】蔓荆子一两 乱发灰半两 蛇蜕皮半两，微炒

【用法】上件药捣细罗为散，每于食后以温酒调下一钱。

皂角膏《杨氏家藏方》（宋）

【主治】吹乳肿痛。

【处方】皂角不以多少

【用法】上用河水挼浓汁去滓，熬成膏，涂上即愈。

皂刺敷膏《疡医大全》（清）

【主治】乳吹结核不能消散肿痛者神效，并治乳岩。（外科集验）

【处方】皂刺烧带生　天南星　生半夏各二两　白芷　直僵蚕焙　草乌各一两

【用法】研细，葱汁黄蜜调敷。

治乳头疮膏（民间验方）

【处方】鹿角三钱，烧灰　天南星三个　生姜一块

【用法】捣为末，合生姜汁调敷即愈。

乳痈膏（民间验方）

【处方】甘草　白芷　元参各三钱　共为细面，加绿豆粉适量，外用为一剂。

【用法】用水拌成泥膏，贴患处，一天一换。

乳痈膏《产科心法》（民国）

【处方】生南星一两　生半夏一两　五倍子去虫窠炒黄，一两　皂角去皮子弦炒黄，一两

【用法】共研细末，陈醋调敷，一宿立消，不消再涂，屡试屡效。

乳痈敷膏《串雅内篇》（清）

泥鳅一尾捣极烂，入生豆浆搅匀，涂敷患处，即消。兼治肿毒初起。

乳痈敷膏《济阴纲目》（清）

【处方】天南星　皂角刺烧存性　生半夏各三分　白芷　草乌　僵蚕焙，各一分

【用法】上为细末，多用葱白研取汁，入蜜调敷，若破疮口作膏药贴。

乳痈敷膏《临证指南医案》（清）

【主治】吹乳乳痈。

【处方】南星　半夏　皂角去皮弦子炒黄　五倍子去虫窠炒黄，各等分

【用法】上研极细末，醋调敷，一宿立效。

乳痈肿痛膏《本草纲目》（明）

【处方】桂心　甘草各三分　乌头一分，炮为末

【用法】上共为末，和苦酒涂之，纸敷住，脓化为水，神效。

乳痈溃烂敷膏《本草纲目》（明）

银杏半斤以四两研酒服之，以四两研敷之。

乳香敷方《圣济总录》（宋）

【处方】乳香一两，为末　丹砂半两，研末　葱白三两，切

【用法】 上三味，先研葱令细。入二味再研令匀，涂敷乳上，干即易之。

乳核肿痛敷膏 （民间验方）

【处方】 乳香　没药　青黛　樟脑各等分

【用法】 共研细末，梨汁调敷。

乳肿硬痛膏 （民间验方）

【处方】 水胶五钱　乳香五钱

【用法】 熔化，布摊贴患处。

乳岩膏 《济生验方》（清）

【主治】 乳头开花，诸药不效者。

【处方】 寒水石一钱

【用法】 研细末和冰片五厘，用荸荠汁调搽。

茄子膏 《串雅内篇》（清）

秋月冷露茄子裂开者，阴干烧存性，研末水调涂之，即愈。

庚生按，此方极神验。治乳头裂破。

茄子膏 《病源辞典》（民国）

乳头破裂。乳头属厥阴，破裂后痛如刀割，或揩之出血，或流黏水，或结黄脂。

秋茄子裂开者阴干烧存性，研细，水调敷。

青桑膏 《三因》（宋）

【处方】 嫩桑叶生采研细

【用法】 米饮调，摊纸花贴患处。千金云，凡患乳痈四十以下可治，五十以上不可治，治则死，不治自得终其天年。

香附饼 《疡医大全》（清）

【主治】 消乳吹，并敷一切痈疽。

【处方】 香附一两　麝香二分

【用法】 研末，以蒲公英二两煎浓汁入酒少许煎浓汁调敷。

盐草根膏 《太平圣惠方》（宋）

【主治】 妇人乳生结核及肿痛，宜焙贴之。

【处方】 盐草根二两　生蒟头二两

【用法】 上捣如泥，贴之立效。

桑叶膏 《疡医大全》（清）

【主治】 乳硬作痛。

【处方】 嫩桑叶研细，米饮调，摊纸上贴之。

消乳痛方 《圣济总录》（宋）

【主治】 消乳痈初得。

【处方】 莽草　赤小豆各一两

【用法】 上二味捣罗为散，以苦酒和敷于乳上肿处。

蚌壳膏 《病源辞典》（民国）

【主治】 火革疮生于乳上，脓血淋漓，痛痒兼作。

【处方】 蚌壳五钱，瓦上煅灰

轻粉五分　冰片十分

【用法】共研细末，用金银花煎汤调搽，两三次结痂收功。

黄明胶敷散方《圣济总录》（宋）

【主治】乳痈。

【处方】黄明胶炙令燥　大黄锉炒　莽草　细辛去苗叶，各半两

【用法】上四味，捣罗为散，以鸡子白调匀，涂纸上贴肿处，频易即瘥。仍割穿纸，如小钱大，揭肿头。

黄连散敷方《圣济总录》（宋）

【主治】乳痈。

【处方】黄连去须　大黄锉炒　鼠粪各一分

【用法】上三味，捣罗为散，以黍米粥清调和，看痈大小，敷乳四边，其痛即止。

黄柏膏《太平圣惠方》（宋）

【主治】妇人乳生结核坚硬或肿疼痛宜用，消毒肿止疼痛。

【处方】黄柏二两，锉　露蜂房半两，微炙　糯米二合　赤小豆一分　盐一两

【用法】上件药，捣细罗为散，用生地黄捣汁，调令稀稠得所，看肿痛处大小，剪生绢上厚涂贴之，干即换之。

银朱膏《疡医大全》（清）

【主治】吹乳。

【用法】醋半杯炖滚，入广胶四钱熔化，加银朱二钱，调敷。

葶苈散方《太平圣惠方》（宋）

【主治】妇人乳痈疮肿，焮热疼痛，宜用之散毒气。

【处方】甜葶苈一两　赤芍药三分　白芷一两　丁香三分　黄芪一两，锉　杨桃皮一两，锉　消石三分　半夏一两，汤洗七遍去滑　白蔹一两　莽草半两　木香一两　木鳖子一两，去壳

【用法】上件药捣细罗为散，用酸浆水调和令匀，摊于故帛上贴之。

犀角散方《太平圣惠方》（宋）

【主治】妇人乳痈成疮久不瘥，脓汁出，疼痛欲死不可忍。

【处方】犀角二两　甘草半两

【用法】上件药捣细罗为散，用鸡子白和，于钢器中暖令温，敷患处，五七易即愈。

蜂房膏《太平圣惠方》（宋）

【主治】妇人乳肿疼痛日夜不可忍。

【处方】煅炉底土二两　露蜂房半两，微炙　赤小豆一合　川大黄一两　木香一两　桂心一两

【用法】上件药捣细罗为散，以麻油调涂肿上，经宿神效。

熁贴方 《圣济总录》（宋）

【处方】黄连去须　白蔹　鼠粪　积雪草　大黄炒锉　甘草炙锉，各半两

【用法】上六味捣罗为散，用浆水调为膏贴之。干即易之。

漏芦膏方 《圣济总录》（宋）

【主治】乳汁不时泄，郁积于内，遂成痈。

【处方】漏芦　黄芩去黑心，各一两　米粉半两

【用法】上三味为细末，新水调如膏，涂之。

鲫鱼膏 《疡医大全》（清）

【主治】乳痈初起二三日立消，天下第一仙方。

【处方】活鲫鱼一尾连头生捣极烂，加香腊糟一小团再研匀，敷上一日待消小即取下，不消再贴，如神。

鲫鱼膏 《医宗金鉴》（清）

【主治】乳岩。

【处方】活鲫肉　鲜山药去皮，各等分

【用法】上共捣如泥，加麝香少许，涂核上觉痒极勿挠动，隔衣轻轻搽之，七日一换，旋涂即消。

方歌：鲫鱼膏贴乳岩疾，肿如覆盆似堆栗，山药同研加麝香，涂于患处七日易。

薰陆香散方 《太平圣惠方》（宋）

【主治】妇人乳痈肿，痛不可忍，及已成疮，久不瘥者宜敷。

【处方】薰陆香半两　百合半分　雄鼠粪半分　盐半钱

【用法】上件药捣细罗为散，用醋调涂贴，立效。

檀香膏 《圣济总录》（宋）

【主治】产后妒乳，结肿不消、热痛。

【处方】升麻　木香　檀香各半两

【用法】上三味各取成块者，逐味就沙盆内用酒少许带湿磨，三味相等，即用鹅翎扫敷乳上，如干以水润之，常令湿润，一日两次敷之。

第七章　儿　科

1. 积聚痞块

八反膏《幼科大全》（民国）

【主治】小儿积块发热。

【处方】硼砂五钱　山栀子皮硝　肤油各二两　鸡子一个　白萝卜皮一两　葱白五枚，连须用　蜂蜜一酒盅

【用法】上共捣烂成膏，用纸摊贴患处。布绢缠定。

木鳖膏《奇效良方》（明）

【主治】小儿癖。

【处方】木鳖子去壳多用　独蒜　雄黄各半钱

【用法】上件同杵为膏，入醋少许，摊于蜡纸上，贴患处。

乳积膏《病源辞典》（民国）

【主治】小儿面色青黄，遍身壮热，吐乳泻乳，其气酸鼻，多睡，羸瘦，口内生疮，腹中结块。

【治法】密陀僧不拘多少研极细，以大蒜自然汁调匀，按癖之大小遍涂之，亦不令太过，须臾候儿口中有蒜气息，此是药力透达，即以手揉之，觉癖消去五六分，即用温浆水洗去，不可候

其全消，恐药毒损气，如未消而药干，即以温水润之。

乳癖敷膏药《临证指南医案》（清）

用虾蟆一个去皮令净，入半夏三钱，麝香半分，共打烂为一大饼，敷患处，用帛缚之，约三时许解去，其效如神。

疳积膏药《卫生鸿宝》（清）

【处方】葱白七寸　生栀子苦杏仁　红枣各七个　皮硝灰笋白面各三钱　真头酒糟一两

【用法】石臼内捣如泥，白布五寸两块、摊膏两张，前贴肚脐，后贴背腰，布巾扎好，三日内见靛青即好。

未见再换一次，痊愈。

小儿二三岁失乳后，服食米面，定有积块痞癖生疳。

患此者，或泻泄而伤眼，或口渴而饮食，或贪食黄瘦，或爱睡而面向下，服虫药者，病未除而生已伤。

此方治一切积症，神验。

琥珀膏《幼科秘书推拿广义》（清）

【主治】贴癖积。

【处方】大黄　朴硝各一两，为末

【用法】以大蒜捣贴之。

2. 泄　泻

止泻膏（民间验方）

【主治】小儿久泻不止，身体瘦弱。

【处方】连须葱一棵, 连皮
生姜一钱　黄丹四分

【用法】先将葱姜捣烂后，加黄丹和匀，贴肚脐上，用膏药盖之。

助霄膏《万病回春》（清）

【主治】小儿水泻。

【处方】白矾　黄丹各五钱

【用法】用葱白捣烂，涂脐上即止。

贴脐膏《卫生鸿宝》（清）

【主治】小儿久泄。

【处方】黄蜡五分　蓖麻子十
四粒, 去壳　银朱一分　麝香五厘

【用法】调匀，用油纸作膏药贴脐。（墨宝斋集验方）

3. 急　疳

立圣膏《幼科全书》（民国）

【主治】急疳侵蚀。

【处方】人乳半合　黄矾一粟
大白矾一枣　大石胆一豆大

【用法】上药研细，以绵裹
内乳汁中浸经一宿，看汁有味，

慢火熬成膏。

每用少许涂于口里。

如鼻中有疮，滴入少许。

若有肿处，先以三棱针刺破、去血，然后急涂此药。

熊胆膏《幼科大全》（民国）

【主治】疳疮不瘥。

【处方】熊胆蚋　蛇胆　芦
荟各半两　黄矾一分, 瓜州者良

【用法】以上捣罗为细末，入麝香、牛黄各一分，龙脑一钱并细研匀，以井水三合搅匀，盛银器中，重汤煮成膏。

每用少许，涂患处。

4. 疟　疾

手握丹《卫生鸿宝》（清）

【主治】小儿疟疾。

【处方】黄丹五钱　生矾三钱
胡椒二钱半　麝香五分

【用法】为末，米醋调涂儿手心，男左、女右，绢包扎手掌，药热出汗而愈。

附方　小儿疟母，大蒜捣烂，麝香少许贴脐上，立消。

久则内伤，理脾为主。

5. 解　颅

防风散方《太平圣惠方》（宋）

【主治】小儿囟开不合。

【处方】防风一两，去芦头
白及一两 柏子仁一两

【用法】上件药捣罗为散，
以乳汁和涂头上，以合为度。

细辛膏《太平圣惠方》（宋）
【主治】小儿解颅方。
【处方】细辛一分 桂心一分
干姜二分，烧灰
【用法】上件药捣细罗为散，
以乳汁和涂颅上，日二涂之。

蛇蜕皮膏《太平圣惠方》（宋）
【主治】小儿解颅方。
【处方】蛇蜕皮一两，烧灰细研
猪颅骨中髓一分
【用法】上件药调为膏，涂
于颅上，日二涂之。

解颅涂敷膏方《圣济总录》（宋）
1. 治小儿囟陷方
【处方】狗头骨
【用法】上一味炙令黄，捣
罗为末，鸡子清调涂之。
2. 治小儿囟陷方
【处方】天灵盖
【用法】上一味炙令黄，捣
罗为末，生油调涂之。

解颅方《冯氏锦囊》（清）
驴头骨或狗头骨不拘多少，
烧灰研细，以清油调敷头缝中。

蟹足骨膏《太平圣惠方》（宋）
【主治】小儿脑解不合方。

【处方】生蟹足骨半两 白蔹
半两
【用法】上件药，捣细罗为
散，用乳汁和涂颅上。

6. 项 软

星附膏《薛氏医按》（清）
【主治】项软。
【处方】天南星 附子各等分
【用法】上为末，用生姜自
然汁调，敷项间。干则润之。

7. 囟 陷

乌附膏《幼科大全》（民国）
【主治】幼儿囟陷。
【处方】雄黄二钱 川乌 附
子生，各五钱
【用法】上为末，用生葱根
叶细切杵烂，入前药末同煎做成
膏。每早空心贴囟门处。

乌附膏《六科准绳》（明）
【主治】囟门陷。
【处方】绵川乌生用 绵附子
生用，各五钱 雄黄三钱
【用法】上件为末，用生葱
和根叶细切烂杵，入前药末同
煎，做成膏，贴陷处。

封囟散《幼科大全》（民国）
【主治】解颅囟不合，填囟
陷下不平。

【处方】蛇蜕一两，烧灰细研
防风　川大黄湿纸裹煨存性　白及
各半两

【用法】上碾为细末，入青
黛半两同研匀。

每用五分以猪胆调匀，用一
纸囟上摊之，四边回合各留少白
纸，用淡生醋面糊贴囟上，以温
水润动，一伏时换。

猪牙车骨髓膏《太平圣惠方》
（宋）

【主治】小儿囟陷方。

【用法】上取猪牙车骨髓，
煎如膏，涂囟上良。

又方　上以狗头骨炙令黄，
捣罗为末，以鸡子清调涂之。

8. 小儿诸风

川乌头膏《太平圣惠方》（宋）

【主治】小儿天钓，备急涂
顶膏方。

【处方】川乌头末，一钱　芸
苔子末，一钱

【用法】上件药取新汲水调，
涂贴在顶上，立验。

小儿钓惊药《新京汉药方案》
（民国）

【主治】慢脾。

【处方】白胡椒七粒　栀子七
枚　葱白七茎　飞面一撮

【用法】葱白捣极烂，胡椒、
栀子为细面，用鸡子清调匀，青
布摊贴一昼夜，皮有青黑色即
愈。

如未愈再贴可也。

小儿撮口脐风敷膏《齐氏医
案》（清）

【处方】生地　生姜　葱白
莱菔子　田螺肉等分　麝香五厘

【用法】共捣和，涂脐四周，
绢缚，抱住一时许，有屁下屎尿
而愈。

五通膏《万病回春》（清）

【主治】小儿脐风撮口。

【处方】生地黄　生姜　葱
白　萝卜子　田螺肉各等分

【用法】上共捣炼，搭脐四
围一指厚，抱住一时，有屁下泄
而愈。

附方　内服散剂

1. 治小儿断脐不如法，七日
内有风出。

【处方】直僵蚕二三条，炒去丝

【用法】为末，蜜调敷口，
或乳头上亦可。

2. 内服宣风散。初生小儿脐
风撮口，多啼不乳，口出白沫。

【处方】全蝎二十八个，头尾全
者去毒用酒炙为末　麝香一匙，另研

【用法】上同和匀细末，每

用半匙，金银煎汤服。

壮骨膏《冯氏锦囊》（明）

1. 生筋散

【主治】筋软无力天柱骨倒。

【处方】木鳖子六个 蓖麻子六十个，并去壳

【用法】研细，先抱头起，摩顶上令热，津调涂之。

2. 贴项软

【处方】附子去皮脐，二钱 天南星去脐，二钱

【用法】为末，姜汁调，摊贴患处。

3. 五加皮散

【主治】项软行迟。

【治法】用五加皮为末，酒调涂敷颈骨上，再用酒调服。

地龙粪膏《太平圣惠方》（宋）

【主治】小儿卒中客忤方。

【处方】地龙粪一两 灶中黄土一两

【用法】上件药以水和如鸡子黄大，涂儿头上及五心，即愈。

封脐散《丹台玉案》（明）

【主治】小儿脐风撮口。

【处方】生南星

【用法】为末（蜜调）封脐，不可见风。

柏墨散《东医宝鉴》（朝鲜享保）

【主治】脐风，脐肿多啼，不能乳哺。

【处方】黄柏末 釜下墨 乱发灰各等分

【用法】为末，干掺之，或油调敷之。

涂顶膏《病源词典》（民国）

【主治】胎惊、天钓、急惊。

【处方】芸苔子生 乌头各二钱

【用法】研为末，每用一钱，新汲水调敷顶上。

涂囟法《玉机微义》（明）

【主治】诸风搐证。

【处方】麝香一字 蝎尾 薄荷叶各半钱 蜈蚣末 牛黄末 青黛末，各一字

【用法】上研匀，熟枣肉剂为膏，新绵上涂匀，贴囟上，四方可出一指许，火上烘手频熨，百日里外儿用此法，谨按世俗。周岁上下小儿诸风搐证，用浴体捏洗法，得汗立效，殊胜火灸，盖艾有误加于风热阻痫也，慎之。

涂囟法《薛氏医按》（明）

【主治】小儿急惊。

【处方】麝香 牛黄 青黛各二分半 蝎尾去毒，一分半 薄荷一分 蜈蚣二分

【用法】上为末，生枣肉杵

膏，涂帛上贴囟中，以手烘热频熨之。

慢风膏《理瀹骈文》（清）

【主治】小儿慢脾风。

【用法】掺肉桂末贴脐上，再以黄米煎汤调灶心土敷膏外。

炙黄芪　党参　附子炮，各二两　白术二两　肉蔻仁煨　白芍酒炒　炙甘草各五钱　丁香三钱，炮姜炭二钱

麻油熬，黄丹收贴脐上。亦可捣研为末，黄米煎汤调涂

蝉壳散方《太平圣惠方》（宋）

【主治】小儿中风，口㖞斜僻，宜涂。

【处方】蝉壳取五月五日树东南枝上者　寒食白面等分

【用法】上件药都研令细，以酽醋调为糊，如患左斜右边涂之，右上斜左边涂之，候口正，急以水洗却药。

又方　上用栝楼瓤，以水绞汁和大麦面，作饼子，炙令热，熨正便止，勿令太过。

9. 小儿诸疮

二豆散《幼科大全》（民国）

【主治】婴孩小儿脐突肿。

【处方】赤豆不去皮　豆豉　天南星去皮脐　白蔹各一钱

【用法】上为极细末半钱，用芭蕉自然汁调敷脐四旁，一日一次，二日二次，若得小腹下白即安。

小儿口疮敷膏《仁术便览》（明）

用巴豆一个研烂，和胭脂再研，贴眉中半炷香急去之。

化毒膏《救偏琐言》（清）

【主治】痘疮。

【处方】麻油二两　锦纹大黄一两，锉　麻黄去根五钱，锉断

【用法】将二味入油内煎至如煤之黑，滤油去渣，水盆内炖，出火气。

将熟鸡蛋黄十个于小铜勺内细细搿碎，熬至黄沫泛滥，继而焦黄，至极焦黑，青烟将起，油将来矣，渐有渐逼，以尽为度，亦于水盆内出火气，与麻油合并，滤清听用。

复用大黄一两半，晒燥，以一半与风化石灰同炒，炒至石灰如桃花色，去灰取黄地上出火气，共为细末　松香五钱，为末入于葱管内用苎麻丝系葱口于铜锅内煮葱黄熟，去葱取松香为末　川黄柏去粗皮，净五钱，一半晒燥一半将猪油脂炙透共为细末　青黛水飞，七钱，合于一处，总调于药油内

其搽法，如搽合掌丸，以渐而施。

快肌膏《救偏琐言》（清）

【主治】痘，值炎天痘浆燥实，遍体如霞，燔热炙火，身无安放者。

【处方】生大黄晒干为末，一两　败草散五钱

【用法】调入猪胆汁，宜薄不宜厚，以鹅翎轻轻间拭之，不可通身涂满。

护眼膏《丹台玉案》（明）

【主治】痘疮见点，两目肿赤，肝脾二经热透，以此涂之。

【处方】甘草　黄柏　大胭脂各一两，共为末　绿豆五合

【用法】水五碗浸一昼夜去绿豆，以绿豆水加红花四两煎至二碗去渣，入前末成膏，涂眼眶上下。

护目膏《六科准绳》（明）

1. 神应膏

【处方】黄柏一两　真绿豆粉一两半　甘草四两　红花一两

【用法】上为细末，用胭脂水和蜜水调涂两眼四肢之疮痘上。

2. 黄柏膏痘疮护眼

【处方】黄柏一两　绿豆粉红花各二两　甘草四两

【用法】上同为细末，生（麻）油调。

从耳前至眼眶并厚涂之，日三四次。

如早涂，疮（痘）不至面，纵有亦少。

彭氏云，痘疹护眼人多用胭脂。

据亢医云，不如钱氏黄柏膏最好。

诸家护眼法，无出此方者。

拔毒膏《痘科类编释意》（清）

【主治】痘疮。

【处方】马齿苋捣取汁　石蜜　猪脂膏　生绿豆末　赤小豆末

【用法】熬成膏，涂肿处，如干，以水润之。

拔毒膏《幼科大全》（民国）

【主治】痘疔。

【处方】雄黄研

【用法】上用胭脂重浸水令浓，调雄黄点痘疔上，立时红活，亦神法也。

青莲膏《卫生鸿宝》（清）

【主治】走马牙疳，顽肉难脱，以致溃烂穿腮、破唇。

【处方】青黛一钱　乳香　轻粉各一钱　麝香五分　白砒一分，制如法

【用法】为细末，香油调，薄摊纸上，用槌捶实，阴干收之。

每卧时随疳大小剪此膏贴

之，至晓揭去，以泔水将口漱净吐之，至晚再贴。

神应膏《卫生鸿宝》（清）

钱氏亦名黄柏膏。

痘方出，以此护眼，可免入目。

【处方】黄柏末一两　红花　甘草末，各二两　绿豆五合，新汲水浸一昼夜去豆

【用法】以浸豆水煮红花约减二盏，去红花，入药末熬成膏。

耳前、眼皮上下、颧面间厚涂之，日三四次。

神应膏《疡医大全》（清）

【主治】护防痘入目。

【处方】黄柏一两　甘草四两　真绿豆粉一两五钱　红花二两

【用法】研细末，胭脂粉同蜜调涂两眼眶四肢痘上。

封脐散《幼科大全》（民国）

【处方】甑带灰　乱发灰　白姜灰　红帛灰四灰不得夹别灰　南星　白蔹　当归头　赤小豆　五倍子　血竭　龙骨　赤石脂　海螵蛸　百草霜　胭脂各半钱

【用法】上研合为极细末，疮湿干敷，干清油调涂，忌生水浴。

封脐散《幼科大全》（民国）

【主治】婴儿初生因乳母不

慎，洗浴水入脐中，或儿尿在襁褓之内、湿气伤于脐中，或解脱风冷，邪气所乘。

令儿脐肿多时不能哺乳，名脐风病，宜用此。

【处方】好当归半两，洗焙　天浆子三个，微炒　乱发一团，烧灰存性

【用法】上件同捣罗为细末，入麝香一字拌匀，用药一字至半钱敷脐中，时时用。（蜜、香油调敷亦可）

珍珠膏《疡医大全》（清）

【主治】痘不发，必痘疔黑而大臭者，宜急点之。

【处方】珍珠五颗　豌豆四十九粒　发灰一钱

【用法】乳细，用胭脂汁调膏，拨疔点之，黑疔即变红活矣。

砂香解毒膏《济生宝鉴》（清）

【处方】蓖麻子拣肥大洁白者，去壳，三十六粒　朱砂拣明透者，一钱　麝香拣真净者，五厘

【用法】将朱砂研细末，后入蓖麻子、麝香共研成膏，五月五日午时擦儿头顶心，勿擦囟门、前心、背心、两手心、两足心、两膀弯、两腿弯、两胁，两腋亦可，共十三处，俱要擦到，如制钱大，不可缺少，勿使余

剩，擦完没动，听其自落。

本年擦过一次，候次年、三年之端午再擦两次，永不出痘。

若儿过周岁发长，将发分开擦之，亦妙。

男女治法皆同，此乃不出天花奇方。

海螵蛸膏《本草纲目》（明）

【主治】小儿脐疮出脓及血。

【处方】海螵蛸　胭脂

【用法】为末，（麻）油调搽之。

恶实膏《丹溪心法》（元）

用恶实子为末，蜜调贴囟门上，免有患眼之疾。

黄柏膏《儿科易知》（民国）

【主治】出痘预护其眼，免致痘疮入目。

【处方】厚川柏—两　粉甘草二两

【用法】上二味，研为细末，用新绿豆五合，汲新水三碗，浸豆一昼夜，去豆入红花一两煮之，其水约减二盏，又去红花，然后入煎二药，慢火熬成膏。

每用敷眼胞上下，厚涂之，则痘疮不入眼矣。

黄柏膏《奇效良方》（明）

【主治】小儿疮痘出后即须爱护面目，勿令沾染。

欲用胡荽酒喷时，先用此方涂面上，然后喷四肢，大人婴孩有此悉宜用之。

【处方】黄柏—两　绿豆—两　甘草四两，生

【用法】上件捣筛为末再研令细，后以生麻油调如薄膏，从耳前眼唇并厚涂三五遍，上涂面后可用胡荽酒喷也。

早用此方涂面上，令不生疹痘也。

如用此方涂迟，纵有疹痘亦少。

诸家爱护面目者皆以此方治疗。

分两用法皆同，唯痘疹论，一料用绿豆粉三两五钱。

黄连膏《太平圣惠方》（宋）

【主治】鹅口疮。

【处方】黄连一两，去须

【用法】上捣罗为末，用蜜调蒸一炊久，旋予儿吃。

掺药方《儿科易知》（民国）

【主治】涂痘疮。

【用法】芸苔菜即油菜，捣烂取汁涂之，或以生铁锈、大黄各等分研末，以芸苔汁调涂之。

痘毒四顺散《疮疡经验全书》（宋）

【处方】黄柏　川乌　赤豆各一两　石精黄—钱五分

【主治】上各研细末，和匀、水调，冬天用蜜。

痘毒围药 《疮疡经验全书》（宋）

【处方】白及四两　雄黄五钱　黄柏二两　天花粉一两　文蛤二两　紫花地丁一两

【用法】上为末，生豆浆调匀，搽四向，空中出毒气，时用余浆润之，以助药力。

痘疮敷膏 《丹溪心法》（元）

【处方】贝母　南星　僵蚕　天花粉　白芷　寒水石　草乌　大黄　猪牙皂角量酌用

【用法】上为末，醋调敷之。

痘疗拔毒膏 《陈修园全集》（清）

1. 雄轻膏

【处方】雄黄　轻粉等量

【用法】共为细末，用胭脂水调敷。

2. 三豆散

【处方】绿豆　黑小豆　赤小豆等分

【用法】共为细末，醋调敷之或以七夕水调敷。

3. 如意膏

【处方】南星八钱　半夏一钱，二味生用　白芷五钱　郁金五钱　姜黄五钱　苍术五钱

【用法】共为末，醋调敷。

4. 芙蓉膏

用芙蓉花或叶或皮或根俱可，花更佳，荆子各等分，共捣烂，用鸡蛋白调敷，两三次立效。

5. 必胜膏

马齿苋捣汁，猪膏、蜜糖共煎膏，敷之。

痘疗敷膏 《六科准绳》（明）

1. 四圣散

【主治】痘疗。

【处方】绿豆四十九粒　珍珠一分，不烧　油头发烧过，一分　豌豆四十九粒，各烧存性

【用法】上为末，胭脂水调，先以簪子拨开黑疮，以此涂之。

2. 拔毒膏

【主治】痘疗。

【处方】雄黄研

【用法】上用胭脂重浸水令浓，调雄黄贴痘疗上，立时红活，亦神法也。

盖雄黄能拔毒，胭脂能活血也。

稀痘膏 《仙拈集》（清）

【主治】传方之家十六代不出痘，真保赤之仙方也。

【处方】蓖麻子择肥白者三十六粒去壳　朱砂三钱研末　麝香一分，或端午或七夕或重九捣成膏，分作十三股

【用法】于午时搽儿头顶心，是头顶居中，不可误擦囟门。前后心、两手心、两臂弯、两肘弯、两腿弯、两脚心，共十三穴。

涂如小钱大、两钱厚，勿使药剩，搽后听其自落，不可洗去。

周岁小儿即可搽之。

搽一次出数粒，二次出二三粒，三次永不出痘。

忌豆腐。

此方甚验，勿以乎易忽之。

硼砂散方《圣济总录》（宋）

【主治】小儿口疮。

【处方】硼砂研　矾蝴蝶研　密陀僧各半钱，研

【用法】上三味，用生蜜四两与药同煎紫色，以新汲水冰之冷，瓷盒盛。

每用以鸡翎敷之。

韶粉散《薛氏医按》（明）

【主治】痘疮毒气未散，疮痂虽落，其瘢犹暗或凹或凸，以此药涂之。

【处方】韶粉一两　轻粉一两

【用法】上炼猪脂油拌匀如膏涂之。

如痘痂欲落不落，当用后方。

羊筒骨髓膏，上入轻粉研成

膏涂之。

如痘痒搔成疮及疮痂欲落不落，用上等白蜜涂之，其痂自落，亦无瘢痕，神效。

敷脐法《卫生鸿宝》（清）

【主治】痘出太阳，舌心黑、口气臭、二便不利，而痘红紫者。

【处方】青黛　防风　全蝎　石膏　大黄酒蒸，等分

【用法】上药为细末和匀，蜜调作饼，敷脐中，痘色自活，诸症自退。

10. 肺　胀

蓖麻膏《卫生鸿宝》（清）

【主治】小儿肺胀鼻扇。

【处方】蓖麻仁七粒　明矾二钱　麝香三厘　鸡子黄　葱白各一个

11. 发　迟

香粉膏《冯氏锦囊》（清）

【主治】小儿发迟。

【处方】香薷一两　胡粉五钱　猪胆二钱五分

【用法】水煎香薷三分，入胡粉，猪胆调匀，涂头上，一日三次。

12. 丹 毒

小儿赤流敷膏《幼科大全》（民国）

治小儿赤流，半身色红渐渐展引不止方。

1. 牛膝去苗，一两　甘草生，半两　上锉，以水一大盏煎五分去滓，调伏龙肝末涂效。

2. 大黄生，一两　赤小豆半合，炒紫色　川朴硝三分　上为末，鸡子白调敷，勿令干。

3. 李子油三两　朱砂一分　上调如膏涂之。

天灶火丹膏《幼科大全》（民国）

【主治】小儿丹发两膀里及尻间；正赤流至阴头，赤肿出血，是天灶火丹。

【处方】荠叶三两　赤小豆一合，煅　炉门上灰一两　青羊脂三两　葱白切，二茎

【用法】上相合，杵如膏，摩之，干则再摩。

拔毒散《幼科大全》（民国）

【主治】小儿殃火丹。

【处方】川朴硝一两　栀子仁半两

【用法】上为末，醋调和，涂之。

又方

【主治】小儿殃火丹兼治神火丹。

【处方】山栀子仁四两　生鲫鱼半斤

【用法】上同杵如泥，每以醋化和少许涂丹上良。

涂丹膏《幼科大全》（民国）

【主治】小儿赤流热如火，宜用大黄散。

【处方】川大黄生　郁金黄药　腻粉　牙皂去皮子，各半两

【用法】上为末，生油调涂。

又方

【处方】护火草汁三合　赤地利末三钱　腻粉一钱

【用法】上相合，量儿大小加减服之，良久泻下血片为效，其滓敷在赤处亦佳。

13. 断奶方

画眉膏《冯氏锦囊》（清）

【处方】栀子三个，烧存性雄黄　轻粉　辰砂各少许

【用法】为末，香油调匀，候儿睡着，浓抹两眉，醒来自不思乳，未效再用。

又方　豆豉膏

【处方】黑豆一勺　田螺十九个　葱一大把

【用法】上捣烂，巴豆汁调，贴脐下。

第八章　耳鼻咽喉科

小儿耳聋方《太平圣惠方》（宋）

1. 松脂　菖蒲末　乌麻油各半两　上件药相和，捣熟绵裹如豇豆大，塞于耳中，日一易之。

2. 菖蒲末一分　杏仁半两，汤浸去皮尖双仁研如泥　上相和，研令乳入，每用少许绵裹内于耳中，日一易之。

3. 蓖麻子十枚，去皮　枣肉七枚　上件药同捣如膏，每取蒺核大绵裹内耳中，日一易之。

4. 上捣芥子令烂，以人乳和，绵裹少许塞耳中，日一易之。

小儿目疾敷膏《外科全生集》（清）

黄连一钱为末，人乳调涂涌泉穴，男左女右上，红赤自无。

大通膏《杨氏家藏方》（宋）

【主治】耳聋。

【处方】蓖麻子去皮　巴豆去皮膜油心　杏仁去皮尖　乳香别研　松脂别研，五味各半两　青盐一分

【用法】上件同研和，捻作枣核样，如小指大，用黄蜡薄裹，大针扎一眼，两头透，用塞耳，经宿当闻钟声，黄水出即愈。

又方一　蝎梢膏

【主治】远年日近耳聋。

【处方】蝎梢七枚，焙　淡豉二十一粒，拣大者焙　巴豆七粒，去心膜又去油

【用法】上先研蝎梢、淡豉令细，别细研巴豆成膏，入前二味，同研匀，捏如小枣核状，用葱白小头取孔，以药一粒入内，用薄绵裹，临卧时置于耳中，来早取出，未通再用。

以通为度。

又方二　椒目膏

【主治】耳内如风雨声，如钟声，及暴聋者。

【处方】椒目一分　石菖蒲一分　巴豆连皮研，一枚

【用法】上为细末，以蜡搜为锭子，塞耳内，一日一易。

木通膏《太平圣惠方》（宋）

【主治】鼻塞不通。

【处方】木通　细辛　附子炮裂去皮脐，以上各一两　一方有甘草生用，一分

【用法】上件药，捣罗为末，炼蜜和丸，如枣核大，每夜临卧

纳一丸于鼻中，瘥。

止鼻血膏《简要济众方》（宋）

服药不应，用蒜一枚去皮研如泥，作钱大饼子，厚一豆许，左鼻血出，贴左足心，右鼻血出，贴右足心，两鼻俱出俱贴之，立瘥。

甘遂散《东医宝鉴》（朝鲜亨保）

【主治】耳聋、耳鸣。

【用法】甘遂末葱汁和丸，绵裹塞耳中，口含甘草汤。

两药须分两处修制。

附方

1. 透耳筒法

【主治】肾气虚耳鸣如风水声，或如钟磬响，或暴聋。

【处方】椒目　巴豆肉　石菖蒲　松脂各半钱

【用法】为末，以蜡熔化和匀，作筒子样，绵裹塞耳中，日一易，神效。

2. 透铁关法

【主治】耳聋。

【用法】磁石二块锉如枣核大，搽麝香少许于磁尖，塞两耳窍中，口内含生铁一块，候一时两耳气透，飒飒有声为度，勤用三五次即愈。

甘遂丸内鼻方《圣济总录》（宋）

【主治】鼻多清涕。

【处方】甘遂一两　细辛去苗叶，一两　附子炮裂去皮脐　木通锉，各一两一分　吴萸汤浸焙干炒　干姜炮裂　桂去粗皮，各一两

【用法】七味捣罗为末，炼蜜和捣如枣核大，绵裹内鼻中，仰卧即涕出，日三易之，避风以瘥为度。

瓜矾散《沈氏尊生》（清）

【主治】鼻痔。

【处方】辛夷二两　瓜蒂四钱　甘遂一钱　枯矾　螺壳灰　草乌灰各五分

【用法】麻油调绵裹塞鼻内，令达痔上，即化水愈。

地胆膏《太平圣惠方》（宋）

【主治】鼻中息肉肿大，气息闭塞不通，点药令消方。

【处方】生地胆十枚　细辛半分，末　白芷半分，末

【用法】上以地胆压取汁和药末，涂于息肉上，取消为度。

亦单以地胆汁于竹筒中盛，灌之即消。

无生者即酒煮汁用之。

老人鼻中流涕不干方《寿世保元》（清）

独蒜四五个捣如泥，贴脚底心下，用纸贴之，其涕再不发。

辛夷膏《沈氏尊生》（清）

【主治】鼻痔。

【处方】辛夷二两　细辛　木通　木香　白芷　杏仁各五钱　羊髓　猪脂各二两

【用法】石器内慢火熬膏赤黄色，去滓，待冷入冰麝各一钱为稠膏，绵裹塞鼻内痔上，数日脱落即愈。

辛乌散《病源辞典》（民国）

【主治】叉喉风，喉内紧塞、喉外浮肿，痰涎上涌，如物叉住，甚则头面肿大，呼吸不得。

【处方】细辛五钱　草乌　赤芍梢　紫荆皮各一两　桔梗　荆芥穗　甘草　连翘　皂角　小生地各五钱　柴胡三钱　赤小豆六钱

【用法】诸药不可见火，在日中晒燥，研为细末，临用以冷水调少许敷颈外肿处。

皂角膏《疡医大全》（清）

【主治】小儿初生鼻塞、乳不得下。

【处方】猪牙　皂角　草乌各等分

【用法】研细，用葱涎调成膏，涂囟门上，即通。

附子敷膏《本草纲目》（明）

【主治】鼻渊脑泄。

【用法】生附子末葱涎和如泥，罨涌泉穴。

又，治疟疾，发时以醋和附子，涂于背上。

治耳聋敷膏方《圣济总录》（宋）

1. 塞耳地黄丸方

【主治】耳聋。

【处方】生地黄洗　食盐　巴豆去皮心炒　杏仁汤浸去皮尖双仁炒　乱发灰各半两

【用法】上五味，捣烂如膏，捻如枣核，以薄发裹塞耳中，日一易之，当有黄水出，即去药。

2. 塞耳蓖麻丸方

【主治】耳聋。

【处方】蓖麻子去皮，半两　乳香　食盐　巴豆去皮炒，各一分　松脂　蜡　杏仁汤浸去皮尖双仁，炒，各半两

【用法】上七味，捣烂如膏，捻如枣核塞耳中，三日一易。

3. 塞耳羌活丸方

【主治】耳聋。

【处方】羌活去芦头　玄参　木通锉　乌头炮裂去皮脐　防风去叉，各一分

【用法】上五味捣罗为末，熔蜡捻如枣核，塞耳中，日一易。

4. 治久耳聋方

【处方】乌驴乳一合　皂荚半

椪，为末　蜡一两

【用法】上三味相和，于铫子内熔成膏，丸如枣核大，用针穿透，安耳中。

5. 治久耳聋方

【处方】桃仁三分，汤浸去皮　松脂三分　椒目末一分半　巴豆三七粒，去皮心炒研

【用法】上四味，都研如膏，捻如枣核，中穿一孔，绵裹塞耳中，数日一易。

6. 塞耳菖蒲丸

【主治】耳聋。

【处方】菖蒲一分　蜡一分　巴豆一粒，去皮心炒

【用法】上三味捣烂，捻作七丸，每一丸中穿一孔子，绵裹塞耳中，日一易。

7. 塞耳附子丸方

【主治】耳聋。

【处方】附子炮裂去皮脐　菖蒲各半两

【用法】上二味捣罗为末，以醋和如枣核，绵裹卧时塞耳中，夜一易之，有黄水出瘥。

8. 塞耳大枣丸

【主治】耳聋。

【处方】大枣十五枚，去核　蓖麻子一百粒，去皮

【用法】上二味烂捣，捻如枣核，塞耳中，二十日效。

9. 塞耳巴豆丸方

【主治】耳聋。

【处方】巴豆十五粒，去皮心炒　松脂半两

【用法】上二味捣烂，捻如枣核，塞耳中汁出即愈。

10. 枫香丸方

【主治】耳聋。

【处方】枫香脂半钱　巴豆七粒，去皮心

【用法】上二味同研相入，捻如枣核，塞耳中。

11. 鱼脑膏方

【主治】风聋年久。

【处方】生鲤鱼脑二两　当归切焙　细辛去苗叶　白芷　附子炮裂去皮脐　菖蒲各半两

【用法】上六味，除鱼脑捣罗为末，以鱼脑置银器中入药在内，微火上煎，候香滤去滓，倾入瓷盒中，候凝丸如枣核大，绵裹塞耳中。

12. 塞耳山茱萸丸方

【主治】久聋。

【处方】山茱萸　干姜炮　巴豆去皮壳别研，各一两

【用法】上先捣前二味为末，入巴豆同研令匀，绞葱汁和丸如枣核大，绵裹塞耳中，干即易新

药塞之。

凡如此五日当小愈，十日闻人声，瘥即止。

常以发塞耳孔避风。

治鼻痔方《冯氏锦囊》（清）

【处方】瓜蒂炒　甘遂各四钱　白矾枯　螺青炒　草乌尖炒，各五分

【用法】为末，用真麻油搜和为丸如鼻孔大，将药纳鼻达痔肉上，其肉化为水，一日一次。（或调为膏，新绵裹如鼻孔粗，纳鼻中）

鱼脑膏方《圣济总录》（宋）

【主治】耳鸣耳聋，塞耳中。

【处方】鲤鱼脑六合　当归　防风去叉　细辛去苗叶　附子去皮脐　川芎　白芷各一分

【用法】上七味，除鱼脑并锉碎，银器中和鱼脑煎成膏，去滓，倾入盒中，澄凝。

每以枣核大，绵裹塞耳中。

鱼脑膏方（软膏）《太平圣惠方》（宋）

【主治】耳聋年久，耳中常鸣。

【处方】生鲤鱼脑三两　当归半两，捣为末　细辛半两，捣为末　白芷半两，捣为末　附子半两，去皮脐为末　羊肾脂三两

【用法】上件药，将鱼脑、羊肾脂合剂诸药，三上三下，膏成滤去滓，令冷即丸如枣核大，以绵裹塞耳中，每日一度，以瘥为度。

细辛丸内彝方《圣济总录》（宋）

【主治】脑冷鼻塞，时出清涕。

【处方】细辛去苗叶　桂去粗皮　甘遂炒　川芎　附子炮裂去皮脐，各一分　辛夷半两　木通锉，二两

【用法】上七味捣罗为末炼蜜和，捻如枣核大，以绵裹内鼻中，勿令气泄，觉小痛，捣生姜汁和捻即愈。

一方用狗胆和丸。

苦丁香膏《疡医大全》（清）

【主治】缠喉风。

【用法】苦丁香十多斤洗净熬膏摊贴，初贴时极痛，必须忍耐，贴三四日即不痛矣。

虽烂见咽喉者，俱能痊愈。

金箍散《经验喉科紫珍集》（清）

【主治】敷吹一切坚硬红肿喉症。

金箍散用川大黄，芙蓉文蛤及蜂房，羌活皮硝为细末，蜜调敷肿最相当。

【处方】川大黄一两，用草包浸

入粪坑内二日，取出晒干入药 文蛤二钱，炒 蜂房三钱，蜜炙 芙蓉叶一两，阴干 白及五钱 羌活五钱 皮硝五分，一方内有黄柏五钱，不用羌活，用事者随机权变可也

上药共为细末，蜜调以敷肿处周围，中留一孔以便出毒。

附方 喉科麻药吹药方

【主治】一切表症与里症，针割畏疼痛者，用此先吹，后用刀针割烙，则不知痛矣。

【处方】川乌 白芷 川椒 草乌 半夏 南星 蝎 细辛 盐淮乌无药量，酌用

【用法】共为细末，用此先吹患处，令喉内诸症肉麻，不知疼痛。而下刀、烙。

神明青膏 《千金方》（唐）

【主治】鼻中干，灌之，并摩服方。

【处方】蜀椒五合 皂荚 黄芩 石南 黄连 雄黄 桂心 藜芦各三铢 白术 川芎 大黄各七株 乌头 莽草 续断各五铢 泽泻七铢 半夏 当归各十二铢 干地黄十一铢 葳蕤 细辛各十株 附子 桔梗各二铢 干姜六铢 人参三铢 戎盐杏子大一枚

【用法】上二十五味，㕮咀，以苦酒一斗渍之，羊髓一斤，为

东南三隅灶内诸药，炊以苇薪，作三聚堆新好土，药沸即置土聚堆上，三沸三下，药成，以新布绞去滓。

病在外，火炙摩之。

在内，温酒服如枣核，日三，以知为度。

莘荑饼 《东医宝鉴》（朝鲜享保）

【主治】鼻塞流浊涕。

【处方】莘荑 香附 大蒜各等分

【用法】同捣作饼，纱衬贴囟门上，以熨斗熨之。

且以菖蒲皂角末油调绵裹塞耳中。

咽喉外灸法 《济生验方》（清）

山僻村野延医不及，用老大蒜一瓣，独头者更佳，打如泥似豌豆大，贴喉外疼痛处，用瓦楞子或小蚌壳盖好，扎一二时即起小泡，用银针刺破，揩净毒水，立愈。

咽喉十八症肿胀异常，牙关紧闭，用此即松。

烂耳效方 《济生验方》（清）

【处方】冰片一分，飞 黄丹一钱 川连一钱五分

【用法】共研细末，清油调涂。

通鼻膏《华佗神医秘传》（汉）

【主治】鼻塞流涕。

【处方】白芷　当归　川芎　细辛　辛夷　通草　桂心　薰草各三分

【用法】上八味以苦酒渍一宿，用猪膏一升煎之，以白芷黄色为度，膏成去滓，取少许点鼻中或绵裹内鼻中，瘥止。

软膏治鼻塞不通用。

消毒膏《病源辞典》（民国）

【主治】耳中作痛或肿，目痛。

【处方】木鳖仁一两　大黄　赤小豆各五钱

【用法】为末，每用少许生油调敷。

逡巡不救方《圣济总录》（宋）

【主治】急喉痹。

【处方】皂荚去皮子生，半两

【用法】上一味捣为末，每服少许，箸头点在肿处，更以醋调药末厚涂项下，须臾便破，少血出即愈。

黄明胶贴膏《圣济总录》（宋）

【主治】伤寒热病后，咽喉痛闭塞不通，毒气上冲。

【处方】黄明胶

【用法】上取手掌大一片，以水煮软贴颈外，瘥。

黄膏方《太平圣惠方》（宋）

【主治】咽喉颈外肿痛。

【处方】木鳖子十枚　土瓜根一两　黄连半两，去须　黄芪一两，锉　栝楼根二两　黄柏一两，锉　麝香一钱，细研

【用法】上件药捣细罗为散，入麝香研令匀，以生油旋调，可肿处敷之。

有菜油调更佳，即再敷。

又方

【处方】山豆根　沉香　麝香　木香　黄药　川大黄

【用法】上件药等分，捣细罗为散，研入麝香令匀，以水调为膏，涂贴肿处。

黑龙膏《和汉药考》（日绍和）

【主治】一切缠喉急症。

【处方】皂荚二梃，去皮弦子，捶碎，滚水三升泡一时许，留汁去滓，砂锅内熬成膏，入好酒一合，搅令稠入下药　百草霜　硇砂　焰硝　人参别为极细末，各一钱

【用法】上四件拌匀，入白霜梅肉一钱细研，入皂荚膏内，以少许鸡翎扫喉中，涌尽顽痰，即嚼甘草二寸咽汁吞津。

若木舌先用青布蘸水揩之，然后用药。

以硼砂代硇砂名为乌犀膏。

（纲目）

琥珀犀角膏《病源辞典》（民国）

【主治】夹喉疽，痈疽生于颈间，在喉之两旁夹喉而生。

【处方】琥珀　生犀角屑　人参　辰砂　酸枣仁　茯神　片脑量酌用

【用法】研末，蜜和为膏，敷患上。

蒲黄膏《六科准绳》（民国）

【主治】耳猝聋。

【处方】细辛　蒲黄各一分　曲末半钱　杏仁汤浸去皮尖双仁，一分

【用法】上为细末，研杏仁如膏，捻如枣核大，绵裹塞耳中，日一易。

又方　龙脑膏

【处方】龙脑一分　椒目五钱　杏仁泥二钱半

【用法】上为末，和捻枣核大，绵裹塞耳，日二易。

塞耳丹《东医宝鉴》（朝鲜享保）

【主治】气壅塞聋聩。

【处方】石菖蒲一寸　巴豆肉一粒　全蝎一个

【用法】为末，葱涎和如枣核大，绵裹塞耳内。

塞耳乳香丸方《圣济总录》（宋）

【主治】耳聋。

【处方】乳香　蓖麻子去皮　附子炮裂去皮脐　磁石煅，淬七遍　杏仁汤浸去皮尖双仁　炒木通锉　桃仁汤浸去皮尖双仁，炒，各半两　巴豆去皮心，炒，一分　菖蒲　松脂各三分

【用法】上一十味，先捣罗磁石、木通、菖蒲、附子为末，其余捣研为膏，入末同捣一二百杵，捻如枣核大，中心通一孔，以绵裹塞耳中，一日三换，轻者三日，重者十日愈。

塞耳芎䓖膏《圣济总录》（宋）

【主治】耳鸣耳聋。

【处方】川芎　当归　细辛去苗叶　白芷各一分

【用法】上四味细锉，以雄鱼脑六合和于银器中，煎成膏去滓，倾入盒中澄凝，以枣核大绵裹塞耳中。

塞耳丹参膏《圣济总录》（宋）

【处方】丹参洗　白术　川芎　附子去皮脐　蜀椒去目并闭口炒出汗　大黄　巴豆去皮心　干姜　细辛去苗叶　桂去粗皮，各半两

【用法】上一十味㕮咀，以醋浸一宿，用炼猪脂三斤同置银器中，微火熬成膏，去滓，倾入瓷盒中，澄凝。

以绵裹枣核大塞耳中。

蒜泥敷治法《中风论》（清）

【主治】一切喉证、单双乳蛾、风火喉症。

【用法】老蒜一瓣，独子者更佳，捣如泥，以蚕豆大敷经渠穴。系大指伸直近手腕寸脉后有窝处即是。

男左女右，用瓦楞子或小蚌壳盖上扎住，二三时起一水泡，将银针或铁针挑破，揩净水，以去毒气。

鼻痔膏（本草）《嵩崖尊生》（清）

【处方】雄黄　白矾　苦丁香等分

【用法】为末，合霜梅肉捣膏作条入鼻内，化水愈。

鼻生息肉敷膏《圣济总录》（宋）

【主治】鼻息肉。

【处方】生地胆　细辛去苗叶　白芷

【用法】上三味等分，先捣罗白芷、细辛为散，将地胆压取汁和成膏，用少许涂敷息肉上。

鼻衄敷膏（民间验方）

【主治】衄血。

【处方】吴萸三钱，炒　山栀三钱

【用法】共为细面，每用一钱，水调敷足底心，不拘次数。忌辛辣物。

敷咽喉肿痛膏（民间验方）

【处方】乳香　没药各二两　松香二两　儿茶五钱　血竭三钱　蟾酥少许　雄黄八分

【用法】共为细末。再将蓖麻子捣为泥合药为膏，摊布上，贴喉旁即妥。

鲩鱼胆膏方《太平圣惠方》（宋）

【主治】小儿咽喉痹肿，乳食难下。

【处方】鲩鱼胆二枚　灶底土一分，研

【用法】上件药相和，调涂咽喉外，干即易之。

图书在版编目（CIP）数据

中医膏方辞典/艾进伟，杨军主编. —太原：山西
科学技术出版社，2017.9（2018.9 重印）
ISBN 978 - 7 - 5377 - 5591 - 7

Ⅰ.①中… Ⅱ.①艾…②杨… Ⅲ.①膏剂—方书—中国—词典 Ⅳ.①R289.6 - 61

中国版本图书馆 CIP 数据核字（2017）第 183709 号

中医膏方辞典

出 版 人：赵建伟
主　　编：艾进伟　杨　军
责 任 编 辑：王　璇
策　　划：薛文毅
封 面 设 计：杨宇光

出 版 发 行：山西出版传媒集团·山西科学技术出版社
地　　址：太原市建设南路 21 号　邮编：030012
编辑部电话：0351 - 4922135
发 行 电 话：0351 - 4922121
经　　销：全国新华书店
印　　刷：山西人民印刷有限责任公司
网　　址：www. sxkxjscbs. com
微　　信：sxkjcbs

开　　本：880mm×1230mm　　1/32　印张：28.75
字　　数：773 千字
版　　次：2014 年 1 月第 1 版　　2018 年 10 月第 2 版第 5 次印刷
书　　号：ISBN 978 - 7 - 5377 - 5591 - 7
定　　价：85.00 元

本社常年法律顾问：王葆柯
如发现印、装质量问题，影响阅读，请与发行部联系调换。